현대인을 위한 신개념

생활과 건강 11th ed.

FOCUS ON HEALTH

McGraw Hill Education

정담미디어

Focus on Health, 11th Edition

1 2 3 4 5 6 7 8 9 10 JDM 20 15

Original: Focus on Health, 11th Edition. ©2013
By Dale Hahn, Wayne Payne, Ellen Lucas
ISBN 978-0-07-352973-8

This authorized Korean translation edition is jointly published by McGraw-Hill Education Korea, Ltd.
and Jungdam Media. This edition is authorized for sale in the Republic of Korea.

This book is exclusively distributed by Jungdam Media.

When ordering this title, please use ISBN 978-89-6069-432-3

Printed in Korea

현대인을 위한 신개념
생활과 건강
Focus on Health

2015년 1월 10일 1판 1쇄 인쇄
2015년 1월 15일 1판 1쇄 발행

지은이 | Dale B. Hahn, Wayne A. Payne, Ellen B. Lucas
옮긴이 | 한정순 외
펴낸이 | 김진환
펴낸곳 | 정담미디어 · (주) 학지사
121-838 서울특별시 마포구 양화로15길 20 마인드월드빌딩
대표전화_ 02-330-5188 팩스_ 02-326-0338
등 록 | 2010년 2월 8일 제313-2010-36호
메 일 | jdmpub@jdmpub.com
홈페이지 | http://www.jdmpub.com

ISBN 978-89-6069-432-3 93510

가 격 | 28,000원

※ 정담미디어는 학지사의 자매회사입니다.

현대인을 위한 신개념

생활과 건강

11th ed.

Dale B. Hahn, Wayne A. Payne, Ellen B. Lucas 공저
한정순 권지윤 김교헌 김소윤 손정원 신성만 신윤아 장태수 편역

FOCUS ON HEALTH

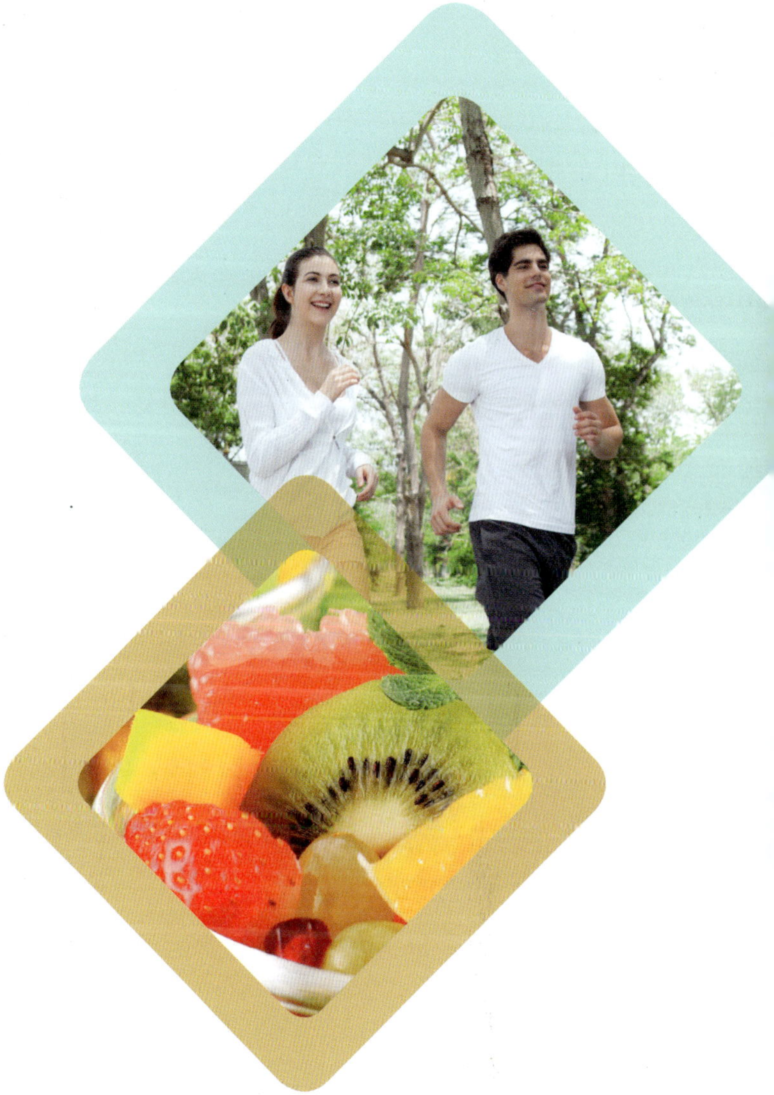

McGraw Hill Education

정담미디어

역자 소개

한정순	경기대학교 대체의학대학원
권지윤	前 계명대학교 의과대학 약리학교실
김교헌	충남대학교 사회과학대학 심리학과
김소윤	연세대학교 보건대학원 보건정책학과
손정원	고려대학교 의과대학 생화학교실
신성만	한동대학교 상담사회복지학부
신윤아	단국대학교 스포츠과학대학 운동처방재활학과
장태수	서울대학교 그린바이오과학기술연구원

저자 서문

대학에서 수강하는 과목에서 가장 흥미로운 것 중 하나는 바로 개인건강에 관한 것이다. 요즘에는 다양한 대중매체를 통해 건강과 관련된 중요한 내용을 접하고 있다. 체중소절이나 영양관리에 관련된 내용뿐만 아니라 폭력과 약물남용, 성매개질환 등에 대해서도 매일 보고 듣는다. 이러한 때에 개인건강 강좌는 건강에 대한 학생의 지식을 크게 넓혀줄 것이다. 이 강좌를 통해 학생은 스스로의 건강관리에 대해 돌아보게 되고, 태도를 개선하여 건강을 증진하게 되며, 더 나아가 각종 질환을 예방하고 질병이 시작되는 시점을 늦출 수 있을 것이다.

이 책은 학생과 강의하는 교수 모두에게 건강의 중요성을 알릴 수 있도록 세심한 주의를 기울여 집필하였다. 특히 건강에 관해 교육하는 교육자가 직면하는 관심사가 담겨 있다.

개정증보된 이 책의 특징: 더 새롭고 확장된 최신 정보

저자는 물론이고 건강교육을 담당하는 교수도 학생에게 최신 정보를 제공하고 가르치는 것이 매우 중요하다는 사실에 동의할 것이다. 생활과 건강 11번째 판은 최근의 정보와 통계를 수록하고 있으며 각 장마다 중요한 것은 요약 정리하였다.

1장

- 생애 관련된 용어: 수명, 기대여명, 삶의 진료, 생활방식
- Z세대에 대한 새로운 정보
- 각각의 성인발달 단계에 있어 건강과 역할수행, 발달과제 상호간의 관계에 대한 새로운 모습
- 개별화된 맞춤의학과 재생의료의 새로운 장
- 종교적인 삶과 일반적인 삶의 토론으로부터의 정보

2장

- 가장 최근의 통계와 데이터를 기록
- "다양성을 통한 학습"이라는 새로운 box에서 종교적, 사회경제적, 인종적 차이에서 오는 심리적 건강에 대해 기술
- 사이버 폭력에 대한 내용 추가

3장

- 최신 통계와 자료

4장

- 최신 통계와 자료
- 신체활동 가이드라인
- 골다공증의 새로운 위험요인 제시

5장

- 최신 통계와 자료
- 한국인 영양섭취기준

6장

- 최신 통계와 자료
- 건강식품
- 체중감소 약물에 대한 최신 정보

7장

- 최신 통계와 자료
- 에너지 음료
- Bath Salt에 관한 새로운 내용

8장

- 흡연 관련 최근 통계
- 니코틴 의존증의 유전적 표지에 대한 최신 의견
- 흡연과 치매
- 부모로부터 간접흡연에 노출되는 것에 대한 정보
- 니코틴 백신에 대한 최신 정보

9장

- 최신 통계와 자료

10장

- 암 관련 최신 자료
- 새로운 암 치료방법: 장점과 실망스러운 점

11장

- 대사증후군과 제2형 당뇨병에 대한 최신 지견
- 파킨슨 질병과 알츠하이머 질환의 진단과 이해에 대한 최신 지견

12장

- 항생제 내성 박테리아에 의해 유발되는 질환에 대한 최신 지견
- 줄기세포연구와 반수성개체의 역할에 대한 새로운 분야
- 연령에 따른 면역일정
- 라임병 진단과 치료에 관한 최신 지견
- B형 간염과 C형 간염의 면역과 새로운 처치
- 빈대

13장

- 소셜미디어 사용의 최신 지견
- 환자중심의 의료처치
- 위약의 효과에 대한 최신 지견
- 의료직업에 대한 정보: 수요와 고용기회
- 직거래 소비자 마케팅
- 말기환자 케어

14장

- 최신 통계와 자료
- 죽음에 가까운 경험에 대한 정보
- 삶 의지에 관한 최근의 정보

이 책의 특징

매체 살펴보기: 건강 관련 정보를 제공하는 다양한 매체를 분석하여 학생이 정확한 정보를 얻을 수 있게 하였다.

보다 건강한 삶을 위하여: 학생이 배운 내용을 실제적으로 적용하는 데 도움을 줄 수 있도록 질의응답 형식을 띠고 있다. 실생활과 밀접한 질문에서 출발하여 건강관리를 위한 조언, 실생활에 적용하기 위한 실행방법, 건강한 삶을 영위하기 위한 지속적인 관리방법 등을 다루었다.

다양성을 통한 학습: 학생이 서로 다른 것에서 얻을 수 있는 것을 강조하였다.

특별주제: 학생이 특별한 주제에 대해 철저하게 조사하도록 격려하거나 중요한 건강 관련 문제를 검토하도록 하였다.

개인평가: 일부 장 끝에 개인평가를 마련하여 자기를 반성하고 행동변화를 유도하여 개선하는 데 도움을 주고자 하였으며 후에 적용할 수 있도록 하였다.

교육자와 학생을 위한 온라인 학습센터

온라인 학습센터(www.mhhe.com/hahn11e)를 방문하면 연습, 퀴즈, 핵심용어, MP3용 오디오 요약장과 기타 많은 학습정보를 얻을 수 있습니다.

역자 서문

'현대를 살아가는 현대인에게 행복의 의미는 무엇인가?' 라고 물어보면 대다수의 사람은 건강하고 질병 없이 오래 사는 것이라고 대답할 것이다. 미래에도 이러한 답은 그리 변하지 않으리라고 생각한다.

건강하고 질병 없이 풍요롭고 오래 사는 것은 곧 스트레스를 극복해 정신적 · 심리적으로 성숙되어 있고, 올바른 영양섭취와 적당한 신체활동을 통해 육체적으로 활기가 있으며, 사회적으로 개인과 가족, 이웃과 사회 그리고 세계 모든 사람이 질서를 이루며 살아가는 것이라 생각한다.

미래를 지향하는 현대인에게는 기존의 책들을 통해 소개되었던 건강에 관한 단편적인 내용보다 더 포괄적이고 새로운 패러다임이 필요하다. 이러한 시대적 요구에 부응하여 "생활과 건강"은 교육자와 학생, 일반인, 각 분야의 전문가와 전 연령층이 원하는 건강에 대한 다양한 요구를 수용해 건강한 삶을 이루는 데 지침이 되고, 길잡이가 될 것이다. 또한 현대인의 수명은 과학기술과 의료의 발달, 식생활의 풍요로움으로 과거에 비해 비교할 수 없을 정도로 길어져 중장년, 노인기의 생활주기 또한 함께 길어졌으므로 이에 대한 생활지침서가 필요하며, 생을 마무리하는 죽음을 맞이하는 자세에 대해서도 심리적 · 정신적 · 신체적으로 준비하는 데 도움이 되는 지도서가 절실히 필요한 시점이다. 이 책은 이러한 모든 것을 만족시켜주는 최선의 책이라고 생각한다.

이 책의 특징은 다음과 같다.

1. 인간의 행복한 삶을 충족시키기 위한 여러 조건, 육체적 건강을 위한 영양과 식생활, 식품안정과 건강기능성 식품, 소비자의 식품 선택에 대한 제언, 신체활동과 운동에 대한 내용을 담고 있다.
2. 정신적 · 심리적 건강을 위한 지침과 이를 확장하여 영적인 건강에 대해서도 다양성을 통한 학습, 마음챙김 등을 통하여 배려하였다.
3. 살아가면서 대부분의 사람이 걸릴 수 있는 각종 질환(비만, 심혈관계 질환, 당뇨병, 흡연과 알코올 문제, 골다공증을 비롯한 골격계 질환, 간질환, 각종 암, 장질환, 면역계질환, 파킨슨 질병 및 알츠하이머 질환)에 대한 대처법을 다양하게 기술하였다.
4. 삶의 마지막인 죽음에 대해서도 죽음에 가까운 경험에 대한 정보와, 삶의 의지에 관한 최근의 정보를 제공하여 긍정적인 자세로 맞이할 수 있도록 도와주고 있다.
5. 이러한 내용을 뒷받침하는 최신 통계자료와 각종 매체를 통한 교훈을 다루고 있어 다양한 내용을 접할 수 있다.

이러한 특징을 통해서 대학생 때부터 삶을 계획하고 건강한 생활습관을 가지게 하며 자기관리와 개발 및 각종 생활 속에서의 스트레스를 조절할 수 있도록 바람직한 내용을 제시하고 있다.

그리므로 이 책은 건강에 관한 가장 추천할 만한 책으로 판단되며, 이 책을 통해 건강을 이루는 데 필요한 지식과 경험을 습득하여 복잡하고 바쁜 현대인이 보다 더 건강하고 행복한 삶을 영위할 수 있기를 기대하는 바이다.

끝으로 역자가 추천한 이 책을 기꺼이 채택한 정담미디어 임직원 여러분과 바쁘신 와중에 고생을 마다하지 않고 함께 번역해주신 교수님들, 저를 끊임없이 깨어 있게 하고 자극을 주는 사랑하는 가족에게 감사드린다.

2015년 1월
역자 일동

차례

CHAPTER 1

건강 만들기
Shaping Your Health

CHAPTER 2

심리적 건강 가꾸기
Achieving Psychological Health

CHAPTER 3

스트레스 관리

Managing Stress

CHAPTER 4

신체적으로 건강해지기

Becoming Physically Fit

CHAPTER 5

영양과 식사
Understanding Nutrition and Your Diet

CHAPTER 6

건강한 체중 유지하기
Maintaining a Health Weight

CHAPTER 7

약물 및 알코올 사용
Making Decisions About Drug and Alcohol Use

CHAPTER 8

흡연과 건강
Rejecting Tobacco Use

CHAPTER 9

심혈관 건강증진
Enhancing Your Cardiovascular

CHAPTER 10

암과 건강
Living with Cancer

CHAPTER 11

당뇨병과 만성질환
Diabetes Mellitus and Chronic Conditions

CHAPTER 12

감염성 질환의 예방
Preventing Infectious Diseases

CHAPTER 13

지적인 헬스케어 소비자 되기
Becoming an Informed Health Care Consumer

CHAPTER 14

죽음과 임종
Accepting Dying and Death

CHAPTER

01

건강 만들기

Shaping Your Health

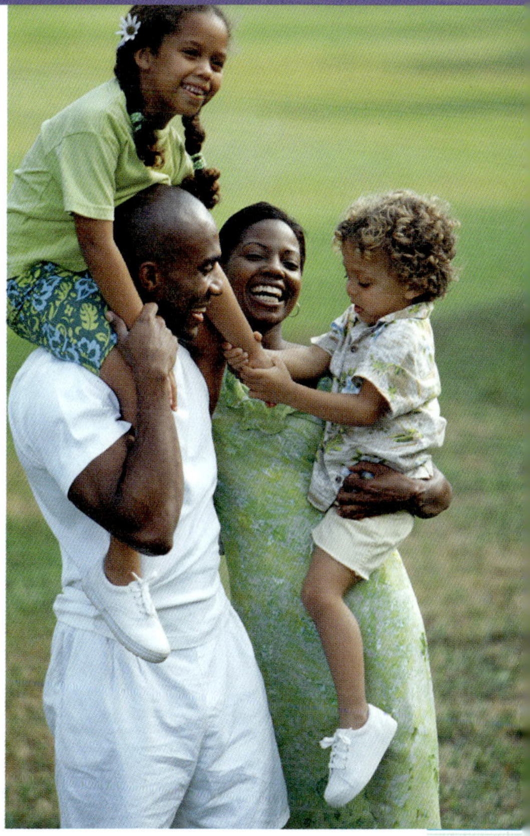

건강과 잘 살기에 대해서 얼마나 잘 알고 있나요?

1. 삶의 질을 측정하는 것은 기대여명이다.
   참 혹은 거짓?
2. 사회는 청년기 사람에게 지적 발전에 대한 기대를 하고 있지만 성년기나 노년기 사람에게는 이러한 기대를 하지 않는다.
   참 혹은 거짓?
3. 건강의 전통적인 의미와 보건의료의 접근은 유병률과 사망률에 큰 영향을 받는다.
   참 혹은 거짓?
4. 여성과 비교했을 때 남성의 짧은 수명은 유전 약점이 원인이다.
   참 혹은 거짓?
5. 금연 등과 같이 건강행동을 변화시키는 행위는 주로 정신력에 기반한다.
   참 혹은 거짓?
6. 건강의 통합 인식은 신체의 구조와 기능에 초점을 맞춘 것이다.
   참 혹은 거짓?
7. 개인 맞춤형 의료는 미래에 걸릴 수 있는 병에 대한 소인을 발견할 수 있는 인간유전체의 재인식을 사용하는 분야이다.
   참 혹은 거짓?

정답은 이 장의 마지막 부분에 있습니다.

"건강을 챙겨라, 그렇지 않으면 후회하게 될 것이다" 젊은이는 종종 어른에게 이런 말을 듣는다. 어른들은 젊은 사람이 자신의 건강함을 당연하게 여기고 언제까지나 건강하고 웰빙한 삶을 살 것이라고 믿고 있다고 생각하고 있기 때문에 이러한 진심 어린 조언을 하는 것이다.

우리는 관찰과 경험을 바탕으로, 젊음은 상대적으로 짧고, 건강은 항상 변하고 있다는 것을 안다.

자신의 인생이 미래에 어떨 것이라고 상상하는가? 자신의 건강이 활동적인 생활습관과 어떠한 관련이 있다고 생각하는가? 그리고 건강을 해치게 된다면 무슨 일이 벌어질지 생각해보았는가? 자신의 건강이 다음과 같은 활동에 어떠한 영향을 미치는지 한번 생각해보자.

- 학업과 업무를 계속할 수 있는 능력
- 친구와 가족과 어울릴 수 있는 기회
- 여행할 수 있는 기회–출장, 휴식 또는 모험
- 새로운 사람과 만나고 어울릴 수 있는 기회
- 아이를 가지거나 키울 수 있는 능력
- 다양한 음식을 즐길 수 있는 기쁨
- 자립적인 삶을 살 수 있는 기회

삶의 질은 건강의 개념과 밀접하게 관련되어 있는가? 심리학자들은 일상적으로 나이 든 사람에게 지금의 삶에 만족하는지, 만약 과거로 돌아가 과거를 돌이킬 수 있다면 그것을 선택할 것인지 질문한다. 하지만 젊은 사람에게는 이러한 질문을 잘 하지 않는다.

이 장에서 우리는 이러한 질문을 해본다. 우리는 자신의 나이에 맞는 일을 완수하는 능력과 역할을 실행하는 능력을 포함하여 삶의 질에 관여하는 많은 요인을 분석한다.

또한, 잘 산다는 것이 보장하는 것과 그것에 따른 복잡성을 반영하는 건강의 포괄적인 정의를 내려본다.

먼저, 삶의 각 단계에 있는 사람들을 위한 건강과 관련된 몇 개의 중요한 개념을 생각해보자.

- 수명이란 인간이 살 수 있는 최고 가능한 시간이다. 건강관리를 받거나 건강에 대한 개인별 선택을 함에도 불구하고 인간의 수명에는 제한이 있는 듯 하다. 인간은 최대 120년까지 살 수 있다고 보지만 이 수명까지 사는 사람은 드물다.
- 기대여명이란 한 연령집단이 살 수 있다고 보는 평균 시간이다(연령집단이란 특별한 경험을 공유하거나 한 시간대를 같이 산 한 집단, 예를 들어 2008년에서 2012까지 대학교를 졸업한 집단을 가리킨다). 미국에서 1980년에 태어난 사람의 기대여명은 평균 73.7년이다. 1990년생의 경우 기대여명은 75.4년이며, 2000년생은 76.8년이다. 미국의 경우 하와이에 사는 백인 여성이 가장 오래 사는 것처럼, 기대여명은 성별, 인종, 민족, 지역과 같은 많은 요소에 따라 다를 수 있다.

삶의 질을 측정하는 또 다른 도구는 바로 건강보정 기대여명이다. 이는 활동에 제한을 받지 않고 독립적으로 살 수 있는 시간을 가리킨다. 기대여명이 삶의 양적인 시간을 가리킨다면 건강보정 기대여명은 삶의 질에 영향을 미친다.

- 삶의 진로란 인간이 살아가면서 걷는 길이나 삶의 로드맵 또는 여정의 청사진이라 할 수 있다. 삶의 진로는 사회가 인간이 살아가면서 거치는 각 단계에서 기대하는 발달과제나 역할로 인해 형성된다. 이는 또한 사람이 살고 있는 그 시대의 역사적 · 사회문화적 환경 특히 청소년에서 성인으로 변화하는 과정과 같은 개인적인 변화로 인해서도 큰 영향을 받는다. 예를 들어 9.11 테러가 발생했을 때 성인이 된 사람은 10년 전 같은 시기에 성인이 된 사람과는 전혀 다른 경험을 했을 것이다. 1930년 대공황이나 1960년 반문화 운동, 2007~2008에 시작된 경기침체와 같은 사건이나 현상은 개인이나 연령집단, 더 나아가 한 세대가 받는 기회, 선택, 그들의 삶의 결과에 큰 영향을 미친다.
- 생활방식이란 연령집단이나 한 세대에서 삶의 진로의 개인별 맞춤화된 버전이다. 생활방식은 건강한 음식 섭취나 일상생활에 신체활동 등과 같이 등 개인의 행동선택에 대한 표현이다. 이는 또한 한 사람의 삶의 질에 영향을 미치는 주요 원인이다.
- 삶의 이야기란 글로 쓰여지고 그대로 살아가는 한 사람의 인생 이야기이다. 이는 바로 자신의 삶에 관해 자신이 머릿속에 상상하고 있는 그림이다. 정기적으로 상황이 변화함에 따라 또는 소망이 이루어지거나 그러지 못할 때 자신의 인생 이야기에 내용을 추가하거

나 빼거나 변경한다. 스스로가 바로 자신의 인생 이야기에 대한 마지막 비평가가 되는 것이다. 즉 예를 들어 '나는 질 높은 삶을 살았는가' 또는 '나는 잘 살았는가'라는 질문에 스스로 답을 할 수 있는 것이다.

이러한 개념이 자신의 삶에 어떠한 영향을 미치는가? 그럼 이번에는 삶의 단계에 따른 발달과제와 역할, 사회적 기대에 대해 검토해보고, 이것이 삶의 질과 어떠한 관계가 있는지 살펴보자.

성인의 발달

성인기는 일반적으로 18~39세로 보는데, 이를 세부적으로 나눈다면 18~24세까지를 초기 성인기, 25~33세까지를 중년 성인기, 그리고 34~39세까지를 노년 성인기라고 할 수 있다.

최근에 우리는 삶의 진로를 사회가 삶의 각 단계에 있는 사람에게 기대하는 예상 가능한 성장과 발달과제로 형성되는 여정이라고 표현했다. 물론 인간의 삶은 유전 · 생물 · 선천 기질, 개인 특성, 초기경험, 역사 · 사회문화 사건으로 인해 얻은 기회나 한계를 포함한 기타 요인에 따라서도 만들어진다. 사람은 특별한 존재이며, 생활방식에서 설명한 것처럼 자신의 인생을 어떻게 헤쳐나갈지 대한 개인별 방법을 가지고 있다.

청년기의 발달

성장과 발달은 성인이 된다고 끝나는 것은 아니다. 대신 다양한 역할 증가를 추정하게 하는 태도 발달, 역할 이행에 요구되는 행동을 취할 수 있는 능력, 이러한 참여로부터 기인하는 잘 살고 있다는 인식과, 사회가 기대하는 발달에 부응하기 위한 지속적인 발전으로 초점이 옮겨진다.

여기서 우리는 사회가 청년(**그림 1-1**)에게 기대하는 것을 살펴보고, 다음에서는 중년 성인기와 노년 성인기의 발달과제를 간단히 살펴보겠다.

초기의 성인 정체성 만들기 청년기에서 성인기로 접어들 때 대부분의 젊은 청년은 개인적으로 만족스러운 초기의 성인 정체성을 보여주고 싶어한다. 내적으로 그들은 닮고 싶어하는 성인의 이미지를 만들고 있으며, 외적으로는 사람들에게 보여주는 행동패턴을 만든다. 청년이 이 첫 번째 과제를 달성하는 것은 그들에게 주어진 역할을 성공적으로 달성하는 데 필요한 기반을 마련하고 성인기

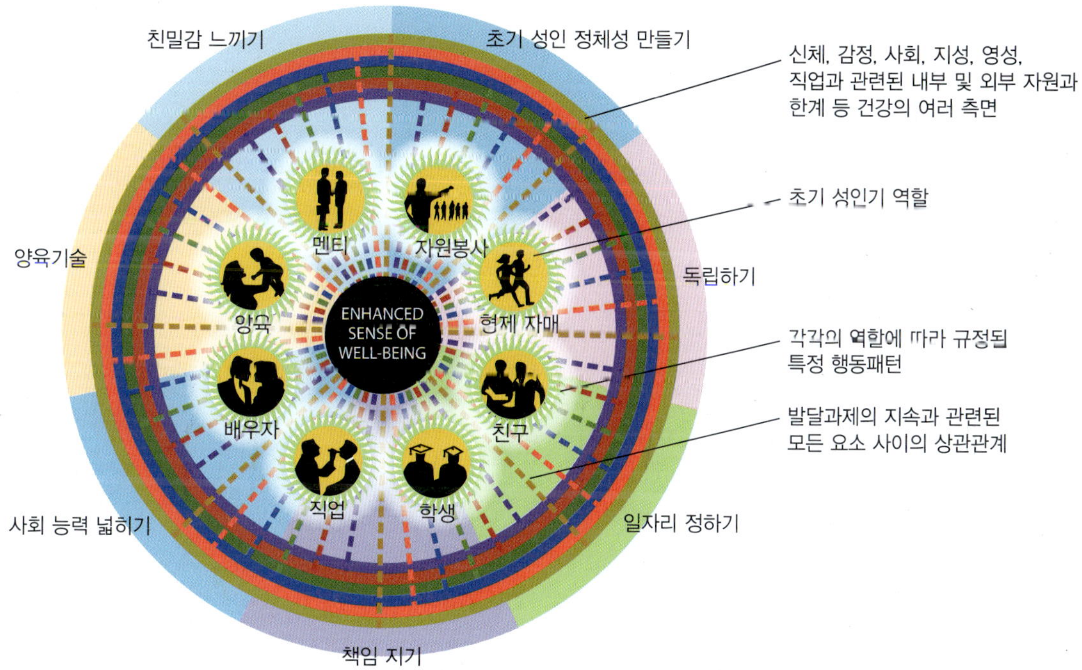

[그림 1-1] 청년기 발달과제

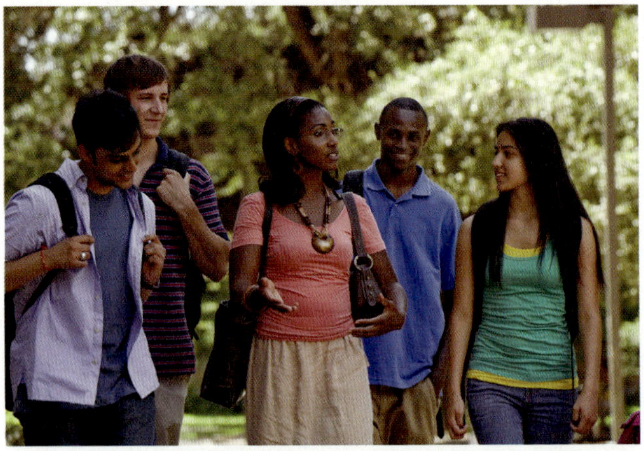

초기 성인기에는 가족에게서 독립하기, 자신과 다른 사람에 대한 더 많은 책임 맡기, 친밀감 느끼기, 친구나 학생의 역할 수행하기 등의 발달과제를 수행한다.

이후의 단계에서 자신의 정체성을 만드는 데 필요하다.

토론해 봅시다.

이 시점에서 성인이 된다는 것은 자신에게 어떤 의미를 가지고 있는가? 이것을 절친에게 어떻게 설명할 것인가?

독립하기 사회는 청소년이 학업을 마치면 가족 또는 친구집단과 같이 초기에 어울렸던 사람과의 의존적인 관계에서 탈피해야 한다고 말한다. 여행, 새로운 관계, 군대, 결혼, 그리고 학업 등은 가족으로부터 해방되는 길이었다. 각자 새롭거나 변화된 역할을 맡는다.

책임 지기 우리 사회가 학생에게 기대하는 세 번째 발달은 바로 이 청년이 나날이 증가하는 책임을 맡는 것이다. 학생은 교내나 교외에 자신과 타인, 프로그램이나 기관에 책임을 가질 수 있는 다양한 기회를 가지고 있다. 여기에서의 중점은 바로 자신과 타인의 건강을 위해, 또는 학업을 통해 책임을 져야 함을 인식하는 것이다.

사회 능력 넓히기 청년을 위한 네 번째의 발달과제는 적절하고 신뢰할 수 있는 사회 능력의 범위를 넓히는 것이다. 결혼한 부부, 지역사회 혹은 다국적 기업까지 성인은 대부분 다양한 집단의 "멤버십"(membership)에 가입되어 있다. 이러한 "멤버십"은 서로 다른 역할을 맡고 있는 사람과의 다양한 사회환경에서 잘 소통할 수 있는 능력을 요구한다. 이 과제를 마치는 것은 특히 청년으로 하여금 소통, 듣기 그리고 갈등관리 능력을 개선하도록 요구한다. 소통이 디지털 매체에서 재정의되었지만 몇몇 사람들은 전체적인 소통 능력과 얼굴을 마주보고 하는 대화능력이 떨어지지 않을 것인가에 대한 의문을 갖고 있다.

주요 용어

수명(life span): 인간이 살 수 있는 최대 시간

기대여명(life expectancy): 한 연령집단이 살 수 있다고 보는 평균 시간

삶의 진로(life course): 인간이 살아가면서 걷는 길이나 삶의 로드맵 또는 여정의 청사진

생활방식(lifestyle): 연령집단이나 한 세대에서 삶의 진로의 개인별 맞춤화된 버전

삶의 이야기(life fable): 글로 쓰이고 그대로 살아가는 한 사람의 인생 이야기

친밀감 느끼기 친밀감 느끼기 과제는 보통 청년기에 시작하며, 인생의 많은 부분을 통하여 다양한 형태로 지속된다. 일반적인 학생들은 청년기 때보다는 더 깊고 배려해주는 관계로 형성된 성숙한 감각으로 친밀감을 경험할 수 있다. 이성관계, 가깝고 신뢰할 수 있는 교우관계, 그리고 멘토링과의 관계에서 친밀함이 뿌리를 내릴 수 있다. 발달 관점에서 보았을 때 중요한 점은, 삶에 특별한 방식으로 접근한다는 것을 보이고 싶을 때, 우리는 고민, 감정, 그리고 열망을 나눌 수 있는 사람과 질적으로 좋은 관계를 가지고 있다는 것이다. 하지만 친밀감을 가지고 싶어하지 않거나 가지지 못하는 청년은 감정적 고립을 느낄 수 있다.

첫 일자리 얻기와 양육기술 발전시키기 방금 전에 다룬 다섯 번째 발전과제에 추가한 성장과 발달에 관한 두 가지 영역은 청년에게 적용이 가능하지만 이에 대한 포커스는 천천히 맞추어질 것이다. 학업 준비와 양육기술을 발전시키는 부분에는 신입직 일자리를 얻는 것도 포함된다.

거의 4분의 3세기 동안, 대다수의 학생은 직장 또는 특정한 직업을 갖기 위해 대학교육을 마쳤다. 여러모로 이러한 형태의 직업은 순전히 돈과 관련된 것 이상의 필요성을 충족시킨다. 이러한 취업의 본질은 전공과목에서

배운 기술을 개발하여 새로운 기술을 만들 수 있는 기회를 제공하며, 학교에서 배운 것 이상으로 새로운 형태의 책임감을 갖고, 동료, 감독관, 멘토, 멘티, 혹은 파트너 등과 같은 다양한 역할을 맡게 하는 것이다. 그리고 오늘날, 친밀한 관계는 과거보다 더 많이 직장에서 비롯된다.

중년기의 발달

중년기에 있는 성인의 기대는 후진양성 욕구를 이루고, 재평가하고 청년기의 계획을 마치는 것이다(**그림 1-2**).

후진양성 욕구 이루기 실은 중년기에 있는 사람들은 이전에는 생각지도 못한 요구를 받는다. 특별한 사람으로 발전하면서 사회는 그들에게 지원해준 부분을 "돌려주기를" 바란다. 중년 성인기에 있는 많은 사람은 집단사회(가족, 학교, 교회 등)가 그들의 성장과 발달의 지원에 너그러웠으며, 이제 돌려줘야 할 때라는 것을 깨닫는다. 중년층은 젊은이와 노인에게 필요한 것을 최대한 채워줄 수 있다. 후진양성 욕구는 심리학자 에릭 에릭슨이 성인 정서 발달 분야에서 소개한 용어로서, 중년층의 감정적 성숙의 필요 과정이 사회에서 제일 취약한 사람, 아동과 특히 병약하고 노쇠한 노인을 지지해야 할 필요성이 있는지, 상호작용을 하는지를 반영한다.

사회가 지원해준 것을 반환하는 과정은 익숙한 유형의 활동으로 구조화되어 있다. 발달과 관련해서, 중년층은 그들의 능력을 잘 활용해서 양질의 사회에 기여할 수 있는 활동을 선택할 수 있다.

중년층은 육아라는 가장 전통적인 방법으로 사회에 환원한다. 다음 세대의 가치 있는 구성원이 될 잠재적인 가능성이 있는 아동은 자신의 역할을 알아봐주는 사람의 도움이 필요하다. 다음 세대를 대신하여 행동영역을 넓이면서 그들은 자신의 성장과 발달을 보장한다. 유사한 방법으로 노모와 양로원에 대한 그들의 지원은 후진양성 욕구를 표현하는 또 다른 방법이다.

예술적 재능이 있는 사람은 다른 사람에게 즐거움을 주는 것을 통해서 이 욕구를 달성할 수 있다. 자원봉사도 이를 이루는 또 다른 길이다. 중간 성인기에 있는 대부분의 사람은 양질의 제품과 서비스를 제공하는 일을 통하여 이를 표현한다.

청년기의 계획을 재평가하기 성인은 궁극적인 죽음의 최후에 대해서 서서히 받아들이기 시작해야 하며("왜 남자들은 일찍 죽는가" 참조) 이와 병행해서 25세 혹은 이

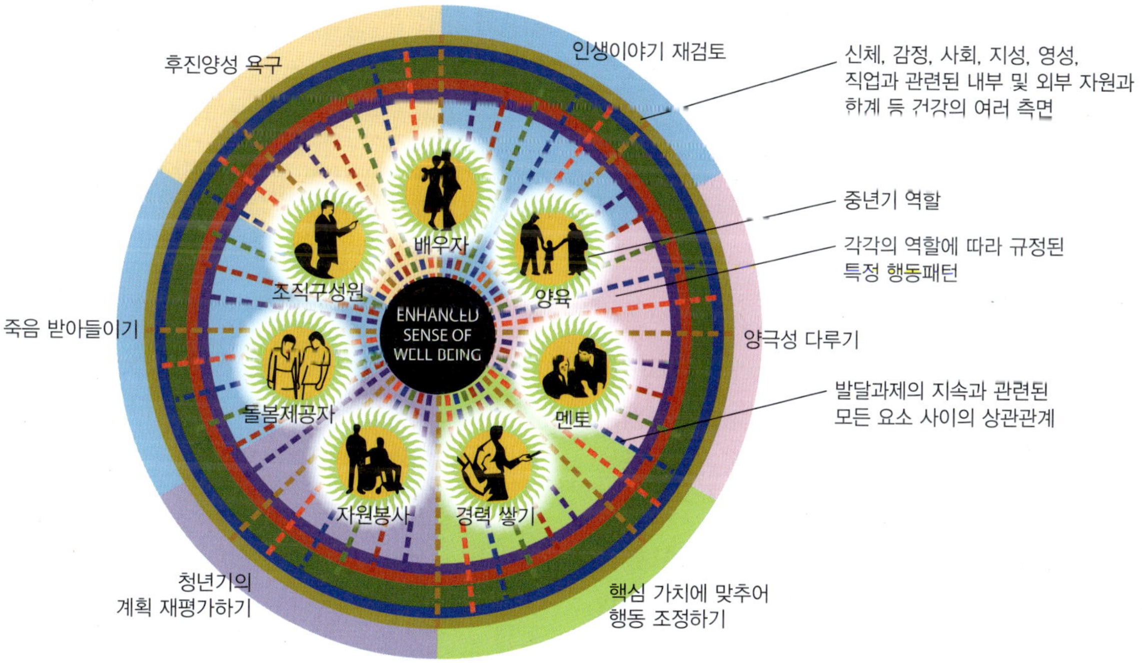

[그림 1-2] 중년기 발달과제

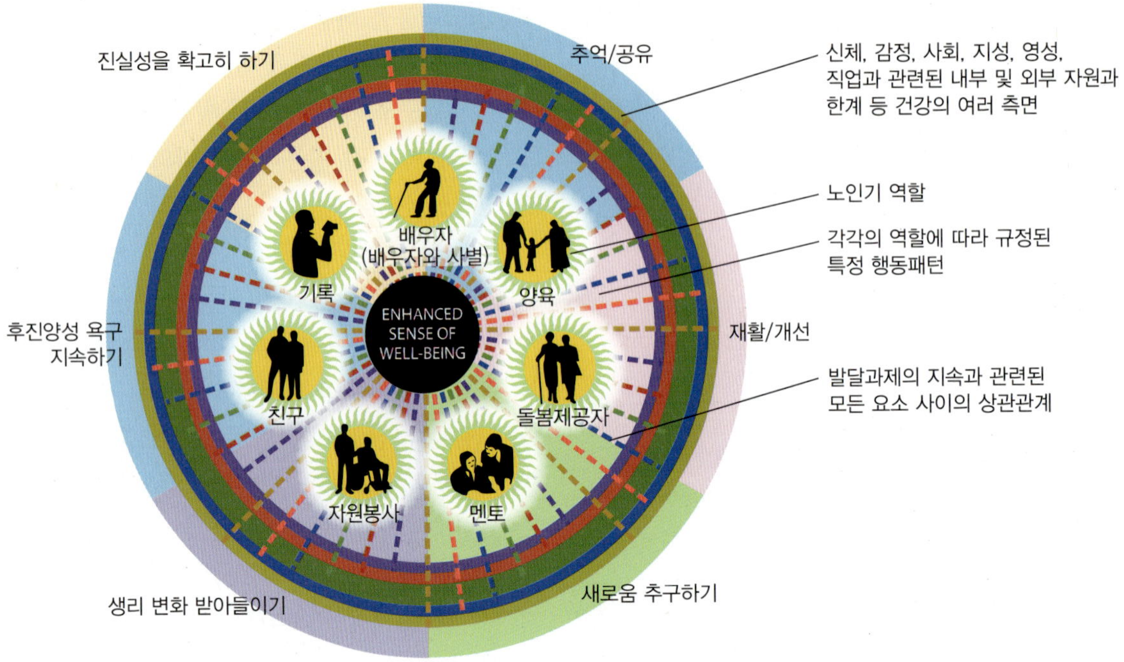

[그림 1-3] 노인기 발달과제

전에 형성된 성인의 목표에 대해서 재평가하는 시간을 가져야 한다는 생각을 하게 된다. 이러한 재평가는 중간 성인기의 2번째 발달과제를 구성한다.

청년기 때의 포부를 신중히 검토하면, 중년기 사람의 단기적이고 장기적인 목표를 확실히 연구할 수 있다. 청년기에는 인지할 수 없었던 장점과 한계가 이제는 명확하게 보이며, 젊었을 때의 미숙함은 경험을 통한 통찰력으로 바뀐다.

노인기의 발달

노인기에 대한 발달은 생리 변화를 받아들이고, 신체 기능을 높은 수준으로 유지하고, 진실성을 확립하는 것이다.

생리 변화 받아들이기 노인과 관련된 전반적인 쇠퇴는 60~80대에 특히 심각하다. 육체 · 감정 · 사회 · 지성 · 직업상으로 노인은 자신의 쇠퇴를 받아들여야 한다. 예를 들어서 더 이상 운전을 못하게 되면 사회활동에 제한이 따른다. 인생이 더 이상 도전적이지 않다고 생각될 때 정신적인 상실에도 맞닥뜨릴 수 있다. 노인이 달성해야 할 발달과제는 이러한 변화의 크기와 본질을 받아들이는 것이다.

기능 유지하기 생애주기 각 부분은 최고 수준에 관련해서 접근해야 하기 때문에 노인의 두 번째 발달과제는 각 부분, 특히 자립하는 부분에서 기능을 최대한 유지하는 것이다.

쇠퇴를 되돌릴 수 있는 부분에서 노인은 재활이라는 기회를 찾을 수 있을 것이다. 자기 스스로 구현한 개인별 프로그램 혹은 전문가의 도움을 통해서 노인은 기능의 일부를 이전처럼 높은 수준으로 되돌릴 수 있다.

두 번째 접근은 보청기와 같이 손실된 부분을 대처하는 자원을 도입한 치료교육이다. 대체자원을 도입하면 기능을 회복할 수도 있다. 노인을 위한 재활과 치료교육이 많이 필요하지 않는 이유는 그들이 원하는 건강의 수준이 높기 때문이다. 그러나 대부분 완전한 독립을 위해 단지 약간의 변화만 필요하다.

진실성을 확고히 하기 노인을 기다리는 세 번째 주요 발달과제는 진실성 또는 거의 완성되어 가고 있는 여정과 관련된 전체성을 확고히 하는 것이다. 노인은 달성할 수 있었던 것의 가치를 보고 인생을 되돌아봐야 하며, 다음과 같은 단순하지만 비판적인 질문을 다루어야 한다. 나는 그것을 다시 할 것인가? 나는 달성한 것에 대해서

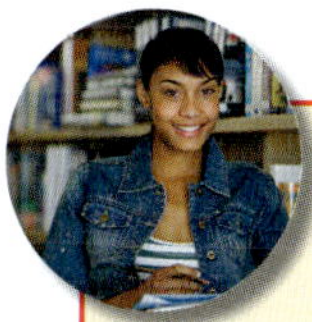

왜 남자들은 일찍 죽는가

우리 사회에서 여성의 장수가 확고히 굳어졌다. 사실 현재 태어나는 여자아이의 수명은 80세이지만 남자아이는 75세라고 예상된다. 이 5년의 수명 차이는 보통 유전적 요인에 기여한다고 본다. 그러나 새로운 증거는 이러한 차이가 유전적 특징보다는 남성의 행동에 의해서 영향을 더 받을 수 있다고 증명하고 있다.

남성은 알츠하이머병 빼고 모든 15개의 사망 원인에서 상위에 있다. 남성의 사망률은 자살, 살인, 간경변 등에서 두 배나 더 많다. 모든 연령대의 사람들에서 남성은 여성보다 더욱 허약한 건강상태와 죽음의 위험요소를 지니고 있다. 공통적으로 증가하는 위험은 다음과 같다.

- 흡연자 수가 여성보다 많다.
- 남성은 약물을 남용하거나 안전벨트를 매지 않고 운전하는 위험한 행동을 하거나 과음을 2배 정도 많이 한다.
- 많은 남성이 여성보다 위험한 곳에서 일하고 작업 중에 사망하는 경우가 90%에 달한다.
- 많은 남성이 전복사고 당하기 쉬운 SUV를 몰며 오토바이 사고로 고통 받는다.

어쩌면 이러한 위험의 증가는 남성이 위험을 감수하거나 위험을 직시해야 한다는 고질적인 문화적 믿음과 연관되었을 수도 있다. 이러한 "마초적" 태도로 인해 남성이 받는 치료는 신체 · 정신 건강치료로 확장된다. 여성은 남성에 비해 연간 진료와 예방치료를 받는 건수가 두 배나 많다. 남성은 증상을 중요시하지 않고 진료나 치료를 미루는 경향이 있다. 심리적인 측면에서 남성은 자신의 감정이나 스트레스를 안으로 삭이며 스트레스 해소를 스스로 하는 반면 여성은 심리적 치료를 받으려 한다. 그 결과 스트레스로 인한 질병은 남성에게서 더 잘 발병한다.

결론적으로, 남성과 여성은 모두다 자신의 건강과 삶의 질에 책임을 져야 한다. 다이어트나 운동, 의학치료, 발병률을 높이는 행동에 대해 신중한 선택을 함으로써 남성과 여성은 기대여명을 최고로 늘릴 수 있다.

만족하는가? 다른 사람은 경험했지만 나는 경험할 수 없다는 것에 대한 사실을 받아들일 수 있을까? 만약 노인이 이러한 질문에 긍정적으로 대답할 수 있다면 전체성, 개인적 가치를 느낄 것이다. 이러한 진실성을 확고히 하면 사회를 도와주었고 인생이 의미가 있었다고 믿을 것이다.

너무나 많은 것을 경험하였기에 죽음에 대한 과정은 두려워해도 죽음에 대한 두려움은 없다. 죽음과 합의를 할 수 있는 능력은 그래서 진실성을 강화한다.

다른 발달과제와 같이 성장과 발달의 비판적인 부분은 개인적이라서 특별한 경험이 된다. 노인은 이 마지막 발달과제를 이전의 과제와 같은 목표의식으로 간주해야 한다. 노인이 이러한 진실성을 느낄 수 있으면 살아온 이유를 더 잘 이해할 수 있다.

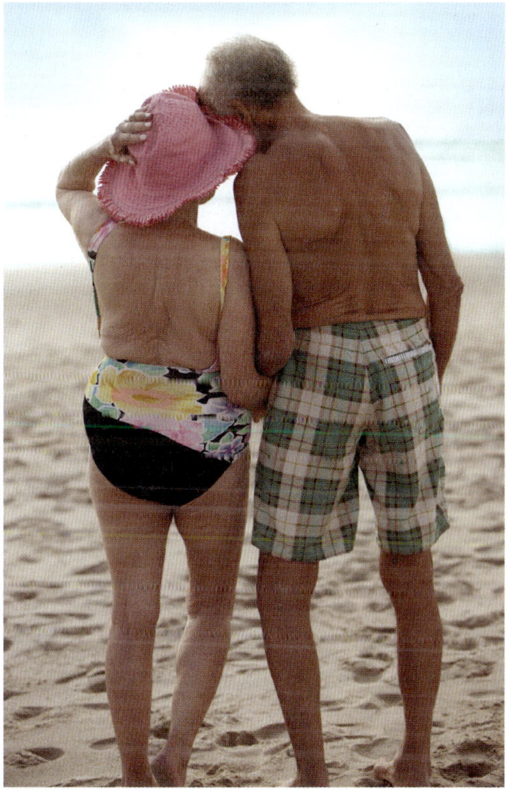

노인기의 주요 발달과제는 높은 수준의 기능을 유지하면서 노화의 물리적 변화를 받아들이는 것이다.

발달과제에 대한 상호인과성의 역할

인생을 통하여 개개인은 많은 역할을 맡거나 맡도록 선택받음으로써 역할을 동반하는 행동패턴을 수행하게 된다. 인생 단계에 따라서 아이, 형제자매, 손자손녀, 학생, 집단, 팀 구성원, 고용인, 중요한 다른 한 사람, 부모, 멘티 혹은 멘토, 이웃, 공동체 구성원, 조부모 등과 같은 역할을 경험한다. 이러한 역할은 사적으로, 공적으로 발생하며, 각 인생의 단계의 주요 발달과제와 같이 상호인과성을 가진다.

예를 들어, 초기 성인으로서의 정체성 개발은 취업을 통해 맡게 되는 역할에 영향 받고 영향을 미칠 수 있다. 두 번째 예로, 중년 성인이 자손을 키우고 싶은 욕구는 부모나 조부모의 역할에 영향을 받을 것이다. 노년층에게는 이전에 받았던 기대나 역할에 관련된 요구가 생의 마무리 단계에서 생기는 질문의 바탕이 될 수도 있다. 지금까지 나는 나의 역할을 잘 수행해왔는가, 나는 잘 살았는가, 나는 내 삶에 대한 만족감과 잘 살았다는 느낌을 가질 자격이 있는가?

생각해 봅시다.

자신이 캠퍼스에서 다양한 연령대와 다양한 문화권의 학생들을 대상으로 한 이벤트의 책임자라고 가정하자. 자신과 다른 배경을 가진 학생들의 흥미를 끌 수 있는 이벤트가 되도록 하기 위해 어떤 방법을 사용할까?

현재의 건강의 정의와 건강을 향한 접근법

이 장의 앞부분에서 언급했듯이, 개발 단계에서 이루어야 하는 일이나 역할은 좋은 상태의 건강 없이는 실현되기 어렵다. 건강에 대한 생각은 시간에 따라 변해왔고, 이 생각들은 보건에 대한 다양한 접근법에 반영되었다. 이 접근법들에 대해 생각해보자.

필요할 때 찾는 건강

대부분의 사람은 아프거나 다쳤을 때, 즉 "건강하지 않을 때" 전문의료인을 찾는다. 진단명을 통해 몸 상태가 좋지 않은 이유를 찾으려고 한다. 문제의 원인을 찾으면, 의료인이 효과적인 치료를 통해 우리를 회복시켜주고, 다시 건강한 상태로 되돌릴 수 있을 것을 기대한다.

예방의학

조금만 더 생각해보면 아플 때 의료서비스를 이용하는 것보다 아프지 않을 때 예방하는 것이 나을 거라는 생각을 할 수 있다. 이것이 예방 또는 잠재 의학의 특징이다. 그러나 유감스럽게도 의료진은 아파서 찾아오는 환자가 많기 때문에 예방의학을 실행할 시간이 없다고 말한다.

의사가 예방의학을 실행할 때는 먼저 환자가 특정 질병에 노출될 위험도가 어느 정도인지 측정한다. 이는 다양한 관찰기법과 테스트를 통해 위험요인(건강 위험을 높이는 습관)을 분석하면서 이루어지는데, 일부 테스트는 조직검사나 혈액검사처럼 외과적인 검사를 수반할 수도 있다. 또한 위험을 분석하는 중요한 도구 중 하나는 정확한 가족력을 파악하는 것인데, 1/3 이상의 성인이 의사에게 정확한 가족력을 알려주지 못한다. 가족 내에서 주요 사망원인이 된 질병이 있고 그것이 무엇인지 파악했다면 당연히 주치의에게 알려야 한다.

연구리포트, 종합약제 목록, 가족력과 같은 중요한 의료정보가 서류에 자주 빠져있다는 것은 문제가 될 수 있다. 2003년에 진행된 주치의 의료기록 관련 연구에 따르면 7개 중 1개의 환자 서류가 중요한 정보를 빠뜨리고 있다고 한다.

환자의 위험도를 파악하고 나면 의사는 환자 교육, 생활습관 변화, 필요할 경우 의학적 개입을 통해 위험도를 낮추려고 노력한다. 환자가 계속해서 의사의 조언을 듣는다면 위험도가 차츰 낮아질 것이다. 예방의학에서는 의사가 조언을 하고 환자는 그 조언에 따라야 한다는 점을 기억해야 한다.

최근 몇 년 동안, 예방의학 혹은 잠재적 의학이 만성질환 발병을 줄일 수 있고 따라서 조기 사망을 예방할 수 있다는 믿음이, 결과가 상반되게 나온 질병예방을 위한 생

주요 용어

예방의학(preventive/prospective medicine): 만성 질병의 위험도를 파악해서 낮추는 의사 중심의 의학

위험요인(risk factor): 혈청 콜레스테롤 수준이나 흡연처럼 만성 질병과 관련된 행동양식과 같은 생체의학적 지표

건강 위험을 높이는 습관(high-risk health behavior): 흡연과 같은 만성 질병을 발생시킬 가능성이 높은 행동 양식

유병률(morbidity): 질병에 걸린 확률

사망률(mortality): 사망할 확률

건강관리 자신감(empowerment): 자신의 건강과 웰빙에 책임을 질 수 있는 개인이나 단체의 능력

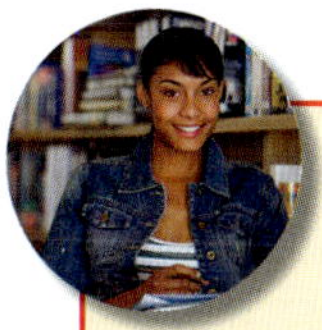

건강과 웰빙에 영향을 미치는 요소

캐나다인인 로널드 라본테가 실시한 연구는 높은 수준의 건강과 웰빙에 유리한 조건이 발생하는 네 가지 영역을 확인했다. 결론은 이러한 조건이 동시에 발생했을 때 삶의 질 향상 높은 기능 수준, 웰빙의 감각을 이끌어낸다는 것이다. 비록 전체에 해당하는 것은 아니지만, 이러한 연구는 건강과 웰빙에 대부분 적용할 수 있다.

보호요인

건강 상태 및 환경
안전한 물리적 환경
경제적, 사회적 지원조건
영양가 있는 식품과 물의 정기적 공급
담배 및 약물에 대한 접근 제한
공중보건 정책 및 조직 업무
가치 제공, 취업
알맞은 주거지 제공

심리사회적 요소
시민 활동과 사회 참여
강한 인간관계
신뢰 느끼기
삶의 결정에 대한 힘과 조정감 느끼기
협력적인 가족구조
긍정적인 자아존중감

효과적인 건강서비스
예방서비스 제공
문화적으로 적절한 의료서비스에 대한 접근
건강서비스 제공과 계획에 대한 지역사회의 참여

건강한 생활
담배 및 약물 사용의 감소
규칙적인 신체활동
균형 잡힌 영양소 섭취
긍정적인 정신건강
안전한 성생활

↓

삶의 질, 기능 독립, 웰빙

Source: Labonte R, A Community Development Approach to Health Promotion: A Background Paper on Practice Tensions, Strategic Models, and Accountability Requirements for Health Authority Work on the Broad Determinants of Health, Health Education Board of Scotland, Research Unit on Health and Behaviour Change, University of Edinburgh, Edinburgh, 1998. © NHS Health Scotland, 1998.

활습관 변화 연구 결과 때문에 많이 가려졌는데, 이러한 연구의 예로는 식습관 관리, 운동 조절, 금연, 체중 조절, 호르몬 영양제, 영적 활동 증진 등이 있다. 많은 학자가 효과에 대한 연구 결과가 상반되는 이유로 방법론적인 문제를 꼽는다. 그러나 비용효과적 측면에서 볼 때 예방(잠재적) 의학이 만성질환으로 아파서 병원을 찾을 때만 치료하는 것보다 비용효과성이 떨어진다는 우려도 있다. 어쨌든, 이러한 방식의 보건이 성공적으로 실행되면, 사람들에게 스스로 건강을 관리할 수 있다는 자신감을 주게 되고, 이 자신감은 더 건강하고 생산적이고 만족스러운 삶으로 이어지는 자원이 된다.

만성질환 예방 및 치료 노력에서 과학계와 의학계는 맞춤의학과 재생의학 두 분야에 발을 내디뎠다. 맞춤의학은 유전자에 대한 새로운 이해와 관련 기술을 이용해서 미래 질병의 성향을 보여주는 유전정보를 찾아내는 것이다. 이와 같은 지식이 있다면 성공적인 개입이나 치료법이 존재하지 않더라도 집중 전략을 실행할 수 있다. 또한 특정 환자에게 특히 효과적인 치료법을 찾아내는 데 사용될 수도 있다.

두 번째로 떠오르는 형태인 재생의학은 줄기세포 기술을 이용해서 인체 세포와 조직을 대체할 수 있는 조직을 배양하는 것이다. 최근 몇 년 동안 다양한 인체 세포와 조직이 개발되었고, 이 예로는 외이, 각막의 일부, 피부, 치과 재료, 방광 등이 있다. 세포공학은 미래에 발전 가능성이 높지만 적용에는 제한이 따르는데, 주요 장기와 장기의 작동원리가 극히 복잡하기 때문이다.

건강 증진-개인 또는 집단 자신감 증진

일상생활에서 건강을 증진하는 접근법을 잘 받아들이게 하는 지식, 행동, 태도에 노출되어 온 사람이 더 건강하고 그 건강을 잘 유지하는 경향이 있다. 이와 같은 더 나은 건강을 위한 '도구'가 개인 차원에서 발달되었든 '학습 단체'를 통해 개발되었든 자신감 증진이라는 용어에 반영되어 있다. 건강 자신감을 가진 사람은 개인이든 단체든 자신의 건강 증진에 적극적으로 참여하고 있다. 이 과정에서 건강 증진 전문가가 중요한 역할을 한다.

잘 살기(wellness)

최근 몇 년 동안 건강보건시스템은 잘 사는 것을 포함하는 쪽으로 발전해왔다. 의사들은 잘 사는 것을 정보, 상담, 분석, 생활습관 변화 전략과 같은 환자의 전체적인 생활습관을 긍정적으로 바꾸는 과정으로 설명하거나, 잘 사는 삶의 방식을 받아들이는 것이라고 설명했다. 이 잘 사는 삶의 방식을 받아들이면 환자가 자신의 가능성을 충만하게 활용할 수 있게 되는 결과를 이끌어내게 된다.

잘 사는 것의 개념은 예방의학, 건강 증진 노력과 다른 것처럼 보이는데, 이는 유병률이나 사망률에 집중하지 않기 때문이다. 그런데 실제로 잘사는 것 관련 프로그램은 다른 보건프로그램과 크게 다르지 않다. 이 프로그램은 대학 캠퍼스에서 시행되든, 지역 병원센터에서 시행되든, 기업에서 시행되든, 건강 관련 정보를 전파하고 예방의학에서 사용한 위험 감소 노력과 유사한 활동을 한다. 잘 살기 운동은 또다른 건강 증진 노력이라고 볼 수도 있다.

간단히 말해서 여기서 고려하고 있는 모든 접근법은 유병률과 질병 치료 및 관리, 생명 연장 등에 연결되어 있고, 따라서 전통적 건강의 정의를 강화한 것이다. 우리의 보건시스템은 사실 의료서비스시스템이다. 진정한 보건시스템이 존재한다면 이보다 훨씬 넓게 정의되어야 하고, 의료서비스에 대한 집중성은 지금보다 크게 낮아야 할 것이다. 이에 대해서는 이번 장의 마지막 부분에서 더 자세히 논한다.

주요 용어

맞춤의학(personalized medicine): 게놈에 대한 새로운 이해와 관련 기술을 이용해서 미래 질병의 성향을 보여주는 유전 정보를 찾아내는 것

재생의학(regenerative medicine): 줄기세포 기술을 이용해서 인체 세포와 조직을 대체할 수 있는 조직을 배양하는 것

건강증진(health promotion): 사람들에게 지식, 행위, 가치를 전달하여 장수하고 질병 발생률을 낮추고, 더 좋은 삶을 살게 하려는 노력

잘 살기(wellness): 전반적으로 삶의 방식을 개선하여 개인의 가능성을 충분히 활용할 수 있도록 돕는 과정

계획된 행동 변화를 통한 건강 개선

건강에 대한 우려의 일부는 대부분 개인이 자신의 행동을 바꾸려는 의지와 능력에 달려 있는 경우가 많다. 그러나 많은 사람이 건강과 관련된 행동 변화를 매우 어려워하거나 심지어 불가능한 것으로 여긴다.

왜 행동 변화는 어려울까?

개인이 건강 위험을 높이는 습관을 바꾸려고 할 때 큰 영향을 미칠 수 있는 요소는 다양하며, 아래와 같은 예를 들 수 있다.

1. 개인은 특정 행동패턴이 특정 건강 문제에 밀접하게 관련이 있거나 상관관계가 있다는 것을 이해해야 한다. *예: 흡연은 폐암의 주 원인이다.*
2. 개인은 자신의 행동패턴이 이 특정 건강 문제를 악화시켰거나 악화시킬 것이라는 것을 믿어야(받아들여야) 한다. *예: 나의 흡연 습관은 폐암 발생 위험을 크게 높일 것이다.*
3. 개인은 위험 감소 개입전략이 존재한다는 것을 인지해야 하며, 이 전략에 순응해야 위험이 감소할 것을 받아들여야 한다. *예: 금연 프로그램이 존재하며, 이 프로그램을 따르면 금연에 도움이 될 수도 있다.*
4. 개인은 새로운 건강 증진 행동의 혜택이 포기하는 행동보다 나을 것을 믿어야 한다. *예: 더 나은 건강, 낮은 위험, 흡연 의존으로부터의 자유가 담배를 피우는*

짧은 순간의 기쁨보다 낫다.

5. 개인은 진정으로 가까운 사람들이 건강 위험을 높이는 습관을 멈출 것을 원하고, 노력을 지원해줄 것을 느껴야 한다.

이 중 하나 혹은 그 이상의 조건이 맞지 않을 경우 건강 위험을 높이는 습관을 줄이려는 개인의 노력은 크게 타격을 입을 것이다.

범이론적 건강행동 변화모델

행동 변화의 과정은 시간이 걸리고 여러 단계를 거친다. 제임스 프로카스카(James Prochaska), 존 노크로스(Johm Norcross), 카를로 디클레멘테(Carlo DiClemente)는 변화를 위한 여섯 가지 예측 가능한 단계를 설명했다. 이들은 오래된 습관을 바꾸려는 수천 명의 케이스를 연구했는데, 이 케이스에는 알코올중독, 흡연, 도박 등의 예가 있었다. 이들은 다른 전략을 사용했지만 모두 여섯 가지 일정한 단계를 따랐는데, 이는 범이론적 건강행동 변화모델이라고 불리는 과정이다.

구상 이전 단계 변화의 첫 번째 단계는 구상 이전 단계로, 개인이 변화에 대해 생각하지 않고 있거나 문제가 있다는 것을 인식하지 못하는 단계이다. 예를 들어, 이 단계에서는 흡연자가 막 담배를 피우기 시작했거나, 흡연에 따르는 심각한 건강 위험을 인지하지 못하고 있거나, 중독되었다는 사실을 깨닫지 못한 상태이다.

구상 단계 그러나 많은 사람의 경우 변화를 위한 진전은 구상 단계에 들어서면서 시작된다. 이 단계에서는 변하고 싶다는 욕심은 있지만 어떻게 해야 하는지에 대해서는 잘 알지 못한다. 보통 자신이 6개월 안에 행동을 시작할 것으로 생각한다.

준비 단계 구상 단계를 지나면 준비 단계가 시작되는데, 이 단계에서는 변화하는 것을 원할 뿐 아니라 가능할 것이라고 생각하게 된다. 흡연자라면 이 단계에서 금연 계획을 세우기 시작하는데, 담배 끊을 날짜를 매우 가까운 시일로 정한다(며칠 후부터 한 달 사이). 금연 프로그램에 가입할 수도 있다.

행동 단계 이 단계에서 계획을 실천에 옮기기 시작한다. 실제 변화가 나타나고 약 6개월 정도 유지된다.

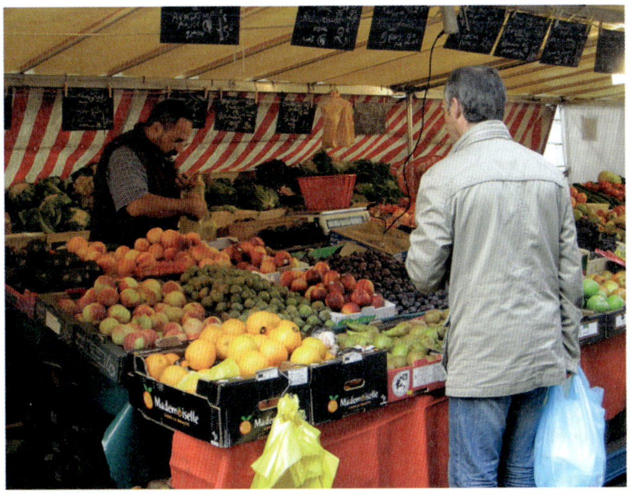

사람들은 계획된 행동 변화를 통해 건강을 개선시킬 수 있다. 이 남성은 식생활개선을 위한 계획의 일환으로 건강한 식재료를 구입하고 있다.

유지 단계 다섯 번째 단계는 유지 단계로 행동단계 이후에 새로운 습관이 고착화되고 추가 6개월 동안 유지되는 단계이다.

마무리 단계 6번째이자 마지막 단계인 마무리 단계는 새로운 습관이 잘 자리잡고 변화를 위한 노력이 완성되는 단계이다.

건강: 병이 없는 것 이상의 상태

건강이란 정확하게 무엇인가? 몇 세기 동안 서양의학에서 말한 병이 없는 상태를 말하는 것인가, 아니면 그 이상인가?

시사잡지 등 미디어에서는 현대 의학의 발전에 대한 기사를 자주 다룬다. 이런 기사는 생생한 필체와 이미지를 통해 제약연구, 유전자 조작, 로봇수술, 식습관이 건강에 미치는 영향 등에서 이루어낸 인상 깊은 발전에 대해 묘사한다. 이렇게 건강을 의료서비스와 연관 짓는 기사 때문에 우리는 건강을 심각한 혹은 가벼운 질병이 없는 상태, 그리고 오래 사는 것(낮은 사망률)으로 생각한다. 그러나 21 세기에 맞는 "건강교육"을 제대로 이해하려면, 더 넓은 정의를 탐색해볼 필요가 있다. 성인이 된 이후에 거치게 되는 각각의 단계에서(청년기, 장년기, 노년기) 자신의 역할을 잘 수행하고 만족스러운 삶을 사는 데 필요한 것을 잘 반영하는 새로운 정의가 필요한 것이다. 이러한 점을 염두에 두고 기존의 정의에서 중요한 점을 인지하면서도 인생을 잘 살 수 있게 한다는 점에 방점을 둔 건강의 다른 정의를 살펴보자.

건강의 다층면

앞 장에서 유병률이나 사망률을 넘어 서는 새로운 건강에 대한 정의를 제시하기로 했었다. 그런데 그 전에, 건강의 다층면적 의미(전인적 건강, holistic health)를 먼저 소개한다. 이는 질병 치료 및 예방이나 장수보다 더 나아간 건강에 대한 개념을 논하는 데 필요조건인 개념이다.

현대의학에서는 흔히 신체의 구조와 기능이 건강을 이루는 유일한 근간인 것처럼 말하지만, 건강에 전인적인 측면이 있다는 것을 뒷받침하는 경험을 흔히 찾아볼 수 있다. 이번 장에서는 건강의 여섯 가지 요소 혹은 측면에 대해 살펴볼 텐데, 이 여섯 가지 차원은 상호작용을 통해 평소 우리가 하는 역할에 상승 효과를 낼 수 있도록 해준다(**그림 1-1, 1-2, 1-3**).

신체 차원

우리는 모두 평소나 특별한 일이 있을 때 필요한 넓은 범위의 활동을 하게 해주는 다양한 신체 · 구조 특징을 가지고 있다. 이 특징의 예로는 몸무게, 외모, 체력, 조정능력, 지구력, 질병대항력, 회복력 등을 들 수 있다. 어떤 상황에서는 신체 차원이 가장 중요할 수도 있다. 그렇기 때문에 기존 의학에서는 몇 세기 동안 건강을 신체 차원과 동일시했던 것이다.

감정 차원

인간은 일상생활을 가능하게 해주는 감정 측면도 가지고 있다. 건강의 감정 측면은 세계를 현실로 보게 해주고, 스트레스에 대처하고, 유연성을 유지하고, 갈등을 풀기 위해 타협할 수 있게 한다.

청년기에는 성장과 개발이 감정 불안을 불러와서 거부당했다는 느낌, 실패했다는 느낌 때문에 생산성이 떨어지고 만족 수준도 낮아질 수 있다. 우리는 모두 분노, 행복, 두려움, 공감, 죄책감, 사랑, 증오와 같은 감정들로부터 어느 정도 영향을 받는다. 감정 차원의 건강상태를 개선하려고 끊임없이 노력하는 사람은 감정의 취약함에 압도되거나 창의력에 제약을 받는 사람보다 훨씬 즐거운 삶을 누리는 경향이 있다.

사회 차원

건강의 세 번째 차원은 사교력과 문화 감수성을 말한다. 원래 이것을 형성하는 데는 가족과의 교류, 학교에서의 경험, 또래집단의 상호작용이 주요 작용을 한다. 그러나 그 이후의 사회 상호작용은 기존에 가진 사고력이나 통찰력을 더 정진하거나 새로운 기술을 연마해야 가능하다. 청년기를 포함하는 성인기에 일어나는 사회 변화는 다양한 사람을 만나게 되면서 일어나거나, 직업을 갖고 부모가 되고 이웃과의 활동에 참여하면서 맡은 역할이 넓어질 때 일어난다.

삶을 잘 사는 문제에 있어서 사회 차원 건강의 중요성은 아무리 강조해도 지나치지 않다. 이를 가장 잘 보여주는 예로 친구 숫자가 줄어드는 것을 들 수 있다. 그냥 '친구'이든, '베스트프렌드'이든, '신뢰할 수 있는 친구'이든, 한 사람의 사회적 환경에서 친구만큼 중요한 것은 없을지도 모른다. 정기적으로, 혹은 어려운 일이 있을 때 속마음을 털어놓을 수 있는 사람이 없다면 스트레스를 더 많이, 더 자주, 더 오래 받게 될 것이고, 건강의 모든 측면에 해를 끼치게 될 것이다.

최근에는 소셜 네트워킹에 대한 의구심이 점점 더 고개를 들고 있다. 오늘날의 청년이나 성인이 '사이버 친구'

주요 용어

범이론적 건강행동 변화모델 (transtheoretical model of health behavior change) 사람들이 새로운 행동이나 습관을 만들 때 거치는 6가지 예측 가능한 단계: 구상 전 단계, 구상 단계, 준비 단계, 행동 단계, 유지 단계, 마무리 단계

전인적 건강(holistic health): 건강을 신체 · 감정 · 사회 · 지성 · 영성 · 직업 면으로 이루어진 것으로 보는 시각

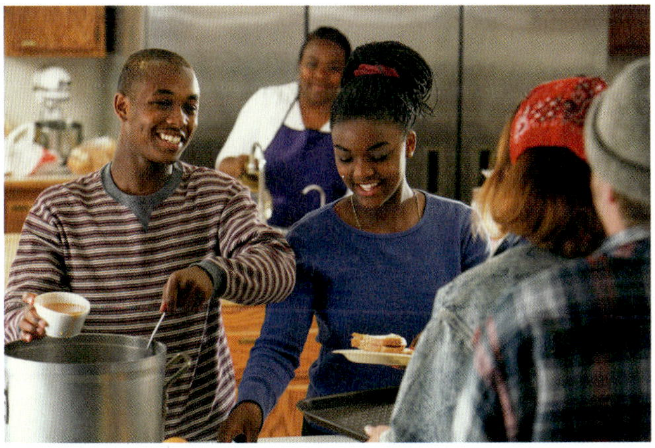

노숙자 쉼터 봉사활동 같은 지역사회활동 참여는 개인의 가치관을 표현하고 건강의 영적인 측면을 배양하는 방법 중 하나다.

를 소셜 네트워크에서 계속 추가하면서, 예전에는 신뢰하는 친구에게만 털어놓던 비밀이 이제 몇 백 명에 이르는 사람에게까지 알려질 수도 있다. 학자들은 이렇게 웹을 통해서 만나고 셀 수 없는 사람과 연결되어 있는 현실이 건강에 크게 이로울지, 아니면 기존의 인간관계를 유지하는 데 해가 되어서 21세기를 사는 데 더 큰 스트레스를 불러올지 궁금해하고 있다.

지성 차원

정보를 처리하고 행동에 옮기는 능력, 가치관과 믿음을 정리하는 능력, 결정을 내리는 능력은 전체 건강에 있어서 가장 중요한 측면이다. 최종 학력이 대학 졸업인 많은 사람에게는 건강의 지성 측면이 여섯 가지 측면 중 가장 중요할 수도 있다. 새로운 정보를 분석하고, 종합하고, 가설을 세우고, 실천하는 것은 여러 가지 방법으로 삶의 질을 높인다.

영성 차원

건강의 다섯 번째 차원은 영성 차원이다. 종교 신앙이나 실천도 포함되기는 하지만, 많은 경우 영성 차원을 다른 생명체에 대한 태도, 인간의 본성, 다른 사람을 대하는 태도("영성이 내 삶에 어떤 영향을 미치는가?" 참조) 등과 같은 더 넓은 믿음 체계로 생각한다. 이러한 것들은 모두 건강의 영성 차원에 중요한 구성요소다.

대중이 신이나 초자연적인 존재에 대해 관계를 맺는 정도를 분석한 미국 퓨(Pew) 리서치센터의 데이터를 연구한 베일로 대학의 사회학자들은 재미있는 결과를 얻었다. 이 분석 결과에 따르면 성인 설문 참가자의 약 93%가 예배에 나가거나 다른 종교활동, 영적 수행 활동에 참석했다. 또한 신을 믿는다고 대답한 사람들이 신에 대해 가지고 있는 인식은 크게 네 가지로, 권위적인 신, 자애로운 신, 비판적인 신, 멀리 있는 신이었다. 이 인식은 각 개인이 신과 관계를 맺는 방식뿐만 아니라 가정, 학교, 이웃과의 관계를 맺는 방식에도 큰 영향을 미치고 있었다. 그리고 개인이 신을 보는 관점은 동성결혼, 국가 재정보조 프로그램 시행에 있어서 종교 프로그램의 역할, 낙태, 줄기세포 연구, 전쟁에서 신이 어느 쪽 편을 들 것인가 등과 같은 중요한 문제에도 큰 영향을 미치는 것으로 나타났다. 초기 설문에 이은 추가 설문과, 좀 더 최근에 있었던 두 번째 그룹 설문을 통해 응답자가 신에 대해 가지고 있는 인식이 거의 비슷한 분포로 나뉘는 것을 확인할 수 있었다. 권위적인 신 28%, 자애로운 신 22%, 비판적인 신 21%, 멀리 있는 신 34%였다. 응답자의 5% 정도는 무신론자거나 불가지론자였다. 2007년 18~29세의 젊은 성인을 대상으로 한 연구에서, 15%의 응답자가 종교적으로 신실한 삶을 사는 것이 매우 중요하다고 답했다. 좋은 부모가 되는 것, 행복한 결혼생활을 하는 것, 다른 사람을 돕는 것, 주택을 소유하는 것이 신실한 삶보다 더 중요한 것으로 꼽혔다.

유일신을 섬기는 것이 달갑지 않거나, 설득력이 없거나, 중요하지 않는 사람은 다른 방법으로 삶에 대한 의미나 방향을 실질할 수 있다. 종교적이지 않은 영성 성장을 위한 프로그램, 정보, 단체는 보통 대학에 가면 쉽게 찾을 수 있다.

직업 차원

요즘은 직업과 생산 활동이 우리가 자신을 이해하고 세상의 장점을 발견하는 데 점점 더 중요한 역할을 하고 있다. 또한 직장은 삶의 기술을 배양하고 시험하는 곳이 되어가고 있다. 직장에서 우리는 생활에 필요한 욕구를 충족시키는 데 필요한 소득을 얻을 뿐만 아니라 분쟁 조절, 업무 분배, 지성 성장과 같이 직장 외에서도 유용하게 쓰

내 안의 영성 찾기

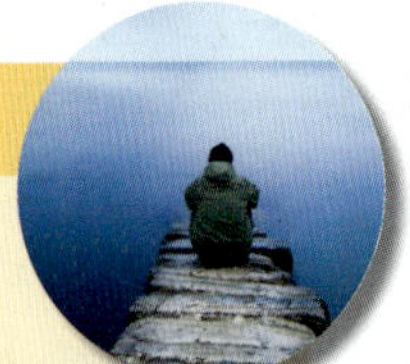

영성이 내 삶에 어떤 영향을 미치는가?

영성이나 신앙은 종교적인 것일 수도 있지만 전혀 다른 것일 수도 있다. 영성은 인간이 삶의 의미를 찾을 때 가지게 되는 가장 근본적인 질문이다. 영성은 한 인간의 성장에 중심이 되며, 삶의 목적과 의미를 부여한다.

대학에 갈 나이가 되면 영성이나 신앙 때문에 불편한 상황에 놓이는 경험을 했을 수도 있다. 이러한 신념을 진지하게 받아들이게 되면 삶의 방식, 믿음, 태도 등에 대해서 어려운 결정을 내려야 했을 수도 있다. 그러기 위해서는 객관성과 독립성이 보장되어 있어야 한다. 또한 개인적인 목표와 다른 사람을 대하는 행동 사이에 균형을 찾는 것도 필요하다. 마지막으로, 개인적 행동의 선택이 때로는 종교적인 문제와 상충할 수도 있다. 아래 몇 가지 상황의 예를 보자.

- 새로 연애를 시작하는 연인 중 한쪽 부모가 종교적인 이유로 반대하는 경우
- 교수님께 메리 크리스마스라고 인사할지, 즐거운 휴일 보내시라고 인사할지, 아무 인사를 하지 않는 편이 나을지에 대해 고민이 드는 경우
- 라마단 금식을 할지, 수업이 많아서 에너지가 많이 필요한 기간 동안에는 금식을 잠시 미뤄둘지 고민하는 상황
- 소규모 기독교 대학에 유일한 유대인 학생으로 학교에 다니는 상황

일 수 있는 기술을 익히게 된다. 따라서 직장은 노력하는 개인의 건강에 의해 더 나은 곳이 된다.

환경 차원

일부 학자는 환경 차원을 덧붙이기도 한다. 이것이 토양, 공기, 물과 같은 환경을 기초해서 정의된다면 별개의 차원으로 고려될 수도 있겠다. 그러나 환경적 차원이 개인의 모든 물질·비물질 환경을 포함한다면, 이번 장 논의의 범주를 벗어나는 것으로 보인다. 그러므로 전인적 건강을 논할 때 이 부분은 제외하기로 한다.

건강의 새로운 정의

이제 건강과 잘 사는 것에 대해 다양한 주제와 테마를 다루어봤으니, 건강에 대한 새로운 정의를 내릴 준비가 되었다. 이 새로운 정의는 아플 때만 조심하거나 질병예방에 집중하는 기존 의학, 건강 증진 등에서보다 유병률이나 사망률에 대한 집중도가 훨씬 낮다. 우리가 제안하는 정의는 다양한 요소와 고려사항을 포함하며, 건강은 무엇을 위해 존재하나(건강의 역할)와 건강이란 무엇인가(건강의 구성)로 나뉜다.

우리 삶에서 건강의 역할은 자동차의 역할과 매우 비슷하다. 자동차 등의 운송수단이 우리가 가야 할 곳으로 데려다 주듯이, 좋은 건강은 성인으로서의 삶의 단계에서 필요한 활동을 할 수 있게 해주고, 맡은 역할을 성취하게 한다.

건강의 구성은 단순히 신체에 병이 없이 더 오래 사는 것처럼 보일 수도 있다. 그러나 건강의 구성은 각 건강 차원의 자원을 모은 것으로, 하고 싶거나 해야 하는 활동을 성공적으로 성취하는 데 꼭 필요한 것이다. 어떤 자원은 날 때부터 타고 났을 수도 있고, 어떤 자원은 외부로부터 익히고 배워야 하는 것일 수도 있다. 그러나 중요한 것은 이 자원이 어디서 비롯되었는지가 아니라 맡은 역할을 충실히 해내는 데 도움이 되는 자원인가 하는 점이다. 어떤 자원이 필요한지 깨닫기 위해서는, 자신의 나이에 사회에서 요구되는 기대가 무엇인지 알아야 한다. 예를 들어 청년, 장년, 노년기에 기대되는 과업이 무엇인지, 그리고 이를 수행하기 위해 역할에도 충실하고 개인의 발전에도 도움이 되는 행동양식이 무엇인지 파악해야 한다. 10년이라는 인생의 한 단계를 성공적으로 보내려면 사회가 개인에게 기대하는 역할을 인식하고, 개인으로서도 만족스럽고 사회에서도 인정받는 방법을 통해 그 역할을 수행해야 한다.

건강의 역할과 건강의 구성을 결합하면 새로운 건강의 정의를 세울 수 있다. 건강이란 '전인적 건강' 각 차원의 내면과 외면의 자원을 활용하여 다음 활동을 가능하게 하는 능력이다.

(1) 역할 수행에 이르게 하는 활동에 전적으로 참여하기
(2) 기대되는 역할을 수행하면서 관련 기술을 마스터하기
(3) 삶의 발전을 평가할 때 잘 살고 있다는 느낌을 가지기

사람들이 삶의 발전을 평가하는 기준은 개인 목표, 다른 사람과 비교했을 때의 성취도(동료나 손위 형제 자매), 가까운 사람의 기대(부모, 고용주, 배우자), 사회 기관의 기준, 인구통계자료(초봉, 첫 구입 주택의 크기와 가격) 등이 있고, 어떤 경우에는 신의 뜻을 기준으로 삼기도 한다. 기준이 어떤 것이든 이와 같은 비교과정을 통해 "어떤 것이 잘 사는 것인가"를 결정할 수 있고, 생의 후반 최종 자기 분석을 할 때 "어떤 것이 잘 사는 것인가에 기반한 삶에 대한 만족"을 느낄 수 있다.

주요 용어

건강: 전인적 건강 각 차원의 내면과 외면의 자원을 활용하여 다음 활동을 가능하게 하는 능력
(1) 역할 수행에 이르게 하는 활동에 전적으로 참여하기
(2) 기대되는 역할 수행하면서 관련 기술을 마스터하기
(3) 삶의 발전을 평가할 때 잘 살고 있다는 느낌을 가지기

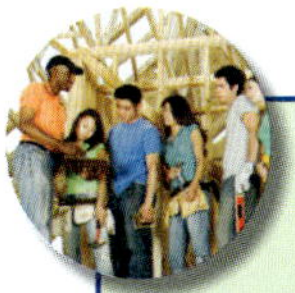

내 건강 돌보기

- 종합건강평가 문항에 답하고, 개선이 필요한 부분을 위한 계획을 세운다.
- 명상, 예술, 음악, 예배참석 등 영성에 관련된 활동을 시작한다.
- 건강의 사회 차원을 발달시키기 위해 학기 중 매주 한 사람 새로운 사람을 만난다.
- 책임을 맡는 등 집중하고 싶은 과업을 선택하고 그 분야의 발전을 이루기 위한 계획을 세운다.
- 문맹퇴치 프로젝트나 유치원과 같은 지역사회활동에 자원봉사자로 참여한다.

요약

- 인생의 각 단계에는 모두에게 공통으로 적용되는 개인 발달과제가 있지만 개개인은 이를 다르게 받아들인다. 청년기는 다섯 개의 발달과제로 특징된다: 초기 성인 정체성 만들기, 독립하기, 책임지기, 사회능력 넓히기, 그리고 친밀감 느끼기.
- 중년기의 발달과제는 후진양성 욕구를 달성하는 것과 청년기의 계획을 재검토하는 것을 포함한다. 노년기의 발달과제는 기능을 유지하고 온전한 상태를 만드는 것을 포함한다.
- 병이나 질환 때문에 의료인에게 진료를 받을 때 우리는 의료의 도움을 찾는다고 한다.
- 예방의학은 위험 초기 징후를 발견하고 제어해서 발병율을 최소화시킨다.
- 개인중심 건강 증진에는 예방의료에서 사용되었던 것과 비슷한 위험 감소 활동이 포함되지만 외과적 시술이 아니며, 의사가 아닌 전문가의 가이드를 받는다. 그리고 건강과 신체 구성(body composition)을 강조하는 경향이 있다.
- 그룹중심 건강 증진은 개인의 자율권을 포함함으로써 자신의 건강을 체계화하고 참여할 수 있도록 한다.
- "잘 살기"모델은 잘 살기 위한 생활방식을 강조한다.
- 건강과 관련한 행동을 바꾸겠다는 결정은 내리기 힘들다. 이는 건강을 해치는 위험 행동 유지에 따른 다양한 요인 때문이다.
- 건강과 관련한 행동 다음과 같은 단계 전부 혹은 일부 단계를 거쳐 변화한다. 구상 이전, 구상, 준비, 행동, 유지 그리고 마무리 단계.
- 오늘 날 건강의 다층 면에 대한 정의는 뒤에 언급한 부분 전부 혹은 일부를 포함한다: 신체, 감정, 사회, 지성, 영성, 그리고 직업.
- 건강의 새로운 정의에는 건강의 역할과 건강을 구성하는 것이 포함된다. 건강의 역할은 개개인이 성인의 각 단계와 관련된 발달과제를 통하거나 포함한 활동에 참여할 수 있도록 하고 필요임무를 다하는 것이다. 건강의 구성은 개개인이 성장하거나 발달하면서 전적으로 참여할 수 있는 내면과 외면의 자원이다.

복습 문제

1. 수명, 기대여명, 삶의 진로, 생활방식, 인생 이야기란 무엇인가?
2. 청소년의 다섯 개의 발달과제는 무엇이며, 한 개의 과제를 달성하는 것이 나머지 네 개의 과제를 달성하는 것에 어떠한 영향을 미치는가?
3. "성장과 발달은 예측 가능하지만 독특하다"라는 것을 무엇을 뜻하는가?
4. 중년기의 성인이 후진양성 욕구를 추구하기 위해 선택할 것 같은 길은 어떤 것인가?
5. 질병과 사망은 무엇을 의미하며, 전형적인 건강의 정의와 어떻게 연관이 되어있는가?
6. 예방의학에서 누가 위험 수준을 결정하고 어떤 위험 감소 기술을 시행해야 하는가?
7. 자신감 증진이란 무엇을 의미하며, 그룹중심 지역사회 기반 건강 증진 프로그램에서 어떤 요소로 작용하는가?
8. 건강과 관련한 행위를 바꿀 수 없거나 바꾸고 싶지 않은 것은 어떤 요인 때문인가?
9. 건강과 관련한 행위를 바꾸기 위해서는 어떠한 여섯 개의 단계를 고려하고 시도해야 하는가?
10. 전인적 건강의 정의에 자주 포함되는 차원으로 무엇이 있는가?
11. 건강의 역할은 무엇인가? 건강의 구성은 무엇인가?
12. 여기에서 말하는 건강과 우리가 익히 알고 있는 건강의 정의는 어떻게 다른가?
13. "당신은 ~하기에 건강합니까?"라는 질문에 대답하기 전에 발달 예상과 관련된 역할을 어떻게 이해해야 하는가?

"건강과 잘 살기에 대해 얼마나 잘 알고 있나요?" 퀴즈의 정답

1. 거짓　2. 참　3. 참　4. 거짓　5. 거짓　6. 거짓　7. 참

SOURCE NOTES

1. Whitbourne SK, Sneed JR, Sayer A. Psychosocial development from college through midlife: A 34-year sequential study. Developmental Psychology, 45(5), 1328–1340, 2009.
2. Cox KS, Wilt J, Olson B, et al. Generativity, the Big Five, and psychosocial adaptation in midlife. Journal of Personality, 78(4), 1185–1208, 2010.
3. Erikson EH. The Life Cycle Completed (extended ed.) New York: Norton, 1998.
4. Table 80. National Health Interview Survey, Family Core and Sample Adult Questionnaire (2009), CDC/NCHS. Health, United States 2009 Web Update. www.cdc.gov/nchs/nhis.htm.
5. Roper Center for Public Opinion Research (for Pfizer Women's Health), University of Connecticut. Adults know their family history. USA Today, May 30, 2000, p. 5D.
9. U.S. Surgeon General's Family History Initiative. Washington, DC: U.S. Department of Health and Human Services, 2004. www.hss.gov/familyhistory/download.html.
7. Smith PC, et al. Missing information during primary care visits. Journal of the American Medical Association, 293(5), 567–571, 2005.
8. Cohen T, Neumann P, Weinstein M. Does preventive care save money? Health economics and the presidential candidates. New England Journal of Medicine, 358(7), 661–663, 2008.
9. Fielding J, Husten C, Richland J. Does preventive care save money? New England Journal of Medicine, 368(26), 2847, 2008.
10. McKenzie JF, Nelger BL, Thackeray R. Planning, Implementing, and Evaluating Health Promotion Programs: A Primer (5th ed.). San Francisco: Benjamin Cummings, 2009.
11. Bloss CS, Schork NJ, Topol EJ. Effect of direct-to-consumer genome-wide profiling to assess disease risk. New England Journal of Medicine, 364(6), 524–534, 2011.
12. Rustad KC, Sorkin M, Longaker NT, et al. Strategies for organ level tissue engineering. Organogenesis, 6(3), 151–157, 2010.
13. Goldberg JP, Collins JJ, Folta SC, et al. Retooling food service for early elementary school students in Somerville, Massachusetts: the Shape Up Somerville Experience. Prevention of Chronic Disease, 6(3), A103, 2009.
14. U.S. Department of Health and Human Services, 2011. Healthy People. www.healthypeople.gov.
15. Prochaska JO, Norcross J, DiClemente C. Changing for Good: A Revolutionary Six-Stage Program for Overcoming Bad Habits and Moving Your Life Positively Forward. New York: Harper Paperbacks, 1995.
16. Rosen C. Virtual friendships and the new narcissism. The New Atlantis, 17, 15–31. Summer 2007.
17. American Piety in the 21st Century: New Insights to the Depths and Complexity of Religion in the U.S. Baylor Institute for Studies of Religion, Baylor University, September 2006. www.baylor.edu/isreligion/index.[jp?id=40634.
18. Froese P, Barder C. America's Four Gods: What We Say About God—and What That Says About Us. New York: Oxford University Press, 2010.
19. Pew Forum on Religion and Public Life. Religion Among the Millennials. U.S. Religious Landscape Report. February 2010. www.religious.pewforum.org/report-religious-landscape-study-full/pdf.

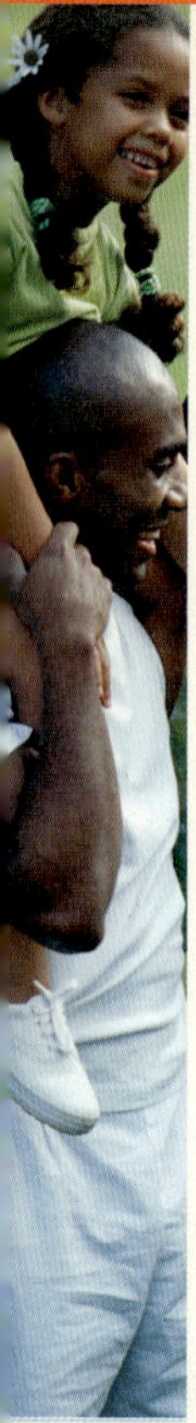

종합건강평가

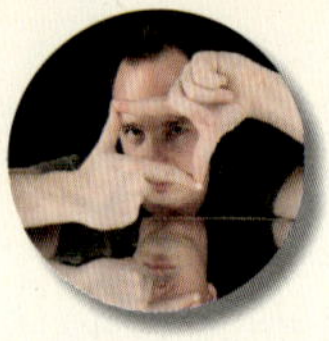

첫 번째 장을 읽은 후 다음의 종합건강평가를 작성해보자. 먼저 건강강좌를 마치고 난 후에 평가를 꼭 다시 해보기를 권한다. 그 후 답을 비교해본다. 결과가 좋아졌는가?

A. 사회, 직업 건강

1. 나는 가족으로부터 사랑과 지지를 받고 있다.	1	2	3	4
2. 나는 친구 관계를 쉽고 즐겁게 맺는다.	1	2	3	4
3. 나는 나이와 성별에 관계없이 친구를 맺는다.	1	2	3	4
4. 나는 가족과 친구들에게 관심 어린 대화를 나눔으로써 관계를 유지한다.	1	2	3	4
5. 나는 처음 만나는 사람에게 편한함과 자신감을 느낀다.	1	2	3	4
6. 나는 새로운 관계를 맺기 위해 사회생활을 한다.	1	2	3	4
7. 나는 새로운 사람과 만나고 소통하기 위한 기회를 찾는다.	1	2	3	4
8. 나는 '사람들에게'가 아닌 '사람들과' 이야기한다.	1	2	3	4
9. 나는 친밀한 관계를 유지하고 발전시키는 것에 마음이 열려 있다.	1	2	3	4
10. 나는 손자손녀를 돌봐주는 중요성을 잘 알고 있고 이에 대해 적극적이다.	1	2	3	4
11. 나는 자식을 교육하는 노하우를 잘 알고 있어서, 만약 미래에 내가 부모가 된다면 자식 교육을 잘할 수 있을 것이라 생각한다.	1	2	3	4
12. 나는 나의 의견에 관한 동의 여부와 상관없이, 다른 사람의 믿음과 행동에 너그러우려고 한다.	1	2	3	4
13. 나는 다문화가 삶의 질을 높인다고 생각한다.	1	2	3	4
14. 나는 교육을 받는 것과 훈련을 받는 것의 차이를 안다.	1	2	3	4
15. 나의 직업을 통해 나는 경제적으로 자립할 수 있고 사회에 기부할 수 있다.	1	2	3	4
16. 나는 직장에서 상사와 부하의 일을 똑같이 존중한다.	1	2	3	4
17. 나는 나의 관심사와 개성에 맞는 직업을 갖고 있다.	1	2	3	4
18. 나는 나의 육체 · 정신 건강에 좋지 않은 직업을 갖고 있다.	1	2	3	4
19. 나는 평소 동료와 잘 지낸다.	1	2	3	4
20. 나는 동료와 의견충돌이 있으면 바로 해결하거나 순리로 해결한다.	1	2	3	4

점수 ____________

종합건강평가 (계속)

B. 사회, 정신 건강

1. 나는 신앙의 믿음을 깊이 가지고 있다.	1	2	3	4
2. 나는 신앙단체나 영성단체가 타인의 전반적인 삶에 기여할 수 있다고 인정한다.	1	2	3	4
3. 나는 자연과 많은 경험을 쌓으며 자연이 삶의 질에 기여한 바를 생각한다.	1	2	3	4
4. 영성은 내가 스트레스를 받을 때, 나를 조용하고 강하게 해주는 원천이다.	1	2	3	4
5. 나는 영성을 표현하는 방법을 알고 있다.	1	2	3	4
6. 나는 정신 표출의 다양성을 존중하며, 믿음의 차이에 대해서도 관대하다.	1	2	3	4
7. 나는 충분한 시간을 가지고, 내 인생과 대인관계와 학교에 대해서 생각한다.	1	2	3	4
8. 나는 일상적인 생활 안에서 매일 새로운 경험을 쌓는다.	1	2	3	4
9. 나는 사람들에게서 충분한 도움을 받는다.	1	2	3	4
10. 나는 사람들을 도와줄 수 있는 기회를 만들고, 가끔은 내가 해야 할 일을 희생하면서까지 도와준다.	1	2	3	4
11. 나는 정신 건강이 육체 건강만큼이나 중요하다는 것을 알고 있다.	1	2	3	4
12. 나는 의견을 직설적으로 표현하는 편이지만, 언제나 그러는 편은 아니다.	1	2	3	4
13. 나는 가치 있는 사람이며, 나의 장점과 단점 모두를 자연스럽게 받아들일 수 있다.	1	2	3	4
14. 나는 현실적인 목표를 세우며 달성하기 위해 노력한다.	1	2	3	4
15. 나는 정상 범위 안의 감정과 우울 징후를 안다.	1	2	3	4
16. 나는 자살충동의 징후가 있으면, 그를 극복하려고 노력한다.	1	2	3	4
17. 나는 감정의 기능장애 극복을 위한 전문적 치료를 받는다.	1	2	3	4
18. 나는 나이가 드는 것을 자연스럽게 받아들일 수 있으며, 나이가 드는 것은 긍정적인 변화라고 생각한다.	1	2	3	4
10. 나는 죽음을 당연히 받아들이며, 인생에서 피할 수 없는 부분이라고 생각한다.	1	2	3	4
20. 나는 존엄하게 죽기 위한 결정을 내렸다.	1	2	3	4

점수 ____________

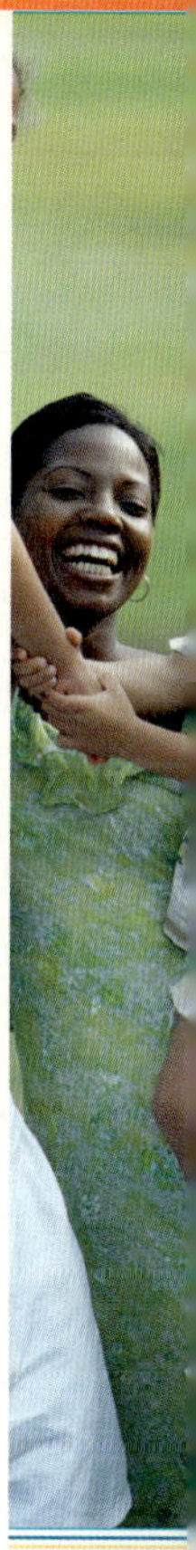

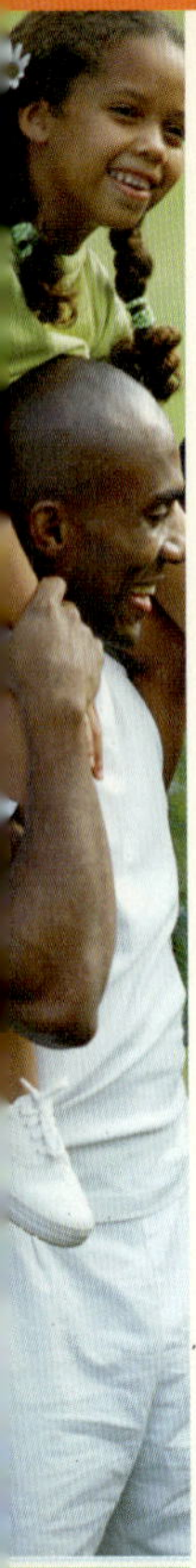

종합건강평가 (계속)

C. 스트레스 관리

1. 일과 중의 불가피한 변화는 긍정적으로 받아들인다.	1	2	3	4
2. 나는 그것이 필요하거나 가치가 있다고 생각할 때에는 변화를 추구한다.	1	2	3	4
3. 나는 어떠한 스트레스 관리 서비스가 제공되고 있는지 알고 있다.	1	2	3	4
4. 나는 필요하다고 판단이 되면, 스트레스 관리 서비스를 이용한다.	1	2	3	4
5. 나는 면접이나 기말시험 등의 스트레스를 받을 일을 대비해서, 스트레스 극복을 위해 노력하고 있다.	1	2	3	4
6. 나는 스트레스를 받으면, 향후 비슷한 사건이 발생했을 때 더욱 더 잘 대처할 수 있도록 이를 극복하고 해결하고자 노력한다.	1	2	3	4
7. 나는 인생이 혼란스러울 때는 친척과 친구에게 의지한다.	1	2	3	4
8. 나는 스트레스 받을 때, 알코올과 약물사용은 피한다.	1	2	3	4
9. 나는 스트레스 받을 때 공격적으로 행동하거나 폭력적으로 행동하는 것을 자제한다.	1	2	3	4
10. 나는 좋은 건강을 유지하고 생활에 지장이 없도록 충분한 수면을 취한다.	1	2	3	4
11. 나는 스트레스로 인한 과도한 수면을 피한다.	1	2	3	4
12. 나의 식습관은 건강과 스트레스 관리에 도움이 된다.	1	2	3	4
13. 나는 스트레스를 해소하기 위해 운동한다.	1	2	3	4
14. 나는 복식호흡과 요가와 같은 스트레스 관리 운동을 한다.	1	2	3	4
15. 나는 시간을 효율적으로 사용한다.	1	2	3	4

점수 ___________

종합건강평가 (계속)

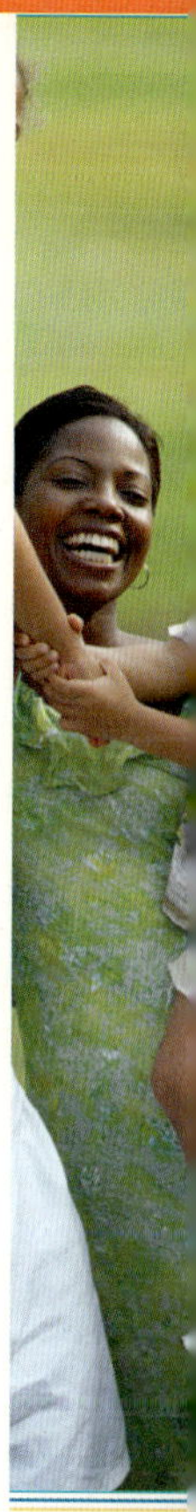

D. 신체 건강

1. 나는 스트레스 감소와 컨디션 유지 혹은 개선을 위해 운동과 여가활동에 참여한다.	1	2	3	4
2. 나는 몸을 잘 움직이지 않는 운동보다 격렬한 운동을 좋아한다.	1	2	3	4
3. 나는 여가활동과 운동 중에서 에어로빅과 같은 운동을 포함시킨다.	1	2	3	4
4. 나는 적절한 빈도와 강도, 기간을 지키며 심장과 폐 운동을 한다.	1	2	3	4
5. 나는 평상시에 근력운동을 한다.	1	2	3	4
6. 나는 부상을 줄이고 주요 근육을 단련하기 위해 다양한 근력운동을 한다.	1	2	3	4
7. 나는 관절운동을 한다.	1	2	3	4
8. 나는 여가활동과 운동이 육체적 건강과 나의 감정 및 사회에서 잘 살기에 도움을 준다고 생각한다.	1	2	3	4
9. 나는 운동계획을 세울 때, 다양한 운동을 종합적으로 포함시킨다.	1	2	3	4
10. 나는 여가활동과 운동에 참여할 때 부상을 당하지 않기 위해 적절한 스트레칭을 한다.	1	2	3	4
11. 나는 운동으로 부상을 당했을 경우 바로 적절한 치료를 받는다.	1	2	3	4
12. 나는 노인이 올바른 운동을 고르게 해야 한다고 믿는다.	1	2	3	4
13. 나의 체내성분은 건강과 일관된다.	1	2	3	4
14. 나는 격한 운동을 하기 전에 준비운동을 하며, 끝난 후에는 정리운동을 한다.	1	2	3	4
15. 나는 각 운동에 맞는 옷과 잘 정비된 용품을 쓴다.	1	2	3	4
16. 나는 몸에 해롭거나 검증되지 않은 실력 향상 물질의 사용을 피한다.	1	2	3	4
17 나는 하루에 7~8시간 동안 수면을 취한다.	1	2	3	4
18. 나는 처방전 없는 수면제는 사용하지 않는다.	1	2	3	4
19. 나는 건강 증진을 위한 신체활동 프로그램에 중요한 보조방법으로 식이요법을 시행한다.	1	2	3	4
20. 나의 신체 수준은 일상생활에 전면적으로 활동할 수 있게 해준다.	1	2	3	4

점수 ____________

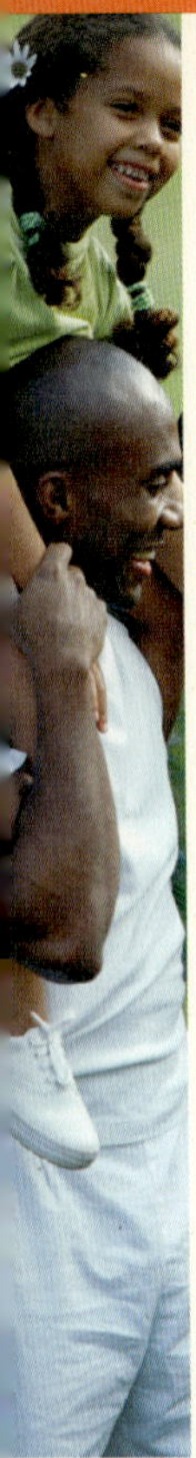

종합건강평가 (계속)

E. 영양과 체중관리

1. 나는 칼로리 소비량과 칼로리 섭취량의 균형을 맞춘다.	1	2	3	4
2. 나는 새로이 시도하는 음식을 하루에 몇 번 섭취해야 하는지를 물어본다.	1	2	3	4
3. 나는 한끼에 다양한 종류의 음식을 선택한다.	1	2	3	4
4. 나는 한 끼 분량의 음식 양을 알고 있다.	1	2	3	4
5. 나는 건강에 좋은 음식은 처음 접해보아도 시도해본다.	1	2	3	4
6. 나는 페이스트리, 캔디, 과일 통조림보다 빵, 시리얼, 신선한 과일과 야채를 더 좋아한다.	1	2	3	4
7. 나는 조리할 때와 식사할 때 설탕의 양을 조절한다.	1	2	3	4
8. 나는 음식에 붙어있는 라벨에 트랜스 지방이 있는지 확인한 후 없는 것을 선택한다.	1	2	3	4
9. 나는 고기와 고지방 유제품을 제한하고 완두류, 콩류와 땅콩 등의 식물성 단백질을 선택한다.	1	2	3	4
10. 나는 하루 섭취 총 칼로리에서 적정 퍼센트만을 단백질로부터 섭취한다.	1	2	3	4
11. 나는 고기, 고지방 유제품과 버터 혹은 라드로 만든 음식을 줄이고, 불포화 식물유로 만든 음식을 선택한다.	1	2	3	4
12. 특정한 날 섭취하는 패스트푸드의 양을 제한한다.	1	2	3	4
13. 나는 하루 섭취하는 총 칼로리에서 적정 퍼센트만을 지방으로부터 섭취한다.	1	2	3	4
14. 나는 영양가 있는 음식으로 군것질을 한다.	1	2	3	4
15. 나는 조리할 때와 식사할 때 소금의 양을 제한한다.	1	2	3	4
16. 나는 충분한 섬유질을 섭취한다.	1	2	3	4
17. 나는 평상시 음식을 고를 때 각각의 영양소를 고려한다.	1	2	3	4
18. 나는 다이어트 약 없이 체중을 유지한다.	1	2	3	4
19. 나는 유행하는 다이어트 식품이나 음료에 의존하지 않고 체중을 유지한다.	1	2	3	4
20. 나는 체중을 유지하기 위해 운동을 꾸준히 한다.	1	2	3	4

점수 ___________

종합건강평가 (계속)

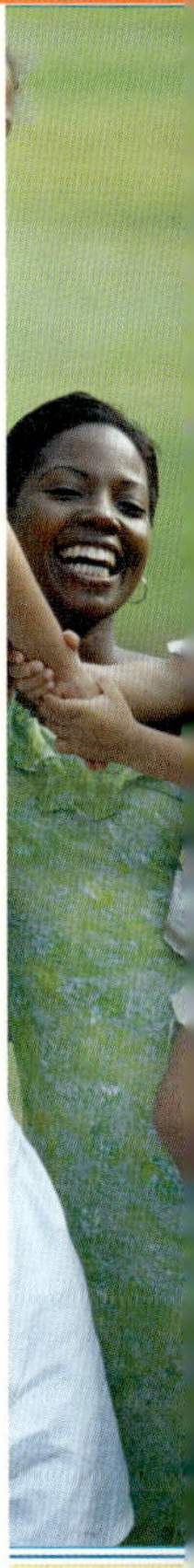

F. 알코올, 담배 그리고 약물사용

1. 나는 술을 절제하거나 삼간다.	1	2	3	4
2. 나는 불법 향정신성 약물사용을 삼간다.	1	2	3	4
3. 나는 알코올류나 향정신성 약물을 빠른 시간 혹은 다량으로 섭취하지 않는다.	1	2	3	4
4. 나는 부적절한 행동을 유발하는 알코올이나 향정신성 약물을 사용하지 않는다.	1	2	3	4
5. 알코올 섭취나 마약 복용은 나의 학업에 지장을 주지 않는다.	1	2	3	4
6. 나는 집중을 요하는 여가활동을 위해, 알코올류 혹은 향정신성 약물을 사용하지 않는다.	1	2	3	4
7. 나는 회식 시에도 알코올을 삼간다.	1	2	3	4
8. 나는 알코올과 약물로 인해 나 자신 및 남에게 재정문제를 유발하지 않는다.	1	2	3	4
9. 숭상비를 소정하거나 자동차를 운전할 때 알코올 및 기타 약물을 삼간다.	1	2	3	4
10. 나는 외로움을 술과 향정신성 약물로 달래지 않는다.	1	2	3	4
11. 나는 알코올 중독자나 향정신성 약물을 남용하는 사람과 친구하지 않는다.	1	2	3	4
12. 알코올과 기타 약물 사용은 가족간에 문제를 일으키지 않는다(집단기능장애).	1	2	3	4
13. 나는 마리화나를 사용하지 않는다.	1	2	3	4
14. 나는 환각제를 사용하지 않는다.	1	2	3	4
15. 나는 헤로인 또는 기타 불법 정맥 내 약제를 사용하지 않는다.	1	2	3	4
16. 나는 알코올류 섭취 중에 정신을 잃지 않는다.	1	2	3	4
17. 나는 알코올류 혹은 향정신성 약물을 복용해도 폭력적이거나 난폭해지지 않는다.	1	2	3	4
18. 나는 잠정적 중독성이 있는 처방약을 사용할 때에는 의사의 지시에 따른다.	1	2	3	4
19. 나는 흡연을 하지 않는다.	1	2	3	4
20. 나는 어떤 형태의 담배도 사용하지 않는다.	1	2	3	4
21. 나는 간접 흡연의 노출을 최소화한다.	1	2	3	4
22. 나는 알코올, 담배 그리고 다른 약물의 사용이 태아발육에 영향을 미치는 것이 걱정된다.	1	2	3	4
23. 나는 알코올, 담배 그리고 다른 약물 사용이 다른 사람의 건강에 영향을 미치는 것이 걱정된다.	1	2	3	4
24. 나는 알코올 올, 담배, 법으로 금지된 마약을 복용해 쾌락을 느끼는 것보다 건강에 좋고 자연적인 활동에서 쾌락을 느끼려고 한다.	1	2	3	4
25. 나는 처방지시에 따라 약을 복용하고 처방전 없이 살 수 있는 약은 복용법을 따른다.	1	2	3	4

점수 ____________

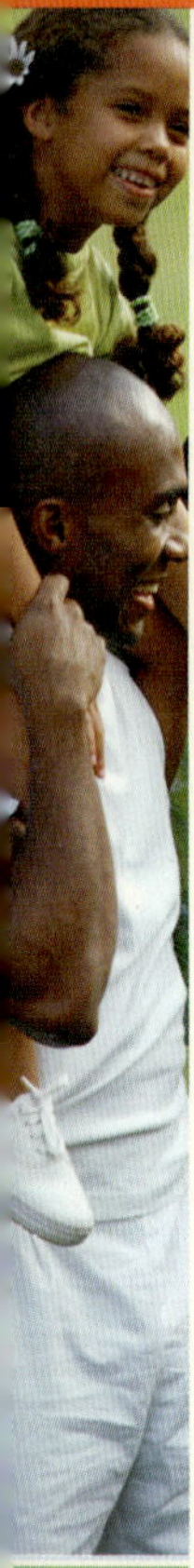

종합건강평가 (계속)

G. 질병예방

1. 나의 식단은 피토케미칼이 풍부하다.	1	2	3	4
2. 나는 식단은 엽산이 풍부하다.	1	2	3	4
3. 나의 식단은 식이섬유를 많이 함유하고 있다.	1	2	3	4
4. 나의 식단은 식이성 콜레스테롤이 낮다.	1	2	3	4
5. 나는 식품매개질병의 위험을 최소화하기 위해 조리방법을 따른다.	1	2	3	4
6. 나는 운동을 규칙적으로 하며 체중을 효과적으로 유지할 수 있다.	1	2	3	4
7. 나는 담배를 피우지 않는다.	1	2	3	4
8. 나는 알코올을 삼가거나 적당히 마신다.	1	2	3	4
9. 나는 불법 정맥 약물을 사용하지 않는다.	1	2	3	4
10. 나는 HIV 혹은 HPV를 포함한 성병의 위험을 최소화하기 위해 안전한 성행위를 한다.	1	2	3	4
11. 나는 침습 아스페르길루스증을 초래하는 바이러스와 라임병을 초래하는 박테리아의 위험에 노출되지 않도록 조치를 취한다.	1	2	3	4
12. 나는 운동과 체중관리를 통하여 혈압을 조절한다.	1	2	3	4
13. 나는 천식발작의 유발을 포함한 알레기원에 대한 노출을 최소화한다.	1	2	3	4
14. 나는 자주 그리고 철저하게 손을 씻는다.	1	2	3	4
15. 나는 적절하게 예방의료를 이용한다.	1	2	3	4
16. 나는 유방자가검사와 고환자가검사와 같은 적절한 자가 암 검사를 실행한다.	1	2	3	4
17. 나는 가족사에 어떠한 성병이 있는지 알고 있다.	1	2	3	4
18. 나는 어떤 질병이 유전적인지 알며, 이러한 유전적 상태를 위해 질병 예상 상담을 받을 것이다.	1	2	3	4
19. 나는 전염병에 충분한 면역력을 갖고 있다.	1	2	3	4
20. 나는 의사가 처방한 항생제를 복용하고 있다.	1	2	3	4

점수 ___________

종합건강평가 (계속)

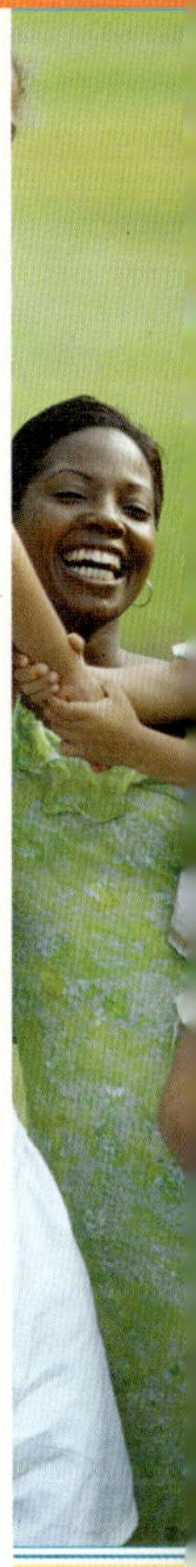

H. 성 건강

1. 나는 어떻게 성병에 걸리는지 알고 있다.	1	2	3	4
2. 나는 성병의 증후를 알고 있다.	1	2	3	4
3. 나는 성병의 전염이 어떻게 예방되는지 알고 있다.	1	2	3	4
4. 나는 안전한 성관계가 성병에 걸리는 위험을 감소시키는지 알고 있다.	1	2	3	4
5. 나는 안전한 성관계를 맺는다.	1	2	3	4
6. 나는 월경 전 증후군을 알며, 어떻게 예방되고 치료되는지도 알고 있다.	1	2	3	4
7. 나는 자궁내막증의 증상을 알며 호르몬 주기와의 연관성도 알고 있다.	1	2	3	4
8. 나는 폐경기의 생리학적 기저와 그것이 노화작용의 정상적인 부분이라는 것을 알고 있다.	1	2	3	4
9. 나는 성적 취향의 범위를 이해하며 받아들인다.	1	2	3	4
10. 나는 아동에게 양성을 발달시키도록 권장한다(양성성).	1	2	3	4
11. 나는 데이트할 때와 배우자를 분별 있게 선택한다.	1	2	3	4
12. 나는 결혼과 다른 형태의 장기적 관계가 만족감을 줄 수 있다고 생각한다.	1	2	3	4
13. 나는 어떤 이들에게는 독신주의자의 생활방식이 적절하며 만족감을 줄 수 있다고 인정한다.	1	2	3	4
14. 나는 노년층의 성생활을 지지하며, 표현하는 것에 있어서 불편함을 느끼지 않는다.	1	2	3	4
15. 나는 다양한 피임의 종류와 그에 따른 장 · 단점에 관하여 잘 알고 있다.	1	2	3	4
16. 나는 각각의 피임약이 어떻게 작용하는지 얼마큼의 효과가 있는지 알고 있다.	1	2	3	4
17. 나는 피임약을 지속적으로 적절하게 사용한다.	1	2	3	4
18. 나는 불임치료를 위한 다양한 절차에 대해 잘 알고 있다.	1	2	3	4
19. 나는 임신중절에 대한 나의 견해에 다른 사람들이 동의하지 않는 것을 받아들인다.	1	2	3	4
20. 나는 입양을 포함해서 불임부부를 위한 가능한 대안에 대해서 잘 알고 있다.	1	2	3	4

점수 ____________

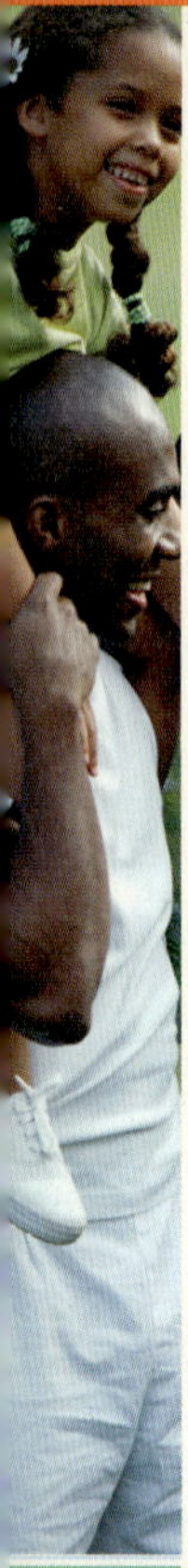

종합건강평가 (계속)

I. 안전실천과 폭력예방

1. 나는 새로운 활동을 시작할 때 따르는 위험요소에 대해 인지하고 있다.	1	2	3	4
2. 나는 새로운 여가활동이나 직업활동을 하기 전에 알맞은 절차와 예방조치를 배운다.	1	2	3	4
3. 나는 활동을 위한 적절한 복장과 장비를 선택하며 좋은 상태를 유지한다.	1	2	3	4
4. 나는 몸이 안 좋을 때 활동의 참여를 줄인다.	1	2	3	4
5. 나는 위험상태에 있는 것을 발견한 즉시, 수리하거나 관리책임이 있는 사람에게 보고한다.	1	2	3	4
6. 나는 자전거를 탈 때 불법차량을 직감하고 관찰한다.	1	2	3	4
7. 나는 안전벨트와 기타 안전장비 사용을 포함해서 모든 자동차를 탈 때 조심히 운전한다.	1	2	3	4
8. 나는 알코올을 섭취했거나 약물을 복용했을 때에는, 자동차나 보트를 운전하는 것을 자제한다.	1	2	3	4
9. 나는 낙상위험을 예측하고 위험을 최소화하기 위해 주변 환경을 숙지한다.	1	2	3	4
10. 나는 화재위험을 최소화하기 위해 주변 환경을 숙지하고 화재 시 대피할 수 있다.	1	2	3	4
11. 나는 수영을 능숙하게 하며 물에 빠진 사람을 구하거나 나 자신을 구할 수 있다.	1	2	3	4
12. 나는 나의 파트너 및 다른 사람으로부터 공격적인 성적 행동을 자제시킨다.	1	2	3	4
13. 나는 희생자 여부를 떠나서 성희롱 및 데이트 상대에게 당하는 강간을 알린다.	1	2	3	4
14. 나는 가정 내 폭력의 희생자이거나 가해자일 경우에도, 다른 사람으로부터 도움을 받을 것이다.	1	2	3	4
15. 나는 총을 안전하게 사용하며, 다른 사람에게도 안전하게 사용하도록 한다.	1	2	3	4
16. 나는 자동차 강도를 당하지 않도록 조심한다.	1	2	3	4
17. 나는 불법 침입자로부터 집을 보호하기 위해 조치를 취한 적이 있다.	1	2	3	4
18. 나는 가능하면 최대한 캠퍼스 보안기관을 이용한다.	1	2	3	4
19. 나는 스토킹을 당했을 적에 어떻게 해야 하는지 알고 있다.	1	2	3	4
20. 사람들이 나의 주거에 난폭한 행위를 하면, 나 자신을 어떻게 보호할 수 있는지 대처방안을 생각하고 계획해본 적이 있다.	1	2	3	4

점수 ___________

종합건강평가 (계속)

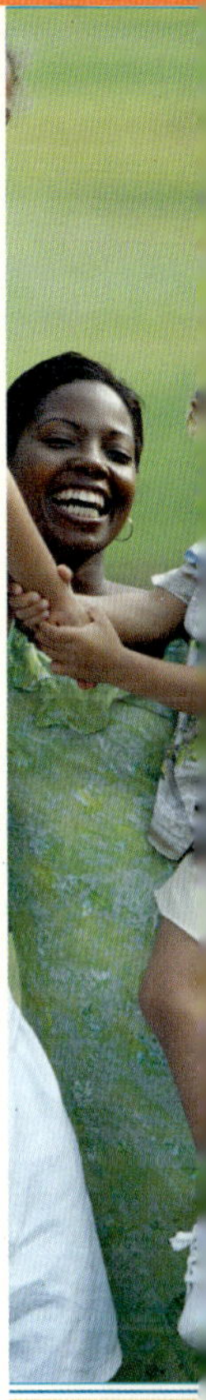

J. 의료서비스 소비

1. 나는 유효한 건강정보를 어떻게 얻는지 알고 있다.	1	2	3	4
2. 나는 인정받은 과학계 소식지의 근거 있다고 여겨지는 건강정보를 받아들인다.	1	2	3	4
3. 나는 특정 보건의료서비스 혹은 제품의 효과를 보장하는 주장을 신용하지 않는다.	1	2	3	4
4. 나는 일반적인 가격보다 더 낮은 가격으로 치료를 제안하는 의사나 진료는 신용하지 않는다.	1	2	3	4
5. 나는 자극적이며 불건전한 행위를 보여주는 광고에 좌우되지 않는다.	1	2	3	4
6. 나는 입원을 포함한 치료를 받을 형편이 된다.	1	2	3	4
7. 나는 건강보험에 들을 수 있는 형편이 충분히 된다.	1	2	3	4
8. 나는 보험 혜택을 받을 자격이 되는 사람에게 제공하는 국가의료보험체제의 역할을 알고 있다.	1	2	3	4
9. 나는 현재 나의 건강관리에 필요하며 자격을 갖춘 의료인을 어떻게 선택해야 하는지 알고 있다.	1	2	3	4
10. 나는 수술 혹은 비싼 치료를 추천 받으면, 다른 의사의 의견이나 제3삼자의 의견을 묻는다.	1	2	3	4
11. 나는 필요할 경우 어느 병원을 선호하는지 의사에게 말한 적이 있다.	1	2	3	4
12. 나는 병원에 입원하였을 경우 환자로서의 권리와 책임을 알고 있다.	1	2	3	4
13. 나는 건강 관리 비용과 의료인에 대한 의존도를 감소시키기 위하여 충분한 자기관리를 한다.	1	2	3	4
14. 나는 대체요법의 실천에 편협하지 않으며, 효과적인 건강 관리를 위해 현재의 노력을 계속할 의지가 있다.	1	2	3	4
15. 나는 약사와 좋은 관계를 유지하고 있으며, 약물과 사용에 관한 모든 필요한 정보를 받았다.	1	2	3	4
16. 나는 처방전 없는 건강제품을 사용할 때에는 라벨과 사용설명서를 따른다.	1	2	3	4
17. 나는 증상이 가라앉으면 복용을 중단하는 대신 지시 받은 대로 처방 받은 약을 다 먹는다.	1	2	3	4
18. 나는 과대광고 혹은 사기성 있는 의료인, 정보 혹은 제품을 적절한 단체에 신고한다.	1	2	3	4
19. 나는 소비자 불만족 혹은 거짓 설명에 대하여 최대한으로 의문점을 제시하고 권리를 주장한다.	1	2	3	4
20. 나는 선출한 대표에게 의견을 표명하고, 기사에 실린 현 건강 관리 이슈를 따른다.	1	2	3	4

점수 ____________

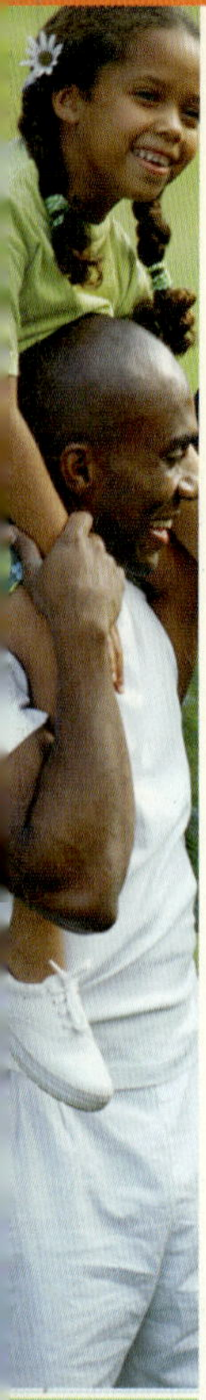

종합건강평가 (계속)

K. 환경위생

1. 나는 농약에 대한 노출과 사용을 최대한 피한다.	1	2	3	4
2. 나는 제초제에 대한 노출과 사용을 최대한 피한다.	1	2	3	4
3. 나는 유기농 재배 작물을 위해 추가적으로 드는 돈과 시간을 사용할 의지가 있다.	1	2	3	4
4. 나는 자동차 사용을 최소화하여 환경오염물을 줄인다.	1	2	3	4
5. 나는 실내공기 오염을 초래하는 제품의 사용을 피한다.	1	2	3	4
6. 나는 과도한 태양 노출을 피함으로써 자외선 노출을 제한한다.	1	2	3	4
7. 나는 라돈 가스 탐지기를 사용하여 라돈 가스 노출을 제한한다.	1	2	3	4
8. 나는 즉각적으로 라돈 가스를 집 안에서 제거함으로써 방사선 노출을 제한한다.	1	2	3	4
9. 나는 방사선 치료를 질환이나 질병의 치료 및 진단만을 하기 위해 받으며 가급적 방사선 노출을 제한한다.	1	2	3	4
10. 나는 특히 다른 국가를 여행하거나 혹은 상수도 또는 병에 든 생수 이용이 불가능할 경우 잠정적 비위생적인 물의 사용을 피한다.	1	2	3	4
11. 나는 귀 보호장비를 사용하거나 고음의 노출을 제한해서 소음공해를 피한다.	1	2	3	4
12. 나는 주변 환경을 신중히 선택하며, 소음공해를 피한다.	1	2	3	4
13. 나는 환경을 해치는 1회용 생활용품을 사용하지 않는다.	1	2	3	4
14. 나는 1회용 용품의 사용을 피하기 위해서 최대한 많은 제품을 재사용한다.	1	2	3	4
15. 나는 지역사회에서의 재활용 노력에 적극적으로 참여한다.	1	2	3	4
16. 나는 신제품을 디자인하고 제조하는 데 재활용품을 지속적으로 사용하는 것을 지지한다.	1	2	3	4
17. 나는 주거지의 유독성 물질을 안전하고 적절하게 처리한다.	1	2	3	4
18. 나는 내가 살고 있는 지역의 환경 문제에 대해 인지하고 이에 과한 활동에 대해 참여하고 있다.	1	2	3	4
19. 나는 지역의 주거환경 문제를 잘 알고 있으며 관여하고 있다.	1	2	3	4
20. 나는 현재 나에게 필요한 것을 충족하기 위해 자연을 사용할 권리가 있다고 생각하기보다는 다음 세대를 위해 환경을 보호하고 유지할 의무가 있다고 본다.	1	2	3	4

점수 ____________

종합건강평가 (계속)

설명

770~880점 축하합니다! 당신의 건강 수준은 상위에 있습니다. 긍정적인 건강습관을 계속해서 실행하시고 더 강해질 수 있는 부분을 찾으세요. 다른 사람도 당신처럼 할 수 있게 도와주세요.

550~769점 잘 하셨습니다! 당신의 건강 수준은 비교적 높은 수준입니다. 당신은 몇몇 부분에서 좋은 점수를 받았습니다. 하지만 더 나아질 수 있습니다. 취약한 부분을 찾아내서 1장에서 설명했듯이 행동에 변화가 있을 경우에 기록하세요. 그리고 앞으로 건강에 관한 정보에 주위를 기울이세요.

330~549점 조심하세요! 당신의 비교적 낮은 점수는 당신의 행동이 몸을 해치고 있을지도 모른다는 것을 가리키고 있습니다. 낮은 점수를 받은 부분을 메모하면서 이 평가의 답을 검토해보세요. 그리고 1장 끝에서 설명한 것처럼 행동변화에 대한 상세한 계획표를 기록해보세요. 이 과정을 마쳤을 때 꾸준히 할 수 있도록 현실적인 목표를 세우세요.

330점 이하 위험 신호입니다! 당신의 낮은 점수는 당신의 건강 행위가 파괴적이라고 암시합니다. 정상 복구를 위한 당신의 행동에 즉각적인 변화가 필요합니다. 답들을 재검토해보세요. 그리고 음주폐해 혹은 기타 약물 사용패턴 등의 핵심 부분에서 변화를 시작하세요. 가정 내 폭력 혹은 자살하고 싶은 생각 등의 혼자서 감당할 수 없는 어려움에 대해서는 즉시 도움을 요청하세요. 이 교재에서 얻는 정보와 이 수업에서 배우는 부분은 당신의 미래 건강에 분명한 영향을 미칠 것입니다. 기억하세요. 당신의 건강을 개선하기에 아직은 늦지 않았습니다!

더 나아가…

대부분의 사람은 다양한 방법으로 건강 행동을 개선시킬 수 있다. 우리는 이 설문지가 긍정적인 변화를 줄 수 있는 부분을 찾을 수 있게 도와주고, 행동변화를 위한 계획의 동기가 될 것으로 기대한다. 만약 좋은 점수를 받았다면 자기 자신에게 칭찬을 해주고, 당신이 원하던 점수가 나오지 않았어도 자신감을 가진다. 이 교재와 강사의 도움으로 당신은 건강의 길을 인도받을 수 있다.

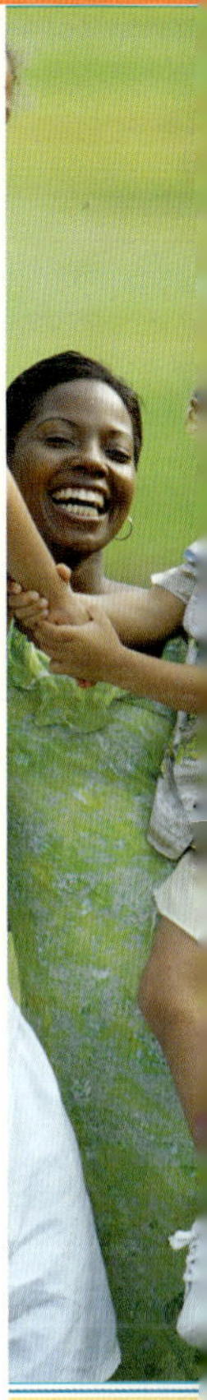

CHAPTER

02

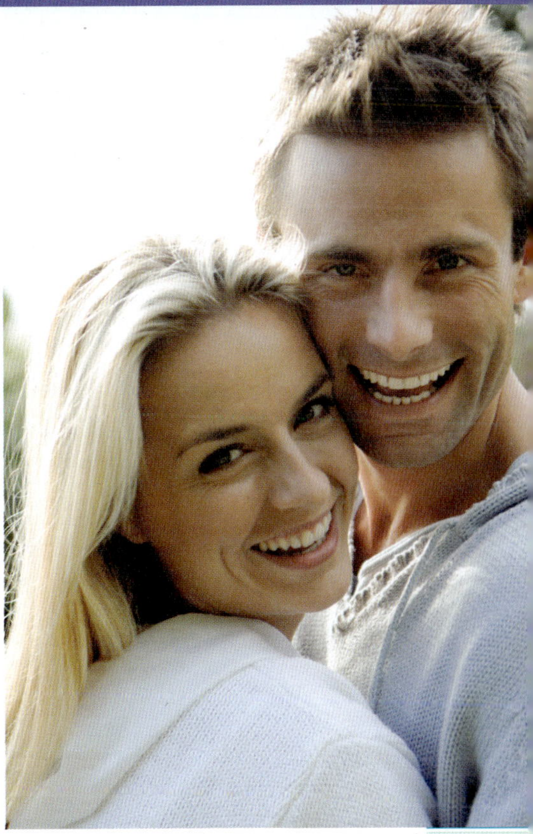

심리적 건강 가꾸기

Achieving Psychological Health

심리적 건강에 대해 얼마나 잘 알고 있나요?

1. 심리적 건강은 좋은 유머 감각과 관련이 있다.
   참 혹은 거짓?

2. 매슬로(Maslow)의 욕구 위계에서 자긍심은 심리적 건강의 최고 수준에 해당한다.
   참 혹은 거짓?

3. 비관주의자는 낙관주의자에 비해 더 오래 산다.
   참 혹은 거짓?

4. 성격은 환경보다 유전에 더 큰 영향을 받는다.
   참 혹은 거짓?

5. 미국에서 정신장애는 사람들을 무력하게 만드는 가장 큰 원인이다
   참 혹은 거짓?

6. 중년기의 사람이 노년기나 청년기의 사람보다 자살 위험이 높다.
   참 혹은 거짓?

7. 정신분열병(조현병)은 정체감이 해리되는 장애가 포함되는 정신질환이다.
   참 혹은 거짓?

정답은 이 장의 마지막 부분에 있습니다.

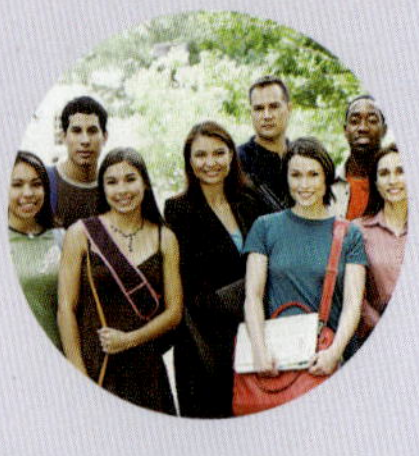

다양성을 통한 학습

지역, 사회경제 수준 및 인종 간 심리적 건강의 차이

심리적 건강이 당신이 어디서 살고 있는가와 관련될까? Gallup-Healthways Well-Being index에 따르면, 답은 "그렇다"이다. 미국 서부 주민들 중, 대도시 거주자들이 정서적 안녕감과 낙관성 수준이 가장 높은 반면 남부의 중소규모 도시 거주자들이 가장 낮았다. 정서적 건강은 "웃음, 행복, 걱정, 분노, 및 스트레스 등을 포함하는 일상 경험치의 복합 점수"로 정의됐다. 콜로라도 주의 볼더 주민이 미국에서 가장 행복하고 건강했으며, 서 버지니아주의 헌팅톤 주민이 가장 불행했다. 이 연구에 따르면, 돈이 행복에서 중요했다. 수입이 많은 사람들이 웰빙 수준이 더 높았다. 75세 이상 미국인이 다른 연령 집단보다 정서적으로 더 건강했다. 아시아계 미국인이 다른 인종 집단에 비해 안녕감 수준이 가장 높았다.

Gallup 조사는 미국인의 55%가 "투쟁하고 고통받으며 살고 있다"고 답하는데 반해, 덴마크 국민 중에는 16%만이 같은 응답을 한다는 것을 보여준다. 덴마크 국민의 83%는 현재의 삶이 "번성하고 있다"고 답했다. 2008년 경제 침체가 미국인의 안녕감을 감소시킨 주범으로 지적되었다. 토고 주민의 1%만이 "번성하고 있다"고 답했으며, 아일랜드 주민의 0.5%가 "고통받고 있다"고 답했다.

자료 출처: Gallup-Healthways Well- Being index, 2009.

심리적 건강의 정의

정서적 안녕과 심리적 건강은 정서와 인지 면에서 얼마나 잘 기능하는가를 묘사하는 용어로서, 상호교환적으로 사용되어 왔다. 심리적 건강은 사람이 자신의 정서를 어떻게 표현하고, 스트레스와 역경과 성공에 대해 어떻게 대처하고, 자신과 환경의 변화에 어떻게 적응하는지와 관련되며, 자신의 정서와 관련해서 생각하고 행동하는 방식인 인지 기능과도 관련이 있다. 이 장에서는 심리적 건강에 대해 좀 더 많이 배우게 될 것이다.

자신이 지닌 건강의 다차원적인 자원(1장)을 적용해서 성장을 지향하고, 가치를 실현하며, 변화를 효과적으로 다루고, 타인과 만족스러운 관계를 유지할 수 있을 때, 심리적으로 건강하다고 할 수 있다. 건강심리학 분야의 연구는 건강과 질병에 생물, 심리 및 사회 요인이 상호작용하여 영향을 미치는 몸과 마음의 연결고리가 있음을 잘 보여주고 있다. 이를 생물심리 모형이라 한다. 사람의 심리적 상태가 신체적 건강에 의미심장한 영향을 미친다는 점은 잘 알려져 있다. 스트레스, 우울 및 불안은 면역계가 어떻게 작동하는가와 관련이 있고 신체 건강을 손상시킬 수 있다. 예를 들어, 심리적 건강 상태가 좋은 말기 암 환자가 그렇지 못한 말기 암 환자에 비해 더 오래 살고 더 높은 삶의 질을 구가한다는 증거가 있다. 지난 수 년에 걸쳐, 대학생의 심리적 건강은 나빠졌다. 52%의 학생만이 자신의 정서적 건강이 "평균이나 그 이상"이라고 답했는데, 이는 그 전년도의 64%보다 많이 떨어진 수치이다. 많은 학생이 선배에 비해 우울, 불안, 주의력 결핍장애 및 다른 문제로 고통을 받고 있다. 이런 장애나 다른 문제에 대해서는 이 장의 후반부에서 다룰 것이다. 심리적 건강은 단지 정서 상태만을 의미하지는 않으며, 인지 및 사회 기능도 포함되어 있다.

심리적 건강은 긍정적인 자기개념과 자긍심, 그리고 수준 높은 정서 지능과 관련된다. 아울러 심리적 건강은 단순히 정신질환이 없는 상태가 아니라 이를 훨씬 넘어서는 적극적인 것임을 알게 될 것이다.

심리적으로 건강한 사람의 특징

심리적으로 건강하다고 완벽한 것은 아니다. 심리적으로 건강한 사람도 문제, 약점이나 실수와 함께하는 삶을 살아간다. 그러나 이들은 자신을 어떻게 생각하고 스트레스와 문제를 어떻게 대처하는가에서 심리적으로 건강하지 못한 사람에 비해 다르다. 심리적으로 건강한 사람은

- 자신과 타인을 수용한다.
- 자신을 좋아한다.
- 긍정과 부정 정서 모두에 걸쳐, 전 범위의 정서를 적절하게 표현한다.
- 보호와 사랑과 지지를 주고받는다.
- 삶에서 필연적으로 발생하는 실망을 받아들인다.
- 실수를 수용한다.

- 타인에 대한 공감과 염려를 표현한다.
- 자신을 돌본다.
- 자신과 함께 타인을 신뢰한다.
- 장단기 목표를 세운다.
- 독립적이면서 동시에 의존적으로 기능할 수 있다.
- 규칙적 운동, 좋은 영양 및 적당한 수면과 같은 건강을 증진하는 생활양식을 갖는다.

정서의 정상 범위

사람은 얼마나 많은 종류의 감정을 경험하고 표현할 수 있을까? 기쁨, 슬픔, 공포 및 분노는 인간이 공통적으로 느끼는 네 가지 일차적인 기본 정서다. 이러한 일차 정서는 인간에게 생존을 위해 신경해부학적으로 내장되어 있다고 본다. 비록 문화적인 차이가 있지만, 인간은 네 가지 일차 정서를 조합해서 100여 개 정도의 서로 다른 정서를 표현할 수 있는 능력이 있다("지역, 사회경제 수준 및 인종간 심리적 건강의 차이"에 관한 글상자의 내용을 참고한다). 생각이 감정에 영향을 미치는지 아니면 감정이 우리로 하여금 특정한 방식으로 생각하고 행동하게 만드는지에 관해서는 다소 논란이 있다. 그러나 대다수의 사람은 생각하는 방식이 특정 사건이나 상황에 대해 어떻게 느끼는가에 영향을 직접 미친다는 견해를 받아들인다. 그래서 특정 대상에 대한 자신의 관점을 변화시킴으로써 그 대상에 대한 감정을 변화시킬 수 있다. 인생은 굴곡과 부침이 있기 마련이어서 "정서의 정상 범위"라는 개념은 이러한 부침이 반영된다. 경험하는 정서가 극단적으로 기복이 심하고, 적절하게 표현되지 못하거나, 통제력을 벗어나 압도적이 될 때, 사람은 심리적으로 건강하지 않게 된다.

주요 용어

심리적 건강(psychological health): 정서를 표현하고, 스트레스와 역경과 성공에 대처하며, 자신과 환경의 변화에 적응하는 방식과 관련된 인지적 기능을 포함하는 폭넓은 개념

생물심리사회 모형(biopsychological model): 생물, 심리 및 사회적 요인이 어떻게 상호작용해서 심리적 건강에 영향을 주는가를 설명하는 모형

자기 개념(self-concept): 자신을 보는 방식에 해당하는, 자신에 대해 묘사하고 있는 내적인 이미지

자긍심(self-esteem): 자기에 대한 자긍, 존중, 가치감

정서 지능(emotional intelligence): 타인을 이해하고 인간관계에서 현명하게 행동하는 능력이며, 자신의 정서를 알고, 정서를 조절하고, 자신을 동기화하고, 타인의 정서를 깨닫고, 관계를 얼마나 잘 다루어가는가에 대한 능력이다.

자긍심

자긍심이란 무엇인가? 누군가에게 자긍심이 부족하다는 것을 어떻게 알아차리게 되는가? 대다수의 사람은 이러한 질문에 이렇게 답함으로써 자긍심을 다음과 같이 정의한다.

- 자신에 대해 긍지를 갖는다.
- 자신을 존중한다.
- 자신을 중요하고, 가치 있다고 여긴다.
- 자신에 대해 좋게 느낀다.
- 자신감이 있고, 자기 확신이 높다.
- 자신을 수용한다.

자긍심이 낮은 사람은 타인이 자신을 아무렇게나 대하게 허용하고, 자신을 제대로 돌보지 않으며, 독립적으로 존재하는 데 어려움을 겪는다. 또한, 자기에 대한 확신이 없어서 위험부담을 회피하고, 다른 사람이 자신에 대해 진정으로 관심이 있다고 믿지 못한다. 자긍심이 낮은 사람은 주변에서 일어나는 일이 자신과 사적으로 관계된다고 생각하는 경향이 있고, '지나치게 과민'하거나 완벽주의적이며, 자신과 타인을 비난하고, 자기는 아무 것도 제대로 하는 것이 없다고 믿는다. 이들은 삶에 대해 비관적인 관점을 지니고 자신은 행운을 차지할 자격이 없다고 여기는 경향이 있다. 이제 낙관주의와 비관주의가 심리적 건강과 어떻게 관련되는지를 알아보자.

자긍심이 낮은 사람은 자신이 스스로를 어떻게 바라보는가에 해당하는 자기에 대한 내적 이미지도 매우 부정적이다. 자기 개념이 부정적인 사람은 타인이 자신을 막 대하거나 학대하게 내버려두고 자기주장적이지 못하다. 섭식장애, 물질남용, 우울 및 불안장애 등의 많은 심리적 문제는 낮은 자긍심이 근저를 이루고 있다.

자긍심은 어디에서 얻는가? 대개는 부모, 교사, 동료, 형제, 종교기관 및 대중매체 등을 손꼽는다. 이러한 외적 요인이 자기 개념과 자긍심에 긍정 혹은 부정적인 영향을 미칠 수 있음은 확실하다. 우리는 다른 사람을 비롯한 외적 요인에 대한 통제력이 크지 않다. 그러나 자신에 관해 무엇을 내면화하고 어떤 것을 진실이라고 수용할 것인가는 스스로 통제할 수 있다. 자기 개념은 내적인 자기 지각이다. 자신의 자긍심과 자기 개념이 오직 외적인 요인에만 기초하고 있다면, 환경과 주위 사람들을 자신의 자긍심을 높이도록 변화시키는 수밖에 없다. 이는 사람들이 다음과 같이 독백하게 만드는 이유이다. "내가 돈을 좀 더 많이 벌었다면, 더 멋진 자동차를 가졌다면, 결혼을 했다면, 남들이 우러러보는 직업을 가졌다면, 내 자신에 대해 좀 더 좋게 느낄 수 있었을 텐데…" 이러한 상황은 계속해서 '보다 더 많은 것'을 추구하게 하고 현재의 자신에 대해서는 끊임없이 불만족스러워 하게 만드는 악순환의 고리를 만들 수 있다. 이는 또한 완벽주의를 추구하게 만들고 자신을 수용하기 어렵게 만든다.

문제는 자긍심이 높으냐 혹은 낮으냐의 양분법이 아니다. 대다수의 사람은 자신의 발달 단계, 생활사건 및 환경에 따라 자긍심의 정도가 다르다.

정서 지능

심리적 건강의 세 번째 측면은 정서 지능의 정도이다. 정서 지능은 "타인을 이해하고 인간관계에서 현명하게 행동하는 능력"을 일컫는다. 정서 지능은 다음과 같은 5가지 주요 영역으로 나뉜다.

- **자신의 정서를 알기:** 이는 정서 지능의 기초이고, 자신을 얼마나 잘 자각하고 자신에 대해 얼마나 많은 통찰력을 가지고 있는가와 관련이 있다. 자신이 감정을 느낄 때 그것을 얼마나 신속하게 알아차리고 그 감정에 적확한 명칭을 부여할 수 있는가에 따라 정서 지능 수준이 결정된다.
- **자신의 정서를 관리하기:** 이는 자신의 감정을 얼마나 적절하게 표현하고 대처하는가에 대한 것이다. 불안이나 고통 및 실패에 잘 대처하지 못하는 사람은 정서 지능이 낮은 경향이 있다.
- **자신을 동기화하기:** 스스로 동기화할 수 있는 사람은 외적 이유로 동기화되는 사람에 비해 더 생산적이고 독립적인 경향이 있다. 스스로 동기화할 수 있고 목표 지향적인 활동에 참여할 수 있을수록 정서 지능이 더 높다.
- **타인의 정서를 알아차리기:** 정서 지능의 다른 면은 타인의 정서에 얼마나 민감하고 타인과 어떻게 관계를 맺는가와 관련이 있는 공감의 정도이다.
- **관계 다루기:** 대인관계가 효과적일수록, 갈등을 잘 협상하고 사회적 지지망을 잘 구축해낼수록 정서 지능이 더 높다.

사람은 정서 지능의 수준이 서로 다르고, 정서 지능의 한 부분 영역이 다른 영역보다 더 높거나 낮을 수 있다. 전체 정서 지능이 높은 사람은 리더 역할을 맡는 경향이 있고, 자신감이 있고 자기주장적이며, 자신의 감정을 직접적이고 적절하게 표현하며, 자신에 대해 좋게 느끼고, 외향적이며, 스트레스에 잘 적응한다.

성격

사람이 자신의 심리적 건강에 대한 통제력이 얼마나 많은가에 대해서는 다소 논란이 있다. 천성(nature)과 육성(nurture)이라는 두 가지 요인이 심리적 건강에 영향을 미친다는 일반적인 합의가 있지만, 각각의 영향이 어느 정도인가에 대해서는 견해가 다르다. 천성은 우리가 태어나면서 가지고 나는 요인으로, 유전적으로 결정되는 심리적 건강의 정도이다. 육성은 우리의 심리적 건강에 영향을 미치는 환경, 타인 및 외적 요인의 효과를 의미한다. 우리 모두는 타고나기를 예민하고 불안한 사람과 유쾌하고 외향적인 사람이 있음을 알고 있다. 사람들은 보통 자신의 부모와 유사한, 심리적 건강의 타고난 사전 경향성이 있다. "그녀는 자기 아버지처럼 심각해요"라거나 "그는 자기 엄마처럼 재미있어요"라는 식의 표현은 유전적 연결을 의미하는 말이다. 이와 함께 사회적 관계, 가족간의 화합, 재정적 자원, 직업과 학업 고민, 삶의 조건과 사건들, 심지어 기후도 성격에 영향을 미칠 수 있다.

매슬로의 욕구 위계

에이브러햄 매슬로(Abraham Maslow)는 성격과 심리적 건강을 이해할 수 있게 기여한 중요 인물이다. 20세기 미국심리학에 대한 그의 기여는 내적인 욕구의 면에서 심리적 건강을 조망하는 관점이다. 이를 욕구의 위계라 부른다(**그림 2-1**).

매슬로의 이론은 인간 행동에 대해 긍정적이고 낙관적이다. 사람들이 성장하고 자신의 잠재력을 실현하도록 동기화된다고 보았으며, 이를 자아실현 현상이라고 불렀다. 그는 자아실현을 '점차 자신이 되어가고 자신이 될 수 있는 모든 것이 되어가려는 욕구'로 묘사한다. 그는 욕구를 기초 욕구(basic needs)와 상위 욕구(meta needs)로 구분했다. 기초 욕구에는 생리적 욕구, 안전과 안정 욕구, 소속과 사랑의 욕구 및 자존의 욕구가 포함되고, 결핍을 채우려는 성질을 지니며, 긴급성을 갖는다. 상위 욕구는 기초 욕구가 충족되고 나서야 비로소 나타나며, 영성, 창조성, 호기심, 아름다움, 철학 및 정의 등이 포함된다. 매슬로의 욕구 위계는 기초 욕구가 아래에 위치하며, 보다 기본적이고 강력한 욕구임을 의미한다. 위계의 아래에 위치한 욕구가 만족되어야 다음 단계의 욕구가 중요해진다. 매슬로는 상위 욕구의 충족이야말로 한 사람이 인간으로서 완전하게 발달하기 위해 꼭 필요한 것이라고 믿었다.

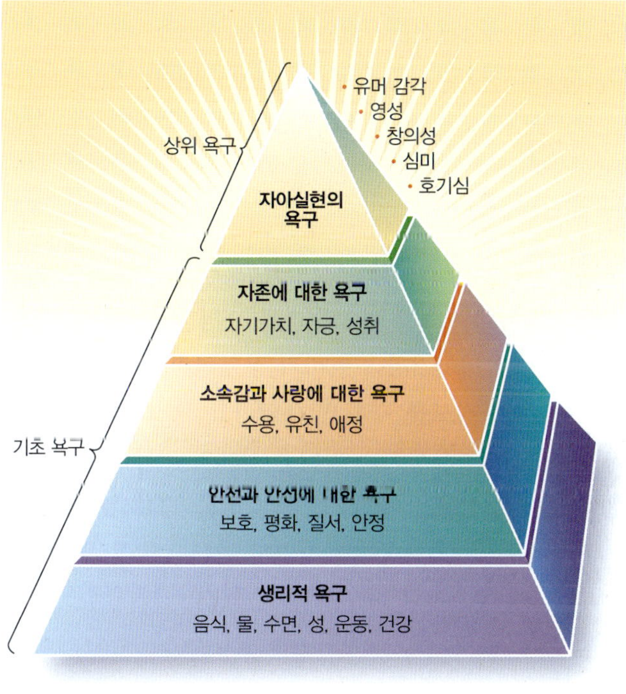

[그림 2-1] 매슬로(Maslow)의 욕구 위계. 일단 기초 욕구가 충족되고 나면, 창의성, 영성 및 정의 같은 상위 욕구가 중요해지기 시작한다. 출처: Maslow, AH, Frager, RD (Ed.), *Motivation and Personality*. 3rd ed. 1987. (책 32쪽)

상위 욕구가 충족되지 못하면 사람은 자조적이고 냉담하며 고독해질 수 있다.

매슬로는 자신의 잠재력을 충분히 실현한 사람으로 규정된, 예외적으로 건강한 사람을 분석해서 이런 모형을 만들었다. 알버트 아인슈타인(Albert Einstein), 알버트 슈바이처(Albert Schweitzer), 엘리너 루스벨트(Eleanor Roosevelt) 그리고 에이브러햄 링컨(Abraham Lincoln) 같은 사람들이 여기에 속한다. 그는 자기실현을 이룬 이러한 사람은 자신에 대해 편안해하고, 강력한 윤리 · 도덕적 행동강령을 지니며, 혁신적이고, 연민적이며, 이타적이고, 목표 지향적이고, 내적으로 동기화되어 있는 성격 특성을 공유하고 있다고 보았다.

창의적 표현

심리적으로 건강한 사람의 또 다른 특징은 창의성이다. 자신의 생각과 감정 및 개성을 창의적인 방식으로 표현하기 위해서는 자기 확신과 자긍심 및 융통성이 필요하다. 즉, 자신의 창의적인 면을 타인과 함께하고 당혹해하지 않기 위해서는 자신감과 자긍심이 필수적이다. 아동은 흔히 그림을 그리거나 춤을 추면서 "나를 봐요. 내가 만든 걸 보세요"라고 말한다. 그러나 대부분의 사람은 나이가 들어가면서 억제적으로 변하고, 스스로가 창의적인 행동을 하지 않는다. 자신의 창의적인 측면을 드러내지 못한다면, 그것은 마치 사용하지 않은 근육처럼 점차 위축된다.

주요 용어

천성(nature): 유전적으로 성격 특성을 결정하는 타고난 요인

육성(nurture): 성격에 대한 환경, 사람 및 외적 요인의 효과

자아실현(self-actualization): 자신이 가진 최상의 잠재력에 도달한 상태로, 심리적 건강의 최고 수준에 해당함. 가치, 진리, 미, 선, 신념, 사랑, 유머 및 진실성 등

기초 욕구(basic needs): 생리, 안전과 안정, 소속감과 사랑 및 존중의 욕구가 포함되는, 기초적이고 필수적인 결핍 욕구

상위 욕구(metaneeds): 영성, 창의성, 호기심, 미, 철학 및 정의와 같이 기초 욕구가 충족되고 난 다음에만 중요해질 수 있는 이차적 욕구

창의성을 키우기 위해 필요한 자원은 다음과 같다.

- **비동조성:** 창의적인 사람은 다른 사람이 자신을 어떻게 보는가에 지나치게 신경 쓰지 않는다. 그들은 남에게 어리석게 보이거나 타인의 생각이나 전통적인 사고양식과는 다른 생각을 드러내는 위험을 기꺼이 감수한다.
- **독립성:** 고도로 창의적인 사람은 혼자서 일을 잘 해내는 경향이 있고, 때로는 집단으로 일하기보다 혼자서 일하기를 더 선호한다. 다른 사람이 자신의 일을 대신 해주기보다 스스로 문제를 해결하기를 원한다.
- **동기화:** 창의적인 사람은 외적인 보상보다는 내적인 이유로 동기화된다. 즉, 다른 사람을 기쁘게 하기 위해서나 자신에게 그렇게 기대되기 때문이 아니라 자신이 즐거워서 그렇게 한다. 또한 보상을 얻거나 다른 사람의 칭찬을 받기 위해서가 아니라 창의적인 표현 그 자체를 즐긴다.
- **호기심:** 창의적인 사람은 흥미와 지식의 범위가 넓다. 특히 다른 사람이 당연히 여기는 것에 의문을 품고, 새로운 경험에 개방적이다.
- **인내:** 인내는 창의적인 사람의 가장 핵심 특성 중 하나이다. 에디슨의 말처럼, 천재는 1할의 영감과 9할의 땀이다. 인내는 첫 노력이 성공적이지 못할 때 포기하지 않고, 새로운 방식으로 생각하고 문제해결을 시도하며 고정된 방식에서 벗어나 생각하는 것을 의미한다.

일부 사람에게는 위의 자원 중 다수가 이미 자신의 성격 특징에 포함되어 있겠지만, 다른 사람에게는 그렇지 않고, 자신이 거기에 도달하기 불가능해 보일 수도 있다. 그럼에도 불구하고 대부분의 사람은 자신이 창의적이 되도록 허용하는 것만으로도 보다 창의적이 될 수 있다. 어떤 사람은 "나는 창의적인 사람이 아니예요"라고 말을 하지만, 어린 시절부터 자신의 그런 측면을 탐색하지 않았기 때문일 가능성이 있다. 창의성으로 가는 길은 다양하고, 그 첫걸음은 개방성과 자발성을 실험해보는 것이다. 그렇게 함으로써 자신의 내적인 힘과 자원에 접촉하는 심리적 건강을 얻을 수 있다.

심리적 건강의 열쇠

대다수의 사람은 보다 향상된 수준의 심리적 건강에서 기능할 수 있는 기회를 지니고 있다. 이러한 상태는 특정한 기술과 능력을 개선시킴으로써 달성할 수 있다. 여기에는 언어적 · 비언어적인 의사소통 개선하기, 유머를 효과적으로 사용하는 법 배우기, 갈등을 보다 잘 해결하는 기술 개발하기 및 인생에 낙관적으로 접근하는 관점 갖기 등이 있다.

의사소통 기술 개발하기

언어적 의사소통 의사소통은 화자와 청자의 역할이라는 면에서 생각할 수 있다. 메시지를 보내는 측면에서 언어적 의사소통의 효과를 몇 가지 방식으로 향상시킬 수 있다. 먼저, 무엇을 말해야 하는지를 이해하기 위한 시간을 가진다. 예를 들면, 청자가 정보를 원하는지 아니면 격려나 유머 혹은 다른 무엇을 원하는지 먼저 생각해본다. 가장 중요한 생각과 아이디어에 대해 초점을 맞춘다. 무엇에 대해 말하려 하기보다 누구와 함께 이야기한다. 청자와의 건설적인 교환을 높인다. 또한 긍정적 언급으로 시작하고 긍정적인 분위기와 환경을 유지하며, 짧은 질문이나 반응 보이기와 같은 '작은 격려'를 사용한다. 의사소통을 방해할 수 있는 비난 투의 어투를 피한다. 이메일이나 편지와 같은 다른 의사소통 수단이 지금 전달하려는 정보나 아이디어를 소통하는 더 좋은 방법일 수 있음을 인식할 필요성도 있다.

좋은 청자가 되는 기술도 필요하다. 먼저 상대가 이야기하는 전부를 온몸으로 들으려는 주의를 기울여야 한다. 상대가 지금 이야기하려는 바가 무엇인지 불확실할 때는 멈추어서 그 정보를 다시 말해달라고 요청한다. 자신이 다음에 무슨 말을 할까가 아니라 상대가 지금 이야기하고 있는 것에 초점을 맞춘다. 상대의 말을 정확하게 들었는지 확인하기 위해 상대에게 자신이 이해한 바를 요약해주며 그 말이 맞는지를 확인해본다. 핵심 주제에서 벗어나지 않는다.

비언어적 의사소통 비언어적 의사소통 기술을 강화해서도 심리적 건강을 향상시킬 수 있다. 비언어적 의사소통은 얼굴 표정, 신체 자세, 목소리 톤, 움직임, 심지어 한

숨이나 하품과 같이 숨쉬는 방식 등으로 전달되는 의사소통이다. 비언어적 의사소통은 때로 언어적인 형태보다 더 중요하고 강력하기도 하다. 특히 언어적 의사소통이 믿을 수 없거나 모호할 때 더욱 그러하다. 사실 사람들은 다른 어떤 출처보다도 안면 단서에서 가장 많은 정보를 얻는다. 얼굴 단서, 특히 눈에서 나타나는 단서는 가장 주목을 받는데, 손이나 신체 움직임에서 나오는 정보가 그 사람의 감정을 보다 정확하게 반영하고 있는 경우에서도 눈에서 나타나는 단서가 더 주목을 받는다. 다음 방법은 비언어적 의사소통 기술을 향상시키는 데 도움이 될 것이다.

- **얼굴 표정:** 얼굴 표정은 정서 상태를 가장 잘 나타내주는 것으로 알려져 있다. 눈썹을 치켜세우며 말하는 것은 흥분해 있고 행복하다는 표시로 읽힌다. 얼굴이 붉어지는 것은 당황했음을 나타내고, 콧등을 찡그리는 것은 무언가를 싫어한다는 의미일 수 있다. 얼굴 표정은 선천적인 것이지, 문화적으로 학습되는 것이 아니라고 알려져 있다. 얼굴의 모든 부분이 정서 반응의 특정 유형을 전달할 수 있다.
- **시선 접촉:** 시선 접촉을 유지하는 것은 우호적인 비언어적 커뮤니케이션의 중요 요소인 반면, 시선을 회피하는 것은 정직하지 못한 것으로 비칠 수 있다. 그러나 계속 응시하는 것은 바람직하지 못하다. 5~7초 사이가 감시받는다고 느끼지 않으면서 관심을 표현할 수 있는 최대 응시 시간이다.
- **사적 공간:** 상대와 이야기를 나눌 때 사적 거리를 얼마나 두는 것이 편안하고 허용되는지는 문화에 따라 달라진다. 예를 들어, 미국인의 일상 대화 거리에 해당하는 90~120cm는 아랍이나 이탈리아인에게는 너무 멀고, 일본이나 영국인에게는 너무 가깝다. 성과 연령, 그리고 친숙한 정도 등이 대화자 사이의 편안한 거리를 결정하는 데 영향을 미친다.
- **신체 자세:** 고개를 들고 어깨를 젖히고 시선 접촉을 유지하는 자세는 자기를 주장하는 것으로 보인다. 팔짱을 끼고, 다리를 꼬며, 시선 접촉을 피하는 것은 방어와 거절을 의미할 수 있다.

갈등 관리 갈등이나 의견불일치가 있으면 의사소통 시 특히 문제가 발생할 수 있다. 분노나 상처 혹은 공포와 같은 정서는 효과적으로 의사소통할 수 있는 능력을 저해할 수 있다. 화나거나 혼란스러운 사람이나 갈등 상황을 다루기 위한 기법은 다양하다.

- 비록 자신의 관점과 다르더라도 상대의 관점을 인정하고 경청한다. 사람들은 때로 자신이 다음에 하고 싶어 하는 이야기를 생각하기에 너무 바빠서 상대방이 말하고 있는 것에 충분한 주의를 기울이지 못한다. 자신이 제대로 들었는지를 확인하고 동시에 상대에게 잘 듣고 있다는 점을 알려주기 위해서, 자신이 들은 바를 상대방에게 되풀이하여 들려주고 요약하며, 오해하는 부분이 없는지를 물어본다.
- 주장적인 의사소통을 한다. '당신/너' 메시지보다는 '나' 메시지를 사용하는 편이 상대방을 덜 방어적으로 만든다. 이는 특히 갈등이나 불일치를 협상하려 할 때 도움이 된다. "당신은 참 배려심이 없네요"라고 말하기보다는 "당신이 늦었고 늦는다는 사실을 나에게 미리 알려주지 않아서 나는 참 혼란스럽네요"라고 '나' 메시지를 사용할 수 있다.
- 자신이 말하는 내용에만 초점을 두지 말고 어떻게 말하는가에도 초점을 맞춘다. 자신의 목소리 톤에 초점을 맞추고 대화조로 말한다. 사람들은 흔히 자신이 크게 말하면 상대가 자기 말에 귀를 기울일 것으로 오해하여 크게 말하는 경향이 있다. 이렇게 되면 어느 사람도 상대의 말에 귀를 기울이지 않는 소리 높이기 시합이 된다.
- 상대가 느끼는 감정을 인정한다. "나는 왜 이 일이 당신을 좌절시키는지 이해할 수 있을 것 같아요"와 같이 말할 수 있다.
- 자신의 자세를 관찰해본다. 폐쇄적이고 방어적인 자세로 팔짱을 끼고 말하지 않는다. 시선 접촉을 유지하고 얼굴 표정을 자각해서 비언어적으로 적대감을 드러내지 않게 한다. 비언어적 의사소통이 자신의 언어적 의사소통과 불일치되지 않도록 한다.
- 타당한 비판은 받아들인다. 자신이 실수를 했다면, 오해나 갈등에 기여한 그 무엇이든 받아들이고 사과한다. 그렇게 하면, 상대방도 자신이 기여한 갈등 원인에

개방적이 되고 책임을 지는 문이 열릴 수 있다.

- 현재 당면한 문제에 초점을 둔다. 지난 잘못이나 문제에 얽매이지 않는다. 상대와의 관계에서 발생했던 모든 문제를 한꺼번에 풀려한다면, 좌절감에 더욱 꼬이게 되고 압도당해서 많은 것을 성취할 수 없다. 현 상황에 관해서만 이야기함으로써 대화를 순조롭게 유지할 수 있다.
- 팀 접근을 한다. 상호 문제해결적인 접근을 한다. 이를 통해 이기고 지는 패러다임에서 벗어날 수 있다. 협상 가능한 영역을 찾고 같이 살 수 있는 중도를 찾아본다.
- 서로 일치하지 않을 수 있음에 동의한다. 대화가 너무 뜨거워졌을 때는 문제에서 일정한 거리와 시간을 두는 편이 이로울 수도 있다. 이 상황에서 논쟁을 계속하는 것이 자신에게 그렇게 중요한가를 자문해본다.

유머감각 키우기

유머감각은 심리적 건강의 또 다른 중요한 측면이다. 유머는 사건을 적절한 관점에서 조망할 수 있게 해주고, 엔돌핀을 분비시켜 긴장과 통증을 완화시켜준다. 웃음은 스트레스를 줄이고, 면역계 활동을 증진시키며 통증을 완화하고, 기분을 안정시키고, 불안을 줄이며, 커뮤니케이션을 향상시키고, 창의성을 고취한다. 연구결과에 따르면, 이러한 이점을 얻기 위해서는 하루 24시간 중 30분의 웃음이 필요하다고 한다. 하루에 250번 정도 웃는 아동에게는 이러한 일이 쉽지만, 하루 15번 밖에 웃지 않는 성인에게는 어려운 과제가 된다. 고용주는 공장에서의 생산성을 증가시키기 위해 웃음의 이점을 이용하기도 했다. 인도의 한 공장에서는 노동자가 하루에 20분 동안 함께 웃는 '웃음 클럽'을 만들어 결근율을 낮추고 생산성을 증가시켰다.

일상의 상황에서 유머를 발견하고 웃을 수 있게 하는 것은 스스로에 대해 좀 더 좋게 느끼게 만든다. 자신의 일상에 유머를 사용할 수 있는 사람은 보다 긍정적으로 느끼고, 주위 사람도 함께 있는 것을 즐기게 만들어준다. 어떤 사람은 자신이 특정한 상황에서 만약 웃지 않는다면 울 수밖에 없을 것이며, 웃음이 그래도 더 나은 선택이었다고 말한다. 실제로 유머는 문제의 부인이나 합리화 혹은 문제의 축소, 또 타인을 비난하기보다는 더 고등한 대처 기제라 할 수 있다. 어떤 연구자는 유머감을 유지하는 환자가 상해나 질병에서 더 빨리 회복한다고 제안한다.

인생에 낙관적으로 접근하기

심리적 건강에 중요한 또 다른 핵심은 인생의 사건을 생각하고 해석하는 방식이다. 예를 들어, 누군가에게 "안녕하세요"라고 말했는데 상대가 아무런 반응을 하지 않는 경우에 그 사람이 나에게 화가 났다고 해석하는가? 아니면 당신의 인사를 못 들었거나 다른 어떤 것에 정신이 홀려 있었을 거라고 생각하는가? 여러 연구결과는 인생사, 특히 역경을 얼마나 긍정적으로 해석하느냐가 건강과 학업 성적과 직무 수행 및 얼마나 오래 살 것인가에 중요한 영향을 미침을 보여준다. 비관주의자에 비해 낙관주의자는

- 전염성 질병에 덜 걸리고
- 더 좋은 건강 습관을 가지며
- 보다 강한 면역계가 더 강하며
- 자신의 직업 경력에서 보다 성공적이며
- 스포츠와 음악과 학업 면에서 수행을 더 잘한다.

인간은 무력감을 느끼도록 학습될 수 있으며 우울해지고 심지어 자살하게 될 수도 있음은 잘 알려져 있다. 마틴 셀리그만(Martin Seligman)은 자신의 고전적 연구를 통해 학습된 무력감이라는 개념을 입증했다. 그는 개를 가두어 전기충격을 피할 수 없게 해놓고 개에게 전기충격을 주는 실험을 실시했다. 그 뒤 그 개를 다른 방으로 옮겼을 때, 그 개는 신음소리를 내며 누워만 있고 다른 방으로 피해 전기충격을 쉽게 피할 수 있는 기회를 활용하지 못했다. 이러한 반응을 학습된 무력감이라 부른다. 그 개는 자신의 삶에 대해 할 수 있는 일이란 아무 것도 없다는 것을 학습했으며, 희망을 잃고 덫에 걸린 것처럼 무력하게 느낀 것이다. 이와 비슷한 현상을 대학생에게서도 관찰할 수 있는데, 시험의 처음에 가장 어려운 문제에 노출되었다가 나중에 쉬운 문제를 푼 학생은 처음에 쉬운 문제를 풀고 나중에 어려운 문제에 노출되는 학생에 비해 더 나쁜 성적을 보였다. 흥미롭게도 어려운 문제에 대한 두 집단의 정답 비율은 다르지 않았다. 이는 학생이 시험이 어려울 것이라고 생각하면 실패를 예상하고 무력감을 느끼며 수행이 저하됨을 의미한다. 매 맞는 여성에게서도 이

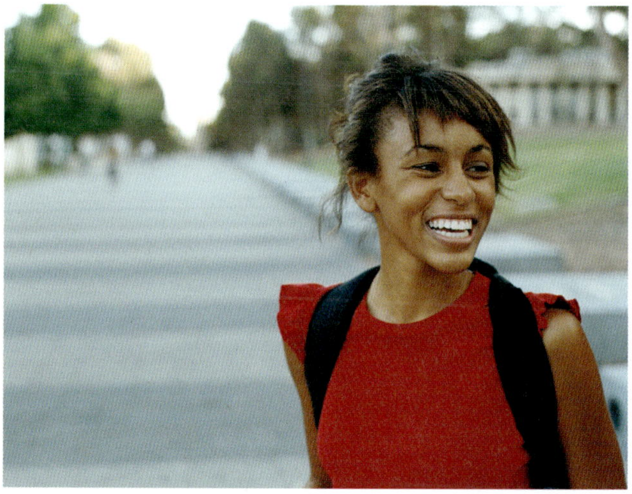

낙관주의자(잔이 반이나 차 있다고 보는 사람들)는 생활사건들을 긍정적으로 해석하고 인생 역경을 보다 잘 헤쳐나간다.

와 유사한 무력감이 나타나며, 자신의 배우자로부터 당하는 학대를 피할 수 없다고 생각한다.

사람이 무력감을 느끼고 비관적이 되도록 학습될 수 있다면, 낙관적이고 통제력을 느끼도록 학습될 수도 있을까? 셀리그만은 학습된 낙관성이라고 이름을 붙인 이 현상 역시 가능함을 보여주고 있다. 다른 말로 학습된 낙관성은 설명의 방식을 뜻한다. 즉, 절반이 찬 잔을 보고 "반이 비었다"라고 말하느냐, "반이 남았다"라고 기술하느냐의 차이다. 셀리그만은 낙관이나 비관적 관점에 기여하는 다음과 같은 세 가지 핵심 요소를 확인했다.

영속성 학습된 낙관성의 첫 번째 차원은 영속성이다. 비관주의자는 나쁜 일의 원인이 영구적이라고 믿기 때문에 쉽게 포기하는 경향이 있다. 그들은 "나는 되는 일이 없어", "그 일은 절대 이루어지지 않을 거야", "그는 언제나 기분이 저조해"라는 식으로 말한다. '결코', '항상', '영원히' 등과 같은 영구적 의미를 드러내는 단어는 부정적인 상황이 일시적이지 않고 계속 지속될 것임을 의미한다. 낙관주의자는 '때로는', '종종', '흔히'와 같이 나쁜 일이 일시적인 조건에 기인하고 있음을 의미하는 임시 언어를 사용하는 경향이 있다. 낙관주의자의 어법은 "이번에는 일이 잘 안되었네", "그런 방식으로 하면 일이 안되네", "그는 오늘 기분이 저조하네" 등과 같은 방식이다. 낙관주의자는 실패를 사소하고 일시적인 결함 때문으로 보고 그것을 바로잡으며, 다시 일어나서 자신을 추스르고, 자신의 목표를 향해 인내심을 가지고 나아간다.

만연성 학습된 낙관성의 두 번째 측면은 만연성(pervasiveness)이다. 이는 부정적인 사건을 인생의 모든 것에 일반화하느냐 아니면 특정한 상황으로만 국한시키느냐를 의미한다. 비관주의자는 자신의 문제에 대해 전반적인 설명을 하고, 자기 인생의 한 부분이 문제가 되면 모든 것을 포기한다. 예를 들어 비관주의자는 자신이 수학을 잘못한다고 하는 반면, 낙관주의자는 "나는 대수는 잘 못했지만 기하에서는 그렇지 않아요"처럼 수학의 특정 유형에서 이번에 잘못했다고 말한다.

개인화 학습된 낙관성의 세 번째 측면은 나쁜 일에 대해 자신을 비난하느냐 아니면 다른 사람이나 상황의 탓으로 여기느냐와 관련된다. 비관주의와 낮은 자긍심은 나쁜 일에 대해 자신을 비난하고 내 탓으로 여기는 개인화(personalization)에서 오는 경향이 있다. 낙관주의자는 "교수님이 시험을 잘못 출제해서 내가 낮은 점수를 받게 되었어"라고 하는 데 반해, 비관주의자는 "난 참 못났어"라거나 "난 공부를 제대로 안 했어"라는 식으로 말한다. 이는 자신의 행위에 대해 책임을 지지 않겠다거나 자신의 문제나 실수를 남의 탓으로 비난하는 차원과는 다르

주요 용어

학습된 무력감(learned helplessness): 사람들이 어떻게 무기력하고 인생의 덫에 걸린 듯하고 패배자가 된 듯하게 느끼게끔 학습하게 되는가를 설명하는 동기 이론

학습된 낙관성(learned optimism): 영속성, 만연성 및 개인화에 관한 귀인 양식(attribution style); '사람이 자기 삶에서 만나게 되는 긍정 및 부정 사건의 원인을 어떻게 설명하는가'로 성공과 실패에 영향을 끼친다.

영속성(permanence): 학습된 낙관성의 첫 번째 차원으로, 특정 사건을 일시적으로 보거나 오랜 기간 지속되는 것으로 지각하는 것과 관련된다.

만연성(pervasiveness): 학습된 낙관성의 두 번째 차원으로, 사건을 특정하게 보는가 아니면 전반적으로 보는가와 관련된다.

개인화(personalization): 학습된 낙관성의 세 번째 차원으로, 긍정 및 부정적 사건에 대한 책임을 자신에게 돌리느냐 아니면 보다 균형 있게 받아들이느냐와 관련된다.

다. 핵심은 인생에 대한 관점과 조망에서 균형을 잡는 것이다. 비관주의자는 일이 잘 돌아가는 것에 대해서는 남이나 상황에 공을 돌리고 나쁜 일이 일어나는 것에 대해서는 스스로를 비난한다. 예를 들어, 비관주의자는 성공을 자기 공으로 돌리기보다 "단지 소 뒷걸음치다가 행운을 밟은 거야"라는 식으로 생각한다. 실패에 대해서는 방향을 확 틀어서 "내가 다 망친거야"라고 속말을 한다. 이와 대조적으로, 낙관주의자는 성취에 대해서는 "난 열심히 했고, 드디어 내가 해냈어"라고 하고, 일이 잘 돌아가지 않을 때도 자신을 폄하하지 않는다.

셀리그만은 낙관주의적 설명 양식이 일상의 삶에서 얼마나 유용한가를 검증하는 많은 실험을 했다. 예를 들어, 캘리포니아 대학 버클리 분교의 수영 팀에 대해서 낙관성과 비관성이 수행 성적에 어떤 영향을 미치는가를 살펴보았다. 그는 수영 코치에게 선수가 실제로 보인 기록보다 조금 더 늦은 속도로 들어왔다고 말해주도록 부탁했다. 그리고 그 다음 번에는 자신이 할 수 있는 최대한으로 빨리 들어오라고 요구하게 했다. 비관주의 선수는 처음보다 100야드당 2초가 늦어졌는데, 이는 승부를 가르는 시간차에 해당한다. 이에 반해, 낙관주의 선수는 2~5초가 단축되었는데, 이 역시 승부를 가르는 시간차이다. 이와 같이 사건을 해석하는 방식은 삶의 성공과 실패를 가리는 큰 차이를 만들어낼 수 있다.

낙관성 기르기 어떻게 하면 보다 낙관적이 될 수 있을까? 알버트 엘리스(Albert Ellis)는 자신의 인생에서 일어나는 일을 보다 긍정적으로 생각하고 느낄 수 있도록 도울 수 있는, ABC법으로 알려진 인지 틀을 제안한다. 어떤 사건, A에 마주하게 되면 사람은 무슨 일이 일어났는가를 설명하려 한다. 예를 들어 은행으로부터 납입기한이 지났다는 고지서를 받게 되었다면, "어떻게 이런 일이 일어났지?"를 생각하기 시작한다. 이러한 생각은 자신의 신념에 해당하는 B와 연합되어 있다. "이런 일이 일어나도록 방치해두다니 난 무책임해" 또는 "난 내 돈을 제대로 관리할 수 없어"라고 생각할 수도 있고, 그러면 자신에 대해 나쁘게 생각하고 무가치하게 느끼고 혼란스러워할 것이다. 신념은 감정에 영향을 미치기 때문에 자신의 신념이나 생각을 바꾸어서 감정을 조절할 수 있다. "은행 측에서 아마 실수가 있었을 거야"라거나 "내가 아마 무언가를 잘못 첨가했겠지"라고 생각한다면 자신이나 그 상황에 대해 훨씬 더 좋게 느끼게 될 가능성이 높다. C는 사건의 결과로, 최종적으로 그 상황에 대해 어떻게 느끼느냐에 해당한다. 어떤 사람이 우울해졌을 때, 사건에 대해 보다 긍정적인 사고로 바라보게 되면, 무기력하게 신음하며 누워 있는 개처럼 있기보다는 문제해결에 대한 새로운 선택지나 희망 혹은 전략을 만들어낼 수도 있다. 앞에서 제시한 은행 관련 예처럼, "내 계좌를 한번 확인해봐야지", "앞으로 은행에서 오는 우편물을 더 꼼꼼하게 챙기고 수입지출 균형을 확인해서, 다음에는 이런 일이 생기지 않도록 해야지"와 같은 생각을 해낼 수 있을 것이다.

> **주요 용어**
>
> **임상적 우울증(clinical depression):** 동기가 줄어들고, 에너지 수준이 떨어지며, 피로를 느끼고, 사회적으로 철수하며, 수면장애와 식욕장애가 있고, 성욕이 줄어들며, 무가치감과 실망을 느끼는 심리적 장애
>
> **신경전달물질(neurotransmitters):** 신경세포 사이의 연접(synapses)을 건너가는 전기충격을 전달하는 화학물질

누구나 인생에서 때로는 고난과 역경을 경험하게 된다. 이러한 일들로 인해 사기가 떨어지고 자신을 비난하며 절망이나 무가치감을 느끼고 세상을 염세적으로 바라보게 될 수도 있다. 반면 문제가 짧게 스쳐 지나가는 것이라고 특정하며 자신의 성격적 결함 때문이 아니라고 보면, 이러한 난관을 극복하고 긍정적인 관점을 가질 수 있을 것이다. 낙관적 관점을 지니면, 더 희망적이 되고 강력하게 느끼며 자신감을 갖게 된다. 또한 새로운 도전을 수용할 수 있으며 인생의 위험을 감수하게 된다. 이 장의 맨 뒤에 있는 평가를 실시해보고 자신의 낙관성과 비관성 수준을 가늠해보자.

심리적 장애

1년 동안 미국인의 26%가 정신장애로 고통을 받는 것으로 추정된다. 미국인의 거의 절반이 일생 중 한 번은 정신장애를 경험할 것으로 보인다. 정신장애는 15~44세 사이의 미국인을 무능력하게 만드는 첫 번째 원인에 해당한다.[31] 그러나 정신장애자의 2/3가 정신장애 치료와 관련

된 비용과 낙인 때문에 치료를 받지 않는다. 미국에서 소수인종과 백인이 심리장애를 보이는 유병률은 전반적으로 유사하다. 그러나 소수인종에 대한 정신건강 보호비율은 백인에 비해 매우 낮다.

정신장애 유형이 300여 개 이상 있지만, 여기에서는 정신장애의 주요 범주인 기분장애, 불안장애 및 정신분열병(조현병) 등만 다룰 것이다. 아울러 주의력 결핍 과잉행동장애에 대해서도 간략하게 논의할 것이다. 특정한 시점에서 세계인구 중 450만 명 이상이 정신장애를 겪고 있으며 장차 그 수는 더욱 증가할 것으로 전망된다.

기분장애

우울증, 계절성 정동장애, 양극성 장애 등과 같은 기분장애는 일차적 증상으로 기분의 장애를 보이는 심리적 문제이다. 기분이 지조한 사람이나 오늘과 내일에 걸쳐 좋은 기분일지 나쁜 기분일지를 예측하기 어려운 사람을 본 적이 있을 것이다.

우울 미국인 10명 중 1명꼴로 어떤 유형의 우울증을 겪는다. 여성은 임상적 우울증을 남성보다 두 배나 더 많이 경험한다. 최근 아동기와 청소년기에 시작되는 우울증이 급증하고 있으며, 우울증을 보이는 대학생의 수가 두 배로 늘었다. 미국 전역의 대학생 7만 1,860명을 대상으로 한 조사에서, 학생의 38%가 심하게 우울해서 기능하는 데 어려움이 있다고 응답했다. 또 다른 연구에서는 직업이 우울을 완화시키는 한 가지 중요한 요인임이 드러났다. 실식 상태에 있는 사람보다 전일제 직업이 있는 사람이 덜 우울한 경향이 있었다. 2007년 중반부터 경제 침체가 시작되자 우울증의 발생률이 높아졌다. 우울증은 어느 시기에나 발생할 수 있지만 평균적인 시작은 20대 중반이다. **그림 2-2**는 2004년 주요 우울증을 겪고 있는 미국 성인의 비율을 나타내고 있다. 35~49세 사이의 연령대가 유병률이 가장 높고, 65세 이상의 연령대가 가장 낮다. 우울증 치료를 가장 많이 받는 연령대는 50~64세 사이이고, 18~25세 사이가 가장 적게 받는다.

- **우울증의 증상:** 기분이 울적한 것과 임상적인 우울 상태를 어떻게 구분할 수 있는가? 우울증의 증상은 다음과 같다.

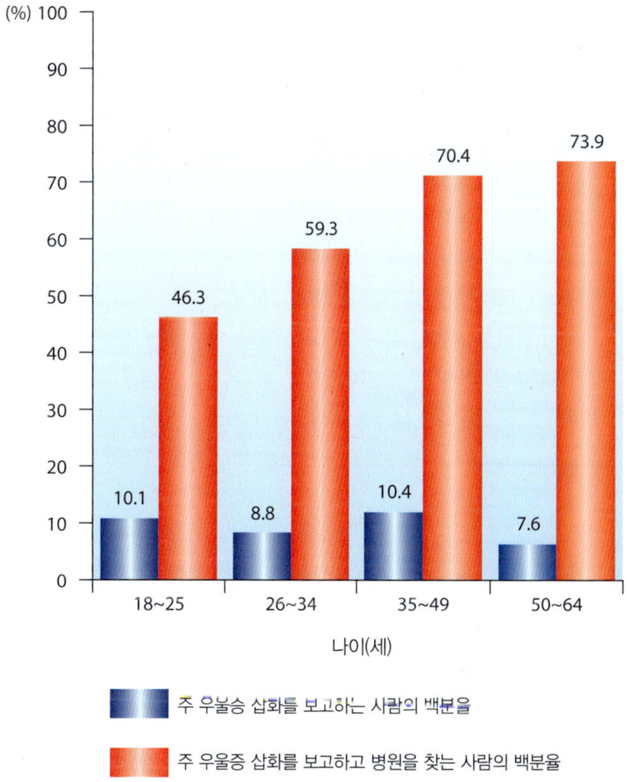

[그림 2-2] 연령대별 주요 우울증의 비율과 치료를 받는 비율. 2004년에 주요 우울장애를 보고하고 치료를 받는 미국 성인의 연령대별 비율. Source: NSDUH Report, Depression Among Adults, Office of Applied Studies, Substance Abuse and Mental Health Services Administration (SAMHSA), November 18, 2008.

- 거의 하루 종일 우울한 기분
- 잦은 울음
- 다른 사람에게 다가가지 않고 고립됨
- 일반적으로 즐거운 일에 대한 흥미 결핍
- 식욕 증가나 감퇴, 이로 인한 체중의 급작스러운 증가나 감소
- 불면증, 수면의 혼란, 또는 평소보다 과도한 수면
- 잠을 얼마나 잤는가에 관계없이 거의 하루 종일 피곤함을 느낌
- 낮은 자긍심과 절망감과 무가치감
- 집중하기, 기억하기, 한 가지 주제에 주의를 기울이기가 어려움, 그리고 결정하기의 어려움
- 빈번한 자살 생각

많은 사람이 자기 인생의 어떤 시점에서 이러한 증상을 한두 가지 경험한다. 그러나 임상적으로 우울한 사람

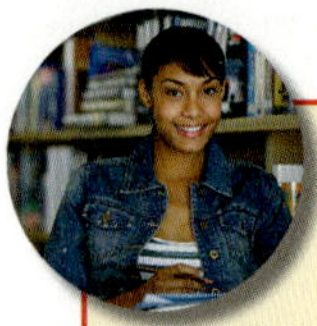

새로운 문제, 사이버 폭력

유튜브 비디오를 보면 사이버 폭력이 당신을 어떻게 잔혹하게 해칠 수 있는지 잘 알 수 있다. 일부 인터넷 사용자는 그 속에서 맺어지는 사회 관계망을 남용한다. 43,321명의 10대를 조사한 연구에 다르면, 이들 중 50%가 적어도 한 번은 사이버 폭력을 경험한 적이 있다고 답했다. 가장 가슴 아픈 이야기는 18살의 러거스 대학에서 바이올린을 전공하는 남학생인 타일러가 자신이 남성과 성관계를 갖는 장면을 온라인에서 본 뒤에 페이스북 페이지에 '미안하다'라는 말을 남기고 자살한 사건이다. 13살의 이얀도 자신이 인터넷에서 맺은 로맨스가 속임수였음을 알고는 목을 매어 자살했다. 사이버 폭력은 새로운 차원의 폭력으로, 자신이 당하는 굴욕과 수치가 수백만 명의 사람에게 노출될 수 있으며, 끊임없이 반복되고 재생될 수 있다. 디지털 시민정신과 에티켓이 요구된다. 인터넷은 내가 드러나지 않는다는 익명성의 느낌을 주어서 자신이나 다른 사람에 관한 정보를 더 쉽게 드러낸다. 그러나 사이버 폭력이 주는 상처와 고통은 매우 실제적이고 지속된다.

출처: Has social networking gone too far? USA Today, October 1, 2010; Teens say bullying is widespread. USA Today, October 25, 2010.

은 매일 이러한 증상의 대부분을 경험하고, 그 상태가 2주 이상 지속된다. 대다수의 사람이 자신의 기분이 저조해질 때 거기에서 벗어나는 방법을 찾을 수 있지만, 임상적 우울증에 빠진 사람은 과거에는 작동하던 대처방식이 효과를 발휘하지 못한다. 우울증의 심도는 가벼운 데서부터 심각한 정도에까지 넓은 범위에 걸쳐 있어 다양한 수준의 기능 손상을 초래한다. 잠자리에서 일어나 학교나 직장에 가지 못하기도 하고, 음식이나 개인위생을 위한 기본적 욕구를 관리할 동기나 에너지가 결핍되기도 한다. 일부 사람은 신경질적이고 부정적이며 소통을 거부하려고 하기 때문에 관계의 갈등과 스트레스가 증가되기도 한다. 우울증은 자신의 머리 위에 먹구름이 끊임없이 끼어 있어서 무엇을 하더라도 그 덫에서 벗어날 수 없는 것으로 묘사되기도 한다. www.depression-screening.org에서 임상적 우울증 위험도를 자가평가할 수 있고, 우울증에 관한 더 많은 정보를 얻을 수 있다.

- **우울증의 원인:** 우울증의 원인과 촉발 요인은 여러 가지가 있다. 최근 연구는 5-HTTLPR이라는 유전자가 사람을 우울증에 취약하게 만드는 유전자 변이임을 밝혔다.[37] 이는 알려진 바와 같이 우울증과 유전의 관련성이 있다는 것과 일맥상통한다. 우울증이나 다른 기분장애의 가족력이 있는 경우에 우울증을 겪을 가능성이 더 높아진다. 사실 우울증을 앓았던 부모의 자녀는 그렇지 않은 부모의 자녀는 비해 우울증 발생 확률이 2~4배 정도 더 높다. 우울증을 유발하는 단일 유전자는 없지만, 유전 구성은 우울증에 대한 취약성을 높인다. 신경전달물질과 호르몬 수준이 기분과 정서의 조절에 중요한 역할을 하는데, 세로토닌과 노르에피네프린이라는 두 가지 신경전달물질이 우울증 환자에게서 결핍되어 있다.

  그러나 생리적 과정만이 우울증을 설명할 수 있는 것은 아니다. 우울증의 가족력이 있어도 우울 증상이 전혀 나타나지 않을 수도 있고, 아무런 유전적 소양이 없는 경우에도 임상적 우울증 증상을 보일 수 있다. 우울증의 심리적 원인으로는 다음의 것을 들 수 있다.

  - 중요한 관계의 상실
  - 가족구성원이나 친구의 죽음
  - 신체적이거나 성적인 학대나 공격
  - 심각한 질병이나 건강 문제
  - 동시다발적으로 일어나는 여러 가지 실패와 문제

  지원체계의 존재, 효과적인 대처전략, 긍정적인 귀인양식 등이 인생에서 겪게 되는 역경과 스트레스에 굴복해 우울증으로 가느냐 아니면 이를 극복해 내느냐를 결정하는 데 중요하다. 어떤 이는 인터넷을 통해 사회적 관계를 확장해 우울에 대처하려 하기도 한다. 인터넷이라는 가상공간을 이용하여 지원체계를 구축하고 우울에 대처하려는 시도가 얼핏 그럴듯해 보일 수도 있다. 그러나 연구 결과는 인터넷의 과도한 사용은 우울과 사회적 고립과 철수의 증가와 관련되는 것으로 나타난다("새로운 문제, 사이버 폭력" 참고).

• **우울증의 치료:** 우울증을 치료하는 방법은 많지만 가장 효과적인 치료 접근은 심리상담과 약물치료의 통합이다. 심리상담은 건강한 대처기술을 개발하고, 스트레스 관리전략을 배우며, 낙관적 설명 양식을 개발하는 데 초점을 맞추고, 관계와 사회적 기술을 향상시킬 수 있도록 도와준다. 항우울제와 같은 약물은 세로토닌이나 노르에피네프린 수준을 정상적이고 기능적인 정도로 증가시켜주기 때문에 우울증의 증상을 완화시키는 데 도움이 된다. 항우울제에는 fluoxetine(Prozac), paroxetine(Paxil), sertraline(Zoloft), mirtazapine(Lexapro), citalopram(Celexa) 및 duloxetine(Cymbalta) 등이 있다. 항우울제가 제대로 약효를 발휘하려면 4~6주가 걸리고, 입이 마름, 성욕 감퇴, 졸림, 변비 혹은 설사 등의 다양한 부작용이 동반될 수 있다. 이러한 증상들은 대부분 투약 2주 후가 지나면 사라진다.

대부분의 사람은 6개월에서 1년가량 항우울제를 복용하면 재발 증상 없이 투약을 중지할 수 있다. 매번 회복되었다가 다시 재발하는 우울이 세 번 이상 나타난다면, 이는 우울증이 화학적 원인으로 발생하며 오랫동안 항우울제를 복용해야 한다는 신호가 될 수 있다. FDA가 '검정 박스'로 아동기와 청소년기 아동의 항우울제 복용을 경고하고 있음에도 불구하고, 6~17세 연령층에게 항우울제를 사용하는 경우가 두 배로 증가했다. 2006년에 FDA는 25세 이하의 사람이 항우울제를 복용하면 자살 위험이 높아진다는 경고를 연징해서 공시하도록 권고했다.

성 요한 풀(St. John's wort)과 같은 식물첨가제가 우울증 치료에 좋다고 알려져 있지만, 정말로 좋은지에 대해서는 논란이 있다. 다른 모든 식물에 대해서도 마찬가지지만, 성 요한 풀은 FDA의 승인대상이 아니고 임상 검증을 실시한 적이 없어 치료적 용량과 효능성에 대한 자료가 없다. 아울러 성 요한 풀은 다른 여러 처방과 부정적으로 상호작용한다고 밝혀져 있다. 예를 들어 HIV 감염 치료, 심장질환 치료, 우울, 간질, 암 및 장기이식 거부반응 등이 포함된다. 또 경구피임약 효과를 떨어뜨리기도 한다.

운동과 활동 또한 우울증을 완화하고 예방하는 데 중요한 역할을 한다. 운동과 활발한 활동은 뇌의 엔돌핀 수준과 효과를 높여서 강력한 우울증 방지제 역할을 하는 것으로 보인다.

전기충격치료(ECT)는 매년 10만 명의 미국인이 시술받는 우울증 치료법이다. 이 시술에는 40와트의 전구에 흐르는 전류와 유사한 정도인 90볼트의 전기 충격을 주어서 뇌가 1분가량 대발작 상태에 놓이도록 하는 절차를 거친다. ECT의 주창자들은 어떤 약물이나 다른 우울증 치료방법이 효과가 없을 때 전기충격치료가 긍정적인 치료효과를 보인다고 주장한다. ECT를 반대하는 학자들은 이 방법이 뇌손상과 기억상실을 초래하고, 우울 증상의 완화는 일시적일 뿐이라고 말한다. ECT는 단기기억의 상실, 혼미, 그리고 지남력 상실을 초래할 수 있으나 환자에게 영구적으로 부정적인 인지적 효과를 미치지는 않는다.

주요 용어

계절성 정동장애(seasonal affective disorder, SAD): 계절의 변화와 관련되어 발달하는 우울의 한 유형

토론해 봅시다.

우울을 느낀 적이 있나요? 만약 그렇다면, 이 감정을 극복하기 위해 어떻게 대처하나요? 우울을 벗어나서 기분을 좋게 하는 데 도움이 되는 방법에는 어떤 것이 있었고, 그렇지 못한 방법에는 어떤 것이 있었나요?

계절성 정동장애 방금 기술한 우울증 외에 계절에 따라 우울에 취약한 다른 유형의 우울증이 있다. 계절성 정동장애(seasonal affective disorder, SAD)는 계절의 변화와 관련해서 발달하는 우울증의 형태이다. SAD가 있는 대다수의 사람은 10월에 더 심하게 우울해지기 시작하고 3월이나 4월 경에 나아진다고 말한다. SAD를 보이는 사람 6명 중 1명 정도는 여름 SAD를 겪는데, 이 경우는 5~6월에 시작해서 가을에 끝난다. 남성에 비해 여성의 SAD 유병률이 2배 정도 높다. 1월 24일이 '한 해 중 가장

우울한 날'로 확인되었는데, 그때가 가장 흐리고, 추운 날씨; 공휴일 뒤에 따라오는 채무; 새해 결심의 실패; 공휴일의 끝 등이 겹치기 때문으로 추정된다. 연구는 또한 주말이 일주일 중 가장 행복하고, 일하는 기간의 가운데에 해당하는 수요일이 가장 우울한 날이라고 말해준다.

SAD는 빛, 기온 그리고 상황적 스트레스와 같은 환경적 요인과 관련되어 있는 것으로 보인다. 체중 증가, 피로, 수면 증가, 성욕 감퇴 및 기분 기복의 심화 등이 겨울 SAD의 증상 중 대표적인 것이다. 여름 SAD는 초조, 식욕 상실, 불면 및 자살 생각 증가 등의 증상을 보인다. 겨울에 보이는 계절성 우울증은 멜라토닌의 분비 증가와 관련되는 것으로 보이는데, 멜라토닌은 빛의 감소로 인해 시작되는 뇌의 일주기 리듬을 도와주는 화학물질이다. SAD 치료에는 항우울제, 심리상담 그리고 광선치료가 활용된다. 겨울 SAD에 대한 광선치료는 조도가 1만 lux인 전구가 든 라이트박스의 확산 스크린 앞에서 하루에 20~90분 정도 앉아서 눈에 빛이 들어가지 않도록 하고 빛을 쐬는 것이다. 열대지방에서 많이 발생하는 여름 SAD의 경우에는 보다 시원한 기후의 장소로 여행을 가서 냉수에서 수영을 하고 어두운 냉방장치가 된 방에서 있도록 처방한다.

자살 자살은 15~24세 연령층에서 3번째 높은 사망원인이다. 미국 전체에서는 11번째이지만 대학생 사이에서는 2번째의 사망원인이다. 대학생의 절반 이상이 자기 인생의 어떤 시점에서 자살을 생각해보았으며, 15%는 상당히 심각하게 자살을 생각해보았다고 말했다. 남성은 여성보다 4배 이상 자살에 성공하고, 미국에서는 모든 자살의 72%가 백인이었다. 자살은 중년에서 가장 흔하게 발생한다. 그러나 자살 시도는 여성이 남성보다 3배 이상 많고, 최근 10여 년 동안 중년여성의 자살률이 크게 증가하고 있으며, 자살 방법으로 목매달기와 질식이 증가하고 있다. 10~24세 사이의 여성 자살률 증가는 76%로, 지난 15년간 가장 크게 증가했으며, 교사(목 매달기)와 질식사는 이 집단의 가장 흔한 자살 방법이었다. 20~24세 사이 군인들은 같은 연령대의 군인이 아닌 집단에 비해 4배 이상 자살을 시도하며, 모든 연령대의 군인은 민간인 집단에 비해 자살 시도가 2배 이상 많다. 남성은 여성에 비해 총기 사용이나 교사 혹은 높은 곳에서 뛰어내리기와 같은 보다 과격한 방법을 더 많이 사용하는 반면, 여성은 약물 과다복용이나 손목 끊기와 같은 보다 시간이 오래 걸리는 방법을 더 많이 선택한다. 인종별로 보면 아프리카계 미국인의 자살률은 크게 감소했고, 아시아계 미국인의

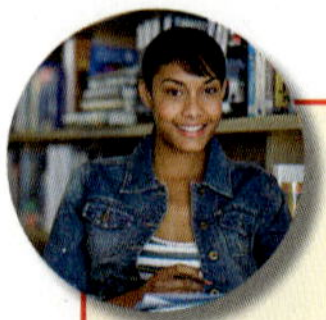

자살 개입에서 해야 할 것과 하지 말아야 할 것

해야 할 것

1. 가능하다면, 다른 도움을 받을 수 있기 전까지는 그 사람 곁에 함께 있는다.
2. 지지와 지원을 보낸다. 그가 혼자가 아님을 말해준다.
3. 평온함을 유지한다. 그 사람의 슬픔과 무력감에 대해 말한다.
4. 문제해결과 긍정적인 조치를 격려한다.
5. 문제의 일시적인 성질을 강조한다. 자살이란 일시적 문제에 대해 영구적인 방법을 사용하는 것임을 알려준다.
6. 도움을 청한다. 이 문제를 혼자 해결하려 하지 않는다. 그 사람의 가족이나 종교적 조언자, 친구, 교사, 정신건강을 자문해주는 기관 등에 도움을 구한다.
7. 그 사람에게 자신을 해치지 않겠다고 약속할 것을 요구한다.

하지 말아야 할 것

1. 자살에 대해 직접 언급하는 것을 회피하면서 주위를 뱅뱅 맴돌지 않는다. 자살에 대해 언급하는 것이 상대를 당혹하게 하지 않는다. 실은 자살하려 하거나 자살 생각을 하고 있는 사람은 상대가 자살에 대해 직접 이야기하고 더 이상 자신이 자살을 추구하지 않도록 자살 생각을 내려놓게 도와주는 것이 가장 큰 '안심 경험'이었다고 흔히 말한다.
2. 판단적이고 논쟁적이 되려 하지 않는다. 지금은 자살의 치사율을 논쟁할 시기가 아니다.
3. 상대가 심각하지 않다고 가정하지 마라. "진짜가 아니지"라거나 "농담하는 거지"라는 식으로 상대를 대하지 않는다. 그런 말은 상대가 자신이 얼마나 심각한지를 보여주도록 부채질할 수 있다.
4. 논쟁하지 않는다. 자살하려는 사람에게 자살이 얼마나 나쁜지, 다른 사람이 얼마나 상처받을지 등을 이야기해서 죄책감이나 불행감을 느끼게 하지 않는다.
5. 다른 사람에게 이야기하지 않겠다고 약속하지 않는다. 만약 이 약속을 지켜서 상대에게 무슨 일이 일어난다면 당신은 어떻게 느끼겠는가?

자살률이 가장 낮다. 히스패닉계 인구의 자살률은 백인과 아프리카계 미국인의 자살률에 비해 더 높아졌는데, 이는 최근의 역전 현상이다. 자살 시도의 가장 흔한 방법은 권총 등의 소화기 사용으로, 최근에는 약간 감소 추세에 있다. 많은 사람이 자살이 겨울에 증가하리라고 짐작하는데, 실제로는 여름에 자살이 더 많다.

왜 사람들은 자살을 하는가? 자살자의 대다수는 우울장애를 보이며 자신의 삶에 대해 절망감과 무기력감을 느낀다. 그들은 "이제 그만 이 고통을 끝내고 싶어요"라고 말하고, 자살 외에 삶의 질곡을 빠져나갈 다른 방법을 찾아내지 못한다. 자살 행동과 관련되는 위험요인으로는 다음과 같은 것이 있다.

- 사회적 지원체계의 부재
- 과거 자살 시도
- 물질 남용 등 정신질환의 가족력
- 자살 가족력
- 약물이나 알코올 문제
- 권총 등의 소화기 소유
- 방송이나 언론매체 등에 의한 타인의 자살 행동에 대한 노출

2007년 시작된 경제위기 후에, 직업과 집과 건강보호체계를 상실하고 절망감을 느껴서 자살예방 핫라인(Hot-Line)과 정신건강센터에 전화를 하는 횟수가 매우 증가했다. 미국에서 매년 30만 건 이상의 자살시도가 있을 것으로 추정되며, 이는 매 2분당 1건 이상이다. 대학 교정에서도 1,100건 이상의 자살 사고가 일어난다. 어떤 사람은 자살을 할 것처럼 보이는 것은 단지 주의를 끌기 위한 울음이고, 이를 무시하라고 말한다. 그러나 그런 시도가 무시되면 다음 단계로 자살을 시도하는 쪽으로 나아간다. 자살 위협이나 말은 언제나 심각하게 나루고 조치를 하는 것이 최상이다. 친구나 가족구성원 중 누군가가가 나에게 자살에 대해 이야기한다면, 어떻게 해야 할까? "자살 개입에서 해야 할 것과 하지 말아야 할 것"를 참고한다.

양극성 장애 또 다른 중요한 기분장애는 조울증으로 알려져 있는 양극성 장애(bipolar disorder)이다. 양극이라는 말은 기분이 고양되고, 에너지가 넘치는 감정에서 우울하고, 무력하고, 피로한 감정 상태까지의 양 극단 기분을 경험하는 것을 말한다. 이 장애는 기분장애 중에서 가장 드물다. 발병률은 남성과 여성이 비슷하고, 첫 조증이 발생하는 평균 연령은 20대 초반이다. 기분의 극심한 변화는 몇 시간에서, 며칠, 몇 주, 몇 개월 동안 지속될 수 있고, 이 장애는 모든 연령, 인종 및 사회계층에서 발생할 수 있다. 가족력이 관찰되며 유전적 연계를 보여서 장애를 가진 부모를 둔 아이에게서 발생 가능성이 더 높다. 한 부모가 양극성 장애를 보이는 경우 자식의 위험성은 15~30%이고, 양쪽 부모가 모두 양극성 장애를 보이는 경우에는 위험이 50~75%로 증가한다.

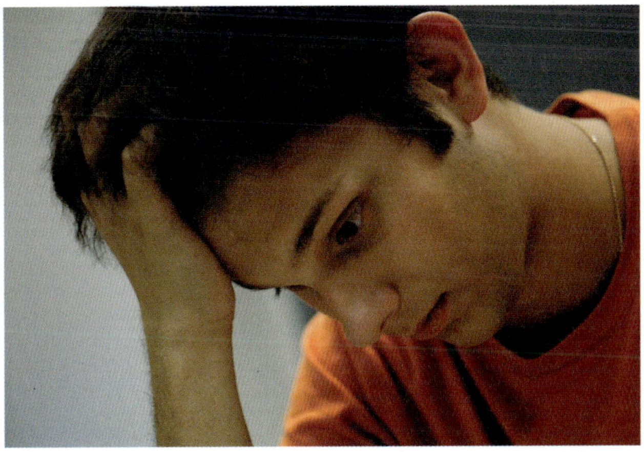

불안은 대학생이 가장 빈번하게 경험하는 3대 문제 중 하나이다.

양극성 장애는 우울과 조증 모두를 경험한다. 조증(mania)은 다음 특징을 보인다.

- 과도한 에너지, 수면 욕구를 느끼지 못함.
- 마음이 80km/hr로 달리는 듯하게, 사고와 감정이 마구 밀려옴.
- 말을 빠르게 함. 한 주제에서 다른 주제로 비약해감.
- 초조해함.

주요 용어

양극성 장애(bipolar disorder): 우울과 조증 삽화를 번갈아 오가는 특징을 보이는 기분장애

조증(mania): 과도한 에너지, 사고의 비약, 충동적이고 무모한 행동, 초조, 주의분산 경향성 등의 특징을 보이는 극도로 흥분한 상태

- 충동적이고 무모하게 행동함. 예를 들어, 흥청망청 소비하기, 무모한 성 행동이나 약물과 알코올 사용
- 대단한 것을 할 수 있다는 느낌으로 너무 많은 것을 시도함.
- 쉽게 주의분산이 됨.
- 흥분하기 쉬움.

양극성 장애를 가진 많은 사람이 조증 상태를 즐기고 울증 상태를 무서워한다고 말한다. 그러나 조증 행동이 더 위험할 수 있는데, 조증 상태에 있을 때 막대한 신용카드 채무, 약물과 알코올 남용, 위험한 운전 등 문제를 일으킬 확률이 높기 때문이다. 이들은 날밤을 지새우고 휴식이나 음식의 필요성을 거의 느끼지 못하기도 해서 결국 신체가 기능을 하지 못하고 와해되는 상태까지 이른다. 리튬 카보네이트(Lithobid), 발포릭산(Topamax)과 같은 약물의 투약과 함께 심리치료를 겸하는 방법으로 양극성 장애를 치료한다.

불안장애

빌은 26세의 영민한 청년으로, 규모가 큰 회계회사의 임원으로 장래를 촉망받고 있다. 그러나 그는 잦은 결근과 업무 지연으로 인해 해고당할 위험에 처해 있다. 그는 중요한 고객과의 약속을 몇 차례나 지연시키고, 그 결과로 맡은 일을 제때에 해내지 못했다. 그는 회사에서 15분 거리에 살고 있었지만 직장에 나가는 데 몇 시간이 걸리기도 하고, 회사에 출근하려고 차 안에 있다가 결근을 하기도 했다. 빌은 아침마다 행하는 의례적 행위가 있어서, 창문과 현관문, 다리미, 난로, 차고 문이 제대로 되어 있고 안전한가를 확인하기 위해 다섯 차례씩 재확인했다. 가끔은 집에서 출발하여 차를 몰고 직장으로 가는 도중에 확인을 위해 다시 집으로 돌아오는 경우도 있었다. 그는 현관문의 도어를 반드시 5회를 돌려보아야 할 필요성을 강하게 느꼈고, 돌리는 도중에 횟수를 잃어버리면 처음부터 다시 시작해야 했다.

수잔은 직장으로 출근하던 중에 자신의 차 안에서 심각한 공황발작을 경험했다. 심장이 크게 뛰고 호흡이 가빴으며 마치 심장발작이 오고 곧 죽을 것 같은 느낌이 왔다. 그후로 심장발작이 왔는데 아무도 도와줄 사람이 없는 상황이 될까봐 차 안에 혼자 있는 것을 두려워한다. 그녀는 점차 집에서 떠나는 것을 두려워하고 집에 있어야 안심이 된다. 그래서 친구의 초대를 거절하고 절대적으로 필요하지 않으면 외출을 하지 않는다. 그녀는 자신의 인생을 통제할 수 없다고 느낀다.

존은 다른 사람이 자신에 대해 어떻게 생각할까에 대해 끊임없이 걱정한다. 누군가가 웃으면 그는 자신을 비웃는 것이라고 생각한다. 그는 다른 사람과 대화하기를 꺼리는데, 자신이 무슨 말을 하든 비웃음을 사고 다른 사람이 자신을 좋아하지 않게 될 거라고 믿기 때문이다. 그는 머릿속으로 반복해서 대화 연습을 하고, 자신이 무슨 말을 해야 하는지를 생각해보며, 다른 사람이 자신을 어떻게 판단할지를 걱정한다.

빌, 수잔, 존은 불안장애로 고통받고 있다. 어느 누구나 인생의 어느 시점에서는 신경과민이 되고 무언가에 대해 걱정한다. 그러나 불안장애를 가진 사람은 거의 대부분의 시간을 불안 속에서 지낸다. 그들은 통제력이 없다고 느끼며 자신의 불안을 완화시킬 방도가 없다고 생각한다. 그들은 자신이 불안해지는 것에 대해 걱정하며, 이러한 걱정은 불안을 더욱 악화시킨다. 불안은 공포와 연결되며 일상의 한 부분이 되어버린다. 어떤 불안은 때로는 도움이 되고 동기화의 동력이 되기도 한다. 불안은 위험과 잠재적 위협에 대한 신체의 적응 반응이며, 수행을 증가시키고 손상을 피해갈 수 있게 도와준다. 다음 장에서 우리는 투쟁 혹은 도피 반응과 스트레스 반응이 불안과 어떻게 관련되는지에 대해 논의할 것이다. 불안장애는 일상적 스트레스와 다음과 같은 점이 다르다.

- 흔히 쇠약하게 만들며, 자신이 죽을 것 같은 강렬한 느낌을 경험을 한다.
- 오래 지속된다. 위험이나 스트레스적인 사건이 지나가 버렸는데도 지속된다.
- 일상기능을 심하게 방해해서 역기능적이 된다.

일반화된 불안장애(generalized anxiety disorder, GAD), 빌의 사례에서 본 강박장애(obsessive-compulsive disorder, OCD), 외상 후 스트레스 장애, 수잔의 증상에서 묘사된 공황장애(panic attack), 존이 앓고 있는 사회공포증(social phobia)과 같은 공포증 등이 불안장애에 속한다. 약 4천만 명의 미국인이 불안장애를 앓고 있으며, 여성이 남성에 비해 공황장애, 외상 후 스트레스

장애, 일반화된 불안장애, 광장공포증 및 특정 공포증 등을 두 배 정도 많이 경험한다. 강박장애와 사회공포증의 경우는 성차가 없다. 불안장애의 발달과 관련된 유전적 요소가 있는데, 가족력이 있는 경우 불안장애의 발생률이 더 높다. 환경적 스트레스나 생활사건은 이러한 사전경향성이 활성화되는 데 기여할 수 있다.

불안장애의 치료는 약물과 상담의 통합을 통해 이루어진다. 신경전달물질인 세로토닌의 부족이나 세로토닌 신진대사에서의 혼란이 불안장애와 관련이 있다. 항우울제를 섭취하면 뇌의 세로토닌 수준이 증가한다. 불안장애를 앓고 있는 사람은 스트레스 관리, 이완 및 스트레스에 대한 대처방법을 배움으로써 효과를 얻을 수 있다. 운동, 좋은 영양 공급, 카페인과 같은 흥분제의 회피 등도 불안장애를 완화하는 데 도움이 된다.

주의력 결핍 과잉행동장애

한때는 아동기 때만의 장애로 여겼던 주의력 결핍 과잉행동장애(attention deficit hyperactivity disorder, ADHD)가 이제는 성인에게도 다수 진단된다. 이러한 증가는 종전에는 간과되었거나 아동기에 잘못 진단되었던 것이 어른이 되어서 정확하게 진단되기 때문일 수 있다. 안절부절못함, 손쉽게 혼란됨, 과잉행동, 쉽게 주의가 분산됨 등과 같은 증상을 보이며, 이러한 아동은 흔히 품행이 바르지 못하다고 비춰질 수도 있다. 교실 수업을 방해하는 ADHD를 보이는 아동은 친구나 가족으로부터 흔히 '게으르고, 어리석거나 백일몽에 잠겨 있는 아이'로 취급된다. 그러나 실상은 그 반대이다. 이러한 아동은 지능이 매우 높고 동기화되어 있으며 창의적이고 에너지 넘치는 아동일 수 있다.

현재 1,500만 명 이상의 미국인이 이 장애로 고통받으며, 남성이 여성보다 3 : 1 정도로 유병률이 높다. 환경적 요소의 기여도 분명하지만, ADHD의 유전적 원인에 대한 증거가 있다. 성인을 대상으로 행했던 유명한 한 ADHD 연구에서, 정상 성인에 비해 ADHD를 보이는 성인은 주의와 정서 및 충동 통제를 조절하는 뇌 부위 사이의 에너지 소비가 세포 수준에서 다름이 밝혀졌다.

ADHD 성인에서 관찰되는 증상은 다음과 같다.

- 낮은 성취감, 자신의 목표를 이루지 못함.
- 조직화하기의 어려움
- 만성적인 지연이나 일을 시작하기 어려움
- 과제의 완수와 후속 조치의 어려움
- 한 번에 여러 과제를 동시적으로 진행하며, 한 과제에서 다른 과제로 옮겨 다님.
- 쉽게 싫증을 내고 높은 강도의 자극을 추구함.
- 주의가 쉽게 분산되고, 주의의 초점을 맞추고 지속하는 데 어려움을 보임.
- 창의적 · 직관적이고 지능이 높음.
- 충동적이며, 생각을 멈추기가 어려움
- 참을성이 없고 좌절을 잘 견디지 못함.
- 필요 없이 그리고 끊임없이 걱정하는 경향성
- 불안정
- 기분이 쉽게 변함.

주요 용어

일반화된 불안장애(generalized anxiety disorder, GAD): 상황에 맞지 않고 과도한 빈도와 강도를 보이는 걱정 증상이 6개월 이상 지속되는 강렬하고 특정적이지 않은 불안 경험이 포함된 불안

강박장애(obsessive-compulsive disorder, OCD): 상당한 고통을 유발하는 침입적인 사고나 심상 혹은 충동에 해당하는 강박관념과 그러한 강박관념과 연관되고 불안이나 스트레스를 줄이려는 목적을 가진 반복 행동에 해당하는 강박행동이 특징인 불안장애

공황장애(panic disorder): 강렬한 신체 증상을 경험하는 공황발작이 특징인 불안장애. 공황발작은 갑작스럽게 나타나거나 어떤 촉발인자에 의해 생기기도 하며 몇 분에서 몇 시간 지속된다.

사회공포증(social phobia): 공적 연설이나 사회적 상호작용이 포함되는 상황에 대해 극도의 공포나 당혹감을 느끼는 특징이 있는 불안장애

주의력 결핍 과잉행동장애(attention deficit hyperactivity disorder, ADHD): 특정 과제에 오랫동안 집중하지 못하는 문제를 보이고, 흔히 정상 범위를 넘어서는 신체활동을 보이는 장애

정신분열병(schizophrenia): 사고과정과 정서, 지각 및 행동에서 심각한 왜곡이 특징인, 가장 심각한 정신장애로, 환각, 망상, 혼란된 사고 및 경직된 신체자세 등의 증상을 보이는 심리장애

주요 용어

대인관계 치료(interpersonal process therapy): 심리치료에 관계적 접근을 하며 개인의 문제가 본질적으로 대인관계와 가족 경험에 기인한다고 본다. 대인관계와 가족경험이 자신과 타인을 바라보는 데 심대한 영향을 미친다고 가정한다.

- 휴식이 없음.
- 중독 행동 경향성
- 낮은 자긍심
- 부정확한 자기개념, 자기 행동이 타인에 미치는 효과를 잘 인식하지 못함.
- ADHD의 아동기 경험이 있거나 아동기 이래로 증상이 있었음.

주의력 검사(TOVA)와 IQ 검사 등의 심리검사를 통해 ADHD 진단에 도움을 받을 수 있다. TOVA는 스크린 상에 서로 다른 모양의 상이 번쩍이는 것에 대한 반응에 기초해서 주의력과 주의분산 및 충동성 등을 양화한다. ADHD에 대한 가장 효과적인 치료는 일상활동에 대해 전략과 기술 및 구조화를 제공하는 코칭과 심리 상담, 목표 설정과 시간 관리, 다양한 유형의 약물요법 등이 종합적으로 결합되는 다중 접근방식이다.

정신분열병(조현병)

정신분열병(schizophrenia)은 가장 심각한 정신장애 중 하나로, 사고과정, 정서, 지각 및 행동의 심각한 왜곡의 발생이 특징이다. 정신분열병을 보이는 사람은 환각(없는 것을 보거나 듣기), 망상(자신이 예수라거나 CIA가 자신을 미행한다거나 방송파가 자신의 마음을 조정한다는 신념) 및 혼란된 행동(코트나 스카프 장갑 등을 한 번에 몇 개씩 사용하기, 지나가는 사람에게 소리치거나 욕하기, 몇 시간 동안 기괴한 동작을 취하고 움직이지 않기)을 보인다. 영화 '뷰티풀 마인드'는 존 네쉬가 자신의 정신분열 증상을 어떻게 다루고 있는가를 보여주는 좋은 예이다.

편집형, 혼란형, 긴장형 및 미정형 등의 몇 가지 하위 유형이 있다. 정신분열병은 미국 인구의 1%에서 문제가 되고, 일반적으로 10대 후반과 20대 초반의 연령대에 증상이 출현한다. 남녀의 유병률 차이는 없으며, 가족력을 보인다. 정신분열병은 해리성 정체감장애(종전에는 다중 성격장애로 불렸다)와 혼동되는데, 실은 두 장애는 전혀 다르다. 해리성 정체감장애를 보이는 사람은 두 가지 이상의 서로 구분되는 정체감이나 성격을 보이는 데 반해, 정신분열병에서는 이러한 양상을 보이지 않는다.

정신분열병의 원인에 대한 이론은 여러 가지가 있다. 일부 연구자는 정신분열병의 원인 중 80%는 유전이, 나머지 20%는 환경적 스트레스나 상황에 기인한다고 주장한다. 아울러, 정신분열병 환자에게서는 위축된 측두엽, 뇌실의 확장, 전두엽 세포 위축 등과 같은 다수의 뇌 이상이 발견된다. 염색체 22번 유전자 변이가 정신분열병과 연관됨을 밝히는 연구도 진행되고 있다. 정신분열병을 보이는 사람은 뇌 도파민 수용기 숫자가 정상인에 비해 거의 두 배가량 많아서 너무 많은 도파민이 분비되는 것이 정신분열병 증상을 유발한다는 이론이 제안되었다. 항정신병 약물은 도파민 수용기를 차단하거나 도파민 분비량을 줄이는 작용을 한다.

정신분열병을 완치하는 약은 없지만, risperidone (Risperdal)을 비롯한 여러 약물이 정신분열병의 증상을 완화시켜 기능적이고 만족스러운 삶을 살 수 있게 해준다. 심리치료가 문제해결 기술을 개발하고, 병을 촉발하는 유발인자나 스트레스를 찾아낼 수 있게 하고, 증상의 초기 신호를 찾는 데 도움을 준다. 불행하게도 일부 정신분열병 환자는 자신이 망상을 지니고 있다는 사실을 깨닫지 못해서 정기적으로 치료를 받거나 투약을 받지 못한다.

심리(정신)장애에 대한 치료

심리장애에 대해 효과적인 치료법이 있다.

치료서비스 제공자 다른 건강보호 영역의 경우와 마찬가지로, 다양한 종류의 전문가가 정신건강 문제를 치료한다. 치료자마다 훈련과 제공하는 치료의 종류가 다양하다.

정신과 의사는 심리장애의 치료에 전문화된 의사로 생물학적이고 의학적인 치료법을 사용한다. 약물을 처방하고 전기충격요법과 같은 신체적 치료법을 시행한다. 정신과 의사들은 문제에 관해 대화하는 것을 덜 중요시하는 경향, 그리고 보다 만성적으로 증상을 보여 온 환자를 치료하는 경향이 있다.

심리학자는 상담이나 임상심리학의 박사 학위와 해당 주(state)에서 발급하는 공식 면허증을 가지고 있는 전문가로, 관계 문제부터 심각한 정신장애까지 치료한다. 행동치료와 문제 해결 및 내담자의 태도와 행동 및 사고 패턴에 초점을 맞추는 기법을 사용한다.

상담가는 상담 혹은 임상심리학의 석사 학위를 갖추고 활동하며, 미국의 모든 주에서 전문적인 정신건강 상담가로 면허를 받을 수 있다. 상담가는 물질남용, 결혼 및 가족 치료 그리고 직업재활 등과 같은 영역에서 전문성을 가질 수 있다.

사회복지사는 사회복지학 석사 학위를 가지고 공인 자격증을 갖추어야 한다. 사회복지사는 지역사회에 심리건강서비스와 사회서비스를 제공한다. 내담자를 상담하고 약물 재활, 아동 보호 및 채무 상담을 포함해서 다양한 서비스를 제공한다.

치료법 심리장애를 치료하는 치료 접근법은 수백 가지가 있으며, 새로운 변화와 모형이 지금도 개발 중이다. 몇 가지 중요한 치료법만 소개한다.

정신역동치료는 현재의 문제에 기초하고 있고, 성격 발달에 영향을 미친 아동기 문제에 초점을 맞춘다. 역동치료는 흔히 장기적이고, 집중적이고, 보험회사가 지불을 거절할 정도로 비싸다.

대인관계치료(IPT)는 관계를 중시한다. 문제가 대인적인 것이고, 가족 경험이 자신과 타인에 대한 느낌에 중요한 영향을 미친다고 본다. IPT는 사람이 현재 관계에 자신의 가족 역사를 재현한다고 가정한다. 내담자와 치료자 사이에 동일한 양상이 재현되도록 하고 건강하고 효과적인 방식으로 이를 다시 해결하는 것이 치료의 목표이다.

인본적 치료는 사람이 스스로의 힘으로 긍정적이고 건설적인 방식으로 성장한다는 믿음에 기초하고 있다. 치료자는 내담자가 스스로 지닌 자연적 잠재력을 드러내고 더 큰 자기 자각과 자기 수용을 갖도록 돕는다.

행동치료는 행동이 학습되고 그래서 문제되는 행동도 재학습될 수 있으며, 보다 적응적인 행동을 가르칠 수 있다고 믿는다. 치료의 초점은 행동변화이다. 특히 행동치료는 공포증과 같은 불안장애의 치료에 효과적이다.

인지행동치료는 문제 행동과 정서를 변화시키기 위해서 그 사람의 사고 양상을 변화시키려 한다. 치료자는 내담자가 자신의 왜곡된 사고 패턴을 알아차리고 인지 재구성이나 사고중지법과 같은 전략을 통해 변화시켜나가도록 돕는다. 인지행동치료는 불안장애, 기분장애 및 섭식장애 등과 같은 여러 문제에 적용된다.

해결 초점적 치료는 내담자가 문제에 천착하기보다는 해결책을 찾도록 돕는 목표 지향성을 갖는다. 내담자는 문제가 더 이상 자기 인생에서 지배력을 행사하지 않는 미래를 조망해보도록 격려받는다. 치료적 개입은 그 목표에 도달할 수 있도록 설계된다.

커플 및 가족치료로는 결혼 전과 후 상담과 갈등 중재 및 이혼 상담이 있다. 의사소통과 주장 기술, 성장애, 분노 관리 및 혼합 가족 문제 등에 대한 쟁점을 다룬다.

집단치료는 내담자가 안전하고 지지적인 분위기 속에서 소외감을 극복하고 새로운 행동을 학습할 수 있도록 해준다. 소규모 집단의 사람들이 치료자와 규칙적으로 만나서, 아동기 성적 학대, 섭식장애, 또는 약물남용 등의 문제에 초점을 맞춘다. 집단구성원은 서로의 경험을 이해하고 상호 지지해줄 수 있다.

심리 건강: 결어

심리 건강은 자신의 정서와 사고와 행동이 자신을 둘러싸고 있는 세계와 어떻게 상호작용하는지와 관련된다. 심리 건강이 신체 건강에 영향을 미치고 그 반대 방향의 영향 또한 있다는 면에서 몸과 마음 사이의 중요한 연결이 있다. 심리 건강은 단지 정신질환이 없음만을 의미하지 않으며, 심리 건강이라는 연속체상에서 상당한 변이가 존재한다. 긍정적 자기개념을 갖고, 높은 자긍심을 발달시키며, 인생에 대해 낙관적 태도를 함양하면 심리 건강을 증진시키고 대인관계를 향상시킬 수 있다. 성격과 심리 건강의 발달에 유전이 중요한 역할을 하며, 환경과 스트레스 또한 유사하게 중요한 역할을 한다. 사람은 나이가 들어감에 따라, 새로운 도전과 방해물과 자원을 만나게 된다.

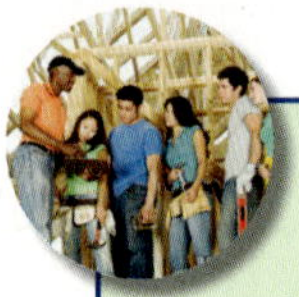

내 건강 돌보기

- 이번 장의 끝에 있는 설문지를 이용하여 자신의 설명 양식을 평가해본다.
- 자기 인생의 한 상황에 대해 낙관적 접근의 단계를 적용해본다.
- 자신의 우울, 양극성 장애, 불안 혹은 외상 후 스트레스 장애 등에 관해 온라인으로 서비스가 제공되는 www.dbsalliance.org를 찾아가 평가해본다.
- 매일 일기를 써본다. 자신에 대해 좋게 느꼈거나 기분이 좋았던 일에 대해 적어본다.
- 동아리 모임에 들거나, 스포츠를 하거나, 새로운 사람을 만나는 것 같은 자신이 원했던 어떤 일을 시도해본다.

요약

- 심리적 건강은 긍정적인 자기 개념과 자긍심 및 정서지능을 잘 개발하고 유지하는 것과 관련이 있다.
- 천성과 육성이라는 두 요인이 성격을 형성한다. 천성은 사람이 태어날 때부터 타고나는 요인을 말하며, 성격 특성을 유전적으로 결정한다. 육성은 환경과 사람 및 외부 요인이 성격 형성에 영향을 미치는 효과에 해당한다.
- 매슬로의 이론은 인간에 대해 긍정적이고 낙관적인 관점을 갖는다. 그는 사람이 자신의 잠재력을 성장시키고 충족하려고 동기화된다고 믿으며, 이를 자아실현이라고 불렀다.
- 비언어적 의사소통은 얼굴 표정과 신체 자세 및 목소리 톤과 동작 등에 의해 전달되는 것이다.
- 자신이 마주치게 되는 인생사, 특히 역경에 대해 긍정적인 해석을 하는 것은 건강과 학업 및 업무 수행과 장수에 큰 영향을 미친다.
- 임상적 우울증은 가벼운 형태에서 심각한 것에 이를 수 있고, 역할 기능을 손상시킬 수 있다.
- 자살 생각을 하는 다수의 사람은 우울장애를 보이며, 자신의 인생에 대해 절망감과 무기력감을 느낀다.
- 정신분열병은 가장 심각한 정신장애 중 하나로, 사고 과정과 정서와 지각 및 행동에서 심각한 왜곡이 있다.

복습 문제

1. 심리적 건강과 관련되는 세 가지 핵심 요소는 무엇인가?
2. 심리적으로 건강한 사람이 보이는 특징은 무엇인가?
3. 자긍심의 정의는 무엇이고, 어떻게 향상시킬 수 있는가?
4. 정서지능이 높은 사람의 특징은 무엇인가?
5. 유머와 심리적 건강 사이의 관계는 어떠한가?
6. 비언어적 의사소통이란 무엇인가?
7. 매슬로의 욕구 위계에 대해 기술하시오.
8. 인생사를 어떻게 해석하는가가 건강에 큰 영향을 미치는 이유는 무엇인가?
9. 우울한 기분과 임상적 우울증은 어떻게 다른가?
10. 자살을 하겠다고 위협하거나 말하는 사람에게 어떻게 반응해야 하는가?

"심리적 건강에 대해 얼마나 잘 알고 있나요?" 퀴즈의 정답

1. 참 2. 거짓 3. 거짓 4. 거짓 5. 참 6. 참 7. 거짓

SOURCE NOTES

1. Kosslyn S, Rosenberg R. Psychology in Context (3rd ed.). Boston: Pearson, 2006.
2. Seligman M. Learned Optimism. New York: Simon & Schuster, 1990.
3. Mental health low in college freshmen. USA Today, January 27, 2011.
4. Turner J, Stels J. The Sociology of Emotions. New York: Cambridge University Press, 2005.
5. McKay M, Fanning P. Self-Esteem (3rd ed.). Oakland, CA: New Harbinger, 1992.
6. Goleman D. Emotional Intelligence. New York: Bantam Books, 1997.
7. Baucum D, Smith C. Psychology: An Introduction (9th ed.). Belmont, CA: Wadsworth, 2004.
8. Maslow AH. Motivation and Personality (2nd ed.). New York: Van Nostrand, 1970.
9. Maslow AH. The Farthest Reaches of Human Nature. Magnolia, MA: Peter Smith, 1983.
10. Lefton L, Brannon L. Psychology (9th ed.). Boston: Pearson, 2006.
11. Helliwell J, Putnam R. The social context of well-being. Philosophical Transactions of the Royal Society of London, B, 359, 1435–1446, 2004.
12. Schnall E. Attend religious services, live longer. Psychology and Health, 2008.
13. Deaton A. Income, health, and well-being around the world: evidence from the Gallup World Poll. Journal of Economic Perspectives, 22(2), 53–72, 2008.
14. Wade C, Tavris C. Psychology (10th ed.). New York: Harper & Row, 2010.
15. Martin LR, Friedman HS. Nonverbal communication and health care. In RE Riggio and RS Feldman (Eds.), Application of Nonverbal Communication. Hillsdale, NJ: Lawrence Erlbaum, 2004.
16. Matsumoto D, Willingham B. Spontaneous facial expressions of emotion of congenitally and non-congenitally blind individuals. Journal of Personality and Social Psychology, 96(1), 1–10, 2009.
17. Castro B, Eshleman J, Shearer R. Using humor to reduce stress and improve relationships. Seminar Nurse Management, 7(2), 90–92, 1999.
18. Berk L, Felten D, Tan S, Bittman B, Westengard J. Modulation of neuroimmune parameters during the eustress of humor associated mirthful laughter. Alternative Therapies in Health and Medicine, March 2001.
19. Bennett M, Zeller J, Rosenberg L, McCann J. The effect of mirthful laughter on stress and natural killer cell activity. Alternative Therapies in Health and Medicine, March April 2003.
20. Skinner N, Brewer, N. The dynamics of threat and challenge appraisals prior to stressful achievement events. Journal of Personality and Social Psychology, September 2002.
21. Futch A. The effect of sense of humor, defensiveness, and gender on the interpretation of ambiguous messages. Communication Quarterly, January 1, 1999.
22. Bennett M, Lengacher C. Humor and laughter may influence health: III laughter and health outcomes. Evidence-Based Complementary and Alternative Medicine, March 2008.
23. Santhanam K. Laugh and be well. The Hindu, March 12, 2000.
24. Nair M. A documentary: The Laughing Clubs of India, 2001.
25. Berk L, et al. Modulation of neuroimmune parameters during the eustress of humor associated mirthful laughter. Alternative Therapies in Health and Medicine, 7(2), 67–72, 2001.
26. Barefoot J, Brummett B, Williams R, Siegler I, Helms M, Boyle S, Chapp-Channing N, Mark D. Recovery expectations and long-term prognosis of patients with coronary heart disease. Journal of Personality and Social Psychology, 96(1), 2009.
27. Seligman M, Maier S. Failure to escape traumatic shock. Journal of Experimental Psychology, 74, 1–9, 1967.
28. Firmin M, Hwang C, Copella M, Clark S. Learned helplessness: the effect of failure on test-taking. Education, 124(4), 674–688, 2004.
29. Ellis A. Reason and Emotion in Psychotherapy. New York: Lyle Stuart, 1962.
30. Kessler R, Chiu W, Demier O, Walters E. Prevalence, severity, and comorbidity of twelve-month DSM-IV disorders in the National Comorbidity Survey Replication (NCS-R). Archives of General Psychiatry, 62(2), 617–627, 2005.
31. U.S. Census Bureau. Population estimates by demographic characteristics. Table 2: Annual estimates of the population by selected age groups and sex for the United States: April 1, 2000 to July 1, 2004. (NC-EST2004-02). www.census.gov/popest/national/asrh/ PopulationDivision. June 9, 2005.
32. World Health Organization. The World Health Report 2005: Changing History. Annex table 3: Burden of disease in DALY's by cause, sex, and mortality stratum in WHO regions, estimates for 2003. Geneva: WHO, 2005.
33. American Psychiatric Association. Diagnostic and Statistical Manual of Mental Disorders (4th ed.) (DSM-IV-TR). Washington, DC: American Psychiatric Press, 2000.
34. World Health Organization. Mental Health, 2005.
35. National Institute of Mental Health, 2010.
36. Dramatic increases seen in college students' mental health problems over the last 13 years. Journal of Professional Psychology: Research and Practice, February 2003.
37. Pappas S. Depression gene really exists, new study claims, www.msnbc.com, January 4, 2010.
38. Peterson K. Resilience, talking can help kids beat depression. USA Today, June 4, 2002.
39. Depression and anxiety. Consumer Reports, July 2010.
40. Americans taking antidepressants doubles. USA Today, August 4, 2009.
41. Hypericum Depression Trial Study Group. Effect of Hypericum perforatum (St. John's wort) in major depressive disorder: a randomized controlled study. Journal of the American Medical Association, 287(14), 1807–1814, 2002.
42. Exercise better than drugs for depression. British Journal of Sports Medicine, 35, 114–117, 2001.
43. Rami L, Bernardo M, Boget T, Ferrer J, Portella M, Gil-Verona J, Salamero M. Cognitive status of psychiatric patients under maintenance electroconvulsive therapy: a one-year longitudinal study. The Journal of Neuropsychiatry and Clinical Neurosciences, 16, 465–471, 2004.
44. Rosenthal NE. Winter Blues (rev. ed.). New York: Guilford Press, 2005.
45. There's a psychological reason you're happiest on the weekends. USA Today, January 12, 2010.
46. Half of all college students consider suicide, www.msnbc.com, August 18, 2008.
47. U.S. Suicide Rate Increases. Johns Hopkins Bloomberg School of Public Health, October 21, 2008.
48. McGuffin P, et al. The heritability of bipolar affective disorder and the genetic relationship to univocal depression. Archives of General Psychiatry, 60(5), 497–502, 2003.
49. Bourne E. The Anxiety and Phobia Workbook. Oakland, CA: New Harbinger, 1995.
50. Kessler RC, Chiu WT, Demler O, Walters EE. Prevalence, severity, and comorbidity of twelve-month DSM-IV disorders in the National Comorbidity Survey Replication (NCS-R). Archives of General Psychiatry, 62(6), 617–627, 2005.
51. Hallowell E, Ratey J. Driven to Distraction. New York: Simon & Schuster, 1995.

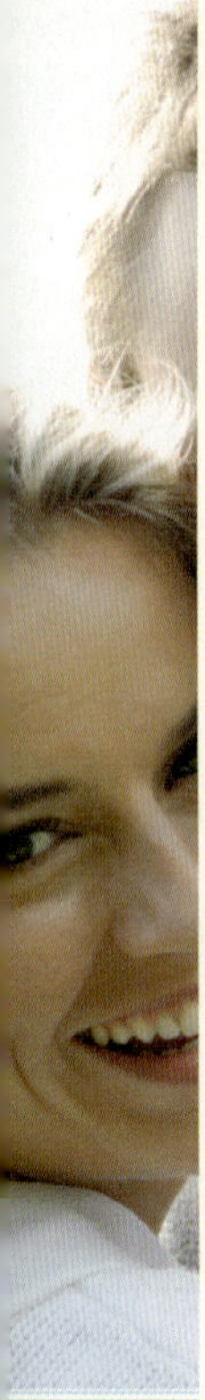

개인 평가

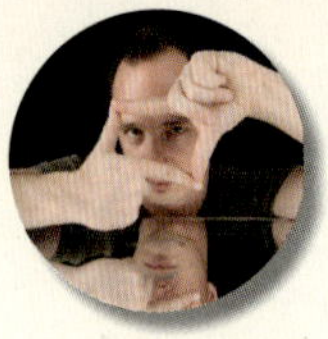

나의 설명 양식은 어떠한가?

각 질문에 대해 자신에게 더 잘 맞는 응답(A 혹은 B)을 고르시오.

1. 내가 책임을 맡았던 프로젝트가 크게 성공했다.
   - A. 내가 모든 사람의 일에 대해 철저히 감독했기 때문이다. 1
   - B. 모든 사람이 헌신적으로 많은 시간과 에너지를 쏟았다. 0
2. 나와 내 파트너가 다툰 뒤에 화해를 한다.
   - A. 나의 파트너를 용서했다. 0
   - B. 나는 관용적인 사람이다. 1
3. 친구 집으로 찾아가는 길을 잃었다.
   - A. 내가 회전해야 하는 곳을 놓쳤다. 1
   - B. 친구가 나에게 길을 잘못 알려주었다. 0
4. 내 건강이 여러 해 동안 최상이다.
   - A. 내 주위 사람이 건강해서 내가 질병에 노출되지 않았다. 0
   - B. 내가 잘 먹고 휴식을 잘 취했기 때문이라고 확신한다. 1
5. 친구의 생일을 잊었다.
   - A. 나는 남의 생일을 잘 기억하지 못한다. 1
   - B. 내가 다른 일에 정신이 빠져 있었다. 0
6. 상사가 일을 완수하기에는 너무 짧은 시간을 주었지만, 어찌 되었든 간에 나는 그 일을 해냈다.
   - A. 나는 이 일에 익숙해져 있다. 0
   - B. 나는 효율적인 사람이다. 1
7. 상점에서 내 신용카드를 써주지 않는다.
   - A. 나는 흔히 내가 가진 돈을 과대추정하곤 한다. 1
   - B. 나는 때때로 카드요금 지불을 잊어버린다. 0
8. 캄캄한 밤 어두운 거리에서 차의 기름이 바닥났다.
   - A. 기름이 얼마나 남아 있는가를 체크하지 않았다. 1
   - B. 기름 표시등이 고장났다. 0
9. 중요한 시험에 실패했다.
   - A. 나는 다른 응시자에 비해 머리가 나쁘다. 1
   - B. 시험 준비를 충분히 하지 않았다. 0
10. 친구에게 화를 퍼부었다.
    - A. 친구는 언제나 나를 놀린다. 1
    - B. 내 친구가 지금 화가 난 기분 상태이다. 0
11. 운동 경기에서 승리했다.
    - A. 나는 질 수 없는 사람이라고 느낀다. 0
    - B. 나는 열심히 훈련했다. 1
12. 친구 하나가 자신이 어려운 시기를 잘 도와주었다며 감사해한다.
    - A. 나는 어려운 시기를 겪고 있는 친구를 도와주는 것을 즐긴다. 0
    - B. 나는 유용한 충고를 잘하는 사람이다. 1

개인 평가 (계속)

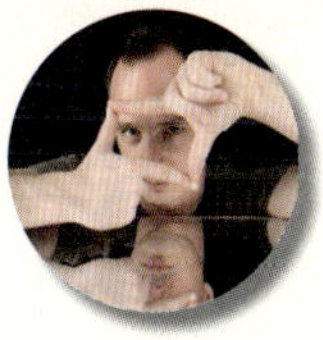

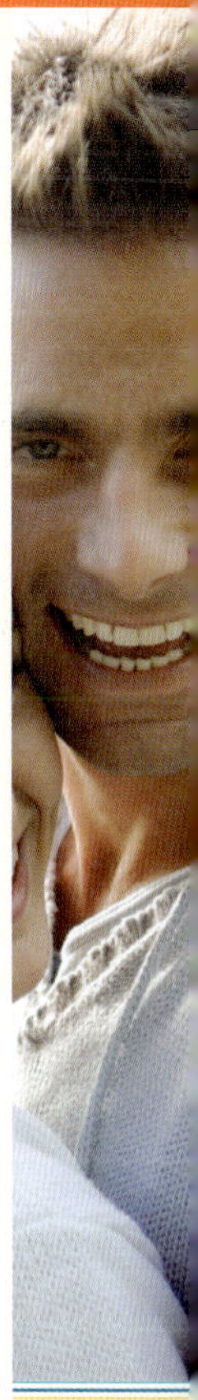

채점 방식

3, 5, 7, 8, 9번의 점수를 더해서 B(나쁜 사건들) 점수를 구한다.
________점

합한 점수가

5~6점 당신은 매우 비관적인 경향성이 있고, 나쁜 사건을 자신이 스스로 한 일이나 장기간 지속되고 인생의 많은 영역에 확대되는 자신의 개인적 특징 탓으로 설명한다.

2~4점 당신은 부정적인 사건에 대해 중간 수준의 비관성을 보인다.

0~1점 당신은 매우 낙관적인 경향성이 있으며, 나쁜 일을 다른 사람이 한 어떤 일이나 일시적이고 그 상황에만 특정한 조건 탓으로 설명한다.

1, 2, 4, 6, 11, 12번의 범수를 더해서 G(좋은 사건들) 점수를 구한다.
________점

합한 점수가

5~6점 당신은 매우 낙관적인 경향이 강하며 좋은 일을 당신 스스로 한 일이나 오래 지속되고 인생의 여러 영역에 확대되는 자신의 개인적 특징 덕으로 설명한다.

2~4점 당신은 긍정적인 사건에 대해 중간 수준의 낙관성을 보인다.

0~1점 당신은 매우 비관적인 경향성이 있으며, 좋은 일을 다른 사람이 한 일이나 일시적이고 그 상황에만 특정한 조건 탓으로 설명한다.

더 나아가…

당신의 점수는 어떤가? 당신의 설명 양식이 비관적이라면, 이번 장에서 설명된 낙관성을 개발하는 전략을 시도해보자. 역경을 만났을 때, 자신의 사고 패턴에 초점을 맞추고, 그것을 보다 긍정적이고 문제해결에 초점을 맞추는 방식으로 호기심을 가지고 바꾸어본다. 인생에 대해 보다 낙관적으로 접근하는 것이 자신의 인생과 건강의 많은 측면을 개선할 수 있을 것이다.

출처: M. Seligman, 학습된 낙관성. New York: Pocket Books, 1990.

CHAPTER

03

스트레스 관리

Managing Stress

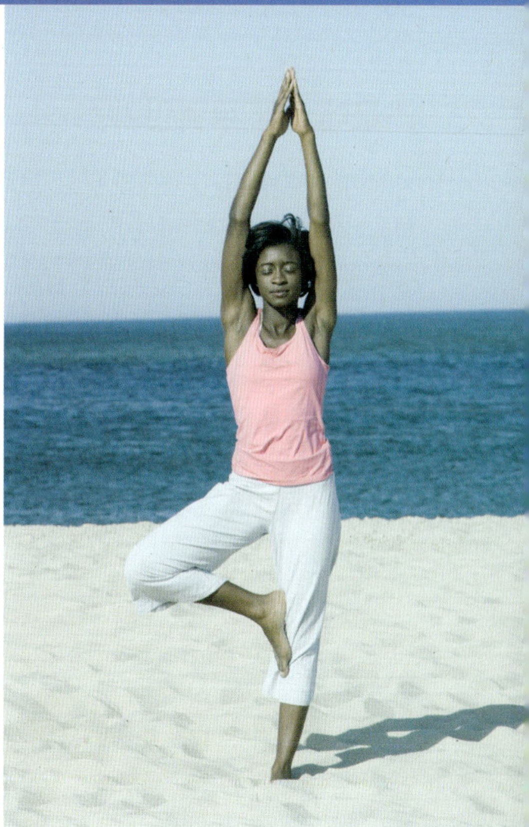

스트레스 관리에 대해 얼마나 잘 알고 있나요?

1. 삶에서 스트레스를 경험하는 것은 나쁜 것이다.
   참 혹은 거짓?
2. 시간관리를 제대로 하지 못하는 것은 미국 대학생이 학업 실패의 첫 번째 이유로 꼽는 항목이다.
   참 혹은 거짓?
3. 웃음은 스트레스를 관리하는 좋은 방법 중 하나다.
   참 혹은 거짓?
4. 색, 소리, 그리고 냄새가 당신의 스트레스 경험 수준을 다르게 한다.
   참 혹은 거짓?
5. 호흡이 스트레스 관리의 핵심 열쇠이다.
   참 혹은 거짓?
6. 주말에 몰아서 수면을 취함으로써 주중에 부족했던 잠을 보충할 수 있다.
   참 혹은 거짓?
7. 현재 스트레스가 많은 상황에 자신을 노출시키는 것이 언젠가 다가올 스트레스를 이겨나가는 데 도움이 된다.
   참 혹은 거짓?

정답은 이 장의 마지막 부분에 있습니다.

스트레스란 무엇인가?

자신이 스트레스(stress)를 받고 있다는 사실을 어떻게 아는가? 스트레스를 받으면 두통, 복통, 요통이나 목의 통증을 느낄 수도 있고, 초조나 피로 혹은 불안이나 우울을 느낄 수도 있다. 어떤 이는 스트레스를 느낄 때 먹기가 어려울 수도 있다. 스트레스는 한 개인의 삶에 의미심장하고 예상하지 않은 변화와 혼란에 대한 신체와 심리적인 반응이다. 스트레스는 실재하는 요인이나 사건에 기인할 수도 있고 마음의 상상 속에서 발생하는 요인이나 사건에 기인할 수도 있다.

스트레스는 1930년대에 한스 셀리에(Hans Selye)에 의해 처음 기술되었는데, 그는 질병으로 고통받는 다양한 환자가 피로, 식욕 상실, 수면 문제, 심한 기분변화, 소화기장애, 주의집중력과 기억력 저하 등과 같은 공통된 증상을 보인다는 사실을 관찰했다. 그는 이러한 증상의 집합을 '스트레스 질병, 스트레스 증후군 혹은 일반적응증후군(general adaptation syndrome, GAS)이라 불렀다.[1]

셀리에(Selye)는 스트레스를 "유쾌한 조건이나 불유쾌한 조건에 의해 발생하거나 유쾌하거나 불유쾌한 결과를 내는 어떤 요구에 대한 신체의 비특정적(일반적) 반응"이라고 정의한다.[1] 스트레스는 부정적일 수도, 긍정적일 수도 있다. 스트레스가 인간에게 어떤 영향을 미치는가는 그것에 대한 우리의 반응이 어떤가에 달려 있다. 불유쾌한 조건에 의해 유발된 스트레스는 디스트레스(distress; 그리스어에서 dys는 '나쁘다'라는 의미)라 부르고, 유쾌한 사건이나 조건에서 발생한 스트레스는 유스트레스(eustress; eu는 그리스어에서 '좋다'라는 의미)라 부른다. 셀리에의 GAS 모델에서는 디스트레스와 유스트레스 모두 신체에서 동일한 생리적 반응을 유발한다.

스트레스가 언제나 부정적이지 않을 수는 있지만, 우리의 반응이 문제가 되고 불건강할 수 있다. 긍정적 스트레스 상황과 부정적 스트레스 상황 모두 신체에 부가적인 부담을 지운다. 우리의 몸은 변화가 좋든 나쁘든 간에 예상하지 않았던 변화와 정서적인 경험에 강하게 반응한다. 스트레스의 기간이 비교적 단기적이라면, 전반적인 효과는 미미하고, 몸은 휴식하며 정상 상태로 곧 돌아간다. 그러나 오래 지속되는 스트레스나 동시에 복합적으로 다가오는 스트레스는 대개 효과적으로 관리하기 어렵고 우리 몸에 상당한 부담을 준다.

우리는 스트레스에 어떻게 반응하는가?

우리는 스트레스를 받으면 각자 특정한 방식으로 반응한다. 스트레스 반응(stress response)은 우리가 어려서 문제와 갈등과 혼란스러운 사건에 대해 어떤 방식으로 대처했는가에 해당하는 어린 시절의 습관과 학습되고 조건화된 결과물이다. 그러나 스트레스에 대한 반응 중 상당한 부분은 인간이 타고난 기본적인 생존기제에 해당한다. 선사시대에 사나운 호랑이와 마주치는 것과 같은 위험에 직면했을 때 보일 수 있는 최상의 반응은 그 동물과 맞붙어 싸우거나 도망가는 것이다. 현대의 스트레스에도 사나운 맹수가 21세기의 위험과 위협으로 바뀐 것만 달라졌을 뿐, 우리는 싸우거나 도망가는 방식의 옛날 반응을 그대로 한다. 다시 강조하지만 우리가 얼마나 스트레스를 받는가는 스트레스를 유발하는 사건이 아니라 사건에 대한 우리의 반응에 달려 있다. 다음으로는 현대인의 삶에 영향을 미치는 타고난 스트레스 반응에 대해 알아보자.

투쟁 혹은 도피 반응

많은 생리적 변화와 같은 스트레스에 대한 반응을 함께 모아서 '투쟁 혹은 도피 반응(fight or flight response)'이라고 부른다. 위험에 즉각 반응해야 하는 상황에서는 그 위험을 싸워 이기거나 위험에서 도망치는 것이 권장될 것이다. 학교에서 공부를 마치고 집으로 돌아가며 오늘 공부했던 모든 내용에 대해 생각하며 교차로를 건너고 있는데, 갑작스럽게 차의 전조등이 나를 향해 다가온다고 생각해보자. 그 상황에서 취할 수 있는 최상의 선택은 차와 맞붙어 싸우는 일이 아니고 길 건너편으로 최고의 속도로 달리는 것이다. 빠르게 다가오는 차를 보자 영점 몇 초 이내에 근육은 긴장되고, 심장은 방망이질치며, 아드레날린 펌프가 빠르게 작동해 혈류로 아드레날린이 분비되고, 호흡은 가빠지고 얕아지며, 차를 보다 잘 보기 위해 동공이 확장된다.

위와 같은 반응이 투쟁 혹은 도피 반응이다. 이러한 모든 변화가 스스로 그 위험에서 벗어나는 데 적응적이다. 차 사례에서, 내가 길 건너편으로 무사히 넘어가서 자신이 안전함을 깨닫게 되면, 내 몸은 이완되고 정상 상태로 되돌아간다. 심호흡을 하고 안도의 한숨을 쉬게 된다. 근육은 보통보다 약하게 느껴질 수도 있고, 호흡은 평소보다 더 깊어지고 무거워질 것이며, 몸이 극도의 긴장에서 빠른 이완으로 가는 바람에 가벼운 어지럼증을 느낄 수도 있다. **그림 3-1 A**는 정상 상태에서 각성 상태로, 그리고 매우 이완된 상태로, 그 다음은 정상 상태로 돌아가는 양상을 보여주고 있다.

만성 스트레스

이제 다른 상황을 생각해보자. 나는 이번 주 내에 매우 염려하고 있는 시험을 치룰 예정이다. 깨어 있는 내내 시험 생각에 사로잡혀 있으며 잠도 제대로 이루지 못하고 그 시험을 지난 번 시험 때보다 잘 못 볼 것이라고 걱정한다. 부모님은 내가 학교에서 전반적으로 보다 잘 해야 한다는 압력을 강하게 넣고 있다. 지각하거나 예상하고 있는 사건에 대해서도 신체는 이미 발생한 사건에 대해 보이는 것과 유사한 스트레스 반응을 보인다. 심장은 빨리 뛰고, 숨쉬기가 부담이 되며, 근육이 긴장되고, 몸에 땀이 나며, 혈류는 사지나 소화기관으로는 적게 흐르고 대근육과 뇌로는 많이 유입된다. 신체가 투쟁 혹은 도피 반응의 준비를 하는 것이다. 그러나 아직 아무런 일이 일어나지 않았기 때문에 어떤 조처를 취하거나 투쟁 혹은 도피 반응을 할 수가 없다. 나는 아직 시험을 보지 않았거나, 시험을 보았어도 아직 성적을 알지 못하는 상태이다. 그래서 내 신체는 **그림 3-1 B**처럼 높은 수준의 각성 상태에 계속 머물러 있다.

상당 기간 동안 신체적 각성 상태에 계속 머물러 있는 것을 만성 스트레스(chronic stress)라 부른다. 이러한 높은 각성 상태는 공원에 있을 때처럼 가속페달을 밟아서는 안 되는 상황에서 차의 가속페달에 발을 계속 올리고 있는 상태와 유사하다. 투쟁 혹은 도피 반응은 매우 신속하고 단기적인 반응을 의미하는데, 이러한 신체적 각성 상태가 장기간 지속되면 자신의 몸이 많이 소모되고 소진되는 느낌을 느끼기 시작할 것이다. 이것이 사람들이 문제에 관해 계속 속으로 끓이고 있기보다 오히려 근심하는 무엇에 관해 무언가를 행함으로써 불안을 더 잘 대처하게 되는 까닭이다.

주요 용어

스트레스(stress): 예기치 않은 변화와 자극적인 사건의 출현에 의해 생겨난 신체적 · 심리적인 혼란 상태

일반적응증후군(general adaptation syndrome, GAS): 스트레스 유발자극의 출현에 대해 보이는 일련의 생리적인 반응으로, 경보, 저항, 소진 단계로 이루어진다.

디스트레스(distress): 삶의 질을 감소시키는 스트레스로, 대개 질병과 부적응과 관련된다.

유스트레스(eustress): 삶의 질을 향상시키는 스트레스

스트레스 반응: 혼란스럽거나 기대치 못했거나 자극적인 긍정이거나 부정적인 사건들에 대한 신체적 · 심리적 반응

스트레스원/스트레스 유발자극(stressor): 스트레스 반응을 유발하는 내외적인 자극

투쟁 혹은 도피 반응(fight or flght reponse): 신체가 직면하거나 도피하기 위해 준비하는, 스트레스에 대한 생리적 반응

만성 스트레스(chronic stress): 오랜 기간 동안 높은 생리적 각성 수준에 남아 있는 상태로, 실제적이거나 지각된 위협에 즉각적으로 반응할 수 없을 때 발생한다.

스트레스의 세 단계

스트레스를 받고 있을 때 사람의 몸은 상당히 유사하고 예측 가능한 방식으로 반응한다. 예를 들어, 자신이 학급에서 발표를 해야 한다고 생각해보자. 심장이 빨리 뛰고 목에 침이 마르며 손바닥에 땀이 고이고 현기증이나 메스꺼움을 느낄 수도 있다. 실직을 하거나 배우자가 관계를 끝내기를 원한다는 사실을 알게 되었을 때도 이와 유사한 경험을 할 것이다. 서로 다른 종류의 스트레스 자극이 공통된 신체 반응을 유발함이 분명하다.

셀리에는 일반적응증후군 모형에서 스트레스 자극에 대한 전형적인 신체 반응을 묘사하고 있다. 그는 스트레스 유발자극을 만났을 때 인간의 몸은 다음과 같은 세 단계를 거친다고 제안한다.

경보 단계

일단 위협이나 위험으로 지각되는 어떤 사건에 노출되면, 몸은 그 난관에 대해 즉각적으로 대비하는 반응을 보인

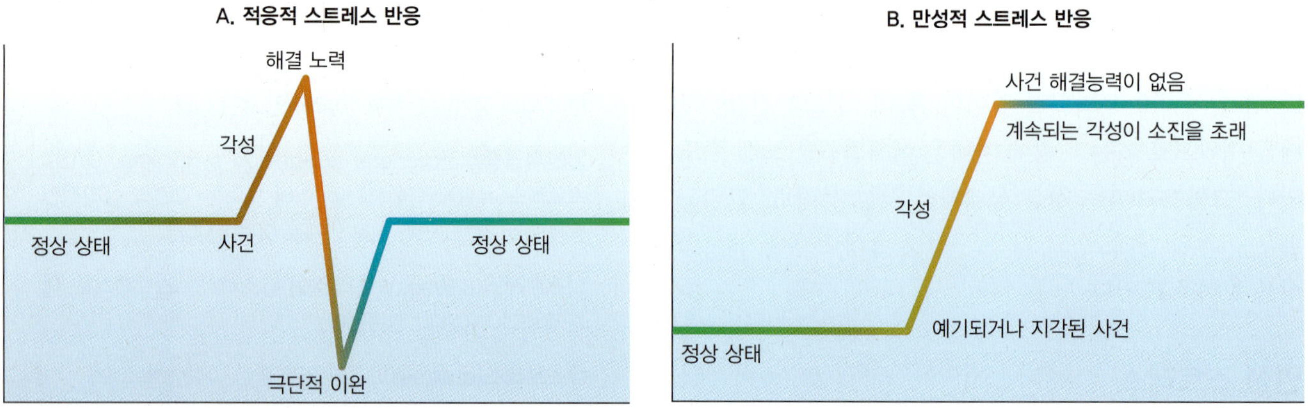

[그림 3-1] 스트레스 해결. 얼마나 신속하고 효과적으로 스트레스를 해결하는 행동을 하느냐가 얼마나 오랫동안 높은 수준의 생리적 각성 상태에 머무느냐를 결정한다. 출처: Selye H. The Stress of Life. New York: McGraw-Hill, 1984.

다. 셀리에는 이를 경보 단계(alarm stage)라고 불렀다. 이런 불수의적인 변화는 **그림 3-2**에서 보듯이 호르몬과 신경계에 의해 통제되며, 투쟁 혹은 도피 반응을 유발한다. 자신이 오늘이라고 생각하고 있었던 기말시험이 어제였다는 사실을 알게 되었다고 생각해보자. 아마 공포, 공황, 불안, 분노, 우울, 초초함을 느끼기 시작할 것이다.

저항 단계

스트레스 유발자극에 대한 반응의 두 번째 단계는 몸이 평형이나 내적인 균형 상태를 다시 되찾으려는 시도에 해당하는 저항 단계(resistance stage)이다. 몸은 생존을 지향하고, 경보 단계에서 많은 시간을 보내는 것은 기능적이지 못하기 때문에, 위협에 저항하고 문제를 해결하며 스트레스 반응의 강도를 자신이 다룰 만한 수준으로 줄이려 한다. 심혈관계나 소화기계와 같은 특정 기관계가 신체 반응의 중심이 된다. 이 단계에서는 자신을 차분하게 가라앉히고 몸의 스트레스 반응을 완화시키려 할 것이다. 또는 상황을 부정할 수도 있고, 다른 사람으로부터 멀어져서 혼자 있으려고 할 수도 있으며, 부정적인 감정 경험을 차단하려고 할 수도 있다. 앞의 사례에서, 자신이 기말시험을 실수로 놓쳤다는 사실을 아무에게도 이야기하지 않을 수도 있고, 스스로에게 이제 그 수업에 대해서는 신경을 꺼버리겠다고 되뇌이고 침대로 가버릴 수도 있다.

주요 용어

경보 단계(alarm stage): 스트레스 반응의 첫 단계로, 호르몬과 신경계에 의해 불수의적으로 통제되는 생리적인 변화를 수반한다. 투쟁 혹은 도피 반응이 이 단계에서 일어난다.

저항 단계(resistance stage): 스트레스 반응의 두 번째 단계로 몸이 신체의 평형이나 내적 균형을 재확립하려 시도한다.

소진 단계(exhaustion stage): 스트레스를 다루는 신체와 심리적 자원이 고갈된 지점이다.

소진 단계

경보 단계에서 손상이 덜한 저항 단계로 옮겨갈 수 있는 능력은 스트레스 유발자극이 자신의 신체와 심리적 건강에 얼마나 큰 영향을 미칠지를 결정한다. 스트레스 상황에 대한 통제력을 더 많이 갖게 되고 균형을 회복할 수 있다면, 스트레스 반응에서 회복되기 시작할 것이다.

스트레스 반응에서 회복하는 데 필요한 시간 및 에너지와 노력의 정도에 따라 스트레스로 인해 신체가 소진되는 정도가 결정된다. 물론, 더 오랜 시간 동안 스트레스를 받고 균형이 깨져 있을수록 부정적인 효과는 더 커진다. 한 가지 스트레스 유발자극에 오랫동안 노출되는 경험을 하거나 한꺼번에 여러 가지 다중 스트레스 유발자극에 대처해야 하는 일은 신체에 과부하를 초래한다.

저항 단계 동안에 신체와 특정한 기관은 스트레스 유발자극에 무한정으로 저항할 수는 없다. 스트레스를 다루는 우리의 모든 심리와 신체적 자원이 고갈될 때를 소진 단계(exhaustion stage)라 부르는데, 이 단계에서는 아드레날린과 같은 스트레스 호르몬이 다시 증가한다. 이 단계에서는 만성적이고 심각한 질병이 생기기 시작할 수도 있고 임상적 우울증을 유발할 수도 있다.

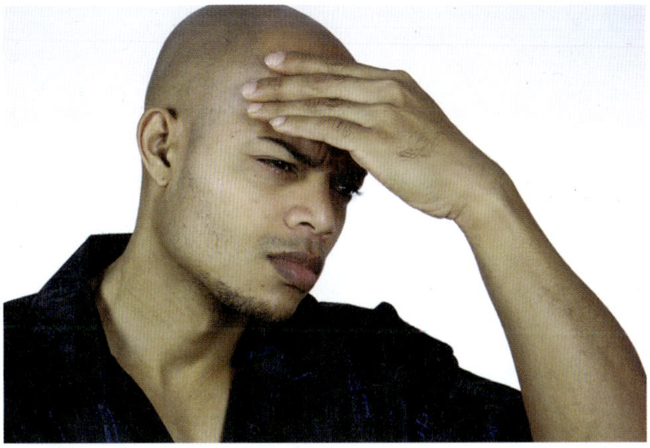

만성 스트레스는 두통, 불안, 불면증, 그리고 많은 건강 문제의 원인이 된다.

스트레스의 효과

지속적인 각성과 체내 아드레날린 수치의 상승은 결과적으로 신체의 면역계통을 약화시킨다. 이에 따라 스트레스에 대처하는 능력이 저하되고, 스트레스 반응 또한 더욱 쉽게 발생한다. 만성적인 스트레스에 시달리고 있는 사람은 매우 쉽게 좌절하고, 작은 일에도 짜증을 쉽게 내게 된다. 이러한 만성적인 스트레스에 시달리고 있는 사람은 심리적·육체적으로 스트레스에 대처하는 능력이 현저히 저하된다. 이는 면역체계의 약화를 초래하여 신체를 질병에 취약하게 만든다. 또한 질병에서 회복하는 데 더욱 오랜 시간이 걸리게 만든다.

스트레스는 다양한 질병과 관련이 있으며, 그 예로는 다음과 같다.

- 심혈관질환(심장마비, 발작, 고혈압)
- 위장질환(궤양, 과민성 대장 증후군, 설사, 변비, 게실염)
- 두통과 편두통
- 근육경련 및 근육강직
- 수면장애
- 불안감
- 턱장애[턱관절장애(TJM 증후군)]
- 과민한 신체적 반응 현상(알레르기)
- 암
- 요통
- 천식
- 신장병
- 성기능장애
- 불임
- 알코올중독 및 약물남용

면역체계와 스트레스

스트레스 반응의 일환으로 부신 피질에서는 코르티코스테로이드가 생성된다. 코티솔은 스트레스 반응에 필요한 몸의 연료인 탄수화물, 글루코오스 및 지방의 공급을 원활하게 한다. 그러나 과다한 코티솔은 몸의 면역체계를 억제하기 때문에 이러한 상태가 오랜 기간 지속되지 않는 것이 중요하다. 스트레스 반응은 스트레스에 대처하기 위해 몸에서 일어나는 단기적·일시적 반응이다. 하지만 만성적인 스트레스에 시달리고 있는 사람의 몸은 코르티코스테로이드가 항상 높게 유지된다. 이는 근육조직의 파괴, 면역세포의 감소 및 염증 반응의 감소로 이어진다. 이는 몸을 박테리아와 바이러스에 대처하지 못하는 상태로 만든다. 스트레스를 받는 사람은 병에 걸리기 쉽다. 고혈압과 체액저류 또한 높은 수치의 코르티코스테로이드와 관련이 있다. 반면에 체내 코르티코스테로이드 수치가 너무 낮을 때에도 과도한 면역체계의 활성으로 인해 건강한 세포를 공격하고, 류마티스 관절염, 루푸스와 같은 자가면역질환에 걸리는 등 문제가 생길 수 있다.

심혈관계 질환과 스트레스

스트레스는 또한 심혈관계 질환과도 밀접하게 연관되어 있다. 만성적인 스트레스 상태에서 몸은 아드레날린이나 코티솔과 같은 스트레스 호르몬을 계속해서 높은 수치로 유지한다. 연구에 의하면 스트레스는 심장마비의 위험을 높이는 혈액의 응고와도 관련이 있다고 한다. 직장 스트

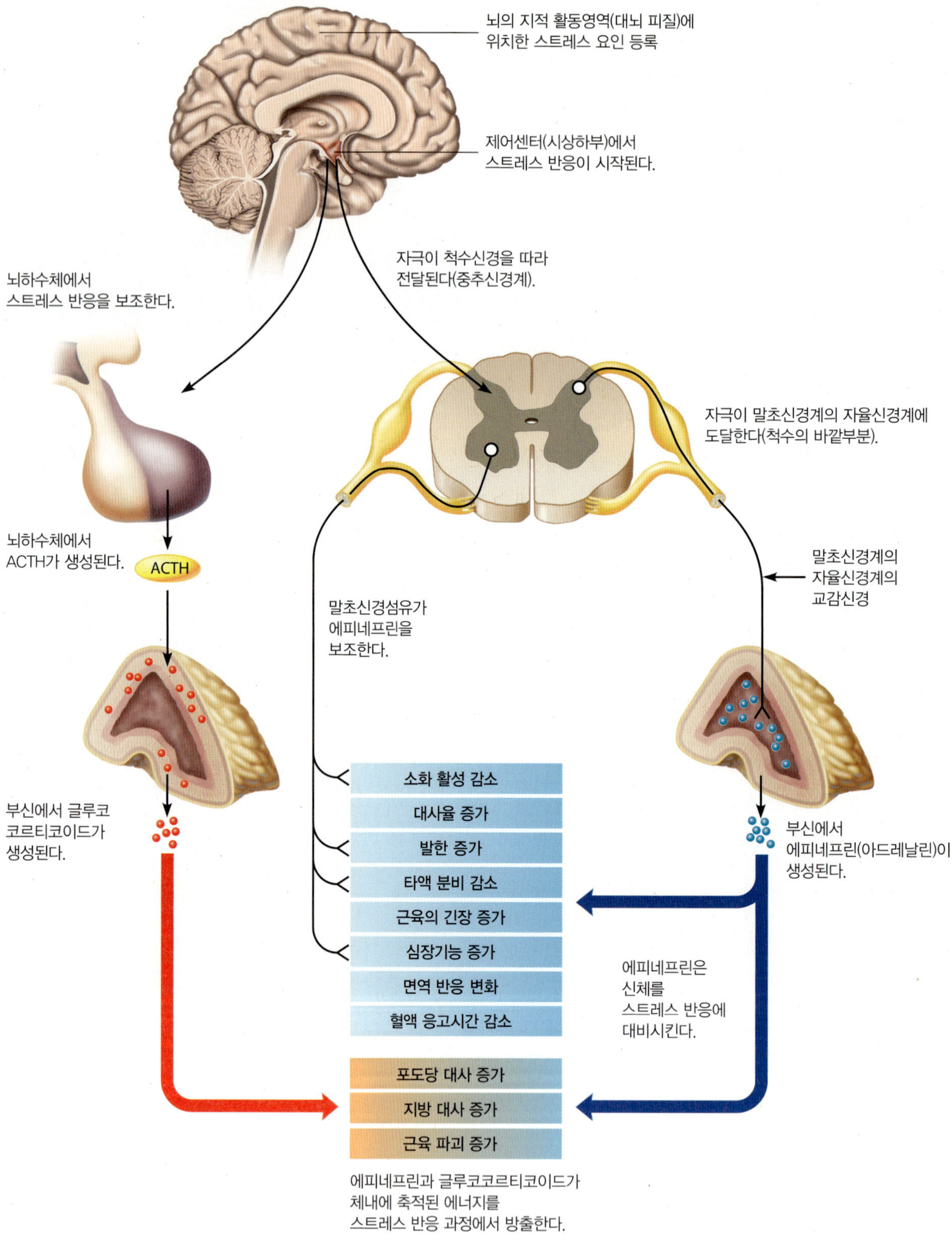

[그림 3-2] 스트레스 반응. 스트레스 요인에 대한 생리적 반응은 신경계와 호르몬에 의해 통제된다.

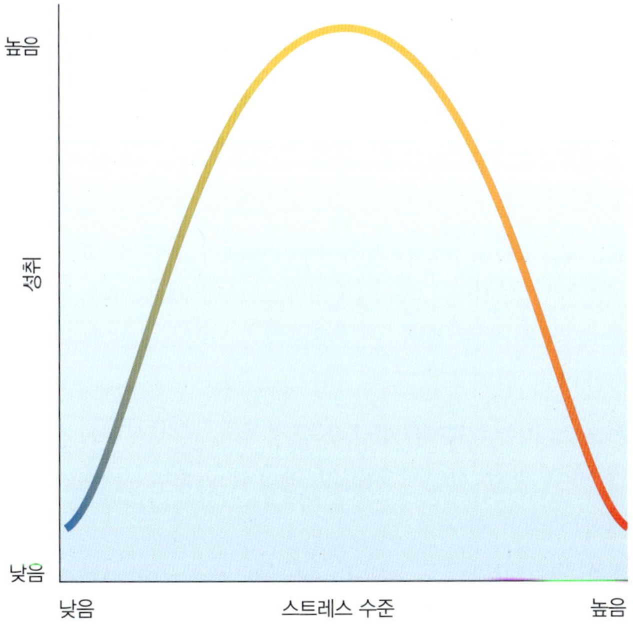

[그림 3-3] 여키스-도슨 법칙. 너무 적은 스트레스는 도움이 되지 않는다. 하지만 적정량의 스트레스는 최상의 성취를 이루어낸다.
출처: Hebb DO, Drives and the CNS (conceptual nervous system), Psychological Review, 62(4), 242-254, 1955.

주요 용어

여키스-도슨 법칙(Yerkes-Dodson Law): 최고의 성취도를 이끌어내는 적정량의 스트레스를 보여주기 위해 고안된 종형 그래프. 여키스-도슨 법칙은 너무 적은 스트레스는 도움이 되지 않는 반면, 적정량의 스트레스는 이롭다는 것을 보여준다.

레스, 성격적인 요인 그리고 사회적인 고립은 모두 심혈관계 질환과 관련이 있다. 그 예로 한 연구에 따르면 주 60시간을 근무하는 사람은 주 40시간을 근무하는 사람보다 심장마비에 걸릴 위험이 2배라고 한다. 높은 수치의 스트레스는 다른 위험요인(콜레스테롤 수치 혹은 높은 혈압 등)에도 부정적인 영향을 끼치는데, 이 또한 심혈관계 질환에 걸릴 확률을 높인다.

스트레스의 이점

앞서 살펴보았듯 과도한 스트레스는 부정적인 결과를 초래하고, 건강에 심각한 문제를 일으킬 수 있지만 적정한 스트레스는 긍정적 효과를 내기도 한다. 스트레스는 동기를 부여하고, 활기를 띠게 한다. 스트레스가 없었더라면 우리는 하루 동안 별다른 일을 해내지 못할 것이다. 어쩌면 침대에서 일어나지도 못할지 모른다. **그림 3-3**을 보면 너무 많거나 적은 스트레스는 좋지 않다는 것을 알 수 있다. 스트레스가 너무 없을 경우 사람은 무감각하고 무관심해진다. 스트레스를 너무 많이 받을 경우에는 공포심에 마비가 될 것이다. 최적의 성과를 내는 적정량의 스트레스를 종형 그래프를 사용하여 나타내는 이 그래프를 여키스-도슨 법칙(Yerkes-Dodson Low)이라 부른다. 이 요인은 학문적 성취에서 경제활동 혹은 음악이나 운동에 이르기까지 어떠한 종류의 성취에서든 똑같이 나타난다. 최고의 성취를 이루기 위한 적정량의 스트레스를 인지하는 것은 잠재력을 발휘하기 위해 매우 중요하다.

스트레스의 원인

살면서 경험하는 긍정적이거나 부정적인 경험 이외에도 스트레스를 유발하는 다른 원인이 있다. 어떠한 일이 스트레스 주는가? 어떤 사람에게는 경제적인 걱정이 될 수 있을 것이고, 누군가는 대인관계에서 생기는 걱정 혹은 직업과 관련된 걱정일 수도 있다. 어떠한 경우에는 결혼을 한다거나, 새로운 곳에서 일을 시작하거나, 새로운 곳으로 이사를 하는 등 긍정적인 일 또한 스트레스의 요인이 되기도 한다. 여행을 떠나는 것 또한 떠나기 위해 미리 일 처리를 해놓아야 하고, 배낭을 싸고, 돈을 소비하고, 일상에서 완벽하게 벗어나는 과정에서 스트레스가 발생한다. 인생에 있어서 어떠한 변화도 스트레스 발생의 잠재적인 요인이 된다.

스트레스는 생리적인 반응을 수반하기 때문에 신체적이고 심리적인 선상과 직접적인 연관이 있다. 토마스 홈즈(Thomas Holmes)와 리처드 라헤(Richard Rahe)는 인생에서 발생하는 변화와 신체 질병 간의 직접적인 연관성을 밝혀냈다. 그들은 사람들이 삶에서 발생하는 특정한 일에서 받는 스트레스 정도를 측정하기 위해 사회 재적응 평정 척도(social readjustment rating scale)라는 검사를 만들었다. 위 검사 항목에서 묻는 사건이 하나만 일어나면 견딜 수 있지만 너무 많은 변화가 한 번에 일어나면 질병의 원인이 될 수 있다.

학생의 스트레스 요인

대학에 입학하면서 학생은 새로운 문화를 접하게 된다. 그리고 학생은 새로운 과제와 스트레스 요인과 직면하게 된다. 다른 나라로 이민을 가는 것과 마찬가지로 새로운 관습과 전통을 익히고, 새로운 언어를 익히며, 새로운 일의 방식을 익히고, 편안하고 익숙한 환경에서 벗어나야 한다. 이는 자신을 지지하던 기반에서 벗어나 아는 사람이 별로 없는 새로운 장소에서 삶을 시작하는 학생에게 큰 스트레스를 줄 수 있다. 새로 입학한 대학교 신입생은 다른 학년의 학생에 비해 가장 큰 스트레스를 받는다. 스트레스를 호소하는 학생은 점점 많아져서 85%의 학생이 자신의 일상에서 스트레스를 받는다고 한다. 여기서는 대학생이 직면하게 되는 구체적인 스트레스 요인에 대해 알아보고 이러한 상황을 잘 극복할 수 있는 방법에 대해 다루었다.

대인관계에서 발생하는 스트레스

향수병 향수병은 대학생이 친구와 가족으로부터 분리되어 완전히 새로운 환경에서 살아가야 한다는 점에서 쉽게 이해되는 흔한 문제 중 하나이다. 누군가 인생에서 큰 변화를 겪고 있을 때, 자신의 본거지가 안정되고 한결같다는 안도감과 위안을 가지는 것은 큰 도움이 된다. 집을 떠나 대학생활을 하는 학생은 이러한 안도감을 느끼기 힘들다. 대학생활은 물론 흥미롭고 도전할 만한 일생의 한 부분임에는 틀림없지만 학생은 이러한 사건을 함께 공유해온 친구와 가족을 그리워할 수도 있다. 혹은 소속감을 잃고 새로운 환경에 적응할 길을 찾아나가기 위해 분투할 수도 있다.

향수병은 보통 이사 첫 주에는 짐을 풀고, 새로운 사람을 만나고, 사회활동에 참여하기 때문에 이사 후 몇 주, 혹은 몇 달 뒤 찾아온다. 소란스러운 기간이 지난 후 외로움을 느끼는 사람이 생기기 시작한다. 향수병을 극복하는 방법에 대한 충고를 서술한 "향수병 극복하기"를 참조하도록 하자.

대인관계 문제 대인관계 문제는 향수병과 함께 학생에게 큰 스트레스 요인이 된다. 학생은 종종 자신의 가장 친한 친구 혹은 연인과 멀리 떨어지게 된다. 장거리 관계를 유지하는 것은 어렵지만 불가능하지는 않다. 연구를 통해 이러한 장거리 관계를 유지하는 열쇠는 소통이라는 것을 밝혀냈다. 장거리 관계는 서로가 관계에 헌신할수록 더욱 개선된다. 자신의 걱정, 감정 그리고 두려움에 대해 터놓고 이야기해야 한다. 그리고 관계에 있어 서로 합의하는 원칙을 세워나가야 한다. 또한 장거리 관계에 있어서는 서로간의 신뢰가 자주 시험대에 오르게 되는 만큼 상대방과 높은 신뢰를 쌓는 것도 중요하다. 장거리 관계를 갖는 상대방과 당사자는 모두 변화를 겪는다. 이러한 변화를 서로 공유하고 함께 성장하는 것이 중요하다. 서로 얼마나 자주 만날 것인지 정하고 만나서 귀중한 시간을 갖는 데 집중해야 한다.

학생이 고향으로 돌아가 친구를 만나는 것보다 친구가 학생의 대학교가 있는 곳으로 방문하여 새 환경과 새 친구를 만나는 것이 더 좋을 수 있다. 학생은 자신이 학교와 집, 분리된 두 세상에서 살고 있다고 생각하기도 한다. 두 세상을 서로 왔다갔다 하는 것은 스트레스 요인이 되곤 하므로 이 두 세상을 더 많이 연결할수록 스트레스를 적게 받는다. 자신의 일상이 어떠한지(학교 행사, 강의에 대한 세부사항)를 고향의 친구나 가족에게 이야기하고, 그들의 일상이 어떠한지 묻는 것이 큰 도움이 된다.

일, 집 그리고 학교 간의 균형 잡기 미국에서는 대학생의 3분의 2가량이 학교를 다니면서 아르바이트를 하는 것으로 추정되었고, 이 밖에도 등록금을 내기 위해 상근직으로 일하는 학생도 있는 것으로 추정된다. 또한 5~10%의 대학생이 자녀가 있는 것으로 추정된다. 이는 학교를 위해, 자녀를 위해, 일을 위해, 그리고 가사 책임을 위한 시간을 마련해야 하는 학생에게는 큰 스트레스 요인이 된다(그림 3-4). 자녀를 가진 학생의 증가는 입학을 하거나 학교로 돌아오는 20대 중반 여성이 증가하는 전국적인 추세의 영향을 어느 정도 받았다. 미시간 대학이 미국 전역을 대상으로 한 연구에 따르면 지난 25세 이상 풀타임 여성 학생의 수는 최근에 500% 증가했다고 한다.

일부 학교는 탁아시설을 지원하지만 많은 경우 그렇지 않기 때문에 스케줄을 조정하고, 책임을 분배하는 일이 학생을 스트레스 받게 한다. 탁아시설은 어떤 학생에게는 지나치게 비싸게 느껴져서 재정적인 고민이 되기도 한다. 시간을 잘 관리하고 지지기반을 갖는 것이 자녀를 양육하

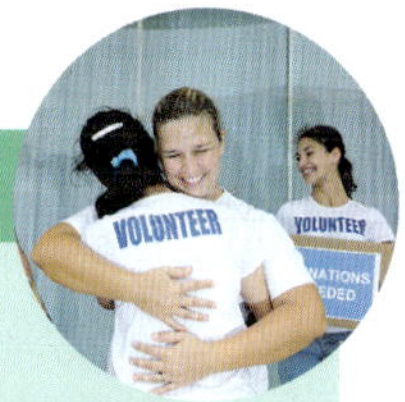

보다 건강한 삶을 위하여

향수병 극복하기

저는 대학교에 갓 입학하여 가족과 친구로부터 5시간 거리에 떨어진 곳에서 혼자 살게 되었습니다. 저는 내성적인 편이고 대학에서 아는 사람이 아무도 없습니다. 저는 가족과 친구가 그립고 이곳은 제가 속하는 곳이 아닌 것 같습니다. 학교를 그만두고 집으로 돌아가고 싶습니다. 어떻게 해야 하나요?

여기에 소개하는 방법은 이러한 감정을 이겨내는 전략이다.

- 참여하자! 동아리, 학생회, 종교 단체, 사교클럽 등 수업 외의 다양한 활동에 적극적으로 참여한다. 자신의 전공과 관련 있는 동아리에 참여하는 것은 학업을 위해서도 직업 관심 분야를 위해서도 매우 좋은 사람을 만나는 방법이다. 그리고 향수병에 걸리지 않게 도움이 될 것이다.
- 가족과 친구에게 주기적으로 전화하고, 이메일을 보내고, 문자를 보낸다. 자신 또한 그들의 얘기를 듣고 싶다고 말한다.
- 새로운 사람을 만나기를 두려워하지 않는다. 같은 수업을 듣는 사람들에게 자신을 소개한다. 공부를 같이할 친구를 사귀거나 스터디 그룹을 만들 수도 있는 좋은 방법이다. 방에 혼자 있을 때 문을 열고 생활해보고, 공공장소에서 시간을 보낸다. 방에 숨어 혼자 시간을 보내지 말고, 공용 세탁실에서 빨래를 하다가도 먼저 대화를 시작해본다.
- 혼자 밥을 먹지 않는다. 누군가에게 함께 식사하자고 먼저 묻는다. 아니면 사람들에게 합석해서 같이 식사해도 좋겠냐고 먼저 묻는다.
- 주말마다 집에 가지 않는다. 물론 고향에 있는 가족과 친구를 만나고 싶겠지만 주말은 새로운 사람을 만나거나 학교에서 벌어지는 다양한 활동에 참여하기 가장 좋은 시간이다.
- 스스로에게 인내심을 가진다. 외로움을 느끼거나 집을 그리워하는 것이 당연하다는 것을 받아들이고 자신이 겪고 있는 변화에 적응하는 데 시간이 걸린다는 것을 인정하고 받아들인다. 시작하자마자 기권할 생각을 하지 말자! 새 집에서 안락함을 느끼는 것은 한 달 혹은 더 많은 시간이 걸릴 수도 있다. 스스로에게 새로운 과제와 직면할 여유를 주자.

는 학생, 특히 한부모 가정의 가장인 학생에게 굉장히 중요하다. 휴식을 취하거나, 사교활동을 하거나, 운동을 할 시간이 없을 수도 있기 때문에 스트레스를 푸는 것이 매우 어려울 수 있다.

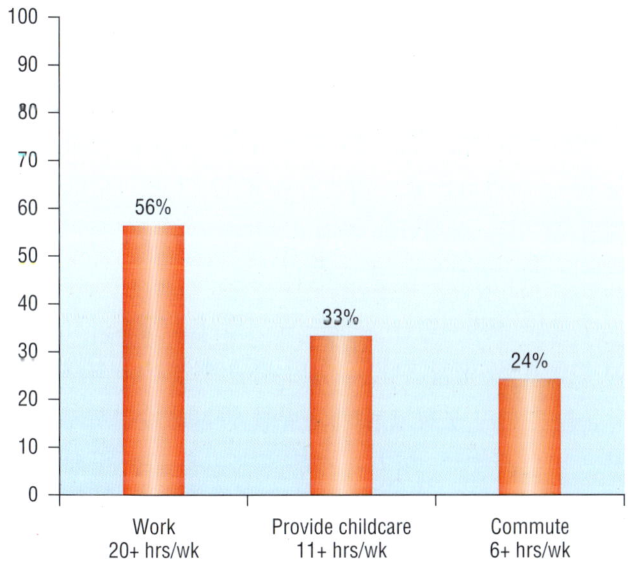

[그림 3-4] 일과 학업과 가정 사이의 균형. 출처: Community College Survey of Student Engagement(CCSSE): High Expectations and High Support. Austin, Texas: The University of Texas at Austin, Community College Leadership Program. © 2008 permission granted for unlimited copying with appropriate citation.

학업적 스트레스 요인

스트레스가 배움에 어떠한 영향을 끼칠까? 연구에 따르면 높은 불안 상태의 사람은 다른 사람보다 쉬운 업무를 배우는 데 두각을 나타낸다고 한다. 하지만 시간제한이 있거나, 논리적 추론을 하는 일 등 어려운 업무를 배우는 능력은 남보다 떨어진다고 한다. 스트레스를 받거나 불안한 상태에서는 집중하거나, 정보를 기억해내거나, 문제해결 활동을 할 수 있는 능력이 떨어진다. 어쩌면 교과서의 같은 페이지를 반복해서 읽으면서도 본인이 무엇을 읽고 있는지 잘 모르는 자신을 발견할지도 모른다.

자신이 소만간 보게 될 시험을 대비하여 공부를 했고, 잘 준비했다고 가정해보자. 그런데 시험지의 첫 문제를

주요 용어

스트레스원(stressors): 스트레스를 유발하는 실재하거나 상상 속에 존재하는 요인

읽고 갑작스레 머릿속이 백지가 된다. 더 힘들게 생각해내려 할수록 더 초조해지고 괴로워진다. 마치 정신적인 벽이 있는 것처럼 갑작스럽게 생각을 할 수 없어진다. 무슨 일이 생긴 것일까? 5명 중 1명의 학생은 이러한 시험불안 증세를 경험했다고 한다. 시험은 대학생에게 가장 큰 스트레스 요인 중 하나이다. 시험불안 증세로 발생한 신체 증상은 다른 보통의 불안 증세와 비슷하다. 시험불안 증세를 겪는 사람은 시험에서 실수를 많이 하고, 질문을 정확히 읽지 못하고, 맞춤법 실수나 계산 실수 등 간단한 실수를 자주 하게 된다. 많은 학생이 자신의 페이스를 지키지 못하고 시험을 마무리하는 데 어려움을 겪는다. 시험불안 증세는 수행불안의 일종이다. 자신이 시험을 잘 치지 못할 것이라고 생각하는 것이 요인이 된다.

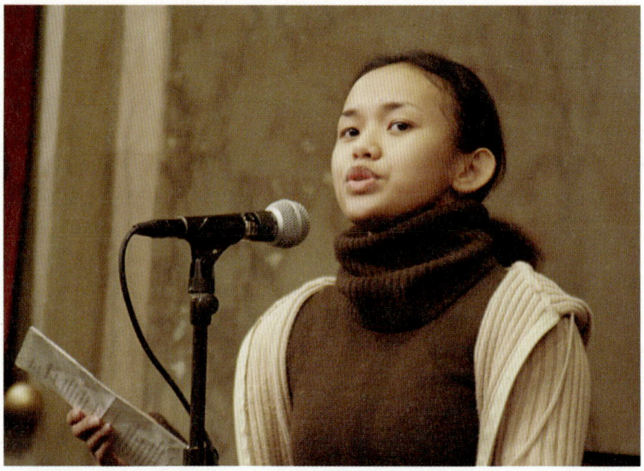

발표불안을 치료하기 위한 효과적인 행동과 심리적 중재가 있다.

토론해 봅시다.

이 장에서 논의한 스트레스 중, 자신이 직접 경험한 스트레스가 있나요?

앞서 언급했듯 발표불안 혹은 공석에서 말을 하는 데에서 나타나는 공포는 가장 흔한 불안장애 중 하나이다. 대학은 학생에게 구두발표를 요구하거나, 교실에서 토의를 하거나, 수업 참여를 통해 평가를 하기도 하기 때문에 일부 학생에게는 큰 부담이 될 수 있다.

이번 장에서 나타나는 기초적인 스트레스 대응법 외에도 다음과 같은 방법을 통해 발표불안을 극복할 수 있다.

- 자원해서 먼저 발표한다. 직접 행동을 취하는 것이 불안에 대한 최선의 대응이다. 압박감과 기대치는 다른 사람이 차례로 발표를 해가며 점점 더해진다. 처음에 발표를 하면 스트레스를 낮출 수 있다. 게다가 자신의 발표를 다른 사람의 발표와 비교받지 않고 발표 자체의 장점으로 평가받게 된다.
- 거울 앞에서 연습하거나 친구 앞에서 연습하고, 피드백을 요청한다. 말을 좀 더 천천히 할 필요가 있는가? 목소리를 더 크게 할 필요가 있는가? 등을 물어 의견을 듣는다. 연습을 하면 자신의 발표내용을 암기하게 된다. 발표를 하며 글자 그대로만 읽어 청중의 관심을 떨어뜨릴 걱정이 없어질 것이다.
- 긍정적인 시각화에 힘쓴다. 깊게 숨을 들이마시고 긍정적인 모습으로 발표를 마치고 주변에서 발표에 대한 칭찬과 긍정적인 피드백을 받는 자신의 모습을 시각적으로 상상해본다.
- 발표의 방식과 구성을 다양화한다. 슬라이드 등을 동원한 시각자료를 사용한다. 그리고 청자의 토론을 유도하여 수동적이 아닌 능동적 발표의 일부로 만든다. 이는 자신에게 집중되는 이목을 분산시켜 부담감을 줄여줄 것이다.

또 다른 흔한 대학생의 스트레스원은 수학불안이다. 수학불안 증세를 겪는 학생은 수학을 해야 하는 과목이나 활동을 할 때 자신이 잘 해내지 못할 것이라고 생각한다. 수학불안 증세를 겪는 대학생의 수는 지난 십 년간 크게 늘었다. 일반적으로 수학불안을 가진 학생은 수학을 잘 해낼 수 있는 잠재력을 가지고 있다. 수학불안은 지적인 능력보다는 정신적인 문제이다.

수학을 두려워하는 학생은 부끄럽다고 생각하기 때문에 질문을 하지 않거나, 교실의 뒤편에 앉거나, 강사에게 도움을 청하지 못하고 수학 공부를 마지막 순간까지 하지 않고 미루곤 한다. 이러한 행동은 불안을 줄이기 위한 행동이지만 결과적으로는 더 큰 불안이 되어 돌아오게 된다. 수학불안을 극복하기 위한 몇 가지 방법을 제시한다.

- 어렵고 진도가 빠른 강좌가 아닌 쉽고 진도가 느린 수학 강좌를 듣는다.
- 수학에 대한 긍정적인 태도를 함양한다.

- 도움받기를 두려워하지 않는다. 개인지도를 받거나 친구와 함께 공부를 하거나 강사에게 도움을 청해본다.
- 수업시간에 앞자리에 앉는다. 앞자리에 앉으면 집중을 방해하는 요인이 줄고 강의하는 내용에 더욱 집중하게 된다.
- 강의 도중 모르는 내용이 있으면 강사에게 반복 혹은 설명을 부탁한다. 수업자료를 복습한다. 연구에 따르면 수업을 들은 직후 복습을 하면 내용의 50%를 기억한다고 한다. 하지만 복습을 하지 않으면 24시간 이후 수업 내용의 20%밖에 기억에 남지 않는다고 한다.

내적인 스트레스원

우리는 또 자신에게 너무 많은 부담을 주거나, 일을 미루거나, 스스로에게 너무 많은 것을 기대하거나, 지나치게 자기비판적이 되어 스스로 스트레스를 만들기도 한다. 이러한 개인 내부의 스트레스원(intrapsychic stressors)은 우리 내면의 걱정, 비난 그리고 2장에서 언급했던 부정적 자기대화와 관련이 있다. 학생은 미루기와 완벽주의 그리고 부실한 목표설정이 스트레스의 요인이 된다고 한다.

미루기 미루기는 목표를 성취하기 위해 필요한 일을 계속해서 미루는 것을 말한다. 할 일을 미루는 것은 학생 사이에 전염병처럼 만연한 문제이며, 스트레스를 초래한다. 한 설문조사에 따르면 약 52%의 학생이 미루기로 인해 학업에 지장이 생겼다고 한다. 미루기는 시간관리 문제로 취급하는 경우가 많으나 사실은 그 이상의 문제이다. 따라서 시간관리 전략은 미루기를 해결하는 데 큰 도움이 되지 못한다. 미루기는 또한 결정을 내리지만 실행을 하는 데 있어 문제가 발생한다는 점에서 우유부단함과도 차이가 있다.

사람은 하고 싶지 않은 일을 연기하는 경향이 있기 때문에 미루기에는 일반적으로 심리적인 면이 있다. 일에 대하여 생각하면 불안, 죄책감, 두려움 등의 감정이 동반되곤 한다. 이러한 두려운 일을 회피하면 일시적으로 불안감과 불편함을 완화시킬 수는 있지만 이는 미루는 습관을 악화시킨다. 단기적으로 봤을 때 미루기는 기분이 좋게 도와주는 좋은 해결책으로 보인다. 하지만 장기적으로 봤을 때 미루기는 주로 더 많은 일을 부르거나 큰 문제를 초래한다. 예를 들어 전기세를 당장에 내지 않았다면 당장에는 기분이 좋을지 몰라도 나중에 방에 전기가 나가고 벌금을 내야 하는 상황이 발생하고, 전기세를 냈으리라 믿고 있던 룸메이트는 화가 나게 될 것이며, 자신이 잠시 느꼈던 쾌감은 바로 사라질 것이다.

일을 미룬 사람은 큰 압박감과 불안감을 호소하기도 한다. 그들은 외부의 자극을 무시하고 당장 눈앞에 해야 할 일에 집중하는 것을 어려워한다. 또한 그들은 자신의 성과를 다른 사람에게 평가받기를 두려워하며, 자신에게 완벽주의적인 기준을 갖는다. 미루는 학생은 그렇지 않은 학생보다 성취도가 더욱 낮고 성취도를 잘 유지하지 못하는 경향이 있다.

완벽주의 완벽주의는 완벽함이라는 성취할 수 없는 목표를 설정하기 때문에 큰 스트레스를 초래한다. 완벽한 기준을 세우면 학생은 무조건 목표를 달성하지 못하고 실패하게 될 것이다. 완벽주의자는 스스로에게 가장 큰 비평가가 된다. 그들은 스스로를 그 누구보다도 심하게 다그치고 다른 사람에게도 비판적이 된다. 이러한 사람은 단정하고 정돈된 사람으로 평가되고, 겉보기에는 '모든 걸 다 가진' 사람처럼 보이며, 모든 일을 완벽하게 해내는 사람으로 보인다. 완벽주의자는 굉장히 자신감 있어 보이고 능력 있어 보이기 때문에 사람들은 이를 부러워하기도 한다. 하지만 정작 완벽주의자는 절대로 만족을 하지 못하고 자신의 인생이 통제불능이라고 느낀다. 완벽주의자는 자신이 잘 해낸 일이나 성취한 일에 집중하지 못하고

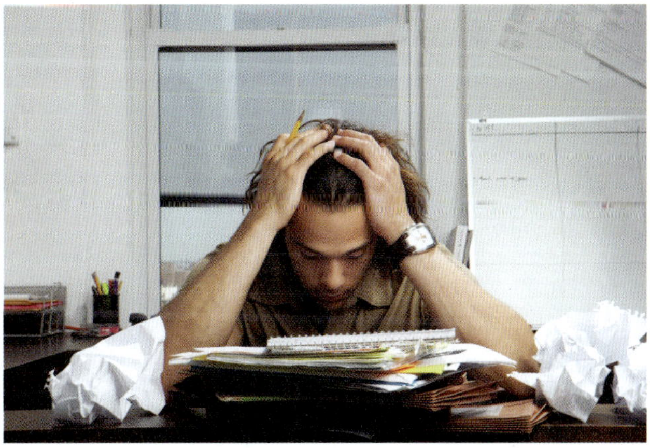

일이나 과제를 미루는 대부분의 사람은 큰 압박을 느끼거나 불안감을 느끼게 된다.

주요 용어

시험불안(test anxiety): 수행불안의 일종으로 시험 환경에서 큰 불안감과 괴로움을 느끼게 된다.

개인 내부의 스트레스원(intrapsychic stressors): 우리 내부에 존재하는 걱정, 자기비판 그리고 부정적 자기대화

미루기(procrastination): 일의 완수를 나중으로 미루는 경향. 때때로 스트레스를 상승시킨다.

완벽주의(perfectionism): 자신이 하는 모든 일에 완벽함을 기대하고 실수를 용납하지 못한다.

자신이 성취하지 못했거나 제대로 해내지 못한 일에만 집착한다. 완벽주의자에게 있어 실수는 굉장히 부끄러운 일이고 누군가 실수를 알아채면 굉장히 큰 부끄러움을 느끼고 자신감이 떨어진다. 그들의 자신감은 정확하고, 능력이 있고, 항상 최고를 유지하는 데 있기 때문에 비평이나 부정적인 피드백을 잘 받아들이지 못한다. 최선을 다하는 것은 굉장히 좋은 자질이지만 자신이 하는 모든 일에서 완벽하길 바라고 절대로 실수를 하지 않으려 한다면 굉장히 큰 스트레스와 압박감을 받게 될 것이다.

목표설정과 시간관리 문제 높은 등록금의 압박에 많은 학생이 학위를 최대한 빨리 취득해야 한다는 부담을 느낀다. 좋은 학점을 받아 대학원에 진학하거나 좋은 직장에 취직하는 것이 우선이기에 배움을 위한 공부는 때로는 사치로 느껴진다. 연구에 의하면 대학을 도중에 포기하는 많은 학생이 자신에서 학교에 있을 이유를 찾지 못해서 그리고 자신의 진로나 전공을 찾지 못하고 전공을 결정해야 할지 포기해야 할지 큰 압박을 느꼈다고 한다. 우선순위와 목표를 정하고 학업과 사회생활의 균형을 찾는 것, 그리고 자고, 먹고, 운동하고, 공부를 하면서도 일을 할 수 있도록 시간을 잘 관리하는 것은 스트레스를 관리하기 위해 필수적인 요소이다. 이 장에서는 이를 위한 전략에 대하여 논하였다.

직장 스트레스

미국인은 그 어느 때보다 직장에서 많은 시간을 보내고 있다. 미국은 이미 일본을 제치고 선진공업국 중 근무시간이 가장 길다. 미국인은 유럽 노동자에 비해 매년 350시간 더 일하고 있다. 연장된 근무시간으로 인해 무엇을 잃고 있는 것일까? 바로 여가시간이다. 가족과 함께하는 시간, 운동을 할 시간, 잠을 잘 시간이 줄어든다. 일 외에 다른 것을 할 시간이 줄어드는 것이다. 75%의 직장인은 직장에서 스트레스와 기력이 소진되는 느낌을 경험했다고 한다. 직장동료와의 갈등이 직장 스트레스의 가장 큰 요인으로 꼽혔고, 그 뒤를 이어 비현실적인 작업량, 빡빡한 마감시간 그리고 어려운 직장상사 등이 요인으로 꼽혔다.

많은 학생이 자신의 미래와 졸업 후 취직에 대한 걱정으로 스트레스를 받는다. 경제적 스트레스는 최근 가장 흔한 스트레스 요인이다. 그리고 학생이 졸업 이후 직업을 찾는 데 평균적으로 18개월이 걸린다고 한다. 설문조사에 따르면 돈과 경제적 상황은 대부분의 미국인에게 가장 큰 스트레스원이며, 또한 짜증, 분노, 무기력감, 불면증 및 건강치 않은 식습관의 증가와도 연관이 있다고 한다. 학생은 또한 가정을 잃는다거나 대학교 등록금을 낼 여유가 없어지는 등 부모의 경제적 상황으로 인해 발생하는 스트레스를 받기도 한다. 재정적인 제약은 이전에 스트레스를 관리하기 위해 여행을 떠나거나, 외식을 하거나, 쇼핑을 하고, 영화관에 가거나, 새 CD, 책이나 DVD를 사는 등의 활동을 할 여유를 사라지게 만들기 때문에 다른 방법으로 스트레스를 해소하도록 강요한다. 군인의 경우 스트레스 혹은 스트레스 관련 질병을 호소하는 사람의 수가 크게 증가했다고 한다.

환경 스트레스원

빛, 소리, 냄새, 공기의 질 및 온도 또한 스트레스 수준에 영향을 미칠 수 있다. 어떤 사람은 주변 환경이 지저분하거나 정리되지 못한 상태일 때 스트레스를 받아 집중을 하거나 안정을 취하기 전에 청소를 해야 하기도 한다. 2장에서 읽었듯 사람이 얼만큼의 빛에 노출되는가 혹은 어떤 종류의 빛에 노출되는가에 따라 스트레스와 우울함에 영향을 미칠 수 있다. 인공조명이나 특정 색의 빛은 스트레스 수준을 상승시킬 수 있다. 사람은 빨간색을 주로 분노와 적개심과 연관시키고 회색을 우울함과 연관시킨다. 스트레스는 또 공사장 소음, 공장에서 나는 소음, 사람들로 붐비는 방에서 발생하는 소음 등 장기적으로 접하는 일상의 소음과도 연관이 있다. 너무 차거나 뜨거운 공기

혹은 오염된 공기 또한 스트레스의 요인이 되기도 한다. 높은 온도는 폭력성과 공격성의 증가, 집중력과 생산성의 감소와도 관련된다. 자신이 통제할 수 없는 환경(교통체증 혹은 긴 줄에 서서 대기하기, 사람으로 붐비는 엘리베이터 등) 또한 스트레스를 받게 한다. 자신이 통제할 수 없는 소음, 온도 및 환경의 모습 또한 같은 방식으로 스트레스를 발생시키는 것이다. 광고업자들도 스트레스를 해소시켜줄 것을 약속하는 그들의 제품을 판매하기 위해 시청자가 스트레스를 받게끔 유도한다.

스트레스 대처에 대한 접근방식

사람이 위기나 스트레스를 어떻게 극복하는지에 대한 한 연구에 따르면 사람은 어떤 일을 겪은 지 2주일 이내에 문제를 해결하려 한다고 한다. 스트레스는 균형 상태의 붕괴를 초래하고 몸은 만성적인 불균형 상태에서 제대로 기능할 수 없기 때문에 몸은 자연스레 몸이 느끼는 스트레스를 완화하고 다시 균형 상태로 돌아갈 방법을 찾는다. 앞서 살펴보았듯 몸의 투쟁 혹은 도피 반응이 지속되면 몸은 제 기능을 하지 못하고 심각한 손상을 받는다. 그렇게 되면 사람은 자연스럽게 자신의 생존을 위해 스트레스를 해소할 방법을 찾기 위해 분투한다(그림 3-5). 스트레스를 해소하는 데에는 긍정적인 방식과 부정적인 방식이 있다.

스트레스를 해소하는 부정적인 방법은 매우 흔하지만 상당히 해로울 수 있다. 그림 3-6에서 나타나듯 어떤 사람은 술과 약물을 사용해 자신의 문제로부터 도피하고 자신을 무감각하게 만든다. 담배 또한 스트레스를 해소하는 방법 중 하나이다. 많은 사람은 또한 음식을 통해 위안을 얻는다. 스트레스를 주는 일을 한편에 치워두고 스트레스를 주는 상황으로부터 도피하는 것 또한 스트레스에 대처하는 부정적인 방법 중 하나이다. 어떤 사람은 자신의 문제로부터 도피하기 위해 잠을 잔다. 효과적으로 자신의 스트레스에 대처하지 못하는 것은 우울증과도 연관이 있다. 다음 절에서 스트레스에 효과적으로 대처할 수 있는 방법에 대해 알아보자.

과연 무엇이 스트레스에 효과적이고 긍정적으로 대처하는 방법일까? 스트레스 대처의 여러 전략과 방법은 신체 · 사회 · 환경 · 심리 측면을 모두 내포하고 있다. 앞으로 스트레스 대처의 기술과 전술의 각각의 측면에 대해 모두 다룰 것이다. 이 스트레스 대처 기술을 연습하고 시험해보고 어떤 기술이 자신에게 맞는지 찾아보자.

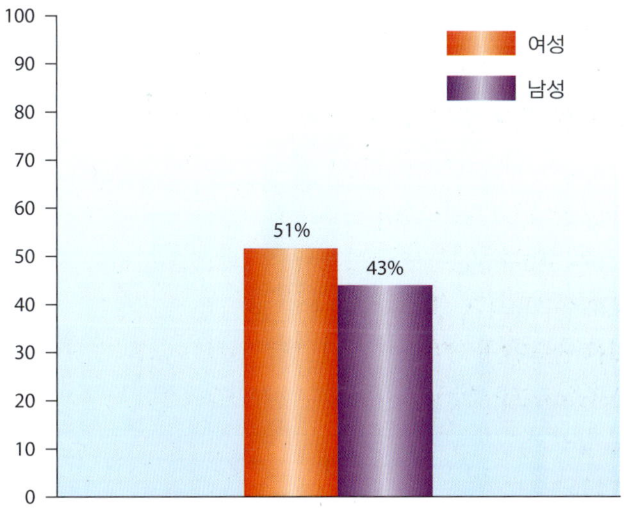

[그림 3-5] 성과 스트레스. 남성의 43%, 여성의 51%가 자신의 스트레스 수준이 염려스러운 정도라고 대답했다. 출처: Only half of worried Americans try to manage their stress, USA Today, February 23, 2006.

스트레스 대처의 신체 측면

스트레스 대처의 신체 측면은 앞서 매슬로의 욕구 위계에서 논의했듯 필요한 만큼의 잠을 자고, 운동을 하고, 영양을 섭취하는 것이다.

수면 믿는 것과 마찬가지로 너무 많이 자거나 적게 자는 것은 스트레스에 대처하는 비효율적인 방법이다. 대부분의 성인은 하루에 7~9시간가량의 수면을 취해야 한다. 많은 사람이 주중에는 잠을 매우 적게 자고 주말에 14시간씩 자거나 낮잠을 자는 등의 방식으로 '보상받기'를 하려 한다. 하지만 잠은 은행계좌 같이 입금했다가 출금하는 것이 아니다. 한 주 동안 매일 평균 7~9시간 잠을 자는 것과 매일 7~9시간을 자는 것은 전혀 다른 것이다. 수면장애는 최근 들어 일반적인 문제가 되어가고 있다. 7,000만 명 이상의 미국인이 잠과 관련된 문제를 호소하고 있다.

또한 사람에게는 연속적인 잠이 필요하다. 정상적인 수면과 낮 시간 동안 최상의 활동을 위해서는 정상적인

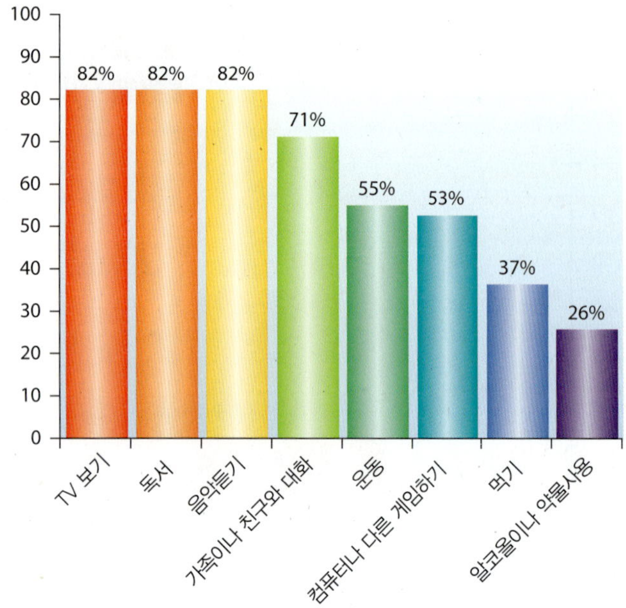

[그림 3-6] 미국인은 어떻게 스트레스에 대처하고 있는가? 사람들이 스트레스에 대처하는 방식은 매우 다양하다. 텔레비전 시청, 독서, 음악 감상 혹은 비디오게임을 할 수도 있다. 당신은 어떻게 스트레스에 대처하고 있는가? 출처: Research reveals casual games provide mental balance, stress relief and relaxation, www.realnetworks.com, August 14, 2006; Americans reveal top stressors, how they cope, Mental Health America, www.nmha.org, November 16, 2006.

일주기(circadian) 리듬이 필요하다. 일주기 리듬이란 낮과 밤, 24시간 주기와 관련되는 생물학적 과정이다. 우리의 수면패턴은 이러한 생물학적 주기와 관련이 있고 이는 또한 우리 몸의 허기와 식사패턴, 체온 및 호르몬 방출과 연관이 있다. 우리가 깨어 있는 시간 동안 건강하기 위해서는 이 주기가 조화로운 상태를 유지해야 한다. 수면 부족은 고등 인지과정에 부정적 영향을 끼치고 간단한 일을 수행하는 데도 부정적 영향을 끼친다. 또한 지속되는 수면 부족은 섬망증 혹은 환각증 같은 일시적 정신병을 일으키기도 한다. 하루 4시간 미만 수면을 취하는 사람은 하루 6~7시간 자는 사람보다 사망률이 높다. 연구에 따르면 너무 많이 자는 것 또한 우울감의 증가, 활력 감소와 연관이 있다고 한다. 충분한 수면을 취하지 못하는 것은 체중, 우울감, 불안감, 심혈관계 질환 그리고 사고의 증가와도 관련이 있다. 24시간 이상 깨어 있는 것은 혈중 알코올 농도가 기준치 이상인 것과 비교할 수 있다. 자주 밤샘 공부를 하는 학생은 그렇지 않은 학생에 비해 인지력이 10배가량 떨어진다.

주요 용어

일주기 리듬(circadian rhythms): 24시간 밤낮 주기를 가진 내적이고 생물적인 시계로, 생리적 과정이 통합적으로 조절되게 도와준다.

그렇다면 사람들은 어떻게 수면 문제에 대처하고 있는가? 놀랄 정도로 많은 사람이 처방받은 약물에 의존하고 있다. 2000년 이후 20~40대의 수면제 사용이 두 배로 늘었다. 사람들은 또한 수면제 숙취 현상으로 인해 아침에 발생하는 피곤함을 이겨내기 위해 더 많은 카페인과 에너지 드링크를 섭취하고 있다. 수면제는 기억력 감퇴, 몽유병 및 의존성 등의 문제와 관련이 있다. 수면제는 정상적인 뇌파 활동에 영향을 끼쳐 그에 대한 반동효과로 수면제를 사용하지 않는 동안 불면증을 심화시킬 수 있다.

건강한 수면 습관을 길러 진정제나 흥분제 없이 충분한 휴식을 취하는 것이 바람직하다. 다음은 수면 위생을 위한 유용한 방법이다.

- 규칙적인 수면 일과를 세운다. 실제로 수면을 취하는지와 상관없이 같은 시간에 취침하고 같은 시간에 일어난다.
- 잠에 들기 전 수면 의식을 행한다. 잠들기 전에 안정되는 음악을 듣거나, 독서를 하거나 목욕을 한다.
- 취침 전 5시간가량은 카페인 섭취를 피한다. 또한 취침 전 2~3시간 동안은 되도록 음식물을 섭취하지 않는다. 잠들기 전 수분 섭취를 줄이고 음주나 흡연을 자제한다.
- 취침 전 운동 혹은 자극적이거나 흥분되는 활동을 하지 않는다.
- 자신의 침대를 잠과 관련 짓는다. 침대 위에서 공부를 하거나 먹거나 텔레비전을 시청하지 않는다.
- 만약 침대에 누워 20분간 잠들지 못했다면 일어나서 30~60분간 안정되는 일을 하고 다시 잠들기를 시도한다. 20분 안에 잠들 수 없다면 계속해서 이를 반복하고 예정된 기상시간이 지났다면 다시 침대에 들지 않는다.
- 낮잠을 자지 않는다. 이는 수면계획에 지장을 준다.

• 만약 침대 위에서 걱정이 끊이질 않는다면 걱정 일기를 따로 마련해 취침 전 작성한다. 이러면 걱정을 덜고 스트레스를 해소하는 데 도움이 될 것이다.

운동 운동은 스트레스 대처의 또 다른 방법이다. 일주일에 최소 세 번 20~30분가량 유산소 운동을 하는 것은 여러 이유로 스트레스를 관리하는 데 도움이 된다. 첫 번째로 운동은 호흡에 집중하고 깊은 호흡을 하도록 만드는데, 이는 스트레스에 대처하는 매우 중요한 열쇠 중 하나이다. 운동은 근육을 이완·긴장시켜 몸이 안정을 취하고 긴장을 풀게 한다. 두 번째로 운동을 하면 뇌에서 자연적으로 생성되는 엔도르핀의 방출로 인해 스트레스를 경감시킬 수 있다. 엔도르핀은 스트레스에 대응하고, 고통을 줄이고, 쾌감을 증가시키는 데 도움을 준다. 러너스 하이(runner's high) 효과는 바로 이 엔도르핀의 효과이다. 라켓볼을 치거나 농구를 하는 것도 하루 동안의 불만과 긴장, 스트레스를 해소하는 데 큰 도움이 될 수 있다. 유산소 운동에는 경보, 달리기, 자전거타기, 스케이팅, 춤추기 등이 있다. 운동의 이점에 대해서는 4장에서 자세히 다룰 예정이다.

영양 5장에서는 신체의 기능을 위해 필요한 연료인 영양에 대해 배우게 될 것이다. 사람이 스트레스를 받을 때 종종 끼니를 거르거나 활동 중에 식사를 하곤 한다. 투쟁 혹은 도피 반응은 평소보다 더욱 많은 에너지가 필요하기 때문에 스트레스를 받는 동안에는 더 균형 잡히고 영양가 높은 식단을 유지해야 한다. 적절한 영양이 공급되지 않는다면 몸은 생존을 위한 에너지를 얻기 위해 신체 조직을 분해하기 시작할 것이다. 그렇게 되면 면역체계가 약화되어 신체가 질병에 취약한 상태가 될 수도 있다. 심한 스트레스를 오랫동안 받은 사람이 병에 걸리고 다시 건강을 회복하는 데 스트레스를 잘 관리한 사람에 비해 더 오래 걸리는 것은 우연이 아니다.

앞서 언급했듯 사람은 스트레스에 대처하기 위해 음식을 사용하기도 하는데, 이는 과식으로 이어진다. 일반적으로 감자튀김, 사탕이나 과자와 같은 고당분·고지방 식품을 먹는다. 너무 적게 먹거나 너무 많이 먹는 것은 스트레스를 관리하는 효과적인 방법이 아니다. 잘못된 식습관은 비만, 식이장애, 당뇨병, 고혈압의 원인이 된다.

심신적 접근

- **마사지요법:** 마사지요법은 혈압과 심박수를 줄이고, 혈액순환을 촉진하며, 베타엔도르핀과 독소를 방출하고, 근육의 긴장을 줄이는 데 도움을 준다. 어떤 연구에서는 마사지요법이 약물 처방보다 만성적 고통과 불면증 및 스트레스 관리에 더욱 효과적이라고 발표했다. 마사지에는 스웨덴식, 깊은 조직(deep tissue), 반사요법, 지압요법 등 여러 종류가 있다. 마사지는 주로 특정한 스트레스 부위를 잡고, 누르고, 몸을 가로질러 움직이는 동작을 통해 그 부위의 스트레스를 제거한다.

- **침술요법:** 침술요법은 매우 가는 금속바늘과 다양한 기술을 이용해 몸의 특정 지점을 자극하는 요법이다. 침술의 목적은 체내 에너지의 흐름이 막힌 부분을 풀어주어 몸이 다시 균형을 유지하도록 하는 데 있다. 침술요법은 엔도르핀, 신경전달물질, 신경호르몬 및 면역세포를 촉진시킨다.

- **아유르베다 의술:** 아유르베다 의술은 '생의 과학'이며 스트레스 관리를 위한 전인적인 접근법이다. 요가, 허브요법, 특정 음식과 식이요법, 마사지, 명상 등을 이용해 스트레스를 관리하는 방법이다. 아유르베다 의술은 각각 다른 체질에 따라 몸이 다른 식이요법과 허브를 요구한다는 믿음에서 시작되었다. 건강과 질병은 몸과 마음의 균형 혹은 불균형 상태와 생활방식에서 기인한다고 본다.

이러한 요법이 어떤 방식으로 작동하고 얼마나 효과적인지 그리고 발생하는 부작용에 대해서는 더욱 많은 연구가 필요하다. 만약 이러한 대체의술을 시도해보고 싶다면 서비스 제공자가 보증되었는지, 적합한 훈련을 받았는지 그리고 이러한 대체요법에 대해 잘 알고 있는지 확인해야 한다.

스트레스 대처의 사회 측면

스트레스를 효과적으로 관리하려면 즐거움과 놀이를 위한 시간을 마련해야 한다. 웃음은 운동 같이 엔도르핀의 방출을 촉진하고 숨을 깊게 쉬게 만든다. 따라서 인생에 유머를 즐기는 것은 스트레스 관리에 있어서 필수적인 요소이다. 연구에 따르면 스트레스는 부적절한 사회적 상호작용과도 관련이 있다고 한다. 포옹이나 타인과의 접촉은 스트레스의 부정적인 효과를 줄이는 데 큰 역할을 한다고 알려져 있다. 동호회 활동을 하거나 운동을 하고 친구와 이야기를 나누는 것과 같이 사회활동에 참여하는 것은 마음의 안정을 찾고 일이 아닌 다른 것에 집중하는 데 필요한 휴식을 충분히 제공할 수 있을 것이다("빠르게 성장하는 느리게 살기 운동" 참조).

사실 타인과의 접촉이 아니더라도 반려동물을 키우는 것만으로도 스트레스를 줄일 수 있다. 동물을 쓰다듬는 것만으로도 혈압과 심박수가 낮아진다는 사실이 연구에 의해 밝혀졌다. 반려동물을 키우는 심장병 환자는 그렇지 않은 환자에 비해 더욱 오래 살 가능성이 높다.

스트레스 대처의 환경 측면

스트레스를 효과적으로 관리하기 위해서는 소음, 빛의 양 그리고 거주지의 미적인 질 등 환경적 요인 또한 고려해야 한다. 자연조명은 기분을 좋게 만드는 경향이 있다. 다양한 색의 조명은 스트레스와 에너지 정도를 증가시킬 수도 낮출 수도 있다. 업무공간이나 주거공간에 식물이나 가족과 친구의 사진을 놓는 것으로도 스트레스를 완화할 수 있다.

냄새 또한 스트레스를 관리하는 데 큰 역할을 한다. 연구에 따르면 다양한 향기 혹은 냄새를 이용한 치료법인 향기요법이 스트레스를 낮출 수 있다고 한다. 향기를 맡으면 메시지가 후각신경을 통해 바로 뇌로 전달되어 시상하부를 통해 내분비계와 호르몬 체계에 영향을 미칠 수 있다. 냄새는 우리 뇌의 감정적이고 원초적인 부분과 관련이 있기 때문에 감정 상태에 놀라운 효과를 일으킨다. 향기요법은 고통을 경감시키고, 안정감을 심어주며, 스트레스를 완화시키고, 근육의 긴장을 풀어주며, 건조한 피부를 부드럽게 하고, 면역력을 강화시키는 데 사용된다. 향기는 일반적인 생각보다 영향력이 매우 크기 때문에 주변의 냄새에도 신경을 쓰는 것이 현명할 것이다.

사회적 상호작용도 스트레스의 효과를 줄여준다고 알려져 있지만 어떤 친구와 지내느냐에 따라 그 효과가 다르다. 부정적이고 염세적인 사람과 시간을 보내면 스트레스가 오히려 늘 수도 있다. 긍정적이고 낙관적인 사람과 교우하는 것이 더 효과적이다. 개인적인 공간 없이 붐비는 장소에서 복잡함을 느끼는 것 또한 스트레스를 증가시킬 수 있다. 흥미로운 점은 붐비는 곳에 있다는 것 자체가 아니라 주변 사람과 주변에서 행해지는 일이 얼마나 자신과 친숙한가, 그리고 자신이 개인적인 공간에 대한 통제가 있느냐에 따라 차이가 발생한다는 점이다. 다시 말하자면 친숙한 친구가 많은 파티장에 있는 것과 낯선 사람으로 붐비는 레스토랑에 있는 것은 주관적으로 느끼는 스트레스의 정도가 다르다는 것이다.

스트레스를 관리하기 위해 자신의 환경에서 또 중요한 측면은 의미 있는 일을 하고, 도전적이고 흥미로운 수업을 수강하는 것이다. 자신의 능력 내에서 할 수 있는 흥미로운 일은 최상의 성취를 위한 적당량의 스트레스 반응을 유지하는 데 도움이 된다.

스트레스 대처의 심리 측면

다양한 인지 · 심리 전략을 통해서도 스트레스에 대처할 수 있다. 스트레스에 대처하는 몇 가지 기술이 있지만 대부분이 스트레스 대처의 열쇠인 심호흡에 초점이 맞춰져 있다.

휴식과 심호흡 이완 반응은 스트레스 반응이 너무 오랜 시간 지속되지 않도록 막는 강력한 무기이다. 이완 반응은 스트레스 반응과는 정반대이기 때문에 효과적이다. 얕은 호흡이 아니라 숨을 깊게 들이마실 필요가 있다. 편안하게 앉은 자세에서 숨을 4초간 들이쉬고 4초간 내뱉는다. 깊게 숨을 쉬면서 근육의 긴장이 풀릴 것이다. 다리를 꼬거나 팔짱을 끼지 않는 것이 좋다. 혈액순환은 촉진되고 심장박동은 느려진다. 이 기술에 숙달된 사람은 일반적인 분당 호흡수인 14~18회 호흡에서 분당 4회 호흡까지 일시적으로 줄일 수 있다. 체온이 낮아지고, 혈압 또한 같이 낮아진다. 스트레스 반응에 반대되는 효과가 나타나며 모든 신경기관이 느려진다. 명심해야 할 점은 호흡과 내적 경험에 집중하고 외부 환경에 대해 잊는 것이다. 외부 환경과의 차단을 돕기 위해 눈을 감고 오늘 하루 동안의 걱정 고민을 잊는다.

이런 기술을 접해보고 싶다면 잠깐 시간을 내어서 호흡에 집중해본다. 호흡에 집중한 채 숨을 4초간 들이마시고 4초간 내뱉는다. 이를 몇 차례 반복한 후 몸을 조인다.

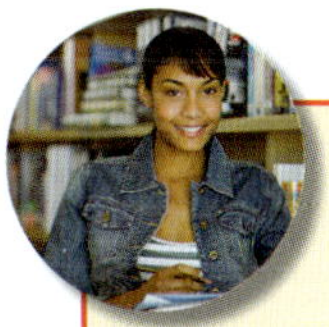

빠르게 성장하는 느리게 살기 운동

우리의 문화는 계속해서 더욱 빠른 속도를 요구한다. 우리가 살아가는 빠른 속도의 사회는 계속해서 더 빠른 속도로 먹고, 일하고, 움직이기를 권장한다. 우리는 속도에 중독되어 시간의 노예가 되어 살고 있다. 아침에 일어나서 가장 먼저 보는 것이 무엇인가? 당연히 시계일 것이다. 시간은 우리에게 언제 무엇을 그리고 얼마나 오랫동안 해야 할지 알려준다. 우리는 흥분에 대한 갈증을 해소하고 아드레날린을 몸에 제공하기 위해 계속해서 더욱 빠른 삶을 지향한다.

최근 들어 "느리게 살기 운동"이라는 새로운 동향이 급격히 성장하고 있다. 우리는 음식, 운동 그리고 시간을 들여야 하는 여러 가지 일들에서 더 높은 질을 영위할 수 있다. 빨리 하다 보면 실수를 하거나 일을 다시 해야 하는 경우가 발생할 수 있기 때문에 오히려 천천히 하는 것이 더욱 빠른 결과를 가져올 때도 있다.

어떻게 속도에 대한 추종으로부터 벗어날 수 있을까? 이를 위한 조언이 몇 가지 있다.

- 지나친 일정을 잡지 않는다.
- 한 번에 너무 많은 일을 하려 하지 않는다. 한 번에 한 가지 일만 집중한다.
- 노는 시간을 가진다.
- 아무것도 하지 않는다. 그저 앉아 있는다.
- 명상이나 요가를 한다.
- 직접 요리를 해서 식사한다.
- 텔레비전을 보거나 읽는 등 다른 일을 하며 식사하지 않는다.
- 평소보다 천천히 말하고 걷는다.
- 손목시계를 차지 않는다.
- 줄을 설 때 양보를 해본다.
- 카페인이 함유된 음료를 마시지 않는다.
- 하루에 8시간 숙면을 취한다.

이런 일들을 시행하는 것이 얼마나 어려운지 시험해보자. 아무것도 안하고 휴식을 취하는 것이 어려운가? 느리게 살기 운동이란 것이 우리가 하는 모든 것을 달팽이처럼 느리게 하는 것이 아니라는 점을 아는 것은 중요하다. 느리게 살기 운동의 진정한 의미는 우리 삶에 균형을 찾는 것이다. 어떤 때에는 신속하게 행동하고, 시간에 맞추고, 여러 일을 한 번에 소화해나가야 할 때도 있을 것이다. 느리게 살기 운동은 우리가 시간을 필요 이상으로 급하게 사용하는 대신 우리의 원래의 속도를 되찾아야 한다고 제안한다.

출처: Honor? C, In Praise of Slowness, New York: HarperColins, 2004; Worldwide, we seem to have lost the art of doing nothing, USA Today, May 16, 2006.

손을 꽉 쥐고, 이를 꽉 다문 채 턱을 조여본다. 그리고 숨을 쉬는 동안 어깨를 편다. 이 모든 것이 가능한가? 사실상 몸을 긴장시키면서 깊은 숨을 쉬는 것은 불가능하다. 두 동작은 상호 배타적이기 때문이다. 따라서 이완반응은 이 장에서 설명된 모든 스트레스 대처기술 중 가장 기초가 된다. 심호흡은 스트레스 대처의 가장 기초가 되며 또한 화를 다스리는 데에도 사용할 수 있다.

점진적 근육이완요법 점진적 근육이완요법은 몸과 스트레스 반응에 대한 통제감을 키우기 위해 이완된 근육과 긴장된 근육의 차이를 배워나가는 데에서 시작된다. 점진적 근육이완요법은 특정 근육을 의도적으로 통제된 휴식 상태로 만들어 스트레스를 줄이는 것을 가능하게 한다.

점진적 근육이완요법은 편안한 상태로 눕거나 앉아 특정한 근육에 집중하는 것이다. 숨을 4초간 들이쉬면서 근육을 긴장시키고, 숨을 4초간 내쉬며 근육을 이완한다. 호흡을 이용해 근육의 긴장과 이완을 반복하고 이마의 근육에서부터 시작해 발끝까지 서서히 내려온다. 안정되는 감각에 집중하고 긴장되고 스트레스 받는 느낌과 어떤 차이가 있는지 느낀다. 하루 15분씩 두 차례 하는 것을 권장한다. 1~2주 후면 기초를 익히게 될 것이고, 어떤 근육을 더욱 집중해서 이완시켜야 할지 알게 될 것이다. 또한 몸의 긴장에 더 예민해질 것이고 스트레스가 감당할 수 없이 쌓이기 전에 미리 감지하여 줄여나갈 수 있게 될 것이다.

상상요법과 심상화하기 상상요법은 누군가 옆에서 아름답고 마음을 편안하게 해주는 장면을 묘사하는 동안 심호흡을 하는 방식으로 진행된다. 편안한 자세를 취한 채 집중에 방해되는 것이 없는 환경에서 깊은 숨을 들이마시며 근육을 이완시키고 편안한 장면을 상상한다. 상상하는 상면이란 보이는 장면뿐 아니라 기분을 좋게 해주는 냄새, 소리, 감촉, 맛 등 모든 것을 포함한다. 상상요법은 스스로 독학할 수도 있고 녹음된 대사의 내레이션을 들으며 할 수도 있다.

심상화하기도 상상요법과 비슷하지만 상상하는 장면이 자신이 성취하고자 하는 것 혹은 자신의 스트레스의 원인이 되는 일에 좀 더 집중되어 있다는 점에서 다르다.

상상요법과 심상화하기 기술은 긍정적인 심상을 통해 스스로를 변화시켜준다. 예를 들어 자신이 연극의 역할을 위해 오디션을 본다고 상상해보자. 대사를 완벽하고 흠잡을 데 없이 외우고 자신감에 찬 자신의 모습을 상상해볼 수 있을 것이다. 어쩌면 이미 심상화하기 기술에 숙달되어 있을지도 모른다. 그러나 이를 인지하지 못한 채 부정적인 심상화하기를 하곤 한다. 예를 들어 바보 같은 짓을 하거나 실수를 하는 자신의 모습을 상상하고는 한다.

운동선수는 성취도를 높이거나 목표를 이루기 위해 긍정적인 심상화 훈련을 받는다. 긍정적인 심상화하기는 고통, 특히 만성적인 고통을 다스리는 데에도 사용된다. 심상화하기 기술은 체중관리, 금연, 불면증 및 거의 모든 종류의 행동 변화를 위해 적극적으로 쓰이고 있다.

명상 명상은 한 가지 초점에 집중했을 때 생각을 손쉽게 초월할 수 있게 해준다. 사람들이 흔히 알고 있는 초월 명상법은 만트라나 자신만의 특별한 단어를 반복하며 심호흡과 이완기법을 사용한다. 다른 형태의 명상에서는 대체적인 초점을 사용해 자신의 마음이 의식적인 생각에서 자유로워지기 위한 집중력을 얻는다. 물리적인 대상, 음악, 그리고 마음을 안정시켜주는 환경음 등이 초점으로 사용될 수 있다. 명상은 요가에서 사용하기도 한다.

최면 최면은 거의 모든 사람에게 자연스럽게 존재하는 마음의 자연스러운 상태이다. 최면은 꿈결 같은 상태를 말하며 아침에 눈을 뜰 때, 혹은 잠들기 직전, 혹은 다른 일을 하면서 한 생각에 몰두할 때(예를 들자면 고속도로를 운전하면서) 경험하는 것과 비슷하다. 최면은 잠과 비슷하지만 심리학적으로 잠과 다르게 분류된다. 최면은 유연하고 심화된 주의력과 수용성을 만들어내고 생각에 대한 민감성을 높이는 피암시성 상태를 유도한다. 심호흡과 이완기법을 사용하여 의식적인 마음의 상태보다는 무의식적인 상태에 집중한다. 최면은 가장 오래되고 제대로 이해받지 못하는 이완기법일 것이다. 최면을 사용해 무방비 상태의 청중에게 부끄러운 행동을 하도록 유도하는 몇몇 방송인 때문에 최면이 매우 나쁜 평판을 받고 있다.

훈련받은 전문가를 통해 자기최면을 배우거나 자격 있는 최면사의 최면 세션을 수강하는 방법이 있다.

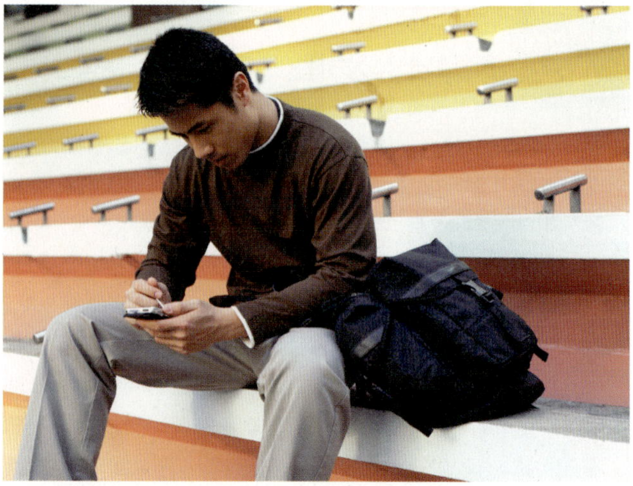

일과계획표를 사용하면 시간을 더욱 효율적으로 관리하고 스트레스도 줄여줄 수 있다.

생체자기제어 생체자기제어는 몸의 생체신호를 이용해 자신의 건강과 성취를 증진하는 법을 배우는 훈련기법이다. 개인이 자신의 몸에서 일어나는 일에 대해 시각적·청각적으로 피드백을 받아 자신의 불수의적 반응을 바꿀 수 있다는 전제하에서 작동한다. 덧붙이자면 우리가 불수의적인 몸의 기능이라 생각해온 몸의 기능이 생각보다 스스로 통제할 수 있다는 사실이 연구에 의해 밝혀졌다.

가장 흔히 쓰이는 장치를 꼽자면 근육에서 나오는 전기신호를 사람이 감지할 수 있는 신호로 옮기는 장치이다. 이 장치는 근육이 긴장할 때마다 빛을 내거나 소리로 신호를 보낸다. 이 신호나 소리를 느리게 하려면 숨을 더욱 천천히 깊게 쉼으로써 긴장된 근육을 이완시켜야 한다. 사람은 근육의 감각을 긴장의 실질적인 정도와 함께 학습하고, 근육을 필요한 만큼만 긴장시킬 수 있는 건강한 습관을 기를 수 있다. 이러한 처방을 받은 사람은 장치를 부착하지 않고도 같은 훈련을 반복할 수 있다. 비슷한 방법으로 신체의 통제를 기를 수 있도록 돕기 위해 측정되는 신체기능으로는 피부온도, 심박수, 땀샘 활동 및 뇌파 활동 등이 있다. 스트레스 요소의 생리적 요소를 줄임으로써 스트레스에 대처할 수 있다.

스트레스 대처의 인지 측면

시간관리 시간을 효율적으로 관리하는 것은 스스로 통제감과 성취감을 느끼고 인생에 목적의식을 갖게 해주어 스트레스에 대처하게 돕는다. 좋은 시간관리 습관을 정착시키려면 2~3주의 시간이 걸린다. 특정한 시스템을 사용하면 가장 체계적이지 못한 사람도 덜 혼란스럽고 스트레스를 덜 받는 인생으로 만들 수 있다.

- **당신의 습관을 평가한다:** 가장 첫 단계는 자신이 어떻게 시간을 사용하는지 분석하는 것이다. 가장 생산적인 시간과 가장 비생산적인 시간은 하루 중 언제인가? 혹시 자신은 일을 완료하는 데 얼마나 걸릴지 과소평가하는 경향이 있지 않은가? 시간을 낭비하거나 방해되는 것이 있을 때 일에 집중하지 못하지는 않는가? 수첩을 가지고 다니며 자신이 시간을 어떻게 보내는지 기록하면 위의 질문에 대한 대답과 자신이 시간을 어떻게 보내는지 알 수 있을 것이다. 자신이 별로 중요치 않은 일에 많은 시간을 보내고 있다는 사실을 깨달을 수도 있다. 어쩌면 학기말 리포트 작성을 미룬 채 빨래를 하고 있을지도 모른다. 하지만 이것이 자신을 위한 최선의 시간분배는 아닐 것이다.
- **일정계획표를 사용한다:** 자신의 시간을 더욱 효과적으로 사용하는 다음 단계는 일일계획표를 사용하여 자신의 시간을 정리하는 것이다. 우선 일일계획표에 수업, 식사, 수면, 회의, 운동, 일 등 지속적이고 평범하고 매주 있는 활동을 채워 넣는다. 그리고 남은 시간을 확인한다. 공부시간, 휴식시간, 여가시간을 계획한다. 공부시간을 계획할 때, 자신이 깨어 있는 시간 중 가장 효과적인 시간을 고른다. 1시간의 여유가 생긴다면, 현실적으로 그 시간에 무엇을 할 수 있겠는가? 이 시간에는 강의 복습, 독서 등을 하면 좋을 것이다.
- **목표를 정하고 우선순위를 정한다:** 매주 그리고 매일 목표를 정한다. 예상하지 못한 일로 계획에 차질이 생기면 계획을 변경하되 계획 전체를 버리진 않는다.

  수행목록을 작성하는 것은 첫 단계에 불과할지라도 큰 도움이 된다. 큰 일을 통제할 수 있는 작은 단위로 쪼개고 우선순위를 정하는 것이 효율적인 시간관리를 위한 핵심이다. 우선순위를 정할 때는 과제관리 중 'ABC' 방법을 사용해보자. A 과제는 가장 시급하고 오늘 완료해야 할 과제이다. B 과제는 중요하지만 필요하다면 내일로 미룰 수 있는 과제이다. C 과제는 며칠 혹은 몇 주 후에 해도 되는 과제이다. C 과제가 쉽고 빨리 끝낼 수 있다고 먼저 끝내고 목록에서 지우려 하지 않아야 한다. 중요한 A 과제를 미루다가는 나중에 큰 스트레스와 압박감을 받게 될 것이다.

스트레스 면역 감기 예방접종이 작동하는 방식과 비슷하게 스트레스 면역은 개인을 특정한 통제되고 안전한 스트레스 상황에 조금씩 노출시키는 방식으로 작동한다. 스트레스 면역은 스트레스 상황에 노출된 채 심호흡과 점진적 근육이완요법을 병행하는 법을 가르친다.

첫 번째 단계는 먼저 자신이 스트레스를 가장 적게 받는 상황부터 가장 많이 받는 상황까지 목록을 작성하는 것에서 시작된다. 심호흡과 근육을 이완시키는 와중에 이러한 각각의 스트레스 상황을 마음속에서 떠올리는 법을 배운다. 두 번째 단계는 스트레스에 대응하는 생각의 무기를 만드는 것이다. 예를 들면 "나는 괜찮을 것이다", "나는 이전에 같은 일을 성공했었다", "시작하는 것이 제일 어려운 일이다. 일단 시작하고 나면 쉽게 할 수 있다" 등의 생각이다. 세 번째 단계는 실전이다. 실제 스트레스를 주는 상황에서 이완법과 이러한 기술을 동원해 스트레스 반응을 최소화하는 것이다. 스트레스 관리와 함께 스트레스 면역은 분노 관리에도 도움이 된다.

마음속 대화 자신에게 어떤 얘기를 하느냐는 스스로 얼마나 스트레스를 잘 관리하느냐에 큰 영향을 끼친다. 스트레스는 자신이 최악의 결과를 그리거나, 무언가를 잘못 해석하거나, 최악의 상황을 기대하는 데에서 발생할 수도 있다. 어떤 사람은 최악의 상황을 예상하면 실망하기나 그로 인해 상처받을 일이 없다고 주장한다. 하지만 현실에서는 그들도 실망의 고통을 느낀다. 스스로 어떤 결과를 기대할지 조심스럽게 정해야 한다. 무심코 기대하던 바를 이룰 수도 있기 때문이다. 이러한 현상을 자기 충족 예언이라고 부른다. 자기 충족 예언은 좋게 작용할 수도 있지만 나쁘게 작용할 수도 있다. 만약 자신이 어떤 일을 지겹고 흥미롭지 않다고 예상한다면 스스로의 부정적이고 동기 없는 태도는 일을 하는 동안 스스로가 비참한 시간을 보내도록 만들 것이다. 하지만 자신이 그 일을 즐기리라 예상한다면 실제로 즐겁고 도전적으로 일하게 될 것이다.

주요 용어

자기 충족 예언(self-fulfilling prophecy): 누군가의 예상이나 태도에 의해 그것이 결과로 나타나는 경향

인지 왜곡을 고치기 위해서는 자기 부정적 자기 진술에 반박할 반증을 만들어야 한다. 이 과정은 전부와 아무것도 없는 것 사이에서 절충안을 찾는 것에서 시작된다. 스스로에게 어떤 증거가 그 진술을 진실로 만드는가 그리고 어떤 예외가 존재하는가를 물으며 생각하는 것이다. 스스로에게 무엇이 이 부정적인 진술에 반대되는지 물어가면서 균형을 찾는다. 스스로에게 무엇을 해야 하는가 묻지 말고 무엇을 하고 싶은가를 묻고, 일반화하지 않고 구체적으로 생각한다. 자신 혹은 타인을 범주화하지 않는다. 스스로에게 "나는 게으르다"라고 말하는 대신 "시험 전에 몇 시간이라도 더 공부할 걸"이라고 말한다. 자신이나 남을 탓하지 않는다. 스스로에게 자신이 그것을 사실이라고 확신할 수 있는지 아니면 추정을 한 것인지 묻는다. 자기 충족 예언을 항상 염두에 둔다. 최악을 예상하기보다는 차라리 어떻게 될지 모른다고 인정하거나 수많은 결과가 있을 수 있다고 생각하는 것이 더 현명할 수도 있다.

부정적 자기대화에서 벗어나기 위해서는 시간, 연습, 인내심이 필요하다. 우리는 이러한 생각의 패턴을 오랜 기간 동안 쌓아나간다. 그리고 이러한 사고는 무의식적인 반응이 된다. 그것을 인지하고 부정적인 생각을 바꿔나가는 데에는 집중적인 노력이 필요하다. 자신의 반증은 강하고, 비심판적이고, 구체적일 필요가 있다는 점을 명심한다. 사람, 행동, 상황에 대한 더 유연하고 균형 잡힌 생각을 갖는 법을 연습한다.

미루기 정복하기 미루기와 싸우는 기술로는 시간 관리, 스트레스 관리, 주장훈련 그리고 자신감과 자아수용 등이 있다. 미루기를 하는 사람은 일에 걸리는 시간을 과소평가하거나 과대평가하는 경향이 있다. 일이 언제 끝날지 과소평가할 때에는 일을 마칠 시간이 충분히 있다고 생각하며 미루기를 정당화한다. 일이 언제 끝날지 과대평가할 때에는 일의 규모에 겁을 먹고 불안감을 느끼며 일을 시작하는 데 어려움을 겪는다. 따라서 어떤 프로젝트를 시작할 때는 일을 완료하는 데 걸리리라 예상한 시간보다 더 많은 시간을 배정하고 예상치 못한 지체를 위해 필요보다 일찍 시작하는 것이 좋다. 일을 통제할 수 있는 작은 단위로 나누는 것 또한 일을 덜 벅차게 해 줄 것이다.

사람들은 또한 자신이 하고 싶지 않은 일을 하게끔 강요받고 압박받을 때 일을 미룬다. 단호하게 소통하는 대신 그 일을 하겠다고 동의는 하지만 계속해서 미루는 방식으로 반항한다. 이는 수동 공격성을 띠는 행동으로, 자신의 의무를 다하거나 부정적인 결과에 대해 겁을 내면서도 자신이 불공평한 예외라고 느끼거나 사람들의 요구에 대해 화가 난 상태이다. 이럴 때에는 주장훈련이 도움이 된다. 마지막으로 자신감을 높이는 것도 미루기 문제를 해결할 수 있다. 자신에 대해 긍정적으로 생각하면 상대방이 자신을 어떻게 생각하는지, 자신을 계속해서 상대방 앞에서 증명해야 한다는 압박에서 벗어나기 때문이다. 어떤 사람은 자신이 하는 모든 일이 완벽해야 한다고 생각하기 때문에 일을 미루기도 한다. 만약 자신감이 상승된다면 실수에 더 관대해지고 모든 일을 완벽하게 해야 한다는 압박에서 벗어날 수 있을 것이다.

완벽주의 이겨내기 완벽주의의 스트레스를 완화시키기 위해서는 자신의 자신감을 무엇을 하는가가 아닌 자신이 누구인가를 기반으로 생각해야 한다. 이 과정은 당신과 타인의 결점까지 조건 없이 받아들이는 것이다. 자신과 타인에 대한 기대를 낮추고 100%가 아닌 80%를 겨냥하는 것도 완벽주의와 싸우는 방법이다. 자신이 여태껏 잘해왔고 해야 할 일보다 한 일이 더 많다는 것을 명심한다. 앞서 언급했던 시간 관리 전략 또한 스스로에 대한 기대를 관리하기 위한 좋은 수단이 되기도 한다. 스스로 위험을 감수하고 실수하는 것을 허락한다. 일부러 실수를 하여 이러한 경험에 익숙해지는 것도 유용할 수 있다. 그리고 실수를 하더라도 사람들은 여전히 당신을 받아들일 것이고 크게 나쁜 일이 생기지 않는다는 것을 인식한다. 이번 장의 마지막에 언급된 휴식과 스트레스 대처기술 또한 완벽주의에서 기인하는 스트레스를 완화하는 데 도움이 될 수 있다. 이 장의 마지막에 있는 완벽주의 설문을 해보는 것도 좋을 것이다.

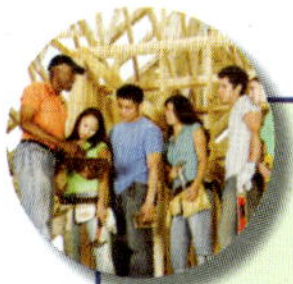

내 건강 돌보기

- 자신이 할 수 있는 일일 목표를 우선함으로서 여가시간을 확보한다.
- 스스로에게 과제에 대한 상상의 마감시간을 정하고, 이를 지켰을 때 스스로 보상을 주는 방식으로 미루기에 대응한다.
- 자신이 현재 사용하고 있는 흡연과 같은 부정적 대응방식을 심호흡, 이완운동, 요가나 운동 같은 긍정적 대책으로 대체한다.
- 자신의 인생에 긍정적인 측면을 열거해본다. 그리고 그것들을 매일 생각의 중심에 둔다.
- 이번 장의 마지막에 있는 강인한 성격 질문지를 실시해본다.
- 이번 장의 마지막에 있는 완벽주의 측정 설문지를 통해 자신이 완벽주의로 고통받고 있는지 알아본다.
- 학교 내에 혹은 지역의 요가, 명상 혹은 운동교실에 등록한다.
- 자신의 수면습관을 평가해보고 이번 장에서 추천하는 조언을 자신의 수면습관에 적용해본다.

이와 같이 스트레스를 관리하는 데에는 신체적 · 사회적 · 환경적 · 심리적 요인까지 여러 측면을 모두 고려해야 한다. 자신이 어떻게 스트레스를 효과적으로 관리할 수 있을지 생각해보고, 자신에게 가장 효과적인 스트레스 대처기술을 찾기 위해 이를 연습하고 실험해보아야 할 것이다.

토론해 봅시다.

자신이 인생에서 겪었던 스트레스가 많았던 상황을 떠올려보자. 어떠한 긍정적인 대처를 했고 부정적인 대처를 했나요?

요약

- 스트레스는 자신에게 실존하거나 스스로 인지하는 위험으로 인해 몸에 일어나는 생리학적 변화와 관련이 있다.
- 투쟁 혹은 도피 반응은 인지하거나, 예상되거나, 실제로 일어난 위협에 대한 생리학적 반응이다. 심장박동이 빨라지고, 호흡이 가빠지며, 근육이 긴장되고, 땀이 나며, 사지와 장기로 흐르는 혈액의 순환이 느려지는 대신 주요 근육과 뇌로 흐르는 혈액의 순환은 빨라진다.
- 만성적 스트레스는 높은 수준의 생리학적 각성이 너무 오랜 시간 지속되고, 인지되거나 실존하는 위협을 완화하기 위한 즉각적이고 효과적인 조치를 취하지 않아 발생하는 것이다.
- 너무 많은 스트레스는 부정적 효과를 초래하고 몸에 심각한 문제를 일으킬 수 있지만 적당한 양의 스트레스는 긍정적이고 이롭다.
- 지속된 각성과 아드레날린 수치의 증가는 체내 면역체계를 손상시킬 것이다. 스트레스에 대응하는 능력은 계속해서 저하될 것이며, 더욱 작은 스트레스에도 스트레스 반응을 일으키게 될 것이다.
- 일반적응증후군은 스트레스원의 존재에 대한 단계적인 생리학적 반응이다. 이는 경보, 저항 및 소진 단계의 스트레스 반응을 말한다.
- 학생은 향수병, 관계 문제, 시험불안, 발표불안, 미루기 및 완벽주의와 같은 독특한 종류의 스트레스원을 경험할 수 있다.
- 수많은 학생이 자신의 학업적 성공이나 실패의 이유로 시간 관리를 꼽는다. 목표를 정하고 우선순위를 정하며, 사회생활과 학업생활의 균형을 찾고, 공부를 하면서도 잠자고, 운동하고, 먹고, 일할 시간을 찾는 것은 스트레스를 효과적으로 관리하기 위한 중요한 측면이다.
- 스트레스에 효과적으로 대처하기 위해 소음, 빛의 양, 자신이 거주하는 곳의 미적 질과 같은 환경적 스트레스원을 고려해야 한다. 이는 충분한 양의 수면을 취하고, 운동을 하고, 영양을 섭취하는 것만큼 중요하다.
- 스트레스에 대처하는 효과적인 심리학적 도구로는 점진적 근육이완요법, 구상화하기, 상상요법, 명상, 최면, 생체자기제어, 스트레스 면역, 인지적 자기대화 등이 있다.

복습 문제

1. 스트레스란 무엇인가? 스트레스가 자신의 신체와 심리적인 건강에 어떻게 영향을 끼치는가?
2. 투쟁 혹은 도피 반응이란 무엇인가?
3. 만성적인 스트레스로 인한 장기적 효과로는 무엇이 있는가?
4. 여키스-도슨 법칙에 대해 설명하시오.
5. 일반적응증후군의 세 단계에 대해 설명하시오.
6. 학생들이 경험하는 독특한 스트레스원 다섯 가지를 열거하시오.
7. 시험불안, 수학불안, 발표불안에 대처할 수 있는 방법으로는 어떤 것이 있는가?
8. 수많은 학생이 학업적 성공과 실패의 원인으로 꼽는 것은 무엇인가?
9. 환경적 스트레스원을 열거하시오. 그리고 환경적인 요인과 높은 수치의 스트레스가 어떤 관련이 있는지 설명하시오.
10. 스트레스 대처를 위한 다섯 가지 도구의 이름을 밝히고 어떻게 작동하는지 설명하시오.

"스트레스 관리에 대해 얼마나 잘 알고 있나요?" 퀴즈의 정답

1. 거짓 2. 참 3. 참 4. 참 5. 참 6. 거짓 7. 참

SOURCE NOTES

1. Selye H. Stress Without Distress. New York: New American Library, 1975.
2. Selye H. The Stress of Life. New York: McGraw-Hill, 1984.
3. Honore C. In Praise of Slowness. New York: HarperCollins, 2004.
4. Lefton L, Brannon L. Psychology (9thed.).Boston:PearsonEducation,2006.
5. Holmes T, Rahe R. Social Readjustment Rating Scale. Journal of psychosomatic Research, 11, 1967.
6. Rowh M. Coping with Stress in College. New York: College Board publications, 1989.
7. AP poll: many students stressed, some depressed. The Post-Journal, May 22, 2009.
8. Raber m, Dyck G. managing Stress for Mental Fitness. Menlo Park, CA: Crisp publications, 1993.
9. Vandenbeele J. Affordable care for kids squeezes college students. The Detroit News, November 23, 2001.
10. Baucum D, Smith C. Psychology (9thed.).Belmont,CA:Wadworth/ThompsonLearning,2004.
11. Newman E. No More Test Anxiety. Los Angeles: Learning Skills Publications, 1996.
12. Arem C. Conquering Math Anxiety: A Self-Help Workbook. Pacific Grove, CA: Brooks/Cole. 1993.
13. Kahn N. More Learning in Less Time. Berkeley, CA: Ten Speed Press, 1992.
14. Roberts M. Living Without Procrastination. Oakland, CA: New Harbinger, 2001.
15. Gallagher R, Borg S, Golin A, Kelleher K. The personal, career, and learning skills needs of college students. Journal of College Student Development 33(4), 301-310, 1992.
16. Ferrari J, Johnson J, McGown W. Procrastination and Task Avoidance; Theory, Research and Treatment. New York: plenum, 1995.
17. Basco M. Never Good Enough. New York: Simon & Schuster, 1999.
18. Lakein A. How to Get Control of Your Time and Your Life. New York: New American Library, 1989.
19. Haefner R. Survey: Three in four workers suffer stress on the job. http://msn.careerbuilder.com, May 26, 2006.
20. Health takes a hit as economy creates more stress. USA Today, October 7, 2008.
21. Financial Worries, other stresses are manifested physically. USA Today, September 17, 2008.
22. Economic pain is a nail biter. USA Today, October 7, 2008.
23. Iraq vets may suffer depression, stress. USA Today. November 13, 2007.
24. Depression comes in shades of gray. USA Today, February 10, 2010.
25. Rosenthal NE. Winter Blues. New York: Guilford Press, 2005.
26. Maslow AH. Motivation and Personality (2nded.).NewYork: Van Nostrand, 1970.
27. Ferber R. Solve Your Child's Sleep Problems. New York: Simon & Schuster, 2006.
28. Lack of sleep catches up with today's workforce. USA Today, March 3, 2008.
29. Saladin KS. Anatomy and Physiology: The Unity of Form and Function. New York: McGraw-Hill, 2001.
30. Davis M, Eshelmar E, McKay M. The Relaxation and Stress Reduction Workbook. Oakland, CA: New harbinger, 2000.
31. Experts: put insomnia to bed quickly. USA Today, August 27, 2009.
32. Don't bank on weekend to make up for sleep loss. www.comcast.net/articles/newshealth/2010013/US.MED.Sleep.loss.
33. Pearson N, Johnson L, Nahin R. Insomnia, trouble sleeping and alternative medicine: analysis of the 2002 National Health Interview Survey data. Archives of Internal Medicine, 166, 1775-1782, 2006.
34. National Institutes of Health. A closer look at Ayurvedic medicine. Focus on Complementary Care and Alternative medicine, 12(4), Fall 2006.
35. Rentafriend. Star Press, June 18, 2010.
36. Seligman M. Learned Optimism. New York: Pocket Books, 1992.
37. Human touch may have some healing properties. USA Today, September 29, 2008.
38. Allen K, Shykoff BE, Izzo JL Jr. Pet ownership but not ACE inhibitor therapy blunts home blood pressure responses to mental stress. Hypertension, 38(4), 815-820, 2001.
39. Fanning P. Visualization for Change. Oakland, CA: New Harbinger, 1994.
40. McKay M, Davis M, Fanning P. Thoughts and Feelings: The Art of Cognitive Stress Intervention. Oakland, CA: New harbinger, 2007.
41. Jones RA. Self-Fulfilling Prophecies. Hillsdale, NJ: Wiley, 1981.

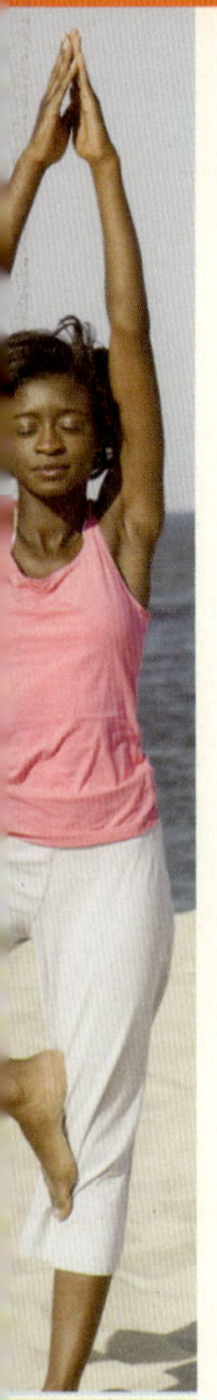

개인 평가

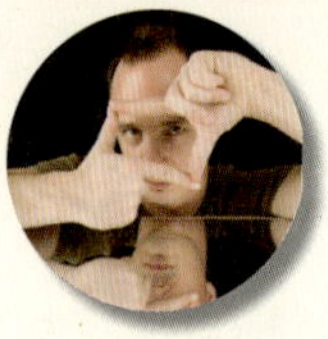

강인한 성격 질문지(hardy personality profile): 자신의 강인성을 검사해보시오.

이 설문지는 강인한 성격의 공동 제작자인 Suzanne Kobasa이 만든 설문지이다. 이 설문은 12개의 질문으로 구성되어 있다. Kobasa의 말을 빌리자면 "강인성을 측정하는 것은 짧은 설문보다 많은 것이 필요하겠지만, 이 설문을 통해 자신이 어느 정도 강인한지에 관한 아이디어를 제공할 것이다."

0–3의 수치를 이용하여 질문에 대한 답을 측정하시오.

자신이 어떠한 상태가 되고 싶은지가 아닌 어떠한 상태인지 대답하시오. 자신의 통제력, 헌신 그리고 도전정신의 점수를 측정하시오.

_______ 1. 내가 일이나 학교에서 최선을 다하면 변화가 생긴다.

_______ 2. 내가 사람과의 관계에서 할 수 있는 것은 운명을 믿는 것뿐이다.

_______ 3. 나는 종종 계획을 시작하거나, 계획에 공을 들이거나, 계획을 마칠 열의를 띠며 아침에 깨어난다.

_______ 4. 나 스스로를 자유인이라고 생각하는 것은 불만과 스트레스를 불러 일으킨다.

_______ 5. 나는 정말 도전의식을 북돋우는 일이 생긴다면 기존의 재정적인 안정을 희생할 의향이 있다.

_______ 6. 나는 나의 예상이 빗나가거나 계획이 틀어지면 스트레스를 받는다.

_______ 7. 어떠한 태생을 가진 그 누구도 정치적 영향력을 가질 수 있다.

_______ 8. 적절한 휴식 없이는 나의 분야에서 성공하기 힘들 것이다.

_______ 9. 나는 내가 직장/학교에서 하는 일이 무엇인지 그리고 왜 해야 하는지 이해하고 있다.

_______ 10. 사람과 가까워지면 나는 그들에게 의무감을 느낀다.

_______ 11. 나는 변화를 즐기고 새로운 상황에 직면하는 것을 인생의 중요한 부분이라 생각한다.

_______ 12. 나는 시간이 많이 남아 아무것도 할 일이 없는 것이 별로 상관없다.

점수 매기기

자신의 강인성을 측정하기 위해서 각 문항 요소에 점수를 매긴다(표시된 부분에 수치를 더하고 뺀다).

총점이 10~18점인 사람은 굳건한 사람을 나타내고, 0~9점은 중간의 강인성을, 그리고 0점 이하는 낮은 강인성을 나타낸다.

통제력 점수 = ________	헌신 점수 = ________	도전정신 점수 = ________
1 ______ + 7 ______	3 ______ + 9 ______	5 ______ + 11 ______
빼기	빼기	빼기
2 ______ + 8 ______	4 ______ + 10 ______	6 ______ + 12 ______
		총 강인성 점수 ______

출처: Seaward B, Managing Stress (6th ed.). Sudbury, MA: Jones & Barlett, 2009.

개인 평가

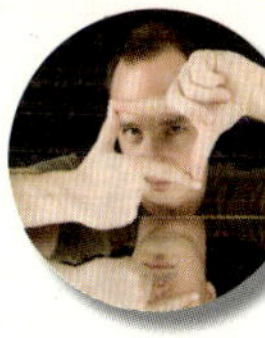

나는 완벽주의자인가?

다음은 완벽주의자가 갖는 생각의 일부이다. 나는 이 중 어떤 생각을 갖는가? 자신이 각각의 생각에 얼마나 동의하는지를 측정하기 위해 0에서 5까지의 수치를 사용한다.

______ 1. 나는 다른 사람이 놓치는 세부사항을 보는 안목이 있다.

______ 2. 나는 세부내용에 빠져 일의 실제 목적을 잊기도 한다.

______ 3. 나는 세부사항이 너무 많으면 압도될지도 모른다.

______ 4. 나는 다른 사람이 올바른 방식으로 무엇을 하지 않으면 스트레스를 받는다.

______ 5. 대부분의 일에는 올바른 방식과 잘못된 방식이 있다.

______ 6. 나는 나의 일과가 틀어지는 것을 좋아하지 않는다.

______ 7. 나는 스스로에게 큰 기대를 갖고 있다.

______ 8. 나는 다른 사람이 내게 기대하는 만큼 스스로에게 기대하고 있다.

______ 9. 사람은 언제나 최선을 다해야 한다.

______ 10. 나는 단정한 외모를 가지고 있다.

______ 11. 잘 단장한 차림새는 나에게 중요하다.

______ 12. 나는 샤워를 하기 전이나 단장을 하기 전의 모습을 남에게 보여주는 것을 좋아하지 않는다.

______ 13. 나는 실수를 하는 것을 좋아하지 않는다.

______ 14. 비판을 받는 것은 끔찍하다.

______ 15. 다른 사람 앞에서 실수를 하는 것은 부끄러운 일이다.

______ 16. 나의 새로운 생각을 다른 사람과 공유하는 것은 나를 불안하게 만든다.

______ 17. 나는 나의 생각이 충분히 좋지 않을까 걱정이 된다.

______ 18. 나는 스스로에 대한 자신감이 많지 않다.

______ 19. 나는 나의 환경이 어수선하고 무질서하면 불편함을 느낀다.

______ 20. 나는 상황이 어수선하면 집중을 하기가 어렵다.

______ 21. 다른 사람이 나의 집에 대해 어떻게 생각하는가가 나에게 중요하다.

______ 22. 나는 어려운 결정을 내리는 데 문제가 있다.

______ 23. 나는 내가 잘못된 결정을 내리지 않을까 걱정을 한다.

______ 24. 나쁜 결정을 내리는 것은 큰 재앙을 불러올지도 모른다.

______ 25. 나는 종종 다른 사람이 일을 똑바로 할 수 있을 것이라고 믿지 못한다.

______ 26. 나는 다른 사람의 작업이 똑바로 되었는지 확인하곤 한다.

______ 27. 내가 과정을 통제할 수 있다면 모든 것이 괜찮아질 것이다.

______ 28. 나는 완벽주의자이다.

______ 29. 나는 다른 사람보다 질 높은 일을 중요시한다.

______ 30. 좋은 인상을 남기는 것은 중요하다.

______ **총점**

채점

30항목의 모든 점수를 더해 총점을 구한다. 점수가 30점보다 낮다면 당신은 몇 가지 특성은 가지고 있지만 완벽주의자는 아닐 것이다. 점수가 31~60점이라면 가벼운 완벽주의 증세가 있는 것으로 보인다. 스트레스를 받으면 더 높은 점수가 나올지도 모른다. 61~90점의 점수가 나왔다면 당신은 아마 중간 정도의 완벽주의자이다. 이는 당신의 완벽주의가 어떤 부분에서는 문제가 될 수도 있지만 완전히 통제하지 못하는 것은 아니라는 것을 의미한다. 91점 이상의 점수는 심각한 문제를 일으킬 수도 있는 정도의 완벽주의를 나타낸다.

더 나아가…

만약 당신이 중간에서 높은 단계의 점수를 받았다면 이번 장에서 설명되었던 완벽주의에 대처하는 기술을 시도해보기를 권장한다. 스스로 위험을 감수하고 실수를 하도록 유도한다. 일반적인 이완 전략 또한 해로운 완벽주의와 싸우는 데 도움이 될 수 있다.

출처: Adapted with the permission of The Free Press, a Division of Simon & Schuster Adult Publishing Group, from Never Good Enough: Freeing Yourself From the Chains of Perfection by Monica Ramirez Basco, Ph.D.

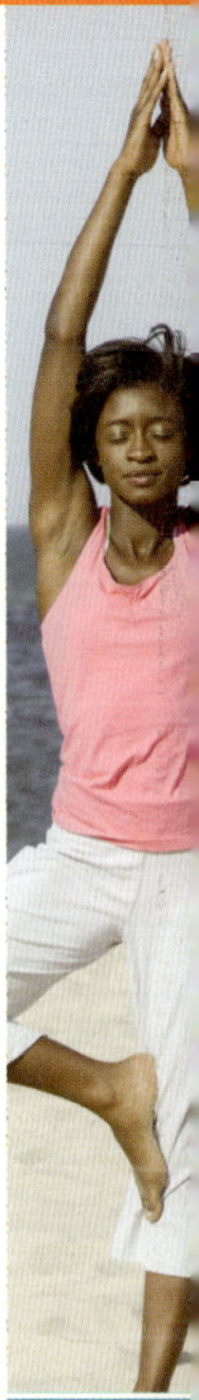

CHAPTER

04

신체적으로 건강해지기

Becoming Physically Fit

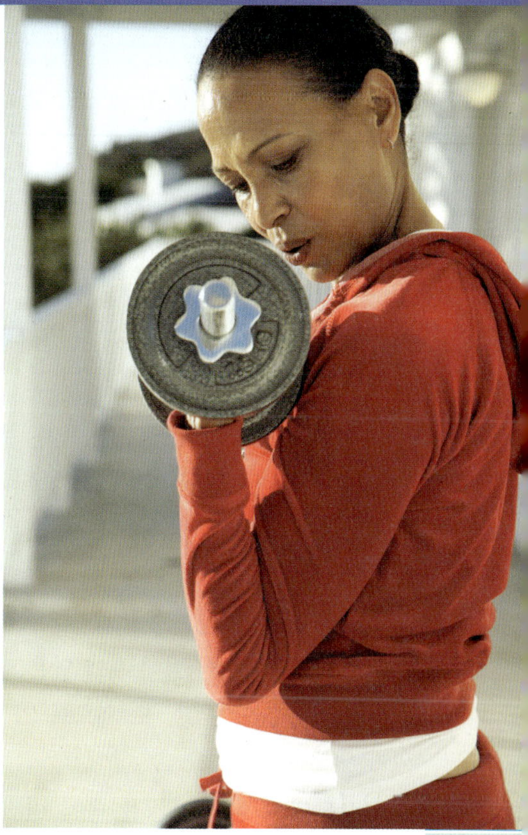

운동과 신체활동에 대해 얼마나 잘 알고 있나요?

1. 유산소 운동의 효과 중 하나는 좋은 콜레스테롤과 나쁜 콜레스테롤을 모두 증가시켜주는 데 있다.
   참 혹은 거짓?
2. "(근육은) 안 쓰면 없어진다"는 오랜 격언이 있다. 이는 운동에도 마찬가지로 적용된다.
   참 혹은 거짓?
3. 200에서 자기 나이만큼의 숫자를 뺀 값이 자신의 최대 예상 심박수이다.
   참 혹은 거짓?
4. 일반적인 운동이라는 가정하에, 저항운동보다는 유산소 운동이 칼로리 소모가 더 많다.
   참 혹은 거짓?
5. 운동은 신체활동의 하위 범주이다.
   참 혹은 거짓?
6. 유산소 운동은 짧은 시간 동안 강도를 높여 집중적으로 하는 쪽이 장시간 동안 적당한 강도로 운동하는 것보다 더 효과적이다.
   참 혹은 거짓?
7. 근육량은 50세에 접어들면 나이가 들수록 감소한다.
   참 혹은 거짓?

정답은 이 장의 마지막 부분에 있습니다.

사람들은 보통 아침 일찍 하루를 시작한다. 그리고 하루 종일 수업을 듣고, 과제를 하거나 공부, 일을 하고, 여가 활동을 하면서 자정을 넘기도록 하루를 마감하지 않는다. 이러한 일정에 보조를 맞추려면 건강한 신체는 필수이다. 특히 공부를 열심히 하겠다는 결의로 똘똘 뭉친 대학생이라고 하더라도 이러한 일정을 소화하려면 어느 정도의 신체적 조건을 갖추지 않으면 안 된다.

그러면 간단하게 한번 살펴보자. 위에서 언급한 내용은 대학 보건 담당 교수가 체력을 바라보는 관점을 그대로 반영한 것이라고 할 수 있다. 즉, 체력이란 사람이 바쁜 일상을 버텨낼 수 있도록 해주는 역할을 하는 것이다. 그렇지만 학생은 왜 '신체 건강(physical fitness)'이 중요하다고 생각할까? 실제로 그 답은 아주 간단하다. 몸이 건강하면 기분도 좋고, 또 외모를 가꾸는 데에도 도움이 되기 때문이다.

대다수의 대학생은 거울 속에 비친 자신의 모습이 매체에서 볼 수 있는 연예인과 같기를 바란다. 균형 잡힌 근육과 잘록한 허리, 그리고 군살 하나 없는 팔다리와 매끈한 몸이 바로 그것이다. 피트니스 프로그램을 시작하는 학생의 다수가 자신의 몸을 더 보기 좋게 가꾸는 것을 목표로 하고 있다. 그리고 이러한 노력을 해나가는 과정에서 육체·정신이 더욱 건강한 기분을 느끼게 된다. 피트니스 프로그램을 진행함에 따라 자신의 신체가 매주 조금씩 바뀌는 모습을 직접 관찰함으로써, 자기도 실제로 바뀔 수 있다는 사실을 깨닫게 된다. "자. 해봐!(Go for it)"나 "한번 해보는 거야(Just do it)" 같은 말은 더 이상 스포츠 마케팅 용어가 아니다. 운동을 통해 건강을 얻는 과정은 인생의 중요한 부분이라는 사실을 상기시켜주는 말이다. 그리고 이때부터는 본격적으로 운동을 즐기며 할 수 있게 된다.

다행스러운 것은 신체활동을 통해 얻을 수 있는 건강상의 이점을 누리기 위해서 반드시 뛰어난 운동선수처럼 되어야 하는 것은 아니라는 점이다. 실제로 일상생활에서 신체활동량을 약간 늘리기만 해도 생각지도 못했던 효과를 볼 수가 있다. 운동과 신체활동에 대한 미국 공중위생 국장(Surgeon General) 보고서[1]에 따르면, 일상생활에서의 신체활동량을 어느 정도 증가시킴으로써, 돌연사 위험 감소, 심혈관질환, 고혈압, 대장암, 당뇨 위험 감소 등 상당한 건강상의 효과를 볼 수 있다고 한다. 심지어 걷기, 낙엽 쓸기, 정원 손질하기, 춤추기 등 일상생활 내 신체운동량을 늘려주는 활동은 무엇이든 오늘날 대다수의 미국인에게 도움을 줄 수 있다. 빨리 걷기 및 춤추기 등 강도가 중간 정도인 운동에 정기적으로 참여하면 건강상의 이점이 반드시 뒤따르게 된다.

1990년대까지만 하더라도 피트니스 전문가는 사람이 운동을 통해서 효과를 보려면 최소 운동기준(시간, 강도, 빈도)을 충족해야 한다고 주장하였다. 이들이 주장도 틀린 말은 아니다. 하지만 그러다 보니 많은 사람이 최소 기준에 도달하지 못하면 운동을 통한 효과를 아예 볼 수 없다고 착각하는 결과로 이어지고 말았다. 그러므로 운동이란 '모 아니면 도(all-or-none)'라고 생각하는 인식이 퍼져 나가게 된 것이다.

1995년 미국 대학스포츠의학회(american college of sports medicine, ACSM) 및 미국 질병통제예방센터(centers for disease control and prevention, CDC)는 '신체활동과 공공보건(Physical Activity and Public Health)[3]이라는 제목의 공공보건보고서를 발간한 바 있다. 당시 발간된 보고서는 2007년에 다시 개정되었으며,[4] 그 내용에 따르면 중간 정도의 강도로 매일 30분 정도 육체활동을 하는 것 역시 분명한 효과가 있다는 점을 명시하고 있다. 또한, 이 보고서에서는 정원을 돌보는 일, 집안일 등 간단한 신체활동도 건강에 도움이 된다고 하였다. 이 밖에 이 보고서에서 소개한 다른 중요한 내용으로는 건강상의 효과는 하루 동안의 누적 운동량을 기준으로 한다는 것이다(예: 아침 10분, 점심 10분, 저녁 10분 등 10분 단위로 나누어 하루에 3번 운동하는 것).

신체활동과 건강에 대한 공중위생 국장 보고서는 1996년에 발간되었으며, 이에 따라 '건강상의 이점(health benefit)'과 '체력상의 이점(fitness benefits)'[2]을 분명하게 구분할 수 있도록 하는 데 도움을 주었다. 일상적인 신체활동에도 다양한 건강상의 이점이 존재한다. 예를 들어 체중, 혈압, 혈당, 콜레스테롤의 조절 효과가 있다. 공중위생 국장의 보고서에서는 또한 건강상의 이점을 얻기 위해 하루에 해야 하는 운동량을 150kcal로 정했고, 이러한 수준의 운동량은 다양한 방법을 통해 얻을 수 있다고 소개하고 있기도 하다(조깅 15분, 걷기 30분, 배구 45분).

추가적으로 본 보고서에서는 위에서 소개한 운동량을 초과하여 추가적인 운동을 하는 경우, 그에 따른 추가 이점을 누릴 수 있을 것이라고 명시하였다. 이를 바꾸어 말하면, 활동량이 더 늘어날수록(투여량), 이점(반응) 역시 증가한다는 것이다.

2008년 미국 보건복지부는 최초로 신체활동에 대한 연방정부 정책을 발표하였다. 이는 '미국 국민을 위한 신체활동 지침(Physical Activity Guidelines for Americans)'[5]이라는 제목으로 발표되었으며, 당시를 기준으로 가장 최신의 연구 결과를 바탕으로 한 과학적 근거를 토대로 신체활동 및 건강에 대한 권고사항을 수록하였다. 그 주요한 내용은 다음과 같다. 1주일에 150분 이상 중간 강도의 신체활동을 하거나, 또는 일주일에 75분의 고강도 신체활동을 수행할 것과 주일에 중간 강도 신체활동 300분, 또는 고강도 신체활동 150분으로 운동량을 늘리는 경우 상당한 건강상의 이점을 더 얻을 수 있다. 본 지침에서는 또한 고강도 운동과 중간 강도 운동을 서로 균등하게 병행하여 시행하는 방안도 제시하고 있다. 본 지침에 대한 추가 상세 정보는 미국 보건복지부 웹사이트(http://www.health.gov/PAguidelines)를 참고한다.

운동 역시 신체활동의 일종이므로 운동을 규칙적으로 하면, 규칙적으로 상당한 활동을 수반하는 생활습관을 지닌 사람과 동등한, 혹은 이를 능가하는 건강상의 이점을 누릴 수 있다. 또한 운동을 하는 경우, 운동 프로그램의 결과로 얻는 체력상의 이점도 함께 누릴 수 있다는 추가적인 효과도 있다.

신체적 체력의 5대 요소

신체적 체력(physical fitness)이란 과도한 피로 없이 일상업무 및 여가활동에 수반되는 활동을 수행할 수 있으며, 갑작스러운 비상사태에 대처할 수 있는 능력을 갖춘 상태를 말한다. 다음 문단에서 주로 다루는 내용은 심폐지구력, 근력, 근지구력, 유연성 및 신체 조성(body composition)에 초점을 두고 있다. 이러한 특성은 인체의 건강과 관련된 신체적 체력으로 분류된다고 할 수 있다. 이와는 달리 속도, 힘, 민첩성, 균형력, 반응시간은 운동능력에 관련된 특성이라고 할 수 있다. 다른 사람과 경쟁해야 하는 운동선수의 경우는 후자의 특성이 매우 중요할 것이나, 일반 대중의 경우 전자의 특성이 중요하다. 그러므로 이번 장에서는 인체의 건강과 관련된 신체적 체력 특성을 살펴보기로 하자.

심폐지구력

만일 신체적 체력의 여러 가지 지표 중 오직 하나만을 개선하고자 한다면, 무엇을 고를 것인가? 유연성, 근력, 근지구력? 무용수라면 무엇을 선택할 것인가? 그리고 마라토너는 또 무엇을 선택할까? 전문가들은 과연 무엇을 권장할 것인가?

전문가, 즉 운동 생리학자(exercise physiologist)에게 묻는다면 아마 신체 전반의 건강을 좌우하는, 건강의 가장 중요한 한 가지 요소를 꼽을 것이다. 이들은 심장, 폐, 혈관의 기능개선이야 말로 신체적 체력을 목표로 하는 프로그램의 최대 주안점이 되어야 한다고 판단한다. 심폐지구력은 신체 전반의 건강을 좌우하는 기초가 된다.

심폐지구력은 장시간 동안 주어진 수준의 에너지 생성을 지속할 수 있는 능력을 향상시켜준다. 즉, 우리의 신

주요 용어

신체적 체력(physical fitness): 신체적 활동에 필요한 능력과 관련하여 지니고 있거나 취득하게 되는 일련의 속성을 말한다.

신체활동(physical activity): 에너지를 소모하여 근골격계를 움직이는 신체의 움직임을 말한다.

운동(exercise): 신체활동의 하위 범주로서, 사전에 계획된 구조화된 움직임이다. 또한 반복성을 지님과 동시에 신체적 체력의 개선 내지 유지라는 목적성을 가진다.

심폐지구력(cardiorespiratory endurance): 근육이 주어진 시간 동안 수축하는 데에 필요한 만큼의 산소를 심장, 폐, 혈관계가 근육세포로 전달하는 능력이다.

무산소성 에너지 생산(anaerobic energy production) 인체가 에너지를 생산하는 방법의 하나로서, 필요한 만큼의 산소를 얻을 수 없을 때 사용한다.

유산소성 에너지 생산(aerobic energy production): 인체가 에너지를 생산하는 방법의 하나로서, 심혈관계가 근육에 필요한 충분한 양의 산소를 전달할 수 있을 때 사용된다.

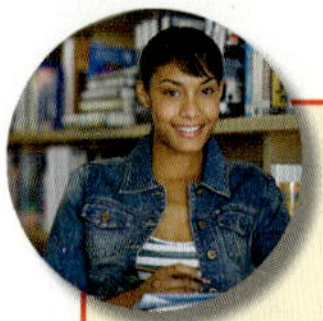

심폐지구력(유산소) 향상의 구조적 · 기능적 이점

유산소 운동능력이 향상되면 다음과 같은 이점을 얻을 수 있다.

- 일상적 활동을 쉽게, 즐겁게 수행할 수 있다.
- 심장 근육을 강화하고 효율성을 향상시킨다.
- 혈액 내 고밀도지단백단백질(좋은 콜레스테롤) 양이 증가한다.
- 신체 내의 모세혈관망이 증가한다.
- 외부순환 능력이 향상된다. 외부순환이라 함은 혈관이 막혔을 때 인근의 혈관이 확장하여 대신 혈액을 운반해주는 것을 말한다.
- 체중 조절에 도움이 된다.
- 뼈의 생장을 촉진한다.
- 스트레스 대처능력이 향상된다.
- 감염을 방지한다.
- 기타 신체 장기의 기능이 활성화된다.
- 자신감이 상승한다.
- 자기주도적인 피트니스 목표를 달성한다.
- 부정적, 중독성 습관으로부터 벗어난다.
- 수면이 더욱 용이해진다.
- 일반적 질병에서 더욱 빨리 회복할 수 있다.
- 비슷한 취미를 지닌 사람들과 만난다.
- 보험료가 줄어든다.

체가 더욱 격렬한 운동을 더욱 오래 지속할 수 있도록 해주는 것이다.

신체는 단기활동에 필요한 에너지를 계속해서 생산하지는 못한다. 일부 운동은 그 강도가 너무 강해서 심폐기능이 근육 수축 활동에 필요한 산소를 적절하게 제공할 수 있는 범위를 뛰어넘게 된다. 이렇게 되면 산소가 없는 상태에서 에너지가 생성되는데, 이를 무산소성 에너지 생산(anaerobic energy production)이라고 부른다. 짧은 시간 동안 격렬하게 이루어지는 운동은 대부분 이와 같은 방식을 통해 에너지를 얻는다. 예를 들어 줄 타고 오르기(rope climbing), 근력 웨이트 리프팅, 단거리 전력질주 등이 이러한 범주에 들어가며, 이와 같은 운동은 근육의 피로가 매우 빨리 일어난다. 이러한 운동은 일반적으로 무산소 운동이라 한다. 여기서 가장 중요한 요인은 활동에 필요한 에너지가 유산소 에너지 생산 범위를 초과하는가 아닌가에 달려 있다. 그러므로 일반적으로 유산소 운동이라고 생각되는 것(예: 걷기, 사이클링) 역시 그 강도가 매우 높다면, 무산소성 운동 방식을 취하게 될 수도 있다.

만일 강도가 낮은 일이나 놀이를 장시간 계속한다면, 유산소성 에너지 생산능력(aerobic anergy production)을 갖춘 것이다. 신체가 이렇게 충분한 산소가 공급되는 상태에서도 운동에 필요한 에너지 수요에 대응할 수 있는 경우에는 무산소성 에너지 생산으로의 전환이 발생하지 않는다. 따라서 해당 활동을 계속할 것인지 말 것인지를 결정하는 데 있어, 적어도 피로는 더 이상 중요한 요인이 아닐 것이다. 마라톤 선수나 조깅, 사이클링, 수영 같은 운동을 매우 오래한 사람은 물론, 에어로빅 댄서가 이러한 활동을 할 수 있는 이유는 유산소 운동능력이 매우 발달하였기 때문이다. 이렇게 유산소성 운동능력이 높은 사람의 심폐기능체계는 산소를 받아들이고 이를 이송 및 사용하는 용량이 매우 크게 발달해 있는 것이다.

유산소 조건(aerobic conditioning)은 위에서 언급한 활동을 수행할 수 있는 능력을 제공함과 동시에, 일상생활의 다른 측면에도 긍정적인 파급 효과를 미칠 수가 있다. "심폐지구력(유산소) 향상의 구조적 · 기능적 이점"을 참고한다. 오늘날, 유산소 운동능력을 향상시켜주는 신체적 활동은 심장질환, 제2형 당뇨병, 골다공증, 비만, 우울증, 유방암 및 대장암의 위험을 줄여주는 효과가 있는 것으로 받아들여져 있다.

근력 및 근지구력

근육운동능력(muscular fitness)이라 함은 근골격이 수축할 수 있는 능력을 나타내는 용어이다. 근육의 능력은 두 가지로 나뉘는데, 이들은 서로 판이하게 다르지만 밀접하게 연관되어 있다. 바로 근력과 근지구력으로, 근력은 근육이 최대 한도 혹은 그에 인접한 능력을 짧은 시간 동안 발휘하는 것을 말한다. 근지구력은 이와는 달리 최대 한도에 근접하지 않는 운동을 장시간 동안 해낼 수 있는 능력을 의미하는 것이다.

근력과 근지구력은 모두 우리 신체가 어떠한 일을 해내기 위해 반드시 필요한 것이다. 올바른 자세를 취하는

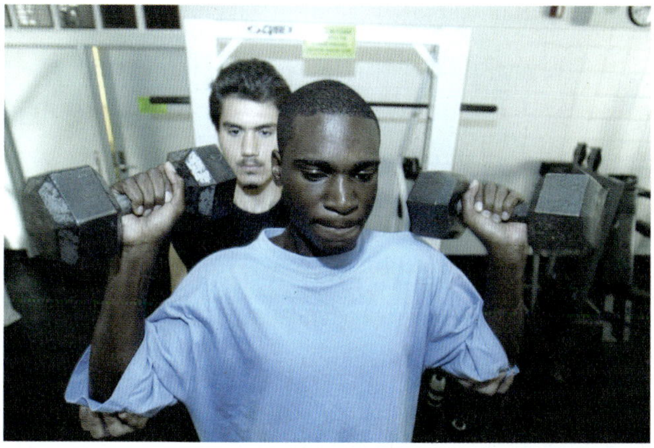

근육운동능력(muscular fitness) 훈련은 기능적 성격을 지님과 동시에 건강상의 이점도 함께 누릴 수가 있다. 근육운동능력이 뛰어난 사람은 일상생활의 여러 가지 동작을 더욱 수월하게 해내는 한편, 여가활동도 더욱 즐겁게 즐길 수 있게 된다. 또한, 근력운동을 실시하면 신체 조성(body composition)을 개선하는 효과도 함께 누릴 수 있다.

일, 걷기, 물건 들어 올리기, 밀기, 당기기 등은 근육이 일정 수준의 수축을 유지하거나, 수축을 증가시키도록 명령하는 동작의 예라고 할 수 있다. 자신이 더욱 강해질수록, 근육을 수축시킬 수 있는 힘이 증가하며, 어느 수준 이상의 수축을 일정 시간 이상 유지하여 원하는 일을 해낼 수 있게 되는 것이다.

유연성

관절이 자연스러운 운동 범위 내에서 운동할 수 있는 능력을 유연성이라 한다. 유연성은 건강의 여러 가지 다른 구조적 · 기능적 구성 요소와 마찬가지로 신체의 여러 부분에 따라 다르게 나타난다. 관절은 각각 그 유연도가 구조적으로 다르며, 시간이 흐름에 따라 관절의 사용도가 증가 혹은 감소함으로써 해당 관절의 유연성 역시 변화한다. 한 가지 분명한 것은 성별, 연령, 그리고 유전적 신체 구조, 현재 신체적 체력의 정도가 모두 유연성에 영향을 미치는 요인이라는 점이다.

신체활동 중 신체를 수월하게 움직이는 것이 나이를 먹거나 운동을 하지 않으면 유연성을 잃게 되어 어려워진다는 사실을 기억하기 바란다. 규칙적으로 관절을 사용하지 않으면 연결섬유의 탄력이 줄어들고, 관절에 연결되어 있는 근육이 줄어든다. 신체 유연성이 증가하면 균형력, 자세의 개선, 운동선수의 기록 향상, 그리고 허리 및 다른 신체 부위의 통증이 줄어든다.

> **주요 용어**
>
> **근육운동능력(muscular fitness):** 골격근이 수축하는 능력. 근력 및 근지구력으로 구성된다.
>
> **근력(muscular strength):** 체력의 구성 요소 중 골격근이 최대 한도로 수축할 수 있는 능력을 말한다. 근육이 낼 수 있는 최대 힘과 같은 의미이다.
>
> **근지구력(muscular endurance):** 근지구력은 하나 혹은 그 이상의 근육이 장시간에 걸쳐 반복적으로 수축할 수 있는 능력을 말한다.
>
> **유연성(flexibility):** 유연성은 관절이 주어진 운동 범위 내에서 기능할 수 있는 능력을 말한다.

신체 조성

신체 조성(body composition)이라 함은 신체의 여러 가지 다른 구성 요소가 어떠한 조성으로 이루어져 있는지에 관한 것이다(근육, 뼈, 지방, 수분, 미네랄). 특히 피트니스 전문가들이 가장 주목하는 것은 체지방률과 제지방량(fat free weight)이다. 전문가들은 우리 사회에서 사람이 나이를 먹어감에 따라 근육량은 줄어들고 비만도는 증가하고 있는 현상에 대해 우려하고 있다. 심폐 체력 트레이너에게 신체 조성의 중요성에 대한 인식이 늘고 있으며, 근력 운동을 권하는 사례가 늘어나고 있다(신체 조성과 비만, 체중 관리의 중요성에 관한 내용은 제 6장을 살펴보도록 한다).

> **토론해 봅시다.**
>
> **운동이 주는 여러 가지 이점 중 가장 중요한 것은 무엇일까? 자신에게 운동을 할 수 있는 동기를 줄 수 있는 요소는 무엇인가요?**

개인 체력 프로그램의 개발

건강한 생활습관을 기르기 위해서는 목표를 세우는 것이 중요하다. 국립보건원(national institute of health)에서는 목표를 세울 때 구체적으로, 그리고 가능한 범위 내에서 세우며, 완벽을 기하려는 욕심을 버리라고 조언하고 있다. 운동을 통한 신체 훈련 과정의 원리와 특성에 대한 지식 역시 올바른 목표 설정에 도움이 될 수 있다.

훈련의 원리

개인을 위한 운동 프로그램은 개인의 필요와 기호를 동시에 충족시킬 수 있어야 한다. 최고의 운동 프로그램이란 규칙적으로 행할 수 있는 운동을 말한다. 그러나 이 밖에도 운동 프로그램이 성공을 거두기 위해 따라야 하는 여러 가지 원칙이 있다.

운동을 통한 신체 단련 과정의 가장 기본이 되는 원칙은 바로 과부하(overload)이다. 운동의 목적은 신체 안의 무엇인가를 개선하기 위한 것이다(예: 심장 기능). 이러한 개선이 이루어지도록 하려면 신체에 일정량의 스트레스를 가하여 일반적으로 익숙해져 있는 수준보다 더욱 많은 일을 하도록 만들어야 한다. 인체의 특정 부분에 적절한 방식으로 과부하가 걸리면 해당 신체 부위는 적응의 과정을 거쳐 필요한 능력이 증가하는 결과로 이어진다.

운동을 통한 신체 훈련에서 두 번째로 중요한 원칙은 특별성(specificity)이다. 신체가 적응을 하기 위해서는 운동 내용을 원하는 방향에 맞도록 구체적으로 설정해야 한다. 이에 대한 좋은 예가 두 가지 종류의 근력 훈련인 정적 수축 운동(isometric)과 등장성 운동(isotonic)이다. 오랜 시간에 걸쳐 정적 수축 운동을 꾸준히 한 사람은 정적 수축능력이 향상되지만(근육을 이완시키지 않고 더욱 많은 힘을 낼 수 있게 된다), 그럼에도 불구하고 동작 전체에 걸친 근육 수축능력은 크게 좋아지지 않는다. 반면, 등장성 운동을 선호하는 사람은 전체 동작 범위에 걸쳐 근육을 수축할 수 있는 능력이 향상된다.

세 번째 원칙은 가역성(reversibility)이다(경우에 따라 퇴행이라는 용어로 부르기도 한다). 이는 기본적으로 "사용하지 않으면 잃게 된다"는 오랜 격언이 뜻하고 있는 바와 일맥상통한다. 운동 효과를 유지하기 위해서는 운동을 규칙적으로 해야 한다. 훈련을 어떻게 진행할 것인지에 대한 구체적인 내용은 다음 문단에서 다루기로 하겠다.

심폐지구력

사람은 누구나 연령에 관계없이 다양한 종류의 활동을 통해 심폐능력을 향상시킬 수 있다. 이를 위해서는 심장과 폐에 적절한 수준의 부하를 가하는 활동을 해야 한다. 수영이나 달리기, 자전거 타기 널리 알려진 훈련방식이다. 하지만 이 밖에도 오늘날에는 롤러 블레이드, 크로스컨트리 스키, 빨리 걷기 운동, 또는 단체강좌를 통해 무용이나 킥복싱, 스피닝을 배우는 사람도 많이 늘어나고 있다. 연령이나 신체적 제약 조건과는 무관하게 다양한 활동을 골라 즐겁게 즐기면서 심폐지구력을 키울 수 있다. 이 장의 말미에 있는 종합개인검사지는 개인별 운동 수준을 결정하는 데 도움이 될 것이다.

사람들은 어떤 운동이든 운동을 하면 무조건 심폐지구력이 증가한다고 생각한다. 골프, 볼링, 사냥, 낚시, 활쏘기 등은 심폐지구력을 향상시키는 운동의 형태라고 보기 어렵다. 그러나 이러한 활동이라도 규칙적으로 적당한 시간 동안 하는 것은 건강에 도움이 된다. 다만 '운동'으로 분류하기에는 미흡한 점이 있는 활동임이 사실이며, 신체적 체력의 향상을 반드시 기대할 수 있는 것도 아닐 것이다. 미국 최고의 운동생리학 및 스포츠 의학 전문기관인 ACSM(american college of sports medicine)에서는 운동을 통한 훈련에 대한 지침을 제시한 바가 있으며, 오늘날 널리 활용되고 있다.

ACSM은 가장 최근인 2009년 심폐지구력 증진 권고안을 발표한 바 있다. 권고안의 내용은 크게 4부분, 즉 활동 방식, 운동 빈도, 운동 강도, 운동 지속시간으로 나뉘어 있다. ACSM은 또한 근육 운동 및 유연성 훈련에 대한 권고안도 아울러 발표하였다.

이를 기억하기 쉽도록 만든 것이 FITT라는 약어로서, 각각 F는 빈도(frequency), I는 강도(intensity), T는 시간(time, duration), 그 다음 T는 종류(type, mode)를 나타내고 있다. 구체적인 가이드라인 내용은 다음 문단에서 살펴보기로 한다. 만일 이미 규칙적으로 운동을 하고 있다면 현재 자신이 취하고 있는 운동 프로그램이 과연 적절한지 본 기준에 맞추어 비교해보는 것도 좋을 것이다. 또한 현재의 건강 수준을 평가해보고 운동 프로그램의 구성을 변경하면 건강 수준에도 어떠한 변화가 생기는지를 스스로 관찰해보는 것 역시 가치 있는 일이 될 것이다.

활동 방식 ACSM의 권고안에서 말하는 활동 방식은 연속되는 신체적 활동으로서, 대근육군을 사용하고, 리드미컬하며 유산소 운동의 특성을 가지는 것이다. 이러한 요구 기준에 부합하는 운동으로는 수영, 사이클, 에어로빅, 농구, 크로스컨트리 스키, 롤러블레이드, 스텝 훈련(벤치 에어로빅), 하이킹, 걷기, 조정(rowing), 계단 오르기, 댄스, 달리기 등이 있다. 물속에서의 훈련(아쿠아 에어로빅 등) 역시 인기 있는 운동 중 하나이다. 특히 임산부나 노약자, 장애인이나 부상을 입은 환자에게 유용한 운동 방식이다.

테니스나 라켓볼, 농구와 같은 지구력 경기는 자신이나 상대가 시합을 끊이지 않고 계속 이어나갈 정도로 숙련되어 있다면 유용하다. 공을 주우러 걸어다니는 것은 운동 효과가 거의 없다. 자전거 타기는 좋은 활동에 속한다. 단, 계속 페달을 밟아야지 페달을 밟지 않고 탄력으로 주행하는 것은 아무런 이득이 없다는 것을 알아야 한다. 소프트볼이나 미식축구는 연속되는 활동량이 부족하다. 특히 주말에만 취미로 운동하는 사람이 게임을 하는 방식을 보면 더욱 그러하다. 여기서 한 가지 기억해야 하는 것은 건강이라는 큰 틀에서 보면 모든 신체활동이 도움이 된다. 그러나 체력이 목적이라면 운동의 빈도, 강도 및 지속시간이 매우 중요해진다.

자신이 선택하는 지속적 신체활동의 종류가 어떠한 것이건, 그러한 활동은 스스로 즐길 수 있는 것이어야 한다는 점도 중요하다. 달리기를 예로 들면, 달리기를 잘 하는 사람은 누구나 달리기를 즐길 수 있다고 이야기를 하지만, 사실 달리기를 하지 못하는 사람도 분명히 존재한다. 자신이 즐길 수 있는 활동을 찾아야 한다. 남과 함께 시간을 보내는 것을 좋아하는 성격이라면, 친구와 함께 할 수 있는 활동을 찾는다. 신체활동에 변화를 주어 지루함을 방지해야 한다. 여름에는 사이클링을 하다가 가을에는 달리기를 하고, 겨울에는 수영을, 봄에는 라켓볼을 즐기는 방식으로 변화를 줄 수도 있을 것이다.

운동 빈도 운동 빈도는 일주일 동안 운동을 하는 횟수를 말한다. ACSM에서는 3회(고강도 운동)~5회(중간 강도의 운동) 정도를 추천하고 있다. 대부분의 사람에게 일주일에 5회 이상의 운동이 건강에 크게 도움이 되지는 않는다. 마찬가지로 일주일에 평균 2회만 운동을 한다면 측정되는 심폐지구력 수준의 향상에는 도움이 되지 못할 것이다. 그러므로 일주일에 두 번 사이클링을 하면서 즐거운 시간을 보낼 수는 있을 것이나, 이로 인해 심폐지구력이 크게 향상될 것은 기대하지 않는 것이 좋다.

운동 강도 신체활동 시에는 어느 정도의 노력을 기울여야 하는가? 빨리 달려야 하는가? 아니면 천천히 조깅을 해야 하는가? 그렇지 않으면 힘들지 않은 속도로 천천히 수영을 해야 하는가? 몸이 건강해지려면 땀을 듬뿍 흘려야 하는가? 이러한 질문은 운동 강도에 관련되는 것이라고 할 수 있다.

ACSM의 권고안에 따르면 건강한 성인의 적정 운동 강도는 최대 심박수(220에서 나이를 뺀 수)의 64~91% 수준이거나, 혹은 예비 심박수(heart rate reserve, HRR)의 30~85% 수준이 적정하다고 한다. 이러한 강도를 목표 심박수(target heart rate, THR)라고 하며, **표 4-1**에 나타낸 방식으로 산출할 수 있다. 목표 심박수는 운동을 통해 심장, 폐 및 혈관계에 긍정적인 효과를 얻기 위해 심장이 1분에 수축하여야 하는 최소 횟수를 의미한다. 이러한 긍정적인 효과를 '훈련 효과(training effect)'라고 한다. 이 목표 심박수에 미치지 못하는 강도로 운동을 하게 되면 여러분의 체력에는 큰 도움이 되지 않을 것이다.

표 4-1 운동 시 목표 심박수의 계산법

방법	최대 심박수(% HR max)	예비 심박수(heart rate reserve, HRR)
필요 정보	연령, 목표 훈련 강도(%)	연령, 휴식 시 심박수, 목표 훈련 강도(%)
	연령-예상 최대 심박수 = 220-연령	
계산의 예	22세, 75% 강도로 훈련 희망 시 (220-22)×.75 = 148bpm	45세, 휴식 시 심박수 분당 80회, 70% 강도로 훈련 희망 시 {[(220-45)-80]×.70} + 80 = 150bpm

목표 심박수에 미치지 못하는 강도로 운동을 하더라도 칼로리 소모는 이루어지므로 체중 감량에는 도움이 된다. 하지만 유산소 체력의 강화라는 측면에서는 거의 얻는 것이 없을 것이다. 그러나 목표 심박수를 크게 넘는 운동을 계속하는 경우 피로 누적으로 인해 운동을 통한 소기의 성과를 거두기도 전에 그만두어야 하는 경우가 생길 수가 있다. 2009년 ACSM 권고안에서는 건강 상태가 매우 좋지 못한 사람은 예비 심박수의 30% 또는 최대 심박수의 57% 정도가 적정 운동 강도라고 제시하였다.

운동 강도를 최대 심박수의 64~91% 사이의 값으로 정할지 또는 예비 심박수의 30~85%로 정할지의 여부는 자신이 운동을 시작하는 시점에서 어느 정도의 심폐지구력을 지니고 있는지에 따라 결정된다. 만약 이미 신체 조건이 양호한 상태라면, 최대 심박수의 75% 정도 수준부터 시작하는 것이 좋다. 신체 조건이 양호한 사람이라면 이보다도 더욱 높은 수준을 목표로 삼아야 할 것이고, 심폐지구력이 약한 사람이라면 이보다 훨씬 약한 운동만으로도 훈련 효과를 얻을 수 있을 것이다.

심박수 측정은 그렇게 복잡하지 않다. 신체의 피부 표면에서 가까운 동맥을 찾는다. 피부 표면에 가까운 혈관은 주로 정맥이지만, 맥박 수는 정맥을 짚어서는 알기 힘들다. 심박수를 측정하기 쉬운 부위는 두 군데가 있는데, 하나는 경동맥(목 앞부분 기도의 양측), 다른 하나는 요골동맥(손목 안쪽, 엄지의 뿌리 바로 위에 있다)이다.

검지와 중지의 앞부분을 위에서 말한 위치에 대고 맥박을 잡는 연습을 해보도록 한다. 규칙적인 맥이 느껴지면 시계의 초침을 확인한다. 10초의 시간 동안 맥박이 몇 번 뛰는지를 센 다음, 거기에 6을 곱한다. 이 수치가 바로 자신의 심박수이다. 약간의 연습만으로도 심박수를 능숙하게 측정할 수 있을 것이다.

운동 지속시간 ACSM에서는 운동의 지속시간이 20~90분이 되어야 한다고 권고하고 있다. 이 지속 시간은 유산소 운동을 연속으로 실시하거나, 혹은 운동과 휴식을 반복하며 운동한 전체 시간을 말한다. 휴식과 운동을 반복하는 경우, 10분 단위로 끊어 하루 종일 운동한 시간을 누적하여 계산한다. 이러한 방식은 하루 중 시간을 따로 내어 오랫동안 운동을 하기 힘든 사람, 또는 운동 프로그램에만 전념하기 힘든 사람에게 매우 유용하다.

그러나 대부분의 건강한 성인에 대해 ACSM은 중 정도 강도의 운동을 오랫동안 실시할 것을 권하고 있다. 시간은 1주일을 누적하여 최소 150분이면 적당하다. 건강한 성인으로서, 운동 강도를 좀 더 강하게 하고 싶은 사람은 운동의 지속시간이 짧은 것이 바람직하며, 주당 75분 정도가 된다. 신체가 약하거나, 질병이 있어 운동이 곤란한 사람은 피트니스 전문가 혹은 의사와 미리 상담하여 적당한 운동시간을 정해야 한다.

근체력(muscular fitness)

신체 건강이 근육의 발달과 연관이 깊다는 사실을 인지한 ACSM은 현행 기준에 저항 운동을 포함시킬 것을 권고하고 있다. 이러한 훈련은 건강한 신체 조성을 얻고, 이를 유지하는 데에 도움을 준다. 건강한 신체 조성이란 날씬한 몸 상태를 가꾸는 것을 말한다. 저항 운동은 심폐지구력을 키우는 것이 목적이 아니다. 하지만 전반적인 근력과 근지구력을 길러준다. 일부(예: 2형 당뇨 환자) 경우, 고강도의 저항 운동 및 등척성 수축을 실시하는 것은 바람직하지 않다. 혈압이 갑작스럽게 상승하여 매우 위험한 상황이 발생할 수 있기 때문이다.

근체력 운동의 종류 및 장비 근육의 힘은 과부하 원칙을 응용한 훈련을 실시할 때 가장 많은 개선 효과를 볼 수 있다. 과부하를 준다는 것은 점진적으로 저항(부하, 근육군, 웨이트의 수 등)을 증가시켜 근육이 해야 하는 일을 증가시킨다는 것이다. 이를 통해 근력을 증가시키는 것이 가능하다. 다음의 3가지 운동 방식은 이러한 과부하 원칙을 바탕으로 하고 있다.

우선 등척성(isometric, 동일한 길이라는 뜻) 운동은

주요 용어

빈도(frequency): 주당 운동 횟수. 심폐 체력을 위해서는 주당 3~5회 정도가 적당하다.

강도(intensity): 활동에 들이는 노력의 정도

목표 심박수(target heart rate, THR): 훈련 효과를 내기 위해 심장이 분당 수축하여야 하는 횟수

지속시간(duration): 심폐지구력 운동 효과를 얻기 위해 목표 심박수 상태를 유지하여야 하는 시간

저항이 너무나 강력하여, 근육의 수축만으로 이를 움직이는 것이 불가능한 경우를 말한다. 예를 들어, 벽과 같이 움직일 수 없는 물체를 대상으로 근육을 수축시켜 힘을 쓰는 것이 이러한 운동에 해당한다. 훈련 효과를 정확하게 측정하는 것이 어려운 관계로 등척성 운동 방식은 주된 훈련 방식으로 사용되는 일이 거의 없다. 또한 고혈압 및 제2형 당뇨병을 앓는 사람은 이러한 훈련 방식을 피해야 한다.

등장성(isotonic, 동일한 장력이라는 뜻) 저항 운동은 현재 근력을 키우는 용도로 가장 흔히 사용하고 있는 훈련 방식이다. 전통적인 덤벨이나 바벨 등 프리 웨이트를 들어 올리거나, 저항식 운동기구를 사용하는 방식이 여기에 해당한다. 점진적인 저항 운동을 실시하는 사람은 다양한 근육을 사용, 고정된 저항이나 무게를 지니는 사물을 움직이거나 들어 올리는 운동을 하게 된다. 주어진 반복 운동 중에는 저항의 크기가 동일하지만, 관절의 각도나 운동의 범위에 따라 근육이 수축하는 데 들어가는 노력은 달라진다. 이러한 운동 범위 중에서도 가장 큰 힘을 들여야 하는 각도가 있는데, 이를 스티킹 포인트(sticking point)라고 한다.

등속성 운동(isokinetic)이라 함은 속도가 같은 운동이라는 뜻으로, 전체 가동 범위를 대상으로 동일한 저항을 지속적으로 가하는 기구를 사용하는 운동을 말한다. 저항의 움직임은 미리 지정된 속도에 따르며, 이는 기구에 가해지는 힘의 크기와 무관하다. 이와 같은 종류의 운동으로 효과를 보려면 사용자가 최대한의 힘을 가해야 한다. 등속성 운동은 고가의 정밀한 운동기구가 필요하므로, 사용하는 곳이 진단 센터나 전문 운동선수, 혹은 재활 클리닉 정도로 국한될 가능성이 크다. 가장 일반적으로 사용되고 있는 등속성 운동기구로는 Cybex, Orthotron, Biodex, Mini-Gym, ExerGenie 등이 있다.

어떠한 종류의 근력 운동 방식이(프리 웨이트 vs. 헬스기구) 더욱 효과적인가? 선택은 자신에게 달려 있다. 모두 근력을 기르는 데 도움을 주기 때문이다. 일부에서는 사용이 간편하다는 이유로 기구를 선호하는 사람도 있다. 웨이트를 달아 올리는 수고도 없고, 이미 균형이 잡혀 있는 기구이므로 떨어뜨려 다치는 일도 없기 때문이다. 또 다른 이들은 리프트 운동 시 균형을 유지하기 위해 더욱 많은 힘을 쓰게 되므로 프리 웨이트를 들어 올리는 쪽이 더 좋다고 말하기도 한다. 또한, 프리 웨이트를 사용하는 것은 웨이트 머신에 비해 더욱 다양한 운동을 할 수 있다는 장점도 있다.

근력 운동에는 스테빌리티 볼(stability ball)이나 탄력 밴드, 공기 주입식 운동 디스크, 웨이트 탄력 볼(weighted exercise ball; 메디신 볼이라 불린다), 튜브 등과 같이 운동 효과를 높이기 위해 사용할 수 있는 여러 가지 소도구가 존재한다. 복근 단련만을 위해 사용되는 장비도 있다. 이러한 소도구는 대부분 가격이 부담스럽지 않아 집에 구비해 놓고 사용하기에도 좋다.

근지구력을 키우기 위해서는 최대 수준보다 낮은 강도의 운동을 반복적으로 수행해야 한다. 근지구력은 일상적인 신체활동(낙엽 청소하기, 잔디 깎기)과 밀접한 관련이 있다. 근력 운동과 같은 재미는 없지만, 근지구력은 근육 발달에 있어 매우 중요한 요소이다.

아마추어 및 프로 운동선수는 운동경기에 사용하는 특정 근육의 지구력을 높이고자 노력하는 경우가 있다. 근지구력의 증강은 훈련 도중 주어진 동작의 반복 횟수를 점차 늘려나가는 방식으로 이루어질 수 있다. 그러나 근지구력은 생리학적으로 심폐지구력과는 다르다. 예를 들어 세계적인 장거리 육상 선수라면 심폐지구력이 매우 발달했을 것이며, 다리의 근지구력 역시 높은 수준이겠지만, 복부의 근지구력도 이러한 수준이라는 보장은 없다.

운동의 빈도, 강도, 지속시간 ACSM에서 권고하고 있는

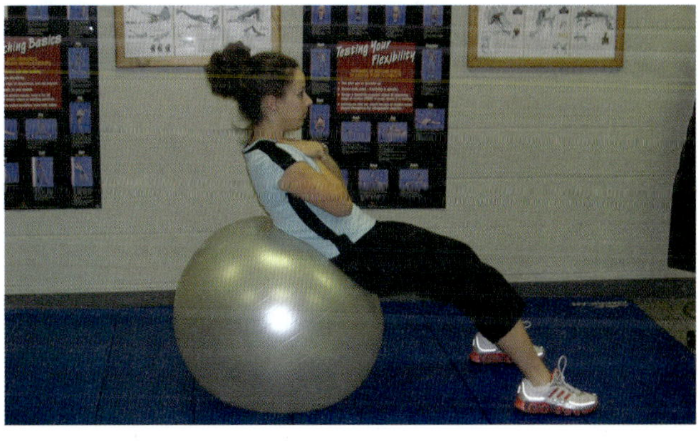

근육 피트니스 트레이닝에 사용할 수 있는 소도구의 종류는 매우 다양하다. 사진은 스테빌리티 볼의 모습이며, 이 밖에도 탄력 밴드나 메디신 볼 등을 사용할 수가 있다.

저항 운동 프로그램은 8~12회 반복(50세 이상 성인의 경우 10~15회 반복)으로 이루어진 세트를 2~4회 실시하며, 전체적으로 8~10개의 근육군을 사용하는 운동을 주 2~3회 실시할 것을 권장하고 있다. 이와 같은 운동은 인체의 주요 근육 집단을 모두 움직여야 하며(다리, 팔, 어깨, 몸통, 허리), 특정한 신체 부위 한두 군데만 집중해서는 안 된다. 등장성(점진적 저항) 운동 혹은 등속성 운동이 권장된다. 일반인의 경우 저항 운동은 중간 혹은 느린 속도로 진행해야 하며, 전체 동작 범위를 사용해야 한다. 또한 정상적인 수준의 호흡을 넘어서 호흡이 흐트러지지 않도록 운동해야 한다. 권장 수준은 운동 종목당 2세트 수준이므로 저항 운동에 시간을 많이 들일 필요는 없다. 그러나 ACSM에서는 시간이 있는 경우 종목당 3~4세트를 실시하는 것이 효과가 더 좋다고 권장하고 있다.

유연성 훈련

ACSM에서는 관절의 동작 범위를 건강한 수준으로 향상시키고 이를 유지하기 위한 운동, 즉 유연성 운동을 개인 운동 프로그램에 꼭 포함시킬 것으로 권장하고 있다. 심폐지구력 운동 또는 근육 운동과 병행하여 스트레칭 운동을 실시할 수도 있고, 또는 별도의 유연성 운동을 실시할 수도 있다. 만일 유연성 운동을 별도로 실시하는 경우, 스트레칭에 앞서 전신 준비운동(걷기 또는 고정 자전거 타기)을 실시해야 한다. 스트레칭 전에 미리 근육의 준비운동이 필요하기 때문이다.

스트레칭 운동의 종류 규칙적인 스트레칭 프로그램을 실시하면 유연성이 발달하고, 또 이를 유지해주는 효과가 있다. 스트레칭 운동의 종류에는 정적 스트레칭(static stretching)과 탄성 스트레칭(ballistic stretching)이 있다. 정적 스트레칭은 근육 집단을 천천히 늘려주는 동작이며, 탄성 스트레칭은 반복적이며 강제적으로 '튕겨주는' 동작으로 구성된다. 대부분의 경우는 정적 스트레칭이 알맞은 운동 방식이라 할 수 있다. 왜냐하면 탄성의 경우 부상의 위험이 높기 때문이다. 하지만 이를 결정적으로 뒷받침해줄 수 있는 연구 결과는 아직 존재하지 않는다.

운동의 빈도, 강도, 지속시간 ACSM의 권고안에 따르면 유연성 운동을 실시할 때는 신체의 주요한 근육과 건이 모두 포함될 수 있도록 해야 한다. 스트레칭 운동은 최소한 주 2~3회 실시해야 한다. 하지만 일반적인 스트레칭 운동이라면 매일 실시해도 안전하다. 스트레칭 시에는 근육에 통증이 느껴지는 정도가 아니라 약간 불편하다고 느껴지는 범위까지 자세를 취해야 한다. 천천히 동작을 취한 다음, 신장된 위치에서 15~60초간 자세를 유지한다. 스트레칭 중에는 힘을 빼고, 숨을 몰아쉬지 않도록 한다. 훈련 세션당 스트레칭 동작을 4회 반복하도록 한다.

신체 조성의 향상을 위한 운동 방법

신체 조성을 향상시키기 위한 운동을 실시한다면, 이러한 운동은 근육량(그리고 가능하다면 골질량도 함께)을 증가시키거나 체지방을 줄이는 것이 목표가 된다. 또는, 이 두 가지 목표를 동시에 추구하기도 한다. 근육량을 증가시키거나 유지하기 위한 운동은 앞서 근체력 운동에 관한 항에서 다룬 바가 있다. 여기서 중요한 것은 사람의 근육량은 35세가 지나고 나면 줄어들기 시작한다는 점이다. 이렇게 근육이 줄어드는 증상을 근육 감소증(sarcopenia)이라고 한다. 그러므로 성인 운동 프로그램에는 근육의 양과 질을 유지하기 위한 항목을 포함시킬 것을 권장한다.

비만의 유병률이 증가하고 있으므로, 운동의 목적도 신체 조성을 향상시키기 위한 경우가 많아졌다. 이러한 목표를 달성하기 위해서 운동 프로그램의 내용을 구성할 때는 칼로리 소모를 극대화할 수 있도록 구성해야 한다. 유산소 운동은 장시간에 걸쳐 가장 많은 에너지의 소모가 이루어질 수 있도록 하는 운동이다. ACSM의 권고안에 따르면 주당 중간 정도의 강도로 250~300분의 운동을 하는 것이 바람직하다고 한다. 경우에 따라서는 더 많은 양의 운동(일일 60~90분)을 실시해야 체중 감소를 유지하고 도모할 수가 있다. 운동의 빈도 역시 거의 매일에 준하는 수준으로 해야 한다.

준비 운동, 본 운동, 정리 운동

하루 운동은 3단계로 이루어진다. 준비 운동(warm-up)과 본 운동(conditioning), 그리고 정리 운동(cooldown)이다. 준비 운동은 5~10분 정도면 적당하다. 준비 운동 시에는 느리고 점진적이며 무리가 없는 동작으로 운동한다. 그리고 동작은 본 운동과 관련이 있는 동작으로 구성해야 하며, 걷기, 혹은 느린 조깅 정도가 적당하다. 신체의 모든 부분과 근육 집단을 사용해야 하며, 심박수가 천천히 올라가도록 운동한다. 준비 운동을 마칠 때에는 주요 근육 집단이 스트레칭된 상태여야 한다. 준비 운동을 통해 근육 좌상이나 관절 염좌를 방지하는 효과를 얻을 수 있다.

준비 운동 과정은 옆 사람과 안면을 익힐 수 있는 좋은 기회이기도 하다. 뿐만 아니라 운동을 하는 스스로도 본 운동에 대한 마음의 준비를 하거나, 아침 하늘의 아름다움을 마음속으로 감상하는 여유를 가질 수도 있고, 또 계절의 변화, 오늘 만나기로 약속한 친구 등을 떠올려볼 수 있는 기회도 된다. 이렇게 정신적인 준비 운동을 하는 것도 육체적인 준비 운동만큼이나 생리학적으로 도움을 줄 수가 있다.

운동의 두 번째 구성 요소는 바로 본 운동이다. 본 운동 과정은 근육을 키우고, 심폐지구력을 단련하며, 유연성을 기르는 운동을 본격적으로 행하는 단계이다. 운동 프로그램의 구성은 운동을 하는 개인의 특성에 맞추어야 할 것이지만, 앞서 소개한 ACSM 권고안의 내용을 감안하여 구성하도록 한다(**표 4-2**).

운동의 마지막 단계는 정리 운동이다. 정리 운동 역시 5~10분 정도의 시간으로 이루어지며, 긴장을 풀어주는 느린 조깅이나 걷기, 스트레칭 등으로 구성된다. 이러한 활동을 통해 체온을 식히고 신체를 휴식 상태로 되돌릴 수 있다. 정리 운동 단계는 근육의 통증을 줄여주는 효과도 있다.

주요 용어

과부하 원칙(overload principle): 운동 시에는 평상시 익숙한 수준보다 높은 수준으로 운동을 해야 한다는 원칙이다.

등척성 운동(isometric exercises): 근력 운동의 일종으로 저항이 매우 강하여 대상 물체를 움직일 수 없는 운동이다.

등장성 저항 운동(isotonic resistance exercises): 근력 운동의 일종으로 바벨이나 덤벨 등 고정된 저항을 지닌 물체를 사용하는 운동이다.

등속성 운동(static stretching): 근력 운동의 일종으로 전체 운동 범위에 대해 고정된 속도, 다양한 저항 수준으로 동작이 가능하도록 제작된 특수한 기계를 사용하는 방식의 운동이다.

탄성 스트레칭(ballistic stretching): '튕겨내는' 양상의 스트레칭 운동으로 근육 집단을 반복적으로 이완시켜 빠른 스트레칭 동작을 강제적으로 여러 번 실시하는 방식의 운동이다.

근육 감소증(sarcopenia): 근섬유의 크기가 줄어드는 증상으로, 노화가 원인이 된다.

표 4-2 신체적 건강의 각 구성 요소별 권장 운동의 훈련 내용

	심폐지구력	근력	근지구력	유연성	신체 조성
종류	주요 근육 집단을 리드미컬한 패턴으로 사용하는 모든 운동	프리웨이트, 운동기구, 저항 운동 장치	프리웨이트, 운동기구, 저항 운동 장치	정적 스트레칭을 주로 권장	체지방 감소를 위한 유산소 운동 및 근육량 증가를 위한 근력 운동
강도	최대 심박수의 64~91% 또는 예비 심박수의 40~85%	휴식 없이 8회~12회 정도 반복할 수 있는 무게	최대 한도에 미치지 않는 무게	경미 혹은 중간 수준의 통증이 느껴질 때까지	운동 종류에 따라 달라짐
지속시간	주당 150분(중간 강도), 주당 75분(높은 강도)	대근육군을 사용하여 8~10회 반복, 2~4세트 실시	대근육군을 사용하여 8~10회 반복, 2~4세트 실시	각 주요 관절부에 대해 1회 15~60초로 최소 4회 반복	최소 주당 300분
빈도	주당 3~5회	주당 2~3회	주당 3~5회	주당 2~3회	주당 5~7회

출처: American College of Sports Medicine

운동과 노화

생애 전반에 걸쳐 운동은 건강과 웰빙에 있어 중요한 역할을 하는 요소이다. 젊고 활동적인 성향을 지닌 성인이라면, 30대를 넘어 40대, 그리고 그 이후에도 계속해서 운동을 할 수 있다. 젊은 시절부터 운동을 거의 하지 않는 성인인 경우, 운동 수준을 점진적으로 높일 수 있다. 예를 들어, 매일 걷는 거리를 조금씩 늘이는 것부터 시작할 수 있다. 나이가 들었다고 운동을 시작하기는 너무 늦은 것이 아닌가라는 생각은 절대로 할 필요가 없다. 약간의 주의만 기울이면 나이가 많은 사람이라고 하더라도 운동을 하루의 가장 즐거운 일과로 만들 수가 있을 것이다.

신체적 노화

사람이 45~64세가 되면 신체의 구조와 기능상에 다양하고도 미묘한 변화가 나타나게 된다. 생활이 분주하고 마음이 바쁜 시절에는 이러한 변화를 거의 눈치 채지 못하기 마련이다. 그러다 변화의 정도가 두드러지는 수준에 이르더라도 이에 대해 별다른 신경을 쓰지 못하는 것 역시 사실이다. 부모나 선배, 그리고 앞으로 함께 일하게 될 직장 동료는 다음과 같은 변화를 겪고 있다고 볼 수 있다.

- 골밀도 및 골질량의 감소
- 척추 압박(vertebral compression)의 증가
- 관절 연골의 퇴행적 변화
- 지방조직의 증가: 제지방 체중의 감소
- 육체적 작업 수행능력의 감소
- 시력 감퇴
- 안정 시 에너지 대사량 감소
- 생식능력의 감소
- 성기능 감퇴

중년기에 접어들면 이러한 건강상의 문제로 크게 걱정을 하기도 한다. 특히 나이를 먹는다는 것 자체에 대한 우려와 두려움을 지니고 있는 경우에는 더욱 그러하다. 중년에 접어든 사람 중에는 이러한 신체적 변화를 거부하고, 자신이 무엇인가 병에 걸렸다고 생각하는 사람도 있다. 실제로 심기증(hypochondriasis) 역시 젊은 층보다는 중년에 접어든 사람 사이에서 더욱 흔하게 발견되는 질환이기도 하다.

운동의 영향을 받는 질병에는 두 가지가 있는데, 바로 골다공증과 골관절염이다. 이들 질환은 면밀한 관찰이 이루어져야 하며, 이에 대한 자세한 내용은 다음 항에서 다루기로 한다.

노인을 위한 운동

젊은 청년을 대상으로 하는 운동 프로그램은 이보다 나이가 많은 사람에게는 그다지 적합하지 않다. 특히 50세가 넘는 사람에게는 더욱 그러하다. 운동 프로그램을 짤 때는 운동을 하는 사람의 능력과 흥미를 반드시 고려해야 하며, 운동 프로그램을 실시하는 사람이 노인인 경우, 운동 전문가의 감독하에 운동 프로그램을 시작하는 것이 가장 효과적이다. 이와 같은 프로그램은 신체의 단련뿐 아니라, 사회 활동의 기회를 얻는 것을 목적으로 포함하고 있어야 한다.

노인, 특히 심장질환 가족력이 있는 사람은 피트니스 프로그램을 실시하기에 앞서 먼저 신체검사를 받아야 한다. 이러한 검사 과정에는 운동부하검사(exercise stress test)가 포함되어야 한다. 이 검사는 모든 심장 관련 위험요인을 평가하고, 관절의 기능을 측정하는 것이 목적이다. 운동에 참여하는 사람에게는 운동 중 자신의 심폐기능을 측정할 수 있는 방법을 가르쳐야 한다.

노인을 대상으로 하는 피트니스 프로그램을 잘 계획하려면 우선 처음에는 운동을 느린 동작으로 시작하도록 해야 한다. 또한 운동의 상태를 면밀하게 관찰하고, 참가자가 즐거움을 얻을 수 있는 활동으로 구성해야 한다. 운동 프로그램을 주관하는 전문인력 역시 과도한 운동으로 인한 위험신호(심박수의 이상 증가, 구토, 호흡 곤란, 창백, 통증 등)를 알아볼 수 있어야 하며, 심폐소생술(CPR), 자동 외부 제세동기(AED)를 사용할 수 있는 인력으로 구성해야 한다. 준비 운동 및 정리 운동 단계를 반드시 거쳐야 한다. 운동의 도입 단계 및 정리 단계에 유연성을 증가시키는 활동을 추가하는 것도 도움이 될 수 있다. 운동 참가자들는 편안한 복장과 신발을 신고, 운동을 시작할 마음의 준비를 해야 한다.

나이가 많은 사람을 대상으로 고안된 운동 프로그램이라면 이번 장에서 소개한 ACSM의 권고안을 대부분 충족

할 수 있을 것이다. 한 가지 확실한 것은 나이가 많은 사람에게서 흔히 발생하는 건강상의 문제점으로 인해 세부적으로 제한을 받거나, 수정이 불가피한 경우도 있을 수 있다는 점이다. 또한 관절, 근육, 골격계에도 문제가 있을 수 있으므로, 일부 활동은 앉아 있는 상태에서 수행해야 할 수도 있다. 통증이나 기타 불편함을 느끼는 경우 트레이너에게 즉각 보고할 수 있도록 하는 것도 잊어서는 안 된다.

한 가지 다행스러운 것은 운동 전 선별검사를 철저하게 이행하고, 운동 시에도 면밀한 관찰을 시행한다면, 노령이라고 하여 운동 중에 비상사태가 발생하는 경우는 거의 없다는 점이다. 일부 노인의 경우 누군가의 지도를 받는 것보다는 자기 혼자서 운동하는 쪽을 선호할 수도 있다. 어느 쪽으로 선택하든, 건강상 상당한 이점이 존재한다는 점은 명백하다.

특수 건강 문제

요통 성인에게서 공통적으로 나타나는 문제점 중 하나가 허리 통증이다. 성인 5명 중 4명은 일생에 한 번은 이러한 증상을 경험한다. 통증이 너무 괴로워 운동을 건너뛰는 경우도 발생한다. 또는 경우에 따라 밤에 잠을 못 자거나, 일생생활을 영위하는 것조차 힘들어할 수 있다. 이러한 증상을 보이는 성인은 대부분 1년에 2~3회는 허리 통증을 경험한다고 한다.

허리 통증은 건강상의 심각한 문제가 존재한다는 징후일 수 있다. 하지만 대부분의 허리 통증은 기계적(자세) 문제로 인해 발생한다. 허리 통증은 분명 상당한 불편함을 수반하나, 증상과 기능상의 제약은 1~2주면 점차 줄어든다. 일반적으로 의사나 치료사, 카이로프랙틱 시술사의 도움은 필요하지 않다.

수영이나 걷기, 자전거 타기와 같은 규칙적인 운동을 실시하고, 구부리거나 물건을 들어 올릴 때, 그리고 앉는 동작을 취할 때에 허리를 조심한다면, 불쾌감과 무기력을 동반하는 허리 통증을 피할 수 있을 것이다. 상업적 피트니스 센터 및 대학 내 레크리에이션 프로그램 역시도 허리 및 복부 근육을 강화하기 위한 특수 운동 강습 프로그램을 제공하기 시작하는 추세에 있다.

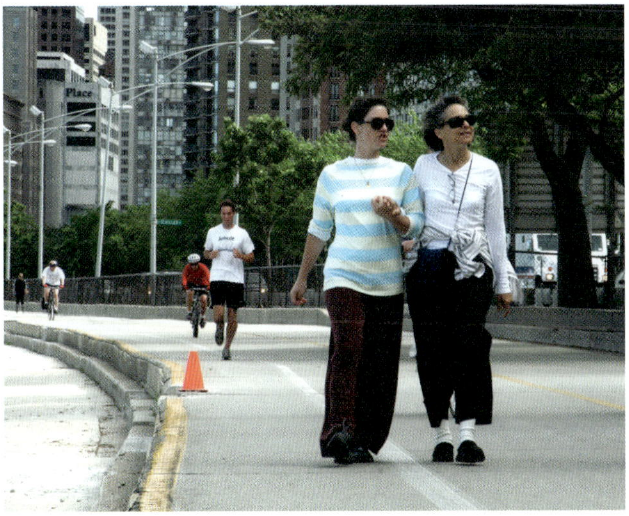

안전하고 편안하게 즐길 수 있는 활동을 고르는 것이야 말로 평생에 걸쳐 운동을 즐길 수 있도록 하는 것이다.

골다공증 골다공증(osteoporosis)은 중년 여성에게서 흔히 발견되는 질환이다. **표 4-3**에서는 국립 골다공증 재단(national osteoporosis foundation)에서 발표한 골다공증 관련 위험 요인을 나열하고 있다. 폐경기 여성은 칼슘 손실로 인해 골반, 손목, 척추의 골절이 자주 발생하는데, 그 이유에 대해서는 아직도 밝혀진 바가 없다. 2005년의 보고에 따르면, 거의 2백만 건의 골절 사고가 골다공증을 원인으로 일어난 것으로 파악되고 있다.

골다공증의 발병 과정에는 내분비계가 큰 역할을 하는 것으로 생각되고 있다. 폐경기가 되면 여성의 난소에서는 에스트로겐이 생성이 급격히 줄어들게 된다. 에스트로겐은 생리주기와 관여되는 두 가지 핵심 호르몬 중 하나이다. 에스트로겐이 감소함에 따라 비타민 D의 진구체기 활성 비타민 D 형태로 변화되는 것이 저해된다. 활성 비타민 D는 소화기관에서 칼슘을 흡수하는 데 중요한 역할을 한다. 그 결과, 우리 몸의 다른 곳에서 사용해야 하는 칼슘이 뼈에서 빠져 나가는 것이다.

여기서 주목해야 하는 사실은 최대 골질량의 85~90%를 20대에 얻는다는 것이다. 그러므로 어린 시절부터 뼈의 생성을 자극하는 생활습관을 지니는 것이 중요하다. 폐경기 전의 여성은 적정한 양의 칼슘을 섭취함으로써 건강한 골격계를 구성하고, 이를 유지할 수 있다. 연령에 따라 달라지지만, 현재의 1일 칼슘 섭취 권장량은

표 4-3 골다공증의 위험 요인

수정 불가 요인	생활습관 요인
• 연령: 나이가 많을수록 발병 확률이 높아진다. • 성별: 여성이 남성에 비해 발병률이 높다. 특히 여성의 경우 폐경 이후에는 골밀도가 빠른 속도로 감소한다. 그러나 50세를 넘는 남성의 경우도 4명 중 1명은 골다공증으로 인한 골절을 경험한다고 한다. • 가족력: 골다공증은 유전에 의해 크게 좌우되는 질환이다. • 하체 체중/하체 빈약: 뼈가 가느다란 경우 골다공증에 걸릴 확률이 더욱 높다. • 골절/신장 손실: 성인이 된 후 골절을 경험한 사람은 골다공증이 이미 있음에도 알지 못하는 경우가 있다. 척추 골절의 경우 신장 손실로 이어지기도 한다.	• 칼슘 및 비타민 D의 부족 • 과일 및 채소의 섭취량 부족 • 단백질, 나트륨, 카페인의 과다 • 운동 부족 • 흡연 • 과도한 음주

1,000~1,300mg이다. 일주일에 3~4일 저지방 낙농품을 섭취하는 것으로 충분한 칼슘을 얻을 수 있다. 또 칼슘 흡수를 돕기 위해 비타민 D도 적절히 섭취해야 한다.

여성 중 상당수가 충분한 양의 칼슘을 섭취하지 못한다. 칼슘 보조제를 사용하여 칼슘 수치를 높이는 것도 권장할 수 있으며, 이때도 비타민 D를 함께 섭취하는 것을 잊어서는 안 된다. 광고에서 언급된 내용과는 달리, 탄산칼슘이 다른 종류의 칼슘염에 비해 흡수가 더 잘되는 것은 아니다.

폐경기 전 여성의 경우 뼈의 칼슘 축적은 운동을 통해 촉진할 수 있다. 특히 사지를 움직이는 운동이 효과가 있다. 최근에는 여성에게 권장량에 해당하는 유제품을 섭취하고, 에어로빅이나 조깅, 걷기 등 다리에 하중을 부하하는 근육이 포함된 신체활동을 규칙적으로 행할 것을 권장하고 있다.

아직 노년은 아니나 폐경을 맞은 여성은 호르몬 대체요법을 통해 뼈에서 칼슘이 빠져나가는 속도를 줄일 수 있다. 여기에 일일 1,500mg의 칼슘을 꾸준히 섭취하고, 비타민 D를 함께 복용하면서 규칙적으로 운동한다면, 호르몬 대체요법으로 칼슘 손실을 거의 제로화할 수 있다. 그러나 여성이 호르몬 대체요법을 실시하는 경우에는 의사의 면밀한 관찰이 필요한데, 그 이유는 호르몬 대체요법의 역할에 대한 우려가 있고, 유방암의 발생위험이 있으며, 관상동맥과 뇌졸중의 위험이 높아지기 때문이다.

골관절염 관절염(arthritis)이라는 말은 100여 종의 관절 염증을 통틀어 칭하는 말이다. 이 중 가장 흔히 나타나는 형태가 바로 골관절염(osteoarthritis)이다. 나이를 먹어감에 따라, 모든 사람이 어느 수준의 골관절염을 앓고 있다고 보아도 과언이 아니다. 이러한 관절염은 '일상 마모' 관절염이라고 부르기도 하는데, 주로 무릎, 골반, 척추와 같이 하중을 받는 관절에서 가장 많이 발생하기 때문에 붙여진 이름이다. 골관절염에서는 골의 말단 연골부와 관계 구조물상에 관절 손상이 발생한다. 오랜 세월 지속적으로 마찰과 스트레스가 축적된 것이 원인이라고 할 수 있다.

현재 골관절염을 비롯한 다른 여러 종류의 관절염을 관리하는 과정에서 목표로 두고 있는 것은 질환을 완전히 치유한다기보다, 환자의 불편함을 줄이고 병의 진행 속도를 늦추는 데 있다. 또한, 일상생활 영위능력을 향상시킨다는 측면도 있다. 골관절염의 치료에 가장 흔하게 사용되는 약품은 비스테로이드성 항염증 치료제(NSAID)이다.

오늘날에는 골관절염이 유전적으로 체중을 지탱하는 관절에 손상을 많이 입는 사람에게서 주로 나타나는 것으로 알려져 있다. 그러므로 가계를 따라 내려오는 질환이라고 한다. 더 나아가, 운동을 규칙적으로 하는 사람과 그렇지 않은 사람을 비교한 연구 결과, 운동을 규칙적으로 하는 것이 골관절염의 발생 가능성을 낮출 수 있는 것으로 보고되고 있다.

체력 관련 질문과 답변

피트니스 프로그램을 시작할 때에는 주요 구성 요소뿐 아니라 다양한 세부 요인을 고려하지 않으면 안 된다.

주요 용어

골다공증(osteoporosis): 골의 질량이 줄어들어 골절이 증가하는 질환. 폐경기의 여성에게 위험이 높다.

골관절염(osteoarthritis): 연령이 증가함에 따라 발달하는 관절염. 관절의 하중 및 손상으로 인하여 발생하는 비중이 크다.

운동을 시작하기 전에 의사와 상의해야 하는가?

사실 이 문제 때문에 수천만의 사람이 운동을 시작할 엄두조차 내지 못한다. 전체적인 신체검사를 받는 일은 비용이 들어갈 뿐만 아니라 상당히 번거롭기도 하다. 이는 운동을 하겠다는 마음을 굳게 먹은 사람이 아니라면 운동을 하지 않아도 될 좋은 핑곗거리가 될 것이다. 전체적인 건강유지계획의 일환으로 정기적인 신체검사를 받는 것은 매우 권장할 만한 일이다. 그렇지만 공공의료 당국에서도 권장하고 있는 바와 같이, 대부분의 성인은 종합 신체검사 없이도 어느 정도 활동량을 증가시키는 것은 건강에 지장이 없다. 만성질환이 있는 사람이라면 신체활동량을 늘이기에 앞서 의사와 상담할 수가 있을 것이다. 더욱 본격적으로 운동을 하고자 한다면, 남성의 경우 45세, 여성의 경우 55세 이상인 경우에는 의료검진(medical exam)을 받아보는 것이 좋다. 또한 관상동맥질환의 위험요인이 하나 이상인 사람, 또는 다른 주요 건강 문제가 있는 사람 역시 검사를 받을 필요가 있다. ACSM에서는 또한 위와 같은 경우에 해당하는 사람은 운동부하검사(스트레스 검사)를 실시하는 것이 좋다고 권하고 있다.

운동할 때의 옷차림은?

운동할 때의 옷차림은 체온의 유지와 움직임에 편안한 복장이면 된다. 동작에 제한을 가하지 않는 넉넉한 옷이면 좋다. 신소재를 활용하여 체온의 조절기능은 뛰어나면서 몸에는 달라붙는 옷도 편안한 운동복이 될 수가 있다.

기온이 상대적으로 높은 시기에는 옷을 고를 때 몸이 너무 더워지는 것을 방지하는 데 주안점을 두어야 한다. 일반적으로 따뜻하거나 더운 날씨에는 입는 옷가지 수를 줄이도록 하고, 실외에서 운동을 하는 경우에는 밝은 색상의 옷을 고르는 편이 복사열을 줄이는 방법이다. 옷의

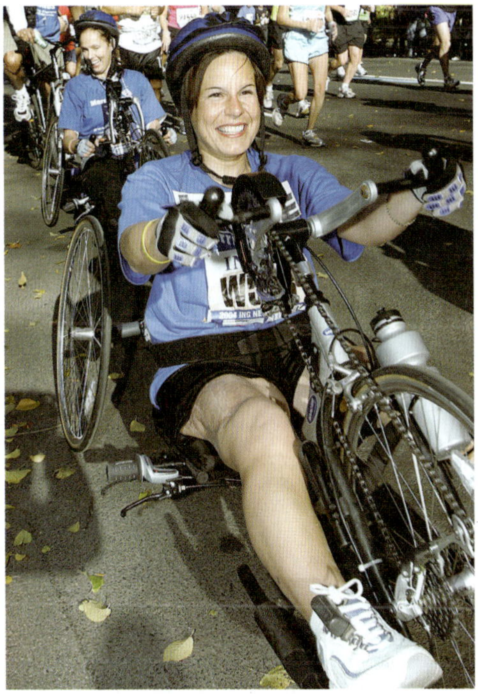

적절한 운동복과 안전장비를 갖추는 것, 그리고 적절한 수분을 섭취해주는 것은 운동의 종류와 관계없이 반드시 명심해야 한다.

재질은 피부의 습기를 잘 증발시켜주는 소재를 골라야 한다. 땀이 마를 때에 열을 빼앗아 가기 때문이다. 땀이 몸에서 흘러내리거나, 닦아내는 경우는 체온조절 역할을 하지 못한다.

온도가 상대적으로 낮은 경우에는 체온을 과도하게 빼앗기지 않도록 하는 것이 중요하다. 체온을 너무 빼앗기면 저체온증이 발생할 수 있기 때문이다. 여러 벌의 옷을 껴입는 레이어드 스타일을 권장한다. 날씨가 추울 때라도 운동을 하게 되면 몸에서 열이 발생한다.

여러 벌의 옷을 껴입으면 운동할 때에 겉옷을 벗고, 필요시에는 옷을 다시 껴입으면 된다. 가장 안쪽의 운동복은 습기를 피부로부터 잘 발산해주는 재질을 선택하는 것이 좋다. 면은 그다지 권장하지 않는데, 땀을 흡수하고 수분을 보유해 날씨가 추울 때는 체온 손실이 더욱 심해질 수 있기 때문이다. 가장 바깥의 운동복은 고어텍스와 같이 바람은 막아주되 습기는 몸 밖으로 배출해주는 소재가 좋다. 더 나아가 날씨가 추울 때는 귀를 덮어주는 모자를 쓰거나, 장갑(벙어리 장갑 포함)을 착용하여 신체 말단부에서 체온이 빠져 나가는 것을 방지해야 한다.

어떠한 환경에서든 적절한 신발을 신는 것이 매우 중요하다. 안전하고 편안한 운동이 될 수 있도록 하는 데 필수적인 역할을 하기 때문이다.

저충격 유산소 운동이란?

유산소 운동을 장시간 하는 경우(예: 조깅, 달리기, 에어로빅 댄싱, 줄넘기 등)에는 골반이나 무릎, 발목 관절 등에 부상이 발생할 수 있다. 이러한 이유로 여러 피트니스 전문가는 일찍이 저충격 유산소 운동(low impact aerobic activities)을 개발하였다. 저충격 에어로빅 댄싱, 수중 에어로빅, 벤치 에어로빅, 빨리 걷기 등이 저충격 유산소 운동에 속한다. 운동 참여자는 이러한 운동을 통해서도 심폐지구력 향상의 원칙을 충족시키는 것이 가능하다. 목표 심박수는 고충격 유산소 운동의 경우와 동일하다.

저충격과 고충격 유산소 운동의 가장 큰 차이점은 바로 다리의 사용법이다. 저충격 유산소 운동에서는 두 발 중 한쪽은 항상 땅에 닿아 있어야 한다는 점이다. 그러므로 전통적인 고충격 유산소 운동에서 보이는 바와 같이 체중을 옮겨 실을 때에 큰 무리가 발생하지 않는다. 또한 저충격 운동은 과도한 팔의 움직임과 손 혹은 손목의 무게를 사용하기도 한다. 이와 같은 변형은 목표 심박수를 높이면서 하지 관절에는 과도한 부담을 주지 않으려는 노력의 결과로 탄생한 것이다. 저충격 유산소 운동은 연령대에 관계없이 모든 사람이 사용할 수 있고, 특히 사용자의 연령이 높을 때 좋은 효과를 발휘한다.

크로스 트레이닝이란?

크로스 트레이닝(cross-training)이란 둘 이상의 다른 유산소 운동을 하는 것을 말한다. 예를 들어 달리기 선수라면 훈련 과정에 달리기를 대신하여 수영이나 사이클링, 노 젓기 등을 포함시키는 것을 일컫는다. 이와 같은 크로스 트레이닝은 특정 근육군이 휴식을 취하도록 하고, 부상이 치유될 수 있는 기회를 제공한다. 또한 크로스 트레이닝은 페이스를 바꾸어 기력을 회복할 수 있는 기회를 제공하기도 한다. 다양한 활동을 운동 프로그램에 포함시키면 되면 더욱 즐겁게 운동할 수 있기 마련이다.

운동 중 수분을 섭취하는 가장 효과적인 방법은?

수분 보충 제품은 여러 가지가 시판되고 있으며, 다양한 내용으로 광고를 하고 있다. 하지만 일반인이 운동을 할 때 가장 좋은 수분 보충 방법은 바로 물을 마시는 것이다. 물은 손쉽게 구할 수 있으며, 가격 측면에서도 타의 추종을 불허한다. 그러나 장시간 운동을 하는 경우, 운동이 격한 경우, 전해질이 포함된 스포츠 음료가 더 좋을 수도 있다(나트륨과 칼륨을 보충해주는 역할을 한다). 또한 이러한 음료는 에너지가 고갈되었을 때 탄수화물을 보충해주는 역할도 한다. 그렇지만 스포츠 음료에 포함된 탄수화물은 당분을 분해한 성분에 지나지 않는다. 따라서 스포츠 음료는 일반 탄산음료와 마찬가지로 열량이 높다. 어떠한 음료를 선택하든, 운동을 시작하기 전, 그리고 운동 도중 물을 자주 마시는 것이 좋으며, 특히 날씨가 습하고 따뜻한 환경이라면 더욱 그러하다는 것이 전문가의 의견이다. 이에 관한 더욱 자세한 정보 및 운동 수행능력과 영양 보충의 관계에 대한 추가 내용은 ACSM, 캐나다 영양협회(dieticians of canada), 미국영양협회(american dietetic association)[10] 등의 기관에서 발간한 보고서를 참고한다.

스테로이드란? 왜 운동선수가 스테로이드를 복용하는가?

스테로이드는 의사가 합법적으로 처방할 수 있는 약물로서 다양한 질병에 사용할 수 있다. 예를 들어 빈혈이나 성장 발육의 불균형, 환자의 활동 능력에 제약을 가하는 만성질환 등이 그 예이다. 단백 동화 스테로이드(anabolic steroid)는 남성의 성호르몬인 테스토스테론과 같은 역할을 하는 호르몬이다. 이러한 약물은 경구나 주사로 모두 투약이 가능하다.

단백동화 스테로이드는 몸무게를 늘이거나 근육의 크기와 힘, 지구력, 공격성을 키우려는 운동선수가 사용하는 약물이다. 지난 수십 년간 많은 보디빌더, 역도 선수, 육상 선수, 미식축구 선수가 건강상의 수많은 위험에도 불구하고 불법 스테로이드를 사용해왔다.

스테로이드의 사용이 위험한 가장 큰 이유는 사람의

> **주요 용어**
>
> **단백동화 스테로이드(anabolic steroid):** 테스토스테론과 같은 역할을 하는 약물로서, 근육량, 근력, 지구력, 공격성을 증가시킨다.

생명을 빼앗을 수 있는 위험한 부작용 때문이다. 심장질환, 암, 간기능장애 및 심리적 부작용 등이 수반되며, 여성이 스테로이드를 복용하는 경우 역시 남성과 마찬가지로 위험하다. **그림 4-1**에서 스테로이드 사용에 따른 부작용을 나타냈다.

스테로이드 사용자는 자기 나름대로의 은어를 만들어 사용하기도 하는데, 단백동화 스테로이드의 경우 '로이드(roid)' 또는 '주스(juice)'라고 부른다. '로이드 레이지(roid rage)'는 만성적으로 스테로이드를 사용하여 공격적인 심리적 태도를 보이는 현상을 말하며, '스태킹(stacking)'은 흥분제 등의 다른 약물, 혹은 다수의 스테로이드 제제를 한꺼번에 사용하는 것을 의미한다.

전문 운동경기를 주관하는 거의 모든 기관[예: 전미대학경기협회(national collegiate athletic association), 경기단체(athletics congress), 전미미식축구연맹(national football league), 국제 올림픽 위원회(international olympic committee)]은 스테로이드의 사용을 금하고 있으며, 불법적인 사용 여부를 검사하기 위해 약물검사를 실시하고 있다. 오늘날에는 운동선수들도 스테로이드 사용에 따른 건강상의 위험을 인식하고 있는 것

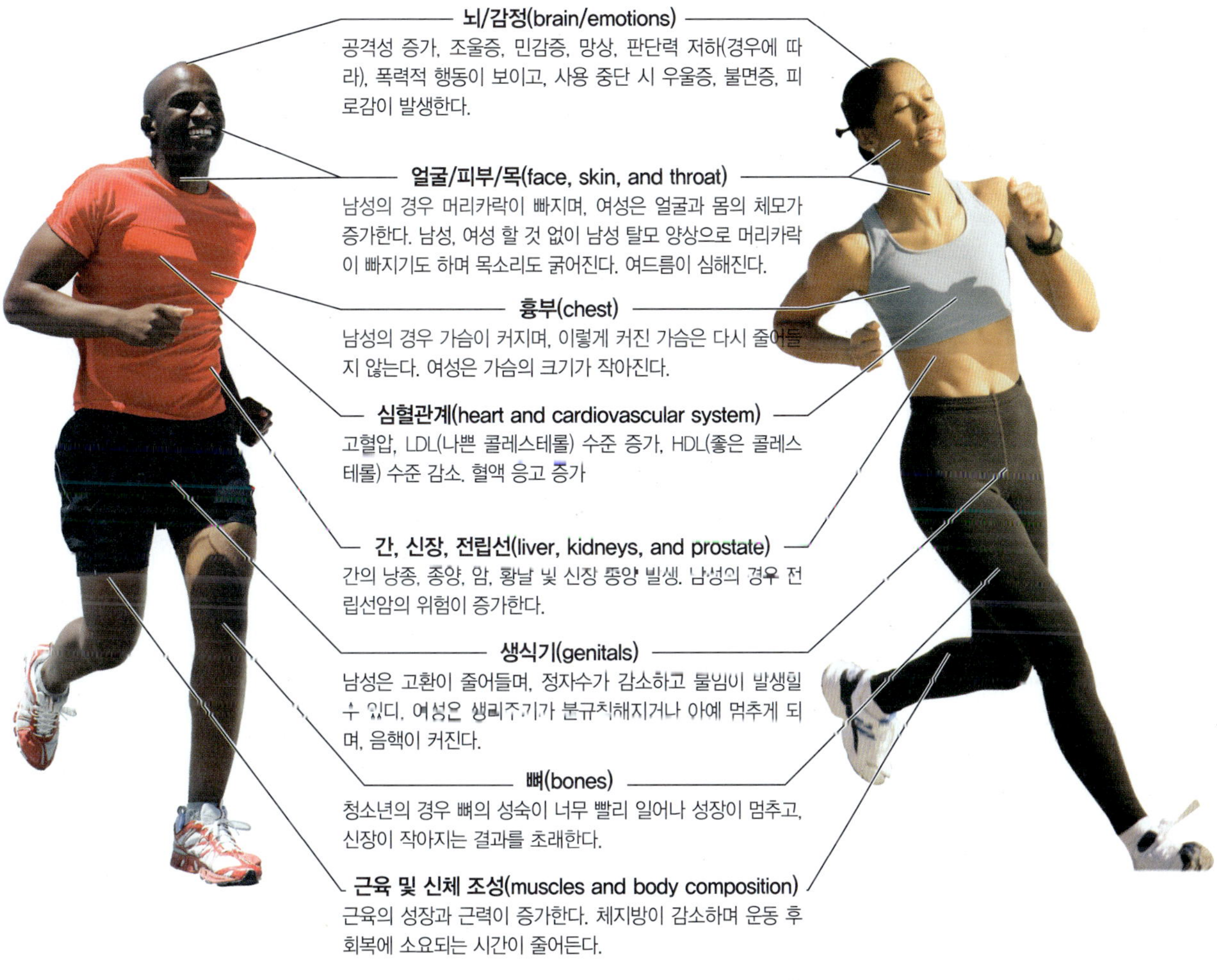

[그림 4-1] 스테로이드의 효과. 위에서 언급한 위험 외에도 스테로이드를 복용하는 경우 간염이나 HIV 바이러스 감염 위험도 함께 증가한다.
출처: NIDA Infofacts, National Institute on Drug Abuse, March 2007; "Anabolic Steroids", NiDA Community Drug Alert Bulletin, National Institute on Drug Abuse, April 2000

으로 나타나고 있으나, 수단과 방법을 가리지 않고 기록을 향상시키고자 하는 유혹은 아직도 존재하고 있다.

토론해 봅시다.

여러분이 알고 있는 젊은 선수가 스테로이드를 사용하고 있다는 의심이 드는 경우 이를 말리기 위해 어떠한 방법을 사용할 것인가요?

세인트루이스 카디널스 팀 소속의 프로야구 선수인 마크 맥과이어는 1998년 안드로스테네디온(androstene-dione)의 사용을 인정하여 해당 약물의 사용에 관한 국가적인 논란을 불러 일으켰다. 당시는 시즌 동안 맥과이어가 70개의 홈런을 터뜨려 로저 매리스의 홈런 기록을 깨뜨려버린 해이다. 한 가지 흥미로운 사실은 1999년 시즌에 맥과이어는 약물 사용을 그만 두었지만, 그래도 거의 70개에 육박하는 홈런을 쳤다는 점이다.

크레아틴의 효과와 위험 요인은?

크레아틴은 육류, 가금류, 어류에 함유되어 있는 아미노산으로, 사람의 몸은 간, 췌장, 신장에서 자연적으로 크레아틴을 생성한다. 일반적으로 사람은 음식 섭취를 통해 하루에 1~2g 정도의 크레아틴을 얻는다. 크레아틴은 최근 들어 상당한 관심의 대상이 되고 있는데, 바로 근육의 힘과 크기를 증가시키는 효과가 있다는 사실이 밝혀졌기 때문이다. 이를 두고 근육 강화 보조제(ergogenic aid)라고 하는데, 운동선수의 경기능력 향상을 위해 사용되고 있다. 근육 강화제로 복용하는 크레아틴은 주로 근육에서 작용하며, ATP라고 불리는 물질의 회복을 돕는 역할을 한다. 이 물질은 운동의 결과 발생하는 젖산의 축적을 방지해준다. 젖산이 우리 근육에 축적되면 타는 듯한 통증을 느끼게 되고, 이는 운동을 할 수 있는 강도를 제한하는 원인이 된다.

과거의 연구에서는 크레아틴이 짧고 격렬한 에너지 사용이 필요한 운동선수의 유산소 운동능력을 향상시켜준다는 결과가 발표되기도 하였다. 그러나 경기능력 향상의 수준은 미미한 데에 반해, 장기적으로 발생할 수 있는 건강상의 부작용에 대해서는 아직 거의 알려진 바가 없다. 또한 당시 연구 자체도 여가를 목적으로 운동을 즐기는 일반인이 아닌, 고도로 훈련된 전문 운동선수를 대상으로 하였으며, 많은 양을 복용할 경우 신장에 손상이 발생할 수도 있는 것으로 알려졌다. 크레아틴을 사용하는 경우에는 경련(cramping)이나 탈수를 방지하기 위해 다량의 물을 마실 것을 권장하고 있다.

결론적으로, 크레아틴은 안드로스테네디온(andro-stenedion)과 같은 위험성을 지니고 있을 가능성은 낮은 것으로 생각되고 있다. 만일 추가적인 연구가 이루어져 크레아틴이 일관된 경기능력 향상 효과가 있는 것이 밝혀진다면, 다수의 스포츠 연맹에서 그 사용을 금할 가능성이 높다. 현재로서 가장 안전한 조언은 운동선수가 병 속에 들어 있는 약물을 수소문할 것이 아니라, 그 시간에 자신의 훈련 프로그램을 개선하는 데 더욱 노력해야 한다는 것이다.

민간 헬스/피트니스 센터는 얼마나 도움이 되는가?

헬스/피트니스 센터 사업은 오늘날 호황을 누리고 있다. 피트니스 센터에서는 프리웨이트부터 다양한 헬스 기구, 스텝 워킹, 전신 에어로빅까지 다양한 프로그램을 준비하고 있다. 일부 센터에서는 사우나와 월풀 욕조, 그리고 각종 부가 서비스를 제공하기도 한다. 건강 프로그램이나 금연, 스트레스 관리, 시간 관리, 댄스, 요가 등 각종 강좌 프로그램을 운영하는 곳도 있다. 민간 헬스/피트니스 센터의 분위기는 친절하고 사람들은 이곳에서 운동하며 즐거운 시간을 보내고 있다.

만일 여러분이 피트니스 센터를 사용하는 목적이 심폐지구력을 키우는 것이라면, 센터에서 제공하는 프로그램이 ACSM 권고안에 맞는지 비교해보기 바란다. 하지만 가장 중요한 목적이 친구를 사귀고 즐거운 시간을 보내는 것이라면, 한 달간 시험 삼아 접수하여 분위기를 살펴보는 것도 좋다.

헬스 센터나 스파에 회원 가입 계약을 체결하기 전에, 주의 깊게 확인해보아야 한다. 센터가 문을 연 것은 언제부터인지, 직원들이 보유하고 있는 자격 조건은 어떠한 것이 있는지 물어보고, 기존에 다니고 있던 사람들에게 센터에 대한 평가를 물어보도록 한다. 시설 구석구석을 미리 둘러보고 판단하는 것도 필요하다. 지역 내 거래개선협회(better business bureau)에 접촉하여 추가적인 정보를 찾을 필요도 있다. 마지막으로 계약서에 서명하기

전 계약서의 내용을 꼼꼼히 살펴보고 모두 이해한 다음에 서명해야 한다.

오늘날의 아동은 신체적으로 건강한가?

지난 10년간 이루어진 주요 연구 결과를 살펴보면, 미국 내 아동과 10대 청소년의 운동 부족이 매우 심한 것으로 나타나고 있다. 6~17세 사이의 아동/청소년은 특히 근력, 유연성, 심폐지구력이 매우 취약한 것으로 드러났다. 부모의 신체 상태가 아동보다 양호한 경우가 훨씬 많았으며, 이렇게 운동 부족이 확산됨으로써 비만 아동의 수가 크게 증가하였다. 2010년도 미국 보건통계국의 보고서를 살펴보면 2~19세 아동 및 청소년의 16.9%가 비만인 것으로 나타나고 있다. 실제로, 1976~1980년에서 2007~2008년에 걸쳐 이루어진 전국 보건영양조사(national health and nutrition examination surveys, NHANES) 결과, 비만 청소년의 비중은 5.0%에서 18.1%로 높아졌다. 이와 같은 자료가 시사하는 심각성은 바로 비만 아동의 대부분이 그대로 비만 성인이 된다는 점이다.

이와 같은 상황으로 인해 교육 당국, 그리고 학부모가 신체활동을 수반하는 놀이 문화를 아동/청소년에게 권장해야 하는 필요성이 매우 높아졌다. TV 시청과 부모의 무관심이 가장 주요한 원인이 되는 것으로 조사 결과 드러나고 있다.

운동 중 흔히 발생하는 부상 위험에는 어떻게 대처하는가?

응급실에서의 근골격계 부상에 대한 응급처치는 RICE[11] 원칙을 따르게 된다. 부상의 정도에 따라 달라지지만, 휴식(R), 얼음찜질(I), 압박(C), 거상(E)의 중요성은 아무리 강조해도 지나치지 않다. **표 4-4**에 부상의 종류별로 어떠한 RICE 원칙이 적용되는지를 나타냈다. 심각한 부상을 입은 경우 대학 보건실이나 트레이너, 물리치료사, 담당 의사 등에게 즉각 보고해야 한다.

운동 중 부상의 주요 징후는 다음과 같다.

- 운동을 마친 후 신체가 완전히 이완되어 편안한 상태로 돌아오는 데에 걸리는 시간이 한 시간 이상 지체되는 경우
- 수면 패턴에 변화가 생긴 경우
- 호흡이 어렵거나 가슴에 통증이 생긴 경우
- 관절이나 근육의 통증이 가시지 않는 경우
- 소변의 성분이나 배출에 이상이 있는 경우(색상 변화)
- 그 밖의 이상 현상 일체(두통, 코피, 기절, 사지의 감각이 없거나, 치질이 발생하는 경우 등)

위와 같은 증상이나 징후가 발생하는 경우 운동을 멈추고 의사와 상담하도록 한다.

여성 운동선수 3대증후란?

2007년, ACSM은 섭식장애, 무월경(lack of menstruation), 골다공증을 여성 운동선수의 3대증후[12]로 지정하였다. 이러한 증상은 각기 독립적으로 나타나는 것이 일반적이나, 여성 운동선수의 경우는 이러한 증상이 한꺼번에 나타나기도 한다. 여성 운동선수의 3대 위험요소는 특히 외모가 중요시되는 종목, 즉 다이빙, 피겨 스케이팅, 체조 등에서 더욱 심하게 나타나고 있다.

부모, 코치, 트레이너, 팀 동료가 이러한 3대 증상의 발생 여부를 주의 깊게 관찰해야 한다. 이러한 증상은 당연히 영양 섭취 부족, 철분 부족, 인지기능의 저하, 호르몬 수치 변화, 정신 건강의 악화, 조기폐경, 골격 외상의 위험 증가, 혈중 지방 수치 변화, 심장질환 증가 등 여러 가지 의학적 위험 요인이 수반된다.[12] 특히 중요한 부분은 이렇게 여성 운동선수의 3대 증후에 대해 잘 알고 있는 의사에게 미리 진료를 의뢰할 수 있어야 한다는 점이다. 의사들은 심리학자, 영양학자, 운동 트레이너와 협력하여 이러한 증상이 다시 나타나지 않도록 예방에 주력해야 한다. 3대 위험요인에 대한 추가 정보는 www.femaleatheletetriad.org를 참고한다.

주요 용어

근육 강화 보조제(ergogenic aids): 운동 경기 능력을 강화하기 위한 보조제

무월경(amenorrhea): 생리가 없는 현상

표 4-4 운동 시 흔히 발생하는 부상의 종류

부상	상태
아킬레스건염 (achilles tendinitis)	'발뒤꿈치' 힘줄에 만성 건염이 발생하는 질환으로, 아킬레스건은 종아리 뒤쪽, 발뒤꿈치 위에 위치하고 있다. 강한 힘으로 발과 발목을 사용하는 모든 운동이 원인이 될 수 있다(달리기, 점프 등). 염증이 발생하면 붓고, 열감이 있으며, 만지면 아프다. 또한 걸을 때는 물론 특히 뛸 때에 심한 통증이 발생한다.
발목 염좌 (ankle sprain)	발목 관절을 고정하는 인대 중 하나가 늘어나거나 파열된 증상. 발목의 바깥쪽, 혹은 측면에 위치하고 있는 인대는 발바닥을 안쪽으로 하여 접지를 때 손상을 입게 된다. 부상을 입은 직후에는 매우 심한 통증이 발생하며, 환부의 부기가 심하다. 만지면 통증이 있고, 관절 운동이 불가능하며, 탈구도 발생하는데, 이러한 증상이 24~48시간 동안 계속된다.
사타구니 부상 (groin pull)	허벅지 안쪽에서 발생하는 근육 좌상으로, 사타구니 바로 아래에서 발생한다. 근육이 너무 늘어나거나, 과도한 저항으로 인해 과도한 근육 수축이 일어나 발생하기도 한다. 엉덩이 관절을 펴는 경우 혹은 다리를 교차하는 경우 통증이 발생한다. 사타구니 펴기 동작을 취할 때에도 마찬가지이다.
대퇴이두근 부상 (hamstring pull)	허벅지 뒤편의 근육 좌상으로, 전력 질주 시에 쉽게 발생한다. 대부분의 경우 단순히 걷는 것, 혹은 무릎 관절을 펴는 동작이나 대퇴이두근을 사용하는 동작만으로도 통증이 발생한다. 부기, 만질 시 통증, 그리고 좌상이 심할 시 탈구 등이 발생할 수가 있다.
무릎 통증 증후군 (patellofemoral knee pain)	무릎 일대, 특히 전면부 및 무릎 슬개골에서 발생하는 통증으로, 정확한 통증의 발생 위치를 파악하기 힘들다. 통증의 원인은 무릎 굴신 운동이 적절히 이루어지지 못하는 경우, 무릎 관절 하부의 건염이 발생한 경우(반복적인 점프 동작이 원인이 된다) 또한 무릎 관절 하부 혹은 상부에 부기가 있거나 무릎 관절과 허벅지 사이에 골관절염이 발생한 경우(관절 표면의 손상)가 원인이 된다. 발생 시 염증, 만지거나 움직일 시의 통증, 열기 등이 발생한다.
대퇴사두근 좌상 "근육 경련" (charley horse)	허벅지 앞부분 근육에 깊은 타박상이 발생하는 경우로서, 외부의 물체에 강하게 부딪혀 발생한다. 상당한 통증과 부기 및 변색이 발생하고, 무릎 관절 운동 및 엉덩이 관절 운동이 힘들어진다. 충분한 휴식과 추가 외상의 예방조치를 실시하지 않는 경우, 근육 내 소량의 칼슘 침착이 이루어질 수가 있다.
정강이통 (shin splints)	정강이 앞부분에 통증이 발생하는 경우를 포괄적으로 지칭하는 용어로서, 단단한 지표면에서 달리기를 너무 오래할 경우 발생한다. 통증의 원인은 대부분 발목 관절과 발을 움직이는 근육이 정강이뼈와 연결되는 부위에서 좌상을 일으켜 발생한다. 운동을 하는 중에 통증이 더욱 심해지는 것이 일반적이다. 심한 경우는 하지의 장골이 부하로 인해 골절되는 원인이 될 수도 있다. 이 경우는 운동을 마친 후에 통증이 더욱 심해진다.
견관절 충돌 증후군 (shoulder impingement)	어깨 끝부분 하단의 점액낭(bursa) 및 근육 인대의 통증과 발진으로 인해 발생하는 증상으로, 팔을 머리 위로 올리는 어깨 동작을 과도하게 반복할 경우가 원인이 된다. 수영, 던지기, 배구의 스파이크 동작, 테니스 서브 등이 이와 같은 동작에 해당한다. 어깨 이상의 높이에서 몸통을 가로질러 팔을 뻗는 경우 통증이 느껴진다.
테니스 엘보 (tennis elbow)	팔꿈치 바로 위쪽, 팔의 측면(바깥쪽) 손목과 손가락을 펴는 근육이 부착되어 있는 부위에 염증이 발생하여 일어나는 증상이다. 팔목을 힘껏 펴는 동작이 반복되면 발생한다. 테니스에서 백핸드 그라운드 스트로크 동작을 잘못 취하면 나타나는 부상으로, 저항에 맞서 팔목을 강하게 펴거나, 팔꿈치 위쪽 근육이 부착된 부위에 압박을 가하면 통증이 느껴지게 된다.

출처: Prentice WE, Get Fit, Stay Fit, 5th ed. McGraw-Hill, 2009. McGraw-Hill 허가에 따른 재사용.

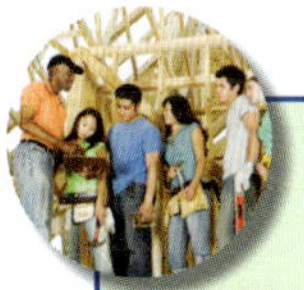

내 건강 돌보기

- 개인 평가를 실시하여 자신의 건강 상태가 어느 정도인지 파악한다.
- 가장 최근의 ACSM 권고안에 따른 심폐지구력 훈련 프로그램을 실시한다.
- 이번 장에서 소개하고 있는 1일 스트레칭 프로그램에 따라 매일 스트레칭을 실시한다.
- 완전한 운동 프로그램이 되려면, 최소 일주일에 2회 이상 근력 훈련을 실시해야 한다는 점을 인식한다.
- 운동 시에는 항상 준비운동과 정리 운동을 철저히 한다.
- 현재 운동을 거의 하고 있지 않다면, 운동을 함으로써 기대되는 효과 5가지를 찾아 적어 본다. 그러고 나서 일상생활 중의 신체 운동량을 늘이기 위한 전략을 3가지 개발한다.

요약

- 신체적으로 건강해지면, 일상생활의 활동을 과도한 피로 없이 수행할 수 있다.
- 적당한 강도의 운동을 규칙적으로 실시하면 운동으로 인한 건강상의 이점을 누릴 수 있다.
- 건강의 5대 구성 요소는 심폐지구력, 근력, 근지구력, 유연성, 그리고 신체 조성이다.
- ACSM 심폐지구력 훈련 프로그램은 운동의 종류, 빈도, 강도, 지속 시간의 4대 요소로 구성된다.
- ACSM은 오늘날 모든 운동 프로그램에 저항 운동 및 유연성 운동을 포함시킬 것을 권고하고 있다.
- 목표 심박수는 심폐지구력 효과를 얻기 위한 최소 분당 심박수를 말한다.
- 하루의 운동은 준비 운동, 본 운동, 그리고 정리 운동으로 이루어진다.
- 전문가들은 오늘날 청소년의 건상 상태에 대해 우려하고 있다.
- 스트레칭 시에는 정적 스트레칭이 권장되고 있다.
- 저충격 유산소 운동은 고충격 운동에 비해 근육과 관절 부상의 위험이 낮다.
- 운동에 관심이 있는 대학생이라면 스테로이드 사용의 심각성, 크로스 트레이닝, 수분 보충, 그리고 여성 운동의 3대 위험 요소에 대해 알고 있어야 한다.

복습 문제

1. 이번 장에서 살펴본 건강의 5대 요소가 무엇인지 말해보자. 각각의 구성 요소는 어떻게 신체의 건강에 영향을 미치는가?
2. 무산소 에너지 생성과 유산소 에너지 생성 과정의 차이는 무엇인가? 유산소 에너지 생성과 관련되어 있는 활동의 종류는 무엇인가? 무산소 에너지 생성이 수반되는 활동에는 무엇이 있는가?
3. 유산소 운동의 이점을 설명해보시오.
4. 근력을 강화하는 다양한 방법에 대해 설명해보시오.
5. 피트니스 프로그램에 있어 과부하 원칙이란 무엇인가?
6. ACSM에서 권고하고 있는 효과적인 심폐지구력 훈련 프로그램에 대해 설명해보시오. 각 구성 요소의 중요 내용을 설명하시오.
7. 운동을 시작하기 전 의사에게 미리 상담을 받아야 하는 경우는 어떠한 경우인가?
8. 하루의 운동은 어떻게, 몇 단계로 구성되는지 설명해보시오.
9. 단백 동화 스테로이드 사용에 따른 부정적인 영향에는 어떠한 것이 있는지 알아보시오. 'Andoro'와 크레아틴은 어떻게 다른가?

"운동과 신체활동에 대해 얼마나 잘 알고 있나요?" 퀴즈의 정답

1. 거짓 2. 참 3. 거짓 4. 참 5. 참 6. 거짓 7. 거짓

SOURCE NOTES

1. U.S. Department of Health and Human Services. Physical Activity and Health: A Report of the Surgeon General. Centers for Disease Control and Prevention, National Center for Chronic Disease Prevention and Health Promotion, 1996.
2. American College of Sports Medicine. Guidelines for Exercise Testing and Prescription (8th ed.). Baltimore: Wolters Kluwer, 2009.
3. Pate RR, et al. Physical activity and public health: a recommendation from the Centers for Disease Control and Prevention and the American College of Sports Medicine. Journal of the American Medical Association, 273, 402–407, 1995.
4. Haskell WL, et al. Physical activity and public health: updated recommendations for adults from the American College of Sports Medicine and the American Heart Association. Circulation, 116, 1081–1093, 2007.
5. U.S. Department of Health and Human Services. 2008 Physical Activity Guidelines for Americans. www.health.gov/PAguideline.
6. Casperson C, et al. Public Health Reports, 100, 126, 1985.
7. Brubaker PH, Kaminsky LA, Whaley MH. Coronary Artery Disease. Champaign, IL: Human Kinetics, 2002.
8. National Osteoporosis Foundation. Physician's Guide to Prevention and Treatment of Osteoporosis. Washington, DC, 2005.
9. Arthritis Foundation. Osteoarthritis treatment. www.arthritis.org/conditions/diseasecenter/OA/oa_treatment1.asp.
10. American College of Sports Medicine, American Dietetic Association, Dietitians of Canada. Nutrition and athletic performance. Medicine and Science in Sports and Exercise, 41(3), 709–731, 2009.
11. Arnheim DD, Prentice WE. Essentials of Athletic Training. New York: McGraw-Hill, 1999.
12. American College of Sports Medicine. The female athlete triad. Medicine and Science in Sports and Medicine, 39(10), 1867–1882, 2007.

개인 평가

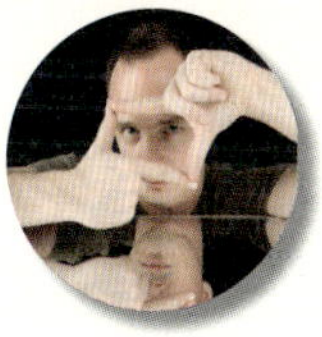

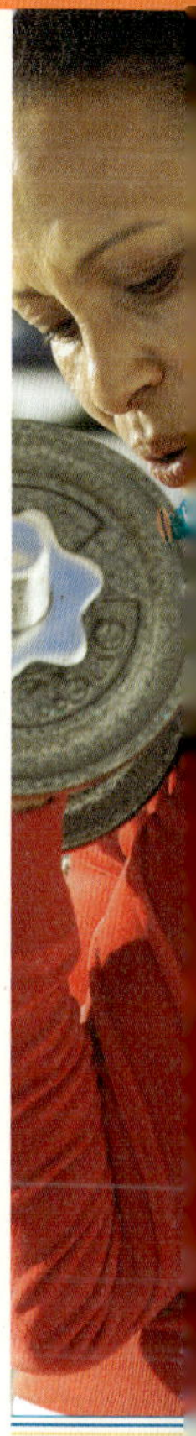

여러분은 얼마나 건강한가?

아래의 간단한 검사를 통해 30분 정도면 자신의 건강 수준을 알 수 있다. 이 검사는 내셔널 피트니스 검사라고 하며, 대통령 직속 신체 건강 및 스포츠 위원회(president's council on physical fitness and sports)가 개발한 것이다. 자신이 40세를 초과하였거나, 만성질환(당뇨, 비만 등)이 있는 경우, 본 검사 또는 다른 피트니스 관련 검사를 시작하기 전에 의사와 먼저 상담하는 것이 좋다. 시간을 측정하고, 시험 과정을 지켜봐줄 사람이 한 명 더 있어야 한다.

3분 스텝 테스트

유산소 능력 검사. 준비물: 12인치 벤치, 상자, 블록, 또는 계단식 사다리, 스톱워치

절차: 벤치를 마주 보고 선다. 분당 24회의 스텝을 반복한다(양 다리가 벤치 위에 올라간 다음, 다시 양발이 모두 땅에 내려오는 것을 1회로 한다). 그리고 이 속도로 3분간 운동을 지속한다. 동작을 모두 마치면 자리에 앉아서 파트너로 하여금 5초 이내에 맥을 찾아 짚게 한다. 맥을 찾은 후에는 1분간 심박수를 측정한다. 1분 동안의 심박수를 자신의 점수로 한다.

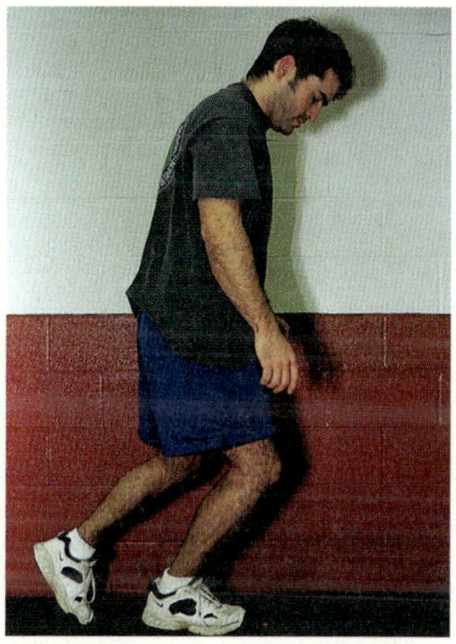

득점 기준(1분당 심박수)

나이	18~29		30~39		40~49		50~59		60+	
성별	F	M	F	M	F	M	F	M	F	M
훌륭함	< 80	< 75	< 84	< 78	< 88	< 80	< 92	< 85	< 95	< 90
좋음	80~110	75~110	84~115	78~109	88~118	80~112	92~123	85~115	95~127	90~118
보통	> 110	> 100	> 115	> 109	> 118	> 112	> 123	> 115	> 127	> 118

앉아서 팔 뻗기(좌전굴)

대퇴이두근 유연성 검사. 준비물: 긴 자, 줄자

절차: 다리를 바닥에 평행하게 놓고 바닥에 테이프로 고정한다. 다리를 쭉 펴고, 발뒤꿈치 간의 간격이 5cm가 되도록 하여 앉는다. 양측 발뒤꿈치가 똑같이 자의 15인치 눈금에 오도록 한다. 앉아 있는 상태에서 천천히 팔을 앞으로 최대한 쭉 뻗는다. 몇 인치까지 뻗을 수 있는지 눈금을 읽고 이를 점수로 한다.

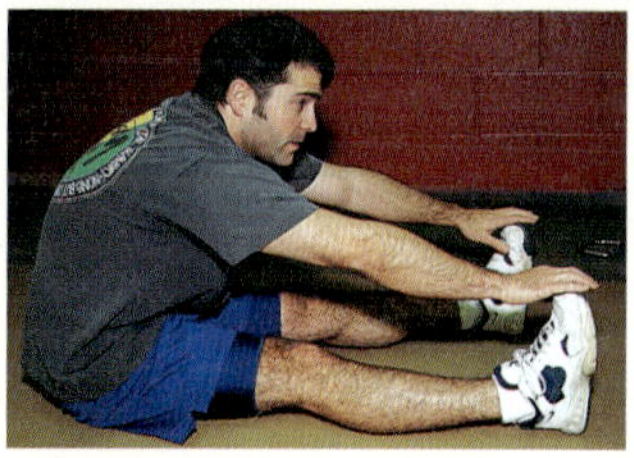

득점 기준(인치)

나이	18~29		30~39		40~49		50~59		60+	
성별	F	M	F	M	F	M	F	M	F	M
훌륭함	< 22	< 21	< 22	< 21	< 21	< 20	< 20	< 19	< 20	< 19
좋음	17~22	13~21	17~22	13~21	15~21	13~20	14~20	12~19	14~20	12~19
보통	> 17	> 13	> 17	> 13	> 15	> 13	> 14	> 12	> 14	> 12

개인 평가 (계속)

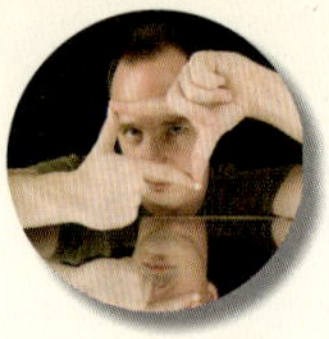

매달리기(상체 근력 검사)

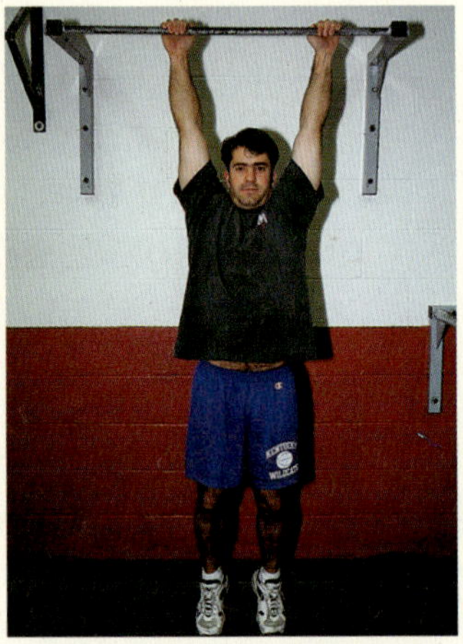

준비물: 철봉(발이 땅에 닿지 않을 정도로 높은 것), 스톱워치

절차: 팔을 완전히 편 상태에서 매달린다. 손바닥이 전방을 향하도록 한다. 정위치에 매달리면 바로 시간을 재기 시작하고, 손을 놓는 순간 시계를 정지시킨다. 매달려서 보낸 분/초가 점수가 된다.

득점 기준(분 : 초)

나이	18~29		30~39		40~49		50~59		60+	
성별	F	M	F	M	F	M	F	M	F	M
훌륭함	>1:30	>2:00	>1:20	>1:50	>1:10	>1:35	>1:00	>1:20	>:50	>1:10
좋음	:46~1:30	1:00~2:00	:40~1:20	:50~1:50	:30~1:10	:45~1:35	:30~1:00	:35~1:20	:21~:50	:30~1:10
보통	<:46	<1:00	<:40	<:50	<:30	<:45	<:30	<:35	<:21	<:30

윗몸 일으키기(복근 및 요부 근력 검사)

준비물: 스톱워치

절차: 바닥에 등을 대고 완전히 눕는다. 무릎은 구부린 상태로 하고, 어깨가 바닥에 닿도록 한다. 팔은 쭉 뻗어 허벅지 위에 올리거나 옆면 바닥에 둔다. 손바닥은 아래를 향하도록 해야 한다. 무릎은 구부려 발바닥이 땅바닥에 닿도록 하고, 발과 엉덩이의 간격은 12인치가 되도록 한다. 머리와 어깨를 지면으로부터 들어 올려 윗몸을 일으킨다. 이때 손은 허벅지 위 혹은 바닥 위에서 전방으로 미끄러지며 이동하도록 한다. 다시 몸을 편 다음, 동작을 반복한다. 1분 동안 멈추지 않고 실시할 수 있는 횟수를 점수로 한다.

득점 기준(분당 실시 횟수)

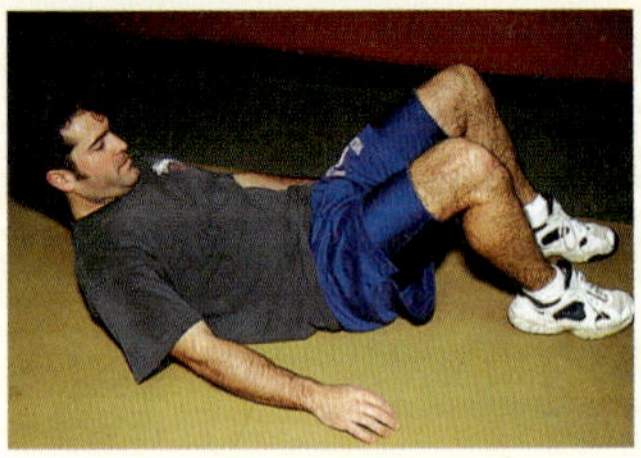

나이	18~29		30~39		40~49		50~59		60+	
성별	F	M	F	M	F	M	F	M	F	M
훌륭함	>45	>50	>40	>45	>35	>40	>30	>35	>25	>30
좋음	25~45	30~50	20~40	22~45	16~35	21~40	12~30	18~35	11~25	15~30
보통	<25	<30	<20	<22	<16	<21	<12	<18	<11	<15

개인 평가 (계속)

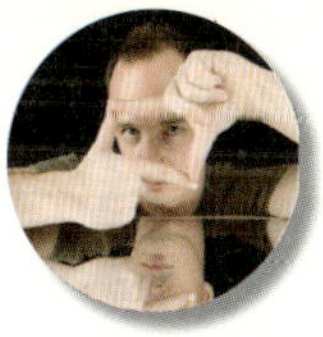

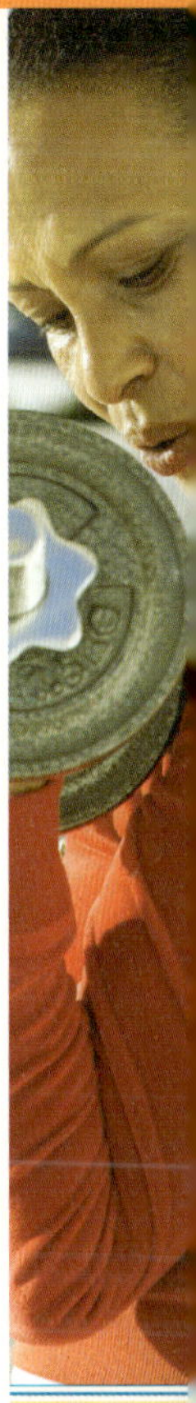

팔 굽혀 펴기(남성)(상체 근력 검사)

준비물: 스톱워치

절차: 앞으로 엎드리는 자세를 취한다. 가슴이 땅바닥에 닿을 때까지 내린 다음, 몸을 일으키고 같은 동작을 1분 동안 계속 반복한다. 1분 동안 실시할 수 있는 최대한의 횟수가 점수가 된다.

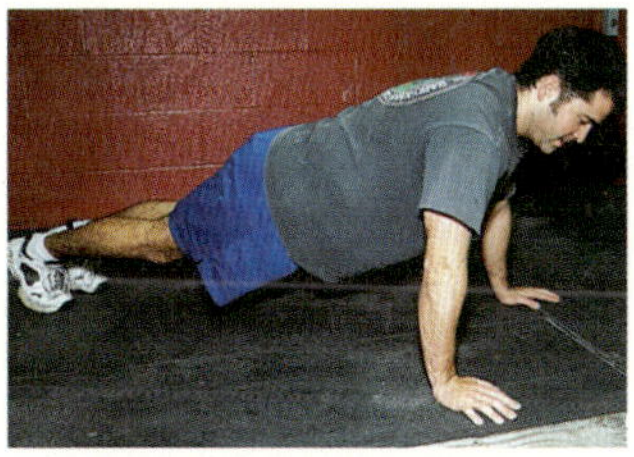

득점 기준(분당 실시 횟수)

나이	18~29	30~39	40~49	50~59	60+
훌륭함	>50	>45	>40	>35	>30
좋음	25~50	22~45	19~40	15~35	10~30
보통	<25	<22	<19	<15	<10

수정된 팔굽혀 펴기(여성)(상체 근력 검사)

준비물: 스톱워치

절차: 무릎을 구부린 상태에서 엎드린다. 손은 어깨 아래 위치에 둔다. 가슴을 바닥으로 내린 다음 다시 들어올리고, 이 동작을 1분 동안 반복한다. 1분 동안 멈추지 않고 계속 실시할 수 있는 최대 횟수가 점수가 된다.

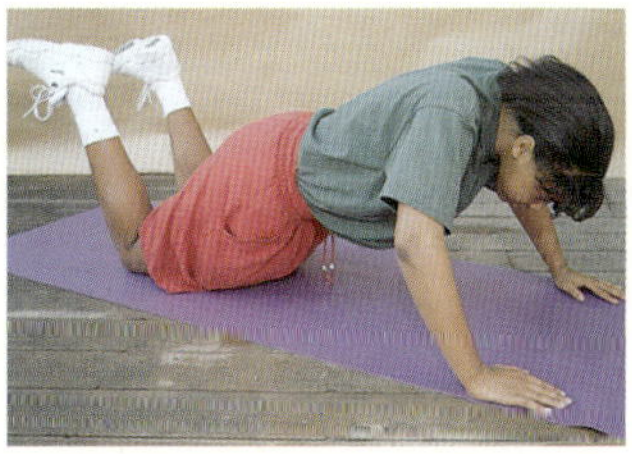

득점 기준(분당 실시 횟수)

나이	18~29	30~39	40~49	50~59	60+
훌륭함	>45	>40	>35	>30	>25
좋음	17~45	12~40	8~35	6~30	5~25
보통	<17	<12	<8	<6	<5

더 나아가…

자신의 강점은 무엇이고, 취약점은 무엇인지 알아본다. 신체 건강 증진을 위해서는 이번 장에서 다룬 개념이 포함된 피트니스 프로그램에 참여하는 것이 좋다. 교내의 전문가와 상담하는 것은 좋은 출발점이 될 수 있다.

출처: National Fitness Foundation 자료.

CHAPTER

05

영양과 식사

Understanding Nutrition and Your Diet

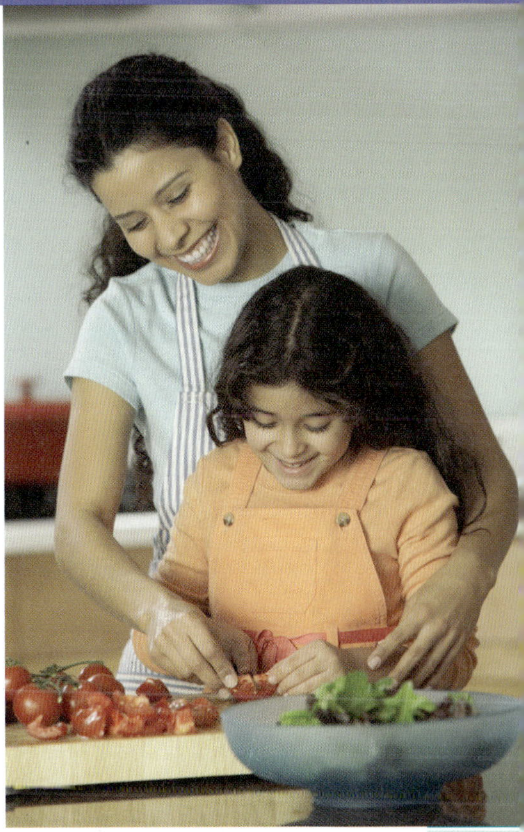

영양에 대해 얼마나 잘 알고 있나요?

1. 대부분의 사람들은 햇빛에 노출되면 충분한 비타민 D를 얻는다.
   참 혹은 거짓?
2. 포화지방은 트랜스지방과 같다.
   참 혹은 거짓?
3. 식품알레르기는 치명적이다.
   참 혹은 거짓?
4. 과일주스는 과일로부터의 영양권장량을 충족시키는 데 좋은 방법이다.
   참 혹은 거짓?

정답은 이 장의 마지막 부분에 있습니다.

건강한 식사습관은 전 생애를 통해 건강을 유지하기 위해서 매우 중요하다. 식품은 에너지 생산, 조직 보수, 성장촉진, 생리기능 유지에 필요한 영양소를 제공한다. 생리적으로 이러한 영양소, 즉 탄수화물, 지방, 단백질, 비타민, 무기질, 식이섬유소와 물은 충분한 양이 필요하다. 영양소를 가지고 있는 식품을 생산하고 조리하고 함께 나누는 것은 우리의 삶을 풍요롭게 만든다.

영양소의 종류

탄수화물, 지방, 단백질은 우리 몸에 에너지를 제공한다. 열량은 체내 대사에 조속히 사용되거나 글리코겐 형태로 저장된다.

탄수화물

탄수화물은 당류 혹은 단당류의 다양한 복합체로, 신체의 주에너지원이다.

탄수화물의 종류와 급원 탄수화물은 분자구조를 이루는 당의 단위에 따라 세 가지 형태로 되어 있다. 탄수화물은 단순당류와 복합당류로 나눌 수 있으며, 단당류는 하나의 당으로, 이당류는 두 개의 당으로 하나는 반드시 포도당이다. 다당류는 두 개 이상의 당이 결합한 것으로 전분과 섬유소가 있으며, 채소, 빵, 시리얼, 콩, 파스타 등에 있다. 단순당질이나 복합당질은 1g당 4칼로리를 내며 포도당으로 가수분해된다. 단순당질은 복합당질보다 단위가 작아 빠르게 흡수되며, 복합당질은 섬유소, 비타민 무기질을 함유하고 있어 소화되는 데 시간이 더 소요된다.

탄수화물의 권장량 탄수화물 1g은 4칼로리를 내는데, 대부분의 사람은 하루에 2,000칼로리가 필요하고 총 칼로리의 45~65%를 탄수화물 식품에서 섭취하므로 약 1,200칼로리를 탄수화물 식품에서 섭취하게 된다. 그러나 나이, 성, 활동에 따라 개개인의 필요량은 다르다.

단순당 우리는 대부분의 설탕을 간접적으로 섭취한다. 예를 들면 설탕은 케첩, 샐러드드레싱, 육가공품 및 야채와 과일 통조림 같은 식품 속에도 많이 들어 있다. 이러한 식품 품목에서 발견되는 과당 함유량이 높은 콘(옥수수) 시럽은 농도가 높은 설탕 용액이다.

> **주요 용어**
>
> **영양소(nutrients):** 인체의 성장과 체조직 보수, 열량, 체내 조절에 필요한 식품에 들어 있는 성분
>
> **칼로리(calories):** 1g의 물을 1℃ 올리는 데 필요한 열량
>
> **탄수화물(carbohydrates):** 체내 기능을 위한 주 에너지로 설탕을 포함하여 전분, 섬유소 등의 화학물질

전분(starch)은 당류가 연결된 복합탄수화물이다. 그러나 이러한 전분을 '녹말(starchy)'과 혼동해서는 안 된다. 보통 녹말(전분)식품을 이야기할 때는 주로 복합탄수화물 또는 '무거운' 식품을 의미한다. 순수한 전분은 식이성 탄수화물의 가장 중요한 식품 원천으로, 주로 야채, 과일 및 곡물에서 추출된다. 순수한 전분은 영양학적으로 체내에 도움이 된다. 왜냐하면 대부분의 전분 공급원에는 필요한 비타민, 무기질, 식물성 단백질, 물이 다량으로 함유되어 있기 때문이다.

지방

지방은 우리 식사에 중요한 영양소로 농축된 에너지를 제공하며 포만감을 준다. 입맛을 좋게 하는 데 도움이 되며, 지용성 비타민 A, D, E, K를 운반한다. 이 비타민들은 지방이 없으면 흡수되지 않고 인체를 빠르게 통과한다. 지방은 열이 체내에서 빠져나가는 것을 막아 열을 유지하는 데 도움이 된다. 지방의 식이성 공급원을 구별하는 것은 쉽지 않다. 버터, 식용유, 육류에서 볼 수 있는 지방과 같이 우리에게 보이는 지방은 약 40%뿐이다. 대부분은 눈에 보이지 않는 지방이다.

지방의 형태 식이지방은 3가지 형태로 되어 있다. 포화지방, 단일불포화지방, 다가불포화지방으로 구성되어 있으며, 지방의 형태에 관심을 가져야 하는 것은 심혈관계 질환과 관련이 있기 때문이다.

단일불포화지방과 다가불포화지방

단일불포화지방은 LDL과 총 콜레스테롤이 인체에 미치는 해로운 영향을 감소시킬 수 있으나 다가불포화지방은 HDL을 낮출 수도 있어 모두 바람직한 영향만 있는 것은 아니다. 오메가-3 지방산은 대부분이 생선에 함유되어 있으며, 심혈관계 질환의 발생 위험을 낮출 수 있다고 한

다. 인체는 오메가-3 지방산을 충분히 생산할 수 없으므로 반드시 식사로 섭취해야 한다. 견과류, 씨앗류, 올리브유도 오메가 3-지방산을 함유한 식품이며, 생선기름에서도 얻을 수 있다.

포화지방산과 트랜스지방산

동물성 식품과 식물성 기름에 수소를 첨가해 만드는 트랜스지방과 포화지방은 건강을 위해 신중하게 제한해야 한다. 트랜스지방산은 식물성 기름의 형태가 바뀐 것으로, 동맥벽의 세포막과 세포막에 해를 끼쳐 표면을 거칠게 만들고 플라크를 형성한다.

지방의 구조를 포화지방으로 만드는 가공과정을 거치면 식물성 기름이 반고체가 되어 상온에서 안정되며, 이를 트랜스지방이라고 한다. 대부분의 트랜스지방산은 경화유로 만들며 마가린, 땅콩버터, 크래커 등에 사용된다. 트랜스지방은 식품공업에 매우 다양하게 사용되며 유통기간을 늘려준다. 많은 패스트푸드 산업에 트랜스지방이 사용되고 있다.

이러한 트랜스지방산은 위험하고 불필요한 성분으로 알려졌으며, 최근 3년 동안 70% 정도까지 감소하였다. FDA에서는 트랜스지방의 사용량은 어떠한 식품에든지 0.5g 이하로 제한하고 있으나, 식품에서 0.5g 이하이면 no trans fat으로 표시하고 있으므로 많이 섭취하게 되는 경우 USDA에서 정하는 기준인 하루 2g 이하보다 더 섭취하게 될 수 있다. 크래커, 칩, 시리얼 등과 같은 많은 식품이 트랜스지방산이 없다고 표기한다.

트랜스지방은 포화지방처럼 LDL을 상승시키고 HDL을 저하시키기 때문에 영양학사들은 마가린보다 버터를 사용할 것을 권장하고 있다. 트랜스지방 섭취를 감소시키기 위해서는 식품영양표시를 확인하여 성분 중 부분적으로 수소화된 식물성 기름이라 되어 있는지 살펴보아야 한다. 쿠키, 크래커, 케이크, 스낵, 마가린, 쇼트닝, 튀긴 식품에는 수소화된 식물성 기름이 성분 중 하나로 들어 있다. 트랜스지방은 하루에 2g 이하로 섭취해야 한다.

열대식물유

모든 요리기름(버터, 마가린, 쇼트닝)은 1g당 9칼로리를 내는 점은 같지만 일부에는 포화지방산함유비율이 높다. 모든 기름과 지방에는 다양한 비율로 포화지방, 단일불포화지방 및 다가불포화지방이 함유되어 있다. 그러나 코코넛, 야자유 및 야자씨 등 열대식물성 기름에는 다른 기름보다 포화지방비율이 더 높아 코코넛 기름에는 포화지방이 92%나 된다. 열대식물유는 스낵이나 크래커, 쿠키 및 비유제품 크림과 시리얼 등에 아직도 사용되고 있다.

지방과 지방 형태는 얼마큼이 권장량인가?

총칼로리에서 지방이 차지하는 비율은 25~30%를 권장하고 있다.

- 하루에 총칼로리의 10% 이하로 포화지방을 섭취한다. 300mg 이하로 콜레스테롤 섭취를 줄인다. 트랜스지방산 섭취는 하루에 2g 이하로 한다.
- 다가불포화지방산과 단일불포화지방산이 많은 생선, 견과류, 식물성 기름을 섭취한다.
- 육류, 가금류, 마른 콩, 우유와 유제품을 고를 때에는 살코기, 저지방, 무지방을 선택한다.

그러나 2~3세 아동은 성장을 위해 30~35%의 지방이 필요하다.

콜레스테롤 콜레스테롤은 희고 지방 같은 물질로, 동물세포에 있다. 식물성 물질에서는 발견되지 않는 것으로, 땅콩버터나 마가린 같은 제품에는 콜레스테롤이 없다. 콜레스테롤은 세포막에서 합성되어 담즙산과 성호르몬을 만드는 전구체로서, 새우나, 조개, 동물성 지방, 우유, 등의 식품을 통해 섭취하지만 외부에서만 얻어지는 것은 아니다. 간에서는 우리 체내에 필요한 양만큼의 충분한 콜레스테롤을 생성하고 있다.

콜레스테롤은 체내 기능에 매우 필요한 물실이나, 많은 양의 콜레스테롤이 혈액에 존재하면 동맥에 붙어 심장질환이나 뇌졸중의 위험이 된다. 콜레스테롤에는 동맥에 붙어 플라크를 생성하여 심장질환과 뇌졸중 유발의 원인이 되는 LDL이라는 나쁜 콜레스테롤과 과도한 콜레스테롤을 간으로 보내 제거해주는 좋은 콜레스테롤인 HDL 콜레스테롤이 있다. LDL이 130mg/dL 이하, HDL은 40mg/dL 이상 총콜레스테롤은 200mg/dL 이하인 것이 바람직하다. 아몬드, 오트밀, 생선, 콩, 와인(하루 한 잔)은 콜레스테롤을 낮추는 데 좋다. 전우유, 가공된 육류 트랜스지방과 열대유가 들어간 가공식품인 패스트푸드, 구운 제품은 콜레스테롤을 증가시킨다.

간질환, 신장질환, 갑상선기능항진, 당뇨병에서는 혈

중 콜레스테롤이 높게 나타나며, 이뇨제도 콜레스테롤을 높인다. 하루 섭취하는 식이콜레스테롤의 양은 300mg 이하로 하며, 지방 섭취는 총칼로리의 20~35%를 넘지 않도록 하고, 지방을 단일불포화지방산과 다가불포화지방산에서 섭취하도록 한다.

저지방식품 저지방, 저칼로리가 같지는 않으나 사람들은 두 단어가 같다고 혼동하곤 한다. 그래서 무지방, 저지방, 감소된 지방식품은 일반적인 식품보다 원하는 만큼 마음껏 섭취할 수 있다고 생각한다. 예로 무지방 캐러멜 토핑 2큰술(30g)은 103칼로리이다. 이는 가정에서 만든 버터캐러멜 토핑과 같은 칼로리이다.

지방식품은 무지방식품보다 포만감을 오래 지속시키고 무지방식품을 먹을 때보다 칼로리를 더 섭취하게 한다. 대개 저지방식품은 가격이 비싸다. 왜냐하면 저지방, 무지방브랜드를 더 원하고 비용을 더 지불하기 때문이다. 우리는 저지방식품이 잠재적으로 칼로리가 높을 수 있다는 것과 체중 감소, 혹은 건강체중관리가 동일하지는 않다는 것을 알아야 한다. 그러나 저지방 사워크림이나 요구르트, 샐러드드레싱은 포화지방을 덜 섭취하게 하므로 건강한 선택이다.

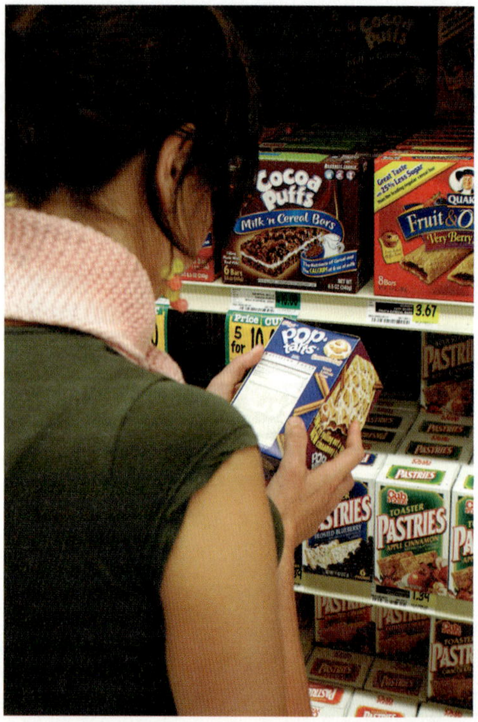

식품성분표시는 지방의 양, 탄수화물 및 다른 영양소가 얼마나 들어 있는지 중요한 정보를 제공한다.

> **주요 용어**
>
> **포화지방(saturated fats):** 콜레스테롤을 생성을 촉진하고, 상온에서 고체이며, 동물성 지방식품에 있다.
>
> **콜레스테롤(cholesterol):** 혈액에 있는 주요 지방으로 식이 지방과 체내에서 만들어지는 지방
>
> **포만감(satiety):** 배고픔을 느끼지 않는 감정으로 먹는 행위를 감소시킴

단백질

단백질은 살아 있는 세포에서 발견되는 것으로 신체 성장과 조직 유지에 우선적으로 필요하다. 그러나 칼로리 섭취 면에서는 유효하지 않다. 먼저 단백질이 포도당으로 전환되어야 하기 때문이다. 단백질 손실은 성장이 지체되고 조직 보수를 제대로 할 수 없음을 의미한다. 단백질은 효소와 호르몬의 구성성분이고 산염기균형을 유지하는데 도움을 주며 1g당 4칼로리를 내는 에너지원이다.

단백질 종류와 급원 단백질은 아미노산으로 이루어져 있다. 아미노산은 20개가 있으며, 체내에서 합성되지 않아 식품으로 섭취해야 하는 9개의 아미노산을 제외하고 나머지는 합성된다. 9개의 필수아미노산을 가지고 있는 식품을 완전단백질 식품이라 하며, 여기에는 우유, 육류, 치즈, 달걀 같은 동물성 식품이 해당한다. 9개의 아미노산을 모두 함유하지 않는 식품을 불완전단백질 식품이라 하며, 채소, 곡류, 콩류(완두콩, 병아리콩, 땅콩, 버터콩 등)가 있다. 식사에서 한 가지 필수 아미노산이 빠졌을 때에도 결핍증은 진행된다. 콩은 동물성 단백질만큼 좋은 질의 단백질을 공급하며 게다가 콩은 포화지방이나 콜레스테롤이 없다. 그러나 콩을 섭취하는 것이 심혈관계 질환 위험을 감소시키는 것인지에 대한 논의는 지속되고 있다.

단백질 권장량은? 단백질 권장섭취량은 영양섭취기준(dietary reference intake, DRIs)에서 정하고 있다. 단백질 권장량은 체중과 활동량에 따라 다르다. 최근 단백질 DRIs는 좌식생활을 하는 사람의 경우 체중 kg당 하루에 0.36g으로 정하고 있으며, 운동선수는 더 높다. 영양

학자들은 총 에너지의 10~35%를 단백질 식품에서 섭취하도록 권하고 있다.

주요 용어

단백질(proteins): 아미노산으로 구성되어 있으며 근육과 조직을 구성한다.

아미노산(amino acids): 단백질을 구성하며 체내에서 만들어지며 식이로부터 얻는다.

영양섭취기준(dietary reference intake, DRIs): 영양필요량, 영양권장량, 충분섭취량, 상한섭취량으로 이루어져 있다.

비타민(vitamins): 효소반응을 촉진시키는 유기화합물

효소(enzymes): 생리적 반응 조절을 하는 유기물질이나 효소반응 중에 변하지는 않는 물질

비타민

비타민은 정상적인 성장, 재생, 건강유지에 적은 양이지만 꼭 필요한 유기화합물이다. 비타민은 탄수화물, 지방, 단백질과는 달리 칼로리는 제공하지 않으며 조직을 구성하지도 않으나 효소의 작용을 쉽게 해주는 조효소의 구성 성분이다. 비타민은 에너지 생산, 무기질의 사용, 건강한 조직의 성장 등 체내 반응을 시작하는 데 도움을 준다.

비타민의 종류 및 급원 비타민은 물에 녹는 수용성 비타민과 지용성 용매에 녹는 지용성 비타민으로 나눈다. 수용성 비타민에는 비타민 B복합체와 비타민 C가 있다. 과잉의 수용성 비타민은 소변으로 배출된다. 신선한 과일이나 채소는 준비하는 동안에 빨리 씻어 수용성 비타민이 손실되지 않도록 해야 한다. 야채를 오래 가열하지 않는 것도 하나의 방법이다. 채소를 찌거나 끓이거나 하면 수용성 비타민의 손실은 더 커진다. 이러한 이유로 어떤 사람은 야채를 삶거나 찔 때 사용된 물을 요리하거나 마셔 수용성 비타민이 손실되지 않도록 한다. 전자레인지에서 요리하는 것은 불 위에서 요리하는 것보다 비타민 손실이 적다.

지용성 비타민에는 비타민 A, D, E , K가 있다. 이들 비타민의 과잉 섭취는 체내 지방조직에 저장된다. 특히 비타민 A, D는 과다 섭취하면 보유하는 것이 가능하다. 과도한 지용성 비타민은 체지방조직에 저장되며, 특히 간 같은 지방을 함유하는 조직에 저장된다.

비타민 권장섭취량 적당량의 비타민 섭취를 위해서는 다양한 식품을 섭취하는 것이다. DRI는 엽산의 섭취량의 경우 하루에 성인 300~400μg을 권하고 있으며, 임신기 여자는 600μg, 수유기 여성은 500μg을 권장하고 있다. 엽산이 심혈관계 질환, 암, 치매를 예방할 수 있는지에 대한 논의는 계속되고 있다. 어떤 연구에서는 엽산이 췌장암이나 암세포 전이를 촉진한다는 주장하기도 한다.

비타민 B_{12}는 체내에서 잘 흡수되지 않는다. 비타민 B_{12} 결핍은 채식주의자의 관심사인데, 왜냐하면 이 비타민은 간, 생선, 치즈, 달걀 같은 동물성 식품에서 얻을 수 있기 때문이다. 비타민 B_{12} 결핍증에는 빈혈, 보행과 균형의 어려움, 혼동, 진동감각, 치매 등이 있다. 비타민 B_{12}는 신경 주위를 싸서 보호하므로 B_{12} 섭취가 부족하면 신경이 손상을 입게 된다. 비타민 B_{12}의 DRI는 하루에 2.4μg을 권장하고 있으며 B_6는 1.3~1.7mg을 권하고 있다. 비타민 B_6의 결핍은 빈혈, 피로, 식욕부진, 설사를 유발한다. 비타민 B_6 급원으로는 간, 시리얼, 곡류, 바나나, 견과류가 있다.

비타민 보충제를 섭취해야 하는가? 임신, 수유기, 유아기 혹은 건강상의 문제가 있는 경우와 같이 특별한 경우를 제외하고는 음식을 잘 섭취하면 비타민 결핍을 예방할 수 있다. 일부 사람은 건강을 증진하기 위해 비타민 C 같은 비타민을 대용량(megadose)으로 섭취하는데, 이러한 비타민은 저장되는 것이 아니며, 과량의 비타민 C는 신장을 통해 배출되므로 신장결석이나 설사를 유발한다. 과량의 나이아신, 비타민 B_6, 엽산도 해롭다.

일부 전문가는 보충제 섭취를 권장하기도 하는데, 이는 체내에서 식품의 다른 영양소가 체내에서 대사되는 것을 도와주기 때문이다. 지용성 영양소는 지방과 함께 있을 때 흡수가 촉진된다. 수용성 영양소는 음식이 없어도 흡수가 되나 식사와 함께 섭취할 때 더 잘 흡수될 수 있다.

불행하게도 모든 사람이 여러 가지 다양한 음식을 통한 균형 잡힌 식생활을 하는 것은 아니다. 최근의 연구에 의하면 비타민 A, C, E를 많이 섭취하면 암 발현, 동맥경화증 위험을 감소시킬 수 있다고 하나 효과를 나타내기에

필요한 양이나 다른 문제에 대해서는 아직 답이 분명하지 않다.

임신 전후의 충분한 엽산 섭취는 태아의 기형을 감소시킨다고 알려져 있다. 1997년 FDA에서 하루에 400μg의 엽산이 필요하다 하여 시리얼과 빵에 엽산이 첨가되기 시작했다. 이들 필요량의 목표는 임신부에게 적어도 하루 필요량의 140μg은 섭취할 수 있게 한 양이다. 임신 전, 임신 동안 비타민 복합체를 섭취하면 태아의 신경계 손상 위험을 감소시킬 수 있다.

초기 연구에서 비타민 E 공급은 심혈관계 질환, 암, 알츠하이머 등과 같은 만성질환을 감소시키고 면역 증강에 도움을 줄 수 있다고 하였으나, 최근의 연구에서 보면 비타민 E의 과량 섭취는 해로울 수 있다는 사실이 발견되어 이러한 연구결과들을 입증하지 못하고 있다. 왜냐하면 비타민 E는 지용성으로 체내 지방조직에 저장되어 간에 해를 입히는 독성의 위험이 있기 때문이다. 또한 혈액희석제(blood thinner)로 작용하여 용혈을 유발할 수 있기 때문이다. 비타민 E는 지방이 많은 견과류나 기름, 녹색 채소인 브로콜리나 시금치에서 얻을 수 있다. 대부분의 영양학자는 비타민을 얻는 가장 좋은 방법은 균형 잡힌 건강한 식사로부터 얻는 것이라는 데 동의한다.

비타민 D 공급은 25% 정도 효능이 떨어지는 비타민 D_2보다 비타민 D_3(cholecalciferol)에서 얻는 것이 좋다. 비타민 D의 DRI는 5mg(성인 19~49세)이며, 상한섭취량(UL)은 60mg이다. 칼슘의 권장량은 하루 750mg(성인 남자 19~49세)이다. 많은 양의 칼슘은 신장결석을 유발할 수 있으며, 항생제는 흡수를 방해할 수 있다.

피토케미컬

발암성이나 기능을 불활성화시키는 생리적 화합물을 항산화제라고 한다. 항산화제는 세포에 해를 입히는 불안정한 화합물로 알려진 유리기(암을 유발하는 물질)로부터 세포를 보호하는 물질이다. 항산화제는 유리기와 상호작용하여 유리기를 안정화시켜 암을 예방할 수 있다. 대표적인 항산화제로는 베타카로틴, 라이코펜, 비타민 C, E, A가 있다. 그러나 미국인에게 제1의 항산화제 급원은 커피이다. 초콜릿, 녹차, 견과류 등도 일반적으로 얻을 수 있는 항산화제의 급원이다. 피토케미컬(phytochemicals)에는 카로티노이드(야채류), 폴리페놀(양파와 마늘), 인돌(십자화과 채소들), 함황화합물(마늘, 양파, 차이브)과 같은 다른 형태도 있다. 이들 피토케미컬은 체내에서 암 같은 질환의 발현을 늦추거나 막는 데 중요한 역할을 한다. 하지만 피토케미컬이 암세포 형성을 감소시키는 정확한 기전은 알려져 있지 않다. 하지만 이러한 식품을 선택해 섭취하고 피토케미컬이 풍부한 식품을 섭취하는 것을 권장하는 것에는 이의가 없다.

주요 용어

항산화제(antioxidants): 유리기로 알려진 불안정한 물질과 반응하여 안정한 물질로 만들어 암을 예방할 수 있는 물질

피토케미컬(phytochemicals): 항산화작용을 갖고 있는 것으로 확신되는 생리적 활성물질

미량원소(trace elements): 체내에 미량으로 존재하는 무기질로, 미량 영양소 구성성분이다.

탈수(dehydration): 체액의 비정상적인 고갈로 심각한 탈수는 치명적일 수 있다.

섬유소(fiber): 소화되지 않는 식물로 과일 야채에 함유되어 있다.

무기질

신체의 5%는 무기물(minerals)로 이루어져 있다. 무기질은 구조(치아, 근육, 헤모글로빈, 호르몬)를 구성하며, 근육수축, 심장기능, 혈액응고, 단백질 합성, 적혈구 형성 등의 조절에 관여한다. 대략적으로 21개의 무기질이 체내 건강을 위해 필수적이며, 비타민과 달리 무기질은 무기물로 열이나 식품가공에 의해 파괴되지 않는다.

다량무기질은 비교적 많은 양이 체조직에 있는 것으로, 칼슘, 인, 황, 나트륨, 칼륨, 마그네슘이 있다. 미량무기질은 체내에 미량만 있는 것으로, 셀레늄, 요오드, 아연, 구리, 철이 있다. 미량무기질은 하루에 20mg 이하의 적은 양만이 필요하지만 건강 유지에 매우 중요한 영양소이다. 비타민과 같이 무기질 결핍을 방지하기 위해서는 균형 잡힌 식사를 하는 것이 좋다. 무기질의 좋은 급원은 생선, 조개, 육류, 곡류, 알류, 가금류, 브로콜리, 콩, 건

포도, 바나나, 감귤류, 아보카도, 녹색잎채소 등이 있다. 그러나 다량무기질인 칼슘은 골다공증을 예방하기 위해 보충제를 섭취해야 할 수도 있다.

수분과 전해질

대부분의 사람은 물 없이는 탈수로 인해 일주일 이상 살 수 없으므로 수분은 가장 필수적인 영양소이다. 사람은 필수적인 무기질이나 비타민 없이도 몇 주 혹은 1년 정도는 생존할 수 있으나 물 없이는 살 수 없다. 우리 체중의 반은 물이며, 수분은 영양소와 노폐물의 용매이고, 체온을 조절하며, 생화학 반응의 대부분을 조절한다.

대부분의 사람은 물과 수액의 적당량 섭취의 중요성에 대해 생각하지 않는다. 성인은 평균적으로 하루에 호흡, 소변, 장운동, 호흡을 통해 10컵의 물을 소모하며, 운동, 열발산 등도 물과 수액의 필요성을 증가시키는 요인이다. 일반적으로 하루에 권장하는 총 수분 섭취량은(음료수와 식품) 2.7L이며 남자는 3.7L이다. 수액의 권장섭취량은 성, 연령, 대사, 체중, 식사에 따라 다양한데, 총 수분 섭취량의 80%는 마시는 물과 음료수, 카페인 들어간 음료수 등에서 얻으며, 20%는 식품에서 얻는다.

충분한 액체를 마시는지 알기 위해서는 소변을 검사하는데, 색이 짙은 소변은 수분 섭취가 불충분하다는 증거로, 좀 더 많은 수분을 섭취해야 함을 의미한다. 소변색이 옅거나 색이 거의 없으면 충분한 수액을 섭취한다는 표시이다. 과일, 채소, 과일주스, 채소주스, 우유, 카페인 없는 음료수는 설탕과 칼로리가 있어도 필요한 수분공급원이다.

섬유소

영양소로 정의하지는 않으나 섬유소는 영양에 있어 중요한 구성요소이다. 섬유소는 식물성이며, 소화되지 않아서 소화관을 통과해 체외로 배설되는 것으로, 콩, 과일, 야채 등에서 식이섬유소를 공급받을 수 있다.

섬유소는 수용성과 불용성으로 나눌 수 있으며, 불용성 섬유소는 장에서 물을 흡수한다. 불용성 섬유소는 물을 흡수하여 변을 양을 늘려주어 소화관을 지나는 시간을 감소시켜준다. 반면에 수용성 섬유소는 소장 내에서 gel을 형성하고 간의 담즙과 결합하여 콜레스테롤을 부착시킴으로써 콜레스테롤을 제거하여 혈중 콜레스테롤을 감소시킨다. 그렇다면 섬유소를 얼마나 섭취하여야 하는가? 여자는 하루 20g(미국 25g), 남자는 25g(미국 38g)을 섭취하는 것을 권장하고 있다. 그러나 실제 섭취량은 이보다 훨씬 못 미치고 있다(미국은 하루 11g).

섬유소는 포만감이 주어 식욕을 억제하고 과식을 막아준다. 또한 좀 더 많이 씹게 하고, 위에 머무르며 물을 흡수하여 배부름을 느끼게 해준다. 이 밖에도 당을 천천히 흡수하게 하여 혈당을 천천히 올리며, 지방 흡수를 늦춘다. 적당한 양의 섬유소 섭취는 의학적 문제점을 감소시켜주는데, 즉 수용성 식이섬유는 LDL 콜레스테롤을 낮추어주어 심혈관계 질환을 예방하며, 불용성 식이섬유소는

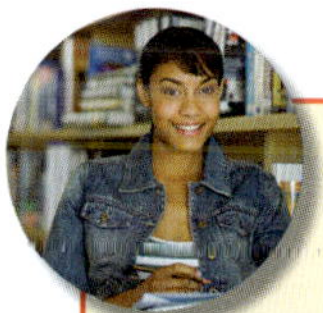

빈 칼로리(empty calories)

맥수, 버터, 사탕, 음료수, 쿠키, 옥수수칩, 패스트리와 같은 곳에 있는 칼로리 항목은 우리 식이요법 분류에 적합할까? 이러한 항목의 대부분은 건강에 좋은 영양식에 비해 상대적으로 기여가 적으며, 소금과 지방, 설탕으로 상당한 양의 추가 열량을 제공한다. 지방, 소금, 설탕, 알코올은 "빈 칼로리"로 지칭하며, 매일 120~330칼로리로 제한한다.

이 장의 앞부분에서 설명한 바와 같이, 권장되는 일일 총 지방 섭취량은 총 칼로리의 20~35%이어야 하며, 지방은 고도 불포화지방산으로, 총 칼로리의 10% 미만은 포화지방이고, 1일 300mg 이하로 콜레스테롤을 섭취하여야 한다. 트랜스지방산의 섭취는 매일 2g 이하로 유지되어야 한다.

우리가 음식과 음료를 선택하고 준비할 때 당이 적게 함유되어 있고, 감미료가 적게 들어간 것을 추천한다. 하루에 8작은술 이하의 설탕 섭취를 제안하며, 설탕을 너무 많이 먹는 것은 비만의 증가에 주요 원인으로 꼽히고 있다.

대장암의 발현을 막아준다. 고섬유소 식사는 면역과 호흡기계 질환의 위험도 낮추어준다.

최근 몇 년간 수용성 식이섬유소가 많은 귀리, 차전자, 쌀겨의 콜레스테롤 감소 효과가 밝혀져 이들 세 가지 수용성 식이섬유에 주목하고 있다.

한국인을 위한 영양섭취기준

한국인들에게 올바른 식사패턴을 제시하여 건강에 도움이 되며 만성질환이나 영양소 과다섭취에 관한 우려와 예방의 필요성을 고려하여 여러 수준으로의 영양섭취기준을 2005년도에 설정하였고 2010년에 1차 개정에서는 질병이 없는 대다수의 한국 사람이 건강을 최적 상태로 유지하고 질병을 예방하는 데 도움이 되도록 필요한 영양소 섭취 수준을 제시하고 있다.

한국인영양섭취기준

한국인영양섭취기준(dietary reference intakes, DRIs)은 평균필요량, 권장섭취량, 충분섭취량, 상한섭취량의 4가지로 구성되어 있다.

평균필요량(estimated average requirement, EAR) 건강한 사람들의 절반에 해당하는 사람의 일일 필요량을 충족시키는 영양소 섭취 수준으로, 과도한 영양섭취를 막을 수 있게 제안되어 있다. 비만 예방을 위한 기준이다.

권장섭취량(recommended intake, RI) 대다수 사람의 필요 영양섭취량을 말하는 것으로, 평균필요량에 2배의 표준편차를 더해서 계산한 수치이다.

충분섭취량(adequate intake, AI) 영양소 필요량에 대한 정확한 자료가 부족한 경우 건강한 사람에서 부족할 확률이 낮은 영양소섭취량이다. 나트륨, 염소 등이 포함된다.

상한섭취량(tolerable upper intake level, UL) 인체 건강에 유해영향이 나타나지 않는 최대 영양소 섭취수준으로, 특정 영양소를 기준 이상으로 섭취하지 않게 하는 것이다. 기초 영양소와 건강보조식품이나 영양보충제에 이르기까지 모든 영양소가 포함된다.

식사구성안과 식품구성자전거

식사구성안 일반인에게 영양섭취기준에 만족할 만한 식사를 제공할 수 있도록 식품군별 대표 식품과 섭취 횟수를 이용하여 식사의 기본 구성 개념을 설명한 것이다.

식품구성자전거와 식품군별 1인 1회 분량 식품구성자전거는 6개의 식품군에 권장식사패턴의 섭취횟수와 분량에 맞추어 바퀴 면적을 배분한 형태로, 다양한 식품 섭취를 통한 균형 잡힌 식사와 수분 섭취의 중요성 그리고 적절한 운동을 통한 비만 예방이라는 기본 개념을 나타낸다. 식품군별 대표식품의 1인 1회 분량을 기준으로 섭취 횟수를 활용하여 개인별 권장섭취패턴을 계획하거나 평가할 수 있다.

식품구성자전거에서 제시하는 바람직한 식사 첫째는, 다양한 식품을 선택해 섭취하는 것이다. 한 가지 식품이 모든 영양소를 갖고 있지 않기 때문이다. 비록 계란이 완전단백질 식품이지만 비타민 C는 없으며 탄수화물은 적다. 우유 또한 칼슘은 풍부하지만 철분은 적고 식이섬유소는 없다. 밥은 비록 완전한 영양소가 골고루 갖추어져 있지는 않지만 콩과 함께 잡곡밥으로 먹고 다른 채소반찬과 곁들이면 오히려 영양소를 골고루 섭취할 수 있는 식단이 된다.

둘째는 적당한 양을 나누어 섭취하는 것이다. 예부터 소식해야 장수한다는 말이 있다. 이는 아무리 영양가 많은 음식도 과잉으로 섭취하면 도리어 오래 살지 못할 수 있다는 것이다. 심지어 비만을 비롯한 각종 질환에 걸릴 위험이 높아져 건강에 위해가 된다.

표 5-1 한국인 영양섭취기준(Dietary Reference Intakes for Koreans, KDRIs)–에너지적정비율

영양소		1~2세	3~18세	19세 이상	비고
탄수화물			55~70%	55~70%	
단백질		7~20%	7~20%	7~20%	
지질	총지방	20~35%	15~30%	15~20%	
	n-6계 지방산	4~8%	4~8%	4~8%	
	n-3계 지방산	1% 내외	1% 내외	1% 내외	
	포화지방산[1)]	–	–	4.5~7%	
	트랜스지방산[1)]	–	–	1% 미만	
	콜레스테롤[1)]	–	–	300mg/일 미만	목표섭취량

*1~2세, 3~18세 섭취기준을 설정할 과학적 근거가 부족함

(한국영양학회, 한국인영양섭취기준위원회, 2010)

표 5-2 한국인 영양섭취기준(Dietary Reference Intakes for Koreans, KDRIs)-다량영양소

성별	연령	에너지((kcal/일)				탄수화물(g/일)				지방(g/일)				n 6계 지방산(g/일)			
		평균필요량	권장섭취량	충분섭취량	상한섭취량	평균필요량	권장섭취량	충분섭취량	상한섭취량	평균필요량	권장섭취량	충분섭취량	상한섭취량	평균필요량	권장섭취량	충분섭취량	상한섭취량
영아	0~5(개월)	550						55				25				2.0	
	6~11	700						90				25				4.5	
유아	1~2(세)	1,000															
	3~5	1,400															
남자	6~8(세)	1,600															
	9~11	1,900															
	12~14	2,400															
	15~18	2,700															
	19~29	2,600															
	30~49	2,400															
	50~64	2,200															
	65~74	2,000															
	75 이상	2,000															
여자	6~8(세)	1,500															
	9~11	1,700															
	12~14	2,000															
	15~18	2,000															
	19~29	2,100															
	30~49	1,900															
	50~64	1,800															
	65~74	1,600															
	75 이상	1,600															
임신부[1)]		+0 +340 +450															
수유부		+320															

성별	연령	n 3계 지방산(g/일)				단백질(g/일)				식이섬유소(g/일)				수분(mL/일)			
		평균필요량	권장섭취량	충분섭취량	상한섭취량	평균필요량	권장섭취량	충분섭취량	상한섭취량	평균필요량	권장섭취량	충분섭취량	상한섭취량	평균필요량	권장섭취량	충분섭취량	상한섭취량
영아	0~5(개월)			0.3				9.5								700	
	6~11			0.8		9.8	13.5									800	
유아	1~2(세)					12	15					10				1,100	
	3~5					15	20					15				1,400	
남자	6~8(세)					20	25					20				1,800	
	9~11					30	35					20				2,000	
	12~14					40	50					25				2,300	
	15~18					45	55					25				2,600	
	19~29					45	55					25				2,600	
	30~49					45	55					25				2,500	
	50~64					40	50					25				2,200	
	65~74					40	50					25				2,100	
	75 이상					40	50					25				2,100	
여자	6~8(세)					20	25					15				1,700	
	9~11					30	35					15				1,800	
	12~14					40	45					20				2,000	
	15~18					40	45					20				2,100	
	19~29					40	50					20				2,100	
	30~49					35	45					20				2,000	
	50~64					35	45					20				1,900	
	65~74					35	45					20				1,900	
	75 이상					35	45					20.5				1,800	
임신부[1)]						+0 +12 +25	+0 +15 +30					+5				+200	
수유부						+20	+25					+5				+700	

*에너지, 단백질 : 임산 1, 2, 3분기별 부가량

(한국영양학회, 한국인영양섭취기준위원회, 2010)

표 5-3 한국인 영양섭취기준(Dietary Reference Intakes for Koreans, KDRIs)-지용성 비타민

성별	연령	비타민 A(μgRE/일)				비타민 D(μg/일)				비타민 E(mg α-TE/일)				비타민 K(μg/일)			
		평균 필요량	권장 섭취량	충분 섭취량	상한 섭취량	평균 필요량	권장 섭취량	충분 섭취량	상한 섭취량	평균 필요량	권장 섭취량	충분 섭취량	상한 섭취량	평균 필요량	권장 섭취량	충분 섭취량	상한 섭취량
영아	0~5(개월)			300	600			5	25			3				4	
	6~11			400	600			5	25			4				7	
유아	1~2(세)	200	300		600			5	60			5	100			25	
	3~5	230	300		700			5	60			6	140			30	
남자	6~8(세)	300	400		1,100			5	60			8	200			45	
	9~11	390	550		1,500			5	60			9	280			55	
	12~14	510	700		2,100			5	60			10	380			70	
	15~18	590	850		2,400			5	60			12	430			80	
	19~29	540	750		3,000			5	60			12	540			75	
	30~49	520	750		3,000			5	60			12	540			75	
	50~64	500	700		3,000			10	60			12	540			75	
	65~74	490	700		3,000			10	60			12	540			75	
	75 이상	490	700		3,000			10	60			12	540			75	
여자	6~8(세)	280	400		1,100			5	60			7	200			45	
	9~11	370	500		1,500			5	60			8	280			55	
	12~14	470	650		2,100			5	60			9	380			65	
	15~18	440	600		2,400			5	60			10	430			65	
	19~29	460	650		3,000			5	60			10	540			65	
	30~49	450	650		3,000			5	60			10	540			65	
	50~64	430	600		3,000			10	60			10	540			65	
	65~74	410	600		3,000			10	60			10	540			65	
	75 이상	410	600		3,000			10	60			10	540			65	
임신부[1]		+50	+70		3,000			+5	60			+0	540			+0	
수유부		+350	+490		3,000			+5	60			+3	540			+0	

*RRR α tocopherol

(한국영양학회, 한국인영양섭취기준위원회, 2010)

표 5-4 한국인 영양섭취기준(Dietary Reference Intakes for Koreans, KDRIs)-수용성 비타민

성별	연령	비타민 C(mg/일)				티아민(mg/일)				리보플라빈(mg/일)				니아신(mg NE/일)				
		평균 필요량	권장 섭취량	충분 섭취량	상한 섭취량	필요 추정량	권장 섭취량	충분 섭취량	상한 섭취량	필요 추정량	권장 섭취량	충분 섭취량	상한 섭취량	필요 추정량	권장 섭취량	충분 섭취량	상한 섭취량	상한 섭취량
영아	0~5(개월)			35				0.2				0.3				2		
	6~11			45				0.3				0.4				3		
유아	1~2(세)	30	40		350	0.4	0.5			0.5	0.6			5	6		10	180
	3~5	30	40		500	0.4	0.5			0.6	0.7			5	7		10	250
남자	6~8(세)	40	60		700	0.6	0.7			0.7	0.9			7	9		15	350
	9~11	55	70		1,000	0.7	0.9			0.9	1.1			9	11		20	500
	12~14	75	100		1,400	0.9	1.1			1.2	1.5			11	15		25	700
	15~18	85	110		1,600	1.1	1.0			1.4	1.7			13	17		30	800
	19~29	75	100		2,000	1.0	1.1			1.3	1.5			12	16		35	1,000
	30~49	75	100		2,000	1.0	1.1			1.3	1.5			12	16		35	1,000
	50~64	75	100		2,000	1.0	1.1			1.3	1.5			12	16		35	1,000
	65~74	75	100		2,000	1.0	1.1			1.3	1.5			12	16		35	1,000
	75 이상	75	100		2,000	1.0	1.1			1.3	1.5			12	16		35	1,000
여자	6~8(세)	50	60		700	0.6	0.7			0.6	0.7			7	9		15	350
	9~11	60	70		1,000	0.7	0.9			0.8	0.9			9	11		20	500
	12~14	75	100		1,400	0.9	1.1			1.0	1.2			11	14		25	700
	15~18	75	110		1,600	1.1	1.0			1.0	1.2			11	14		30	800
	19~29	75	100		2,000	1.0	1.1			1.0	1.2			11	14		35	1,000
	30~49	75	100		2,000	1.0	1.1			1.0	1.2			11	14		35	1,000
	50~64	75	100		2,000	1.0	1.1			1.0	1.2			11	14		35	1,000
	65~74	75	100		2,000	1.0	1.1			1.0	1.2			11	14		35	1,000
	75 이상	75	100		2,000	1.0	1.1			1.0	1.2			11	14		35	1,000
임신부[1]		+10	+10		2,000	+0.4	+0.4			+0.3	+0.4			+3	+4		35	1,000
수유부		+35	+35		2,000	+0.3	+0.4			+0.4	+0.4			+3	+5		35	1,000

성별	연령	비타민 B_6(mg/일)				엽산(μg DFE/일)[3]				비타민 B_{12}(μg/일)				판토텐산(mg/일)				비오틴(μg/일)			
		평균 필요량	권장 섭취량	충분 섭취량	상한 섭취량	필요 추정량	권장 섭취량	충분 섭취량	상한 섭취량	필요 추정량	권장 섭취량	충분 섭취량	상한 섭취량	평균 필요량	권장 섭취량	충분 섭취량	상한 섭취량	평균 필요량	권장 섭취량	충분 섭취량	상한 섭취량
영아	0~5(개월)			0.1				65				0.3				1.7				5	
	6~11			0.3				80				0.5				1.8				7	
유아	1~2(세)	0.5	0.6		25	0.4	0.5		300	0.8	0.9					2				9	
	3~5	0.6	0.7		35	0.4	0.5		400	0.9	1.1					3				11	
남자	6~8(세)	0.7	0.9		45	180	220		500	1.1	1.3					3				15	
	9~11	0.9	1.1		60	250	300		600	1.5	1.7					4				20	
	12~14	1.3	1.5		80	320	400		800	1.9	2.3					5				25	
	15~18	1.3	1.5		90	320	400		900	2.2	2.7					6				30	
	19~29	1.3	1.5		100	320	400		1,000	2.0	2.4					5				30	
	30~49	1.3	1.5		100	320	400		1,000	2.0	2.4					5				30	
	50~64	1.3	1.5		100	320	400		1,000	2.0	2.4					5				30	
	65~74	1.3	1.5.		100	320	400		1,000	2.0	2.4					5				30	
	75 이상	1.3	1.5		100	320	400		1,000	2.0	2.4					5				30	
여자	6~8(세)	0.7	0.9		45	180	220		500	1.2	1.5					3				15	
	9~11	0.9	1.1		60	250	300		600	1.6	1.9					4				20	
	12~14	1.2	1.4		80	320	400		800	2.0	2.4					5				25	
	15~18	1.2	1.4		90	320	400		900	2.0	2.4					6				30	
	19~29	1.2	1.4		100	320	400		1,000	2.0	2.4					5				30	
	30~49	1.2	1.4		100	320	400		1,000	2.0	2.4					5				30	
	50~64	1.2	1.4		100	320	400		1,000	2.0	2.4					5				30	
	65~74	1.2	1.4		100	320	400		1,000	2.0	2.4					5				30	
	75 이상	1.2	1.4		100	320	400		1,000	2.0	2.4					5				30	
임신부[1]		+0.6	+0.8		100	+200			1,000	+0.2	+0.2					+1				+0	
수유부		+0.6	+0.8		100	+150			1,000	+0.3	+0.4					+2				+5	

[1] 니코틴산(mg/일), [2] 니코틴아미드(mg/일), [3] Dietary Folate Equivalents, 가임기 여성의 경우 400μg/일의 엽산보충제 섭취를 권장함. 엽산의 상한섭취량은 보충제 또는 강화식품의 형태로 섭취한 μg/일에 해당됨
(한국영양학회, 한국인영양섭취기준위원회, 2010)

표 5-5 한국인 영양섭취기준(Dietary Reference Intakes for Koreans, KDRIs)-다량무기질

성별	연령	칼슘(mg/일)				인(mg/일)				나트륨(g/일)				
		평균필요량	권장섭취량	충분섭취량	상한섭취량	평균필요량	권장섭취량	충분섭취량	상한섭취량	평균필요량	권장섭취량	충분섭취량	상한섭취량	목표섭취량
영아	0~5(개월)			200				100				0.12		
	6~11			300				300				0.37		
유아	1~2(세)	390	500		2,500	350	500		3,000			0.7		
	3~5	470	600		2,500	390	500		3,000			0.9		
남자	6~8(세)	580	700		2,500	550	700		3,000			1.2		
	9~11	670	800		2,500	810	1,000		3,500			1.3		2.0
	12~14	800	1,000		2,500	860	1,000		3,500			1.5		2.0
	15~18	750	900		2,500	790	1,000		3,500			1.5		2.0
	19~29	620	750		2,500	580	700		3,500			1.5		2.0
	30~49	600	750		2,500	580	700		3,500			1.5		2.0
	50~64	570	700		2,500	580	700		3,500			1.4		2.0
	65~74	560	700		2,500	580	700		3,500			1.2		2.0
	75 이상	560	700		2,500	580	700		3,000			1.1		2.0
여자	6~8(세)	580	700		2,500	450	600		3,000			1.2		
	9~11	670	800		2,500	700	900		3,500			1.3		2.0
	12~14	740	900		2,500	680	900		3,500			1.5		2.0
	15~18	660	800		2,500	580	800		3,500			1.5		2.0
	19~29	530	650		2,500	580	700		3,500			1.5		2.0
	30~49	510	650		2,500	580	700		3,500			1.5		2.0
	50~64	590	700		2,500	580	700		3,500			1.4		2.0
	65~74	570	700		2,500	580	700		3,500			1.2		2.0
	75 이상	570	700		2,500	580	700		3,000			1.1		2.0
임신부[1]		+230	+280		2,500	+0	+0		3,000			+0		2.0
수유부		+310	+370		2,500	+0	+0		3,500			+0		2.0

성별	연령	염소(g/일)				칼륨(g/일)				마그네슘(mg/일)			
		평균필요량	권장섭취량	충분섭취량	상한섭취량	평균필요량	권장섭취량	충분섭취량	상한섭취량	평균필요량	권장섭취량	충분섭취량	상한섭취량
영아	0~5(개월)			0.18				0.4				30	
	6~11			0.56				0.7				55	
유아	1~2(세)			1.1				1.7		60	75		65
	3~5			1.4				2.3		85	100		90
남자	6~8(세)			1.8				2.8		125	150		130
	9~11			2.0				3.2		175	210		180
	12~14			2.3				3.5		250	300		250
	15~18			2.3				3.5		335	400		350
	19~29			2.3				3.5		285	340		350
	30~49			2.3				3.5		295	350		350
	50~64			2.1				3.5		295	350		350
	65~74			1.9				3.5		295	350		350
	75 이상			1.6				3.5		295	350		350
여자	6~8(세)			1.8				2.8		125	150		130
	9~11			2.0				3.2		175	210		180
	12~14			2.3				3.5		240	200		250
	15~18			2.3				3.5		285	340		350
	19~29			2.3				3.5		235	200		350
	30~49			2.3				3.5		235	280		350
	50~64			2.1				3.5		235	280		350
	65~74			1.9				3.5		235	280		350
	75 이상			1.6				3.5		235	280		350
임신부[1]				+0				+0		+33	+40		350
수유부				+0				+0.4		+0	+0		350

* 식품외 급원의 마그네슘에만 해당

(한국영양학회, 한국인영양섭취기준위원회, 2010)

표 5-6 한국인 영양섭취기준(Dietary Reference Intakes for Koreans, KDRIs)-미량무기질

성별	연령	철(mg/일)				아연(mg/일)				구리(μg/일)				불소(mg/일)			
		평균 필요량	권장 섭취량	충분 섭취량	상한 섭취량	필요 추정량	권장 섭취량	충분 섭취량	상한 섭취량	필요 추정량	권장 섭취량	충분 섭취량	상한 섭취량	필요 추정량	권장 섭취량	충분 섭취량	상한 섭취량
영아	0~5(개월)			0.3	40			1.7				230				0.01	0.6
	6~11	5.0	6		40	2.3	2.8					230				0.5	0.9
유아	1~2(세)	4.8	6		40	2.4	3		6	220	290		1,500			0.6	1.2
	3~5	5.4	7		40	3.2	4		9	250	330		2,000			0.8	1.7
남자	6~8(세)	6.3	8		40	4.5	5		13	330	430		3,000			1.0	2.5
	9~11	8.5	11		40	6.4	8		18	440	570		5,000			2.0	10
	12~14	11.0	14		40	6.6	8		25	570	740		7,000			2.5	10
	15~18	11.8	15		45	8.2	10		30	670	870		8,000			3.0	10
	19~29	7.7	10		45	8.1	10		35	600	800		10,000			3.5	10
	30~49	7.4	10		45	7.9	9		35	600	800		10,000			3.0	10
	50~64	7.1	9		45	7.5	9		35	600	800		10,000			3.0	10
	65~74	6.9	9		45	7.2	9		35	600	800		10,000			3.0	10
	75 이상	6.9	9		45	7.1	9		35	600	800		10,000			3.0	10
여자	6~8(세)	6.3	8		40	4.4	5		13	330	430		3,000				2.5
	9~11	8.0	10		40	6.2	7		18	440	570		5,000				10
	12~14	10.0	13		40	6.2	7		25	570	740		7,000				10
	15~18	12.9	17		45	7.2	9		30	670	870		8,000				10
	19~29	10.8	14		45	7.0	8		35	600	800		10,000				10
	30~49	10.5	14		45	6.8	8		35	600	800		10,000				10
	50~64	6.1	8		45	6.3	8		35	600	800		10,000				10
	65~74	5.8	8		45	6.0	7		35	600	800		10,000				10
	75 이상	5.8	8		45	6.0	7		35	600	800		10,000				10
임신부	+7.8	+7.8	+10		45	+2.0	+2.5		35	+100	+130		10,000			+0	10
수유부	+0	+0	+0		45	+4.0	+5.0		35	+350	+450		10,000			+0	10

성별	연령	망간(mg/일)				요오드(μg/일)				셀레늄(μg/일)				몰리브덴(μg/일)			
		평균 필요량	권장 섭취량	충분 섭취량	상한 섭취량	평균 필요량	권장 섭취량	충분 섭취량	상한 섭취량	평균 필요량	권장 섭취량	충분 섭취량	상한 섭취량	평균 필요량	권장 섭취량	충분 섭취량	상한 섭취량
영아	0~5(개월)			0.01				130	250			8.5	40				
	6~11			0.8				170	250			11	60				
유아	1~2(세)			1.4	2	55	80		300	17	20		85				100
	3~5			2.0	3	65	90		300	19	25		120				150
남자	6~8(세)			2.5	4	75	100		500	25	30		150				200
	9~11			3.0	5	85	110		700	33	40		200				300
	12~14			4.0	7	90	130		1,700	43	50		300				400
	15~18			4.0	9	95	130		1,900	50	60		300				500
	19~29			4.0	11	95	150		2,400	45	55		400				600
	30~49			4.0	11	95	150		2,400	45	55		400				600
	50~64			4.0	11	95	150		2,400	45	55		400				600
	65~74			4.0	11	95	150		2,400	45	55		400				600
	75 이상			4.0	11	95	150		2,400	45	55		400				600
여자	6~8(세)			2.5	4	75	100		500	25	30		150				200
	9~11			3.0	5	85	110		700	33	40		200				300
	12~14			3.5	7	90	130		1,700	43	50		300				400
	15~18			3.5	9	95	130		1,900	50	60		300				500
	19~29			3.5	11	95	150		2,400	45	55		400				600
	30~49			3.5	11	95	150		2,400	45	55		400				600
	50~64			3.5	11	95	150		2,400	45	55		400				600
	65~74			3.5	11	95	150		2,400	45	55		400				600
	75 이상			3.5	11	95	150		2,400	45	55		400				600
임신부				+0	11	+65	+90			+3	+4		400				600
수유부				+0	11	+130	+180			+8	+10		400				600

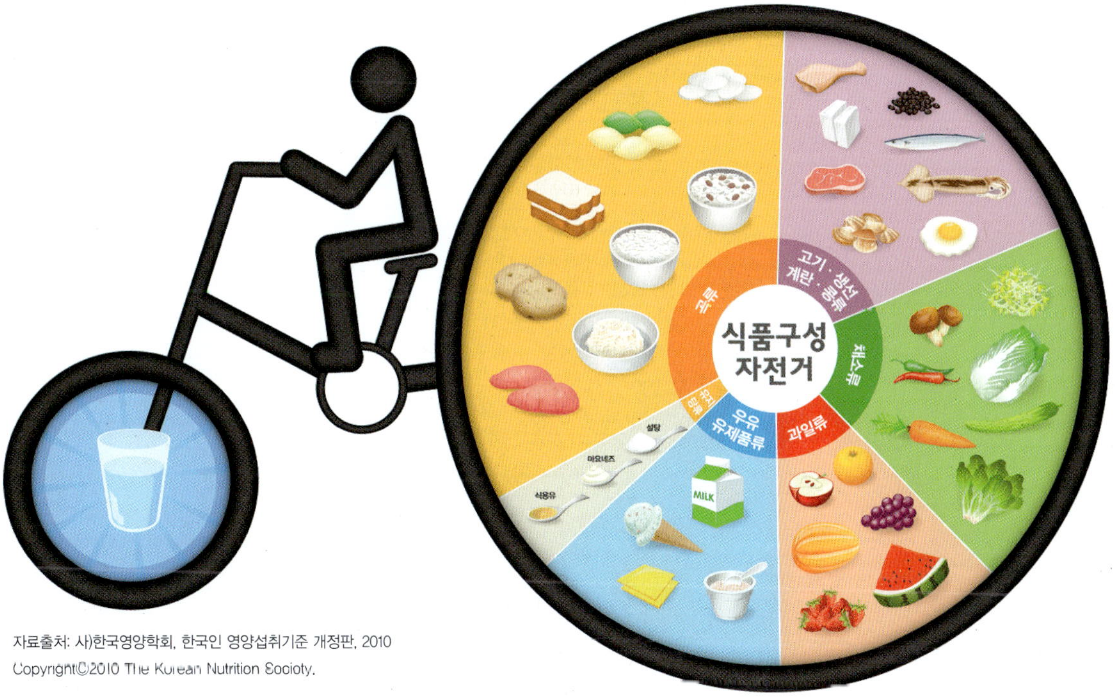

자료출처: 사)한국영양학회, 한국인 영양섭취기준 개정판, 2010

식품군별 대표 식품의 1인 1회 분량

식품군	1인 1회 분량
곡류	밥 1공기(210g), 국수 1대접(건면 100g), 식빵(대) 2쪽(100g), 감자 (중) 1개(130g), 시리얼 1접시 (40g)
고기 · 생선 · 계란 · 콩류	육류 1접시(생 60g), 닭고기 1조각(생 60g), 생선 1토막(생 60g), 달걀 1개(60g), 두부 2조각(80g), 콩(20g)
채소류	콩나물 1접시(생70g), 시금치나물 1접시(생 70g), 배추김치 1접시(40g), 오이소박이 1접시(60g), 버섯 1접시(생 30g), 물미역 1접시 (생 30g)
과일류	사과(중) 1.2개(100g), 귤(중) 1개(100g), 참외(중) 1/2개(200g), 포도(중) 15알(100g), 오렌지주스 1.2컵(100g)
우유 · 유제품류	우유 1컵(200g), 호상요구르트 1/2컵(100g), 액상요구르트 3/4컵(150g), 아이스크림 1/2컵(100g), 치즈 1장(20g)
유지 · 당류	식용유 1작은술(5g), 버터 1작은술(gg), 마요네즈, 1작은술(5g), 설 탕 1큰술(10g), 커피믹스 1봉(12g)

다른 식품들 1회 분량의 1/2 에너지를 함유하고 있으므로 식단 작성 시 0.5회로 간주함.

자료출처: 사) 한국영양학회, 한국인 영양섭취기준 개정판

[그림 5-1] 식품구성자전거

표 5-7 고기, 생선, 계란, 콩류의 주요 식품과 1인 1회 분량

	품목	식품명	분량(g)[1]	비고
고기, 생선, 계란, 콩류 (80kcal)	육류	소고기[2]	60	
		돼지고기[3]	60	
		닭고기	60	
		햄	60	
	어류	갈치, 삼치, 꽁치, 고등어	50	작은 것 한 토막
		동태, 가자미, 조기, 넙치		
		참치, 참치통조림, 어묵		
		오징어, 낙지, 새우		
		미꾸라지, 민물장어		
		생굴, 조갯살, 꽃게		
		건멸치, 건조기, 건오징어		
	난류	계란, 메추라기알	50	중 1개
	콩류	검정콩	20	
		두부	80	
		두유	200	

[1] 분량(g): 가식부 조리 전 무게임.
[2] 한우등심(살코기기준)
[3] 한돈(살코기 기준)

표 5-8 곡류의 주요 식품과 1인 1회 분량

	품목	식품명	분량(g)[1]	비고	섭취횟수
곡류 (300kcal)	곡류	쌀, 보리쌀, 찹쌀, 현미, 혼합잡곡	90	1공기	1회
		쌀밥, 보리밥	210		1회
	면류	삶은 면	300	1대접	1회
		생면-우동, 칼국수	200		1회
		건면-국수용	100	국수묶음두께 2.5cm	1회
		냉면국수, 메밀국수	100		1회
	떡류	흰떡-떡국용	130	1컵(썬 것)	1회
		찹쌀떡, 시루떡	130		1회
	빵류	식빵, 빵류	100	큰 것 2쪽, 1개	1회
	시리얼류	콘플레이크 등	40[2]		
	감자류	감자	130	중 1개	0.5회
		고구마	130	중 1/2개	0.5회
	기타	메밀묵	200[2]	큰 것 5개	0.5회
		밤	100[2]		0.5회

[1] 분량(g): 가식부 무게임
[2] 시리얼, 감자, 묵, 견과류 1회 분량 에너지는 다른 곡류 1회 분량의 1/2이므로 식단작성 시 0.5회로 간주함.

표 5-9 채소류의 주요 식품과 1인 1회 분량

	품목	식품명	분량(g)[1]	비고
채소류 (15kcal)	채소류	고구마줄기, 고사리, 시금치, 풋고추, 근대, 깻잎, 무청, 부추 들미나리, 배추, 상추, 시금치 쑥갓, 아욱, 취나물, 애호박 오이, 콩나물, 숙주나물 무, 배추, 양배추, 양파 가지, 당근, 늙은호박, 토마토	70	1접시
		나박김치, 오이소박이	60	
		갓김치, 깍두기, 배추김치, 열무김치	40	
		우엉, 도라지, 파, 파김치	25	
		마늘	10	
		토마토주스	100	
	해조류	다시마, 미역, 파래(생것)	30	
		김	2	1장
	버섯류	느타리, 양송이, 팽이, 표고(생 것)	30	

[1] 분량(g): 가식부 조리 전 무게임

표 5-10 과일류의 주요 식품과 1인 1회 분량

	품목	식품명	분량(g)[1]	비고
과일류 (50kcal)	과일류	딸기, 수박, 참외	200	딸기 10개
		감, 귤, 바나나, 망고, 키위, 배, 사과, 복숭아, 오렌지, 포도, 파인애플	100	귤(중) 1개 사과(중) 1/2개
	주스류	오렌지주스, 귤주스, 사과주스, 포도주스	100	1/2컵

[1] 분량(g): 가식부 조리 전 무게임

표 5-11 우유 및 유제품의 주요 식품과 1인 1회 분량

	품목	식품명	분량(g)[1]	비고	섭취횟수
우유 및 유제품 (125kcal)	우유	우유	200	1컵	1회
	유제품	치즈	20	1장	0.5회
		요구르트(호상)	100	1/2컵	1회
		요구르트(액상)	150	3/4컵	1회
		아이스크림	100	1/2컵	1회

표 5-12 유지, 당류의 주요 식품과 1인 1회 분량

	품목	식품명	분량(g)[1)]	비고	섭취횟수
유지, 당류 (45kcal)	유지류	버터, 마요네즈 옥수수기름 참기름, 콩기름, 들기름	5	1작은술	1회
		커피믹스	12	1봉	1회
	당류	꿀, 설탕, 당밀/시럽, 사탕	10	1큰술	1회

표 5-13 식단 구성의 예(2,000kcal)

	식사	간식	메뉴
아침	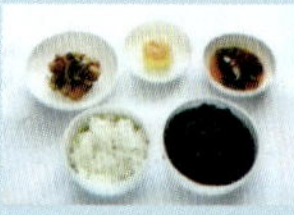	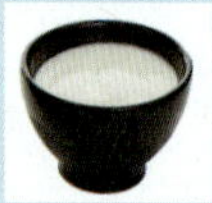	쌀밥 미역국 궁중떡볶이 계란찜 열무김치 호상요구르트
점심	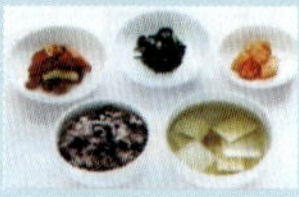	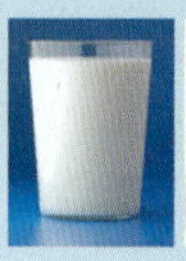 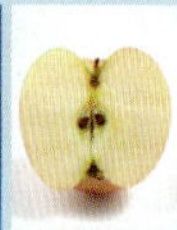	검은콩밥 어묵국 돼지고기볶음 시금치 나물 깍두기 우유, 사과
저녁	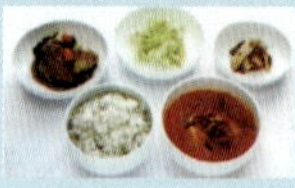	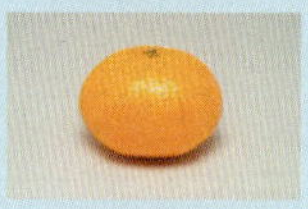	보리밥 참치김치찌개 닭조림 양배추 샐러드 겉절이 귤

표 5-14 성인기 남자 19~64세 2,500kcal 식단

	음식명	분량(g)
아침	쌀밥	210(1공기)
	콩나물국	콩나물 50, 파 5
	쇠고기장조림	쇠고기 40
	시금치나물	시금치 70
	연근조림	연근 50
	배추김치	40
간식	사과	100(1/3개)
	저지방우유	200
	모닝 빵	35(1개)
점심	쌀밥	210(1공기)
	근대된장국	근대 70, 된장 15
	삼치구이	삼치 90
	상추겉절이	상추 30, 오이 20, 양파 10
	깍두기	40
간식	찐 고구마	200(1개)
	저지방우유	200
저녁	현미밥	210(1공기)
	버섯전골	느타리 40, 쇠고기40, 두부80, 무40
	호박나물	호박 70
	배추김치	40
간식	토마토	200

표 5-15 성인기 여자 20~49세 2,000kcal 식단

	음식명	분량(g)
아침	현미밥	쌀 180g, 현미 30g
	콩나물국	콩나물 70g, 참기름 3g
	불고기	쇠고기 80g
	깻잎나물	깻잎 40g
	포기김치	
간식	고구마사과샐러드	고구마 140g
		사과 80g
		허니머스터드 소스 5g
점심	보리밥	쌀 100g, 보리 40g
	두부된장국	두부 80g
	닭가슴살 구이	닭 가슴살 112g 콩기름 5g
	탕평채	녹두묵 100g
	깍두기	깍두기 50
간식	곡물우유	저지방우유 200mL
		미숫가루 48g
저녁	잡곡밥	잡곡밥 2/3공기(140g)
	콩나물국	콩나물 70g
	삼치구이	삼치 80g
	모듬쌈	쑥갓, 치커리, 상추 70g
	포기김치	포기김치 50g
간식	단감	단감 80g

특별한 영양 문제

패스트푸드

패스트푸드는 총 열량 중 많은 부분이 지방이며, 이는 조리방법(포화지방에 튀기기)과 관련이 있다. 지방밀도는 패스트푸드의 심각한 단점이다. 표준권장량(총 열량의 20~35%)에 비해 패스트푸드는 총 열량의 40~50%가 지방으로 얻는다. 이제는 많은 패스트푸드 음식점이 튀길 때 동물성 지방(콜레스테롤을 감소를 위해) 대신 식물성 기름을 사용하고 있으나 이러한 변화가 이들 식품의 지방밀도를 낮추어주지는 않는다. 패스트푸드를 통한 지방공급은 하루 필요량의 반을 넘고 있다.

주요 용어

지방밀도(fat density): 지방으로 발생하는 칼로리가 총 칼로리의 몇%인지를 나타내는 표시로 30% 이상이면 지방의 밀도가 높다는 것을 의미한다. 게다가 패스드푸드는 대개 소금과 설탕의 양이 많다.

기능성 식품

건강한 영양의 중심(forefront)은 특정 건강문제에 영향을 미치고 인체기능을 향상시키는 식품을 알아내고 개발하는 데 있다. 기능성 식품은 영양소뿐 아니라 식품에 약물 같은 특징을 부여하는 새로운 성분과 증가된 성분을 함유하고 있다. 기능성 식품에는 영양제에 가까운 형태로 포장(알약이나 캡슐)한 식품 그리고 사람의 소화관에서 살고 있는 미생물의 증식을 증가시키고 면역기능을 좋게 하며 질병을 예방하는 데 도움이 되는 프로바이오틱스(probiotics) 같은 다양한 대안적인 이름이 존재한다. probiotic 박테리아는 알레르기, 과민한 대장, 호흡기계, 및 비뇨기계 감염을 완화시키고 암을 예방하는 것과 관련되어 있다. probactera는 소화기관에서 해로운 박테리아(bad bugs)가 살기에 좋지 않은 환경을 만든다. 400여 종 이상의 박테리아가 우리 체내외에 살고 있으며, 요구르트는 우리 몸에 좋은 *Lactobacillus bulgaricus*를 제공한다.

기능성 식품의 예로는 마늘(콜레스테롤을 낮추는 것으로 알려져 있음), 올리브유(심장질환을 예방하는 것으로 여겨짐), 식이섬유가 많은 식품(변비를 예방하고 콜레스테롤을 낮추어줌), 칼슘이 많은 식품(골다공증 예방)이 있다. 또한 과일 채소와 같이 비타민 A, C, E가 많고 인체에 천연의 항산화제를 제공하는 식품도 기능성 식품이다.

엽산이 강화된 기능성 식품도 있다. 이러한 비타민 B군 식품은 이분척추증을 예방하고 다른 신경관 결함 질환과 심장질환 예방에 도움이 된다. 셀레늄이 풍부한 식품은 암 예방 잠재기능 때문에 기능성 식품으로 분류되기도 한다. 식품의약청은 대두단백질이 풍부한 식품에 '심장 건강에 좋음'이라는 label를 붙이는 것을 허용했다. 여기서 논의되는 기능성 식품은 현재 식품의약청 기준에 의해 건강한 식품임을 입증하는 표시를 상품에 붙이는 것을 허용받은 것이다. phytosterol은 또 다른 기능성 식품으로, 식물에서 발견되며 콜레스테롤 수준을 낮추는 데 도움이 된다. 기름, 견과류, 채소류, 과일 콩류에 들어 있다.

기능성 식품의 또 하나의 범주는 사람의 건강에 중요한 특정 생물학적 성분을 생산하도록 유전적으로 조작된 채소이다. 이러한 채소 중의 한 예로는 리코펜 성분이 많은 토마토가 있다. 식품공학자들은 기능성 식품군에 건강을 증진해주는 식품을 더 많이 포함시키기 위한 노력을 하고 있다.

식이보충제

미국에서는 식이보조제로 알려진 비처방제품(over the counter products)에 약 230억 달러의 비용을 소비한다고 한다. 이러한 비처방제품은 법적으로 아래와 같이 정의한다.

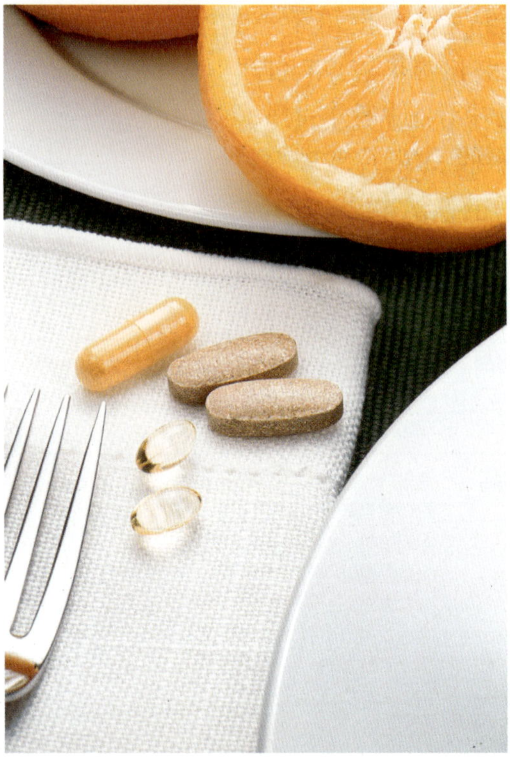

소비자는 식이보충제를 사용할지에 대해 스스로 결정해야 한다.

- 비타민, 아미노산, 무기질, 추출물, 허브, 식물 중 균류 같은 버섯 제품을 포함하는 식이보조제로 나온 제품
- 음식에서 매일 섭취하는 영양소 보충을 위해 사용하는 제품
- 정제, 캡슐, 소프트 젤, 겔캡, 액체 형태로 섭취해 흡수되도록 만든 제품
- 제품 자체로 한 끼 식사 혹은 다이어트용 식품이 가능하다고 알려진 것으로 상업용으로 사용될 수 없는 제품

처방전을 받아 조제되는 약과 달리 식이보충제는 거의 어떤 제한도 없이 수 년 동안 시장에서 구입할 수 있었다. 그러나 현재에는 제조업체가 식품의약청에 제출한 정보에 따라 사람이 사용하기 안전하다고 판단되어야 한다. 또한 칼슘과 엽산보충제를 제외하고는 제품의 상표에 그 제품이 질병을 치료하거나 예방할 수 있다는 직접적인 표기를 할 수 없게 되었다. 많은 식이보충제에 붙어 있는 식품성분표에 대해 식품의약청의 조사가 엄격하게 이루어지지 않아 식품의약청이 그 제품의 순도, 질, 안전성, 효능을 보장할 수 없다는 것을 소비자는 알아두어야 한다.

식이보충제를 구입하여 사용할 것인지에 대한 결정은 소비자가 스스로 해야 한다.

프로바이오틱(probiotic) 제품은 살아 있는 박테리아를 가지고 있는 식이보충제로, 우리 체내의 천연 방어력을 강화시켜 면역력을 증진시키는 데 도움을 준다는 주장으로 굉장히 많이 소비되는 제품이다.

주요 용어

기능성 식품(functional foods): 특정 건강관련 문제를 예방하거나 개선하는 데 기여할 수 있는 식품

프로바이오틱(probiotics): 살아있는 박테리아로 면역기능을 강화하여 질병을 예방

건강한 식품 입증(health claims): 특정 건강 문제의 예방 또는 호전을 입증하는 식품에 부착하는 책임을 져야 할 설명서

식품 알레르기

어떤 특정 식품에 대해 과민반응을 나타내는 것을 알레르기라 한다. 식품과민 반응은 어떤 식품에 대해 장이 특별한 반응을 나타내는 것으로, 이는 효소가 부족하기 때문에 나타난다. 유당불내증은 lactase가 결핍되어 있기 때문이다. 글루텐불내증은(밀, 호밀, 보리, 귀리) 영양불량 상태, 골다공증, 대장암, 갑상선 질환, 당뇨, 관절염, 기형아 등을 초래할 수 있다. 실리악 질병은 자가면역질환으로, 글루텐을 섭취했을 때 나타나는 알레르기 반응이다.

식품알레르기는 체내 면역계가 잘못 나타내는 반응으로, 생명을 위협하는 증상이 나타날 수도 있다. 땅콩, 우유, 계란, 조개, 개암나무, 생선, 콩, 밀 등은 식품 알레르기 원인의 90%를 차지한다.

식품알레르기는 천천히 발현하기 때문에 초기증상은 식품과 연관되어 있는지 잘 모를 수도 있다. 알레르기 유발 음식에 3번 노출되면 알레르기 반응이 나타난다. 알레르기 식품을 처음 접했을 때는 반응이 미약하나 두 번째는 가렵거나 두드러기, 코가 붉어지는 등 반응이 좀 더 나타난다. 알레르기 식품에 세 번째 노출되면 예를 들어 땅콩버터 알레르기는 1분 이내에 사망할 수도 있다. 또한 식품알레르기는 늦게 발현될 수도 있으며, 식품알레르기는 치료가 없어 이러한 식품을 피하는 것이 치료이다.

주요 용어

식품과민성(food intolerance): 면역체계와 관련이 없는 특정 음식에 대한 부작용; 일반적으로 효소 결핍에 의해 발생

식품알레르기(food allergy): 면역체계가 무해한 식품이나 성분을 공격하는 반응; 알레르기 반응은 약간 불쾌함에서 생명을 위협하기까지 다양하게 나타날 수 있다.

식품 안전

식품 제조 및 가공 기술의 발전은 우리가 먹는 음식이 신선하고 안전하다는 것을 보장하기 위해 많은 역할을 했다. 그러나 문제는 최근의 발전은 또한 인간에게 해로운 효과를 생성할 수 있다. 예를 들어, 제조, 운반 및 음식의 저장, 식품의 방사선 조사, 그리고 음식의 유전공학과 같은 것은 모두 식품 오염의 측면에서 우리 음식의 안전에 기여한다.

방사선 조사

2000년 초반 오염된 육류와 육류생산물에 대한 염려 때문에 방사선 조사는 육류, 다진 고기에 먼저 이루어졌다. 방사선 조사된 냉동 닭이 소개되었으며, 방사선 조사는 질병을 초래하는 살모넬라, 대장균 같은 해로운 것뿐만 아니라 곤충, 기생충 다른 물질의 DNA에 해를 주어 재생하지 못하게 하는 과정이다. 방사선 조사된 육류는 방사선 조사를 하지 않은 육류에 비해 박테리아가 적으나 방사선 조사가 육류의 모든 박테리아를 죽이는 것은 아니다. 방사선 조사는 실제적으로 조리과정에서 파괴되는 박테리아보다 훨씬 적다. FDA는 시금치와 상추의 대장균을 방사선 조사를 사용해서 죽이는 것을 허용했다. 어떤 사람은 방사선 조사가 식품을 처리하고 준비하는 데 있어 보편적인 예방책이라는 잘못된 믿음을 갖고 있는 소비자도 있다. 예를 들어 덜 조리된 것, 깨끗하지 않은 조리장소, 닦이지 않은 주방기기, 부적당한 저장소는 육류를 오염시킨다. 또한 일부 사람은 방사선 조사된 육류는 머리털을 태운 것과 같은 이질적인 맛과 냄새를 낸다고 하기도 한다.

안전한 농업 기술

동물이 인도적으로 처리되었을 때 먹이가 적게 들고, 질병 발병률이 낮아지고, 고기의 품질이 좋아진다는 의견이 있다. 이러한 개혁의 중요한 구성 요소 중 하나는(정부로부터 위임받았거나 또는 다른 자발적인 사람 중 일부는 농업 방식에서 채택) 가축에게 주는 먹이이다. 미친 소 질병으로 더 많이 알려진 광우병의 확산은 대부분 단백질을 함유하는 동물 사료의 사용 때문이다. 동물 사료가 소의 신경조직을 포함한 각종 조직에 질병을 유발하는 항구가 될 수 있다는 것에 기인하여 동물 사료의 사용은 미국과 캐나다에서 1997년 8월 금지되었다.

그러나 1997년부터 2004년 5월까지, 52개 회사에서 감염섬 프리온이 의심되는 410개 사료 제품을 리콜했다. 유럽의 소에 한정되었던 광우병이 2003~2006년 미국의 소에서도 발견되면서 미국도 여러 가지 조치를 취했다. 즉 광우병에 걸린 소를 도살하는 것을 금지하고, 사료에 특정 동물의 부위를 사용하는 것을 금지하였으며, 의심이 가는 동물에 대한 검사를 강화했다.

암탉에 동물성 성분을 제거한 사료를 먹였을 경우 좋은 성분이 들어 있는 알을 낳는다는 것도 입증되었다. 채식 위주의 사료를 먹은 암탉이 낳은 달걀은 비타민 E가 7배 이상 많아지고, 콜레스테롤도 낮으며, 불포화/포화 지방이 많이 함유되어 있고, 오메가-3 지방산도 더 많았다는 것이다.

닭이 빨리 살이 찌도록 하고 또 미생물을 죽이기 위해서 항생제를 닭에게 주입하는 것에 대한 우려가 높아졌다. 인간이 사용하는 항생제가 닭에게 공급될 경우 항생제에 대한 내성이 증가할 수 있기 때문이다. 이는 가금류를 섭취하는 사람에게 영향을 미칠 수 있다.

또한 최근 연구는 어류가 건강을 위협할 수 있는 몇 가지 소비 유형을 언급했다. 황새치, 넙치, 날개 다랑어 참치, 참돔, 넙치, 민물 농어, 송어, 청새치, 왕고등어, 옥돔, 상어는 모두 수은이 함유되어 있다. 이러한 어류를 정기적으로 섭취하는 사람은 수은에 중독될 우려가 있고, 기억력 감퇴, 탈모, 복부 경련, 두통, 근육과 관절 통증, 메스꺼움, 현기증 등이 나타날 수 있다. 수은은 심장마비의 위험을 증가시키고 알츠하이머 질환 및 자폐증과도 관련이 있다.

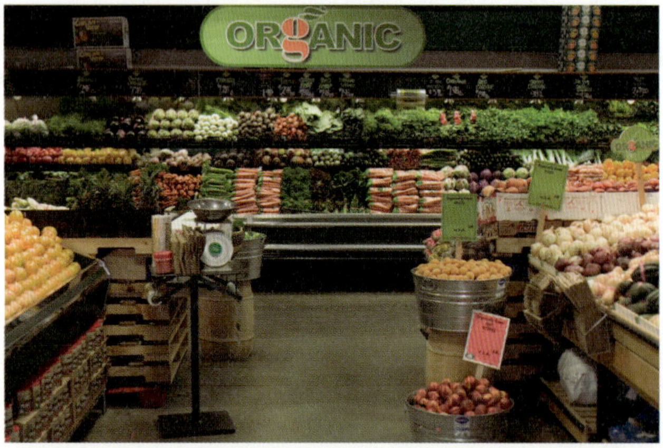

유기농식품은 최근 몇 년 동안 인기가 많아졌고, 가까운 상점에서 쉽게 구할 수 있다.

식품첨가물

오늘날 많은 사람은 그들이 섭취하는 식품이 일반적으로 안전한 것으로 여겨지는 2,800여 개의 식품첨가물 때문에 건강에 위해하다고 믿고 있다. 이러한 식품첨가물은 생산, 포장 및 조리과정에서 음식에 첨가될 수 있다. 식품첨가물의 사용은 금지되어야 하는가?

식품첨가물은 식품의 맛과 모양을 개선하고 보존하기 위해 첨가하는 물질이다. 첨가물은 모든 식품, 음료, 육류, 수프, 샐러드드레싱, 땅콩버터, 칩, 케이크, 쿠키, 음료수 등에 첨가된다. 이러한 첨가물은 점도를 높이거나 색이 변하는 것을 막는 데 사용한다. 첨가물의 예로는 식초, 인공감미료, 음식의 색, 설탕, 소금 MSG, 항산화제 등을 들 수 있다. 예를 들어 유화제는 땅콩버터에 좀 더 좋은 조직감을 주며 분리를 방지하고 안정화시키며 아이스크림을 더 부드럽고 조직을 균일하게 한다. 가장 많이 사용되는 첨가물 3가지는 설탕, 소금, 콘시럽이 있다. 식품첨가물은 FDA 검사를 거쳐 위험이 없다는 승인을 받아야 한다. 어떤 첨가물은 FDA 승인에도 불구하고 안정성에 대한 논란이 계속 있어 왔다. 아스파탐, 식품의 색소, 사카린, 갈산프로필(propyl gallate), 브론산 칼륨(potassium bromate), 질산나트륨(sodium nitrate), 스테비아(stevia)의 사용은 아직도 의문시되고 있다. 많은 첨가물이 발암 위험을 증가시킬 수 있다.

유전적으로 조작된 식품

유전적으로 조작된 식품은 실험실에서 유전자를 조작하여 해충, 질병, 가뭄, 추위 등에 더 견딜 수 있게 하여 생산량을 늘리고 영양소 함유량을 증가시킨 것이다. 15년 전에 경작지의 1%이었던 유전자조작식품은 10%까지 늘어났다. 대두, 옥수수, 면화, 카놀라, 설탕, 알팔파, 파파야, 여름호박, 감자 등이 대표적인 유전자 조작식품이다. 식품의 질과 시장성 측면에서 미국 농업의 성공은 유전적으로 변형된 식품의 산출량을 늘리고 생산비용을 줄이며 새로운 식품 특성을 도입하는 능력에 기초하고 있다. 그러나 오늘날 유전공학은 너무나 정밀해서 과학자들이 이러한 변화의 영향을 완전히 평가하는 것보다 더 빠르게 변화하고 있다. 미국과 외국에서 이를 우려하는 개인과 단체는 유전적으로 조작된 식품의 안전성에 대해 더 집중적이며 장기적인 연구와 엄격한 자격조건을 요구하고 있다. 2001년 1월 FDA는 식품회사가 생명공학을 통해 변형된 제품이라는 것을 소비자에게 알릴 수 있음에도 유전적으로 조작된 식품의 정보를 상품설명서에 표시하지 않았다고 밝혔다. 그들은 이러한 조치가 없으면 소비자는 인식하지 못하는 위험요인에 노출된다고 하였다.

7년간의 토론 후에 2008년 FDA는 최종적으로 유전적으로 조작된 동물의 상업적 사용을 승인하다고 하였다. 이러한 동물에서 생산되는 약물이 인간의 질병의 모델로 허용되며 상업적으로 혹은 소비자, 혹은 식품의 질을 개선하는 데 사용될 수 있다고 하였다.

주요 용어

식품첨가물(food additives): 식품의 색이나 조직감을 의도적으로 변화시키기 위해 넣은 화학 성분

유전자 조작식품(genetically modified foods): 가뭄이나 해충, 추위 혹은 생산성을 높이기 위해, 영양소 함량을 증가시키거나 실험실에서 유전공학적으로 키운 식물

요약

- 탄수화물은 당으로 구성되어 있으며 체내 주요 에너지원이다. 총에너지의 45~65%를 탄수화물로 섭취한다.
- 지방은 농축된 에너지를 공급하며 공복감을 느끼지 않게 하며 총 칼로리의 20~35%를 지방으로 섭취한다. 이들 지방은 다가불포화지방산과 단일불포화지방산이 대부분이다.
- 식품에 함유되어 있는 트랜스지방은 가능한 한 피해야 하며, 포화지방산은 총칼로리의 10% 이하로 섭취하도록 한다.
- 단백질은 신체 성장과 체조직유지를 우선적으로 하며, 에너지 급원이기도 하다.

복습 문제

1. 에너지를 공급하는 영양소에는 어떠한 것이 있는가?
2. 지방은 과잉의 열량을 저장하는 인체의 중요한 수단인데, 건강 측면에는 어떠한 기능을 하는가? 포화지방, 콜레스테롤 트랜스지방산에 관해 걱정되는 관심사는 무엇인가?
3. 체내에서 단백질의 역할은 무엇인가? 전혀 동물성 단백질을 섭취하지 않거나 거의 섭취하지 않는 사람들은 완전단백질을 어떻게 섭취할 수 있는가?
4. 비타민의 체내에서의 역할은 무엇인가? 비타민 공급의 필요성에 대해 최근에는 어떻게 인식되고 있는가?
5. 체내에서 무기질은 어떠한 기능을 하는가? 미량원소는 무엇인가?
6. 물의 하루 권장량은?
7. 트랜스 지방, 포화지방, 나트륨의 권장섭취량은 얼마인가?

"영양에 대해 얼마나 잘 알고 계십니까?" 퀴즈의 정답

1. 거짓 2. 거짓 3. 참 4. 거짓

SOURCE NOTES

1. Wardlaw GM, Smith A. Contemporary Nutrition: Issues and Insights. New York: McGraw-Hill, 2010.
2. Wardlaw GM, Byrd-Bradbenner C, Moe G, Beshgetoor D, Berning J. Perspectives in Nutrition (8th ed.). New York: McGraw-Hill, 2002.
3. Kummerow FA, Zhou Q, Mahfouz MM. Effect of trans-fatty acids on calcium influx into human arterial endothelial cells. American Journal of Clinical Nutrition, 70(5), 832–838, 1999.
4. Duyff R. American Dietetic Association Complete Food and Nutrition Guide (3rd ed.). Hoboken, NJ: Wiley, 2006.
5. Caring for Your School-Age Child: 5–12. American Academy of Pediatrics, 2001.
6. National Institutes of Health. Practical Guide to the Identification, Evaluation, and Treatment of Overweight and Obesity in Adults. Bethesda, MD: Author, 2001.
7. Soyonara: tough times for the miracle bean. Nutrition Action, October 2006.
8. Soy what? Nutrition Action, November 2009.
9. National Academy of Sciences. Dietary Reference Intakes. Washington, DC: National Acadamies Press, 2004.
10. Jacques PF, et al. The effect of folic acid fortification on plasma folate and total homocysteine concentrations. New England Journal of Medicine, 340(19), 1449–1454, 1999.
11. Vitamin E. Vegetarian Times, October 2006.
12. Getting enough: what you don't eat can hurt you. Nutrition Action, September 2010.
13. Antioxidants: still hazy after all these years. Nutrition Action, November 2005.
14. www.starbucks.com/menu.
15. Sears W, Sears M. The Family Nutrition Book. New York: Little, Brown, 1999.
16. Study: eating more fiber could mean longer life. USA Today, February 15, 2011.
17. FDA allows whole oat foods to make health claims on reducing the risk of heart disease. FDA Talk Paper, January 1998.
18. The changing American diet. Nutrition Action, April 2006.
19. www.health.gov/dietary/guidelines/dga, 2010.
20. American Cancer Society. Cancer Facts and Figures. The Association, 2010.
21. Flour power: a slice of multigrain can taste like bread. USA Today, August 9, 2004.
22. Sugar overload. Nutrition Action, January/February 2010.
23. Cook N, Cutler J, Osborzanck E, Buring I, Rexrode K, Kummyika S., et al. Long-term effects of sodium reduction on cardiovascular disease outcomes: observational follow-up of trials of hypertension. Prevention (TOMP). British Medical Journal, 334, 885, April 2007.
24. Keeping a lid on salt: not so easy. USA Today, April 28, 2010.
25. Debuting in 2012: what's in the beef? USA Today, December 29, 2010.
26. Some bacteria for brunch? U.S. News & World Report, December 10, 2007.
27. FDA approves new health claim for soy protein and coronary heart disease [FDA talk paper]. U.S. Food and Drug Administration Center for Food Safety and Applied Nutrition, October 20, 1999. www.fda.gov/fdac/bbs/topics/ANSWERS/ANS00980.html.
28. Kurtzweil P. Staking a claim to good health, FDA Consumer, November–December 1998.
29. 10 mega-trends in the supermarket. Nutrition Action, May 2003.
30. Dietary Supplement Health and Education Act of 1994, U.S. Food and Drug Administration, Center for Food Safety and Applied Nutrition, December 1, 1995.
31. A bug for what's bugging you. USA Today, July 9, 2003.
32. Oppel RA, Jr. Infected cow old enough to have eaten now-banned feed. New York Times, December 30, 2003.
33. Egg crisis piques interest in bill. USA Today, August 25, 2010.
34. Rinzler C. Nutrition for Dummies (4th ed.). Hoboken, NJ: Wiley, 2006.
35. The truth about irradiated meat. Consumer Reports, 34–37, August 2003.
36. Grady D. U.S. imposes stricter safety rules for preventing mad cow disease. New York Times, December 31, 2003.
37. Corporate website, www.eggland.com.
38. Jetter, A. How safe is your food? Reader's Digest, August 2003.
39. USDA gives bite to organic label. USA Today, October 16, 2002.
40. Insel P, Turner E, Ross D. Nutrition. Sudbury, MA: Jones & Bartlett, 2007.
41. Farmers growing more genetically engineered crops. USA Today, February 23, 2011.
42. FDA moves on genetically altered animals. USA Today, September 19, 2008

CHAPTER

06

건강한 체중 유지하기

Maintaining a Health Weight

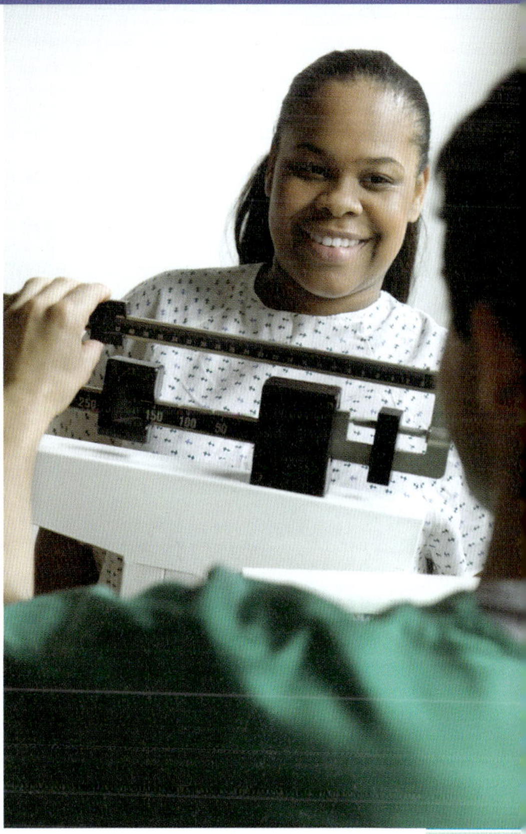

체중관리에 대해 얼마나 잘 알고 있나요?

1. 한국인의 과체중 혹은 비만인 수는 지난 몇 년 동안 증가하고 있다.
   참 혹은 거짓?
2. 체질량지수는 저체중 혹은 과체중이나 정상 체중 범위에 있는지 확인하기 위해 신체 구성을 평가하는 좋은 방법이다.
   참 혹은 거짓?
3. 사회경제적 요인은 비만 발현에 기여하지 않는 요소이다.
   참 혹은 거짓?
4. 당신이 다이어트 방법을 올바르게 따르기만 한다면 대부분의 다이어트는 오랫동안 체중을 관리하기에 효과적이다.
   참 혹은 거짓?
5. 일주일에 5파운드(2.25kg)씩 감량하는 목표는 합리적인 목표이다.
   참 혹은 거짓?
6. 다이어트 약과 보충제는 체중을 관리하는 데 효과적인 방법이다.
   참 혹은 거짓?
7. 신경성 과식증은 가장 일반적인 식사장애이다.
   참 혹은 거짓?

정답은 이 장의 마지막 부분에 있습니다.

체중과 건강

체중관리는 현대 문화에서 하나의 집착이 되었을 뿐 아니라 중요한 건강상의 문제이기도 하다. 세계적으로 비만은 지난 20년 동안 전염병의 비율로 상승했다. 실제적으로 비만은 이제 흡연만큼 건강을 위협하고 있다. 흡연은 사망과 좀 더 관련이 있는 반면에 비만은 질병과 좀 더 관련이 있다. 과체중인 사람은 정상 체중인 사람보다 40% 정도 일찍 사망할 수 있다. 비만으로 인한 사망은 매년 40만 명 정도로 추산된다.

과체중과 비만의 정의

과체중과 비만의 차이점은 무엇인가? 의사들은 정상 체중보다 1~19% 더 나가는 경우를 과체중이라 말하며, 비만은 20% 이상 증가했을 때라고 정의한다. 병적인 비만은 정상 체중보다 50~100% 더 나가거나 정상 체중보다 45kg(100파운드)이 더 나가거나 건강이나 정상적인 기능 수행에 방해가 되는 체중을 말한다. 일부 임상전문가와 비전문가는 과체중 여부를 판단하기 위해 표준 신장체중표를 이용하고 있다. 최근에는 좀 더 정밀한 기술[허리 엉덩이 비율, BMI, Bod Pod, 전기임피던스, 피부주름측정(skinfold measurement), 수중 체중측정(hydrostatic weighing) 등]이 사용되고 있다.

비만과 질병

비만에 의해 더 복잡해진 건강문제에는 고혈압, 심장질환, 뇌졸중, 제2형 당뇨병, 여러 종류의 암, 퇴행성 관절염, 임신장애, 담낭질환, 사망률 증가가 있다. 비만은 이러한 만성적인 질환과 관련이 있으며 전문가들은 비만 자체를 만성질환으로서 치료를 받아야 하는 질병으로 규정하고 있다. 전문가들은 엉덩이보다 허리 주위에 지방이 더 축적되어 있는 여성이 심혈관계 질환과 당뇨병 발현 위험이 더 크며, 이를 사과 모양과 서양배 모양으로 표현한다. 사과 모양이나 서양배 모양은 지방이 어느 부위에 축적되는지에 따른다. 만약 복부 주위에 지방이 있으면 사과 모양이며, 엉덩이나 허벅지에 있으면 서양배 모양이다.

신체이미지와 체중에 대한 사회문화적인 기준

과체중의 정의가 신장, 체중, 성별의 표준기준의 측면에서 정상 체중 이상이 되는 것으로 명확하게 기술되는 반면, 이러한 카테고리 안에 누구를 넣을 것인지에 대해서는 여전히 상당한 혼란이 있다. 무엇이 정상인가? 신체이미지에 대한 사회문화적인 이상은 신장/체중 도표에 명시된 기준에서부터 상당히 다양하다. 신체 이미지는 개인의 신체가 본인에게 그리고 타인에게 어떻게 보일까에 대한 주관적 자각을 나타낸다. 현재 문화 기준은 여성은 키가 커야 하고 매우 말라야 하며, 남성은 키가 커야 하고 근육질이어야 한다고 시사한다. 사람들은 자기 자신을 배우나 모델과 비교하여 미의 기준을 생각하기도 한다. 그러나 평균적인 여배우나 모델은 여성인구의 95%에 비해 말랐고 평균 여성보다 23% 이하로 체중이 덜 나간다.

사람들은 이러한 이상에 도달할 수 없는 그들의 무능력에

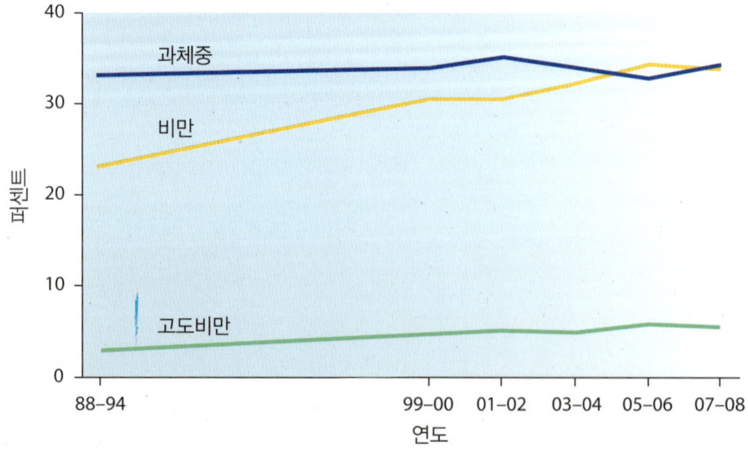

[그림 6-1] 미국에서 20세 이상의 성인 중 과체중, 비만, 고도비만의 경향(1988~2008년). 과체중은 BMI 25 이상 30 미만, 비만은 BMI 30 이상, 고도비만은 BMI 40 이상이다.

대해 불만스러워하고 신경을 쓴다. 이러한 불만족의 증거는 여성의 75%가 체중을 감소할 필요가 있다고 생각하고 있으며, 60% 여성은 엉덩이, 허벅지, 복부에 대해 불만이 있다고 한다. 이러한 불만이 있으면 자신의 매력에 대한 의문을 가지기 시작하며 자존감이 감소한다. 대체로 남성은 여성에 비하여 날씬해야 한다는 압박을 덜 받고 체중에 대해서도 편안한 느낌을 가지고 있다고 보고되고 있다. 그러나 미국조사 결과에 의하면, 남성의 41%는 그들의 체중에 불만족하고 체중을 불리거나 근육량을 증가시키기를 원한다고 했다. 평균 미국여성은 약 5kg 살을 빼기를 원하는 반면, 평균 미국남성은 약 450g 살을 빼기를 원하거나 현재 몸무게에 만족한다고 한다.

체중과 체지방구성 측정과 평가

과체중과 비만을 결정하기 위해 사용하는 방법 중 일반인이 흔히 사용하는 것이다. 다른 방법은 비용이 많이 들고 이용이 제한된다.

체질량지수

건강한 체중을 평가하는 방법 중에 체질량지수가 있다. 체질량지수(body mass index, BMI)는 체중을 신장의 제곱(kg/m^2)으로 나눈 값이다. 체질량지수는 신체조성(지방 대 제지방조직)을 반영하지 않고 내부에 축적된 지방의 정도를 고려한다. 그럼에도 불구하고 이 방법은 비만을 결정하는 데 광범위하게 사용된다. 과체중은 체질량지수 23~24.9이며, 비만은 25 이상이다. 심각한 비만이거나 병적비만증은 BMI지수가 40 이상이다. 신장 대비 건강한 BMI지수 범위를 알고 싶다면 **표 6-1**을 참조한다. 일단 자신의 BMI를 알고 나면, **표 6-1**을 참고함으로써 자신이 건강한 범위 내에 있는지 여부를 알 수 있다.

신장/체중 도표

신장/체중표는 체중과 바람직한 표준기준 간의 상관관계를 결정하는 데 도움을 주기 위해 1983년에 개발되었다. 이 표의 거의 모든 버전이 비판을 받았는데, 그 이유는 성별, 나이, 골격 크기, 체성분 등과 같은 변수를 고려하지 않았기 때문이다. 이 도표의 몇몇 버전은 이상적 혹은 바람직한 체중기준점(desirable weight)에 대하여 너무 엄격하게 규정한 것으로 간주되었고, 어떤 버전의 표는 너무 관대한 기준을 적용한 것으로 여겨졌다. 신장/체중표는 여전히 이용되고는 있지만, 점차 다른 평가기법으로 대체되고 있는 실정이다.

허리 엉덩이 둘레 측정 (waist and hip measurement, WHM)

건강한 체중은 BMI와 허리둘레로 측정으로 결정할 수 있다. 또 다른 방법의 하나로 허리/엉덩이 둘레의 비를 이용하는 방법도 있다. 여성의 허리/엉덩이 둘레 비율은 각 체중 범위의 끝부분에 가까우며 남성은 체중 범위의 윗부분에 있다.

WHR(waist to hip ratio) 결정을 위해서는 다음 단계를 따라 해본다.

1. 편안한 상태(배에 힘을 가해 집어넣지 않은 채)로 서 있는 동안 복부 근처 허리둘레를 재는 것이다.
2. 엉덩이의 가장 큰 부분을 재는 것이다.
3. 엉덩이둘레를 허리둘레로 나누는 것이다.

허리엉덩이 둘레가 0.8 미만이면 건강한 체중 범위에 드는 것이다. 0.9 미만의 남성도 연령과 신장에 맞는 건강체중 범위에 들어갈 것이다.

이러한 새로운 시스템은 허리 주변의 지방량, "허리둘레 군살"과 여러 심각한 건강상의 문제발달 간의 관계에 대한 커가는 우려에서 발선되었다. 흥미롭게도, 미국인 식이요법 가이드라인은 WHR을 비만을 취급하는 만성적 지표로 사용하지 않는다. 대신 허리둘레만을 사용한다. 심장병, 당뇨병과 같은 건강문제의 위험성은 신장에 관계없이, 허리둘레가 35인치인 여성에서, 그리고 허리둘레가 40인치인 남성에서 증가한다.

외형(appearance)

거울을 들여다보는 것이 개인의 신체사이즈를 측정하는 가장 간단한 방법처럼 보일 수도 있겠지만, 대부분의 사람에게 있어서 이것은 정확한 측정법은 아니다. 대학생을 연구한 결과, 42%의 학생이 자신의 체중을 실제 체중보다 너무 적게 추산했다. 또한 개인의 신체에 관한 내적 관념과 실제 신체에 대한 인지 사이에는 중요한 차이가 있고, 이는 식이장애가 있는 사람에게 특히 문제가 된다.

가정용 체중계

대부분의 사람은 체중을 재기 위해 집이나 체육관에서 체중계를 사용하지만 그 체중계는 정확도가 떨어진다. 다양한 체중계에서 다른 눈금치를 읽는 것만 봐도 알 수 있다. 또한 당신이 막 일어났을 때, 아침에 아마도 체중이 덜 나가고, 낮 동안에 음식 섭취를 한 후, 밤에 더 나갈 것이다. 그래서 체중을 조절하기 위해 체중계를 이용한다면, 같은 날, 같은 때, 그리고 거의 같은 옷을 입고, 같은 체중계로 재어야 한다. 또한 기억해야 할 것은, 근육이 지방보다 무거운데, 이는 왜 같은 톤의 근육을 가진 운동선수가 주로 앉아서 활동하는 사람이나 과체중인 사람만큼 무게가 나가는지에 대한 충분한 설명이 된다. 일반적으로 질병의 위험은 체중이 아니라, 체지방의 상승과 더불어 증가한다.

체지방 측정

젊은 성인남성에게는 정상적으로 10~15%의 체지방이 있다. 젊은 성인여성의 정상 범위는 22~25%이다. 일반적으로 여성의 체지방율이 더 높은 것은 임신, 모유영양 준비와 연관되어 있다. 남성은 체지방이 20%보다 높을 때, 그리고 여성은 체지방이 30% 이상일 때 비만으로 간주한다. 체지방을 평가하는 방법은 많다. "Bod Pod(body composition system)", 피부주름측정법, 수중 체중측정(hydrostatic weighing) 등은 가장 널리 쓰이는 체지방 구성을 평가하는 방법이다.

비만의 원인

유전적 · 생리적 · 대사적 · 환경적 · 심리적 요소와 여러 다른 요소도 비만의 원인이 될 수 있다. 전 세계적으로 비만이 급증하여 미국의 경우 성인의 약 1/3이 비만이며, 한국도 성인의 약 1/3가량이 비만이고, 아동의 비만도 급증하고 있다. 유전적 요소, 식습관, 활동 정도가 이러한 급증세에 영향을 미치는 것으로 보인다.

비만발현에 영향을 미치는 4가지 추가적인 요소에는 성, 연령, 사회경제적 지위, 인종이 있다. 생물학적으로 체중 변화는 단지 33%만이 가능하다고 한다. 따라서 환경이 큰 영향을 미쳤다고 할 수 있다. 여성에게 있어서 비만은 사회경제적 지위와 아주 밀접하게 연관되어 있는데, 사회경제적 지위가 낮은 여성이 사회경제적 지위가 높은 여성에 비해 보통 2배가량 더 비만이다.

비만의 정확한 원인은 분명치는 않지만, 다양한 요소에 의해 유발된 복합적 상태라는 것은 주지의 사실이다. 비만을 일으키는 원인이 무엇인지 우리가 정확히 알 때까지는, 과체중을 관리하는 효과적인 방법을 개발하는 것은 여전히 어려운 문제일 것이다.

에너지 균형; 에너지 섭취 대 소비

전문가들은 비만의 원인을 에너지 섭취는 많은데 신체활동은 상대적으로 낮은 것이 비만의 원인이라고 지적하고 있다. 신체가 에너지를 사용할 수 있는 양보다 더 많은 에너지를 공급받을 때, 체중 증가가 일어나는 것은 당연하다. 과도한 에너지는 지방조직(adipose tissue), 혹은 지방(fat)의 형태로 축적된다. 이를 양의 에너지 균형(positive caloric balance)이라고 한다. 필요한 열량보다 한 주에 3,500칼로리 이상을 섭취하면 체중이 0.5kg 증가하게 된다. 체중은 에너지 섭취와 소비가 같으면 현 상태를 유지한다. 이를 칼로리 균형(caloric balance)이라고 한다. 특정 체중을 유지하기 위해서는 에너지 섭취와 소비의 균형을 이루어야 하며, 체중을 감량하기 위해서는 칼로리 소비가 더 많은 음의 에너지 균형(negative caloric balance)이 되어야 한다. 음의 에너지 균형은 칼로리 섭취를 줄이거나 신체활동을 증가시키거나 혹은 둘 다 함께 하는 것으로 얻을 수 있다. 그러므로 체중감량은 규칙적인 유산소 운동과 균형 잡힌 식사를 통해서 얻을 수 있다. 즉, 건강하게 음식을 섭취하고 규칙적으로 운동하는 것이다.

에너지 필요량이란 무엇인가? 건강한 체중을 달성하기 위해서 우리가 소비하는 (또는 태우는) 열량은 얼마나 많아야 하는가? 우리의 특정 에너지 필요량은 매우 다양하다. 이러한 필요량은 3가지 요소 즉 (1) 기초대사율(휴식에너지 소비 혹은 resting energy expenditure, REE) (2) 활동요구량 (3) 식품의 열발생 효과에 달려 있다. 성별 역시 에너지 섭취 필요량에 영향을 미치는 요인으로, 남성은 여성보다 에너지 요구량이 더 크다. 또한 연령도 영향을 미치는데, 연령이 증가할수록 대사는 감소하고 덜 활동적이게 된다.

기초대사율 에너지 필요량을 결정하는 3가지 요소 중 기초대사는 개인에게 필요한 총 열량에서 가장 많은 부분(50~70%)을 차지한다. 기초대사율(basal metabolic rate, BMR)은 깨어나서 식사 후 10~12시간이 지난 후 혹은 활동을 한 후 12~18시간이 지난 후인 휴식에너지 소비로 측정한다. 휴식대사율과 기초대사율은 같은 의미로 사용되기도 한다. BMR과 비교할 때 RMR(resting metabolic rate)은 휴식 BMR 측정에 필요한 신체적 활동의 엄격한 조절 없이 측정한다. RMR은 혈액순환, 호흡, 두뇌활동, 근육기능, 체온, 심장박동에 필요한 에너지를 측정한다.

기초대사는 사람이 나이가 들어감에 따라 변한다. 남성과 여성 모두 출생 시 BMR은 비교적 높으며, 2세가 될 때까지 지속적으로 증가한다. 그리고 이후 BMR은 사춘기에 약간 증가하는 것을 제외하고는 평생 동안 점차 줄어든다. 만약 사람이 나이가 들어감에 따라 BMR이 줄어든다는(10년마다 2%씩 감소) 것을 인식하지 못하면 음식 섭취와 활동 수준을 조정하는 데 실패하여 원치 않은 체중증가가 나타나게 될 것이다.

활동요구량 각 개인의 활동 필요 열량은 그들의 1일 신체 활동량에 따라 다르다. 체중관리전문가에게 현대사회에 비만율이 높아지는 가장 중요한 한 가지에 대해서 질문한다면 가장 먼저 비활동을 지적할 것이다. 덜 활동적인 연령대의 사람들은 몇 세대 전의 선조보다 칼로리 소비가 적다. 어른과 아동 모두, 예를 들면 오랜 시간 좌식생활로 운동에 소비하는 시간이 짧고 학교에서도 운동교육이 줄어들고 있으며 여가활동도 인터넷 검색이나 비디오 게임 혹은 TV 시청으로 앉아서 하는 활동이 늘고 있다. 게다가 가정과 직장에서 노동을 줄이는 각종 기계와 자동화의 증가로 비활동성은 증가하고 있다. 연구에 의하면 비활동성 때문에 과체중이 되는 것은 놀라운 일이 아니다.

신체적 활동은 섭취한 열량의 20~40%를 사용한다. 운동량에 따른 에너지 소모는 www.bodybuilding.com에서 알 수 있다.

식품의 열발생 효과 식품의 열발생 효과(theramic effect of food, TEF)는 식품의 소화, 흡수, 전달에 필요한 에너지를 나타낸다. 이러한 에너지는 복잡한 식품분자를 하나로 묶는 전기화학적 결합을 절단시켜 작은 분자 단위로 만들어 체내에 분배한다. 식품의 열발생 효과에 필요한 에너지량은 식품의 형태에 따라 다르다. 지방 같은 식품은 식품의 열발생 효과 에너지가 덜 필요하며, 탄수화물과 단백질은 더 많이 필요하다. TEF는 식후 1시간에 가장 높으며, 전체 에너지 소모량의 대략 10% 정도를 차지하는 것으로 추산된다.

유전적 요인

수 년 간에 걸친 연구를 통해 유전이 비만과 신체 크기에 주요역할을 하는 것을 알 수 있었다. 같이 양육되거나 따로 양육된 일란성 쌍생아와 이란성 쌍생아의 연구는 비만에 환경과 유전이 영향을 미친다는 증거이다. 비만의 발현에 미치는 유전적인 요인은 25~40% 정도라고 추정되고 있다. 여성은 남성보다 체지방 %가 더 높으며, 이는 식습관과 문화를 달리해도 같은 경향을 보인다.

유전학자 제임스 닐(1992년 미시간대학교 의과대학 유전학과)이 제안한 절약유전가설(thrifty gene hypothesis)에 의하면 당뇨병이나 비만 같은 상태가 과거에는 유리했지만 현재에는 해롭다고 주장하였다. 닐은 뚱뚱한 사람은 식량이 부족했던 시기에는 지방을 저장하는 능력이 좋아 살아남을 가능성이 많았지만 식량이 풍부한 현대사회에서는 이러한 유전자는 더 이상 이롭지 않고 오히려 문제라고 하였다.

250개 이상의 유전자가 비만에 중요한 역할을 담당하는 것으로 미루어볼 때, 유전적 요인의 복잡한 상호작용은 비만 발달에 영향을 미칠 것이라 보고 있다. 장래성 있는 몇몇 연구는 렙틴(leptin) 유전자가 얼마나 비만에 영향을 미치는지에 대해 탐구하고 있다. 1990년대 중반에 발견된 렙틴 유전자는 '지방 유전자(fat gene)'라고도 하는데, 포만감에 영향을 미치는 것으로 여겨진다. 렙틴 유전자에 결함이 있으면 렙틴의 생산산량이 낮고, 실험쥐에게 과도한 체중증가가 나타난다는 것이 쥐 실험 결과 드러났다. 그러나 쥐의 렙틴 유전자가 정상일 때는, 렙틴 수준은 더 높았고 정상 체중을 유지할 수 있었다. 렙틴 저

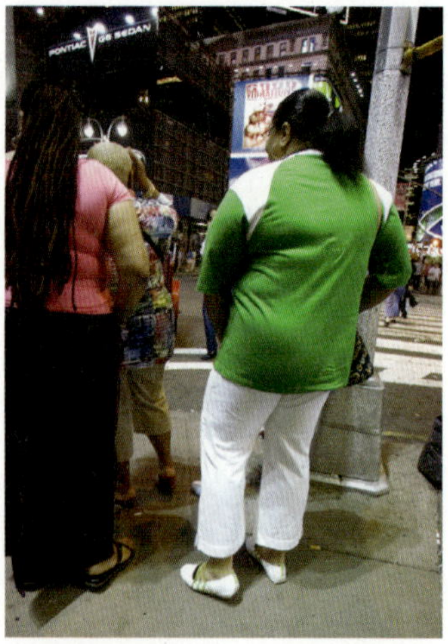

과체중은 BMI 25 이상 30 미만, 비만은 BMI 30 이상, 고도 비만은 BMI 40 이상이다.

항성이 체중증가 및 과도한 체중을 유지하는 것과 연관이 있을 것이라는 이론이 제시되고 있지만, 이 분야에 대한 좀 더 많은 연구를 할 필요가 있다.

생리적 요인과 호르몬

연구자들이 연구를 계속해온 결과, 비만의 개념에 있어 유전과 신경생리학적으로 중추신경계의 시상하부가 섭식을 조절하는 기능이 있다는 새로운 정보를 알아내었다. 식욕중추는 굶주릴 때는 음식을 섭취하게 하고, 만복감을 느낄 때는 포만중추로 기능하여 음식 섭취를 중지시킨다. 위에서 뇌로 음식 섭취를 중지하라는 신호는 평균적으로 20분이 소요된다.

호르몬도 비만에 영향을 미친다. 갑상선에서 대사를 조절하는 티록신이 부족한 갑상선호르몬저하증일 때도 비만이 발생할 수 있다. 500만 명 이상의 미국인이 이러한 의료적 상황에 있으며, 여성의 10%가 갑상선호르몬 결핍증이다. 이러한 사람은 갑상선이 비활동적이어서 식품 연소가 힘들어지고 대개 체중이 증가한다. 기아, 포만에 미치는 호르몬과 신경전달물질에 대한 이해는 연구가 더 이루어져야 하며, 앞으로 이러한 작용에 영향을 미치는 약물이 개발될 것이다. 이러한 약물 중 일부는 이미 개발되어 있으며, 이들에 대해서는 이 장의 후반에 언급될 것이다.

식사에 미치는 호르몬 변화의 영향은 여성에게서 매달 생리주기 전에 볼 수 있다. 많은 여성은 생리 중에 짜고 달콤한 음식을 원한다고 한다. 임신도 호르몬과 대사변화를 일으킨다고 한다. 정상적으로 여성은 임신기간 동안 태아와 조직을 지원하기 위해 하루에 300칼로리가 더 필요하다. 또한 임신한 여성은 수유기간 동안 에너지로 사용하기 위해 약 4kg의 지방조직이 증가한다. 그래서 여성의 체중은 임신기간에 약 11.3~15.8kg 증가한다. 많은 여성은 아이의 출산 이후 체중을 줄이는 것에 대해 우려를 나타내고 있으며, 일부 여성은 권고되는 체중증가량보다 훨씬 더 많이 증가한다. 그러나 대부분의 여성은 출산 후 6개월에서 1년 안에 임신 시 증가한 체중이 감소한다. 그럼에도 불구하고 비만은 임신 시 합병증을 유발하는 가장 빈번한 요인 중의 하나이다. 임신 중 비만은 고혈압, 임신성 당뇨의 위험을 높이고, 불임, 잘못된 유산의 원인이 되기도 한다.

일반적으로 모유로 수유하는 여성은 더 많은 칼로리를 소모하여 비록 여분의 지방이 있더라도 이 지방은 자연적으로 모유수유를 위한 에너지로 쓰이기 때문에 임신 전의 체중으로 돌아갈 수 있다. 모유수유를 할 때는 에너지가 500칼로리가 더 필요하다. 모유수유를 하는 여성은 아이가 3~6개월 정도 되면 칼로리 소비가 적은 분유를 먹이는 여성보다 체중감소가 많은 경향이 있다.

많은 연구자는 사람의 지방세포가 생애 초기 2년 동안 결정된다고 믿었다. 비만 아기는 약 100억 개 정도의 지방세포를 가지고 태어나며, 많이 먹는 경우 적절하게 균형 잡힌 식사를 한 아기보다 지방세포 수가 많아진다. 비만 아기가 성인이 되면 지방세포 수가 더 많아진다. 정상 체중의 성인은 약 100~200억 개의 지방세포가 있으나 비만한 성인이 비만이 된 사람은 1,000억 개의 지방세포가 있다. 성인 이후 비만이 된 사람은 과도한 지방세포 수보다는 세포 크기가 커진다. 비정상적으로 지방세포 수가 많은 사람은 체중감량에 한계가 있다.

주요 용어

기초대사율(basal metabolic rate, BMR): 신체 기초기능을 유지하기 위해 필요한 에너지 양

식품의 열발생 효과(Thermic effect of food, TEF): 신체가 음식을 소화 · 흡수 · 운반하기 위해 필요한 에너지

갑상선기능저하증(hypothyroidism): 갑상선에서 티록신 생산이 부족한 상태

대사요인

기존의 이론은 신체의 에너지 소비와 저장센터는 생리적으로 가장 바람직한 체중이 유전적으로 프로그램되어 있다고 제안하고 있으며, 이를 고정점이라고 한다. 그러나 고정점이라는 용어는 신체가 체중을 유지하기 위해 유전적으로 프로그램되어 있는 특정 숫자가 아니고 체중의 범위를 의미한다는 점에서 다소 오해 소지가 있다. 체중이 고정점 이하로 떨어지면 대사는 에너지를 보존하기 위해 느리게 진행되어 체내 기능이 느려진다. 다시 말해 신체가 정상적인 기능을 유지하기 위한 충분한 에너지를 공급받지 못하면 에너지가 꼭 필요한 곳으로 에너지를 보내며, 에너지를 가능한 한 가장 효율적으로 이용하고자 한다. 어떤 사람이 필요한 것보다 칼로리를 더 소비하면 신체는 고정점보다 체중증가를 할 수 없게 대사율을 증가시킨다. 신체가 가장 최적의 체중을 유지하기 위해 더 많은 에너지를 소비하는 과정을 적응열 발생이라 한다. 이 과정은 체중 조절을 한 사람 중 90% 사람이 1년 이내에 체중이 원래대로 되돌아가는 것을 설명해준다. 식이조절로 에너지 섭취가 감소하면 대사를 낮추며, 다이어트를 중단하면 일반적으로 고지방 음식과 칼로리를 더 섭취하고, 그러면 대사는 다시 낮아진다. 이것이 체중증가의 공식이다. 게다가 다이어트는 근육을 감소시키고 지방으로 체중을 회복한다.

개인의 고정점을 변경할 수 있는 방법에 대한 다양한 논의가 있었다. 지방세포 수, 혈중 인슐린 농도, 뇌의 시상하부 같은 뇌의 부위가 고정점을 설정하는 데 역할을 하는 것으로 보인다. 암페타민 같은 약과 여러 가지 다른 다이어트 약, 허브보충제는 고정점을 일시적으로 낮추는 역할을 하는 것으로 보인다. 그러나 약을 중단하면 고정점은 다시 예전으로 돌아가거나 오히려 더 높아진다. 고정점을 더 건강하고 보다 영구적으로 변화시키는 방법에는 규칙적인 운동과 건강한 식사형태가 있다. 성공적으로 다이어트를 한 8,000명의 연구에서 이들의 대부분은 자신만의 식사와 운동처방을 사용하고 어떤 정형화된 체중감소 프로그램을 따르지는 않은 것으로 나타났다.

기본적인 생리기능을 유지하기 위한 체내 에너지 요구량은 나이가 증가함에 따라 감소한다. 이러한 변화는 남녀 모두 근육이 감소하였음을 나타낸다. 근육량의 감소는 결과적으로 체지방에 대한 제지방조직 비율을 변화시킨다. 지방이 증가하면 지방세포의 기초대사에 필요한 에너지 요구량은 크게 영향을 받는다. 과도한 에너지는 지방세포에 저장된다. 칼로리 섭취를 점차 감소시키고 칼로리 소비를 좀 더 하고자 노력하면 체중이 지속적으로 증가해 비만해지는 것을 방지할 수 있다.

가족력, 사회적 요인과 문화적 요인

비만은 인종과 낮은 사회경제적 지위에 영향을 미친다. 문화적 적응 또한 비만율에 영향을 미쳤다. 서구문화에 동화되고 적응된 인종은 비만율이 매우 높았다.

사회경제적 지위도 비만에 영향을 미친다. 사회경제적 지위가 높은 여성은 사회경제적 지위가 낮은 여성보다 마른 경향이 있으나 남성은 이러한 경향이 나타나지 않는다. 제한된 건강관리, 낮은 교육 수준, 저소득, 스트레스의 증가도 이러한 차이와 관련이 있다.

부모와 아동 간의 첫 주도권 싸움 중 일부는 음식과 관련된 문제가 중심이다. 힘이 없는 아동은 어떤 음식을 먹는 것을 거부하고 다른 음식을 요구하거나 먹고 싶은 때를 결정하는 행위를 통해 권한을 행사하거나 조절한다. 아동이 올바른 처신의 대가로, (예를 들면, "시험에서 'A'를 받으면, 아이스크림 사줄게"), 혹은 처벌의 대가("예절바르게 행동하지 않으면, 디저트는 없어"), 죄책감을 심어주는 말("음식을 남기지 마라, 네 그릇을 깨끗이 비워라, 세상에는 굶어 죽어가는 아이가 많다."), 이런 행위의 보상으로 음식을 이용하는 부모는 의도하지 않게 아동의 인생에서 계속 지속될 부정적인 식습관을 형성해주는 것일 수도 있다. 흥미롭게도, 아동은 각자 자신의 생각으로 행동해야 할 때, 자신의 필요 영양소에 맞추어 먹는 데 대단히 능숙하다는 연구가 있다. 한 연구에서 일주일 동안 어린 아동에게 원하는 것은 무엇이든지 먹도록 허용했다. 아동은 항상 고지방, 당분이 많은 음식을 먹었을까? 아니다. 실제로, 매일을 지켜보았을 때는, 균형 잡힌 식단을 먹지는 않았다. 하지만 전체 일주일의 기간을 살펴보았을 때, 아동은 완벽하게 필요한 영양소에 맞추어 먹었다.

당신의 부모가 당신에게 하는 말은 식이행동에 큰 영향을 미친다. 무엇을 먹는가에, 그리고 식습관에 훨씬 더 영향을 미칠 수 있다. 아동은 부모가 먹는 것과 다른 음식에 노출되어 있다. 만약 부모가 "그건 먹지 말았어야 해. 다 살로 가거든" 같은 말을 한다든지, 과일이나 채소를 먹지 않거나, 매일 밤 과자 한 봉지를 먹으면서 텔레비전을 본다면, 아동은 아마도 똑같이 행동할 것이다. 같은 맥락에서, 부모가 규칙적으로 운동하고, 균형 잡힌 식사를 하고, 자신의 체중에 대하여 긍정적인 말을 한다면, 아동도 이러한 행동을 모방하는 경향이 있다.

토론해 봅시다.

어린 시절에, 음식에 관하여 여러분이 받은 느낌은 무엇인가요? 가족으로부터 배운 긍정적 식습관, 부정적 식습관은 무엇인가요?

환경요인

캔디바(candy bar) 광고, 갓 구운 쿠키 냄새가 나거나 보이는 것과 같은 환경요인(environmental factors)도 식습관에 영향을 미친다. "지금이 먹을 때야"라는 시계신호는 심지어 배고프지 않을 때에도 무언가를 먹게 만든다. 이러한 것이 음식 섭취를 조절하는 데 적응하거나 도움이 될 수도 있지만, 연구가들은 환경이 음식 섭취에 강력한 영향을 미친다고 주장한다. 섭취 분량, 가격, 광고, 음식을 구할 수 있는 용이성, 음식선택의 수와 같은 요인 모두가 일반인의 소비량에 영향을 미칠 수 있다고 한다. 예를 들면, 영화 관람을 자주 하는 사람은 보통 사이즈보다 큰 특대 사이즈 팝콘을 먹게 되고, 심지어 튀긴 지 오래된 팝콘을 먹기도 하는데, 이는 팝콘을 50% 더 먹게 되는 셈이다. 사무실 책상 위에 쿠키나 캔디가 쌓여 있다면, 직장동료는 배고프지 않더라도 업무 중에 오다가다 조금씩 먹는 경향이 있다. 이와 유사하게, 차려진 음식 접시를 제공받아 먹기보다는 식탁에서 그들 스스로가 맘껏 먹게 한다면, 남성은 29%, 여성은 10% 더 먹게 된다. 일반적으로 자신보다 더 빨리 먹는 사람과 같이 식사를 하면 더 많은 칼로리를 섭취하게 된다. 반면 천천히 먹는 사람과 식사를 하면 음식을 덜 먹게 되는데, 이를 "모방효과(mimicry effect)"라고 한다. 여성은 그녀 주변의 다른 여성의 사이즈나 잘 알고 있는 사이인지 여부에 관계없이, 그들이 먹는 만큼 먹는다. 이 사실은 남자의 경우에는 해당하지 않는데, 남성의 경우는 여성보다 더 빨리 먹고, 식사가 끝났을 때 다른 사람을 기다리지 않고 이내 돌아오는 경향이 있기 때문이다.

광고주, 레스토랑, 식료품점이 보여주는 포장과 가격 또한 사람들이 소비하는 양에 영향을 미친다. 저지방 과자의 가격을 조금만 떨어뜨려도 매출이 상당히 늘어난다. 사람들은 가늘고 긴 글라스로 마실 때보다는 짧고 넓은 글라스로 마실 때 덜 마신다고 생각하기 때문에, 더 많이 마시는 경향이 있다.

더 많은 선택권을 가지는 것 또한 사람들로 하여금 더 먹게 하는 것처럼 보인다. 한 연구에서 보듯이, 사람들은 단지 자신이 좋아하는 속재료 하나만을 넣은 샌드위치보다는 4개의 다른 속재료를 넣은 샌드위치를 제공받았을 때 더 많이 먹었다. 이러한 발견이 흔히 오해하는 것처럼, 단지 과체중이거나 비만인 사람에게만 적용되는 것이 아니라 모든 사람에게 적용된다는 점에 주목해야 한다. 이러한 현상을 "단위 바이어스(unit bias)"라고 하는데, 이는 사이즈에 상관없이 음식량의 한 가지 단위가 먹거나 마시기에 적당하다고 생각하는 경향이다. 우리는 보통 얼마나 먹을지에 대해 의식적인 결정을 하지 않는다. 선택은 우리에게 제공된 몫의 크기에 의해 정해진다. 우리는 그 양에 대한 의심 없이, 개의치 않고 음식을 먹는다. 우리는 또한, 우리에게 제공되는 것이 큰 쿠키거나 작은 쿠키거나, 각각은 그저 한 개의 쿠키라서, 같은 칼로리라 여기고, 그냥 먹거나 마시는 경향이 있다.

심리적 요인

과식과 연관된 심리적 요인(psychological factors)은 심리적 배고픔 이외에 사람들이 먹는 이유에 관한 것이다. 식이장애가 있는 개인은 언제 배고픈지 알지 못하고, 배고프지 않을 때도 먹거나, 생물학적으로 먹어야 할 때 먹지 않는다고 한다. 배고픔에 대한 반응이 없는데 왜 먹는가? 대개 사람들은 그들의 감정에 반응하여 먹는다. 예를 들면, 지루하고, 피곤하고, 스트레스를 받을 때, 우울할 때, 편안함을 얻기 위하여 먹는다. 몇몇 사람은 음식을 상처, 슬픔, 분노의 대처수단으로 이용한다고 말한다. 그들의 감정을 꿀꺽 삼키고(swallowing), 음식을 자신의 중심에 놓는 것이다. 또, 다른 사람은 습관에 따라 먹는데, 음식을 어떤 활동과 연관시켜 먹는다. 예를 들면, 영화관에서 팝콘 먹기, 텔레비전을 보면서 과자 먹기, 식사 후에 디저트 먹는 것 등이다. 확실히 많은 사람이 스스로의 기분을 북돋우고 싶을 때, 초콜릿을 생각한다. 음식은 또한 축하, 휴일, 가족간 유대의 한 부분이며, 사회화의 중추가 되었다. 어떤 면에서, 음식과 연관되지 않은 어떤 사회적인 활동에 관하여 생각하기는 어렵다. 어떤 사람은 실제 인간관계를 대신하거나, 심리적 · 정신적 욕구를 충족하기 위하여 음식과의 관계를 발전시킨다.

체중관리 전략

체중감소는 신체가 생리적인 유지와 활동을 위해 필요한 것보다 섭취한 칼로리가 적은 경우 생긴다. 이는 아주 간단한 것처럼 보인다.

체중감량 뒤의 오는 체중증가는 덜 건강한 것이고, 심지어 바람직한 수준 이상의 몸무게라도, 그 체중을 유지하는 것보다도 더 우리를 좌절시키는 일이다. 다이어트나 체중감소 전략이 실패할 때, 그 책임을 다이어트가 아니라 사람 탓으로 돌린다. 이 때문에 사람들은 다른 체중감량 방법을 쓰고, 그리고 안 되면 또 다른 방법을 찾아 쓰게 되는 악순환이 연속된다. 그러나 건강한 방식으로 식생활 스타일을 변화시키는 데 전념하고, 규칙적인 운동을 하는 것이 체중을 감량시키고 유지하는 데 가장 효과적인 전략일 것이다.

건강한 체중관리를 위한 생활방식 접근법

건강한 체중을 유지하기 위해 식사분배 조절을 이용한 균형 잡힌 식사를 할 필요가 있고, 규칙적인 신체활동에 참여하며, 충분한 수면을 취하고, 문제해결과 대처방법에 대해 건강한 방법을 개발해야 한다.

식사분배 조절에 의한 균형 잡힌 식사 칼로리 섭취를 줄인 식사가 가장 보편적인 체중감량 방법이다. 식품의 선택과 양은 현재 이용되고 있는 다양한 다이어트 방법을 구분하는 요소이다. 그러나 중요한 것은 다이어트만으로는 장기적인 체중감량을 이룰 수 없다는 것을 아는 것이다. 최근 연구에서 규칙적으로 운동하고 건강한 식사를 하는 사람은 1년 후에 9.5kg을 감량하였으며, 건강식사를 하나 운동하지 않는 군은 8kg이 감소하였고, 운동만을 하는 군은 2.2kg만 감소하였다. 효과적이며 오랫동안 지속되는 체중관리는 특정 기간에만 다이어트를 하고 다시 이전의 식습관으로 되돌아가는 것이 아니라 생활습관의 변화가 필요하다. 엄격한 다이어트와 칼로리를 과도하게 제한하는 것이 많은 사람이 직면하는 문제이다. 다이어트는 너무 제한적이고 요구가 많아 오랫동안 지속할 수 없어서 이전의 식사패턴으로 되돌아가는 경우가 많다. 더구나 사람들은 다이어트를 하는 동안 박탈감을 느끼고, 금지된 음식은 더 매력적이기 때문에 거부하던 음식을 과식하는 경향이 있다. 이는 폭식으로 이어질 수 있다. 그

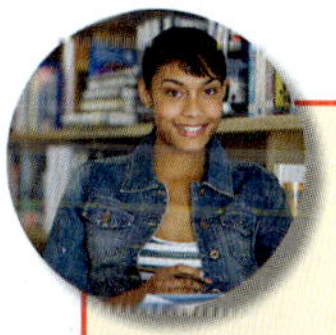

더 나은 건강을 위해

성공적 체중감량을 위한 팁

나는 모든 다이어트 종류를 다 시도했으니 어떤 것도 나에게 맞지 않는 것처럼 보인다. 나는 체중을 감량하였으나 또 다른 실패에 직면할 수 있다. 어떻게 하면 좋은가?

- 매일 식품 소비와 주당 체중변화를 기록한다.
- 먹는 것과 관련된 시간, 이유, 감정을 기록한다.
- 현실적인 목표를 설정한다(예를 들어 체중은 1주일에 1kg 이상은 감량하지 않음).
- 체중감량에 대해 가족과 친구와 함께 약속하여 체중감량을 하는 노력에 도움을 받는다.
- 좋아하는 음식을 완전히 없애지는 않는다(가끔 자신에게 보상을 한다).
- 천천히 먹는다, 뇌의 포만중추에 도달하는 데는 20분이 걸린다.
- 신체활동은 매일 규칙적으로 한다(엘리베이터 대신 계단 이용하기, 혹은 주차할 때 주차장에서 떨어진 곳에 하는 것).
- 체중감량의 정체기와 요요현상에 대비해야 한다.
- 저지방, 저포화지방산, 복합당질로 이루어진 식사와 규칙적인 신체활동을 조합하는 것이 체중조절의 기본방법이다.
- 단기간 식이요법이 아닌 생활습관을 바꾼다.
- 건강과 행복을 위해서는 희생이 중요하다는 것을 인지해야 한다.
- 목표에 도달하면 자신에게 상을 준다(새 옷, 운동기구 혹은 휴가).

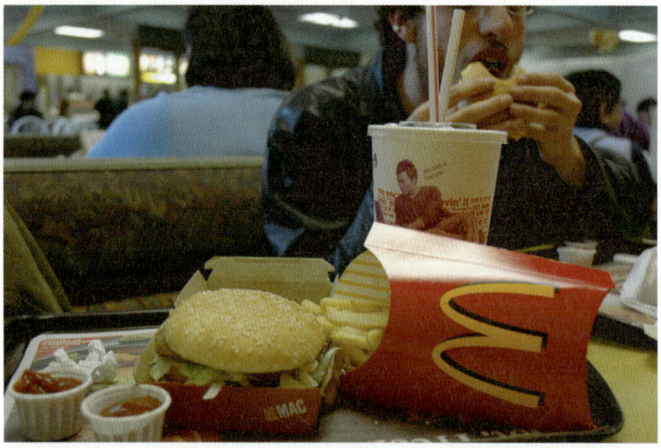
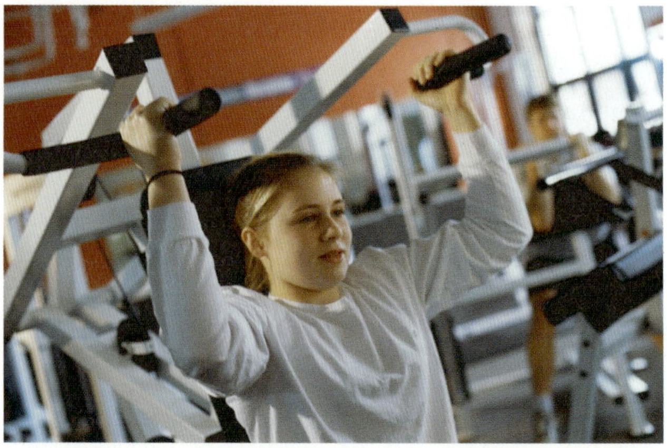

생활방식접근법은 신체활동과 같은 에너지 소비와 식품에 든 에너지를 저장하는 에너지 균형의 두 가지 주요 구성요소로 이루어진다. 음의 에너지 균형을 만들기 위해서는 칼로리가 높은 음식(예: 패스트푸드)의 섭취를 줄이고 신체활동의 수준을 증가시켜야 한다.

래서 다이어트는 오랫동안 할 수 없는 경향이 있다.

체중감량과 지속적으로 체중을 유지하기 위한 건강하고 성공적인 접근방법은 영양적으로 확립되고 양을 조절하는 균형 잡힌 다이어트이다. 많은 사람은 음식의 양과 1회 분량의 차이를 혼동하고 있다. 음식 크기나 모델은 크기에 대한 이해를 도와줄 수 있다.

한국인 영양섭취기준에서는 각 식품군에서 섭취되는 하루 칼로리 양을 제시하고 있다. 자신의 성별, 나이, 활동 수준을 넣으면 맞춤형 식사에 대한 안내를 받을 수 있다. 한 연구에 의하면 평소 먹던 양의 25%를 줄이면 하루에 256칼로리를 줄일 수 있다고 한다.

균형 잡힌 식사를 유지하고 먹는 양을 관찰하는 것은 주말에 특히 중요하다. 많은 사람이 좋은 식사습관을 주말에는 던져버린다.

신체활동 체중을 감량하려는 대부분의 사람은 그들의 다이어트 방법에 신체활동을 포함시키는 데 실패한다. 얼마큼 운동하는 것이 충분한가? 미국 식사가이드에서는 적어도 체중 유지를 위해 매주 중 강도의 유산소운동을 150분 이상 해야 하며, 이러한 운동을 300분 이상하면 체중이 감소한다고 권고하고 있다. 웨이트 트레이닝은 체중관리에 있어 매우 중요한 요소이다. 그러한 결과로 운동은 체육관에서 하는 것이 보편화되고 있다. 이러한 운동방법에는 뛰고, 점프, 잭, 팔굽혀펴기, 스쿼트, 윗몸일으키기가 있으며, 숙련된 군인처럼 수행하는 운동전문가를 보고 배움으로써 이루어진다.

대부분의 것과 마찬가지로 너무 많은 운동이나 너무 적은 운동은 유익하지 않으며 건강에 해로울 수 있다. 다음 장에서 논의하겠지만 섭식장애가 있는 사람은 운동을 과도하게 많이 하는 경향이 있다.

수면 최근 연구에서는 충분히 수면(sleep)을 취하지 못한 사람은 체중이 증가할 수 있다고 보고하였다.

밤에 2~3시간 자는 사람의 73%가 7~9시간 수면을 취하는 사람보다 비만이 될 확률이 높다고 한다. 또한 5시간 수면을 취하는 사람의 50%가 7~9시간 수면을 취하는 사람보다 비만이 될 수 있고, 6시간 수면을 취하는 사람의 23%가 비만이 되는 경향이 있다고 한다. 다른 말로 하면 BMI가 높을수록 잠을 적게 잔다는 것이다.

왜 수면을 적게 취하는 것이 체중을 늘리는가? 우리는 수면이 체중을 더 증가시킨다고 생각하곤 한다. 깨어 있다는 것은 좀 더 활동적인 것을 의미하며 칼로리를 더 태운다고 생각하지만 그렇지 않다. 사람들은 밤에 TV를 시청하거나 밤늦게 컴퓨터를 사용하거나 책을 읽지 활동적인 것은 아니다. 더구나 이러한 활동을 하는 동안 고지방 · 고당질 식품을 섭취하는 경향이 있다. 어떤 사람은 공부하기 위해 늦게까지 깨어 있을 때 혹은 일을 마치기 위해 늦은 시간까지 깨어 있을 때 자신에게 필요한 에너지를 위해 단 음식을 섭취한다고 한다.

두 호르몬, 그렐린(ghrelin)과 렙틴(leptin)은 수면과 배고픔 두 가지 모두를 조절한다고 한다. 시카고 대학의 수면에 관한 연구에서 피험자가 수면을 4시간 취한 후에 렙틴 수준이 18% 더 낮고, 그렐린 수준이 28% 더 높아진 것이 발견되었다. 잠이 부족한 피험자들은 배고픔을 가장 많이 느꼈고, 탄수화물과 에너지 음식을 원했다고 보고했다. 그렐린은 음식 섭취 가속기(accelerater)라고 불려왔다. 그렐린 수준이 높아지면, 사람은 배고픔을 느낀다. 렙틴은 음식 섭취 브레이크이다. 높은 렙틴 수준은 포만감과 연관되어 있어 식욕이 떨어진다.

이러한 수면 연구는 수면과 배고픔 사이에 호르몬적인 관계가 존재한다는 것을 의미한다고 볼 수 있다. 8시간 잠을 자는 사람의 렙틴 수준이 15% 더 낮은 것에 비해, 일상적으로 5시간 잠을 자는 사람의 그렐린 수준은 15% 더 높았다. 5시간 수면을 취하는 사람이 8시간 자는 사람보다 BMI가 더 높았다. 연구는 아동이 아동에게 필요한 수면시간인 10~11시간보다 적게 잔다고 발견했는데, 이는 아동기 비만의 증가를 설명하는 데 도움이 된다.

따라서 체중을 관리하는 한 가지 방법은 수면을 더 잘 관리하는 것이다. 이는 시간을 잘 관리한다는 의미이다. 약속, 활동에 우선순위를 정하고, 과도한 스케줄을 지양하여 우리에게 필요한 휴식을 취하는 것이다.

생활방식 지지와 문제해결 규칙적인 신체활동과 주의 깊은 음식 선택을 하는 생활방식을 스스로 실천하는 것 이외에, 자신의 노력이 잘 이루어질 수 있는 지지시스템을 구축해야 한다. 성공적으로 다이어트를 한 사람은 코치, 상담자, 혹은 정규적으로 만나 자신이 체중감량 노력과 건강한 체중을 유지하는 데 상당한 효과를 거두게 해주고 책임져줄 수 있는 사람이 있다고 계속해서 보고되고 있다.

음식과 식사에 대한 자신의 인식을 재평가하는 것이 도움이 되는지는 알 수 없다. 자신은 스트레스, 권태, 혹은 다른 감정에 대처하는 수단으로 음식을 사용하고 있는가? 친구나 가족과 대화를 한다든지, 운동을 하거나, 글을 쓰는 것과 같이, 음식 이외에 다른 선택을 해서 스트레스에 대처하는 새로운 방법을 찾을 것을 고려해보아야 한다. 또한 자신이 음식을 힘든 일이나 어떤 일을 끝마쳤을 때, 스스로에 대한 보상으로 음식을 이용하는 경향이 있다면, 다른 유형의 보상, 예를 들면, 취미나 본인이 즐기는 다른 활동을 하는 것 등을 고려해야 한다.

여기서 제안된 생활방식의 선택은 체중문제나 체중과 관련된 건강문제로 발전할 가능성을 상당히 낮춰줄 것이다. 다시 말해서, 유전학이 체중과 체구성에 어느 정도 영향을 미치는 것은 사실이지만, 앞선 논의된 방법을 사용함으로써 이러한 영향들을 해소시킬 수 있을 것이다.

구체적인 식단 접근법

살을 빼는 데는 많은 방법이 있고 이들은 효과, 유해함, 이용편의성이 각각 다르다. 다음은 가장 대중적인 체중감량 방법이다. 대표적으로 일시적 칼로리 제한, 저칼로리 음식, 식사 제공량의 조절, 단식 조절, 공식적 상업적인 체중감량 프로그램, 다이어트 약, 허브 보조식품, 외과적 수술처치 등이 있다.

일시적 칼로리 제한법 많은 사람은 살을 빨리 뺄 목적으로 최신 유행 다이어트 요법을 사용한다. 현재, 150개 이상의 인기 있는 다이어트 요법이 영양전문가라고 주장하는 사람들에 의해 홍보되고 있다. 거의 예외 없이, 이러한 시도는 별효과가 없고 잠재적으로 위험하기까지 하다. 게다가 어떤 것은 막대한 비용이 든다.

다이어트의 주요 문제는 일시적이고 빠른 미봉책에 불과하다는 것이다. 대부분의 다이어트는 잘 따르기만 하면 일시적으로 살을 빼게 해주고, 일반적으로 빠른 체중감소를 장담한다. 물론, 이러한 초기의 체중감소는 많은 부분이 지방이 아니라 수분의 양이다. 다이어트를 한 이후 다시 살이 찐 사람들의 90%는 1년 이내에 전보다 더 살이 쪘다는 연구가 있다.

다이어트가 먹는 방법을 가르쳐 주지는 않는다. 먹지 않는 법을 가르쳐 줄 뿐이다! 칼로리의 제한은 모든 다이어트의 기본이다. 어떤 사람은 지방 혹은 탄수화물 섭취를 제한할 것을 제안한다. 사우스 비치 다이어트, 앳킨스 다이어트와 같은 대부분의 다이어트 계획은 탄수화물의 제한을 주장하는데, 이는 케톤증(ketosis)을 유발할 수 있다. 케톤증은 혈액을 과한 산성으로 만들고, 탈수 증세를 일으킨다. 신체는 케톤증을 방지하기 위해 매일 최소한 50~100g의 탄수화물이 필요하다.

저탄수화물 다이어트는 사람들의 관심을 끄는 초기의 빠른 체중감소가 특징인데, 이는 기본적으로 지방 감소가 아니라 수분 감소이다. 저탄수화물, 고단백질 다이어트와 관련된 합병증으로는 탈수증, 고혈압, 암, 전해질 감소, 칼슘 결핍, 부적절한 식이탄수화물로 인한 허약, 케톤증, 비타민과 미네랄 결핍으로 인한 메스꺼움, 신장질환 등이 있다. 오랫동안 이 다이어트를 하는 사람은 관상동맥성 심장병의 위험성이 높아질 수도 있다. 이는 포화지방, 콜레스테롤이 높은 음식 섭취가 늘어나기 때문이다.

대부분의 다이어트는 의학적으로 건강하지 못하고 잠재적으로 해롭기 때문에 사실상 일시적이다. 또한 지나치게 규제적이어서 결국 그들이 피해야 한다는 음식을 갈망하게 된다. 그들은 박탈감을 느끼고 화를 내기 시작하며, "금지된" 음식에 탐식하는 식으로 다이어트에 대해 보복을 가한다.

저지방 · 저탄수화물 다이어트가 더 나은 결과를 낳는지에 대한 최근 2년간의 연구에 의하면, 그런 다이어트는 유사한 체중감소 결과와 의학적 효능이 발견되었다고 한다. 다이어트에 있어서 중요한 점은 생활방식의 변화를 나타내는 식단과 이를 계속 고수할 수 있느냐에 달려 있다. 2년 동안 체중감소 상태를 유지하는 사람 모두는 규칙적으로 운동함은 물론, 그들이 먹은 것에 대하여 지속적으로 기록하여 관리한다.

단식조절 극도의 비만의 경우, 어떤 환자는 병원시설에서 완전한 단식 상태로 놓여진다. 환자들은 단지 물, 전해질, 비타민만 섭취한다. 신체는 지방과 근육조직의 이화작용(catabolism)을 할 수 밖에 없기 때문에 체중감소는 상당하다. 불충분한 단백질과 나트륨, 포타슘(칼륨)의 감소가 특별한 건강관심사이다.

최근 어떤 사람들은 규칙적으로 짧은 기간 동안 지도식 절식요법을 시행한다. 며칠간 고형식품(solid foods)이 식단에서 빠진다. 전체 단식과 연관된 위험성을 최소화하기 위해 과일주스, 물, 단백질 보충제, 비타민을 사용한다. 그러나 지도식 단기 절식요법을 너무 빈번하게 행하면 위험해질 수 있기 때문에 권하지 않는다.

정규적, 상업적 체중감소 프로그램 사실상 거의 모든 곳에서, 최소한 한 가지 이상의 인기 있는 체중감소 프로그램을 발견할 수 있다. TOPS(take off pounds sensibly), 제니 크레이그, 뉴트리시스템, 체중감시자 등이 그 예이다. 이러한 프로그램은 일반적으로 다음과 같은 포맷 구성이 특징이다.

(1) 양 조절과 저지방(moderate-fat), 저포화지방, 고복합탄수화물 음식을 강조하는 잘 균형 잡힌 식단
(2) 일정기간 동안에 달성할 구체적인 체중감소 목표
(3) 지원을 아끼지 않는 리더와 동료 그룹멤버의 의욕
(4) 규칙적인 신체활동의 강조
(5) 관리운용 프로그램(추후 관리 프로그램)

이론적으로, 이러한 프로그램은 신체활동 프로그램에 참가할 수 없거나 하지 못하는 사람에게 체중감량의 기회를 제공한다. 그러나 효과는 매우 제한적이다. 사실, 이러한 프로그램의 제한적 성공과 직장인이 모임에 참석하는 데 있어서의 어려움으로 인해 등록이 감소하고 대신 온라인 프로그램이 개발되고 있다.

이러한 모든 프로그램은 자기주도 접근법과 비교해보았을 때, 특히 프로그램이 그 프로그램만의 다이어트 식품을 제공할 때는 비용이 많이 든다.

체중감소 약

체중을 감량시키는 또 다른 접근법으로는 처방전 없이 살 수 있는 체중감소 약, 허브보충제, 처방전이 필요한 약 등이 있다. 이러한 약은 체중을 관리하기 위하여 허기를 억제하거나, 신진대사를 높이거나, 지방흡수를 차단하도록 만들어졌다.

처방전 없이 살 수 있는 체중감소 약과 허브보충제 대부분의 비처방제품과 허브보충제는 허기를 억제하거나 신진대사를 높이도록 만들어졌다. 심각한 건강문제를 유발하고 중독성이 있기 때문에, 이들 중 어느 것도 장기사용은 권하지 않는다. 체중감량이 단지 약을 복용할 때만 일어나고 복용을 멈추면 일반적으로 체중이 늘어나기 때문에, 이런 것을 끊는 것은 어렵다.

허브 체중감소 보조식품은 액체에서 섞이도록 알약, 바, 차, 가루로 이용한다. 어떤 사람은 허브 보조식품은 다이어트 보조제인 스태커스(Stackers), 미니씬스(Mini Thins), 후디아(Hoodia), 팻버너(Fat Burner)가 안전한 것처럼, 이런 것들도 "천연(natural)"이기 때문에 안전하다고 생각한다. 그러나 이들은 함유물의 순도와 정확성 혹은 성분의 효능에 대한 조사가 이루어지기 않았기 때

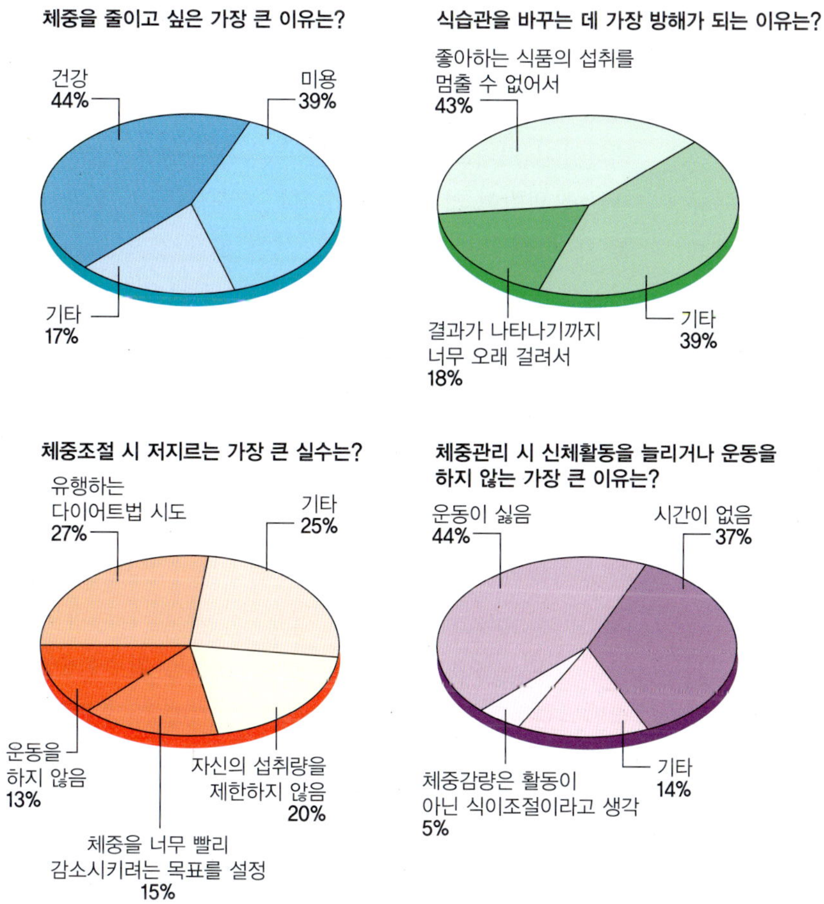

[그림 6-2] 체중을 줄이려는 이유

Source: From USA Today, July 11, 2006, p. 9A. Reprinted with permission.

문에 오히려 처방약보다 더 위험하고 치명적일 수 있다.

처방약과 허브물질 간의 잠재적인 상호작용의 위험도 있다. 사용자는 이러한 위험을 인지하지 못하는 경우가 많고, 환자의 70%가 자신이 허브보충제를 사용하고 있다는 것을 밝히지 않기 때문에 내과의사도 이를 간과할 수 있다. 크롬, 피루브산(pyruvato), 하이드록시트립토판(5-hydroxytryptophan, 5-HTP), 키토산, 카르니틴(carnitine) 등이 살을 빼는 데 사용되는 보편적인 허브보충제 성분이다. 하지만 허브보충제는 수백 종의 종류가 있으며, 이 모두를 나열하는 것은 불가능하다. 자신이 정말로 소화하고 있는 것이 무엇인지, 이러한 허브가 몸에 어떤 영향을 미치는지 알기 위하여 식품성분표시를 보고 다이어트 알약에 들어있는 성분을 읽는 것이 중요하다. 게다가 이러한 식이보충제는 사용자가 살을 빼는 데 있어서 아무런 효과를 보여주지 않았다.

체중감소 처방약 일부 처방약품은 심각한 부작용을 일으키는 것으로 알려져 있다. 두 개의 의약품, 펜트민(phentermine)과 펜플루라민(fenfluramine)은 살을 빼기를 원하는 환자에게 처방된다. 두 약 모두 포만감과 연관되어 있는 신경전달물질인 세로토닌(serotonin) 농도에 영향을 미친다. 펜펜(phenfen)으로 알려져 있는 이러한 인기 있는 조합은 협심증, 녹내장, 고혈압을 가진 환자에게 나타난 부작용 때문에 점차 건강전문가 사이에서 우려를 일으키고 있다. 게다가 몇몇 환자는 희귀하지만 잠재적인 치사상태로[폐 고혈압(pulmonary hypertension)이라고 불리는] 발전했다는 보고가 표면화되기 시작했다.

1997년 9월, FDA는 이러한 약을 병용 복용한 사람이 보인 심장판막손상의 보고로 인해 시중에서 펜플루라민(fenfluramine)과 덱스펜플루라민(dexfenfluramine)을 자진철회할 것을 요청했다. 제조업자들은 그 약들의 모든 유통을 중단시켰다. 펜트민(phentermine)은 시중에 남아 있고, 다양한 항우울제인 프로작(Prozac), 졸로프트(Zoloft), 팍실(Paxil) 등과 함께 사용되고 있다.

또 다른 세로토닌에 국한된 비만약인 시부트라민[sibutramine; 메리디아(Meridia)]은 심장마비, 고혈압, 발작, 사망에 이르기까지 관련이 있기 때문에, 2010년에 FDA 요청으로 제조사가 자발적으로 회수하였다.

세 가지 새로운 처방 다이어트 약 제조사들은[큐넥사(Qnexa), 로카세린(Rorcaserin HCl), 콘트라브(Contrave)] 최근에 FDA의 승인을 요청했다. 콘트라브(Contrave)만이 승인 받았고, 나머지 큐넥사와 로카세린은 심장질환과 암과 관련하여 너무 위험한 것으로 여겨졌다. 콘트라브는 항우울제 뷰프로피온(Bupropion)과 날트렉손(naltrexone)의 조합으로, 아편효능제(opioid)와 알코올 중독에 사용된다. 이는 음식갈망을 억제하는 데 도움이 된다. 일반적 부작용으로 메스꺼움, 변비, 두통 등을 수반한다.

지방차단 약(fat-blocking drugs) 세로토닌 영향이 없는 약인, 오리스타트[orlistat, 상품명 제니칼(Xenical] 또한 다이어트 약으로 사용된다. 세로토닌에 국한된 약과는 달리, 오리스타트는 소장에서 지방 흡수를 약 30% 가량 감소시킨다. 이 약은 정상 체중보다 20% 혹은 그 이상 나가는 사람을 위하여 만들어졌다. 이 약은 심한 식단제한 없이 10%의 체중감소를 할 수 있다. 약을 복용하는 사람 중에 지용성 비타민 흡수 부족에 관한 일부 우려는 존재한다. 부가적으로, 특히 지방함량이 높은 식사 후의 약 복용은 지방변이 수반될 수도 있다.

알리는 똑같은 부작용문제를 안고 있기 때문에 위험성이 없는 것은 아니다. 알리는 사용자들의 체험보고처럼, 일반적으로 경고 없이 찾아오기 때문에 "알리-옵스(Alli-Oops)"라고 불리는 급작스러운 설사를 포함하여 제니칼이 지니고 있는 똑같은 부작용 문제를 안고 있기 때문에 위험이 없는 것은 아니다. 어떤 사람은 약을 복용할 때 심한 복통을 느끼는데, 이는 또한 결장(colon) 내 전암성 병변(precancerous lesion)과 연관되어 있다.

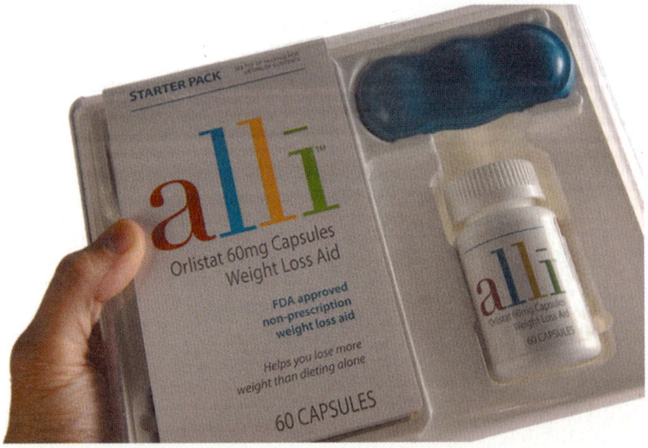

FDA는 2007년에 오리스타트(제니칼)과 같은 처방약을 승인했다.

외과수술

과거에는 체중이 생명에 심각한 위험을 주고, 보다 순응적인 다른 처치법이 성공적이지 못할 경우에만 외과적 수술처치가 행해지곤 했다. 지금은 지방흡입술, 복벽의 성형외과수술, 위우회술, 위밴드수술과 같은 외과수술(surgical interventions)이 점점 갈수록 더 대중화되고, 특히 십대 사이에서 아주 흔해지고 있다. 위우회술, 수직밴드위성형술(vertical banded gastroplasty, VBG), 위밴드수술(laparoscopic adjustable gastric banding, LAGB), 이 모두가 대수술이다.

비만수술은 위험하기 때문에 18세 미만 환자에게 권장하지는 않지만, 2007년에 미국에서는 아동과 십대에게 거의 1,000여 건의 수술을 했다. 아동비만의 증가와 외과 의료기술의 발달로 FDA는 18세 미만의 아이에게도 이러한 수술을 허용해야 한다는 촉구가 있었다.

세 가지 수술 모두 한 번에 먹을 수 있는 음식량을 제한한다. 왜냐하면 과식은 구토와 심한 설사를 일으키기 때문이다. 위를 작게 만들었기 때문에 이 수술을 한 사람은 반드시 매끼마다 반 컵에서 한 컵 정도의 식사량으로 음식섭취량을 제한해야 한다. 그러나 고칼로리 음식을 꾸준히 적게 먹음으로써 살이 다시 찌는 것은 가능하다. 이런 유형의 수술은 소화될 수 있는 음식의 양을 제한하기 때문에, 한 번에 먹을 수 있는 칼로리 양이 감소하면서 살이 빠진다.

위우회술 위우회술(gastric bypass surgery)은 체중감소 수술의 가장 보편적 유형이며, 이 수술은 음식이 들어갈 엄지 크기만 한 주머니를 만들기 위해 위를 두 개의 칸으로 나누는 대수술이다. 소장을 위아래에서 잘라내고 위의 작은 부분에 연결한다. 위의 큰 부분과 소장 부분은 우회(bypass)하여 더 이상 사용하지 않는다(**그림**

6–3 A). 전형적으로 이 수술을 할 가능성이 많은 사람은 BMI가 40을 초과하거나 초과 체중이 45kg(남자), 혹은 적어도 36kg(여자) 이상인 사람이다. 제2형 당뇨(type 2 diabetes)나 생명을 위협하는 심폐질환으로 고생하는 BMI지수 35~40인 사람 또한 이 수술을 받을 수 있다.

위소매절제술(gastric sleeve resection)은 가장 최신의 체중감소 수술이다. 일반적으로 BMI가 60 이상인 사람에게 2단계 우회술 절차의 한 부분으로서 사용한다. 위의 2/3가 제거되는데, 결과적으로 위 모양은 튜브 형태가 된다(그림 6–3 D). 이 방법은 원상회복이 불가능하다.

1년 후에, 위우회술은 위성형술(평균 30kg 체중감소)보다 더 많은 체중감소(평균 42kg)가 일어나는 경향이 있다. 2년 동안 위우회술 환자는 초과 체중의 2/3가 줄어들었다. 이러한 외과수술의 경우 위험성이 없는 것은 아니다. 헤르니아(탈장), 궤양, 간손상, 간염, 심지어 사망의 위험성까지 있다. 외과수술이 체중관리를 위한 만병통치약은 아니다. 수술을 받은 사람은 감소된 체중을 유지하기 위하여 규칙적인 운동을 꾸준히 하고, 영양보충제를 복용하며, 적은 양을 매우 천천히 먹고, 고당도 음식의 섭취를 줄여야 한다.

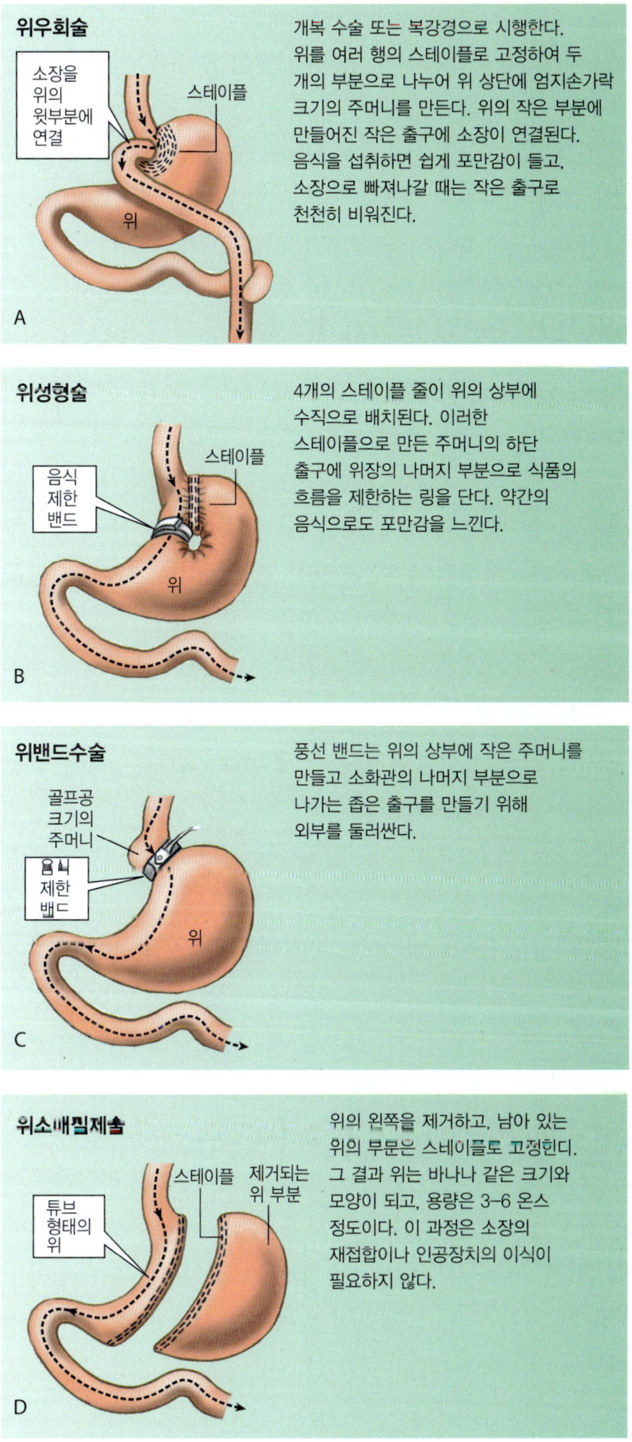

[그림 6–3] 외과수술의 종류

위밴드수술 위밴드수술(랩밴드수술, lap–band surgery이라고도 알려져 있다)에는 두 가지 유형, 수직밴드위성형술(vertical banded gastroplasty, VBG)과 복강경 조절형 위밴드술(laparoscopic adjustable gastric banding, LAGB)이 있다. 수직밴드위성형술은 작은 위 주머니를 만들기 위해 밴드와 스테이플 두 가지 모두를 사용하는데, 이는 음식물의 이동로를 위의 나머지 부분으로 제한한다. 이는 결과적으로 단지 소량의 음식만으로도 포만감을 느끼게 해준다. 수직밴드위성형술이 과거에는 가장 보편적인 체중감소 수술이었지만, 지금은 위우회술의 성공으로 인해 그 인기가 시들해지고 있다. 체중감소 속도가 위우회술만큼 빠르지 않다. 복강경 조절형 위밴드술(LAGB)은 보다 순응적인 수술과정인데, 위의 상단 끝부분 주위에 인플레터블 밴드(inflatable band)를 위치시켜서 작은 위주머니를 만든다. 위의 나머지 부분에 좁은 이동로도 만들어진다. 밴드를 피부 밑에 위치한 접근포트까지 연결한 튜브를 통해 밴드를 염용액(salt solution)으로 부풀린다. 이러한 방식으로 밴드는 위의 통로 크기가 변하도록 시간이 흐르면서 팽팽해지거나 느슨해질 수 있다. 이 과정은 역방향으로도 가능하다. 이 또한, 수술 후 발생하는 합병증을 수반한다. 예를 들면, 위밴드 이탈, 부식과 수축, 위장애, 식도팽창, 전염, 메스꺼움, 위벽손상, 궤양, 구토, 속쓰림, 연하곤란 등이 생긴다.

지방흡입술과 복부지방절제술 지방흡입술은 가장 빈번하게 행해지고 있다. 지방조직을 제거하는 성형수술로, 지방흡입술은 복부, 둔부, 허벅지, 무릎, 상박, 턱, 볼, 목 등의 특정 부위에서 작은 튜브를 피부 속으로 삽입하여 원하지 않는 지방을 제거한다. 지방조직을 빨아들인다. 이 수술은 체중감소가 거의 없기 때문에 체중감소 수술보다는 형태를 만드는 외형 형성 수술이다. 잠재적인 위험과 결과는 감염이다. 지방 응고 혹은 혈전의 응고가 폐에 돌아다녀 사망에 이를 수 있다. 수분손실은 쇼크나 액체 저류를 유발할 수 있다. 찰과상, 피부나 신경의 다른 손상, 일시적 마비, 피부변색, 고르지 못한 신체윤곽, 처지는 피부 등이 생길 수 있다.

복강형성술은 복부지방절제술로 더 잘 알려져 있는데, 중앙이나 하복부의 과도한 피부와 지방을 제거하고 복벽의 근육을 팽팽하게 해주는 주요 외과처치이다. 이는 영구적인 흉터가 남는다. 감염과 혈전응고는 잠재적 위험이다. 수술 후의 성과를 유지하기 위해서는 균형 잡힌 식단과 규칙적인 운동이 필요하다. 지방흡입을 받은 환자 100,000명당 20명이 사망에 이른다고 보고되고 있는데, 이는 다른 유형의 수술보다 20배 높은 비율이다.

지방용해

지방용해(lipodissolve)는 지방용해주사로도 알려져 있는데, 소이레시틴(soy lecithin), 담즙염(bile salt)을 문제가 있는 부위, 둔부, 허리, 허벅지, 엉덩이 등에 직접 주입하는 것이다. 이 성분들는 지방세포벽을 파괴하며, 신진대사하고, 세포 함유물을 분비한다고 알려져 있다. 이 과정은 2주마다 한 번씩 6~8번 받아야 한다.

FDA는 안전성과 효능을 입증하는 임상증거가 없기 때문에 이러한 수술처치를 엄중단속하고 있다. 알레르기 반응, 피부궤양, 흉터, 감염 등이 보고된 부작용이다.

체중증가 접근법

어떤 사람에게 있어서는 체중부족이 심각한 걱정이다. 이러한 사람은 BMI가 18.5보다 낮은 범주에 속해 있고, 표준 신장/체중표의 정상인보다 10~20% 낮다. 너무 말라서 더 고심하고 있는 인구집단은 노년층이다. 미국 질병통제예방센터(CDC)에 의하면, 70세 이상의 노년층에서 극도로 마른 것은 사망에 이를 수 있다고 한다. 또한, 의도하지 않은 상당한 체중감소는 후에 알츠하이머의 발병에 관여할 수 있다. 한 달에 5% 혹은 그 이상의 체중감소는 심각한 것으로 여겨진다.

영양학자들에 의하면, 체중을 늘리는 가장 건강한 방법은 칼로리 집약적(calorie-dense) 음식 섭취를 늘이는 것이라고 한다. 이러한 음식은 높은 수준의 식물성 지방(다불포화지방)에서 얻은 고지방밀도가 특징이다. 이 요구에 부합하는 음식으로는 말린 과일, 바나나, 견과, 그래놀라(granola), 저지방우유로 만든 치즈 등이 있다. 이러한 음식은 지방이 풍부한 음식물을 먹은 후 빨리 찾아오는 포만감이 발생하지 않도록 끼니 후에 먹어야 한다. 현재 권장하는 것은 매일 적당량의 칼로리 집약 식단을 세 번 먹고, 중간 중간에 두세 번의 든든한 스낵을 곁들이는 것이다.

체중미달인 사람이 체중을 늘리는 두 번째 요소는 근육량을 늘리는 웨이트 트레이닝 활동을 이용한 운동프로그램이다. 전문의의 지도 없이 단백동화(anabolic) 약물을 사용하는 것은 건강한 체중증가에 아무런 역할을 하지 않는다. 게다가 신중하게 조절되는 유산소 활동은 심폐건강이 적절하게 유지되도록 진행해야 한다. 동시에 칼로리를 소모하는 불필요한 활동은 제한해야 한다.

이러한 방법을 이용했음에도 체중이 늘지 않는 사람에게는 의료평가가 이유를 설명해줄 수도 있다. 어떤 의학적인 이유도 발견되지 않는다면, 그 사람은 선천적으로 체중미달인 5%의 인구 중 한 사람일 수 있다.

표준 신장/체중표에서 나타난 정상 체중의 80% 이하로 떨어지고 BMI가 16 이하일 때, 보다 중요한 것은 단지 체중미달이 아니라 영양실조일 가능성이 매우 높다는 것이다. 이러한 상태는 먹는 음식의 양과 영양가 모두에서 임상적으로 중대한 결핍이 있음을 의미한다. 영양부족이 신경성 식욕부진증, 체중감소가 특징인 다른 의료질환(예를 들면, 염증성 장질환)에 연관된 것인지, 혹은 빈곤이나 가난과 관련된 문제인지의 여부가 사람들이 아사 위기에 놓이는 데 영향을 미친다.

식이장애

대부분의 사람이 미에 대한 문화적 이상을 유지해야 한다는 압박을 느끼고, 매우 날씬한 모델과 여배우의 이미지가 그야말로 쏟아지고 있기 때문에, 일부 사람들이 신체상(body image), 체중, 음식과 관련한 심각한 의학적 · 심리학적 장애로 발전하고 있다. 우리가 따라 하려고 애쓰고 있는 많은 모델 또한 식이장애를 가지고 있다는 사실 또한 그렇게 놀랄 만한 일은 아니다. 그녀들도 훨씬 더 날씬해져야 한다는 압박을 느낀다. 신경성 식욕부진증, 신경성 과식증, 폭식증, 이상섭식은 대학생에게 자주 발견된다. 이러한 주제를 이 장에서 다루는 이유는 대부분의 식이장애가 다이어트로 시작되기 때문이다. 그러나 대부분의 식이장애는 부적절한 음식의 선택과 심리적인 문제 또한 수반하고 있다.

여대생의 약 8%는 식이장애를 겪으며, 과식증의 위험에 가장 취약한 계층은 신입 여대생으로 추정된다. 식이장애를 겪는 남성의 일반화가 증가 추세에 있지만, 식이장애를 가진 사람의 90~95%는 여성이다. 댄서, 체조선수, 수영선수, 달리기 선수, 레슬링 선수와 같은 운동선수는 성공적인 성과를 위해 체중과 외모를 중요하게 여기기 때문에 식이장애로 발전할 위험에 놓여 있다. 성공이 체중이나 외적 매력에 의해 영향을 받는 그룹집단도 식이장애로 발전할 위험에 노출되어 있는 것이 사실이다. 예를 들면, 공연문화, 극장, 텔레비전과 모델과 관련된 사람이 그렇다.

신경성 무식욕증

신경성 무식욕증(anorexia nervosa)은 뚜렷한 체중감소가 일어나면서, 개인이 자신의 배고픈 느낌을 부정하고 음식을 회피하는 식이장애이다. 신경성 식욕부진증 환자는 수그러들 줄 모르는 날씬함의 추구로 음식을 피하는 경향이 있다. 하지만 그들 스스로는 결코 충분히 날씬하지 않다고 여긴다.

신경성 무식욕증의 진단기준을 충족하기 위해서는, 비록 나이, 성별, 신장에 따라 기대하는 체중의 85%보다 덜 나감에도 불구하고, 체중증가에 대한 강렬한 두려움을 가지고 있어야 한다. 그리고 여성의 경우에는 최소한 3개월 연속으로 월경이 중지된다. 게다가 식욕부진증인 사람은 스스로를 과체중, 실제보다 훨씬 더 많이 나가는 것으로 여긴다. 식욕부진증 환자는 언제 배고픈지를 인지하는 능력을 잃어 버리고, 심지어 먹기를 원하는 경우에도 먹는 데 어려움을 느낀다. 우울증, 과민성, 금단증상, 완벽주의, 낮은 자존감 등이 식욕부진증과 관련된 심리적인 문제이다. 또한, 식욕부진증 환자는 매우 적은 체지방(2~10%)으로 인해 대부분의 시간에 추위를 느끼고 어지러움, 현기증, 불면증, 탈모, 근육경련, 피로골절, 피곤, 기억력 감퇴, 집중 저하, 위장병으로 고생하는 경향이 있다. 더 심각한 합병증은 심부전, 신부전, 저체온증, 골다공증, 불임이고, 25%는 사망에 이른다.

다른 식이장애와 마찬가지로, 식욕부진증은 일상에서 통제할 수 없는 감각이며, 음식과 체중감량을 통해 조절력을 찾으려는 시도가 이루어진다.

식욕부진증은 다이어트와 함께 시작되는 경우가 많지만, 바이러스성 위장염(stomach flu), 관계갈등, 치과수술 후 경우와 같이 육체적 · 정신적 병의 결과로 인해 시작되기도 한다. 그러나 몇 kg의 살을 빼는 것으로 시작한 것이 체중의 15% 이상으로 빼는 것으로 변질되고, 그럼에도 여전히 자신의 외모에 만족하지 못하게 된 이후, 식이장애가 삶 자체를 빼앗아가기 시작했다고 말할 것이다. 친구와 가족은 처음에는 살을 뺀 것에 대해 격려하고, 외모 변화에 대해 칭찬해주지만, 체중이 계속해서 급격하게 빠지면 이내 걱정하게 된다.

여성 운동선수는 식이장애로 진단되지 않기도 한다. 이는 식욕부진의 증상(무월경, 저체지방과 체중, 골다공증)이 여성 운동선수에게 나타나는 3가지 증후로 여겨지고, 운동선수에게는 드물지 않으며, 이것이 반드시 식이장애의 존재를 의미하지는 않기 때문이다.

식욕부진증(다음에 다룰 과식증 또한)의 발병은 전통적으로 여성보다 남성에서 훨씬 더 적다. 그러나 오늘날, 두 식이장애의 발병률은 타의에 의해 주어진 체중과 체지방 기준을 따라야 한다고 느끼는 여성처럼, 남성들도 똑같은 압박을 느끼기 시작함에 따라 남성에서도 증가하고 있다. 젊은 남성모델의 '린 룩(lean look)'은 젊은 남성의 표준역할을 한다. 반면에 다양한 스포츠에서의 '몸 만들기(make weight)' 요구는 남성을 다른 쪽으로 몰아붙이고 있다. 달리기 선수, 경마 기수, 수영 선수, 레슬링 선수, 체조 선수는 경쟁에 필요한 특별한 기준을 충족하기 위해, 혹은 코치나 트레이너의 기대에 부응하기 위해 체중을 빨리 감량해야 하는 일이 잦다. 연구에 의하면, 여성에 비해, 남성은 식이장애는 "여성질환"이라고 생각하면서, 자신이 식이장애가 있다고 인정하는 것을 별로 내키지 않아 한다고 한다. 따라서 남성이 치료법을 찾을 가능성은 더 적다. 게다가 내과의사도 남성의 식이장애를 별로 의심하지 않는 경향이 있어서 치료가 더디다.

다행스럽게도, 의료와 식생활 개선을 결합한 심리적 치료를 통해 좀 더 생명을 유지해주는 식생활패턴으로 돌아오게 할 수 있다. 식욕부진증인 사람은 이러한 장애치료 분야에서 경험 있는 전문가의 치료를 받아야 한다. 치료에 3~5년이 걸리는 것은 드문 일이 아니다. 친구, 동료, 룸메이트, 부모를 포함해서 주변에 누군가 이러한 상태임을 알게 된다면, 의료진에게 도움을 요청해야 한다.

신경성 과식증

신경성 무식욕증이 저체중인 반면에, 신경성 과식증(bulimia nervosa)인 사람은 정상 체중일 경우가 많다. 이들은 음식과 체중을 스트레스, 권태, 관계에 있어서의 갈등, 낮은 자존감 등에 대처하는 수단으로서 사용한다. 우리 사회에서 음식으로 스스로를 달래고, 음식에 근거한 사회활동을 하며, 끔찍한 활동을 회피하려는 수단으로 음식을 먹는 것 등이 드문 일은 아니다. 그러나 과식증의 사람은 반복적으로 폭식을 하면서(대단히 많은 양의 음식을 먹고, 자신이 먹는 것을 통제하지 못하면서) 극단으로 치닫는다.

식욕부진증 환자(anorexics)는 음식에서 도망치는 반면, 과식증 환자(bulimics)는 그들의 감정, 문제, 스트레스에 대처하기 위하여 음식을 많이 섭취한다. 과식증인 사람은 먹은 음식에 대한 죄책감, 수치심, 불안감을 매우 강하게 느끼기 때문에, 구토 유발, 완하제와 이뇨제의 과도한 복용, 지나친 운동이나 단식으로 깨끗이 씻어낸다(purge). 과식증으로 고생하는 사람에게는 체중, 칼로리, 음식에 대한 강한 집착이 있다. 과식증인 사람은 대부분 끊임없이 하루 종일 칼로리를 계산하고 자신의 체중을 잰다. 그리고 주로 허벅지, 복부, 허리에 초점을 맞추면서, 자신의 신체의 다른 부분에 관한 부정적인 말을 빈번하게 한다. 거식증처럼 과식증도 우울증, 소외감, 불안감, 완벽주의, 낮은 자부심과 연관되어 있다. 신경성 과식증과 연관된 의료질환으로는 치아부식, 탈모, 식도장애, 구토 및 혈변, 자발적 구역질 반사(gag reflex)의 상실, 신장 손상, 심부전, 위장질환, 케톤증, 부종, 불임, 귀밑샘의 종창, 우울증, 불면증 등이 있다.

식욕부진증보다 과식증의 발병률이 더 높고, 어떤 과식증인 사람은 과거에 식욕부진증이기도 했다. 또한, 대학에 다니지 않는 또래와 비교해볼 때, 여대생의 과식증 비율이 더 높다. 신경성 과식증의 치료는 영양상담, 심리상담, 내과의의 상담으로 이루어진다. 과식증인 사람은 치료시작 1년 이내에 회복되기도 한다.

폭식증

폭식증(binge eating disorder)은 이전에는 강박성 과식(compulsive overeating)으로 불리던 것에 대한 최신 용어다. 이는 모든 식이장애 중에서 가장 일반적인 것이며, 여성의 3.5%, 남성의 2%가 영향을 받고 있다. 이는 또한 비만과 강력한 연관이 있다. 폭식을 하는 사람은 과식증인 사람이 그랬던 것처럼 음식을 대처수단으로 사용한다. 그들은 또한, 폭식을 하는 동안에 그칠 수 없고 통제불능임을 느낀다. 이러한 장애를 가진 사람은 몰래, 빨리 먹거나 하루 종일 간식을 먹는다고 한다. 그들은 불편할 정도의 포만감을 느낄 때까지 먹으며, 때때로 음식을 쌓아두고 물리적으로 배고프지 않을 때도 먹는다. 과식증인 사람처럼, 그들도 자신의 식습관에 대한 수치심, 죄책감을 느끼고, 상당한 자기혐오와 몸에 대한 증오를 느낀다. 폭식증인 사람은 이러한 것을 깨끗이 씻어내는 행위(purging behavior)를 하지 않는다는 점이 과식증과 다른 점이다. 일반적으로 폭식증인 사람은 다이어트 실패의 오랜 역사를 가지고 있고, 불안감을 느끼며, 사회적으로 타인에게서 고립되었고, 과체중이다. 심장질환, 고혈압, 관절질환, 비정상적인 혈당 수준, 피곤, 우울증, 불안감 등이 폭식증과 관련되어 있다. 이 식이장애의 치료는 과식증의 치료에 대해 논의한 것과 같은 유사한 개입이 필요하다.

씹고 뱉어내는 음식증후군

음식을 삼키지 않고, 씹고 뱉어내는 행위 또한 살을 빼거나 체중을 유지하는 방편으로 사용된다. 이는 일반적 식이장애이고, 진단은 "식이장애, 별도로 명시하지 않는 한(eating disorder not otherwise specified)"으로 내려진다. 이는 과식증과 다르며, 연구자들은 음식을 삼키지 않고 씹어 뱉어내는 행위가 더 심각한 식이장애일 수 있다고 주장한다.

야식증후군

야식증후군(night eating syndrome)은 아직 공식적으로 식이장애로 정의되고 있지는 않다. 이 증후군의 증상은 하루 식사량의 반 이상을 저녁식사 후에서 아침식사 전까지 먹는 것이다. 먹는 동안에 긴장감, 불안감, 죄의식을 느끼고, 밤에 잠드는 것이 어려우며, 아침 식욕이 거의 없다. 폭식과는 달리, 야식은 짧은 시간보다는 오히려 저녁시간 내내 먹는다. 야식을 먹는 사람에게 탄수화물에 대한 강한 선호가 있음에 주목해야 한다. 어떤 연구자는 야식이 기분 문제를 자기 스스로 치료하려는 무의식적인 시도일지도 모른다고 짐작한다. 왜냐하면, 탄수화물을 섭취하면 뇌가 소위 기분 좋게 만드는 신경화학물질을 분비하기 때문이다. 여성 60%와 남성 40%가 야식증후군으로 고생한다. 이는 또한 비만과 관련이 있다. 이 증후군의 근본 원인에 대한 조사와 후속치료 개입의 개발에 대한 연구가 진행 중이나. 생물학적 · 유전적 심리적인 복합적 요인이 이 증후군에 영향을 미친 것으로 보인다.

신체변형장애

신체변형장애(body dysmorphic disorder, BOD)는 자기 외모의 작은 결함이나 자신이 상상하는 외모에 대한 은밀한 집착이다. 때때로, 사람들은 반복적으로 체중을 재고, 하루 종일 거울을 들여다보고, 강제적으로 다이어트를 하거나 운동을 하고, 성형수술을 받으면서, 신체이미지에 대한 우려에 완전히 집착하게 된다. 불완전한 신체의 인지가 심리적인 기능장애를 유발하는 것이다. 이 장애가 있는 사람은 정상인에 비해 자살할 가능성이 45배 높다. 이는 자기혐오가 얼마나 자신에게 치명적인 타격을 줄 수 있는지를 증명하는 것이다.

식욕과다증

식욕과다증(bigorexia)은 "식욕부진증의 반대현상"이 특징인데, 사람이 더 근육질이 되기를 원하고, 단지 자신을 작고 연약하고 깡마른 것으로 본다. 어떤 사람은 이에 대한 더 나은 용어는 근육이형(muscle dysmorphia)일 것이라고 한다. 왜냐하면 이 사람들은 결코 스스로 자부심을 느낄 만큼 충분히 근육질이 될 수 없기 때문이다. 이는 또한 "아도니스 콤플렉스"라고 불리기도 한다. 남성만큼 빈번하지는 않지만, 여성 또한, 이 장애로 고생하기도 한다. 식욕과다증인 많은 사람은 더 근육질을 만들기 위해 단백동화스테로이드(anabolic steroid) 혹은 다이어트 보충제를 섭취한다. 이러한 망상에 사로잡힌 사람은 때때로 중요한 사회관계, 일, 신체건강을 희생하면서, 매일 몇 시간씩 역기를 든다. 그들은 또한 자신의 근육이 늘어남에 따라 지방이 감소하는 것이라고 집착한다. 식욕부진증인 사람과 유사하게 자신의 몸을 숨기기 위해 더 큰 옷을 입는 경향이 있다. 또한, 자기 스스로에 대해 부정적이고 왜곡된 시각을 가지고 있어, 사회적 상황을 회피하고, 대중에게 노출되지 않으려는 경향이 있다.

식이장애의 치료

식이장애에 대한 치료는 영양학자, 심리학자, 내과의, 가족, 친구가 포함되는 다중모델적 · 다차원적이다. 개인, 그룹 집단, 가족 상담처럼 여러 치료양식이 있다. 때때로, 치료는 환자의 의학적 안정화를 위해 입원치료가 필요하기도 한다. 심한 경우, 특히 먹기를 거부하는 사람이라면, 기아를 치료하기 위해, 급식튜브를 삽입하기도 한다. 행동수정요법(behavioral modification)과 심리인지치료(cognitive therapy)가 식이장애 상담에 이용된다. 항우울제와 같은 약은 강박행동을 감소시키고, 불안감을 줄이며, 우울증을 완화시키고, 기분을 호전시키기 위해 사용하기도 한다. 어떤 약은 또한 식욕을 일으키거나 줄일 수 있다.

자신의 문제를 부인하고, 자신의 행동을 통제하지 못하며, 문제에 대처하기 위해 음식, 약, 알코올을 사용하는 점 등에서 볼 때, 약물남용 문제와 일부 중복될 수 있기는 하지만, 이것이 유사점의 전부이다. 분명한 것은 사람이 살기 위해서는 음식이 필요하지만, 약과 알코올은 반드시 필요한 것이 아니다.

요약

- 체중관리는 중요한 건강문제일 뿐만 아니라 미국문화에서 강박관념이 되었다. 미국 성인의 66%가 과체중이거나 비만으로 추정된다.
- 의사들은 보통 "과체중"을 표준 신장/체중표에 정의된 "정상"보다 체중이 1~19% 더 나가는 상태로 정의한다. 비만은 보통 정상 체중보다 20% 이상 나가는 상태로 정의한다. 병적 비만증은 정상 체중보다 50~100% 이상, 체중이 약 45kg 더 나가거나, 건강이나 정상 기능에 장애가 될 정도로 과체중인 것을 의미한다.
- 체중을 평가하는 방법에는 체질량지수(BMI), 현재 신장/체중표, 허리-엉덩이 비율(waist-to-hip ratios), 전기적 임피던스, "Bod Pod" 평가, 피부주름측정, 수준 체중측정, 가정용 체중계 등이 있다.
- 기초대사율(BMR)은 잠에서 깬 직후나, 식후 10~12시간 후에, 혹은 주요 신체활동 후 12~18시간 후에 행해진 휴식기 에너지 소비량을 측정한 것이다.
- 성별, 나이, 사회경제적 지위, 인종의 네 가지 요인은 비만의 유병률에 중요한 역할을 한다.
- 섭식의 심리적인 이유는 배고파서 먹는 것이 아니라, 감정에 대처하는 수단으로서, 사교적이며 다른 사람들을 축하하는 수단으로서, 또한 어떤 활동과 식사를 연관 지음으로써 먹는 것임을 가리킨다.
- 섭취한 칼로리가 인체의 생리적 유지 및 활동에 필요한 에너지보다 적은 경우에 체중감소가 일어난다.
- 체중관리 방법의 주요유형에는 식이조절, 외과적 수술처치, 약물치료, 체중감량 프로그램, 신체활동 등이 있다.
- 건강한 방식으로 식사하고 정기적인 유산소 운동을 하는 생활방식의 변화에 대한 노력이 체중감량과 유지를 위한 가장 효과적인 전략이다.
- 신경성 무식욕증은 개인이 자신의 나이, 성별, 신장에 대한 예상 체중의 85% 이하이어야 하는 심리상태이다.
- 과식증인 사람은 스트레스, 권태, 관계갈등, 낮은 자존감을 극복하는 방법으로 음식과 체중을 사용한다. 그들은 자기 몸에서 음식을 배출하기 위해 폭식하고 나서 속을 깨끗이 비워내는 행위(purging)를 되풀이한다. 폭식을 하는 사람은 과식증인 사람이 하는 방식과 마찬가지로, 대처하는 방법으로 음식을 사용한다. 그들은 또한 폭식하는 동안 먹는 것을 중단할 수 없고 통제불능임을 느끼지만, 속을 깨끗이 씻어내는 행위(purging behavior)는 하지 않는다.

복습 문제

1. 과체중, 비만, 병적 비만증을 정의하시오.
2. 체중을 평가하는 데 사용되는 방법을 최소한 네 가지 나열하시오.
3. 기초대사율(BMR)을 정의하시오.
4. 유병률에 중요한 역할을 한 것으로 보이는 네 가지 요인은 무엇인가?
5. 환경적인 요인이 보통 사람이 소비하는 양에 어떻게 영향을 미쳤는지에 대한 네 가지 예를 들어보시오.
6. 체중관리 기법의 네 가지 다른 유형의 예를 들어보시오.
7. 체중감량과 체중관리의 가장 효과적인 방법은 무엇인가?
8. 신경성 무식욕증, 과식증, 폭식 식이장애의 징후를 설명하시오.

"체중관리에 대해 얼마나 잘 알고 있나요?" 퀴즈의 정답

1. 참 2. 참 3. 거짓 4. 거짓 5. 거짓 6. 거짓 7. 참

SOURCE NOTES

1. National Research Council. Healthy People 2010. www.healthypeople.com.
2. National Center for Chronic Disease Prevention and Health Promotion. Defining Overweight and Obesity, October 2008.
3. Centers for Disease Control and Prevention, Division of Nutrition, Physical Activity, and Obesity, National Center for Chronic Disease Prevention and Health Promotion, March 3, 2011.
4. Brownell KD, Fairburn CG. Eating Disorders and Obesity: A Comprehensive Handbook. New York: Guilford Press, 2005.
5. Field AE, et al. Impact of overweight on the risk of developing common chronic disease during a 10-year period. Archives of Internal Medicine, 161(13), 1581–86, 2001.
6. Poulton T. No Fat Chicks. Secaucus, NJ: Carol, 1997.
7. Dreisbach S. Exclusive body-image survey: 16,000 women tell their body confidence secrets. Glamour, March 23, 2009.
8. Kruger J, Lee C, Ainsworth B, Macera C. Body size satisfaction and physical activity levels among men and women. Obesity, 16(8), 1976–79, 2008.
9. National Institutes of Health Body Mass Index Table www.nhlbi.nih.gov/guidelines/obesity/bmi.tbl.htm.
10. Gaesser G. Big Fat Lies. Carlsbad, CA: Gurze Books, 2002.
11. Waist management: gauging your risk. Consumer Reports, 48, August 2003.
12. Binkley E, Fry M, Brown T. The relationship of college students' perceptions of their BMI and weight status to their physical self-concept. American Journal of Health Education, 40(3), 139–145, 2009.
13. International Health Racquet and Sportsclub Association. BOD POD body composition system to descend on San Francisco's IHRSA convention. As reported in the 29th Anniversary Exhibition in San Francisco's Moscone Convention Center, March 22–24, 2001.
14. Davis J. Experts rate the best and worst body fat measurements. WebMD Health, June 9, 2005.
15. America the fit. Time Magazine, June 23, 2008.
16. Ogden C, Carroll M, Curtin L, et al. Prevalence of overweight and obesity in the United States, 1999–2004. Journal of the American Medical Association, 295, 1549–55, 2006.
17. Harvard Women's Health Watch: Panel issues new guidelines for healthy eating. Harvard Medical School, 10(3), November 2002.
18. Kirby J. Dieting for Dummies (2nd ed). New York: Wiley, 2004.
19. Dietary Guidelines for Americans, www.health.gov/dietaryguidelines. 2010.
20. Wardlaw GM, Byrd-Bredbenner C, Moe G, Beshgetoor D, Berning J. Perspectives in Nutrition (8th ed.). McGraw-Hill, 2008.
21. Wadden TA, Stunkard AJ. Handbook of Obesity Treatment. New York: Guilford Press, 2004.
22. Connor S. Scientists link obesity to "thrifty gene" of our ancestors. The London Independent, June 6, 2008.
23. Margetic S, Gazzola C, Pegg G, Hill R. Leptin: a review of its peripheral actions and interactions. International Journal of Obesity and Related Metabolic Disorders, 26(11), 1407–33, 2002.
24. Myers M, Cowley M, Münzberg H. Mechanisms of leptin action and leptin resistance. Annual Review of Physiology, 70, 537–556, 2008.
25. Cumming D, Overduin, J. Gastrointestinal regulation of food intake. Journal of Clinical Investigation, 117(1); 13–23, 2007.
26. La Leche-International. The Womanly Art of Breastfeeding (7th ed.). 2010.
27. Boyles S. Obesity linked to infertility in women. WebMD Health, December 11, 2007.
28. Gillman M, et al. Risk of overweight among adolescents who were breastfed as infants. Journal of the American Medical Association, 285(19), 2461–67, 2001.
29. Blackburn G. Break Through Your Setpoint. New York: HarperCollins, 2007.
30. The truth about dieting. Consumer Reports, 26–31 June 2002.
31. Flegal K, Carroll M, Ogden C, Curtin L. Prevalence and trends in obesity among U.S. adults, 1999–2008. Journal of the American Medical Association, 235–241, 2010.
32. Fitzgerald N, Himmelgreen D, Damio G, Segura-Pérez S, Peng Y-K, Pérez-Escamilla R. Acculturation, socioeconomic status, obesity and lifestyle factors among low-income Puerto Rican women in Connecticut, U.S., 1998–1999. Rev Panam Salud Publica, 19(5), 306–313, 2006.
33. Stunkard AJ, Wadden TA. Obesity: Theory and Therapy. New York: Raven Press, 2004.
34. Statistics related to overweight and obesity. National Institute of Health, August 2005.
35. Centers for Disease Control and Prevention. Behavioral risk factor surveillance system survey data. U.S. Department of Health and Human Services, 2011.
36. Craighead L. The Appetite Awareness Workbook. Oakland, CA: New Harbinger, 2006.
37. Under the influence: how external cues make us overeat. Nutrition Action, May 2011.
38. Goode E. Obesity in America. New York Times, August 19, 2003.
39. Overweight people gain when stressed. USA Today, July 9, 2009.
40. Middle age isn't too late to lose. USA Today, October 28, 2009.
41. Sleep loss may equal weight gain. USA Today, December 7, 2004.
42. One more reason to get enough sleep. Harvard Women's Health Watch, May 2005.
43. Foster G, Wyatt H, Hill J, Rosenbaum D, et al. Weight and metabolic outcomes after 2 years on a low-carbohydrate versus low-fat diet: a randomized trial. Annals of Internal Medicine, 153(3), 147–157.
44. Ephedra ban puts herb industry on notice. New York Times, December 31, 2003.
45. Ephedra-free doesn't mean risk-free. WebMD Health, September 9, 2005.
46. FDA recalls hydroxycut supplements after reports of liver damage. Consumer Reports, November 2, 2009.
47. FDA warns against some diet pills sold on the web. USA Today, December 22, 2008.
48. Center for Drug Evaluation and Research, U.S. Food and Drug Administration. FDA announces withdrawal of fenfluramine and dexfenfluramine. News release 97–32, September 15, 1997.
49. Diet pills in the pipeline. USA Today, October 22, 2009.
50. Taking the diet pill . . . alli. People, July 9, 2007.
51. Obesity surgery increases 600 percent. ABC News, May 31, 2006.
52. Panel back expanding use of stomach bands. Star Press, December 4, 2010.
53. Addicted to plastic surgery. People Magazine, January 13, 2010.
54. Grazer FM, de Jong RH. Fatal outcomes from liposuction: census survey of cosmetic surgeons. Plastic Reconstructive Surgery, 105(1), 436–446, 2000.
55. Center for Drug Evaluation and Research, FDA. FDA announces withdrawal of fenfluramine and dexfenfluramine. News Release no. 97–32, September 15, 1997.
56. American Dietetic Association. Gaining weight: a healthy plan for adding pounds. Hot Topics. www.eatright.org/nfs10html. 2009.
57. Diagnostic and Statistical Manual of Mental Disorders IV-TR. Washington, DC: American Psychiatric Association, 2000.
58. Gotthelf M. The new anorexia outrage. Self Magazine, 82–84, August 2001.
59. Lilenfeld L. Academy members debate over pro-anorexia websites. Academy of Eating Disorders Newsletter, June 2001.
60. Update: chewing and spitting out food. Eating Disorders Review, July/August, 2002.
61. A dangerous duo: body dysmorphic disorder with anorexia nervosa. Eating Disorders Review, 4–5, November/December 2002.
62. Pope H, Phillips K, Olivardia R. The Adonis Complex. New York: Simon & Schuster, 2000.

CHAPTER

07

약물 및 알코올 사용

Making Decisions About Drug and Alcohol Use

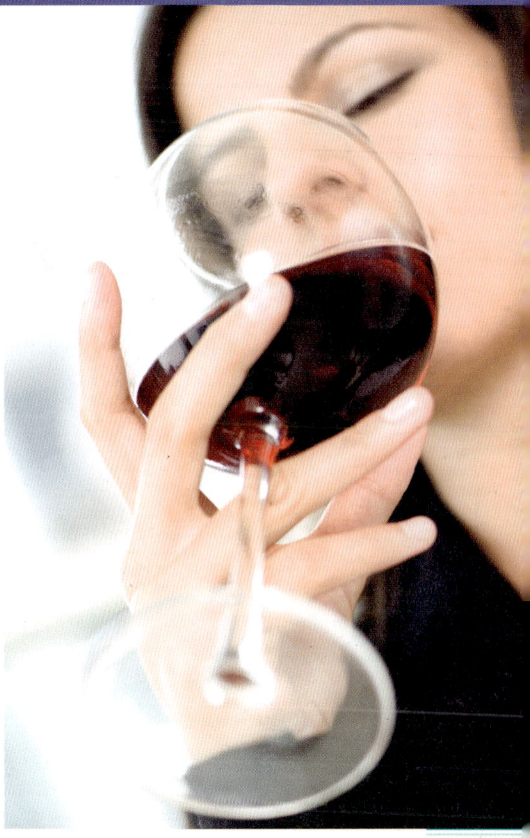

약물 및 알코올 사용에 대해 얼마나 잘 알고 있나요?

1. 정맥주사는 가장 효과적이며 신속한 약물투여법이다.
   참 혹은 거짓?
2. 여성의 경우 남성에 비해 알코올이 체내 흡수가 빠르다.
   참 혹은 거짓?
3. 구토반사(vomiting reflex)는 알코올의 독성을 예방해주는 신체반응이다.
   참 혹은 거짓?
4. 18~25세의 그룹이 약물사용 빈도가 가장 높다.
   참 혹은 거짓?
5. 약물사용 빈도가 지속적으로 증가하고 있다.
   참 혹은 거짓?
6. 레드불(Red Bull)과 같은 에너지 음료는 심장에 유해효과를 일으킬 수 있다.
   참 혹은 거짓?
7. 냉수 샤워, 커피, 산책 등은 숙취 해소에 좋은 방법이다.
   참 혹은 거짓?

정답은 이 장의 마지막 부분에 있습니다.

약물(drug)에 대한 정의는 다양하지만, 그중 일반적으로 사용하는 정의는 화학적 또는 물리적 원리에 의해 생명체의 구조나 기능을 변경시키는 식품을 제외한 천연이나 인공의 모든 물질(substance)'이다. 이처럼 광범위한 약물의 범주에는 많은 사람이 약물로 생각하지 않는 다양한 정신작용제(psychoactive drugs), 물질 등이 포함된다.

정신작용제에는 사람의 감정, 행동, 지각(perception), 기분 등을 변화시키는 약물로 흥분제(stimulants), 억제제(depressants), 환각제(hallucinogens), 아편제제(opiates) 및 흡입제(inhalants) 등이 포함된다. 처방의약품(prescription medications)은 비정상적인 조직의 치료, 통증완화, 질환예방 및 진단 등에 사용한다. 신경안정제(tranquilizers)와 일부 마약(narcotics)과 같은 정신작용제는 의료 목적으로 사용한다. 가장 흔히 처방되는 약물은 항생제(antibiotics), 호르몬 대체약물(hormone replacement drugs), 설파제(sulfa drugs), 이뇨제(diuretics), 경구피임제(oral contraceptives), 심혈관계 약물(cardiovascular drugs) 등이다. 카페인(caffeine), 담배, 알코올(alcohol), 아스피린 및 기타 일반의약품[over-the counter (OTC) drugs] 등과 같은 합법적인 물질도 약물의 범주에 속한다. 하지만 일상생활에서 흔히 사용하는 이러한 물질은 약물로 인식되지 않고 있다.

이 장에서는 알코올을 포함한 정신작용제를 주로 다루기로 한다. 담배의 효과에 대해서는 8장에 기술되어 있다. 처방 및 일반의약품에 대해서는 12장에 보다 자세히 기술되어 있다. 근육성장 촉진에 주로 사용되는 합성대사 스테로이드(anabolic steroids)에 대해서는 4장에 기술하였다.

약물의 오용과 남용

약물의 사용(use), 오용(misuse), 남용(abuse)의 차이는 무엇일까? 사용이라는 용어는 약물을 복용하는 가장 일반적인 방법을 모두 아우르는 말이다. 예를 들어 사람들은 다양한 유형의 약물을 사용한다. 또한 사용이라는 용어는 좁은 의미에서 오용과 남용을 의미할 수도 있다. 오용은 의약품으로 사용되는 합법약물의 부적절한 사용을 의미한다. 남용은 사람의 육체 · 정신 · 사회 · 직업 기능에 해로운 방법으로 약물을 사용하는 것을 의미한다. 약물의 오용이나 남용은 중독(intoxication)으로 이어지고, 정신작용제에 의한 약물중독은 대개 생리 · 심리 기능, 기분, 인지과정(cognitive processes) 등의 기능장애와 와해적 변화를 동반한다. 시간이 지남에 따라 약물의 오용과 남용은 심리적 의존성(psychological dependence)을 일으킬 수 있다.

의존성

정신작용제와 알코올은 의존성(dependence)을 일으킬 가능성이 매우 높다. 정신작용제와 알코올은 신경계의 기능을 변화시키고, 기능 변화가 사용자에게 효과가 있다고 인지되면 약물 사용이 지속되며 그 용량이 상당히 증가하게 된다. 이러한 약물을 지속적으로 사용하면 해당 약물에 대한 의존성이 생긴다. 의존성에는 육체적(physical)과 심리적(psychological)의 2가지 유형이 있다.

체내 세포가 약물에 의존하게 된 경우 육체적 의존성(physical dependence)이 생겼다고 할 수 있다. 체내 조직이 해당 약물의 존재에 적응하면 신체의 항상성(homeostasis) 유지를 위해 그 약물의 지속적인 공급이 필요

주요 용어

약물(drug): 화학적 또는 물리적 원리로 생명체의 구조나 기능을 변경시키는, 식품을 제외한 천연이나 인공의 모든 물질(substance)

정신작용제(psychoactive drugs): 감정, 기분, 지각 등을 변화시킬 수 있는 모든 물질

오용(misuse): 의약품으로 사용되는 합법약물의 부적절한 사용

남용(abuse): 건강에 해를 끼치는 방법의 약물 사용

중독(intoxication): 정신작용제에 의한 생리 및 심리 기능, 기분, 인지과정 등의 장애와 와해적 변화

심리적 의존성(psychological dependence): 웰빙의 느낌 유지 및 감정적 이유로 인한 특정 약물에 대한 갈망. 습관화(habituation)라고도 함.

의존(dependence): 특정 약물의 지속적 사용에 대한 육체적 또는 심리적 필요

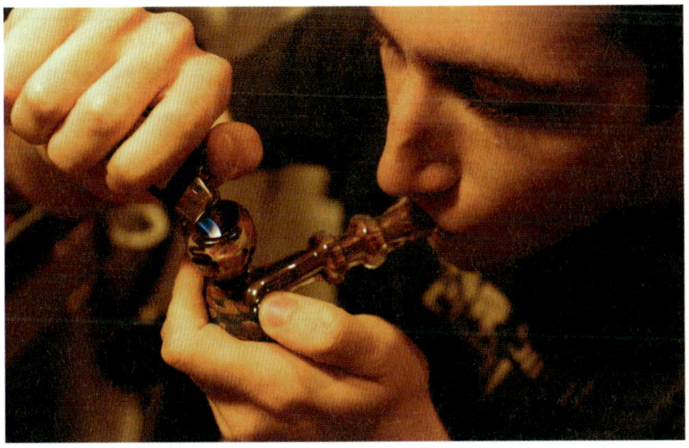

약물이 체내에 들어가는 방법에 따라 작용발현속도에 영향을 미치며, 작용발현이 빠른 약물일수록 의존성 발생의 위험이 높다. 흡입하여 약물을 투여하면 신속하게 뇌에 도달한다.

해진다. 그 약물의 공급이 중단되거나 갑자기 끊으면 금단(withdrawal)이 나타난다. 금단증상은 해당 약물의 존재 없이 정상을 회복하고자 하는 체내 세포의 노력을 반영한다고 할 수 있다. 흔한 금단증상에는 불안(anxiety), 발한(sweating), 떨림(tremors), 구토(vomiting), 불면증(insomnia), 과민증(irritability), 우울증(depression) 등이 있다. 알코올이나 바르비튜레이트(barbiturate)계 약물을 갑자기 끊으면 생명을 위협하는 상황이 초래될 수 있다. 이 장에서 탐닉(addiction)이라는 용어는 육체적 의존성과 상호호환적으로 사용하기로 한다.

대부분의 약물은 지속적으로 사용하면 내성(tolerance)이 생길 수 있다. 내성은 동일한 용량의 약물효과가 감소함에 따른 그 약물에 대한 습득된 반응이다. 사용자는 동일한 효과를 얻기 위해 보다 많은 용량이 필요해진다. 알코올과 아편제제와 같은 억제제를 지속적으로 사용하면 내성이 빠르게 나타난다.

동일 계열의 한 가지 약물에 내성이 생기면 그 계열의 다른 약물에 대한 내성으로 이어질 수도 있다. 이러한 현상을 교차내성(cross－tolerance)이라고 한다. 알코올 섭취가 많은 사람의 경우, 일반인에 비해 수술 전 긴장완화를 위해 고용량의 진정제가 필요할 수도 있다. 알코올은 다른 억제제와 교차내성을 보인다.

특정 약물을 지속적으로 사용하고자 하는 강한 욕망을 가지고 있는 경우, 그 약물에 대한 심리적 의존성이 생겼다고 할 수 있다. 특정 약물에 심리적 의존성이 생기면 행복감을 유지하기 위해 그 약물을 복용해야 한다는 생각이 계속된다. 지속적이고 반복적인 약물 사용에 의해 육체적 · 사회적 · 심리적 · 직업적 문제가 발생하거나 그 정도가 심각해지더라도 이러한 감정적 이유에 의해 약물을 열망하게 된다. 이러한 경우, 갑자기 약물을 중단하면 일부 불쾌한 증상을 느낄 수 있지만 완전한 금단증상이 나타나지 않을 수도 있다. 습관화(habituation)라는 용어는 흔히 심리적 의존성과 상호호환적으로 사용된다.

지속적인 사용에 의해 육체적 · 심리적 의존성이 급성으로 발생할 수 있는 약물에는 억제제(바르비튜레이트, 신경안정제 및 알코올), 천연마약[아편제제, 즉 개양귀비(oriental poppy)의 유도체인 헤로인, 모르핀 및 코데인], 합성마약(demerol, methadone) 등이 있다. 지속적인 사용에 의해 일부 개인에서 다양한 정도의 심리적 의존성과 가끔 치명적이지는 않지만 현저한 육체적 의존성을 일으킬 수 있는 약물에는 흥분제[암페타민(amphetamines), 카페인(caffeine), 코카인(cocaine)], 환각제[(LSD, 페요테(peyote), 메스칼린(mescaline), 마리화나(marijuana)], 흡입제(접착제, 가스, 석유제품) 등이 있다.

탐닉행동

약물 및 알코올 사용은 대표적인 탐닉행동(addictive behavior)에 속한다. 사람은 도박, 쇼핑, 게임, 성행위 등과 같은 일상생활과 인간관계를 파괴시키는 탐닉행동에 빠질 수 있는데, 이것을 절차적 중독(process addictions)이라고 한다. 약물에 대한 의존성과 유사하게 절차적 중독은 심각한 경제 · 정서 · 사회 · 건강 문제를 일으킬 수 있다. 사람은 자신의 쇼핑, 도박, 게임 등을 조절할 수 있다고 생각하지만 시간이 지남에 따라 주위 다른 사람의 눈에는 그 행동이 과도하고 병적이며 통제불능의 상황으로 보인다. 절차적 중독을 보이는 사람은 이러한 행동에 대한 충동을 느끼며, 이러한 충동적 행동을 스트레스 해소 및 대처전략(coping strategy)으로 사용한다. 탐닉(addiction, 상습적 중독)의 개념에는 약물에 대한 육체적 의존성이 수반되거나 수반되지 않을 수도 있으며, 의존성은 생리기능에 관여하는 반면 탐닉은 개인의 행동에 연관성을 가진다.

탐닉의 과정 탐닉을 일으키는 과정에 대해서는 많은 연구가 이루어져 있다. 탐닉행동의 3가지 흔한 측면은 노출(exposure), 강박(compulsion), 통제소실(loss of control)이다.

- **노출:** 중독은 즐거움을 주는 약물(예: 알코올)이나 행위(예: 도박)에 노출됨으로써 시작된다. 처음의 즐거움이 탐닉행동을 점차 강화시키고 강박행동으로 발전하게 된다.
- **강박:** 점진적으로 추구하는 약물이나 행위에 더 많은 에너지, 시간 및 금전을 소모하게 된다. 중독과정의 이 시점에서 그 개인은 해당 약물이나 행위에 대한 강박증을 갖고 있다고 할 수 있다. 보통 부정적인 결과가 따름에도 불구하고 이러한 약물이나 행위에 대한 반복적인 노출이 계속된다.

  강박기(compulsion phase)에는 특정 약물이나 행위에 대한 강한 욕구로 인해 개인의 생활이 악화된다. 가족, 친구, 직장 또는 학교보다 즐거움에 대한 추구가 더 중요해진다. 이 시점에서 내성과 금단이 생긴다.

  이러한 강박행위가 선택적으로 일부 사람에게 나타나는 이유에 대해서는 정확히 말할 수 없지만 유전자 구성(genetic makeup), 가족역학(family dynamics), 생리 과정, 성격 유형, 또래집단(peer groups) 등에 영향을 받는다고 할 수 있다.
- **통제 소실(loss of control):** 시간이 지남에 따라, 중독된 사람은 약물이나 행위에 대한 요구가 증가하고 금단효과를 피하고자 하는 욕구가 늘어난다. 행동조절 능력을 소실하여 엄청난 부정적인 결과(예: 건강, 가족 및 친구관계, 경제적 손실 등)에도 불구하고 지속적으로 생활을 악화시키는 방향으로 행동한다. 알코올에 중독된 사람은 과도한 음주를 지속하게 되고, 쇼핑에 중독된 사람은 과도한 지출로 빚을 늘려가며, 섹스에 중독된 사람은 분별없는 성생활을 지속한다. 흔히, 중독의 대상이 되는 약물이나 행위를 바꾸기도 한다.

상호의존 일부 경우, 중독자의 지인이 중독을 부인하고 중독자의 생활을 가능하게 하는 상호의존(codependence) 관계로 발전하기도 한다. 중독자의 직장, 학교 또는 가정생활이 무너지지 않도록 구실을 만들어주고 도와주는 행동, 즉 능력부여행동(enabling behaviors)이 나타난다. 이러한 행동 양상은 중독자가 부정적인 결과 없이 중독행위를 지속할 수 있도록 하여 치료시기를 지연시키는 요인이 되기도 한다. 상호의존 관계에 있는 사람은 중독행위에 빠져들 위험성이 커지고 죄책감, 정체성 및 자부심의 상실, 우울증, 불안 등의 다양한 정신적인 결과와 부딪히게 된다. 상호의존관계에 있는 사람에게 도움을 줄 수 있는 민영 및 공영 프로그램이 운영되고 있다.

기본 용어 및 개념

특정 약물 유형에 대해 논의하기 전에 중독행위의 일반적 원리, 정신작용제가 신체에 미치는 영향, 약물오용의 다양한 방법이 약물효과와 건강에 미치는 영향 등에 대해 알아보는 것이 중요하다.

주요 용어

금단(withdrawal): 해당 약물의 존재 없이 항상성을 유지하고자 하는 독성 신체반응

내성(tolerance): 동일한 용량이 나타내는 약물효과의 감소에 따른 그 약물에 대한 습득된 반응

교차내성(cross-tolerance): 동일 계열의 한 약물에 내성이 생기면 그 계열의 다른 약물에도 내성을 가지는 현상

습관화(habituation): 일정 기간 사용 후 특정 약물에 대한 심리적 의존성이 나타나는 것을 의미

절차적 중독(process addictions): 약물이나 알코올 중독의 결과와 유사한 경제, 감정, 사회 및 건강에 심각한 문제를 일으킬 정도로 도박, 쇼핑, 게임, 성행위 등과 같은 행위에 충동적인 집착을 보이는 현상

신경세포(neuron): 신경계의 기본단위

수상돌기(dendrite): 주변 신경세포로부터 전기충동을 받아들이는 신경세포의 부위; 신경세포 하나에는 수상돌기가 다수 있음.

축삭(axon): 전기충동을 주변의 신경세포로 전도하는 신경세포의 부위; 신경세포 하나에는 대개 축삭이 1개 있음.

시냅스(synapse): 하나의 신경세포로부터 전도된 전기충동이 연접한 신경세포로 전달되는 부위로 시냅스접합부(synaptic junction)라고도 함.

중추신경계에 대한 약물의 작용

정신작용제의 폐해에 대해 이해하기 위해서는 신경계(nervous system)의 기본 단위인 신경세포(neuron)에 대한 일반적 지식이 필요하다.

우선, 내부 또는 외부 환경에서의 자극은 눈이나 귀와 같은 장기의 감각수용체(sensory receptor)에 의해 감지되어 전기충동(electrical impulses)으로 전환된다. 이러한 전기충동은 신경세포의 수상돌기(dendrites), 세포체(cell body), 축삭(axon)을 거쳐 주변 신경세포와 연결되어 있는 시냅스접합부(synaptic junction)로 전달된다. 전기충동이 시냅스(synapse)에 도달하면 신경전달물질(neurotransmitters)이라고 불리는 화학전령체(chemical messengers)가 합성되어 유리된다. 이들 신경전달물질은 한 개의 신경세포에서 시작된 전기충동을 연접한 신경세포들의 수상돌기로 전달한다. 신경세포는 정보를 조직적인 방법으로 뇌에 전달하고, 뇌에서 생성된 적절한 반응을 다시 신체조직으로 전달하는 기능을 담당한다.

신경전달물질은 신경계에서의 정보전달에 있어서 주요 역할을 담당한다. 따라서 신경전달물질의 기능을 변경시킬 수 있는 물질(substance)은 정상 신경기능을 파괴할 수 있는 가능성이 있다고 할 수 있다. 알코올 등의 정신작용제는 신경전달물질에 대한 파괴적인 영향을 미칠 수 있다. 약물은 흔히 신경전달물질의 생성을 억제하거나 신경전달물질을 지속적으로 유리시켜 신경전달물질의 정상 기능을 변경시킨다(**그림 7-1**).

대부분의 약물의 경우, 용량이 높을수록 신체에 대한 영향이 커진다. 일부 약물의 경우, 약물에 대한 신체반응이 있으면 최대치로 나타나며, 용량 증가에 따른 추가 반응이 없는 실무율반응(all-or-none response)을 나타낸다. 용량-반응곡선(dose-response curve)은 투여한 약물의 용량에 따른 반응의 정도에 대한 관계를 나타

주요 용어

용량-반응곡선(dose-response curve): 투여한 약물의 용량에 따른 신체반응의 정도에 대한 관계

역치용량(threshold dose): 반응을 일키는 최소용량

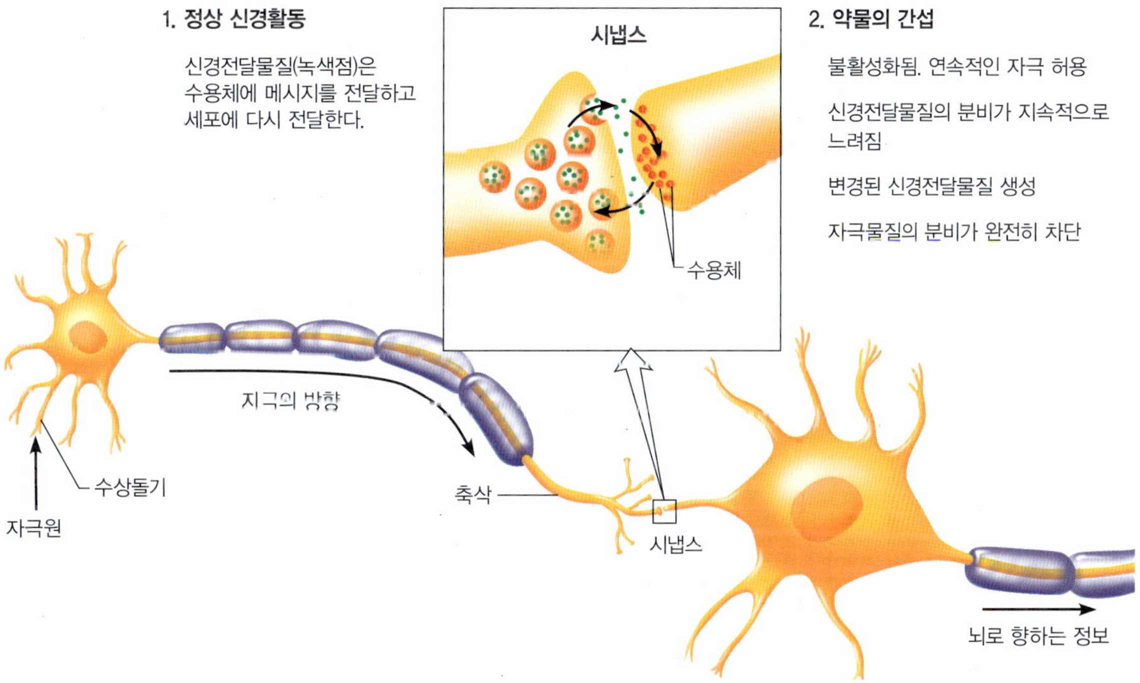

[그림 7-1] 정신작용제의 중추신경계에 대한 작용. 신경전달물질은 신경세포 사이의 시냅스를 통해 전기적 충동을 전달하는 화학전령체이다. 정신작용제는 신경전달물질을 방해하며 신경계의 정상기능을 교란시킨다.

낸다. 반응을 일으키는 최소용량을 역치용량(threshold dose)이라고 한다. 즉, 역치용량 이하에서는 신체에 대한 반응을 관찰할 수 없음을 의미한다. 예를 들어, 진정제(sedative)의 경우 극소량에서는 아무 효과를 나타내지 않고, 중간 정도의 용량에서는 졸음(drowsiness)과 안정을 일으키고, 고용량에서는 의식소실을 일으킨다.

약물투여경로

약물은 일반적으로 섭취(ingestion), 주사(injection), 흡입(inhalation), 흡수(absorption) 등의 경로로 신체에 들어간다. 섭취 또는 경구투여(oral administration)의 경우, 약물이 입과 소화기를 통해 체내로 들어간다. 주사는 바늘(needle)을 사용하여 약물을 투여하는 것이다. 흡입의 경우, 약물이 폐를 통해 체내에 들어간다. 흡수란 피부나 점막(mucous membranes)을 통해 약물을 투여하는 것을 의미한다.

약물은 투여경로에 따라 효과가 다르게 나타날 수 있다. 흡입과 주사의 경우, 약물이 뇌에 전달되는 속도가 빠르기 때문에 의존성의 위험이 상대적으로 높다. 주사의 경우, 고용량의 약물을 한 번에 투여할 수 있기 때문에 과량투여(overdose)의 위험이 크다. 또한 후천성면역결핍증(AIDS)과 간염(hepatitis) 등에 대한 감염의 위험이 크다.

주요 약물분류

약물은 생리적 효과의 특성에 따라 분류할 수 있다. 대부분의 정신작용제는 6개의 일반적 범주, 즉 흥분제(stimulants), 억제제(depressants), 환각제(hallucinogens), 대마초(cannabis), 마약(narcotics), 흡입제(inhalants) 중 하나에 속한다(**표 7-1**).

마리화나의 남용은 지난 몇 해 동안 상당한 증가세를 보이고 있다(**그림 7-2**). 2009년 NSDUH(national findings for alcohol and drug information)의 통계에 의하면, 인종 간의 약물남용 및 의존성의 경우 미국인 중 아메리칸인디언(american indians)이 18.3%로 가장 높고, 아시아인은 3.7%로 가장 낮으며, 히스패닉(hispanics)은 7.9%, 흑인은 9.6%이다.

흥분제

일반적으로 흥분제(stimulants)는 중추신경계(central nervous system, CNS)의 작용을 흥분 또는 증가시키는 약물로 "uppers"라고도 불린다. 흥분제는 심장박동수(heart rate), 혈압(blood pressure), 뇌기능 속도를 증가시켜 중추신경계를 명료하게 한다. 이러한 약물은 사람의 기분을 상승시키고 피로감을 덜어준다. 흥분제에는 카페인(caffeine), 암페타민, 코카인 등이 포함된다. 대부분의 흥분제는 심리적 의존성과 내성을 비교적 빨리 일으키지만 생명을 위협하는 금단증상을 동반하는 심각한 육체적 의존성을 일으키지는 않는다. 중요한 예외는 코카인으로, 일부 사용자에서 약물사용을 중단할 수 없을 정도의 심리적 · 육체적 의존성을 일으킨다.

카페인 카페인은 초콜릿, 일부 청량음료, 에너지음료, 커피, 차, 일부 아스피린제제, OTC 각성제(stay-awake pills) 등에 포함되어 있는 중추신경계 흥분제이다. 적당량 사용하면 비교적 무해한 흥분제에 속한다. 미국의 경우, 72%의 인구가 매일 커피를 마시는데, 평균적으로 1인당 하루에 3.4잔을 섭취하는, 그야말로 "카페인의 나라(caffeine nation)"이라는 별명을 갖고 있다.

건강한 성인의 경우, 중등도(moderate)의 카페인 섭취는 건강에 해를 끼치지 않는다. 하지만 카페인을 1일 500mg 이상 과도하게 섭취하게 되면 카페인중독(caffeine intoxication)으로 이어질 수 있으며 불안, 설사, 안절부절못함(restlessness), 불면증(insomnia), 두통, 심계항진(heart palpitations) 등을 일으킬 수 있다. 대부분의 전문가는 1일 400mg의 카페인, 즉 4잔의 커피를 중등도의 카페인 소비로 인식한다. 에너지음료는 카페인을 다양한 수준으로 함유하고 있는데, 약 240mL(8-ounce)의 레드불(Red Bull) 1캔에는 80mg의 카페인, 16-ounce의 몬스터 에너지(Monster Energy)에는 160mg의 카페인이 함유되어 있다("에너지음료" 참조).

주요 용어

흥분제(stimulants): 중추신경계의 기능을 흥분시키는 정신작용제

표 7-1 정신작용제: 사용 및 효과

약물	상품명 또는 기타명	임상응용	의존성			작용지속 시간(hr)	투여 경로	효과	과량투여의 결과	금단증상
			육체적	심리적	내성					
마약(Narcotics)										
헤로인	Diamorphine, horse, smack, black tar, *chiva, negra*	미국의 경우는 없음, 진통제, 진해제	고	고	있음	3–4	주사, 흡입, 흡연	이상황홀감, 졸음, 호흡 억제, 동공 축소, 구역	느리고 얕은 호흡, 축축한 피부, 발작, 혼수, 사망	과다눈물, 콧물, 하품, 식욕 소실, 과민성, 떨림, 공황, 경련, 구역, 오한 및 발한
모르핀	MS-Contin, Roxanol, Oramorph SR, MSIR	진통제	고	고	있음	3–12	경구, 주사			
하이드로코돈	hydrocodone w/ acetaminophen, Vicodin, Vicoprofen, Tusionex, Lortab	진통제, 진해제	고	고	있음	3–6	경구			
하이드로모르폰	Dilaudid	진통제	고	고	있음	3–4	경구, 주사			
옥시코돈	Roxicet, oxycodone w/ acetaminophen, OxyContin, Endocet, Percocet, Percodan	진통제	고	고	있음	3–12	경구			
코데인	acetaminophen, guaifenesin or promethazine w/ codeine, Fiorinal, Fioricet, or Tylenol w/ codeine	진통제, 진해제	중	중	있음	3–4	경구, 주사			
기타 마약	Fentanyl, Demerol, methadone, Darvon, Stadol, Talwin, Paregoric, Dupronox	진통제, 지사제, 진해제	고–저	고–저	있음	다양함	경구, 주사, 흡입, 흡연			
억제제(Depressants)										
감마 하이드록시낙산	GHB, Liquid Ecstasy, Liquid X, Sodium Oxybate, Xyrem®	미국의 경우는 없음, 진통제	중	중	있음	3–6	경구	불명료언어, 지남력장애, 술에 취한 행동, 기억장애, 알코올과의 상호작용	얕은 호흡, 차가운 피부, 동공 확대, 약하고 빠른 맥박, 혼수, 사망	불안, 불면증, 떨림, 망상, 발작, 사망
벤조다이아제핀	Valium, Xanax, Halcion, Ativan, Restoril, Rohypnol (Roofies, R-2), Klonopinn	항불안제, 진정제, 항경련제, 수면제, 근이완제	중	중	있음	1–8	경구, 주사			
기타 억제제	Ambien, Sonata, Meprobamate, chloral Hydrate, barbiturates, Methaqualone (Quaalude)	항불안제, 진정제, 수면제	중	중	있음	2–6	경구			

표 7-1 정신작용제: 사용 및 효과 (계속)

약물	상품명 또는 기타명	임상응용	의존성			작용지속 시간(hr)	투여 경로	효과	과량투여의 결과	금단 증상
			육체적	심리적	내성					
흥분제(Stimulants)										
코카인	Coke, flake, snow, crack, *coca*, *blanca*, *perico*, *nieve*, soda	국소 마취제	가능	고	있음	1–2	흡입, 흡연, 주사	각성도 증가, 흥분, 이상황홀감, 맥박 및 혈압 상승, 불면증, 식욕 상실	초조, 체온 증가, 환각, 발작, 사망	무감동(apathy), 장기 수면, 과민성, 우울증, 지남력장애
암페타민/메타암페타민	Crank, ice, crystal, glass, meth, speed, Adderall, Dexedrine, Desoxyn	ADHD, 기면증, 체중조절	가능	고	있음	2–4	경구, 주사, 흡연			
메틸페니데이트	Ritalin (Illy's), Concerta, Focalin, Metadate	ADHD	가능	고	있음	2–4	경구, 주사, 흡입, 흡연			
환각제(Hallucinogens)										
MDMA 및 유사체	(Ecstasy, XTC, Adam), MDA (love drug), MDEA (Eve), MBDB	없음	없음	중	있음	4–6	경구, 흡입, 흡연	감각의 고조, 이갈이(teeth grinding), 탈수	체온 상승, 전해질 불균형, 심장마비	근육통, 졸음, 우울증, 여드름
LSD	Acid, microdot, sunshine, boomers	없음	없음	모름	있음	8–12	경구	환상(illusion), 환각, 시간과 거리에 대한 인식 변화	보다 길고 강렬한 환각체험	없음
펜시클리딘 및 유사체	PCP, angel dust, hog, loveboat, ketamine (Special K), PCE, PCPY, TCP	마취제 (ketamine)	가능	고	있음	1–12	흡연, 경구, 주사, 흡입		운동실조, 통증, 회상의	약물탐닉 행동 (drug-seeking behavior)
기타 환각제	Psilcybin mushrooms, mescaline, peyote cactus, Ayahausca, DMT, dextromethorphan (DXM)	없음	없음	없음	가능	4–8	경구			
대마초(Cannabis)										
Marijuana	Pot, grass, sinsemilla, blunts, *mota*, *yerba*, *grifa*	없음	모름	중	있음	2–4	흡연, 경구	이상활홀감, 억제 완화, 식욕 증가, 지남력장애	피로, 편집장애, 정신병	불면증, 과다활동, 식욕 감소
Hashish 및 hash oil	Hash, hash oil	없음	모름	중	있음	2–4	흡연, 경구			
흡입제(Inhalants)										
Nitrous oxide	Laughing gas, balloons, whippets	마취제	모름	저	없음	0.5	흡입	기억장애, 불명료언어, 술취한 행동, 지연-발현 비타민 결핍증	구토, 호흡 억제, 의식소실, 사망	떨림, 불안, 불면증, 비타민 결핍증, 혼동, 환각, 발작

출처: Hart C, Ksir C, Ray O, Drugs, Society, and Human Behavior, New York: McGraw-Hill, 2009.

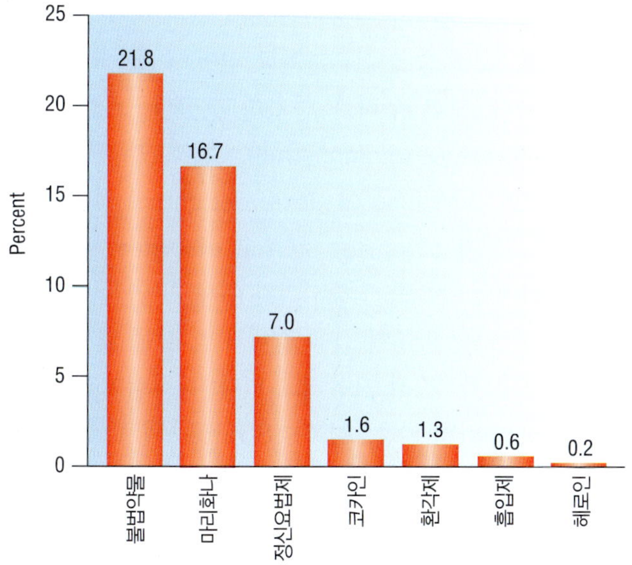

'불법약물(illicit drugs)에는 마라화나/해시시, 코카인(크랙 포함), 헤로인, 환각제, 흡입제, 비의료적으로 사용되는 처방 정신치료제 등이 포함된다.

[그림 7-2] 미국의 12세 이상 인구에서 지난 1달 동안의 특정 불법약물 사용 조사. 가장 많이 사용된 불법약물은 마리화나였고, 처방약물(정신치료제)의 오용이 그 뒤를 이었다. 출처: Substance Abuse and Mental Health Services Administration, Office of Applied Studies. Results from the 2009 National Survey on Drug Use and Health: National Findings (NSDUH Series H-34, DHHS Publication No. SMA 08-4343). Rockville, MD, 2010.

임산부는 카페인 섭취를 자제하도록 권고하고 있다.

암페타민 암페타민계 약물은 활동 및 기분을 상승시키는 효과가 있다. 이들 약물에는 암페타민(amphetamine), 덱스트로암페타민(dextroamphetamine), 메타암페타민(methamphetamine) 등이 포함된다. 이들 약물은 안전한 합성제제이다. 이 계통의 약물은 수로 비반(obesity), 기면증(narcolepsy), 주의력결핍과다활동장애(attention deficit hyperactivity disorder, ADHD) 등의 치료에 사용한다.

암페타민계 약물은 경구, 수사 또는 흡입제로 사용한다. 저용량이나 중간 정도의 용량에서는 기분을 상승시키고 경각심과 에너지를 증가시킨다. 또한 위와 장의 운동을 떨어뜨려 배고픔을 감소시킨다. 실제로 이 계통 약물은 1960년대와 1970년대에 체중조절을 위해 흔히 처방되었다. 하지만 암페타민계 약물의 식욕억제 효과는 몇 주간만 지속된다는 사실이 밝혀진 이후에 대부분의 의사는 이들 약물의 처방을 중지하였다. 고용량의 암페타민계 약물은 심장박동수와 혈압을 위험한 수준으로 상승시킨다. 암페타민이 체내에서 소실되면 피곤을 느끼게 된다.

이들 약물을 만성적으로 남용하면 급속한 내성과 강력한 심리적 의존성이 나타난다. 만성사용의 다른 효과에는 발기부전(impotence)과 정신병 증상이 있다. 약물사용을 중단하면 우울증이 나타날 수도 있다.

메타암페타민 메타암페타민의 남용이 급격히 증가함에 따라 오늘날 암페타민계 약물남용이 큰 문제로 부각되고 있다. 메타암페타민은 불법적인 개인 실험실에서 생산되고 있으며 "crank", "ice", "crystal", "meth", "speed", "crystal meth", "zip" 등의 다양한 이름과 제형으로 남용되고 있다.

Crystal meth 또는 ice가 가장 위험한 제형의 메타암페타민이다. Ice는 순도가 높은 제형으로, 얼음사탕(rock candy) 형태를 띤다. Ice를 피우거나 주사하게 되면 7초 이내에 강렬한 육체적 · 심리적 흥분이 몰려온다. 이러한 효과는 메타암페타민에 의해 많은 양의 도파민(dopamine)이 뇌에서 유리되기 때문에 나타나며, 사용자가 육체적으로 고갈될 때까지 수시간(crack의 효과보다 훨씬 긴) 지속된다. 경구로 복용하거나 코로 흡입하면 메타암페타민은 이상황홀감(euphoria)을 유도하여 급격하게 빠른 속도로 중독에 빠지게 된다. 남용하게 되면 기억력 소실, 폭력, 심장 및 신경학적 손상으로 이어질 수 있다. 만성적으로 남용하게 되면 파킨슨 유사증상(Parkinson-like symptoms), 썩은 이("meth mouth"), 뇌졸중(stroke), 식욕부진(anorexia), 심장박동수 및 혈압 상승, 영양실조, 체중 감소, 감염에 대한 저항성 감소, 간, 폐 및 심장 손상, 그리고 사망으로 이어질 수 있다. 심리적 의존성이 급속도로 나타난다. 사용을 중단하면 급성 우울증과 피로를 유발하며, 현저한 신체변화는 나타나지 않는다.

메타암페타민은 가정에서 흔히 사용하는 종합감기약 제제에 들어있는 슈도에페드린으로부터 합성할 수 있다. 이러한 이유 때문에 주택이나 아파트에 다수의 meth제조실이 운영되고 있으며, 이들 시설 주변에 살고 있는 사람들이 유독환경에 노출되고 있다. 유독가스, 화재 및 폭발, 작업대 위의 잔여물로부터 피부를 통한 메타암페타민

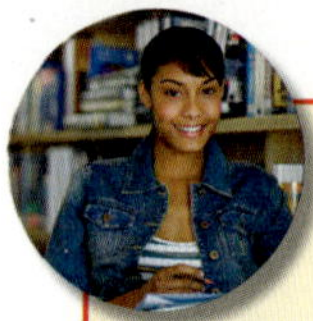

에너지음료

최근 에너지음료(energy drinks)의 판매가 급등하고 있으며, 현재 연간 30.4억 달러의 매출 시장을 형성하고 있다. 소비자는 에너지 음료가 에너지, 각성도 및 체력을 증가시킨다고 말한다. 이들 음료에는 주로 카페인(caffeine)과 설탕이 들어 있으며, 1캔이나 1병당 80~350mg의 카페인이 함유되어 있다. 에너지 음료의 일부 부작용으로는 어지럼, 어찔어찔함, 심장박동 증가, 탈수, 손과 발의 저림 및 따끔거림 등이 나타난다. 카페인 함량이 높은 또는 다량의 에너지 음료를 섭취할 경우, 발작, 뇌졸중, 심지어는 사망을 초래할 수 있다. 프랑스에서 18세의 운동선수가 하루에 4캔의 Red Bull을 섭취한 후 사망한 사례가 있다. Redline Power Rush라는 음료는 75mL짜리 1병당 카페인이 350mg 함유되어 있는데, 한 번에 마시지 말고 여러 번에 나누어 마시도록, 그리고 18세 이하는 사용하지 말라는 경고와 함께 시판되고 있다. 하지만 에너지 음료 소비자의 65%는 십대 청소년이다. 에너지 음료의 또 다른 문제점은 알코올과 함께 사용하는 데 있다. 알코올과 병용하면 혈중 알코올 농도가 더 높아지며, 음주나 폭음으로 인한 장애를 줄여주는 작용으로 인해 음주운전의 사례가 증가하고 있다. 대략 50%의 대학생이 알코올과 에너지 음료를 병용하는 것으로 조사되고 있다.

에너지 음료의 금단증상으로는 과민성, 떨림, 피로 및 두통이 있다. 이러한 문제점 때문에 에너지 음료는 알코올과 병용하지 말아야 하며, 그 양도 제한해야 한다는 사실을 명심해야 한다. 또한 에너지 음료를 마시는 경우에는 탈수를 예방하기 위해 충분한 물을 섭취해야 한다.

출처: Thombs DL, O'Mara RJ, Tsukamoto M, Rossheim ME, Weiler RM, Merves ML, Goldberger BA. Event-level analyses of energy drink consumption and alcohol intoxication in bar patrons, Addictive Behaviors, 35, 325-330, 2010; Energy drinks are hot, but medical concerns growing, USA Today, March 17, 2011; Doctors say: Energy drinks can harm kids, USA Today, Feburary 14, 2011.

의 흡수 등의 위험이 존재한다. 메타암페타민의 불법제조를 막기 위해 일부 주(미주리 주, 캘리포니아, 켄터키 주, 오클라호마 주)에서는 충혈제거제(decongestant)에 대한 일반의약품 판매 제한을 고려하고 있다. 오리건 주는 유일하게 충혈제거제를 처방의약품으로 판매하고 있으며, 이 법이 시행된 후에는 1년에 단 10개의 불법제조실이 압수되었다.

리탈린 및 애더럴 정신흥분제(psychostimulants)인 메틸페니데이트[리탈린(Ritalin)]와 덱스트로암페타민[애더럴(Adderall)]을 사용하는 청소년의 수가 지난 15년에 걸쳐 311% 증가세를 보이고 있어, 이들 약물의 오용과 남용에 대한 우려가 증가하고 있다. Adderall, Ritalin, Strattera (atomoxetine), Concerta (methylphenidate), Vyvanse (lisdexamfetamine) 등은 주로 주의력결핍장애(attention deficit disorder, ADD)나 ADHD 환자의 주의를 집중시키기 위해 처방되는 약물이다. 하지만 이들 약물이 잠을 줄이거나, 살을 빼거나, 집중력을 높일 목적으로 오용되고 있다(“대학캠퍼스에서의 리탈린 및 애더럴 남용” 참조). Strattera와 Vyvanse는 다른 ADD 및 ADHD 치료제에 상응하는 흥분효과가 없기 때문에 남용의 위험이 낮다.

코카인 코카인은 아마도 가장 강력한 흥분제로 미디어의 관심을 많이 받아왔다. 남아메리카의 코카나무(coca plant)의 잎에 존재하는 주요 정신작용제이다. 코카인의 효과는 5~30분 정도 짧게 지속된다. 복용방법에 상관없이 체내에 흡수되면 즉각적으로 오르가즘(orgasm)과 유사한 흥분이나 쾌감을 일으킨다. 이러한 이상황홀감에 이어 곧 현저한 우울증이 동반된다. 가끔 국소마취제(topical anesthetics)로 사용되지만 주로 흡입, 주사, 흡연[순화코카인(freebase) 또는 crack] 등의 방법으로 남용되고 있다. 과학적 근거에 따르면, 이 약물은 빠르고 강력한 심리적 의존성을 일으킨다. 또한 육체적 의존성도 신속히 나타난다. 코카인 사용자는 면역계가 약해지기 때문에 HIV와 같은 감염에 대한 위험이 증가한다. 이 약물에 대한 육체적 의존성은 금단에 따른 사망으로 이어지지는 않는다.

- **순화코카인제:** 순화코카인제제(freebasing)나 크랙의 사용은 코카인의 정신작용 효과를 극대화시키는

주요 용어

기면증(narcolepsy): 반복적이고 압도적인, 조절할 수 없는 졸음이 밀려오는 수면장애

주의력결핍과다활동장애(attention deficit hyperactivity disorder, ADHD): 비정상적인 과다한 육체활동; 흔히 한 가지 일에 집중할 수 없는 증상을 동반

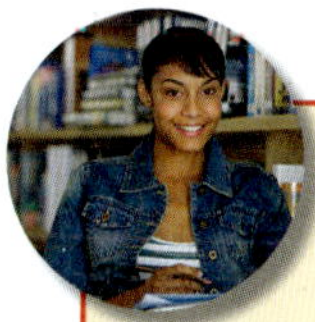

대학캠퍼스에서의 리탈린 및 애더럴 남용

대학생들에서의 리탈린(Ritalin)과 애더럴(Adderall) 남용이 지속적으로 증가하고 있다. 대학생 5명 중 1명이 불법적으로 리탈린이나 애더럴을 사용한 것으로 조사되었다. 학생들은 공부를 위한 집중력 증가, 코카인과 같은 황홀경, 식욕억제 등을 위해 처방전 없이 이들 약물을 사용하고 있다. 하지만 학생들은 이들 약물의 오용으로 인한 심각한 부작용을 깨닫지 못하고 있다.

애더럴과 리탈린의 부작용으로는 신경과민, 불면증, 식욕소실, 두통, 심장박동 및 호흡수증가, 동공확대, 구강건조, 발한, 우월감 등이 있다. 고용량에서는 떨림, 경련, 편집장애(paranoia), 피부에 벌레가 기어다니는 것 같은 느낌 등이 나타날 수 있다. 이들 약물을 코로 흡입해 사용하면 이러한 유해반응의 발생위험이 증가한다. 리탈린과 애더럴의 남용으로 인해 사망할 수도 있다.

애더럴은 식욕억제를 위한 체중조절 목적으로 남용되고 있다. 하지만 동일한 효과를 위해 점점 많은 양의 약물이 필요해지는 중독과 의존성이 나타난다. 애더럴의 장기적 오용은 간손상, 심혈관계 문제, 불안, 과민성, 불면증, 그리고 가끔 정신질환을 일으킨다. 장기적인 애더럴 사용을 갑자기 중단하게 되면 체중증가, 에너지감소, 집중력저하 등을 일으킬 수 있다.

출처: The Johns Hopkins News-Letter, Ritalin abuse is increasing, www.jhunewsletter.com/vnews/display.v/ART/2002/11/22/3ddd766faebeb, February 21, 2005; The Johns Hopkins News-Letter, Hopkins Students Turning to Drugs to Keep Grades Up, www.jhunewsletter.com/vnews/display.v/ART/2004/04/02/406cd1793dfb2?in_archive=1, February 21, 2005; Attention Deficit Disorder Help Center, Adderall Side Effects, www.add-adhd-help-center.com/adderall_side_effects.htm, February 21, 2005.

최신방법이다. 순화코카인 제제는 우선 코카인염산염(cocaine hydrochloride) 형태의 코카인분말을 화학적으로 알칼리화시킨다. 이 변형된 형태를 에테르(ether)나 벤젠(benzene)과 같은 용매에 녹인 후 열을 가해 용매를 증발시키면 분말형태의 순화코카인이 생성되고, 주로 water pipe를 이용해 흡연하여 사용한다. 폐의 표면적이 크기 때문에 이 방법은 신속하게 코카인을 혈류 내로 이동시킨다.

이러한 순화코카인흡입제의 또 다른 폐해는 용매와 연관된 위험이다. 에테르는 휘발성이 매우 강한 용매로 폭발과 심한 화상의 위험이 따른다. 벤젠은 백혈병(leukemia)을 일으키는 발암인자로 알려져 있다.

- **크랙:** 순화코카인제제와는 반대로 코카인염산염을 중조(baking soda)와 혼합시켜 생성된 반죽형태를 건조시키면 작은 돌 모양의 결정성 물질(crystalline material)이 만들어진다. 이렇게 제조된 크랙은 작은 파이프(pipe)의 주발(bowl)에 열을 가해 그 증기를 흡입하여 사용한다. 일부 크랙 사용자는 약물을 구하기 위해 하루에 수백 달러를 소비한다.

크랙의 효과는 거의 즉각적이다. 흡입 후 10초 이내에 코카인이 중추신경계에 도달하여 특정 부위의 신경전달물질 작용에 영향을 미친다. 따라서 다른 형태의 코카인과 마찬가지로 경련(convulsions), 발작(seizures), 호흡장애, 심장기능상실(cardiac failure) 등의 유해반응을 일으킨다.

흡입 후 약 6분이 지나면 흥분효과는 완전히 소진되고 사용자는 대개 우울증에 빠지게 된다. 이처럼 짧은 작용 지속시간과 급속한 우울증의 발현 때문에 용량을 늘리게 되고 수 주 내에 의존성이 생겨난다.

정기적으로 헤로인 및 기타 주사제를 남용하는 코카인 사용자는 정맥투여를 선호하기도 한다. 정맥으로 코카인을 투여하면 즉각적인 황홀경(high)이 나타나고 약 10분간 지속된다. 헤로인과 코카인(또는 메타암페타민)을 혼합한 스피드볼(speedball) 제제는 휘발성이 강하고 치명적이다.

Bath Salts 미국의 여러 주 정부는 코카인이나 메타암페타민과 유사한 작용을 하는 bath salts로 불리는 합성제제의 판매에 대한 즉각적인 금지를 공포하였다. Bath salts는 주로 흡입, 주사, 흡연 또는 복용하여 사용하고 중독성이 매우 높다. Bath salts는 “cloud nine”, “ivory way”, “blue silk” 등으로 불리며, 미국에서는 의료용이 아닌 방충제나 비료로 판매되는 메틸렌디옥시피로발레론(methylenedioxypyrovalerone, MDV)이 함유되어 있다. 이 약물은 정신병, 불안, 고혈압, 초조(agitation) 등을 일으키며, 약물과 관련된 사망사고도 보고되어 있다.

억제제

억제제(depressants)는 중추신경계 기능을 늦추는 진정 효과가 있다. 이 범주에 속하는 약물에는 알코올, 바르비튜레이트계 약물, 신경안정제(tranquilizers) 등이 포함된다. 알코올에 대해서는 이 장의 뒷부분에 정리하였다. 억제제는 남용하면 내성 및 정신적 · 육체적 의존성을 일으킨다.

바르비튜레이트 바르비튜레이트계 약물은 수면제로 불리는 물질로 억제성(inhibitory) 신경전달물질의 작용을 증가시키는 약물이다. 용량의존적으로 수면이나 마취를 유도할 정도까지 중추신경계를 억제한다. 임상적으로 마취제 그리고 불안, 불면증 및 간질의 치료에 사용한다. 주기적으로 남용하면 내성이 신속하게 발생하여 효과를 지속시키기 위해 고용량을 투여하게 된다. 일부 남용자는 바르비튜레이트계 약물과 흥분제를 번갈아 사용하게 되고 의존의 악순환이 일어난다. 일부 남용자는 이 계통의 약물을 알코올이나 신경안정제와 혼용하여 의도치 않은 독성이 초래되고, 심지어는 죽음에 이르게 된다. 바르비튜레이트계 약물을 갑자기 끊으면 발작, 망상(delusions), 환각(hallucinations) 및 사망 등과 같은 금단증후군이 나타난다.

메타콸론(Quaalude, ludes, Sopor)은 바르비튜레이트계 약물과 같은 의존성을 가지지 않는 진정제(sedatives)로 개발되었다. Quaalude는 불안치료에 사용되었는데, 현재 유사약물이 불법으로 제조되어 거래되고 있다. 미량의 알코올과 혼용하면 술에 취한 효과를 나타낸다.

신경안정제 신경안정제(tranquilizers)는 불안을 줄여주고 스트레스 관리에 어려움을 겪는 사람의 긴장을 풀어주는 데 사용하는 억제제이다. 이러한 진정효과로 인해 불면증 치료에도 사용한다. 로라제팜(Ativan), alprazolam(Xanax), 디아제팜(Valium), chlordiazepoxide (Librium) 등은 흔히 처방되는 약물이다. 불행히도 일부 사람은 이들 약물에 중독되기도 한다.

모든 신경안정제는 육체적 · 심리적 의존성과 내성을 일으킬 수 있다.

- **데이트-강간약물("date rape" drugs):** 데이트-강간약물(date rape drugs) 또는 클럽약물(club drugs)은 흔히 대학생 사이에서 사용되고 있다. 상대방의 음료에 몰래 집어 넣어 사용하며 혼수(coma), 발작, 심지어는 죽음에 이르게 할 수 있다.

  G, 액상엑스터시(Liquid Ecstasy), Easy-Lay, Georgia Home Boy, Rohypnol (roofies) 등으로도 알려진 GHB (gamma hydroxy butyrate)와 케타민(K, Special K, Cat)이 여기에 속한다. 무색, 무취, 무미의 약물로 복용하면 술취한 상태 또는 진정상태가 수 시간 지속된다. 이러한 상태에서 본인의 의지와 상관없이 강간을 당하는 사고가 일어나는 것이다. GHB는 복용 후 10~20분 안에 효과가 나타나고 4시간 정도 지속된다. 따라서 파티나 모임에서 낯선 사람으로부터 음료를 제공받거나 자신의 음료를 방치하지 않도록 주의해야 한다.

  1996년, 미국의회에서는 'Drug-Induced Rape Prevention and Punishment Act'라는 법령을 제정하였고, 성폭행을 위해 상대방에게 알리지 않고 몰래 약물을 사용하는 것은 범죄행위로 간주되어 최대 20년의 징역과 250,000달러의 벌금을 추징하게 되어 있다.

환각제

이름에서 알 수 있듯이 환각제(hallucinogens)는 환각(hallucinations), 즉 사실이 왜곡되어 지각되는 상태를 일으킨다. 환각제(psychedelic drugs 또는 phantasticants라고도 함)의 사용은 1960년대에 가장 많았다. 그 당시 젊은이 사이에서 생각의 폭을 넓히고, 의식을 변화시키며, 진리를 깨닫기 위해 환각제를 사용하는 것이 유행하였다. 모든 현실왜곡(reality distortions) 또는 환각체험(trips)이 유쾌하지는 않았다. 일부 사용자는 부정적이고 공포스러운 불쾌환각체험(bad trips)을 호소했다.

환각제에는 합성제제인 lysergic acid diethylamide (LSD)와 mescaline (peyote catus 식물에서 유래),

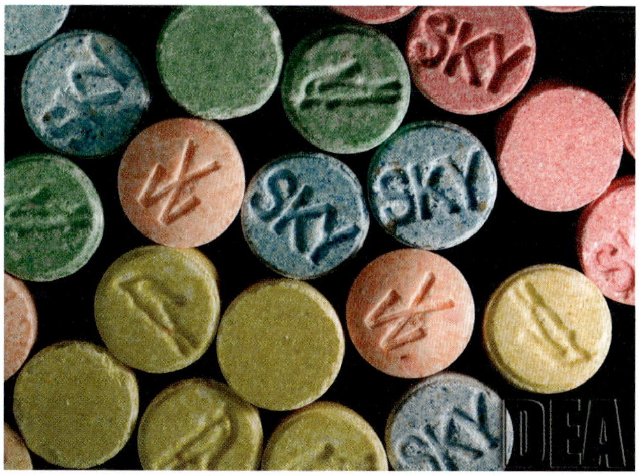

MDMA (Ecstasy)는 흥분 및 환각 효과가 모두 나타나는 변조약물이다. 고용량 또는 장기간 사용하면 신경전달물질인 serotonin의 결핍으로 인해 기억장애 등 다양한 유해효과를 일으킨다.

psilocybin(특정 버섯종에서 유래) 등이 포함된다. 환각제는 육체적 의존성보다는 경도의 심리적 의존성을 일으킨다. 내성 발생에 대해서는 잘 알려지지 않았다. 환각제는 가끔 색깔을 들을 수 있고, 음악에서 냄새가 나고, 맛을 만져볼 수 있는 등의 이상 지각현상을 의미하는 동반감각(synesthesia)을 일으킨다.

환각제 사용의 장기효과에 대해서는 자세히 연구되어 있지 않다. 자손에서의 유전이상(genetic abnormalities), 생식능력, 성욕 및 성기능, 인격장애(personality disorders) 등의 유해효과에 대해서 아직 자세히 밝혀지지 않았다. 예기치 않게 수 개월 또는 수 년 전에 일어났던 환각체험이 나타나는 회상(flashbacks)에 대해서는 잘 연구되어 있는데, 이러한 현상은 약물의 체내 축적에 의한 결과로 생각하고 있다.

LSD 가장 잘 알려진 강력한 환각제는 lysergic acid diethylamide (LSD)이다. LSD ("acid")는 1960년대의 반문화운동(counterculture movement)에 영향을 비친 약물이다. 1970년대와 1980년대에 들어서는 그 인기가 상당히 줄어들었다. LSD 사용은 고등학교 졸업반 학생 중 연간 사용량이 8.8%에 달할 정도로 1996년에 최고점을 찍었다. 엑스터시(Ecstasy) 사용 증가로 인해 2002~2003년 사이 그 사용빈도가 현저히 줄어들었고, 그 이후로 지속적인 감소추세에 있다. LSD는 값이 싸고 구하기 쉽다는 특징이 있다.

LSD는 개인 실험실에서 생산되어 흡수지(absorbent blotter paper)나 정사각형 젤라틴(gelatin) 형태로 공급되고 있으며, 무색, 무취, 무미의 특성이 있다. 흡수지를 혓바닥에 올려 놓거나 씹어서 약물을 복용한다. LSD는 형태, 이미지, 시간, 소리, 체형 등이 사실과 다르게 인지되는 환각효과를 나타낸다. LSD 사용자에서 흔히 동반감각(synesthesia)이 나타나는데, "hits"라고 불리는 용량을 복용하면 6~9시간 동안 그 현상이 지속된다.

현재 사용되고 있는 용량은 1960년대에 비하면 그 강도가 절반 정도에 해당하지만 내성이 상당히 빠르게 나타난다. LSD의 효과는 용량의존적이다. 육체적 의존성은 나타나지 않는다. LSD가 유도하는 환각체험은 항상 즐거운 것만은 아니다. 그 일부는 공포스럽고 위험하기도 하며, 사용자는 이러한 환각상태에서 돌발적으로 자신에게 상해를 입히거나 자살하기도 한다. 위험한 유해효과에는 공황발작(panic attacks), 회상(flashbacks), 정신병 등이 있다.

엑스터시 및 변조약물 최근 개인실험실에서 다수의 불법약물을 제조하는 화학자들은 FDA의 Schedule I에 해당하는 약물의 변조된 형태를 합성하고 있다. 규제약물법령(Controlled Substances Act)에 따라 식품의약품안전청(food and drug administration, FDA)은 규제약물을 5가지의 schedule로 나누어 관리하고 있다. Schedule I에는 의료목적으로 사용할 수 없는 남용의 위험이 가장 높은 약물이 포함된다. 변조약물은 Schedule I에 해당하는 약물과 유사하나 충분한 차이점을 갖고 있어 정부의 규제를 피할 수 있는 경우이다. 변조약물(designer drugs)은 기존의 불법약물과 유사하게 새로 합성, 재구성(reconstitution) 또는 개명된 약물로, 따라서 해당 법령이 존재하지 않는 불법약물을 의미한다. 변조약물은 상

주요 용어

환각제(hallucinogens): 환각(사실의 왜곡)을 일으킬 수 있는 정신작용제

FDA Schedule I: 남용성의 위험이 너무 커서 의료용으로 사용할 수 없는 규제약물

응하는 규제약물과 유사한 효과를 나타낸다.

변조약물은 관리체계 없이 불법으로 생산되기 때문에 사용자는 커다란 위험에 노출되어 있다. 불법으로 합성된 이들 약물의 신경생리학적 효과는 아주 위험하다. 현재까지 환각효과를 가지는 합성 헤로인제제(MPPP)와 일부 암페타민 유도체들의 변조약물이 부주의한 사용자에 의해 남용되고 있다.

DOM (STP), MDA ("love drug"), MDMA (Ecstasy 또는 "XTC") 등이 환각작용을 가지는 암페타민 유도체의 변조약물에 해당한다. 이들 약물은 경도의 LSD와 유사한 환각작용, 긍정적인 느낌, 각성도(alertness)의 증가 등을 일으킨다. 또한 다양한 유해효과(adverse effects)를 일으킨다. 특히 엑시터시는 강력한 심리적 의존성을 일으키며, 각성도와 기분(mood) 조절에 관련된 주요 흥분성(excitatory) 신경전달물질인 세로토닌을 고갈시킬 수 있다. 중증 및 장기 중독자에서 우울증, 불안, 편집장애(paranoia), 환각, 공황발작, 적개심(hostility) 등이 나타날 수 있다. 중증의 MDMA 중독자에서 기억상실이 흔히 나타나는데, 이들을 간혹 "E-tards"라고 부르기도 한다. 영구적인 뇌손상도 가능하다.

펜시클리딘 펜시클리딘[phencyclidine(PCP 또는 "angel dust")]은 환각제, 흥분제, 억제제, 마취제 등으로 다양하게 분류되어 왔다. 1950~1960년대에 걸쳐 PCP에 대한 많은 연구가 이루어졌고 동물과 사람에 사용할 수 있는 마취제로 부적절하다고 판명되었다. PCP는 지극히 예측하기 힘든 위험한 약물이다. 개인 실험실에서 쉽게 정제나 파우더제형으로 합성할 수 있고, 주사, 흡입, 경구 및 흡연하여 사용하는데, 그 효과는 다양하게 나타난다. 일부 사용자는 경도의 이상황홀감을 느낀다고 하지만, 대부분의 경우 기이한 지각(perceptions), 편집장애, 공격적 행동 등이 나타난다. PCP는 혈압과 체온을 상승시키고 협응력(coordination)을 감소시킬 수 있다. 또한 졸음(drowsiness)의 증가, 통증에 대한 민감도(sensitivity) 감소, 사실과의 단절 등을 느낀다고 보고되어 있다. PCP의 과다투여는 발작, 심혈관허탈(cardiovascular collapse), 뇌의 호흡중추 손상 등을 일으킬 수 있다.

다수의 사례에서, PCP에 의한 공격적 행동은 친구나 무고한 낯선 사람을 상대로 한 잔혹한 범죄로 이어졌다. PCP는 세포 내에서 축적되어 초회 사용 후 수개월 후에 기이한 행동이 유발될 수도 있다.

샐비어 디비노럼 샐비어 디비노럼[salvia divinorum (salvia)]은 박하과(mint family)에 속하는 식물로 멕시코의 원주민인 마사테카(Mazateca) 사람들이 오랫동안 종교의식에 사용해왔다. 이는 "매직 민트(magic mint)"라고도 하며, 환각효과가 약 1시간 동안 지속된다. 샐비어 잎은 피우거나, 씹거나, 차로 복용할 수 있으며, 마리화나 대신 사용하기도 한다. 어지럼(dizziness), 협응장애, 불분명언어(slurred speech) 등이 나타날 수 있으며, 감각 및 인지기능 장애로 인한 상해나 사망의 위험이 존재한다. 샐비어는 연방법(federal law)에 의해 규제되지 않는 약물이지만, 다수의 주정부에서는 사용을 제한하는 법안을 통과시켰고 마약단속국(drug enforcement administration, DEA)은 이 약물을 연방법에 의해 금지시켜야 하는 여부에 대해 조사하고 있다.

대마초(cannabis)

대마초(마리화나)는 수 년간 경도의 환각제로 분류되어왔다. 하지만 대부분의 전문가는 이 약물을 하나의 고유한 범주로 간주하고 있다. 마리화나는 경도의 흥분제 및 억제제 효과를 가진다. 마리화나 사용은 다수의 사망 교통사고와 연루되어 있다. 마리화나는 야생식물(*Cannabis sativa*)로 그 섬유질은 한때 삼밧줄(hemp rope)을 만드는 데 사용되었다. 이 식물의 잎과 작은 줄기부분을 말린 후 잘게 부수어 그 혼합물을 궐련("joints"), 여송연("blunts"), 파이프(pipe) 등의 형태로 만들어 흡연한다. 꽃잎대(flowering tops)를 긁어서 모은 진액으로부터 흔히 파이프 형태로 피우는 마리화나 제제인 해시시(hashish) 또는 해시(hash)가 만들어진다.

마리화나는 환각작용 효력(potncy)이 그 속에 포함된 활성성분인 tetrahydrocannabinol (THC)의 함량에 달려있다. 평균적으로 마리화나는 3.5%, 신세밀라(고품질 마리화나)는 7~9%, 해시시(hashish)는 8~14%, 해시오일(hash oil)은 최대 50% 정도의 THC를 함유하고 있다.

현재 유통되고 있는 마리화나는 예전에 비해 THC 함량이 높다.

단기효과(short-term effects) THC는 지용성 물질이기 때문에 흡수되어 체내의 지방조직에 저장된다. 체외로 배설되기까지 최대 1개월 정도 체내에 남아있게 된다. 현재의 첨단 약물분석 기술에 따라 미량의 THC 대사체(metabolites)는 복용 후 30일까지 검출 가능하다.

마리화나의 효과는 개인에 따라 다양하게 나타난다(표 7-2). 황홀한(high), 몽롱한(stoned), 취한(wrecked) 등의 표현은 사람에 따라 그 의미가 다를 수 있다. 다수의 사용자는 음악에 대한 고조된 감수성, 특정 음식에 대한 갈망, 차분한 기분 등을 느낀다고 말한다. 현재까지 도출된 마리화나가 사람의 행동에 미치는 효과에는 4가지 양상이 있다: (1) 사용자는 마리화나 황홀경이 어떤 것인지 실험적으로 습득해야 한다, (2) 마리화나는 단기 기억력에 장애를 일으킨다, (3) 사용자는 시간의 흐름을 과대평가한다, (4) 사용자는 업무에 대한 집중력을 잃어버린다.

장기효과 마리화나의 장기효과(long-term effects)에 대해서는 아직 잘 알려진 것이 없다. 장기적으로 남용하면 일부 사용자에서 의욕상실증후군(amotivational syndrome)을 일으킬 수 있다. 마리화나의 폐조직에 대한 유해작용은 담배에 비해 훨씬 더 크고, 마리화나에 포함되어 있는 400가지 이상의 화학물질의 일부가 폐암과 관련되어 있는 것으로 알려져 있다. 사실상, 가장 강력한 발암인자(carcinogens) 중 하나인 벤조피렌(benzopyrene)이 담배보다 마리화나에 고농도로 존재한다. 또한 마리화나 흡연자는 더 깊이 연기를 들이마시며 더 오랫동안 폐 속에 연기가 정체하게 된다. 장기적으로 마리화나를 흡연하는 사람은 폐손상을 피할 수 없다는게 기정 사실이다.

장기간의 마리화나 사용은 면역계와 남성 및 여성생식계 손상과 연관이 있다. 마리화나 흡연자인 산모에서 태어난 아기에서 선천적 결손의 위험이 높다. 또한 남성의 테스토스테론(testosterone) 수치를 감소시켜 가슴이 커지고 정자수(sperm count)를 떨어뜨린다. 여성의 경우, 테스토스테론 수치가 증가하여 생리불순과 불임을 유발할 수 있다.

K2 또는 Spice K2 또는 Spice는 합성화학물질로 코팅된 약초 패킷(packet)으로 약초향료로 시판되고 있다. 사람들은 이것을 마리화나 대신 흡연하고 있다. K2의 흡연은

표 7-2 마리화나의 효과

단기효과	장기효과
• 심장박동수 및 혈압상승	• 폐손상
• 기분 고조	• 기관지염(bronchitis)의 위험 증가
• 졸음 및 진정	• 폐기종(emphysema)
• 식욕증가	• 폐암
• 충혈된 눈(red eyes)	• 심장마비
• 음식 갈망(food craving)	• 동기(motivation) 및 단기기억 상실
• 반응속도 감소	• 공황 또는 불안 증가
• 우울증, 흥분, 편집장애, 공황 및 이상황홀감	• 내성 발생의 가능성
• 주의지속시간(attention span), 기억력, 학습, 문제해결능력, 협응력 등과 연관된 문제	• 폐, 면역계 및 생식계 손상
• 불면증	• 최대 1달까지 체내에 머무름
	• 자손의 출생결함
	• 담배제품보다 5배 이상이나 큰 폐손상의 위험

출처: National Institute on Drug Abuse, National Institutes of Health, NIDA Research Report-Marijuana Abuse, www.nida.nih.gov/ResearchReports/Marijuana/default.html, February 15, 2005.

주요 용어

대사체(metabolites): 약물이 체내에서 대사되어 생성되는 물질

의욕상실증후군(amotivational syndrome): 생산적 활동에 대한 의욕결핍을 특징으로 하는 행동 양상

마약(narcotics): 아편제제(opiates); 개양귀비(Oriental poppy) 식물에서 추출한 정신작용제. 통증을 완화하고 수면을 유도한다.

심장박동수의 증가, 위험한 수위로의 혈압상승, 환각, 편집장애, 구토, 발작, 불안, 지남력장애(disorientation), 공격적 행동 등을 일으킬 수 있다. 현재, 다수의 주에서는 K2의 시판이 금지되었고, DEA는 K2 제조에 필요한 화학물질에 대한 비상 금지령을 1년간 선포하였다.

마약

마약(narcotics) 또는 아편제제(opiates)는 의존성이 가장 심하게 생기는 약물군에 해당한다. 의료적으로 이들 약물은 통증을 완화시키고 수면을 유도하는 데 사용한다. 출처에 근거하여 이들 약물은 천연(natural), 반합성(quasisynthetic), 합성(synthetic) 마약으로 분류한다.

천연마약 개양귀비(oriental poppy) 식물에서 유래된 천연마약(natural narcotics)에는 아편(opium, 개양귀비에서 추출된 주요 장신작용제), 모르핀[morphine(아편의 주요 활성성분)] 및 테바인[thebaine (opium alkaloid)]이 포함된다. 모르핀과 그 유사 화합물은 중등도나 중증의 통증치료에 사용한다.

과다투여는 치명적일 수 있고 초회 사용자에서도 나타날 수 있다. 마약을 사용하게 되면 몰려오는 쾌락에 이어 거의 통증을 느끼지 못하는 몽환적(dreamy) 나른함이 나타난다. 호흡이 느려져, 때로는 호흡부전(respiratory failure)으로 이어질 수 있다. 또한 피부가 붉어지고, 동공이 바늘끝처럼 축소되며, 구역 및 구토가 나타난다. 간에서 약물이 대사되는 속도에 따라 다르지만 대부분의 마약류의 효과는 4~6시간 동안 지속된다. 메타돈(methadone)의 작용지속시간은 12~24시간이다.

반합성마약 반합성마약(quasisynthetic narcotics)은 모르핀을 화학적으로 변형시켜 만든 화합물이다. 이들 반합성제제는 진통제로 사용하기 위해 개발되었지만, 약물의 효능에 비해 높은 의존성 발생과 독성의 위험이 크다는 단점이 있다. 헤로인(Heroin)은 반합성마약의 가장 유명한 예에 해당한다. 헤로인은 작용 발현이 빠르고 매우 효과적인 진통제인지만, 중독성이 너무 강하다. 정맥이나 피하로 주사하게 되면, 헤로인은 몽환적인 이상활홀감을 유도하며, 모든 마약류와 마찬가지로 강력한 육체적 및 정신적 의존성과 내성을 일으킨다.

다른 모든 주사로 사용하는 불법약물의 경우와 마찬가지로, 주삿바늘의 공동 사용으로 인한 C형 간염(hepatitis C)과 HIV와 같은 다양한 전염성 질환의 전파 위험이 증가한다. 헤로인의 급작스러운 중단에 의한 사망 사례는 매우 드물지만 콜드터키(cold turkey)라고 불리는 금단증상은 너무나도 엄청나다. 헤로인의 순도는 좋아지고 가격은 내려감에 따라 지난 10년간 헤로인의 사용은 꾸준히 증가하고 있다.

합성마약 수술 후에 흔히 사용하는 진통제인 메페리딘[meperidine (Demerol)]과 프로폭시펜[propoxyphene (Darvon)], 헤로인중독 치료에 사용하는 메타돈이 합성마약(synthetic narcotics)의 예에 속한다. 아편제제와 유사한 이들 약물은 실험실에서 합성된다. 이들 약물은 개양귀비에서 유래하지 않기 때문에 천연마약이나 반합성마약으로 분류할 수 없다. 이들 합성제제도 빠르게 육체적 의존성을 일으킨다. 메타돈을 이용한 재활치료의 중요한 문제점은 일부 경우, 단지 헤로인중독을 메타돈중독으로 이동시킨다는 점이다.

- **옥시콘틴(옥시코돈):** 옥시콘틴(OxyContin)은 합법적 처방약물로 중등도나 중증의 통증에 사용하는 지속방출제형으로 "hillybilly heroin", "Oxy", "Oxycotton" 등으로 부르기도 한다. 시골 지역에서 옥시콘틴의 남용이 밝혀진 후 이 약물의 불법적 사용에 대해 전국적 관심이 일어났고, 현재는 미국 전역에서 이 약물이 남용되고 있다. 옥시콘틴은 모르핀과 유사한 중독의 위험성이 있는 schedule II 약물이다. 이 처방약물은 불법으로 남용하면 굉장히 위험약 약물이다. 특히 정제

를 씹어먹거나, 부수어 흡입하거나, 물에 녹여 주사하는 경우에는 그 위험성이 증가한다. 옥시콘틴의 제형을 물리적으로 변형시키면 지속방출제형의 특수코팅이 파괴되어 약물이 한꺼번에 체내로 흡수되어 치명적으로 작용할 수 있다. 옥시콘틴을 장기간 남용할 경우, 육체적의존성과 생명을 위협할 수 있는 중증의 호흡억세가 나타날 수 있다. 흔한 금단증상에는 안절부절못함(restlessness), 근육 및 뼈통증, 불면증, 설사, 구토, 소름(goose bumps)을 동반하는 오한(cold flashes), 불수의적(involuntary) 하지의 움직임 등이 포함된다. FDA는 지속적으로 옥시콘틴의 남용에 대해 감시하고 있으며 가장 강력한 경고 문구를 의무화하였다.

진통제는 마리화나에 이어 2번째로 가장 많이 남용되는 약물이다. 질병관리본부(centers for disease control and prevention, CDC)가 유행병(epidemic)이라고 정의할 만큼 진통제의 남용은 급속도로 증가하는 약물문제이다. 진통제에 대한 의존성으로 치료를 받는 12세 이상의 인구가 400% 증가(2.2%에서 9.8%로)하였고, 50세 이상에서는 2배로 증가하였다.

흡입제

흡입제(inhalants)는 일반적으로 예측하기 힘든, 술취한 효과와 이상황홀감을 일으키는 다양한 휘발성 물질의 약물군을 의미한다. 일부 사용자에서는 망상과 환각이 나타나기도 한다. 또한 상당히 공격적인 행동이 나타나기도 한다. 이 약물군에는 마취가스(chloroform, nitrous oxide, ether), 혈관확장제(amyl nitrite, butyl nitrite), 석유제품, 상업용제(gasoline, kerosene, plastic cement, 접착제, 타자기 수정액, 페인트, 도료희석제), 특정 연무제(비료, 살충제, 각종 스프레이세품에 포함된) 등이 있다.

흡입제 사용에 있어 가장 위험한 문제는 호흡기와 심혈관계의 손상으로, 때로 치명적인 결과를 초래한다. 나아가서 사용자는 술취한 듯한 환각효과로 인해 자신도 모르게 위험한 상황에 처하게 될 수 있다. 공격적 행동은 타인과 본인에게 위험을 초래할 수 있다.

약물상호작용(drug Interactions)

다양한 조합과 용량으로 약물을 복용하면 그 효과를 변화시키거나 강화시킬 수 있다.

상승효과(synergistic effect)는 동일 계열의 다른 약물을 동시에 투여할 경우 나타날 수 있는 상호작용이다. 2가지 약물을 함께 투약해서 나타나는 효과가 각각의 약물을 단독투여했을 때의 합보다 크게 나타나는 효과(1+1>2)를 일컫는다. 예를 들어, 알코올과 신경안정제를 병합하면 각각의 약물을 따로 투여했을 때보다 큰 상승효과를 일으켜, 상당히 증폭된 아마도 치명적인 진정효과가 나타날 수 있다.

또한 약물병합은 부가(additive), 강화(potentiating) 및 길항(antagonistic)효과를 나타낸다. 2가지 이상의 약물을 동시에 투여했을 때 각각의 약물의 효과를 합한 결과(1+1=2)가 나타나는 경우를 부가효과(additive effect)라고 한다.

첫 번째 약물이 두 번째 약물의 작용을 강화시키는 경우, 첫 번째 약물이 두 번째 약물에 대한 강화효과(potentiated effect)를 가진다고 할 수 있다. 1970년대에 퀘일루드[Quaaludes (methaqualone)]를 맥주와 함께 복용하는 방법이 유행했는데, 이 경우 퀘일루드가 알코올의 억제 · 진정 효과를 강화시켜 저렴하지만 치명적인 위험을 내포하는 술취한 상태의 이상황홀감을 유발하

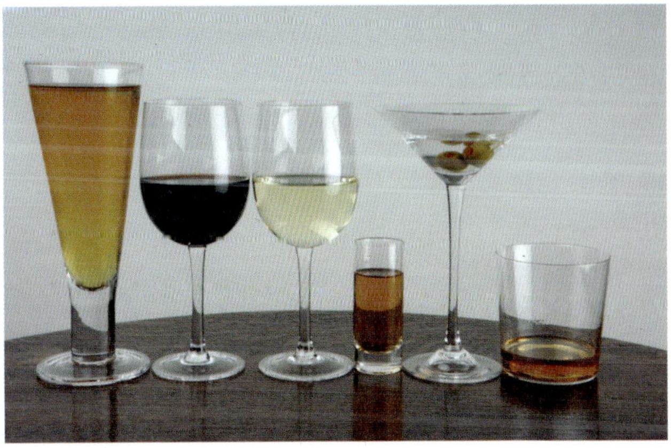

알코올 음료는 유형에 따라 알코올 농도(proof값)가 다르다. 12온스의 맥주, 5온스의 와인, 1.5온스의 칵테일, 양주 1잔(shot) 등은 모두 동일한 양의 알코올이 들어 있으며 1잔(one drink)으로 간주한다. 적당한 음주는 남성의 경우 하루에 2잔 이하, 여성의 경우 하루에 1잔 이하로 정의한다.

게 된다.

길항효과(antagonistic effect)는 한 가지 약물이 함께 사용하는 다른 약물에 대해 반대효과를 가지는 경우를 말한다. 하나의 약물이 다른 약물이 가지는 효과를 감소시키는 효과를 나타낸다. 이러한 효과를 근거로 LSD나 기타 환각제 과다투여의 치료에 신경안정제를 사용하기도 한다.

알코올: 미국의 최대 약물문제

알코올(alcohol)은 대학생을 포함하는 대부분의 미국인들이 가장 선호하는 약물이며, 이러한 점은 알코올 오용의 사회문제에 대한 경각심을 일으키고 있다. 다른 남용약물과 마찬가지로, 알코올은 사용자 본인과 주위 사람에게 위험한 즉각적인 중독효과가 있다. 알코올의 장기적인 남용은 의료 · 사회 · 가족 문제 등으로 이어질 수 있다.

알코올 음료의 본질

알코올(alcohol, ethyl alcohol, ethanol)은 발효(fermentation)의 주요 산물이다. 발효과정에서 효모(yeast)가 과일이나 곡물의 당 성분에 작용해서 알코올과 이산화탄소(carbon dioxide)를 생성한다.

위스키(whisky), 진(gin), 럼주(rums), 보드카(vodka) 등과 같은 술의 알코올 함량은 증류(distillation) 과정에서 결정된다. 증류값(distillation values)은 프루프(proof)로 표시하며, 음료 내의 부피당 알코올 백분율(percentage)의 2배에 해당하는 수치이다. 따라서 140프루프의 진 한병에 들어 있는 액체 중 70%가 알코올에 해당한다. 증류주는 대개 80~160프루프를 함유하고 있다. 곡류에서 추출한 순수 곡류알코올(grain alcohol)은 200프루프로 주로 화채(fruit punch)나 유사 알코올 음료에 첨가한다. 일부 주정부에서는 맥주의 알코올 함량을 최고 13.9%까지 허용하고 있다.

주류에 포함된 칼로리에 대한 우려로 인해 라이트맥주(lite beers)와 저칼로리 와인(wine)이 등장하였는데, 이들은 저알코올 음료가 아니라 단순히 저칼로리 음료라는 사실을 기억해야 한다. 저알코올(low alcohol)이라고 표시된 음료만이 그 유형의 상용 농도보다 알코올농도가 낮다. 아이스맥주(ice beers)는 실제로 다른 유형의 맥주보다 알코올 함량이 더 높다.

근대 가공법을 통해 생산되는 알코올 음료는 영양가 없는 칼로리 덩어리라고 할 수 있다. 예를 들어, 100프루프의 증류주에는 1온스당 100칼로리, 그리고 맥주 1캔(340mL)에는 150칼로리가 함유되어 있다. 순수 알코올은 비타민, 무기질, 지방 및 단백질이 아닌 단순당(simple carbohydrates)만을 함유한다.

알코올의 생리학적 효과

우선 알코올은 매우 강력한 중추신경계 억제제로 분류되는 약물이라는 사실이 중요하다. 알코올의 주요 억제효과는 뇌와 척수(spinal cord)에서 일어난다. 일시적 기분상승, 자신감, 친절 등의 효과는 알코올이 억제제로 작용하여 나타나는 자기억제(personal inhibition)의 감소와 일시적인 긴장완화에 기인한다고 할 수 있다.

주요 용어

콜드 터키(cold turkey): 약물사용의 즉각적이고 완전한 중단; 금단증상과 관련됨

흡입제(inhalants): 흡입경로를 통해 체내로 흡수되는 정신작용제

상승효과(synergistic effect): 2가지 약물을 함께 투약해서 나타나는 효과가 각각의 약물을 단독투여했을 때의 합보다 크게 나타나는 효과(1+1>2)

부가효과(additive effect): 2가지 이상의 약물을 동시에 투여했을 때 각각의 약물효과를 합한 결과(1+1=2)가 나타나는 효과

강화효과(potentiated effect): 첫 번째 약물이 두 번째 약물의 작용을 강화시키는 효과

길항효과(antagonistic effect): 한 가지 약물이 함께 사용하는 다른 약물의 효과를 상쇄시키는 상호작용

발효(fermentation): 탄수화물에 대한 효모균의 작용으로 식물성분이 알코올로 전환되는 화학과정

증류(distillation): 알코올용액을 가열하여 그 증기를 집약하여 고농도의 알코올을 만드는 과정

알코올은 어떻게 체내로 흡수될까? 80%의 알코올은 소장에서, 나머지 20%는 위에서 흡수되어 혈류를 타고 온몸의 장기로 운반된다. 90% 이상의 알코올은 간에서 대사(metabolism)된다. 나머지 2% 미만은 변화되지 않은 상태로 피부, 호흡 및 소변으로 배설된다.

알코올의 흡수에 영향을 미치는 인자 알코올의 흡수(absorption) 속도는 다양한 인자에 의해 영향을 받는데, 대부분의 이들 인자는 조절 가능하다.

- **알코올농도(alcohol concentration):** 음료에 포함된 알코올농도가 높을수록 더 많은 양이 흡수된다. 또한, 소다(sodas)나 샴페인(champagne)과 같은 탄산음료는 흡수속도를 증가시키고, 물은 농도를 희석시켜 흡수속도를 낮춘다.
- **음주량:** 많이 마실수록 더 많은 알코올이 흡수된다.
- **음주속도:** 음주량이 소량이라도 빠른 시간 인에 마시면 농도구배(concentration gradient)가 커져서 혈중 알코올농도가 높아진다.
- **음식:** 음식은 혈중으로의 흡수에 있어 알코올과 경쟁하여 알코올의 흡수를 느리게 한다. 알코올 흡수가 느려지면 이미 흡수된 혈중 내의 알코올이 배설될 수 있다. 공복 시의 알코올 혈중 농도는 식후 음주에 비해 3배 이상 높아질 수 있다.
- **수분섭취 정도:** 체내 수분량이 많으면 알코올 농도를 희석시키는 데 도움이 된다.
- **유전적 요인:** 알코올중독(alcoholism)에 대한 위험은 남성 및 여성 모두 50% 정도가 유전적 요인에 기인한다. 다시 말하면, 나머지 50%는 환경적 요인에서 기인한다는 뜻이기도 하다. 알코올중독의 위험을 예견하고 보다 나은 치료방법을 개발하고자 연구자들은 알코올중독과 연관된 유전자를 찾기 위해 노력하고 있다.
- **인종:** 연구에 따르면 알코올내성(alcohol tolerance)은 인종에 따라 차이가 있다. 유전적으로 일부 아시아인들은 알코올중독의 확률이 낮다. 극동아시아인(Far East Asians)의 절반은 알코올대사에 있어 중요한 효소치가 낮다. 이러한 사람들은 소량의 알코올도 견디지 못한다. 일부 아메리칸인디언은 장에서의 알코올 흡수속도와 연관된 유전적 요인에 따라 알코올중독의 위험이 높다. 모든 유형의 화학적 중독에 있어서의 유전적 요인에 대한 연구가 지속되고 있다.
- **성별:** 여성의 경우, 같은 체중에 똑같은 양의 술을 마시더라도 혈중 알코올 흡수량은 남성에 비해 약 30% 정도 더 높다. 그 이유는 여성은 남성에 비해 위에서 알코올을 분해하는 알코올탈수소효소(alcohol dehydrogenase)의 발현이 낮기 때문이다.

여성의 알코올 흡수량이 많은 것은 다른 이유로도 설명할 수 있다. 첫째, 여성은 남성에 비해 체지방 함량이 높다. 알코올은 쉽게 지방에 저장되지 않고 상대적으로 빨리 혈류로 들어간다. 둘째, 체중이 동일하더라도 여성의 체내 수분량(52%)은 남성의 수분량(66%)보다 낮기 때문에 흡수된 알코올이 남성에서 만큼 희석되지 않는다. 셋째, 알코올의 흡수는 여성의 생리주기에 영향을 받는다. 알코올은 월경전기(premenstrual cycle)에 보다 빨리 흡수된다. 또한, 피임제를 복용하는 여성의 경우 정상보다 알코올의 흡수속도가 빠르다.

혈중 알코올농도 개인의 혈중 알코올농도(blood alcohol concentration, BAC)는 알코올이 간에서 산화되어 제거되는 속도보다 빠르게 흡수될 때 증가한다. 개인이 시간당 마실 수 있는 양보다 빠른 속도로 술을 마시면 상당히 예측 가능한 결과가 초래된다. **표 7-3**에 혈중 알코올농도 수치에 따른 기분의 변화, 운동기능, 시력, 청력, 생리적 효과 등에 대해 정리하였다. 혈중 알코올농도가 0.05%가 되면 초기의 기분과 행동의 변화가 나타난다. 억눌림과 일상의 긴장이 해소되는 반면 판단력과 비판적 사고력이

주요 용어

대사(metabolism): 생체 내에서 물질이 분해 또는 합성되어 생명유지에 필요한 에너지를 공급하는 화학과정

흡수(absorption): 영양소나 알코올이 위나 장벽을 통해 혈류내로 들어가는 과정

혈중 알코올농도(blood alcohol concentration, BAC): 혈액 내에 존재하는 알코올의 백분율; BAC는 직접적으로 혈액 또는 간접적으로 호흡을 통해 측정 가능

산화(oxidation): 혈류에서 알코올을 제거하는 화학과정

표 7-3 혈중 알코올농도와 장애 정도

혈중 알코올농도	장애 정도
0.02–0.03	협응력의 소실 없음, 경도의 이상황홀감, 수줍음의 소실. 억제효과 없음. 경도의 이완, 약간 어찔할 수 있음.
0.04–0.06	웰빙(well-being) 및 긴장완화의 느낌, 억눌림의 완화, 온기를 느낌
0.07–0.09	균형, 언어, 시력, 반응시간, 청력 등의 경도 장애, 이상황홀감 판단력 및 자기통제력 감소, 주의력, 사고력 및 기억장애 0.08의 수치에서 운전을 하면 음주운전에 해당함. 본인은 기능적으로 이상이 없다고 느낄 수 있지만 실제와는 다름.
0.10–0.125	운동협응력의 중증 장애, 판단력 소실, 불분명한 언어, 균형, 시력, 반응시간 및 청력장애 이상황홀감
0.13–0.15	총체적 운동장애, 육체조절력 소실, 시야흐림, 균형감각의 소실, 이상황홀감 감소, 불쾌감(불안, 안절부절못함)이 나타나기 시작 판단력과 지각력의 중증 장애
0.16–0.19	불쾌감(dysphoria)이 심해짐. 구역이 나타날 수 있음. 주사(sloppy drunk)가 나타나기 시작
0.20	혼동, 지남력장애. 일어서거나 걷는 데 도움이 필요할 수 있음. 상해를 입어도 통증을 느끼지 못함. 구역, 구토의 가능성 구역반사(gag reflex)의 장애, 구토에 의한 질식 가능성. 실신으로 인해 아무것도 기억할 수 없게 됨.
0.25	모든 정신, 생리 및 감각기능의 중증 장애. 구토물에 의한 질식, 낙상이나 기타 사고에 의한 위험 증가
0.30	혼미(자신이 어디에 있는지 인지하지 못함). 갑자기 실신할 수 있고 깨어나기 힘든 상황이 됨.
0.35	혼수(수술적 마취상태)의 가능성
0.40 이상	혼수, 호흡정지로 인한 사망 가능

다소 장애를 받는다(**표 7-3**).

혈중 알코올농도가 0.08%에 이르면, 상당한 운동협응력의 소실로 인해 운동기능, 언어, 시력 및 청력장애가 나타난다. 이 수치는 대부분의 주에서 법적인 음주운전으로 간주한다.

혈중 알코올농도가 0.2~0.5%로 상승하면, 급성 알코올중독의 위험이 커진다. 혈중 알코올농도가 0.2%가 되면 지남력장애가 나타나고 일시적으로 의식을 잃을 수도 있다. 0.3%의 혈중 알코올농도에서는 억제작용이 심화되어 인사불성의 상태가 된다. 흔히 사람들은 이 상태에서 의식을 잃게 되고, 깨기 힘든 상태가 된다. 0.4~0.5%의 혈중 알코올농도는 혼수(coma)를 일으키는데, 이 시점에서 체온, 심장박동 및 호흡을 조절하는 뇌중추가 정지하게 되기 때문에 사망할 수 있다.

혈중 알코올농도에 영향을 미치는 주요 인자 중 하나는 개인의 혈액량(blood volume)이다. 체구가 클수록 알코올이 분포할 수 있는 혈액량이 많다. 반대로, 체구가 작은 사람은 알코올이 분포할 수 있는 혈액량이 적기 때문에 BAC이 높아지게 된다(**표 7-4**).

혈액 내의 알코올 양에 상관없이 일정한 양의 알코올이 대사되는데, 시간당 약 1/4~1/3온스 정도 대사된다. 앞에서 언급했듯이, 알코올의 대사속도를 결정하는 주요 인자는 알코올탈수소효소이다. 따라서 커피나 운동은 알코올대사에 아무런 영향을 미치지 않는다. 나이와 성별 및 술의 유형과 양에 따른 혈중 알코올농도 수치에 대한 정보는 www.healthstatus.com/calculate/bac에서 찾을 수 있다.

알코올산화: 술에서 깨어남 알코올은 주로 산화(oxidation) 과정을 통해 혈류에서 제거된다. 산화는 일정한 속도(시간당 1/4~1/3온스)로 일어난다. 통상적으로 1잔의 맥주, 와인, 또는 증류주의 경우, 1/2온스의 알코올을 함유하고 있기 때문에 1잔의 술은 약 2시간이 지나야 완전히 산화되어 배설된다.

사람들은 술을 깨기 위해 커피를 마시고, 차가운 샤워를 하고, 산책을 하기도 하지만 이들 방법은 알코올의 산화속도에 어떠한 영향도 미치지 못한다. 현재까지 FDA의 승인을 받은 술 깨는 약은 없다. 알코올은 탈수를 일으키기 때문에 수분섭취와 시간만이 알코올의 효과를 감소시키는 유일한 방법이다.

알코올중독 짧은 기간 동안 과다한 음주를 하게 되면 알코올중독, 즉 급성 알코올중독(acute alcohol intoxication)이 나타날 수 있다. 알코올중독의 첫 번째 경고신호는 쇼크(shock)의 선형적 증상과 같다. 의식이 없어지고, 깊은 혼미(stupor)에서 깨어나기 힘들어지며, 혈중 알코올농도 수치는 지속적으로 올라간다. 맥박은 약하고 빨라진다(1분에 100회 이상). 피부는 차갑고 축축해지며, 호흡은 3~4초에 1회 정도로 빨라진다. 호흡은 얕을 수도 있고 깊을 수도 있으나 불규칙한 양상을 보인다. 피부는 창백해지고 푸르스름해진다(피부가 검은 사람의 경우, 이러한 색깔 변화는 손톱의 바닥, 입 안의 점막, 눈꺼풀 아랫부분에서 두드러지게 나타난다). 이러한 증상이 나타나면 즉각적인 응급치료가 필요하다.

불수의적 구토는 또 하나의 치명적인 증상에 해당한다. 간에서 산화시킬 수 있는 양보다 많은 알코올이 흡수되면 위의 기저부의 유문판(pyloric valve)이 닫히게 된다. 추가적으로 흡수되는 알코올이 위에 남게 되고 위점막을 자극시켜 불수의적 근육수축력이 생성되어 위의 내용물을 식도로 역류시키게 된다. 의식이 있는 경우, 구토는 위에서 알코올을 제거함으로써 생명을 구하는 방법이 될 수도 있다.

의식이 없으면서 구토를 하는 경우, 자세에 따라 구토물(vomitus)에 의해 기도가 폐쇄될 수도 있다. 이렇게 되면 질식(asphyxiation)으로 사망할 위험이 높아진다. 의식이 없는 경우, 기도폐쇄를 최소화하기 위해서 반드시

여성에서의 혈중 알코올농도 효과

알코올 섭취량	체중(파운드)									상태
	90	100	120	140	160	180	200	220	240	
0	.00	.00	.00	.00	.00	.00	.00	.00	.00	안전운전
1	.05	.05	.04	.03	.03	.03	.02	.02	.02	운전 능력에 영향을 미침
2	.10	.09	.08	.07	.06	.05	.05	.04	.04	
3	.15	.14	.11	.10	.09	.08	.07	.06	.06	형사 처벌 가능
4	.20	.18	.15	.13	.11	.10	.09	.08	.08	
5	.25	.23	.19	.16	.14	.13	.11	.10	.09	
6	.30	.27	.23	.19	.17	.15	.14	.12	.11	법적 음주
7	.35	.32	.27	.23	.20	.18	.16	.14	.13	
8	.40	.36	.30	.26	.23	.20	.18	.17	.15	형사 처벌
9	.45	.41	.34	.29	.26	.23	.20	.19	.17	
10	.51	.45	.38	.32	.28	.25	.23	.21	.19	치사량

40분당 0.01%씩 감소
1잔=맥주 12온스, 와인 5온스

남성에서의 혈중 알코올농도 효과

알코올 섭취량	체중(파운드)								상태
	100	120	140	160	180	200	220	240	
0	.00	.00	.00	.00	.00	.00	.00	.00	안전운전
1	.04	.03	.03	.02	.02	.02	.02	.02	운전 능력에 영향을 미침
2	.08	.06	.05	.05	.04	.04	.03	.03	
3	.11	.09	.08	.07	.06	.06	.05	.05	형사 처벌 가능
4	.15	.12	.11	.09	.08	.08	.07	.06	
5	.19	.16	.13	.12	.11	.09	.09	.08	
6	.23	.19	.16	.14	.13	.11	.10	.09	법적 음주
7	.26	.22	.19	.16	.15	.13	.12	.11	
8	.30	.25	.21	.19	.17	.15	.14	.13	형사 처벌
9	.34	.28	.24	.21	.19	.17	.15	.14	
10	.38	.31	.27	.23	.21	.19	.17	.16	치사량

40분당 0.01%씩 감소
1잔=맥주 12온스, 와인 5온스

출처: Virginia Tech Alcohol Abuse Prevention Center. © 2006.

[표 7-4] 남성 및 여성에서의 혈중 알코올농도 효과

옆으로 눕혀야 한다. 구토를 하는 경우, 머리가 몸의 다른 부분보다 아래에 위치하도록 해서 구토물이 기도를 폐쇄하지 않도록 해야 한다. 알코올중독에 의해 의식이 없는 경우, 자신의 혀를 삼키게 되는 경우도 있다. 물리적으로 자신의 혀를 삼키는 것이 불가능하지만, 의식이 없는 경우 근육이 이완되어 혀가 목구멍 쪽으로 말려 들어가서 기도를 폐쇄할 수 있다. 환자를 옆으로 눕히게 되면 이러한 사고를 예방할 수 있다. 알코올에 중독된 사람의 증상은 세밀히 관찰해야 한다. 의식 없이 잠자는 동안에도 혈중 알코올농도는 계속해서 상승하고 사망으로 이어질 수 있기 때문에 과도한 음주로 인해 혼미상태인 술에 취한 사람을 그대로 방치해서는 안된다. 술에 취해 의식이 없는 경우, 상태를 면밀히 관찰하고, 여의치 않은 경우에는 응급실로 신속히 데려가야 한다.

알코올 사용의 유형

알코올은 사람에 따라 마시는 양과 소비 양상에 다양한 차이가 있다. 가벼운 음주, 분별 있는 음주, 장기 또는 장기적으로 해를 입힐 수 있는 음주의 차이를 구별하는 것이 중요하다.

술을 마시는 이유? 사람들이 알코올음료를 마시는 이유는 다양하다. 대부분의 사람은 알코올은 뇌의 화학작용을 변경시킬 수 있는 효과적이고, 저렴하고, 합법적인 물질이기 때문에 술을 마신다. 알코올의 영향으로 억눌림(inhibitions)이 제거되면 억제되어 있던 행동이 나타나게 된다(**그림 7-3**). 적어도 일시적으로, 좀 더 외향적이고, 느긋하고, 거리낌없는 또 다른 자신을 접하게 된다.

알코올은 잡지, 광고판, TV 등을 통해 가장 심하게 광고되는 소비자 상품이다. 특정 브랜드의 맥주, 와인, 위스키 등의 광고 없이 TV, 라디오, 신문 등의 매체를 접하기 어려울 정도이다. 이러한 광고에는 좋은 시간, 잘생긴 남성, 아름다운 여성, 이국적인 배경 등과 더불어 업무와 학업에 관련된 스트레스를 날려버릴 수 있다는 의미가 내포되어 있어 알코올에 대한 훈훈한 기운을 만들어준다.

술을 얼마나 마실까? 이 주제에 대해 논의하기 전에 몇 가지 용어에 대한 정의가 필요하다. "1잔의 술"은 얼마를 말하는 걸까? 국립 마약사용 및 보건실태 조사(the Drug use and health, NSDUH)에 따르면 "1잔의 술"은 맥주 1캔이나 1병, 와인이나 와인쿨러 1잔, 독주나 독주를 포함하는 혼합주 1잔으로 정의된다(정확히 말하면, 맥주 12온스, 와인 5온스, 또는 독주 1.5온스를 의미한다). 2009년 조사에 의하면, 12세 이상의 인구의 절반에 해당하는

> **주요 용어**
>
> **급성 알코올중독(acute alcohol intoxication):** 과량의 알코올을 빠르게 마신 결과, 치명적인 정도로 혈중 알코올농도가 증가된 상태
>
> **쇼크(shock):** 생명유지에 필요한 주요 신체기능이 무너진 상태; 급성 알코올중독 또는 기타 응급상황에서 나타남.
>
> **질식(asphyxiation):** 뇌로의 산소공급이 부족한 상태
>
> **억눌림(inhibitions):** 특정 유형의 행동을 억제하는 내적통제(inner control)

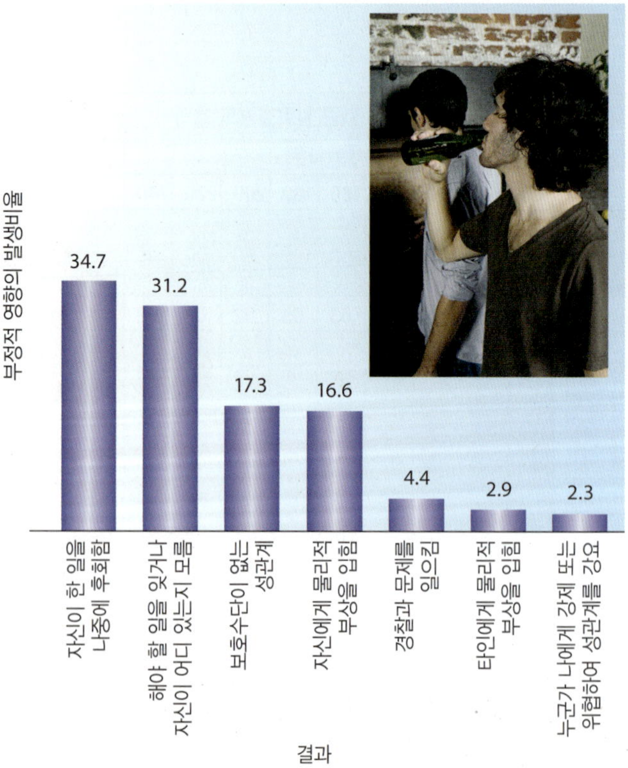

[그림 7-3] 알코올사용의 부정적 결과. 대학생을 대상으로 한 지난 1년간의 학교생활 중 알코올로 인한 결과에 대한 보고. 출처: Spring 2009 Survey, Journal of American College Health, 55, January/February 2010.

1억 3천만 명 이상의 미국인이 현재 알코올을 사용하는 것으로 보고되었다. 여기서 "현재 사용(current use)"이란 용어는 지난 1달 동안 적어도 1잔의 술을 마신 경우에 해당한다. 12세 이상 인구의 23%(59.6백만 명)는 최근 1달 동안 적어도 한 번은 폭음(binge drinking)을 한 것으로 조사되었다. 폭음이란 최근 2주 동안 적어도 1회 이상 한 번(한꺼번 또는 2시간 정도의 간격으로)에 5잔 이상의 술을 마신 것을 의미한다. 12세 이상 인구의 6.8%(17백만 명)는 과다음주(heavy drinking), 즉 지난 1달 동안 5회 이상 한 번에 5잔 이상의 술을 마신 것으로 나타났다.

운전계획이 있거나, 임산부이거나, 알코올중독 치료중이거나, 21세 이하이거나, 약물을 복용하고 있거나, 기존 질환이 있는 경우에는 알코올 사용을 금해야 한다. 노인의 경우, 체지방 함량이 높기 때문에 하루에 1잔 이내로 제한하여야 한다. 소량의 알코올 사용이 약간의 심리적 그리고 심혈관계에 도움을 준다고 하는 일부 연구결과도 있지만, 이것 때문에 비음주자가 술을 마시기 시작하는 것은 바람직하지 않다.

누가 술을 마시고 있나? **그림 7-4**에 나타나 있듯이, 현재 사용, 폭음, 과다음주는 21~25세에 가장 높고, 나이가 들어감에 따라 감소하는 것으로 조사되었다. 평균적으로 여성보다 남성이 더 마시는 것으로 나타났지만, 12~17세의 연령대에서는 성별의 차이가 없는 것으로 조사되었다. 음주율(drinking rate)은 백인(56.7%)이 가장 높았고, 그 뒤를 이어 아프리칸아메리칸(42.8%), 라틴아메리칸(41.7%), 아시아인(37.7%), 아메리칸인디언(37.1%) 순으로 나타났다. 음주율은 아시아계 젊은이에서 가장 낮았고, 폭음의 경우도 전 연령대의 아시아인에서 제일 낮은 것으로 조사되었다. 한 가지 우려사항은 미국 군인에서의 음주율이 2003년 이후 2배로 증가한 11.4%로 나타난 점이다. 미국 내 지역적 차이로 볼때, 음주율은 남부(47.6%)가 가장 낮고 북동부(56.7%)가 가장 높은 것으로 조사되었다.

대학 내의 음주 2009년의 전국대학건강사정에 의하면, 72.5%의 대학생이 현재 사용자(current user)로 나타났다. 21%의 학생은 술을 마신 적이 없다고 응답하였지만, 대부분의 학생은 97%의 대학생이 술을 마시는 것으로 생각한다고 응답하였다. DUH의 설문조사에 의하면, 같은 또래의 연령층에서 대학생들의 음주율이 높았고 학력이 높아짐에 따라 음주율도 증가하는 것으로 조사되었다. 또한 폭음과 과다음주의 경우에도 대학생이 같은 또래의 연령층의 대학에 다니지 않는 사람에 비해 음주율이 높은 것으로 나타났다.

폭음 폭음(binge drinking)이란 최근 2주 동안 적어도 1회 이상 한 번에 5잔 이상의 술을 마시는 것을 의미한다. 저녁에 본격적인 음주 장소에 나가기 전에 집에서 미

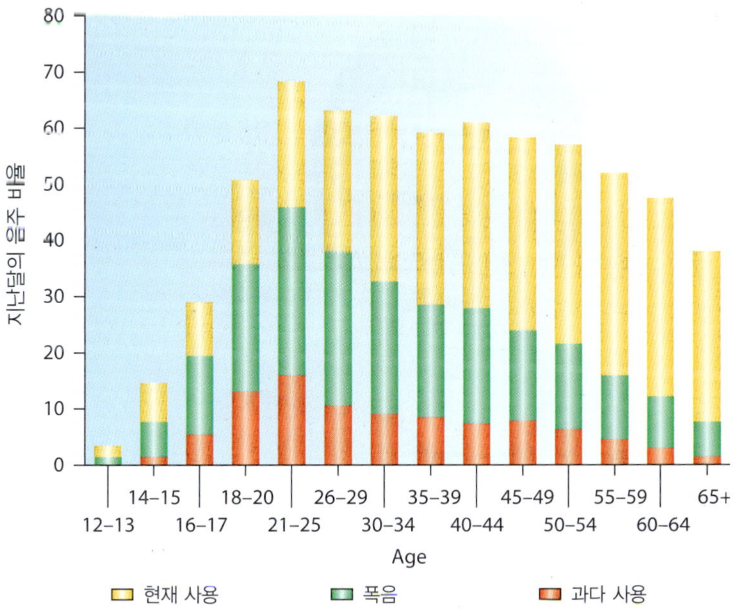

[그림 7-4] 12세 이상 인구에서 현재 사용, 폭음 및 과다음주. 알코올사용은 미국인 중 21~25세에서 가장 높았다. 폭음(binge use)은 지난 1달 동안 한 번에 5잔 또는 그 이상을 마신 경우에 해당된다. 과다사용(heavy use)은 지난 1달 동안 한 번에 5잔 이상을 5일 또는 그 이상을 마신 경우에 해당한다. 출처: Substance Abuse and Mental Health Services Administration, Results from the 2009 National Survey on Drug Use and Health: National Findings (Office of Applied Studies, NSDUH Series H-34, DHHS Publication No. SMA 08-4343). Rockville, MD, 2010.

리 마시는 걸 의미하는 "pregaming"과 음주게임을 통해 짧은 시간 안에 대량의 술을 마시게 된다. 미시간대학교(University of Michigan)에서 시행한 장기연구에 의하면 약 37%의 대학생이 폭음하는 것으로 조사되었다. 남학생사교클럽(fraternity)이나 여학생사교클럽(sorority) 숙소에서 생활하는, 파티 중심의 생활을 즐기는 또는 다른 위험한 행동에 참여하는 학생이 폭음을 주로 하는 것으로 나타났다.

폭음은 위험하다. 음주운전, 폭력, 재산파손, 데이트-강간, 체포, 학업성적 저조 등은 모두 폭음과 밀접한 관계가 있다. 음주량과 저조한 학업성적 사이에는 직접적인 연관성이 있으며, 그 결과로는 기억력장애, 구술능력결핍, 지각의 변화 등이 있다.

일부 학생에게는 대학생활이 인생의 어느 시기보다 과도한 음주를 하게 되는 시간이 되기도 한다. 바로 이 시기가 평생의 알코올문제의 시작점이 될 수도 있다.

알코올-관련 의료문제

과도한 음주는 이환율(morbidity)과 사망률(mortality) 증가로 이어지는 다양한 신체변화를 일으킨다.

만성 알코올사용의 신체에 대한 효과 알코올은 체내의 모든 장기로 분포하기 때문에 만성 사용은 체내 모든 장기에 부정적으로 작용할 수 있다. 영양가 있는 음식물 대신에 장기간 알코올을 복용하면 만성 영양결핍증이 나타날 수 있다. 이렇게 되면 비타민 B_1 결핍으로 인해 나타나는 베르니케-코르사코프증후군(Wernicke-Korsakoff syndrome)과 같은 뇌손상이 나타나기도 한다. 이 증후군은 단기 기억력장애, 정신병, 협응장애, 비정상 안구운동 등의 증상을 일으키며, 대개 비가역적이다. 간경화(cirrhosis)와 같은 간질환은 만성 음주와 관련되며, 미국에서 사망원인 7위에 해당한다. 심장질환, 고혈압, 뇌졸중, 암 등도 흔히 만성 음주와 연관성이 있다. 결핵(tuberculosis), 폐렴(pneumonia), 황열병(yellow fever), 콜레라(cholera), B형간염(hepatitis B) 등도 만성 음주와 관련되어 있다.

태아알코올증후군 및 태아알코올효과 임산부의 알코올 사용은 태아의 출생결함(birth defects)을 일으킨다는 연구결과가 증가하고 있다.

알코올은 성장하는 태아에 치명적인 손상을 입힌다. 저체중출생아(low birth weight), 정신지체(mental retardation), 안면이상[예, 소두(small head) 또는 너무 넓은 미간], 심장문제 등이 주로 나타난다(**그림 7-5**). 이러한 증상을 동반하는 경우를 태아알코올증후군(fetal alcohol syndrome)이라고 한다. 최근의 통계에 의하면, 이 증후군의 완전발현은 1,000명 중에 1~3명꼴로 나타나며, 부분발현에 해당하는 태아알코올효과(fetal alcohol effects, FAE)는 1,000명당 3~9명에 이르는 것

> **주요 용어**
>
> **현재 사용(current use):** 지난 1달 동안 적어도 1잔의 술을 마신 경우를 의미
>
> **폭음(binge drinking):** 최근 2주 동안 적어도 1회 이상 한 번에 5잔 이상의 술을 마신 경우를 의미
>
> **베르니케-코르사코프증후군(Wernicke-Korsakoff syndrome):** 알코올중독에서 흔히 나타나는비타민 B_1 결핍으로 인해 나타나는 증후군. 증상에는 단기기억장애, 정신병, 협응장애, 비정상 안구운동 등이 포함된다.
>
> **태아알코올증후군(fetal alcohol syndrome):** 임신 중에 음주한 일부 여성에서 태어난 신생아에서 나타나는 특징적 출생 결함

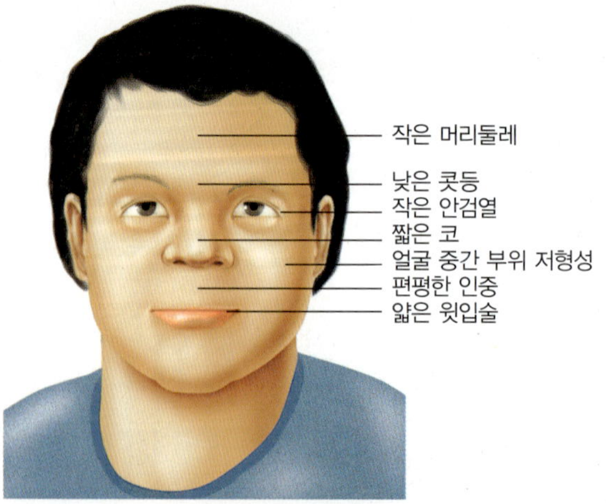

[그림 7-5] 태아알코올증후군(fetal alcohol syndrome). 이 증후군으로 태어난 어린이의 특징적인 얼굴 모양. 외면적으로 보이지는 않지만 뇌 및 다른 내부 장기에 추가적인 이상이 있음.

으로 조사되었다. 대다수의 FAE 사례는 발견되지 않고 지나가는 것으로 알려졌다.

소량의 알코올이라도 임신 중에 어떠한 영향을 미칠지 정확히 예측할 수 없기 때문에 금주하는 것이 가장 현명한 방법이다.

알코올-관련 심리적 문제

알코올사용의 양과 유형에 따라 만성 음주는 알코올의존(알코올중독)이나 알코올남용(문제성 음주)으로 분류할 수 있다.

알코올의존 알코올의존(alcohol dependence) 또는 알코올중독(alcoholism)은 유전적 · 심리사회학적 · 환경적 인자 등과 연관이 있는 주요 만성질환이다. 이는 진행성 질환으로 치명적이다. 음주에 대한 조절능력 부족, 알코올에 대한 집착, 유해적인 결과(직장, 인간관계, 경제상황 및 건강 등을 위태롭게 함)도 불사하는 알코올사용, 사고의 왜곡, 특히 부정 등이 특징적으로 나타난다. 이러한 각각의 증상은 계속적 또는 주기적으로 나타날 수 있다. 알코올에 대한 내성이 나타나게 되어 동일한 효과를 위해 점점 더 많은 양의 알코올을 마시게 된다.

문제성 음주와 달리, 알코올중독은 알코올에 대한 육체적 중독도 동반한다. 실제 알코올중독자에게는, 몸에서 술기운이 떨어지면 육체적 · 정신적 금단증상이 나타나게 된다. 이러한 금단증상은 생명을 위협할 수도 있다. 조절 불가능한 떨림으로 시작해서 구역, 구토, 환각, 쇼크, 심장 및 폐의 마비로 이어질 수 있다. 드물게 나타나는 금단증상으로, 조절 불가능한 떨림이 비논리적 환각과 결합되어 나타나는 진전섬망(delirium tremens, DTs)이 있다.

알코올중독의 가족력이 있는 사람의 경우에는 유전적 소인에 의해 그렇지 않은 사람에 비해 알코올중독이 될 확률이 5배나 높다. 아버지가 알코올중독인 경우에는 그 아들이 알코올중독으로 빠질 확률은 9배나 높아진다. 알코올중독의 유전형에는 두 가지, 즉 type 1과 type 2가 있다. Type 1은 발현되는 데 오랜시간이 걸리며 중년기까지 발현되지 않을 수도 있다. Type 2는 보다 중증의 경우로, 주로 아버지에서 아들로 유전된다. 이 유형의 알코올중독은 흔히 발현시기가 빨라 청소년기에 시작될 수도 있다.

낮은 자긍심(self-esteem)과 반사회적 성격도 알코올중독을 일으키는 이유로 작용한다. 우울증, 불안, 충동성(impulsivity), 스트레스에 대한 낮은 저항력, 외로움, 과민증, 강박증 등도 알코올중독을 일으키는 인자에 포함된다.

알코올남용(문제성 음주) 문제성 음주라고도 하는 알코올남용(alcohol abuse)은 알코올의존에 비해 그 심각도가 낮은 편이다. 알코올남용자의 경우, 학업성적과 업무능력에 문제가 생기고, 책임을 회피하고, 인간관계의 마찰이 나타나게 된다. 음주운전을 할 수도 있고, 법적인 문제가 생기며, 일시적 의식상실(blackouts)이 나타날 수 있다. 음주로 인해 다양한 문제가 발생한다는 사실을 알면서도 지속적으로 술을 마신다. 이러한 시점이 되면 알코올이 스트레스를 해소해주는 것이 아니라 오히려 여러 문제를 일으키게 된다. 의존과 남용의 중요한 한 가지 차이점은 남용의 경우와 달리 의존성의 정의에는 내성, 금단증상, 강박적 음주 등이 포함된다는 점이다. 남용은 반복된 알코올 사용으로 인해 유해한 결과를 경험하게 되는 것을 의미한다.

대학생의 경우, 알코올남용 또는 문제성 음주를 암시하는 두 가지 징후는 결석과 학업성적 저하이다. 문제성 음주자를 항상 과다음주자라고 간주할 수는 없다. 알코올중독자와 달리, 문제성 음주자는 정상적 신체기능을 유지하기 위해 술을 마시지는 않는다. 하지만 문제성 음주자는 궁극적으로 알코올중독이 될 확률이 높은 것도 사실이다.

알코올-관련 사회문제

알코올남용은 다양한 사회문제와 연관되어 있다. 인간관계의 질을 떨어뜨리고, 직장을 유지하기 힘들어지게 됨에 따라 자신과 가족 모두에게 경제적 문제를 일으킨다.

사고(accidents) 미국에서 4대 사고사(교통사고, 낙상, 익사, 화재 및 화상)의 원인은 통계적으로 유의하게 알코올사용과 관련되어 있다.

교통사고 국립고속도로안전청(National Highway Traffic Safety Administration, NHTSA)의 통계에 의하면 2007년도에 13,000건 이상의 알코올-관련 교통사고 사망사고가 발생하였다. 현재 미국에서는 31분에 1명씩 알코올-관련 교통사고로 사망하고 있으며, 2분마

주요 용어

알코올의존(alcohol dependence): 내성, 금단 및 충동적 양상의 알코올사용. 유전, 심리사회 및 환경인자 등에 영향을 받는 주요 만성질환. 알코올중독이라고도 함.

알코올남용(alcohol abuse): 학업 및 업무능력, 기타 책임감, 인간관계 등에 문제를 일으키는 알코올사용. 문제성 음주라고도 함.

의식상실(blackouts): 음주로 인해 나타나는 일시적인 기억상실; 알코올사용 기간 동안에 일어났던 일들을 기억하지 못함.

문제성 음주(problem drinking): 음주자의 행동이 자신이나 타인에게 문제를 야기하는 양상의 알코올사용

다 알코올-관련 충돌사고로 인한 상해가 발생하고 있다. 2007년도에, 약 275,000명의 사람이 이와 같은 사고로 상해를 입었다. NHTSA에 의하면 약 1.5백만 명의 운전자가 음주운전으로 구속되었다고 보고하였는데, 이는 면허소지자 130명당 1명이 음주운전으로 구속되고 있다는 뜻이다. 12명당 1명의 운전자가 적어도 1년에 한 번 음주운전을 한 경험이 있다고 조사되었다.

음주운전에 대한 방안으로 모든 주에서 술을 마실 수 있는 법적 연령을 21세로 올렸다. 또 하나는 모든 주에서 BAC의 법적 기준을 0.08%로 낮추었다. 현재의 0.08% BAC 법안에 대한 자세한 정보는 MADD (Mothers Against Drunk Driving)의 웹사이트를 참고한다.

다수의 주정부는 미성년자의 음주운전을 예방하기 위해 제로관용법(zero-tolerance law)을 시행하고 있다. 또한 술취한 고객을 판별할 수 있도록 하는 바텐더(bartenders) 교육, 비번 경찰관을 술집에 배치하여 관찰, 바리케이드의 설치, 술취한 운전자가 시동을 걸 수 없도록 하는 장치의 개발, 지명운전자(designated driver)의 활용 등을 통해 음주운전 예방에 최선을 기울이고 있다.

낙상 미국에서 사고사의 2위에 해당하는 것이 낙상(falls)이라는 사실에 많은 사람이 놀랄 것이다. 알코올사용은 낙상의 위험을 증가시킨다. 치명적인 낙상의 21~77%와 비치명적 낙상의 18~53%가 알코올과 관련이 있는 것으로 보고되었다

익사 익사는 미국에서 사고사의 3위에 해당한다. 익사(drownings) 사고의 21~47%가 알코올사용과 관련이 있는 것으로 나타났다. 여가생활로 보트를 즐겨 타는 많은 사람이 보트를 타면서 음주를 즐기는 것으로 조사되었다. 알코올은 판단 및 수영능력에 장애를 일으킬 수 있고 체온을 떨어뜨린다.

화재 및 화상 화재(fire) 및 화상(burns)은 미국에서 사고사의 4위에 해당한다. 매년 약 5,000명 정도가 화재나 화상으로 사망한다. 이 또한 알코올사용과 관련있다. 화상환자의 50% 정도에서 법적 기준치 이상의 BAC수치를 보이는 것으로 조사되었다.

범죄 및 폭력(crime and violence) 알코올의 범죄와의 연관성은 역사가 길다. 재소자의 상당수는 알코올남용자 또는 알코올중독자이며, 알코올문제를 가진 사람이 그렇지 않은 사람에 비해 범죄를 일으킬 확률이 높다. 특히 젊은 범죄자의 경우는 더욱 그러하다. 더군다나, 살인사건의 53-66%에서 피해자, 가해자 또는 모두에서 알코올사용이 보고되었다. 강간사건의 경우, 가해자의 50%, 피해자의 36%가 사고 당시에 술에 취해 있었던 것으로 조사되었다.

또한 알코올은 육체적 · 심리적 학대, 아동학대, 유기(abandonment) 등을 포함하는 가정폭력과 뚜렷한 연관성을 가진다.

자살 알코올사용은 자살(suicide)과 밀접한 관계가 있다. 자살로 인한 사망의 30%가 알코올중독과 연관되어 있다. 알코올사용은 계획된 자살보다는 충동적 자살과 연관되어 있다. 또한 음주는 화기(firearms)와 같은 보다 폭력적이고 파괴적인 방법을 이용하는 자살과의 관련성이 있다.

알코올-관련 가족문제

알코올중독자의 가정에는 폭력, 질환, 실업 등과 같은 음주행동의 결과뿐만 아니라 이러한 상황이 일어나고 지속되는 데 대한 가족의 역할에 대한 불확실성으로 인해 상당한 붕괴현상이 나타난다. 가족구성원은 알코올중독자의 존재에 대처하기 위해 다양한 역기능역할(dysfunctional roles)을 수행하기 시작한다. 적절한 상

담을 통한 중재 없이는 이러한 건강하지 못한 역할수행이 평생 지속될 수 있다.

중독의 재활치료가 시작되면 가족구성원의 적극적인 참여가 필요하다. 이를 통해 가족은 알코올중독이 자신의 생활에 어떠한 영향을 주고 있는지에 대해 이해할 수 있다. 지원그룹(support groups)에 가입하는 것도 좋은 방법이다.

약물 및 알코올 사용에 대한 반응

지난 25년 동안 꾸준히, 불법약물 및 알코올 사용에 대한 사회의 우려가 증가하였다. 대부분의 성인은 약물남용은 사회에 분명한 해를 미친다고 생각한다. 이러한 여론을 반영하여 약물 및 알코올 사용을 줄이기 위한 지역, 학교, 주정부 및 연방정부조직이 설립되었다. 이들 조직에는 Parents Against Drugs, Partneship for a Drug-Free America, Mothers Against Drunk Driving (MADD), Narcotics Anonymous, U.S. Drug Enforcement Administration 등이 포함된다. 조직의 특성에 따라 교육, 규제, 법령 및 공공정책 등에 초점을 맞추어 일하고 있다.

약물남용과 관련된 개인 및 사회 문제는 복잡다양하다. 혁신적인 해결책에 고심하고 있다. 일부는 조기교육만이 최선의 해결책이라고 주장한다. 유치원 때부터 약물사용에 대한 교육을 실시하는 것이 중·고등학교 시기까지 기다리는 것보다 긍정적인 효과를 기대할 수도 있다. 최근에는 청소년기에 약물중독의 길로 가는 초기약물(gateway drugs)에 해당하는 담배, 술, 마리화나 등에 노출되는 것을 줄이는 것에 대한 관심이 집중되고 있다.

일부는 약물남용, 마약밀매(drug trafficking)에 대한 처벌 수위를 높이는 것을 옹호한다. 알코올처럼 모든 약물을 합법화해서 정부조직을 통해 관리하도록 하는 방법을 선호하는 사람도 있다. 이러한 논리를 지지하는 사람들은 불법약물에 대한 수요가 줄어들면 약물-관련 범죄 및 폭력도 줄어들 것이라고 생각한다. 미국은 현재 약물과의 전쟁에 1년에 거의 180억 달러를 사용하고 있다. 약 110억 달러는 공급을 차단하기 위한 법규제에 사용하고, 60억 달러는 수요를 줄이기 위한 목적으로 교육, 예방 및 치료에 사용하고 있다.

대학교에서도 변화가 일어나고 있다. 남학생사교클럽(fraternity) 내에서도 무분별한 음주에 대한 사고가 바뀌고 있다. 신입생모집 행사도 알코올사용 없이 진행하는 학교도 있고, 금주를 원칙으로 하는 사교클럽의 수도 증가하고 있다.

또한 알코올사용 기동대(task force)를 설치하여 운영하는 대학이 많아지고 있다. 술과 연관된 교내문제에 대해 논의하고 대책을 세우고, 상세하고 이해하기 쉬운 알코올사용에 대한 지침을 마련하고자 노력하고 있다.

분별 있는 음주

분별 있는 음주(responsible drinking) 문화는 음주로 인한 부정적인 결과를 줄이고 자신과 주변인의 안전을 지켜준다. 다음과 같은 실용적 전략이 필요하다.

- 술에 취하는 것을 목표로 삼지 말고 생활의 초점을 음주에 맞추지 않는다.
- 음주 전에 음식을 섭취한다.
- 음주의 양에 대한 기준을 정한다.
- 1시간에 1잔 정도로 양을 제한하고 중간에 물이나 음료수를 마신다.
- 스트레스, 지루함, 분노, 외로움 등을 달래기 위해 술을 마시지 않는다.
- 파티나 술집에 갈 경우, 지정운전자를 정해 놓는다.
- 자신의 술잔을 방치하지 않는다.

분별있는 음주를 생활하하면 부정적인 법, 사회 및 의료문제를 피할 수 있다.

주요 용어

제로관용법(zero-tolerance law): 음주운전으로 처벌받은 경험이 있는 미성년자 음주자의 운전면허를 박탈하는 법

초기약물(gateway drug): 중독자의 첫 경험이 되는 쉽게 접할 수 있는 합법 또는 불법 정신작용제

약물검사

약물남용에 대한 사회적 우려는 약물검사(drug testing)를 탄생시켰고 점점 진화하고 있다. 대부분의 대기업은 직원을 대상으로 흔히 남용되는 약물에 대한 검사를 시행한다. 이들 약물에는 암페타민, 바르비튜레이트, 벤조디아제핀, 칸나비노이드(THC, 해시시, 마리화나), 메타콸론, 아편제제(헤로인, 코데인, 모르핀), PCP 등이 포함된다. 마리화나를 제외하고, 대부분의 이들 약물은 사용 후 며칠 안에 몸에서 제거된다. 마리화나는 사용 후 30일까지 검출 가능하다. 약물검사로 최근의 약물남용자의 90% 이상을 찾아낼 수 있다. 대부분의 Fortune지 500대 기업, 군대, 정부기관, 스포츠단체 등에서는 의무적으로 약물검사를 시행하고 있다.

치료

약물이나 알코올 문제를 갖고 있는 사람은 입원 및 외래치료, 약물중독자모임(narcotics anonymous)과 같은 자조그룹(self-help groups), 정신건강상담 등을 통해 도움을 얻을 수 있다. 하지만 치료비가 만만치 않다. 입원치료비는 하루에 수천 달러에 이른다. **그림 7-6**에 사람들이 약물중독치료를 받지 못하는 원인에 대해 정리하였다. 대부분의 응답자는 비싼 치료비를 1위로 꼽았다. 또한, 중독자는 지속적인 재활에 도달하기 전에 여러 번의 재활치료를 받게 되는 경향이 많다. 대부분의 사람은 알코올중독자모임(alcoholics anynomous)이나 약물중독자모임(narcotics anonymous)과 같은 자조그룹을 가장 많이 선호하고, 다음으로 외래 재활치료를 활용하는 것으로 조사되었다. 이러한 결정에는 비용문제가 가장 큰 영향을 미치는 것으로 나타났다.

약물문제 관리를 위한 의학적 치료는 지역사회 정신건강센터, 개인클리닉, 병원 등에서 입원 또는 외래치료로 이루어진다. 해독(detoxification), 이차적 합병증과 영양결핍의 치료, 의존성에 대한 치료상담 등이 포함된다. 처방약물인 디설피람[disulfiram (Antabuse)]은 알코올중독자의 음주를 예방하기 위해 주로 사용하는데, 이 약물을 복용한 2주 이내에 술을 마시게 되면 심한 구역이 나타난다. 알코올에 대한 갈망을 줄이고, 알코올의 쾌락적 효과를 감소시키기 위해 날트렉손(naltrexone)과 캄프랄[Campral (acamprosate)]이 사용된다.

약물 및 알코올-관련 치료는 대학의 상담센터에서도 이루어지는데, 치료의 초점은 약물남용의 행동 차원에 맞추어진다. 약물의존전문가인 상담사와 심리학자(psychologists)는 (1) 학생들의 특정 문제점을 분석하고 (2) 스트레스 대처를 위한 건설적 방법을 확립하고 (3) 약물이 주는 황홀경을 대신할 수 있는 대안을 강구하는 데 노력을 기울인다.

중재

치료의 또 다른 장벽은 중독자의 부정(denial)에 있다. **그림 7-6**이 보여주듯이, "사용을 중단할 준비가 되어 있지 않다"가 치료를 시작하지 않는 주요 이유이다. 중재(intervention)라고 불리는 치료접근이 이러한 사람들을 설득하는 데 효과적인 것으로 나타났다. 중재는 정신건강 전문가의 도움을 받아 주로 가족이나 친구에 의해 이루어진다. 약물의존자와 함께 생활하거나 일하는 사람은 중독자와 직접 맞서 그들이 인지하고 있는 중독으로 인한 부정적 결과와 주변 사람에게 미치는 영향에 대해 솔직히 이야기하는 것을 권장한다. 경제적 또는 업무적 의무의 불이행, 가족으로부터의 격리, 약속 불이행 등에 초점을 맞추어 대화를 시도한다. 중재는 약물의존성을 가진 사람이 전문적인 도움을 받도록 동기를 부여하는 데 목적을 두고 있다.

주요 용어

중재(intervention): 약물의존성을 가진 사람이 치료를 받도록 동기를 부여하는 데 목적을 둔 치료접근; 정신건강전문가의 도움을 받아 주로 가족이나 친구에 의해 이루어짐.

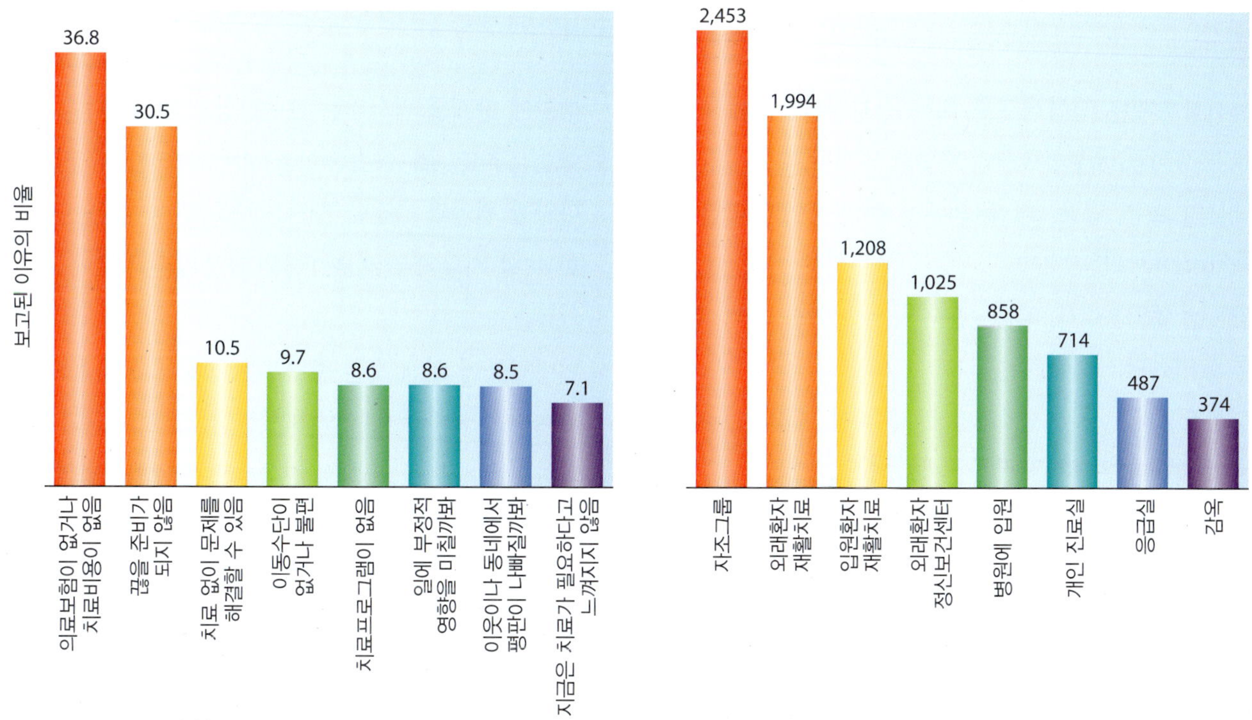

(A) 약물남용치료를 중단한 이유

(B) 약물남용치료 장소

[그림 7-6] 약물남용 치료에 대한 실상. (A) 약물남용치료를 시도했으나 치료를 받지 못한 사람 중에서 의료보험이 없거나 비용문제가 가장 큰 장벽으로 보고되었다. (B) 치료를 받은 사람 중, 자조그룹(self-help groups)과 외래환자 프로그램이 가장 흔한 치료방법이었다. 출처: Substance Abuse and Mental Health Services Administration, Office of Applied Studies. Results from the 2009 National Survey on Drug Use and Health: National Findings (NSDUH Series H-34, DHHS Publication No. SMA 08-4343). Rockville, MD, 2009.

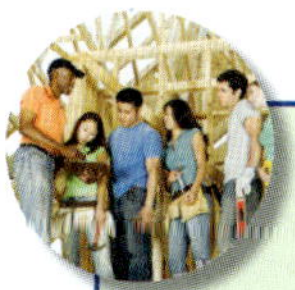

내 건강 돌보기

- 하루에 섭취하는 카페인의 양을 계산한다. 만약 하루에 3잔 이상의 카페인 음료를 마시고 있다면 섭취량을 줄여야 한다.
- 약물이나 알코올문제로 도움이 필요한 사람이 있을 경우 전문가의 도움을 받을 수 있도록 도와주어야 한다.
- 약물이나 알코올문제를 갖고 있으면 주저하지 말고 자조그룹이나 정신전문의의 도움을 청하도록 한다.

요약

- 정신작용제는 신경세포에 대한 신경전달물질의 작용을 변경시켜 중추신경계에 영향을 미친다.
- 약물의 오용, 남용, 내성, 의존성 등의 용어에 대한 이해가 필요하다.
- 약물은 경구, 주사, 흡입, 흡수 등의 방법을 통해 체내로 들어간다.
- 정신작용제는 흥분제, 억제제, 환각제, 대마초, 마약 및 흡입제 등의 6가지 범주로 분류한다.
- 알코올의 혈중 흡수는 다양한 인자에 의해 영향을 받는다.
- 알코올남용은 음주자의 행동에 의해 개인이나 타인의 생활에 문제를 일으키는 음주양상을 의미한다.
- 알코올중독, 즉 알코올의존(alcohol dependence)은 다양한 원인과 특징을 가지는 주요 만성질환이다.
- 회복 및 재활치료 프로그램은 약물의존 치료에 효과적이다.
- 연방법률에 의해 모든 주정부는 혈중 알코올농도의 합법적인 허용치를 0.08로 낮추었다.
- 약물남용에 대한 사회적 반응으로는 교육, 법적 규제, 치료, 검사, 약물의 쾌감을 대체할 수 있는 방안 강구 등이 있다.

복습 문제

1. 신경전달물질의 작용원리에 대해 설명하시오.
2. 탐닉(addiction)의 3단계에 대해 설명하시오.
3. 이 장에서 정의하는 약물이란 무엇인가? 정신작용제란 무엇인가?
4. 4가지 투여경로와 그에 해당하는 약물의 예를 설명하시오.
5. 의존성(dependence)을 정의하고, 그 2가지 유형에 대해 설명하시오.
6. 내성(tolerance)이란 무엇인가? 교차내성(cross-tolerance)을 정의하고 그 예를 드시오.
7. 약물의 오용(misuse), 남용(abuse) 및 의존성(dependence)을 구별하여 설명하시오.
8. 정신작용제를 6가지 범주로 나누어 분류하고, 각각의 범주에 해당하는 약물의 예를 들고 신체에 미치는 영향에 대해 설명하시오. 변조약물(designer drugs)에 대해 설명하시오.
9. 알코올의 흡수에 영향을 미치는 인자에 대해 설명하시오.
10. 혈중 알코올농도에 대해 정의하시오. 간에서 제거되는 속도보다 빠른 속도로 술을 마실 때 나타나는 생리적인 현상에 대해 순서대로 설명하시오.

"약물 및 알코올 사용에 대해 얼마나 알고 있나요?" 퀴즈의 정답

1. 거짓 2. 참 3. 참 4. 참 5. 거짓 6. 참 7. 거짓

SOURCE NOTES

1. Hart O, Ksir C, Ray O. Drugs, Society and Human Behavior (13th ed.). New York: McGraw-Hill, 2009.
2. Pinger R, Wayne R, Hahn D, Hahn E. Drug Issues for Today (3rd ed.). New York: McGraw-Hill, 2001.
3. Shier D, Butler J, Lewis R. Hole's Essentials of Human Anatomy and Physiology (10th ed.). New York: McGraw-Hill, 2008.
4. The Coffee Science Information Centre. Caffeine. www.cosic.org/. March 7, 2005.
5. Caffeine nation, CBS News, September 7, 2003.
6. Caffeine. Johns Hopkins online newsletter, September 2002. www.intelihealth.com. March 7, 2005.
7. National Institute on Drug Abuse, National Institutes of Health. NIDA InfoFacts, Methamphetamine. www.nida.nih.gov/Infofax/methamphetamine.html. March 7, 2007.
8. U.S. Department of Justice, Drug Enforcement Administration. Methamphetamine. www.usdoj.gov/dea/concern/meth.htm. December 31, 2001.
9. Frackelmann K. Breaking bonds of addiction: compulsion traced to part of the brain. USA Today, April 18, 2002.
10. States mull Rx rule for meth ingredients. USA Today, February 1, 2010.
11. U.S. Department of Justice, Drug Enforcement Administration. Drugs of Abuse. www.dea.gov/pubs/abuse/5-stim.htm. 2005 edition.
12. Cocaine weakens immune system. Boston Herald, March 7, 2003.
13. National Institute on Drug Abuse, National Institutes of Health. NIDA Research Report, Prescription Drugs Abuse and Addiction. www.drugabuse.gov/ResearchReports/prescription/prescription.html, NIH publication No. 01-4881. July 2001.
14. National Institute on Drug Abuse. NIDA InfoFacts, Rohypnol and GHB. www.nida.nih.gov/Infofax/RohypnolGHB.html. February 14, 2004.
15. National Institute on Drug Abuse, National Institutes of Health NIDA InfoFacts, Club Drugs. www.drugabuse.gov/Infofax-/Clubdrugs.html. March 7, 2005.
16. Johnston LD, O'Malley PM, Bachman JG, Schulenberg JE. Monitoring the Future: National Survey Results on Drug Use: 1975–2003. Volume I: Secondary School Students. www.monitoringthefuture.org/pubs/monographs/vol1_2003.pdf. NIH Publication No 04-5507, Bethesda, MD: 2004.
17. National Institute on Drug Abuse. NIDA InfoFacts, LSD. www.nida.nih.gov/Infofax/lsd.html. 2007.
18. U.S. Drug Enforcement Administration. Controlled Substances Act. www.usdoj.gov/dea/agency/csa.htm. 2007.
19. Kuhh C, Swartzwelder S, Wilson W. Buzzed: The Straight Facts About the Most Used and Abused Drugs from Alcohol to Ecstasy (3rd ed.). New York: Norton, 2008.
20. National Institute on Drug Abuse, National Institutes of Health. NIDA InfoFacts, PCP (Phencyclidine). www.nida.hlh.gov/Infofax/pcp.html. 2009.
21. National Institute on Drug Abuse, National Institutes of Health. NIDA InfoFacts, Marijuana. www.nida.nih.gov/Infofax/marijuana.html. 2010.
22. OxyContin questions and answers. Drug Information, U.S. Food and Drug Administration, Center for Drug Evaluation and Research. www.fda.gov/cder/drug/infopage/oxycontin/oxycontin-qa.htm. March 7, 2008.
23. OxyContin Addiction and Treatment and Rapid Detox Services. www.oxycontin-detox.com/index-overture-kw-oxycontin.html. March 7, 2009.
24. U.S. Food and Drug Administration. FDA Strengthens Warnings for OxyContin. www.fda.gov/bbs/topics/answer/2001/ans01091.html. March 7, 2009.
25. Frackelmann K. Inhalants' hidden treat: Access makes huffing popular but kids can recover with help. USA Today, June 25, 2002.
26. Zest for Life. Alcohol and ethanol information page. www.anyvitamins.com/alcohol-ethanol-info.htm. March 9, 2005.
27. Kinney J. Loosening the Grip: A Handbook of Alcohol Information (8th ed.). New York: McGraw-Hill, 2005.
28. Be Responsible About Drinking. Women and alcohol. www.brad21.org/alcohol_and_women.html. March 9, 2005.
29. Substance Use and Mental Health Services Administration. Results from the 2009 National Survey on Drug Use and Health: National Findings (Office of Applied Studies, NSDUH Series H-30 DHHS Publication No. SMA 06-4194). Rockville, MD: 2009.
30. Alcohol abuse weighs on Army. USA Today, February 2, 2010.
31. American College Health Association. Spring 2006, Survey Journal of American College Health, 55, January–February 2007.
32. College parties, minus the beer binges. The Wall Street Journal, February 16, 2011.
33. ADA: Division of Drug and Alcohol Abuse. As a Matter of Fact . . . Fetal Alcohol Syndrome. www.well.com/user/woa/fsfas.htm. March 9, 2009.
34. Morse R M, et al. The definition of alcoholism. Journal of the American Medical Association, 268(8), 1012–14, 1992.
35. Burns M. Delirium Tremens. emedicine.com. November 8, 2004.
36. Diagnostic and Statistical Manual of Mental Disorders (4th ed.). Washington, DC: American Psychiatric Association, 2000.
37. Traffic Safety Facts 2009: Alcohol. U.S. Department of Transportation, National Highway Traffic Safety Administration.
38. Mothers Against Drunk Driving. About Us. www.madd.org. March 9, 2005.
39. The Trauma Foundation. Alcohol and Unintentional Injury: A Brief Review of the Literature. The Trauma Foundation. www.tf.org/tf/alcohol/ariv/reviews/injurev5.html. June 16, 2003.
40. Training Guide for USLA Safety Tips: General Information on Drowning. USLA Lifeguards for Life. www.usla.org/PublicInfo/safety.asp. June 16, 2003.
41. Vaughn C. Children of Alcoholics: At Risk for Family Violence. U.S. Department of Health and Human Services and SAMHSA's National Clearinghouse for Alcohol and Drug Information, February 10, 2003.
42. Facts About Suicide. Centers for Disease Control and Prevention, National Center for Health Statistics, 2009.
43. Woititiz J. The Complete ACOA Sourcebook. Deerfield Beach, FL: Health Communications, 2002.
44. Website information, Al Anon/Alateen. www.al-anon.alateen.org/. May 2001.
45. SADD History. Students Against Drunk Driving. www.saddonline.com. March 1, 2005. www.bacchusgamma.org/. March 1, 2005.
46. www.whitehousedrugpolicy.gov/publications/policy/04budget/exec_sum.pdf. May 21, 2003.

CHAPTER

08

흡연과 건강

Rejecting Tobacco Use

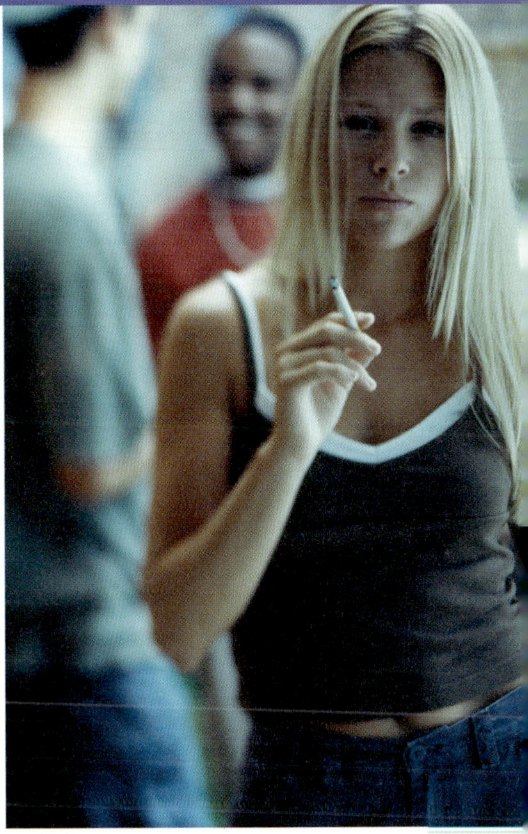

흡연에 대해 얼마나 잘 알고 있나요?

1. 모든 교육 수준 중 대학 학위를 가진 사람이 흡연 비율이 가장 높다.
   참 혹은 거짓?
2. 담배업계의 내부 문서는 담배회사는 제품과 건강에 관련된 위험을 알리지도 청소년에게 제품을 의도적으로 노출하지도 않는다는 것을 보여준다.
   참 혹은 거짓?
3. 담배를 처음 피우는 대부분의 사람은 쉽고 빠르게 니코틴에 의존하게 된다.
   참 혹은 거짓?
4. 담배의 연소 중에 생성된 이산화탄소는 담배연기 중의 기체 원소로 혈액의 산소 운반능력을 감소시킨다.
   참 혹은 거짓?
5. 사망 관련 통계에서 살인, 자살을 제외했을 때, 흡연자의 수명은 비흡연자와 거의 동일하다.
   참 혹은 거짓?
6. 10~12주 금연 프로그램을 성공적으로 마치고 담배를 피우지 않는 사람을 1년 후에 평가하는 경우 절반 이상이 금연에 성공했다.
   참 혹은 거짓?
7. 공공장소에서, 오늘날 흡연자는 "어디서 담배를 피울 수 없나요?"보다는 "어디서 담배를 피울 수 있나요?"와 같은 질문을 한다.
   참 혹은 거짓?

정답은 이 장의 마지막 부분에 있습니다.

니코틴 중독이론

신체적 의존 혹은 중독의 시작과 유지 과정은 완전히 알려져 있지 않다. 그러나 대부분의 전문가는, 특히 개인에게 있어서 중독은 유전과 함께 다면적 병인 혹은 원인이 있다고 한다. 이에 따라 중독을 설명하기 위해 몇몇 이론이 제안되었다.

유전의 영향 흡연을 시작하게 하고 계속 피우게 하는 데 있어 유전의 영향이 완전히 알려지지는 않았으나 유전이 영향을 미친다는 것은 명백하다. 가족과 쌍둥이에 의한 흡연 형태의 초기 연구를 통계학적 기술로 적용해볼 때, 흡연의 시작은 환경요인보다는 유전 그리고 유전/환경 상호작용에 의해 영향을 받는다.

일단, 상대적으로 짧은 최초의 노출(시작점)과 초기 유지 단계가 지나면, 유전의 영향은 오히려 더 강력해질 수 있다. 수십 년간 흡연을 하게 만드는 자극을 제공하기도 하며(거의 70%), 환경 · 개인 요인은 부가적인 요소가 된다.

담배 의존에 있어 유전의 강력한 역할을 지적하는 증거의 증가에 기초하여, 초기 실험의 위험은 "얇은 얼음 위를 걷기"와 유사하다. 처음에는 흡연자가 니코틴에 대한 의존성에 대해 유전적 민감성을 거의 보이지 않았다. 그리고 중독과 습관의 삶을 선택하게 할 수도 있다.

Bolus 이론 니코틴 중독 이론 중 가장 오래되고 일반적인 Bolus 이론은, 연기를 흡입하면 니코틴이 혈액 속에 방출되어 뇌에 도달해 신경호르몬을 흥분시킨다는 것이다. 흡연자는 이러한 자극의 순간을 유쾌함으로 인지하지만, 불행하게도 그 기간은 짧다. 따라서 흡연자는 흡연을 통해 뇌에 다시 니코틴을 보냄으로써 유쾌한 감정을 느낀다. 70,000회 혹은 그 이상의 흡입은 초보 흡연자를 평생 담배에 의존하게 되는 니코틴 중독 상태로 만든다. 각성에 필요한 니코틴의 양은 유전적 성향, 중독 기간, 내성 수치, 환경적 · 개인적 자극에 따라 흡연자마다 다르다.

부신피질자극호르몬(ACTH) 이론 의존성의 또 다른 이론에 따르면 니코틴은 euphoria(극도의 행복감, 희열)의 감정을 생산하는 베타 엔도르핀(자연적으로 발생하는 아편과 같은 화학 물질)의 방출을 유발하며, 내분비기관에서 분비하는 부신피질자극호르몬의(adrenocorticotropic hormone) 방출을 자극한다. 부신피질자극호르몬(ACTH)이 관련된 stresslike 반응 기전은 흡연자에게 에너지 소비를 증가시켜 체중이 낮게 유지되는 경향이 있다.

자기치료 이론 자기치료(self-medication)는 니코틴이 기분을 전환해주는 도파민에 영향을 미쳐 흡연자의 피곤한 느낌과 동기 결여감, 심지어 우울증에 대처하는 것을 가능하게 한다는 이론이다. 흡연은 기분을 좋게 만들어 궁극적으로 흡연자는 그들 스스로를 기분 좋게 하기 위한 치료로서 담배에 의존하게 된다.

니코틴 증가나 대사와는 관계없이 흡연 습관은 자극을 유지하기 위하여 혹은 금단현상의 발생을 예방하기 위하여 조절된다. 그러나 어떤 면에서 지속적 자극에 대한 욕망은 아마도 금단현상을 경험하지 않기 위한 흡연자의 욕망에 의해 대체된다.

심지어 의존을 유발하는 니코틴의 힘보다 더욱 강렬한 것은 의존하게 되는 데 필요한 시간이다. 니코틴 의존의 시작에 필요한 시간을 측정하기 위해 고안된 장치[DANDY(Development and Assessment of Nicotine Dependency in Youths), HONC(Hooked On Nicotine Checklist)]에 따르면 초보 흡연자(대부분의 흡연자는 청소년기에 흡연을 시작했다고 회상함)가 하루에 2개비 이내로 피우면 3주에서 3개월 내에 의존하게 되었다고 한다. 남성은 중독되는 데 한 달에서 두 달 걸리며 여성은 단지 며칠 만에 의존하게 되었다. 게다가 매우 제한된(단지 한 개비) 흡연 시도 후 안 피운 아동에게 있어 'sleeper effect(수면자 효과)'는 흡연의 실험을 하지 않았던 동료와 비교하여, 3년 이내에 흡연자가 될 수 있는 상태에 도달한다고 한다.

니코틴 중독과 외상성 머리 손상 대뇌섬(insula)이라고 하는 뇌의 특정 부분에 발생한 발작의 과정에 관련된 최근 연구는 니코틴 의존에 있어서 뇌와 중추신경계의 역할에 흥미로운 점을 보여주고 있다. 귀 높이의 뇌 안에 위치한 대뇌섬은 행동 결정이 형성되는 정보의 교류에 중요한 역할을 하는 작은 부분으로 뇌졸중으로 손상된 흡연자의 대뇌섬에서는, 니코틴 의존이 때때로 사라져 즉시 금연이 가능하다. 즉, 뇌의 이러한 특별한 지역이 손상 받게 되면 다른 민감 지역으로부터 정보 흐름을 방해하는 것처럼 보인다. 아마도 미래에는 금연하게 하는 기술 개발은 대뇌섬 기능에 집중될 것이다.

신경기능에 대한 니코틴의 영향

만성적인 니코틴은 중추신경계에 만성적으로 중독을 일으키며 단기간에도 뇌 내부에서 변화를 일으킨다. EEG(electroencephalography)와 MRI(magnetic resonance image)로 뇌의 활동 위치와 영역을 측정할 수 있는데, 적어도 4개의 다른 신경전달물질의 방출을 통해서 신호화된 일반적 자극 패턴의 부분을 확인할 수 있다. 혈중 니코틴 수준을 높이는 담배 제품의 과도한 사용은 이러한 신경전달물질이 채워지는 많은 수용체를 차단해 우울 증세를 나타낸다.

흡연(하루에 1갑에서 2갑)에 의한 혈중 니코틴 수치로 우울증이 나타나지는 않는다. 그러나 과흡연자(chain smoker/줄담배 피우는 사람)의 경우, 니코틴 수치는 우울증을 나타내는 데 충분할 것이다. 과흡연자와 비교하여, 경험이 적은 흡연자(내성이 적은)는 뇌의 구토 중추를 활성화하는 데 충분한 니코틴 혈액 수치에 빠르게 도달한다. 이러한 반응은 니코틴 독성에 저항하는 보호기전이다.

중추신경계는 몸의 기본 통제와 조절 기능을 나타내는 기관 중 하나인데, 니코틴은 장기간이거나 단기간이거나 파괴력을 갖는다. 그러므로 니코틴은 뇌의 활동이 의존적이게 만드는 강력한 향정신성 마약이다. 이러한 마약의 배달체계는 담배산업에 의해 생산되고 판매되는 담배 제품의 배치에 의해 이루어진다.

니코틴이 비신경계에 미치는 영향

중추신경계 외에서 니코틴은 신경근접합부에 영향을 미쳐 신경전달물질인 아세틸콜린(acetylcholine)의 작용을 최소화하여 신경신호의 전달에 영향을 미치게 된다. 니코틴은 접합부의 수용체 지역을 차지해, 신경세포에서 근육세포로의 신경전달을 막는다.

또한 부신의 에피네프린 분비를 유발하여 호흡률, 심박수, 혈압, 관상동맥 혈류를 증가시킨다. 이러한 변화는 피부 아래 혈관을 수축시키고 위장운동을 감소시키며 식욕을 감소시키고 수면패턴을 변화시킨다.

비록 니코틴이 함유된 살충제의 흡입을 통해 니코틴이 치사량으로 흡수될 수 있으나 담배 사용으로 죽음에 이르기에는 힘들다. 인간에게 위험한 니코틴 수준은 40~60mg(0.06~0.09mg/kg)이지만, 대부분의 담배는 0.05~2.5mg의 니코틴을 제공하고 체내에서 상대적으로 신속히 제거된다.

의존과 관련된 사회심리적 요인

담배의 의존(습관화)에는 사회심리적인 면이 있으며, 흡연자의 니코틴에 대한 욕구를 유지하는 데 중요함을 주의해야 한다. 연구와 일반적 관찰 모두 이러한 요인이 처음 담배를 피우도록 하는 데 강력한 영향을 미친다는 의견을 지지하고 있다.

모델링 흡연은 학습된 행동이기 때문에, 모델링(modeling)이 흡연 경험의 자극제로 작용한다고 받아들이는 것이 타당하다. 모델링 이론은 유혹에 약한 사람이 담배를 피우는 것에 유혹받거나 존경하는 흡연자의 행동을 따라 하거나 다른 종류의 사회적 · 정서적 유대감을 함께 나누기 위해 흡연을 시작한다는 것이다. 특히 11~16세의 청소년의 경우 흡연 행동은 나이가 약간 많은 비슷한 연령층과 아주 젊은 18~22세의 성인, 나이 많은 형제 그리고 부모의 흡연 행동과 관련이 깊다. 자녀의 흡연에 대한 부모의 부정적인 영향은 그들 자신의 흡연과 자녀의 흡연 거부에 대해 명확하게 이야기하지는 못한다.

모델링은 흡연이 동료집단 형성과 동료 간 의사소통의 핵심 요소일 때 뚜렷하게 나타난다. 이는 다른 사람과 성인에서 그들 집단을 차별화하는 공조의 행동패턴을 형성한다. 특히 자기주장이나 또래의 압력에 저항할 수 있는 능력이 부족한 젊은 사람의 경우 또래집단에 처음 참여했을 때 흡연을 피하지 못할 수 있다. 게다가 청소년이 자기존중감이 낮고 자아이미지를 향상시킬 방법을 찾고 있을 때, 담배를 피우는 사람은 강인하고 사교적이며 성적으로 매력적인 사람으로 비춰지는 경우가 있다. 이러한 특징은 담배업체가 교모하게 조작한 광고에 의해 만들어진 것이다.

조작 담배 사용에 대한 사회 심리적 연관으로서 모델링과 더불어, 담배사용은 어떤 것을 조절하려는 조기 흡연자의 요구를 충족시킬 수 있고, 동시에 사회적 미성숙, 갈등, 지루함을 상쇄하기 위해 필요한 조작의 도구를 제공한다. 알맞은 흡연 용품의 이용은 흡연자에게 스스로의 보상방법을 제공한다. 어떤 이에게 담배를 꺼내거나, 파이프를 채우는 행위는 다소 불편하게 느껴지는 분위기를 살피고 조절하는 수단으로 이용된다. 담배는 스트레스 받는 순간에 쉽게 이용할 수 있고 의존할 수 있는 친구가 된다.

광고의 유혹 대중매체에서 묘사하는 흡연자 세계의 이미지는 특히 매력적일 수 있다. 청소년, 여성, 미성년(소수집단), 담배제조업체가 판매대상으로 신중히 선정한 성인 집단에서, 담배제조업체는 자사제품을 사용하는 것이 더 나은 삶을 갖는 것이라는 느낌을 준다. 젊은 잠재적 사용자는 담배를 피우는 것은 능력, 자유, 풍부함, 세련됨 및 성인의 지위를 부여한다는 제안을 받는다. 이러한 제안은 대부분 취득하기 위해 오랜 시간이 걸리는 것을 쉽게 얻을 수 있다고 생각하게 한다.

다양한 영향력의 작용과 함께, 우리는 흡연을 하는 많은 사람이 유전적 성향과 함께 정서적으로 담배에 의존하게 되는 이유를 이해할 수 있다. 인간의 욕망은 생리적으로나 사회심리적으로 다양하며 복잡하다. 흡연은 짧은 기간에 욕구를 충족시킨다. 반면에 일단 만들어진 의존은 이러한 욕구를 다른 즉흥적 욕구로 대체한다.

담배산업이 아동과 청소년의 흡연을 유도한다는 것에 의문을 갖는 사람들도 있다. 그러나 초기 연구의 최근 재평가에 따르면 담배산업의 효과는 너무 강력해서, 부모나 또래 그리고 젊은이의 사회경제적 배경, 다른 연관된 환경적 요인이 통제될 때 담배산업에 대한 노출은 청소년 흡연에 잠재된 가장 강력한 환경요인이다. 사실, 담배산업에의 노출과 흡연 가능성 사이의 연관성은 너무 강해서 인과관계가 나타난다. 일단 흡연이 시작되면, 어떤 형태에서 의존성은 매우 확고하여 극복하기 어렵다.

흡연예방

11~14세의 청소년기와 10대 후반에 흡연을 시작했다고 하더라도 담배를 피우겠다는 결정은 더 일찍 시작되었을 수도 있다. 담배를 피우는 것을 원하지 않는 부모(성인)는 자녀가 유치원, 학교를 갈 나이에 교육을 시작해야 한다. 이와 관련된 많은 제안은 술과 마약 정보(Alcohol and Drug Information)에 대한 국립정보센터로부터 이용 가능한 예방을 위한 부모 가이드(A Parent's Guide to Prevention)에서 찾아볼 수 있다.

취학 전 아동을 대할 때에는 아동이 사실을 이해하지 못할 수 있음을 명심해야 한다. 따라서 아래의 행동이 권장된다.

- 아동에게 충분한 관심을 보일 수 있는 규칙적 시간을 준비해둔다. 같이 놀고 독서하기는 부모와 자녀 사이에 강한 유대를 형성한다.
- 가정에서 발견될 수 있는 독성이 있는 해로운 물질을 지적해준다.
- 약이 잘못 사용되면 얼마나 해로운지를 설명한다.
- 아동에게 어떤 종류의 행동이 옳은지 알려주는 가이드라인을 제공한다.
- 아동에게 설명을 따르도록 권장한다.
- 아동이 결정을 내리는 기술을 습득하도록 돕는다. 적절한 결정을 내렸을 때 긍정적 칭찬을 준다.

유치원에서 3학년에 이르는 아동은, 담배를 포함한 마약을 다루는 새로운 기술과 관점을 개발시킬 필요가 있다. 성인은 아래의 사항을 준수하도록 노력한다.

- 아동이 가족의 규칙을 인지하고 이해하도록 돕는다.
- TV 광고가 사람들에게 그들의 제품을 구매하도록 설득하는 방법에 대해 토론한다.
- 아동이 다른 이에게 No라고 말할 수 있는 방법을 연습시킨다.
- 아동이 담배 혹은 연기 없는 담배를 피우기를 원하는 사람들과 만났을 때, 아동이 의지할 수 있는 사람의 이름과 전화번호가 있는 도우미 파일을 만든다.

아동이 13세 정도가 되면, 흡연과 담배 사용에 대한 위험에 대해 좀 더 집중적인 표현이 있어야 한다. 4~6학년에 있는 아동을 보호하는 성인은 아래의 행동에 주의한다.

- 어른은 아이와 함께 토론하고 싶어 하는 것이 무엇이든지 특별한 시간을 만든다.
- 다양하고 재미있는 활동의 참여를 권장하고 아동이 새

로운 친구를 만나도록 해준다.

- 아동에게 담배를 포함한 마약이 촉진되는 방법과 그러한 메시지를 거부할 수 있는 방법을 가르친다.
- No라고 말하는 방법을 습득하는 데 아동을 지속적으로 돕는다.
- 담배 없는 마을 유지에 있어 자신이 그들과 함께 일할 수 있도록 아동의 친구 부모와 친해진다.
- 또래 아동을 위한 감독 활동을 지지하는 데 참여한다.

비록 좀 더 나이 먹은 청소년이나 십대가 흡연의 시작에 관한 결정을 내리는 데 확실한 효과를 내는 것은 아니지만, 이러한 활동은 동료와 대중매체의 영향에 대해 생각하는 데 효과적이다. 최근의 연구는 아동이 금연을 하도록 도움을 주는 데 있어 부모 역할이 중요하다고 한다. 이 연구에서, 연구자들은 젊었을 때 흡연했으나 20대 중반에 금연하게 된 사람은 청소년기에 금연하게 된 부모를 가진 사람이었다. 약간은 다르지만, 다른 연구에 의하면 자신의 아이가 흡연자가 되는 것을 예방하려는 흡연자 부모에게, 아동이 어릴 때 금연하는 것이 좀 더 효과적임을 암시했다.

담배연기 내 생리적 활성화합물의 공급원 불을 붙였을 때 담배, 시가, 파이프 담배에 들어 있는 담배성분은 생리적으로 활성이 있는 화학물질의 공급원이다. 이러한 화학물질 중 많은 것이 정상적인 신체 구조와 기능을 현저하게 변화를 시키는 것과 관련이 있다. 담배 끝이 탈 때, 900℃(1600°F)의 열기는 담배뿐 아니라 종이 포장지, 다른 추가적인 물질을 산화시킨다. 내뿜는 담배 연기와 함께, 신체는 거의 4,700개의 화학물질과 수백 가지의 생리학적 활성, 독성, 발암성 물질에 노출된다. 이러한 담배 내에서 배출되는 화학물질은 살충제, 그리고 다른 농업 화학제품으로 사용되는 것이나. 하루에 한 갑을 피울 경우 연간 70,000번의 담배연기를 들이마시는 셈이며, 가장 오염이 심한 도시환경에 사는 것이 더 깨끗한 환경이라 할 수 있다.

그림 8-1은 담배 연기 속에 있는 독성의 발암성 혼합물 중 일부를 보여준다. 담배 연기와 더불어, 이러한 물질들과 수백 개의 알려지지 않은 물질은 산업과 주거환경 내에서 계속적으로 발견된다.

미립자상

담배, 시가, 파이프 연기는 기본적으로 미립자상과 기체상의 두 단계로 되어 있다. 미립자상(particulate phase)에는 니코틴, 수분, 타르라고 알려진 다양한 강력한 화학물질이 포함된다. 타르에는 벤조피렌, 페놀, 크레졸, 피렌, DDT, 수백 개의 벤젠고리군 물질이 포함된다. 하루에 한 갑의 담배를 피우는 흡연자는 1년에 자신의 폐 속에 약 4온스(112g)의 타르를 쌓는다. 가스와 작은 입자는 폐포(alveoli)라 불리는 폐 속의 작은 주머니에 도달하는데, 여기서 산소가 교환된다. 미립자 상태의 발암성이 있는 입자는 폐로 흐르는 공기통로를 따라 어떤 장소에 달라붙는다.

기체상

담배연기의 기체상(gaseous phase)에는 미립자상처럼 생리적으로 활성화되는 일산화탄소, 이산화탄소, 암모니아, 수산화시안화물, 이소피렌, 아세트알데히드, 아세톤이 포함된다. 이러한 성분 중 적어도 60여 개의 혼합물은 발암성 물질, 암의 발현을 자극하는 발암촉진제이다. 일산화탄소는 담배연기의 성분에서 발견된 가장 해로운 혼합물이다.

> **주요 용어**
>
> **미립자상(particulate phase):** 담배연기 중 미립자로 된 부분
>
> **니코틴(nicotine):** 담배에서 발견되는 생리활성 성분으로 의존성을 생기게 하는 약물

일산화탄소 비효율적 엔진과 같이, 담배, 시가, 파이프는 자체 연료를 이산화탄소, 수분, 열로 완전하지 못하게 연소한다. 이러한 불완전 연소의 결과로, 타고 있는 담배는 CO가스를 형성한다. CO가스는 담배 연기의 가장 해로운 성분 중 하나이다.

일산화탄소(carbon monoxide)는 무색 · 무취 · 무미 가스로 적혈구에서 산소를 공급하는 구성성분인 헤모글로빈과 아주 강력하게 결합한다. 일산화탄소를 들이마셨을 때 일산화탄소는 헤모글로빈과 빠르게 결합하여 카르복시헤모글로빈이라는 새로운 혼합물을 만들어낸다. 이

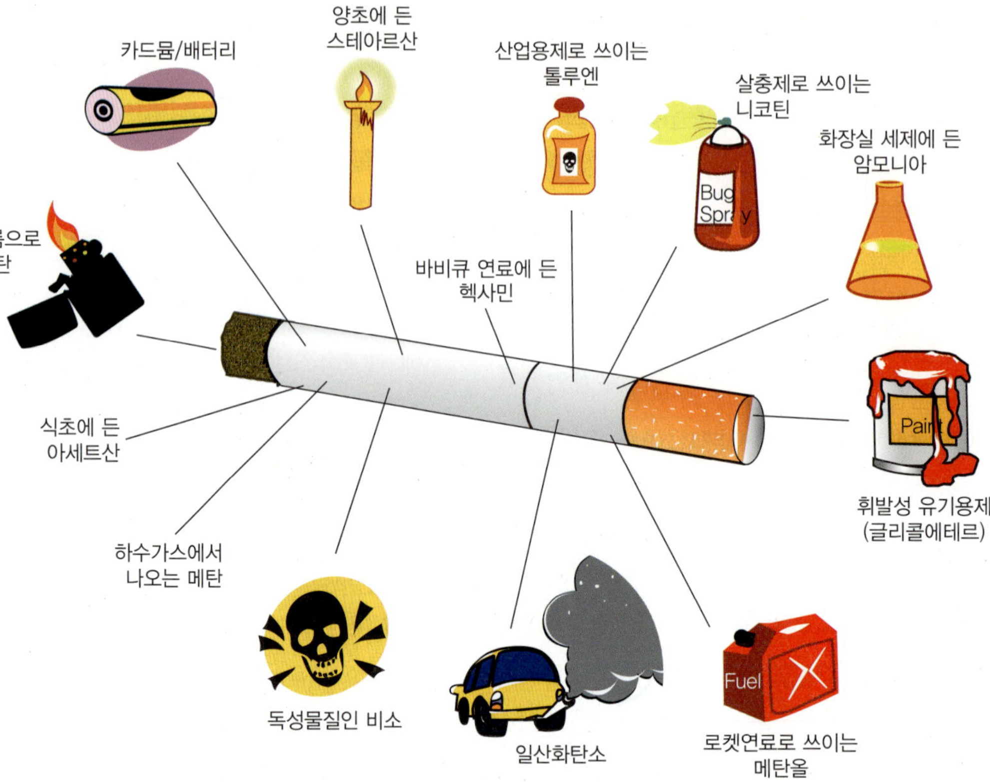

[그림 8-1] 담배연기에서 나오는 독성 및 발암성 화학물

형태의 헤모글로빈은 산소가 필요한 세포와 조직에 산소를 전달할 수 없다.

흡연자의 혈액에서 나타나는 과도한 수치의 카르복시헤모글로빈은 호흡을 가쁘게 하며 지구력을 낮춘다. 뇌기능이 감소하고, 반응과 판단이 둔해지며, 심장근육의 기능이 손상 받는다. 특히 태아에게 이와 같은 산소 부족은 위험하다. 태아의 발달은 어머니로부터 공급되는 산소 공급에 달려 있기 때문이다.

질병, 조기사망과 흡연

청소년 혹은 10대 후반에 담배를 심하게 많이 피우는 사람, 담배를 많이 피우고 계속 피우는 사람은 조기사망 가능성이 매우 높다. 담배를 하루에 두 갑 피우는 흡연자는 담배를 안 피우는 사람보다 7~8년 일찍 사망할 수도 있다. 흡연자와 비흡연자 양쪽에 영향을 미칠 수 있는 흡연과 관련 없는 사망은 '훨씬 높다'라기보다는 비슷한 수준으로 차이를 유지한다. 흡연자는 일찍 사망할 뿐만 아니라, 고통스럽고, 심신을 허약하게 만드는 질병에 오랫동안 시달릴 수도 있다. 전 세계적으로, 흡연은 매년 거의 500만 명의 조기사망에 책임이 있다. **그림 8-2**는 흡연으로 인해 초래되고 악화되는 일반적인 질병을 나타낸다.

심혈관질환

흡연은 심혈관계 질환의 원인에 기여하는 주요 원인 중 하나이다. 비록 여러 가지 노력이 심혈관과 관련된 사망의 사건을 줄이기 위해 이루어지고 있지만 흡연은 이러한 노력을 지연시킨다. 흡연자는 심근경색증(myocardial infarction)이 발생할 위험이 두 배나 되며 급성 심장정지로 사망할 위험도 2~4배 더 증가한다. 심장질환의 원인 중 1/3은 흡연으로 추정된다.

담배와 심장질환의 관계는 담배의 두 가지 주요 성분인 니코틴, 일산화탄소가 중심이 된다.

니코틴과 심장질환 심혈관계에 대한 니코틴의 영향은 니코틴이 노르에피네프린(norepinephrine)을 분비하도록 신경계를 자극할 때 일어난다. 이 강력한 흥분제는 심장수축률을 높인다. 심장수축으로 인한 위험 발생 정

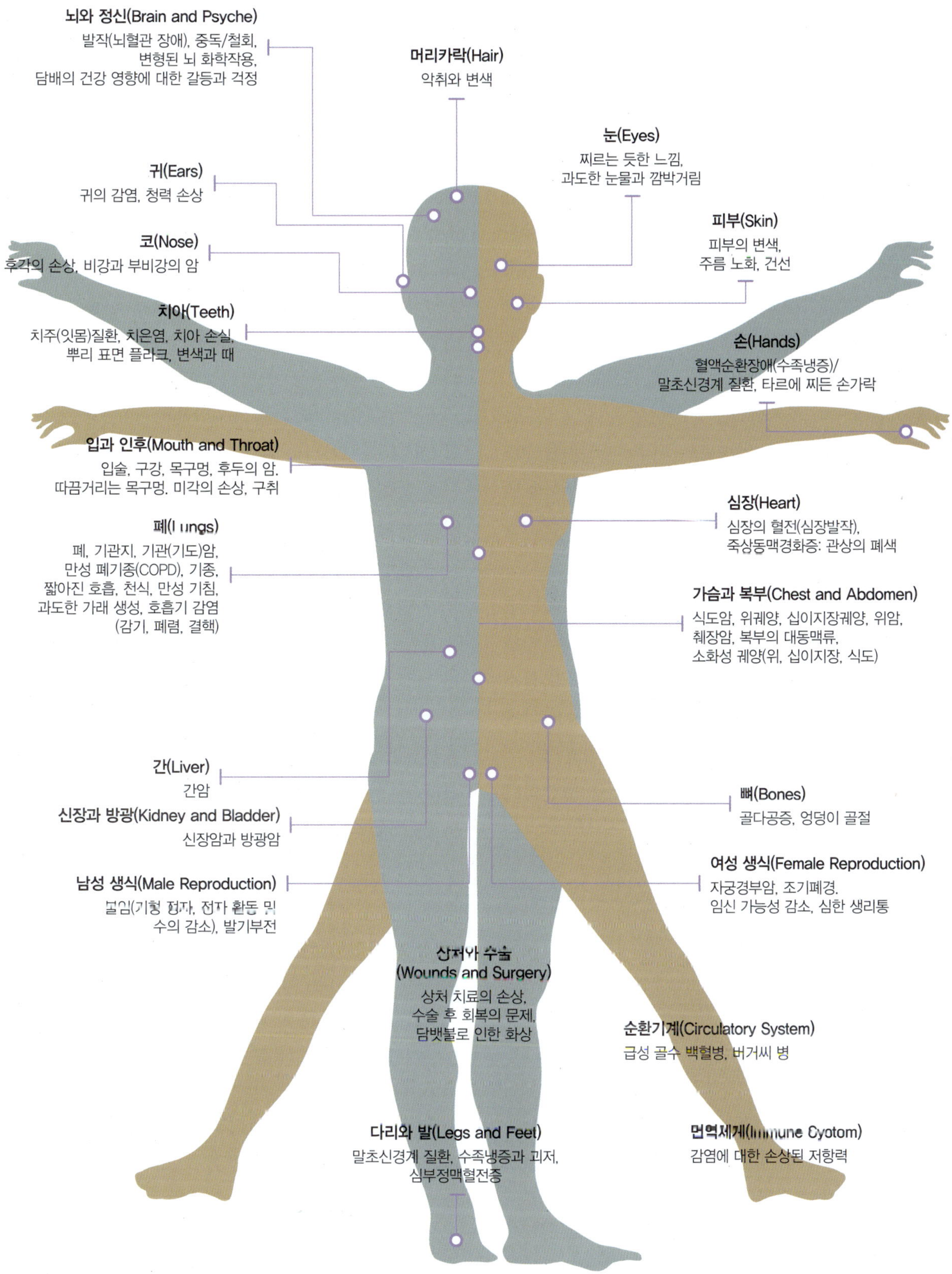

[그림 8-2] 흡연으로 인한 건강위험

도는 일하는 심장근육에 혈액을 제공하는 심장 자체의 혈액공급 체계에 달려 있다.

니코틴은 심장박동에 영향을 미치며 신체 내의 모든 혈관을 강력하게 수축시킨다. 혈관이 수축하면 혈관 내 압력이 올라간다. 연구에 따르면 주요 동맥에 돌이킬 수 없는 죽상동맥경화의 위험도 흡연과 함께 발생한다고 한다. 니코틴은 또한 혈소판응집력(platelet adhesiveness)을 증가시킨다고 알려져 있다. 혈소판은 상처가 난 이후 혈액을 응고시키는 성분으로, 니코틴은 혈소판이 결합하게 만들어 혈전을 생성하게 한다. 이러한 혈전이 관상동맥에 형성될 때 혹은 다른 부분에서 심장관상동맥으로 이동해가면 심장발작이 일어난다.

심혈관계에 미치는 다른 영향뿐 아니라 니코틴은 고밀도지단백의 함량을 낮추고 체내 혈중 콜레스테롤을 운반하는 저밀도 지단백질과 초저밀도지단백질의 함량을 높인다.

일산화탄소와 심혈관질환 담배에서 건강을 위협하는 두 번째 물질인 일산화탄소는 흡연자에게서 발견되는 심혈관질환에 영향을 미친다. 일산화탄소는 순환계 내의 산소공급을 방해한다.

일산화탄소는 담배연기의 기체 성분이며, 적혈구에 있는 헤모글로빈과 쉽게 결합한다. 일단 결합하면 일산화탄소는 산소를 운반하는 적혈구의 능력을 영구적으로 약하게 만든다. 이러한 적혈구 세포는 120일 생존기간 중 나머지 기간 동안 아무 것도 할 수 없게 된다. 지나치게 담배를 많이 피우는 사람의 일산화탄소 헤모글로빈 수치는 높은 심장발작률과 관계가 있다.

어떤 사람의 산소공급 기능이 손상되었을 때 신체는 심장과 폐 양쪽에서 활발하게 활동해야 한다. 심혈관계는 산소를 원하는 신체의 욕구에 부응하기 위해 애를 쓰지만 이러한 반응 또한 니코틴의 결과로 생긴 것이기 때문에 심혈관계 자체를 손상시키게 된다. 담배광고가 주장하는 것처럼 만약 담배가 멋진 삶을 만든다 해도 그러한 생활에 적극적으로 참여할 수 있는 능력 또한 줄이게 된다.

흡연과 경구피임약 담배를 피우며 경구피임약을 사용하는 35세 이후의 여성은 비흡연 경구피임약 사용 여성보다 치명적인 심혈관 사고(심장마비/심근경색, 발작, 혈관폐색증)의 위험에 노출된다. 심혈관질환의 위험은 40세 혹은 그 이상의 여성이 경구피임약을 사용하는 경우 더욱 증가한다. 흡연을 하며 경구피임약을 사용하는 여성은 담배만 피우는 여성보다 심근경색(심장마비)으로 사망할 가능성이 4배 높다. 이러한 역관계 때문에, 담배를 피우는 여성에게는 경구피임약 사용을 금지하도록 강력히 권고한다.

암

지난 65년에 걸쳐 이루어진 연구에서 담배 사용이 모든 암의 진전에 있어 유의한 원인이고, 호흡기계를 포함하는 암에 있어 가장 중요한 원인이라고 결론지었다.

담배를 하루 한 갑씩 20년 동안 피우면 암의 발현은 20여 년이 걸린다. 그러므로 하루 2갑의 흡연자의 경우 암에 관련된 조직변화는 10년 이내이고, 반면에 하루 반 갑의 흡연자는 40년 정도 후에 암이 생길 것이다.

흡연과 폐암의 유전적 연계에서 RAD9이라는 종양억제유전자의 변이는 매우 중요하다. 만약 흡연이 폐암을 유발한다는 최종 증거가 필요하다면, 그 증거는 가까이 있는 것처럼 보인다.

호흡기도 암 담배연기에는 기체상과 미립자상이 있고, 미립자상에는 담배연기 안에 있는 타르 성분이 포함되어 있다. 화학 환경물질인 타르에는 4,000가지 이상의 이미 알려진 화학물질과 수백 개의 발암물질이 함유되어 있다.

정상적으로 기능하는 순환계에서 호흡으로 마신 공기 속에 함유된 미립자 물질은 기도 조직의 점막 벽에 자리잡으며, 배상세포(술잔세포, goblet cells)에서 분비하는 점액에 흡착된다. 이 점액은 흡착한 불순물과 함께 기도 점막세포의 섬모운동에 의해 위쪽으로 옮겨간 후 인후에 도달하면 삼켜지고 소화기를 통해 제거된다. 그러나 담배연기가 호흡기계로 들어갈 때 빠르게 떨어지는 온도 때문에 미립자 물질이 기도점막에 쌓이고, 끈적끈적한 갈색의 타르는 섬모세포, 배상세포와 호흡기 조직의 기저세포에 해를 끼치는 것으로 알려져 있다. 흡연으로 인한 점막의 손상이 커짐에 따라 섬모세포는 인후로 점액을 올리는 능력이 떨어지고, 섬모세포가 더 이상 기도를 청소하지 못할 때 기도 표면에 타르가 쌓이고 발암물질이 기도조직과 직접 접촉하게 된다.

기도 벽에 있는 세포의 청소작용이 느려짐과 동시에

타르 속에 있는 화학물질은 배상세포가 정상적으로 생산하는 점액의 양을 늘리도록 자극한다. 흡연자의 기침은 이 과도한 점액을 제거하려는 시도이다.

타르에 있는 발암물질에 장기적으로 노출될 경우 호흡기계의 기저세포층에서 예측 가능한 변화가 일어난다. 기저세포는 모든 암세포 특징의 변화를 보이기 시작한다. 어떤 사람이 담배를 끊었을 때 이 세포는 예상과 달리 빠르게 회복되지는 못한다.

폐암으로 진단 받았을 때 암의 진행속도는 대개 아주 빨라서 회복 가능성이 매우 희박하다. 폐암 환자 중 단 16%가 진단 후 5년 정도 생존한다. 대부분은 후회하며 고통스럽게 사망한다.

후두(larynx)와 구강을 포함해 호흡기계의 다른 부위에서 암세포의 활동도 비슷한 과정을 거친다. 구강암의 경우 담배연기와 타액에서 발견되는 발암물질이 암성 변화에 관여한다. 파이프담배 흡연자, 시가 흡연자, 무연담배 사용자 같은 담배 사용자는 모두 구강암, 설암 및 후두암에 걸릴 확률이 4~10배 정도 높다.

담배가 유발하는 기타 암 담배연기를 폐로 들이 마시는 것뿐 아니라 흡연자는 담배의 다양한 화학물질을 함유한 타액을 삼킨다. 이 타액을 삼킬 때 발암물질이 순환계로 흡수되어 신체의 모든 부위로 이동한다. 흡연자의 간, 신장, 방광 등에서 암이 발생하는 비율이 정상보다 높은 이유는 간, 신장, 방광에서 이루어지는 혈액의 여과과정으로 설명할 수 있다. 또한 흡연은 췌장암 발현율을 높일 수 있다.

만성폐쇄성폐질환

만성폐쇄성폐질환(chronic obstructive lung disease, COLD 혹은 COPD)이라 알려진 이 질환은 폐 안으로 들어가고 나오는 공기가 점차 제한되는 만성상애이다. COLD에는 만성기관지염, 폐기종이 있다.

만성기관지염은 기도조직에서 담배연기의 영향에 대한 반응으로 점액이 과다 분비됨에 따라 기관지 벽에 염증이 생기고 감염이 일어난다. 이 과정은 기도를 좁게 만드는 특징이 있다. 숨쉬기가 어려워지며 활동도 많이 제한된다. 금연을 하면 만성 기관지염이 호전되는 효과를 얻을 수 있다.

폐기종은 폐의 얇은 공기주머니인 폐포에 치명적 손상을 입힌다. 폐기종은 흡입된 공기가 좁아진 공기통로에 갇혀 밖으로 나가지 못해 생긴 흉부압력으로 폐포벽이 파열될 때 생긴다. 폐기종 환자는 숨을 내뱉을 능력을 완전히 잃어버린다. 그들은 마치 질식당하고 있는 것 같다고 느낀다.

COLD는 심장질환을 포함해 다른 어떤 질환보다 신체활동에 더 큰 제한을 준다. COLD 환자는 울혈성 심부전으로 인해 정상 심폐기능에 전반적인 붕괴가 일어나 오랫동안 불편한 상태로 살다가 사망하는 경향이 있다. 폐암의 형태와 관련된 세포 변화는, 담배 사용의 기간과 강도에 달려 있지만 COLD는 흡연을 줄이는 것이 필요하다.

흡연과 체중

체중을 조절하기 위해 흡연을 계속하는 사람이 건강문제로 인식하지 않더라도, 흡연은 체중이 늘어나는 것을 최소화하는 것으로 보인다. 쌍둥이를 이용한 연구에서, 담배를 피우는 쌍둥이는 비흡연 형제자매보다 2.7~3.6kg이 더 가벼웠다. 흡연이 체중을 줄이는 원인에 대한 최근 연구는 완벽하지는 않다. 하나의 관련 요인으로는 신경계에 대한 니코틴에 의해 기초대사량이 증가하는 것에 의한 것일 수도 있다. 그러나 규칙적 흡연에 의한 체중조절의 효과는 흡연자에 의한 사망률과 조기사망률의 증가에 비해 가치 있지 않다.

기타 건강상의 문제

이미 언급된 흡연으로 인한 심각한 건강문제와 더불어, 다른 건강 관련 문제가 지속적으로 나타났다. 일반적으로 영양 부족, 인슐린 민감도 감소, 단기기억의 감소, 점진적 후각의 손실, 피부의 조기노화가 나타난다. 흡연자는 또한 뇌졸중(잠재적 위험 상태), 골다공증을 유발하는 골밀도 저하, 신경통, 근육 손상이 더 많이 나타나는 것으로 보이고, 골절의 치유가 느리다. 더욱이 수술을 한 흡연자는 회복실에서 더 많은 시간을 보낸다. 게다가 흡연자는 현재 심혈관질환의 주요 요인으로 여겨지는 잇몸 질환(치주염)을 얻을 가능성이 4배나 더 높다. 또한 중요한 수용성 비타민 B, C 보충이 필요할 수 있다.

오른쪽 건강한 폐와 왼쪽 흡연자의 폐를 비교해본다. 흡연은 숨가쁨과 흡연자 기침의 원인이 되고, 만성폐쇄성폐질환을 유발할 수 있다.

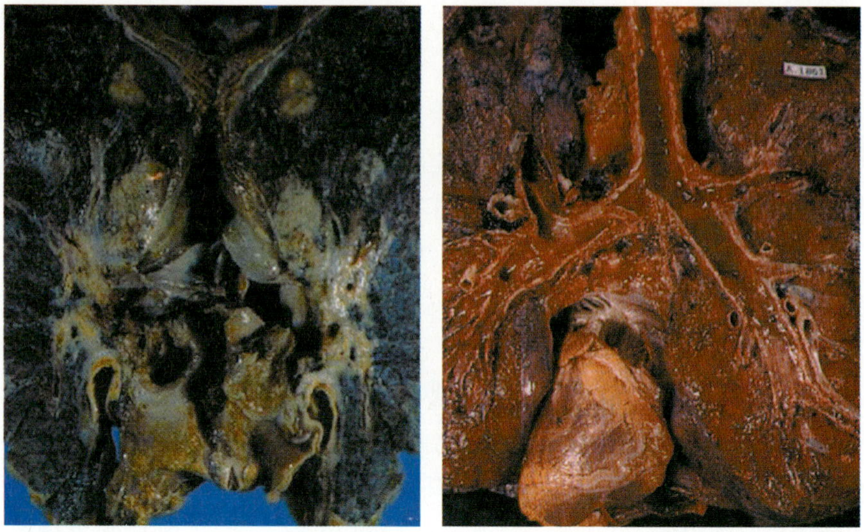

흡연과 음주를 함께 할 때

예외가 있지만, 동일인이, 동일 시간대에 흡연과 음주를 하는 것은 매우 흔하다. 담배와 술을 함께 하는 젊은 사람은 추가적 약물을 사용할 가능성이 더 높다. 따라서 술과 담배는 보다 폭넓게 기초한 복합 약물사용을 위한 "관문 열기"의 도입 약물이기 때문에, 둘 다 마약의 관문으로 여겨진다(7장 참고).

담배와 주류의 사용은 여러 가지 질병의 발생과 조기 사망에 관련되어 있는 것이 현실이다. 건강에 부정적 효과를 보이는 두 가지 모두를 같이 하면 건강한 삶이 되지 못하며 조기에 사망할 수 있다.

흡연과 생식기계

흡연은 모든 차원에서, 생식과정 특히 임산부에게 손상을 입힌다. 불임, 임신, 모유 수유, 그리고 신생아의 건강과 연관되어 발생할 수 있다. 생식과 흡연과의 관계에서 태아흡연증후군(fetal tobacco/smoking syndrome)이란 용어는 의학계에서 많이 사용되고 있다. 어떤 의사는 심지어 흡연자에 의한 태아를 "탄생 흡연자" 그리고 "예전부터 흡연자(former smoker)"로 정의한다.

불임

최근 연구는 남성과 여성 양쪽 모두 흡연을 하는 경우 임신 가능성을 줄일 수 있다고 한다. 남성에서 흡연은 발기조직으로 가는 혈액의 흐름에 영향을 미치고, 정자 활동을 줄이며, 정자의 모양을 변화시킨다. 그리고 또한 생존 가능한 정자를 감소시킨다. 여성에게는 여러 개의 정자에 의한 수정, 혹은 비정상적 난자 형태를 갖는 등 여러 부작용이 있다. 흡연은 또한, 자궁벽의 발달을 저해하고 수정된 난자에 필요한 에스트로겐 수치에 부정적인 영향을 미친다. 줄어든 에스트로겐 수치는 나팔관을 통한 수정란의 이동에 영향을 미치고, 자궁에 너무 빠르게 부착하도록 하며, 자궁외임신이 생길지 모르는 곳으로 이동이 제한될 수도 있다. 조기폐경은 흡연과 밀접한 관련이 있다.

임신 시 문제점

임신과정에서 흡연의 해로운 효과는 기본적으로 산모와 태아에게 노출되는 일산화탄소와 니코틴의 결과이다. 담배의 불완전한 산화로 인한 일산화탄소는 엄마의 혈액에서 태반으로 전달되고, 태반 장벽을 가로질러 확산되어 태아순환계로 들어간다. 태아 혈액 내에서, 일산화탄소는 태아의 헤모글로빈과 결합하여 카르복시헤모글로빈을 형성한다. 이러한 일산화탄소 노출의 결과로, 태아는 점진적으로 정상적 산소 운반능력을 잃으며, 나중에는 만성적 저산소증으로 위험해질 수 있다.

니코틴은 또한 태아 발달에 영향을 미친다. 태반과 태아의 온도기록계는 산모가 담배연기를 들이 마신 후 수초 내에 혈관이 수축됨을 보여준다. 이 수축은 더 나아가 산소의 공급을 줄여 결과적으로 저산소증이 된다. 게다가 니코틴은 산모의 스트레스 반응을 자극해, 산모와 태아가 에피네프린과 부신피질호르몬 수치 상승으로 인해 해로운 영향 아래 놓이게 된다. 이러한 모든 것에 노출된 태아는 사산되거나, 미숙아가 될 가능성이 높다. 임신 중 흡연을 한 산모로부터 태어난 아기는 저체중이고 스트레스가 있던 자궁 내 생활활동에 의해 다른 징후를 보일 수도 있다.

수유

자신의 아기에게 모유를 수유하며 흡연을 계속하는 여성은 자신의 아이를 담배의 해로운 효과에 계속 노출시키는 것이다. 니코틴은 혈관수축과 아이를 돌보는 스트레스 반응 영향에 기여한다는 것이 잘 알려져 있다. 임신 중 금연을 한 임산부는 모유수유 동안에도 흡연을 금하도록 해야 한다.

신생아의 건강문제

임신 중 흡연을 한 산모로부터 태어난 신생아는, 비흡연자 산모의 신생아와 비교해 평균적으로 키가 작고 저체중이다. 생의 첫 몇 개월 동안, 흡연 여성에게서 태어난 신생아는 영아돌연사증후군(sudden infant death syndrome, SIDS)으로 인한 사망률이 높다. 통계에 따르면 이러한 영아는 만성 호흡기 질환이 생기고, 더욱 빈번한 배앓이, 이로 인한 입원, 전반적 건강상태가 허약함을 보인다. 이러한 문제는 비흡연 산모의 아이가 태아기에 담배의 영향에 노출되었을 때에도 나타난다. 게다가 가정과 직장 외의 환경에서의 흡연은 임신부와 신생아 건강문제를 증가시킨다.

최근에, 임신 중 흡연의 영향에 대한 관심은 임신 중 흡연한 여성이 낳은 아이의 행동 차이에 있다. 자녀를 건강하게 키우는 것에 대한 부모로서의 책임은 출생 전에 시작되며, 특히 흡연자일 경우에는 더욱 그렇다. 계속해서 담배를 피우는 여성은 아기의 행복을 무시하는 것이다. 임산부가 담배, 시가 혹은 담배 종류를 피우게 두는 경우 다른 가족구성원, 친구, 동료는 다음 세대의 건강에 대한 중요성을 경시하는 데 기여하는 것이다.

간접흡연

담배를 태울 때 발생하는 연기는 직접연기(흡연자에 의해 흡입되고 내뱉는 연기)와 간접연기(흡연자에 의해 흡입되지 않고 대기 중으로 흩어지는, 시가, 파이프, 담배의 끝이 타면서 나오는 연기)로 구분된다. 어떠한 담배연기든 대기 중에 희석되어 머물기 때문에 이는 결과적으로 환경적 담배 연기로 간주할 수 있다. 모든 담배연기의 세 가지 형태는 간접흡연을 유도하고 흡연자와 비흡연자에게 건강문제를 초래할 수 있다.

놀랍게도, 직접연기는 간접흡연에 대한 노출의 15% 정도에 해당할 뿐이다. 간접연기는 간접흡연의 85%를 차지하고 있다. 간접연기는 담배 필터에서 걸러진 후 흡연자의 폐에서 다시 한 번 걸러지지 않기 때문에, 더 많은 니코틴이 있으며, 이산화탄소와 일산화탄소가 더 많이 발생한다. 간접연기에는 비흡연자에게 많은 해를 끼치는 N-nitrosamines라 불리는 발암성 물질이 직접연기에 비해 많다.

현재 과학적 견해에 따르면 흡연자나 비흡연자는 같은 공간에 있을 때 거의 같은 상황에 노출된다고 한다. 중요한 차이는 흡연자와 비흡연자의 연기 흡입량이다. 비흡연자는 흡연자가 하루에 3~5개의 담배를 피우는 것과 같은 양의 피해를 입게 된다. 담배를 피울 때 생기는 미립자의 작은 크기 때문에 환경적 담배 연기는 가장 효율적 공기정화 시스템에 의해서도 내부 장소에서 완전히 제거되지 않는다.

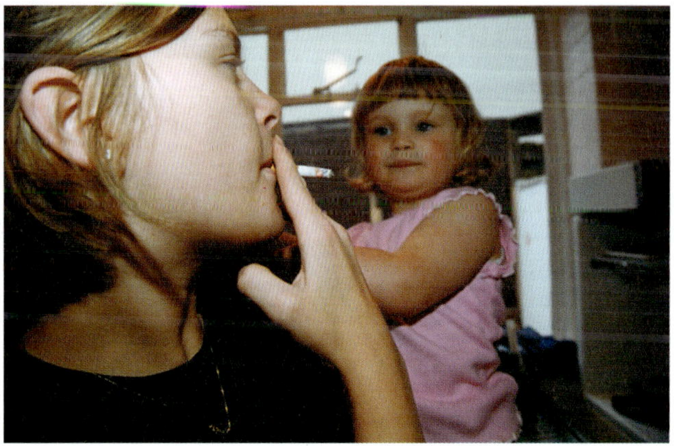

아동의 간접흡연은 아동의 천명, 중이염, 기관지염 및 폐렴을 증가시킨다.

간접흡연에 의한 건강상의 위해

"흡연은 단지 흡연자만을 해친다"라는 흡연자의 주장은 명백히 틀리다. 연구에 따르면 간접흡연은 비흡연자의 심장질환으로 인한 조기사망에 책임이 있다고 한다. 게다가 간접연기에 노출된 많은 사람은 눈병, 코의 증상, 두통, 기침이 늘어났다. 더욱이 대부분의 비흡연자는 담배 연기 냄새를 싫어한다.

간접흡연은 흡연자와 같은 곳에 거주하는 비흡연자에게 심각한 위협이 된다. 흡연자의 배우자와 아동은 간접흡연의 위험에 노출되어 있다. 과학적 연구에 따르면 흡연자와 결혼한 비흡연자는 비흡연자끼리 결혼한 사람보다 심장발작 가능성이 높다고 한다. 최근의 초기연구의 메타분석(재평가)에 따르면 심장질환이 증가할 위험이 있다고 결론지었다. 그러나 비흡연 배우자의 위험은 보고된 것보다 낮았다.

아동 건강에 있어 환경 담배 연기의 영향은 잘 알려져 있다. 흡연하는 부모의 아동은 생후 5살이 되는 동안 비흡연 부모의 아이들보다 기관지염과 폐렴에 거릴 가능성이 2배 이상 높다. 게다가 아동기 동안 비흡연 부모의 아동보다 숨이 거칠고, 기침, 가래가 더 많이 나타나게 된다. 소아과에서 가장 빈번하게 있는 중이염 또한 담배를 피우는 1명 이상의 성인과 같이 사는 3세 이하의 아동에게 흔하다.

금연하기

건강 행동에 있어 전문가들은 사람들이 담배와 같은 해로운 행동을 중단하기 전에 자신에게 기대하는 것을 완벽히 이해해야 한다고 말한다. 다음은 이러한 이해를 높일 수 있는 사항이다.

- 담배 사용과 관련된 건강에 위해한 지식
- 이러한 건강 위해가 모든 흡연자에게 해당한다는 것을 인식
- 이러한 위험을 줄이거나 제거하기 위해 취할 수 있는 조치와 친숙해져야 함.
- 금연으로 인해 얻는 이점이 흡연을 통해 획득되는 쾌락을 능가한다는 신념
- 금연을 위해 필요한 행동을 시작하고 유지할 수 있다는 확신

금연은 보통 75%의 사람이 실패하는데, 이는 금연 동기부여를 알고 유지하기에 쉽지 않음을 암시한다. 사실 Hazelden Foundation에 의해 보고된 정보에 기초하면, 금연에 성공한 사람의 경우 금연의 최초 시도와 실제적 금연기간 사이에 18.6년이 흘렀다고 한다. 금연으로 인한 건강 효과는 **표 8-1**에 있다.

금연프로그램

매우 잘 조직된 구성의 사용, 처방 니코틴 혹은 OTC(처방 없이 직접 구매 가능한) 니코틴 대체 시스템의 사용과 같은 다양한 금연 프로그램이 시행되고 있다. 과거에는 금연을 한 대부분의 사람이 니코틴 없는 삶에 적응하려고 담배를 치워버리고, 육체적 · 정서적으로 노력하며 금연했다. 그러나 오늘날에는 니코틴 대체상품의 사용이 흔하다.

금연에 도움이 되는 프로그램은 교육적 프로그램, 행동 개선, 회피 상태, 최면, 침술, 이러한 방법을 여러 가지 조합한 다양한 형태가 있다. 금연 프로그램은 개인, 단체에서 제공되고, 병원, 대학, 건강 부서, 건강 봉사단체, 교회, 그리고 개인에 의해 조절된다. 개선 프로그램은 1년 후에 측정하면(자가보고서), 제한된 성공률(20~50%)을 보이며, 반면에 나머지는 더 안 좋은 결과를 보일 수 있다.

비록 모든 금연 프로그램에서는 아니지만, 금연을 시도하고 성공하려는 흡연자를 돕는 데 효과적이라고 알려진 두 가지 요소는 담배에 대한 세금의 증가와 가족, 친구, 동료의 참여이다. 금연 프로그램 연구에서, 배우자(67%), 친구(36%), 회사 내의 동료(34%), 자매(25%) 등이 흡연자와 함께 금연할 때, 프로그램 성공률이 증가한다는 보고가 있다. 현재 연구에 따르면, 금연 프로그램 지도자, 지지하는 친구 혹은 가족구성원으로부터 매일 받는 격려 e-mail이나 tweet은 프로그램을 완수하고, 금연하는 참가자의 능력에 긍정적 영향을 미칠 것이다.

흡연자가 금연하도록 하는 두 번째 효과적인 프로그램은 담배에 대한 세금을 올리는 것이다. 정부는 추가적 세

표 8-1 금연을 하는 순간 당신에게 일어나는 것을 생각해 보았는가?

마지막 흡연 후 20분이 지나면, 체내는 수 년간 지속된 일련의 변화가 시작된다.

20분
- 혈압이 정상적으로 떨어짐.
- 맥박이 정상적으로 떨어짐.
- 손과 발의 체온의 정상으로 상승함.

8시간
- 혈액 속 일산화탄소가 정상으로 떨어짐.
- 혈액 속 산소치가 정상으로 증가함.

24시간
- 심장 발작의 가능성이 감소함.

48시간
- 신경말단이 재성장하기 시작함.
- 후각과 미각 능력이 강화됨.

2주~3개월
- 순환기능이 개선됨.
- 걷기가 쉬워짐.
- 폐기능이 30% 정도 개선됨.

1~9개월
- 기침, 울혈, 피로, 가쁜 호흡이 감소
- 점액을 조절하고, 폐를 깨끗하게 하며, 감염을 감소시키는 능력이 있는 폐 속 섬모의 재성장이 증가함.
- 신체의 전반적 에너지가 증가함.

1년
- 관상동맥심장질환 발현 위험이 흡연자의 반으로 줄어듦.

5년
- 평균 흡연자(하루 한 갑)의 폐암 사망률이 거의 반으로 감소함.
- 발작 위험성이 금연 후 비흡연자 5~15년 상태로 감소함.
- 구강암, 식도암이 흡연자의 반으로 감소함.

10년
- 폐암 사망률이 비흡연자와 같음.
- 전암 상태 세포가 대체됨.
- 구강암, 식도암, 담낭암, 신장암, 췌장암 위험이 감소함.

15년
- 관상심혈관질환의 위험이 비흡연자와 같음.

금이 잠재적 흡연자나 젊은 흡연자가 흡연을 재고하도록 권장하리라 희망한다.

의학적 금연 프로그램

진료소, 병원, 대학센터에서 운영하는 의학적 금연 프로그램에 더 많은 관심을 가지도록 한다. 이 프로그램들은 의료적 연대가 있기 때문에, OTC(의사처방 없이 직접 팔리는) 제품, 영양, 운동 전문지식, 연계된 행동 치료와 더불어 처방 의약에 접근한다. 특히 이 처방 의약은 프로그램의 핵심이다.

니코틴이 없는 약은 중추신경계의 신경학적 보상중추와 관련된 신경전달물질의 생산, 확산, 재흡수에 영향을 미치는 약물이다. 신경접합부의 기능의 간단한 정의는 7장을 참고한다. 신경전달기능에 영향을 미치는 약물인 자이번(Zyban), 웰부트린(Wellbutrin), 프로삭(Prozac)은 신경전달물질인 도파민의 생산을 증가시키는 항우울제이다. 챔픽스(Chantix)는 기술된 바와 같이, 신경전달자에 영향을 미치는 약이 아니다. 그보다는 니코틴의 존재를 인지하는 신체의 다양한 조직에 있는 니코틴 수용체의 능력을 방해하는 약품이다. 비록 챔픽스는 사용자가 니코틴을 끊는 데 효과적이지만, 자살의 생각과 생생한 꿈에 관련된 잠재적인 심각한 문제가 있어 Pfizer Inc.(파이저. 미국의 대형제약회사)는 약의 상표에 경고사항을 추가해야 했다.

두 번째 약은 유럽산 의약품인 리모나반트(rimonabant)인데, 미국에서는 아콤플리아(Acomplla)로 판매되었다. 이 약은 처음에 유럽에서 체중 감소용으로 인정을 받았지만 금연에 효과를 보여주었다. 그러나 시간이 지남에 따라 FDA는 이 약품을 사용자가 자살할 위험이 있어 허용을 거부하였다. FDA에 따라 유럽국가도 시장에서 철수시켰다.

니코틴 대체치료(nicotine replacement therapy, NRT)의 형태는 개인이 실제로 담배에 대한 의존에서 자유로울 때까지 니코틴 의존의 점진적으로 거부하는 것을 도와준다. 껌, 니코틴 사탕(lozenge), 경피용 패치, 비강 스프레이, 흡입기 등을 배송해주는 다양한 시스템이 NRT에서 사용된다.

NRT가 단순히 의존성의 trade-off[(서로 대립되는 요소 사이의) 균형]라고 걱정하는 사람은 이 치료를 하는 동안 흡연했던 사람이 더 이상 일산화탄소나 발암물질에 노출되지 않고 완전히 니코틴이 없는 삶으로 점진적으로 복귀할 수 있다는 점을 기억해야 한다.

니코틴 수용체에 기반을 둔 처방약

몇몇 새로운 약품이 최근에 허용되었거나 혹은 여전히 통제되고 있다. 바레니클린[varenicline(Chantix)]은 유럽에서 개발된 약품 중 한 가지로, 미국에서 판매된다. 이 약은 보통 흡연으로 인한 니코틴 양에 관련된 신경계 수용체에 영향을 미친다. 이는 처음 니코틴을 흡입했을 때 느끼는 높은 만족감을 감소시켜 니코틴이 고갈되었을 때의 불편함을 최소화하여 금연을 용이하게 한다. 이 장 앞에서 챔픽스의 사용으로 인한 자살 생각과 생생한 꿈의 잠재적인 면 때문에 FDA가 이 금연상품의 겉면에 인체유해 표시(black box label)를 추가하도록 했음을 기억해야 한다.

금연 백신

금연 백신의 목적은 니코틴 분자를 공격하는 면역시스템을 조절하여 니코틴이 뇌 속에 니코틴 수용체에 도달하지 못하도록 하는 것이다. 백신 개발의 연구는 결실을 맺기 시작했다. 현재 임상 시도는 NicVAX라는 백신으로 진행 중이다. 이러한 시도에서, 피실험자들은 여러 주에 걸쳐 면역 주사를 4~5차례 맞는다. 이 반응에서, 면역시스템은 니코틴에 대응하는 항체를 생산한다. 가장 최근의 NicVAX 임상 실험은 39주가 지나, 5번의 투입이 진행되었다.

계속된 흡연이 가져다주는 의존에 대한 만족에도 불구하고, 성인 흡연자의 대략 80%는 적어도 한 차례 금연하기를 원했고, 이들 중 대다수는 실제적으로 금연 시도를 했다. 오늘날에는 처방전 없이 구매 가능한 경피 니코틴 패치, 니코틴이 들어 있는 껌, 니코틴 흡입기, 항우울제와 같은 처방약품, 니코틴 수용 억제제 등을 이용하여 금연을 위해 반복되고 집중된 시도를 하는 사람이 상당히 많다.

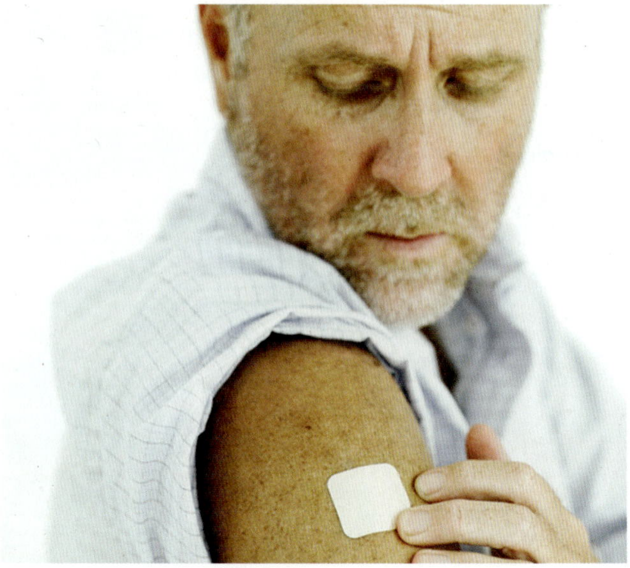

니코틴 패치는 니코틴 대체치료의 한 방식으로, 금연에 도움을 준다.

니코틴 전달 상품

급격히 증가하는 흡연을 제한하는 관점에서, 흡연자는 이 담배 없는 환경에서 얼마나 오래 생존할까? 해결책은 니코틴 전달 상품(담배를 피울 수 있을 때까지 적정치 수준을 유지하기 위해 몸의 표면을 통해 흡수시키는 니코틴을 함유한 겔, 크림, 사탕 형태 조각)이다.

이런 OTC 제품(제품명; Ariva, Stonewall)은 보다 편리하고, 쉽고, 맛도 있고, 좋은 냄새가 난다. 물론 이 제품들은 흡연자가 금연이라는 명목으로 계속해서 니코틴에 의존하도록 한다.

흡연: 권리문제

흡연자 대 비흡연자의 권리라는 상황에 직면한 독자들에게는 다음 내용이 도움이 되기를 바란다. 이 문제에 대한 숙고는 이제 미래를 위한 좋은 준비가 될 수 있다. 이 중요한 두 문제를 고려해보자.

1. 흡연자가 대기를 오염시키고 비흡연자의 건강을 위험하게 만드는 것이 어느 정도에서 허용되어야 하는가?
2. 비흡연자의 경우 흡연자의 개인적 자유, 특히 담배제품의 판매가 적법한 경우에 흡연할 자유를 어느 정도 제한해야 하는가?

이 시점에서, 이 문제에 대한 답은 부분적으로만 할 수 있지만, 한 가지 경향이 진행되고 있다. 즉 흡연자는 비흡연자에게 여지를 주어야 한다. 사실 오늘날, 흡연이 허용된 장소보다 흡연이 제한된 장소가 문제가 더 되고 있다. 흡연은 점점 더 용서받기 힘들어지고 있다. 대다수의 건강 관심은 소수 흡연자의 의존 요구를 넘어서고 있다.

요약

- 수많은 인구통계 변수는 흡연의 발생에 영향을 미친다.
- 담배사업은 잠재적 흡연자에게 자신의 상품을 적극적으로 판매하기를 지속한다.
- 담배 의존에 있어 니코틴 역할에 관한 복합적 이론은, 유전, 환경, 개인 성향이 영향을 미친다는 것을 인지하며 발전되어 왔다.
- 니코틴은 중추신경계, 다양한 다른 조직과 장기에 많은 영향을 미친다.
- 담배연기는 기체상과 미립자상으로 나눌 수 있다. 각각의 상태는 독특한 화학적 혼합물로 구성되어 있다.
- 수천 가지의 화학적 혼합물과 수백 가지의 발암물질이 담배연기에서 발견된다.
- 니코틴과 일산화탄소는 심혈관 기능에 해로운 영향을 미친다.
- 모든 암 환자의 거의 1/3은 흡연에 기인하며, 실제적으로 암의 모든 형태가 비흡연자보다 흡연자에게서 빈번하게 발견된다.
- COLD(만성 폐질환), 또는 COPD(만성 폐기종)는 정기적인 흡연을 시작한 이후 바로 나타나는 초기증상과 함께 오랜 기간 흡연한 결과로 나타난다.
- 흡연은 불임, 임신 기간 동안의 문제, 신생아 건강에 해로운 영향을 미친다. 후각 능력의 감소, 비타민 결핍, 골다공증의 원인이 되는 뼈 손실 같은 신체의 정상 구조와 기능에 영향을 미친다.
- 연기 없는 담배의 사용은 구강암 등을 유발할 수 있는 위험인자이다.
- 간접연기는 흡연자와 함께 같은 공기를 공유해야 하는 비흡연자에 대한 간접흡연이다.
- 금연은 여러 가지 방법 중 하나를 택해 할 수 있다.

복습 문제

1. 니코틴 의존의 두 가지 주요한 차원은 무엇인가? 신체 의존 내에서 보이는 특별한 측면은?
2. 이 장에서 다루어지는 각각의 니코틴 의존 이론을 확인하시오.
3. Modeling과 조작은 담배에 대한 감정적 의존을 어떻게 설명하는가?
4. 전형적 흡연자에 의해 나오는 니코틴이 중추신경 기능에 미치는 영향은 무엇인가? 줄담배 흡연자와의 차이는 무엇인가?
5. 중추신경계의 외부에서 니코틴의 영향은 무엇인가? 스트레스 반응에 관련된 니코틴의 영향과 어떻게 유사한가?
6. 심장 기능에 미치는 일산화탄소의 영향은 무엇인가?
7. 간접흡연이 흡연자의 비흡연 배우자나 아동에게 미치는 영향은 무엇인가?
8. 자신의 아이들이 미래에 흡연자가 되지 않도록 걱정하는 부모들은 "tobacco proof"를 어떻게 시작해야 하는가?
9. 흡연자들이 금연하도록 돕는 것이 가능한 처방과 OTC제품은 무엇이 있는가?

"흡연에 대해 얼마나 잘 알고 있나요?" 퀴즈의 정답

1. 거짓 2. 거짓 3. 참 4. 거짓 5. 거짓 6. 거짓 7. 참

SOURCE NOTES

1. Centers for Disease Control and Prevention (CDC). Vital signs: current cigarette smoking among adults aged $ 18 years—United States, 2009. Morbidity and Mortality Weekly Report, 58, 35, September 10, 2010.
2. Centers for Disease Control and Prevention (CDC). State-specific cigarette smoking and smokeless tobacco use among adults—United States, 2009. Morbidity and Mortality Weekly Report, 59, 93, November 5, 2010.
3. Tobacco use among adults—United States, 2005. Morbidity and Mortality Weekly, 55(42), 1145–48, Table 2, October 27, 2006.
4. Centers for Disease Control and Prevention (CDC). Your risk behavior surveillance—United States, 2007. Morbidity and Mortality Weekly, 57(22-4), June 6, 2008.
5. Aldworth J, et al. Results from the 2005 National Survey on Drug Use and Health: National Findings. SAMHSA. Department of Health and Human Services (DHHS Publication No. SMA 06-4194), 2006. Centers for Disease Control and Prevention (CDC). Cigarette smoking among adults—United States, 2007. Morbidity and Mortality Weekly, 57(45), November 14, 2008.
6. QuickStats: cigarette smoking prevalence among adults aged 18 years who have ever spent 24 hours on the streets, in a shelter, or in a jail or prison, by sex—United States, 2004. Morbidity and Mortality Weekly, 55(10), 287, March 17, 2006.
7. Wilson JJ. Summary of the Attorneys General Master Tobacco Settlement Agreement. National Conference of State Legislators. March; pages 1–44. www.academic.idayton.edu/health/syllabi/tobacco/summary.htm. 1999.
8. Henriksen L, et al. Industry sponsored anti-smoking ads and adolescent reactance: test of a boomerang effect. Tobacco Control, 15(1), 13–18, February 2006.
9. Shiffman S, Paty J. Smoking Patterns and dependence: contrasting chippers and heavy smokers. Journal of Abnormal Psychology, 115(3), 509–523, August 2006.
10. Savageau JA, Mowery PD, DiFranza JR. Symptoms of diminished autonomy over cigarettes with non-daily use. International Journal of Environmental Research and Public Health, 6(1), 25–35, 2009.
11. Maes HH, et al. Genetic and cultural transmission of smoking initiation: an extended twin kinship model. Behavior Genetics, 36(6), 798–808, November 2006.
12. Batra V, et al. The genetic determinants of smoking. Chest, 123(5), 1730–39, 2003.
13. Saccone NL, Schwantes-An TH, Wang JC, et al. Multiple cholinergic nicotinic receptor genes affect nicotine dependence risk in African and European Americans. Genes, Brain, and Behavior, 105, 9(7), 741–750, 2010.
14. Hefzy H, Silver RW, Silver B. The no-smoking sign insular infarction. Journal of Neuroimaging, July 1, 2010 (Epub ahead of print).
15. Gilman SE, et al. Parental smoking and adolescent smoking initiation: an intergenerational perspective on tobacco control. Pediatrics, 123(2), e274–e281, February 2009.
16. DiFranza JR, et al. Tobacco Consortium, Center for Child Health Research of the American Academy of Pediatrics. Pediatrics, 117(6), 1237–48, June 2006.
17. McGee R, Williams S, Reeder A. Parental tobacco smoking behavior and their children's smoking and cessation in adulthood. Addiction, 101(8), 1193–1201, August 2006.
18. Minino AM, Xu J, Kochanek MA, et al. Death in the United States, 2007. NCHS Data Brief, 26, December 2009.
19. Padmavathi P, Reddy VD, Maturu P, et al. Smoking-induced alterations in platelet membrane and Na(1)/K(1) – ATPase activity in chronic smokers. Journal of Atherosclerosis Thrombosis, 17(6), 619–627, 2010.
20. American Cancer Society. Cancer Facts and Figures—2010. Atlanta: American Cancer Society, 2010.
21. Lieberman HB, Bernstock JD, Broustas CG, et al. The role of RAD9 in tumorigenesis. Journal of Molecular Cell Biology, 3(1), 39–43, 2011.
22. Strulovivi-Barel Y, Omberg L, O'Mahony M, et al. Threshold of biologic responses of the small airway epithelium to low levels of tobacco smoke. American Journal of Respiratory Critical Care Medicine, 182(12), 1524–32, 2010.
23. Rusanen M, Kivipelto M, Quesenberry CP, et al. Heavy smoking in midlife and long-term risk of Alzheimer disease and vascular dementia, Archives of International Medicine, October 25, 2010. (Epub ahead of print).
24. Cigars: Health Effects and Trends. Cancer Monograph Series (No. 9). National Cancer Institute, 1998.
25. Symm B, et al. Cigar smoking: an ignored public health threat. Journal of Primary Prevention, 26(4), 363–375, July 2005.
26. The Health Consequences of Using Smokeless Tobacco: A Report of the Advisory Committee to the Surgeon General. U.S. Department of Health and Human Services, Public Health Service. NIH Publication No. 86–2874. 1986.
27. Mitchell EA, Milerad J. Smoking and the sudden infant death syndrome. Reviews on Environmental Health, 21(2), 81–103, April–June 2006.
28. Centers for Disease Control and Prevention. Vital signs: nonsmokers' exposure to secondhand smoke—United States, Morbidity and Mortality Weekly Report, 59(35), 1–2, 2010.
29. Christakis NA, Fowler JH. The collective dynamics of smoking in a large smoking network. New England Journal of Medicine, 358(21), 2249–58, May 22, 2008.
30. Maurer P, Bachmann MF. Vaccination against nicotine: an emerging therapy for tobacco dependence. Expert Opinion on Investigational Drugs, 16(11), 1775–83, November 2007.
31. Hatsulami DK, Jorenby DE, Gonzales D, et al. Immunogenicity and smoking-cessation outcomes for a novel nicotine immunotherapeutic. Clinical Pharmacological Therapy, 89(3), 392–399, 2011.

CHAPTER

09

심혈관 건강증진

Enhancing Your Cardiovascular

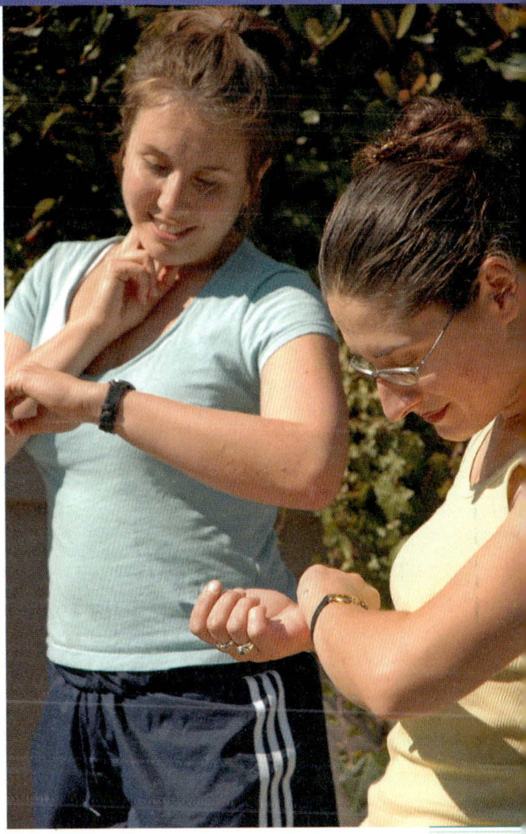

심장 건강을 지키는 것에 대해 얼마나 잘 알고 있나요?

1. 심혈관질환 관련 위험 요소에는 바꿀 수 없는 것(나이 같은)보다 바꿀 수 있는(콜레스테롤 수준 같은) 것이 더 많다.
   참 혹은 거짓?
2. 20년 동안 담배를 하루 한 갑 피우다가 1년 이상 끊은 사람과 20년 동안 담배를 하루 한 갑씩 피워 왔고 지금도 계속 피우고 있는 사람이 신장마비에 걸릴 위험도는 같다.
   참 혹은 거짓?
3. 30세가 될 때까지 콜레스테롤 체크는 필요하지 않다.
   참 혹은 거짓?
4. 의료 전문가만이 '급성 심장정지' 때 '자동제세동기(automated external defibrillator, AED)'를 사용한다.
   참 혹은 거짓?
5. 당뇨병이 있는 사람은 같은 나이의 당뇨병이 없는 사람보다 심혈관계 질환이 발병할 위험성이 더 크다.
   참 혹은 거짓?

정답은 이 장의 마지막 부분에 있습니다.

적령기의 대학생은 심혈관 건강의 중요성을 이해하기는 어려울지도 모른다.

일반적으로 심혈관 문제를 갖고 태어나지 않는 한 심혈관계의 손상은 50~60대가 될 때까지 일어나지 않을 것이라고 생각하기 쉽다. 청년기 동안에는 암이나 성병을 더 걱정하게 될 가능성이 많다.

사고로 사망한 청소년과 청년을 해부한 보고서에서는 요즘 젊은 사람에게 관상동맥질환과 일치하는 변화가 비교적 높은 비율로 나타나고 있다고 한다. 즉, 이미 그들의 관상동맥에 지방이 축적되고 시작했다는 뜻이다. 심장문제의 기본은 생애 초기부터 시작되기 때문에 심장혈관 건강은 모든 대학생에게 아주 중요한 과제이다.

이 장은 심장이 어떻게 작동하는지를 설명해줄 것이다. 또한 CVD 위험 인자를 알려주고 심장질환 진행 위험을 줄이기 위해 실생활에서 바꿀 수 있는 행동에 대해 제시해줄 것이다.

정상적인 심혈관 기능

심혈관계 혹은 순환계는, 타 조직으로부터 폐쇄된 관을 통하여 복합적인 체액이 지속적으로 이동하도록 하기 위하여 근육펌프를 사용한다. 이 펌프는 심장이고 체액은 혈액이며 폐쇄된 관은 혈관조직이다.

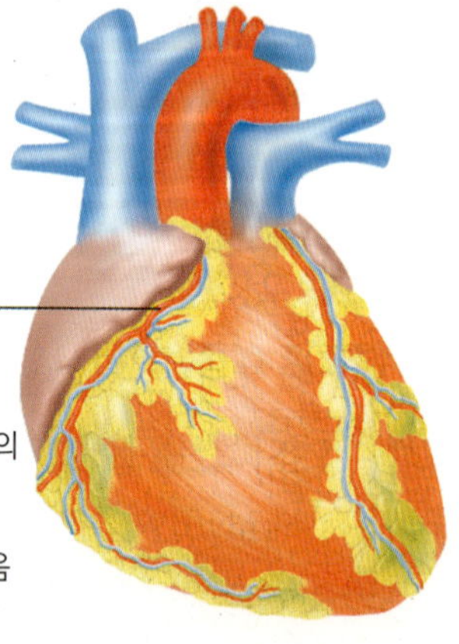

[그림 9-1] 관상동맥. 출처: 국립보건통계센터, 미국심장협회, 심장질환과 뇌졸중 통계 2011, circulation, 123, e18-e209, 2011.

주요 용어

심혈관(cardio vascular): 심장과 혈관을 지칭하는 용어

혈관계

혈관계통(vascular system)이라는 용어는 신체의 혈관을 지칭한다. 우리에게는 동맥(심장으로부터 나오는 혈액을 운반하는 혈관)과 정맥(심장으로 들어가는 혈액을 운반하는 혈관)이란 용어가 더 익숙하지만, 소동맥, 모세혈관, 소정맥도 혈관계에 포함된다. 소동맥은 더 길고 지름이 작은 동맥이다. 이 소동맥은 혈관계에서 가장 작은 모세혈관으로 이어진다. 세포와 혈액 사이에 산소, 영양소, 노폐물의 교환은 모세혈관에서 이루어진다.

일단 혈액이 모세혈관을 떠나 심장으로 돌아오기 시작하면 소정맥으로 들어간다. 소정맥에 들어간 혈액은 정맥이라 불리는 더 큰 혈관으로 흘러간다. 혈압은 동맥 속에서 최대치이며, 정맥에서 특히 대정맥 속에서 최저치로, 특히 심장의 우심방으로 이어진 대정맥의 혈압이 가장 낮다.

심장

심장은 혈액이 온몸을 순환하는 데 필요한 압력을 생성하도록 설계된, 4개의 방으로 나누어진 펌프이다. 성인의 움켜쥔 주먹 크기로, 흉곽 중심 부분에 있는 폐 사이에서 살짝 기울어진 채로 위치한다. 심장은 정확히 가슴의 중앙부에 있지 않고 대략적으로 심장의 2/3 정도는 신체 중앙의 왼쪽에 있으며, 1/3은 오른쪽에 있다.

심장은 심방(atria)이라고 하는 두 개의 위쪽 방과 심실(ventricles)이라고 하는 아래쪽에 있는 두 개의 방으로 구성되어 있다. 벽이 얇은 심방은 혈액을 모으는 역할을, 벽이 두꺼운 심실은 펌프 역할을 한다. 심장의 좌우는 격막으로 나뉜다. **그림 9-2**는 심장이 4개의 방을 통해 혈액의 흐름이 어떻게 흐르는지 보여준다.

심장 근육이 잘 작동하게 하기 위해서는 충분한 산소공급이 이루어져야 한다. 두 개의 주된 관상동맥(coronary arteries)과 수많은 곁가지 혈관이 산소공급 역할을 한다. 이 동맥들은 심장 바깥에 위치한다(**그림 9-1**). 만약

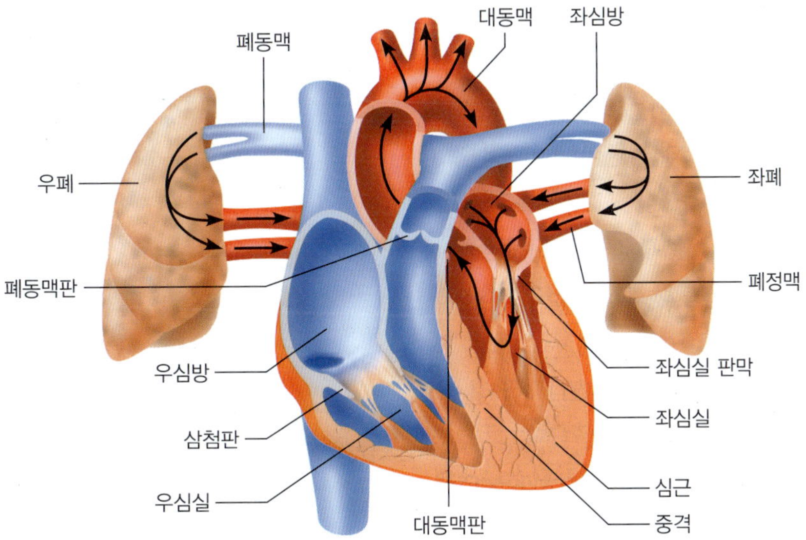

[그림 9-2] 심장순환. 심장은 복합이중펌프처럼 기능한다. 심장펌프의 오른쪽은 산소가 없는 혈액을 폐로 보낸다. 심장펌프의 왼쪽은 산소가 풍부한 피를 대동맥을 통해 신체 모든 부분으로 보낸다. 심실벽의 두께에 확인한다. 이들이 일차적으로 펌프질하는 심실들이다.

관상동맥에 질환이 생겨 제대로 기능하지 못하면 심장마비(심근경색)가 일어날 가능성이 있다.

심장은 심장근육(심장근육)과 결절(nodes)이라고 불리는 심장전기센터의 민감한 상호작용을 통하여 수축하고 이완된다. 결절 조직은 심장근육을 수축시키기 위해 필요한 전기자극을 만들어낸다. 심장의 전기적 활동은 심전도계(electrocardiogram, ECG or EKG)라는 장치로 측정할 수 있다. 심전도계는 심장의 전기적 기능을 평가할 수 있도록 심전도라고 하는 그림을 제공한다.

혈액

평균 체격의 성인의 순환계에는 약 5쿼트(1쿼트 = 약 0.95리터) 정도의 혈액이 흐른다. 지속적으로 수행되는 혈액의 기능은 순환세동의 진빈적인 기능과 유사하며, 다음과 같은 기능을 한다.

- 영양소, 산소, 폐기물, 호르몬, 그리고 효소의 운반
- 체세포와 체액의 수분 함량 조절
- 체액의 적절한 pH 균형을 유지하는 데 도움이 되는 완충역할
- 체온 조절; 혈관 속 수분함량에 의해 열이 흡수되고 전달
- 혈액 손실 방지; 상처입은 혈관을 통해 혈액이 손실되는 것을 예방하도록 혈액을 응고
- 혈액을 순환하는 전문화된 세포성분과 항체라 불리는 화학물질이 독소와 미생물로부터 보호

심장질환 위험인자

심장과 혈관은 인간의 신체에서 가장 중요한 구조물이다. 심혈관계를 보호함으로써 즐겁고 생산적이며 에너지가 넘치는 생활을 할 수 있는 기반을 마련할 수 있다. 심혈관계를 보호하고 증진하기 위한 최적의 시기는 생애 초기이며, 이때 생활방식의 패턴이 만들어지고 강화된다. 시간을 다시 돌리기는 어렵다. 따라서 심장 보호를 시작할 수 있는 두 번째 적기는 바로 지금이다. 생활방식이나 어떤

주요 용어

흉곽(thorax): 가슴, 갈비뼈와 횡격막 위에 있는 가슴의 윗부분

관상동맥(coronary arteries): 산소가 풍부한 혈액을 심장근육조직으로 공급하는 혈관

심장근육(cardiac muscle): 심장벽의 중간층(근육층)을 구성하고 있는 평활근육조직

활동에서 개선된 행동은 인생을 펼칠 때 중요한 이점으로 작용할 것이다.

심혈관계 위험요소는 어떤 형태이든지 심장질환을 유발할 가능성을 증가시키는 요소이다. 첫 3가지 위험요소는 우리가 변화시킬 수 없는 것이다. 부가적인 6가지 위험요소는 바꿀 수 있는 것이다. 마지막 1가지 위험요소는 심장질환 발현에 조력하는 요소로 간주되는 것이다(**표 9–1**).

변화시킬 수 없는 위험인자

변화시킬 수 없는 3가지 위험인자는 점점 늘어나는 나이와 남성 그리고 유전이다. 그러나 그것들이 삶에 영향을 미칠 수 있다는 것을 알고 있다면 변화시킬 수 있는 위험인자를 바꾸도록 더욱 진지하게 노력해야 할 것이다.

나이 심장질환은 평생에 걸쳐 서서히 진행되는 경향이 있다. 20~30대에 심장발작을 경험하는 사람이 더러 있기는 하지만 심장질환의 심각성은 대부분 나이가 들었을 때 더욱 분명하게 나타난다. 예를 들면 심장질환으로 죽는 사람들의 약 81%는 65세 이상이었다.

표 9–1 심혈관계 질환의 위험요소

변화시킬 수 없는 요소
- 연령 증가
- 남성
- 유전(인종)

변화시킬 수 있는 요소
- 흡연, 간접흡연
- 신체활동
- 비정상적인 혈액의 콜레스테롤 수준
- 고혈압
- 당뇨병
- 비정상적인 비만

심혈관계 질환 기여 요소
- 개개인의 스트레스에 대한 반응

남성 55세 이전에, 여성이 심장질환에 걸리는 비율은 남성보다 낮다. 그러나 여성이 폐경기(대개 50대)에 이르면 심장질환의 비율은 그 연령대의 남성과 비슷하다. 여성은 가임기간 동안 에스트로겐 호르몬 덕분에 남성보다 심장

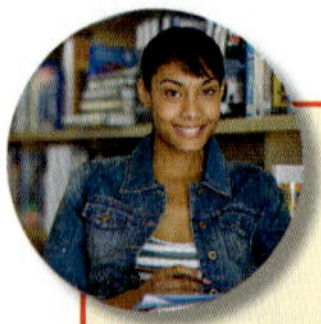

여성과 심장질환

심장질환은 주로 남성들만의 문제인가? 미국심장학회에 따르면 그 대답은 전적으로 아니오 이다. 사실 모든 심장혈관질환으로 인한 사망의 51.8%가 여성에게서 발생한다는 자료가 있다. 미국에서 평균적으로 매 일분 당 한 명씩 심장질환으로 사망한다. 미국 여성 사망의 주요 5대 원인(암, 당뇨병, 폐질환, 치매, 사고)을 합한 것 보다 심혈관계 질환으로 인한 사망이 더 많다.

수 년 동안 남성들이 심혈관 문제에서 여성보다 훨씬 더 위험하다고 여겨졌다. 그러나 현재는 그 위험도가 젊은 시절에는 남성이 여성보다 높지만 일단 여성이 폐경기(주로 50대 초반)에 들어서면 심장관련 문제가 발생할 비율이 빠르게 증가해 남성들과 비슷해진다.

젊은 여성들을 위한 보호장치는 여성 호르몬인 에스트로겐인듯하다. 에스트로겐은 여성의 혈중 지방을 좋은 측면으로 유지하는데 도움이 된다. 폐경기에 에스트로겐의 분비가 급격히 감소하면 이 보호인자는 더 이상 존재하지 않게 된다. 이것이 많은 의사들이 호르몬 대체치료(hormone replecement therapy HRT)를 처방하는 이유 중의 하나이다. HRT의 혜택 중의 하나는 심혈관 질환을 예방하는 것이다. 그러나 2002년에 임상연구사례에서 HRT 여성들에게서 심장발작과 뇌졸중을 경험한 사실이 있다는 발견으로 중단하였다. 그래서 최근 미국심장학회에서는 HRT는 심혈관계 질환을 예방하는 목적으로 사용하지 말 것을 권하고 있다. HRT는 다른 목적으로는 계속 사용될 수 있다(예를 들어 폐경기 증상을 완화시키거나 골다공증을 예방하기 위해). HRT를 처방받는 여성들은 심장질환 위험성의 증가에 대해 경고를 받을 필요가 있다. 여성들은 HRT의 혜택과 위험성에 대해서는 담당의사와 상의하는 것이 좋다.

젊은 여성이라고 해서 심장질환을 예방하기 위해 자연적으로 분비되는 에스트로겐에만 전적으로 의존해서는 안된다. 심장건강을 유지하는 일반적인 권고들– 좋은 식사, 적절한 신체활동, 혈압과 콜레스테롤의 정기적인 체크, 체중조절, 금연, 스트레스 해소는 많은 도움이 될 것이다.

질환으로부터 더 많이 보호 받는다.

유전 늘어나는 나이와 남성이라는 성과 유전은 변화시킬 수 없는 위험인자이다. 어떤 사람은 운이 좋아서 심장질환이 전혀 문제가 되지 않는 가족에게서 태어나고 어떤 사람은 심장질환이 매우 많은 가족에서 태어난다. 후자의 경우에, 아동은 그들이 나이가 들고 살아가는 동안 심장질환이 진행될 유전적 요인이 있다는 말을 늘 듣는다. 이러한 사람은 그들이 통제할 수 있는 위험인자를 줄이는 데 적극적인 동기를 가지고 있다.

인종도 심장질환과 관련해 고려해야 하는 한 가지 요소로, 아프리카계 미국인은 백인보다 혈압이 2배 정도 높으며, 심각한 고혈압 발생 비율은 3배 더 높다. 고혈압은 심장질환과 뇌졸중의 위험성을 증가시키는 요인이다; 하지만 그것은 다양한 방법으로 조절할 수 있다. 특히 아프리카계 미국인의 경우 필요하다면 즉시 예방조치를 위해 혈압을 측정할 모든 수단을 이용해야 한다.

변화시킬 수 있는 위험인자

우리 생활방식에 크게 영향을 받는 6가지의 심혈관 위험인자로는 흡연, 신체활동 부족, 높은 혈중 콜레스테롤 수치, 고혈압, 당뇨병, 그리고 비만과 과체중이 있다. 이러한 "6가지 중대한" 위험요소에 대비하는 행동변화는 심혈관계를 건강을 증진하고 개선하는 데 도움이 될 것이다.

흡연 흡연자가 심장마비에 걸릴 확률은 비흡연자보다 2~4배 더 높다. 흡연은 심장마비의 주된 위험요소이나. 사실, 흡연자가 급성 심장마비로 사망할 확률은 비흡연자의 2~4배에 이른다.

담배연기도 간접흡연 환경에 노출된 비흡연자에게 좋지 않은 영향을 미친다. 연구결과에 의하면 가정에서 간접흡연에 노출된 사람의 경우 심장질환으로 인한 사망 위험이 약 30% 정도 증가한다고 한다. 이에 따라 비흡연자에 대한 건강상의 위협 때문에, 미국의 모든 지역에서 공공장소와 작업장에서의 실내 흡연에 대한 규제가 늘어나고 있다.

수 년 동안, 정기적으로 흡연을 한 사람은 금연을 하는 것이 아무런 소용이 없다고 생각해왔다. '즉 흡연자의 심장손상은 결코 회복되지 않는다'고 믿어 왔다.

그러나 미국 심장협회는 얼마나 장기적으로 얼마나 많이 흡연했는지와는 상관없이, 금연할 경우 심장질환에 대한 위험은 급격히 감소한다고 지적하고 있다. 하루에 담배를 1갑 정도 피워 온 사람의 경우, 금연 후 3년 이내에 담배를 전혀 피우지 않았던 사람과 심장질환 위험도가 같아진다고 하였다. 그러므로 얼마나 오랜 기간 동안 담배를 피웠는가와 관계없이 금연하도록 권장하여야 한다. 물론 최근에 흡연을 시작했다면, 니코틴이 삶을 지배하여 심장질환을 유발하고 폐를 손상시켜 폐암을 유발하기 전인 지금이 금연할 수 있는 최적의 시기이다.

신체활동 부족 규칙적인 운동 부족은 심장질환의 위험요소이다. 정규적인 유산소 운동은 심장근육의 힘을 강화하고 건강한 혈관 상태를 유지하고 혈액과 산소를 전신 곳곳에 전달하는 혈관계의 능력을 개선시키는 데 도움이 된다. 그 밖에도, 신체활동은 대부분의 사람에게 HDL(좋은) 콜레스테롤 수치를 높이는 데 도움이 되고, 체중 감소와 근육량을 유지하는 데 도움이 되며, 생활에서 발생하는 스트레스를 줄여준다.

육체적 운동의 이러한 모든 이점에도 불구하고, 규칙적으로 운동하기를 거부하는 사람이 너무도 많다는 사실에 건강 전문가들은 놀란다. 어떤 사람은 시간이 충분하지 않거나 정력적으로 일을 해야 한다고 생각하기도 한다. 그러나 4장에서도 말했듯이 일주일에 5회, 적당한 강도의 유산소 운동을 30분만 해도 심장질환에 걸릴 위험성을 줄일 수 있다. 이는 심장혈관의 평생 건강을 위해 치러야 하는 비싼 대가가 아니다.

만약 나이가 중년 이상이면서 운동을 부족하게 해 왔다면 가볍거나 적당한 강도의 운동으로 시작해서 점차 운동량을 늘려 나가는 것을 추천한다. 하지만 운동에 의해 유발될 수 있는 건강상의 어떤 문제가 있다면 먼저 의사와 상의하여야 한다.

비정상적인 혈중 콜레스테롤 수치 심장질환의 통제 가능한 세 번째 위험요소는 비정상적인 혈중 콜레스테롤 수치이다. 일반적으로, 혈중 콜레스테롤 수치가 높으면 높을수록 심장질환에 걸릴 위험성은 더 커지는데, 혈중 콜레스테롤 수치가 높은 상태에서 다른 중요한 위험요소가 같이 발현하게 되면 그 위험은 훨씬 더 커진다.

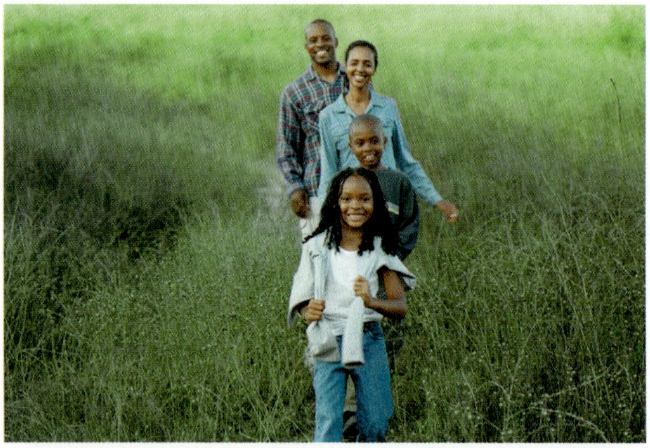

규칙적인 신체활동은 심장질환 예방에 도움이 되고, 건강 및 신체기능에 많은 이점을 제공한다.

표 9-2 대사증후군 기준

허리둘레

- 남자: 40인치 이상(한국 90cm 이상)
- 여자 35인치 이상(85cm 이상)

중성지방 증가

- 150mg/dL 이상

낮은 HDL 콜레스테롤 수준

- 남자 40mg/dL 이하
- 여자 50mg/dL 이하

고혈압

- 130/85mmHg 이상(한국 140/90mmHg)

공복 시 혈당

- 100mg/dL 이상

출처: 미국 심장협회

의료 전문가들은 식단과 콜레스테롤 수준의 관계를 결정할 수 있다. 혈중 콜레스테롤 수치가 높은 사람은 심장에 좋은 식단을 이용하고 운동을 하도록 권장 받는다. 최근, 콜레스테롤을 낮추는 다양한 약이 개발되었는데, 그 효능이 뛰어나다.

고혈압 "6가지의 커다란" 심혈관 위험요소 중 4번째 인자는 고혈압이다. 고혈압은 심장이 일하는 것을 훨씬 어렵게 만들어 결국 심장이 커지고 약하게 만든다. 고혈압은 뇌졸중, 심장마비, 심부전 그리고 신장질환 발현의 가능성을 높인다.

고혈압이 다른 위험요소와 함께 존재한다면, 뇌졸중이나 심장마비가 일어날 위험성이 엄청나게 커진다. 하지만 이 "침묵의 살인자"는 감시하기에 쉽고 다양한 접근방법을 이용하면 효과적으로 통제할 수 있다. 이것이 고혈압에 관한 긍정적인 소식이다.

당뇨병 당뇨병은 사람의 몸을 쇠약하게 만드는 만성적인 소모성 질환이다. 이것은 신장질환, 실명 그리고 신경 손상을 일으킬 위험성을 증가시킬 뿐 아니라 심장과 혈관 질환을 일으킬 가능성을 높인다. 당뇨병을 앓고 있는 사람 가운데 최소한 65%가 일종의 심장 또는 혈관 질환으로 사망한다. 심혈관손상은 당뇨병 환자에게서 발견되는 비정상적으로 높은 수준의 콜레스테롤과 혈중지방 때문에 발생하는 것으로 생각되고 있다.

당뇨병은 체중관리, 운동, 식단의 변화 그리고 약물요법으로 대부분의 사람이 비교적 잘 조절할 수 있다. 그러나 당뇨병 환자는 병을 신중히 관리하더라도 결국 심장이나 혈관 손상을 피할 수 없다.

비만과 과체중 다른 위험요소가 없다 하더라도, 비만한 사람은 그렇지 않은 사람에 비해 심장질환이나 뇌졸중에 걸릴 가능성이 더 크다. 비만은, 만약 과도한 지방이 주로 복부 근처에 있다면 심장에 상당한 부담을 주며, 혈압과 혈중 콜레스테롤 수치를 높이는 경향이 있다. 또한 비만은 당뇨병에 걸리기 쉬운 사람에게 당뇨병을 촉발하는 경향이 있다. 바람직한 범위 내에서 체중을 유지하는 것은 비만이 발생할 가능성을 최소화시킨다. 이를 수행하기 위해서, 활동적인 생활방식을 유지하고 5장에 있는 음식 가이드라인을 따른다.

대사증후군 연구자들과 임상학자들이 최근 위험요소 중 가장 주목할 만한 것은, 복부비만, 비정상적인 혈중 지질 및 혈압 상승 그리고 공복 시 포도당의 상승이 같이 나타날 때라는 것을 밝혀냈다. 이러한 위험요소가 함께 나타나는 것을 대사증후군이라 부른다. **표 9-2**에 있는 인자 중 3개 이상의 요소를 함께 갖고 있을 경우, 대사증후군에 걸렸다고 진단한다. 대사증후군에 걸린 사람(미국 성인의 대략 34%)은 이 증상을 갖고 있지 않은 사람에 비해서, 관상동맥질환에 걸릴 확률이 2배 정도 높다.

그 밖의 위험요소

미국 심장협회는 심혈관질환(cardiovascular disease, CVD)에 영향을 미칠 수 있는 다른 위험요소들을 선정했다. 여기에는 스트레스에 대한 개인적인 반응, 성 호르몬, 피임약, 알코올이 있다. 해결되지 못한 스트레스는 혈중 지방, 혈압 및 심장의 기능 변화로 이어지는 등 건강에 부정적인 의존(예를 들어, 흡연, 좋지 못한 식습관 혹은 활동저하)을 촉구할 수 있다. 여성 호르몬은 폐경기에 이를 때까지 CVD로부터 여성을 보호하는 경향이 있지만 남성 호르몬은 그 반대되는 역할을 한다. 여성이 흡연을 하지 않고 35세 이상인 경우가 아니라면 위험은 적지만 피임약은 혈전을 만들고 심장마비를 일으킬 위험성을 증가시킬 수 있나. 과음도 혈압 상승과 심부전을 유발할 수 있으나 적절한 음주(여성은 하루에 1잔, 남성은 하루에 2잔)는 심장질환의 위험을 낮출 수 있다.

심혈관질환의 종류

미국 심장협회는 관상동맥질환, 고혈압, 뇌졸중, 동맥질환, 울혈성 심부전을 CVD의 5가지 주요질환으로 규정하였다. 이 질환 중 하나만 가지고 있을 수도 있고 동시에 여러 가지를 복합적으로 가지고 있을 수도 있다. 이들 증상의 심각성은 차이가 다양하다. 또한 모두 다른 신체 기관과 세동에 2차적 손상을 가할 수 있다.

관상동맥질환

관상동맥질환으로도 알려져 있는 이 CVD질환은 심장근육에 혈액을 공급하는 혈관의 손상과 관련이 있다. 심상근육의 혈액은 관상동맥을 통해 공급된다. 이 중요한 혈관의 손상은 심장근육의 특정 부위에 혈류와 필수적으로 필요한 산소와 영양소의 공급을 감소시킬 수 있다. 불충분한 혈액 공급의 최종 결과는 심장발작이다.

동맥경화증 관상동맥질환 진행의 주된 원인은 죽상동맥경화증이다(표 9-2). 죽상동맥경화증(atherosclerosis)은 관상동맥의 지름을 좁아지게 만든다. 좁아진 혈관 내벽에 플라크(plaque)라 불리는 지방 축적물이 장기간에 걸쳐 쌓이면서 생겨난 결과이다.

축적된 지방조직은 심장의 특정 영역으로 공급되는 혈류량을 줄인다. 심장의 일부 동맥은, 폐쇄되어 모든 혈액 공급이 멈출 수도 있다. 심장근육조직은 산소와 영양소를 얻지 못하면 죽기 시작하는데, 이는 심근경색증(myocardial infarction)이라 하며, 대개 심장발작(heart attack)이라 한다.

> **주요 용어**
>
> **죽상동맥경화증(atherosclerosis):** 동맥 내벽에 플라크가 쌓이는 것

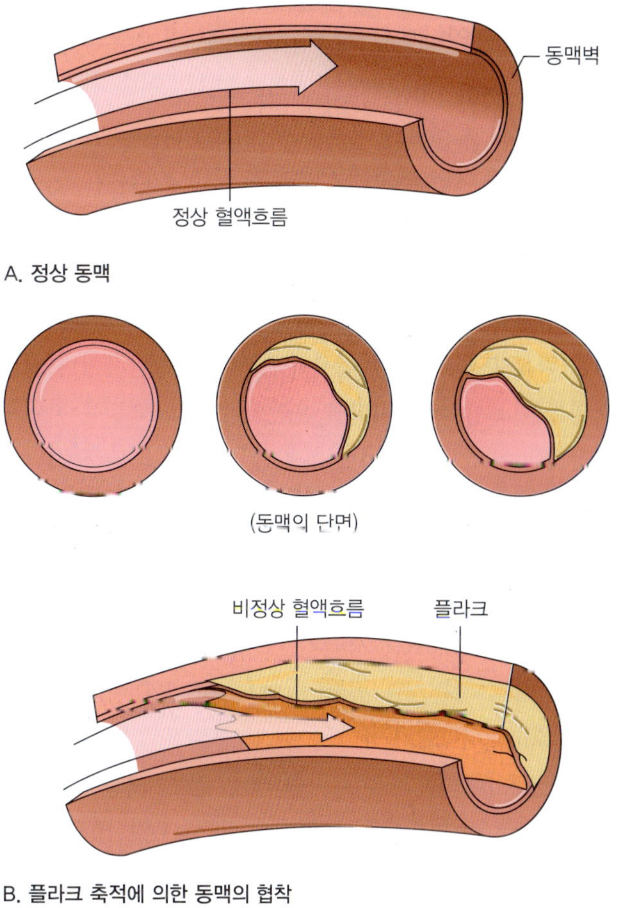

[그림 9-3] 죽상동맥경화증의 진행. 플라크가 쌓여 동맥의 혈관 내강을 좁히는 모습을 보여주고 있다. 비록 이 그림에서는 확대되었지만 관상동맥의 크기는 연필심 크기 정도 밖에 되지 않는다.

콜레스테롤과 지단백(cholesterol and lipoproteins) 수년에 걸쳐서, 과학자들은 죽상동맥경화증이 많은 원인을 가진 합병증이라는 것을 알아내었다. 이러한 원인 중 일부는 잘 이해되고 있지 않지만 어떤 것들은 분명하게 이해되고 있다. 부드럽고 지방 같은 물질인 콜레스테롤은 간과 소장에서 만들어지며 성 호르몬, 세포막, 담즙염 및 신경섬유 형성에 꼭 필요하다. 혈청 콜레스테롤 수치의 상승(20세 이상 200mg/dL 이상, 20세 이하 170mg/dL 이상)은 죽상동맥경화 발병 위험성 증가와 관계가 있다.

죽상동맥경화증 초기에는 대부분 식단에 3가지의 변화를 주면 혈청 콜레스테롤 수치를 낮추는 데 도움이 될 수 있다. 포화 지방과 콜레스테롤의 섭취 줄이기, 신체 요구량 한도 내에서 열량 섭취하기 등이다. 이는 좋은 영양은 촉진하면서 식단에서 과도한 지방, 콜레스테롤과 열량의 섭취를 줄이기 위한 것이다. 이러한 식이요법 계획에 따르면 일반적으로 혈청 콜레스테롤 수치를 30~55mg/dL 정도 낮출 수 있다. 그러나 이러한 식단 변화가 모든 사람에게 똑같이 영향을 미치는 것은 아니다. 어떤 사람은 다른 사람보다 더 많은 감소 효과가 나타날 수도 있다. 또 어떤 사람은 식단 변화에 의존하지 않고 콜레스테롤을 낮추는 약을 복용하고 신체활동을 증가시킬 필요가 생길 수도 있다.

콜레스테롤은 지단백질이라 불리는 화학구조물에 붙어 있다. 지단백질은 혈액에서 순환하는 미립자이며(콜레스테롤을 포함하여) 지방을 운반한다. 지단백질은 저밀도 지단백(low density lipoprotein, LDL)과 고밀도 지단백(high density lipoprotein, HDL)으로 존재한다. 개인의 총 콜레스테롤 수치를 측정하면 혈액에 들어 있는 개인의 LDL과 HDL 양을 알 수 있다. 예를 들어, 총 콜레스테롤 수치가 200mg/dL인 개인의 LDL 수치가 130mg/dL이면, HDL 수치는 40mg/dL이며, LDL 120mg/dL이면, HDL 60mg/dL으로 나타낼 수 있다(추가로 다른 형태의 지단백질이 소량으로 존재하며, 또한 총 콜레스테롤 수치에서 전반적인 분포비율에 영향을 미칠 수 있다).

많은 과학적인 연구 결과 LDL 수치가 높다는 것은 죽상동맥경화증의 촉진자라는 결론이 내려졌다. 이는 LDL이 혈액에 콜레스테롤을 운반하고 있기 때문이다. LDL은 동맥벽 안으로 과도한 콜레스테롤을 축적시키는 경향이 있는 것으로 보인다. 이는 플라크 형성의 원인이 된다. 이러한 이유로, LDL은 '나쁜 콜레스테롤'이라 불리기도 한다. 높은 LDL 수치는 부분적으로는 유전적 요인에 의해 결정되지만, 또한 흡연, 나쁜 식습관, 비만, 그리고 운동 부족과도 관계가 있다.

그와는 대조적으로, 높은 수준의 HDL은 죽상동맥경화 감소 현상과 관련 있다. HDL은 혈관 밖으로 콜레스테롤을 옮기는 것으로 추정되고 있다. 그래서 HDL은 "좋은 콜레스테롤"이라 불려 왔다. 금연, 체중감소, 신체활동 증가시키기, 그리고 포화지방 대신 불포화지방을 섭취하는 것과 같은 생활방식의 변화는 HDL 수치를 올리는 데 도움을 준다.

총 혈청 콜레스테롤 수치를 낮추는 것은 관상동맥질환으로 인한 사망위험을 줄이는 중요한 단계이다. 전국 콜레스테롤 교육 프로그램은 LDL 콜레스테롤을 낮추기 위해 생활습관의 변화(therapeutic lifestyle change, TLC)를 권장하고 있다. TLC에는 식사지침, 규칙적인 운동, 체중감소(필요하다면) 등이 포함된다.

콜레스테롤 수치가 높은 사람의 경우 혈청 콜레스테롤 수치의 1% 감소는 심장질환으로 인한 사망위험이 3% 줄어들게 한다. 따라서 10~15%의 콜레스테롤 감소는 심장질환으로 인한 사망률을 30~45% 정도 감소시킬 수 있다. **표 9-3**은 LDL의 분류 및 권장되고 있는 후속 조치를, **표 9-4**는 총 콜레스테롤, 중성지방, HDL의 분류를 보여준다.

협심증(angina pectoris) 관상동맥이 좁아지면 가슴 통

주요 용어

심근경색증(myocardial infarction): 심장발작, 관상동맥 중 한곳이 차단되어 심장근육 일부가 괴사됨

저밀도 지단백(low-density lipoprotein, LDL): 혈액에 있는 다량의 콜레스테롤을 운반하는 지단백의 한 종류로, 높은 LDL 수치는 심장혈관질환과 관계가 있다.

고밀도 지단백(high-density lipoprotein, HDL): 혈액에서 간으로 콜레스테롤을 운반하는 지단백질의 한 종류로, 간에서 콜레스테롤은 제거된다. 고밀도지단백질의 높은 수치는 심혈관계 질환 위험을 감소시키는 것과 관계가 있다.

표 9-3 LDL의 분류 및 권장 후속조치

LDL 수준(mg/dL)	분류	초기의 치료적 생활 변화(TLCs)
< 100	적절	—
100-129	정상 이상	질환이나 당뇨가 있는 경우
130-159	약간 높음	위험요인이 2가지 이상 있는 경우
160-189	높음	필요, 의사 진료
≥ 190	매우 높음	의사 진료

Note: The National Cholesterol Education Program(NCEP) recommends that all adults have their LDL cholesterol measured. See http://nhlbi.nih.gov/about/ncep/index.htm.

Source: National Cholesterol Education Program, The Third Report of the Expert Panel on Detection, Evaluation, and Treatment of High Blood Cholesterol in Adults, NIH Publication No. 02-5215, 2002.

표 9-4 총 콜레스테롤, 중성지방, HDL의 분류

	정상 또는 적절	약간 높음	높음
총 콜레스테롤(mg/dL)	< 200	200-239	≥ 240
중성지방(mg/dL)	< 150	150-199	≥ 200
	낮음	정상	높음(적절)
HDL(mg/dL)	< 40	40-59	≥ 60

Note: All values expressed in mg/dl.

Source: National Cholesterol Education Program, The Third Report of the Expert Panel on Detection, Evaluation, and Treatment of High Blood Cholesterol In Adults, NIH Publication No. 02-5215, 2002. (Note: A revised report is scheduled to be released in the spring of 2012.)

증 혹은 협심증이 종종 느껴진다. 이는 심장근육조직에 산소공급이 줄어서 생긴 것이다. 주로 협심증은 환사가 스트레스를 받거나 지나치게 격렬한 운동을 했을 때 발생한다. 협심증은 가벼운 소화불량 같은 느낌에서 극심하게 꽉 죄는 듯한 가슴통증까지 다양하다. 통증은 가슴 한가운데부터 팔로 연장될 수 있으며, 심지어 턱까지 이어질 수도 있다. 혈반적으로 혈류 차단이 심각해질수록 더욱 심한 통증이 느껴진다.

일부 심장질환환자는 니트로글리세린이라는 약물로 협심증을 완화시킨다. 니트로글리세린은 강력한 혈관확장제이다. 천천히 약물이 전달되는 패치 혹은 혀 아래에 넣는 작은 알약 형태인 이 처방약은 관상동맥을 확장시켜 더 많은 혈액이 심장근육조직으로 들어가게 한다. 또는 칼슘채널 차단제(calcium channel blocker) 또는 베타 차단제(beta blocker) 같은 약물을 처방받을 수 있다.

부정맥(arrhythmias) 부정맥은 심장에 전기적 활동이 무질서하게 일어나는 질환이다. 그 결과 심장의 박동이 불규칙해진다. 부정맥은 심장박동률에 영향을 미치지는 않으나 오래 지속되면 심장박동이 빨라지거나 느려지는 원인이 될 수 있다. 느린 박동을 서맥이라 하며(분당 60 이하), 빠른 박동을 빈맥이라 한다(분당 100회 이상).

심장박동이 느려지면 신체에 충분한 양의 혈액을 공급할 수 없게 된다. 신체는 산소결핍이 일어나 의식을 잃게 되거나 사망할 수도 있다. 반대로 심장박동이 빨라지면 심실에 충분한 혈액을 채울 수 없다. 이러한 상황이 되면 심장은 신체에 충분한 혈액을 내보낼 수 없다. 이렇게 되면 심장은 비효율적이 된다. 심장은 빠르게 뛰고 있으나 심실로부터 많은 혈액이 송출되지 못하고, 통제되지 않은 급격한 심장수축은 생명을 위협하는 심실세동으로 이어질 수 있다. 특이하게도 심실에서 내보내는 힘이 약하든 강하든 신체를 순환하는 혈액의 흐름이 부족해지는 같은 결과를 초래한다.

가장 부정맥이 되기 쉬운 사람은 죽상동맥경화, 고혈압, 감염이나 퇴행성 상태를 포함하는 심장질환이 있는 사람이다. 나이가 증가할수록 부정맥의 빈도는 증가한다. 선천적인 질환을 가진 사람은 부정맥이 될 가능성이 많으며, 화학약품, 혈액 내 무기질(칼륨, 마그네슘, 칼슘) 등의 수준이 낮을 때, 중독성이 있는 물질(카페인, 담배, 기타 약물 등)도 부정맥을 유발할 수 있다.

부정맥은 대부분 심장의 전기활동을 기록하는 심전도로 진단할 수 있다. 진단 후에 간단한(비교적 문제가 심각하지 않은 경우) 모니터링이나 약물치료 혹은 심장박동기나 이식제세동기를 사용해 치료할 수 있다.

심장발작에 대한 응급조치 심근경색(심장발작)이 늘 치명적인 것은 아니다. 심장발작의 결과는 심장손상의 위치, 심장근육이 손상되는 정도 그리고 적절한 순환이 복구되는 속도에 달려 있다. 심실손상은 치료가 즉시 취해지지 않으면 치명적임이 증명되고 있다. 따라서 심장발작

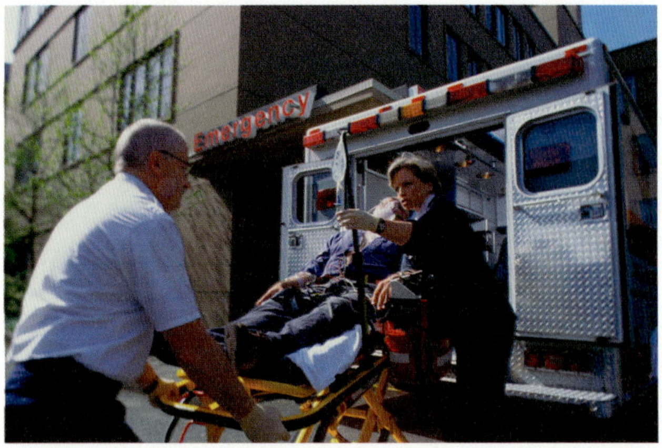

응급대응팀은 심장질환자가 의료기관으로 수송되는 동안 생명을 유지할 수 있도록 돕는다.

임을 알아내는 것이 가장 중요하다.

심폐소생술(cardiopulmonary resucitation, CPR)은 훈련받은 사람이 심장발작을 일으키고 있는 사람에게 사용할 수 있는 가장 중요한 즉각적인 조치 중 하나이다. 미국 적십자사와 미국 심장학회가 후원하는 프로그램은 사람들에게 심장발작을 인식하고 상태를 평가하여 응급대처를 할 수 있는 방법을 가르치고 있다. CPR 훈련을 받은 사람은 응급조치가 필요한 사람의 호흡기능과 순환기능을 복구하는 방법을 배운다. 또한 일반인들도 자동제세동기(automated external defibrillators, AEDs)의 사용법을 교육받을 것을 권고하고 있다. 이러한 장치는 대부분의 공공건물에 비치되어 있으며, 심장발작으로 희생되는 사람들에게 소생의 기회를 준다.

진단과 관상동맥 복구 일단 개인의 활력징후(vital signs)가 안정되면 더욱 자세한 진단검사를 통해 심장근육의 손상 형태와 범위를 알 수 있다. 처음에는 심전도계로 허혈 부위를 알아내거나 심장근육의 손상 부위를 알아낸다. 다른 검사로는 초음파심장검진법을 사용할 수 있다. 이 방법 또한 허혈 부위를 추적할 수 있다. 이러한 검사는 운동과 함께 결합해 사용한다면 진단력을 개선시킬 수 있다. 이 검사법은 심장의 전기활동을 분석한다. 관상동맥촬영법이라고 불리는 심장카테터법은 팔이나 다리의 동맥 안으로 가는 플라스틱관을 삽입하는 것으로 시작되는 작은 외과수술이다. 카테터라 불리는 이 관은 관상순환계에 도달할 때까지 동맥을 따라 앞으로 나아간다. 관

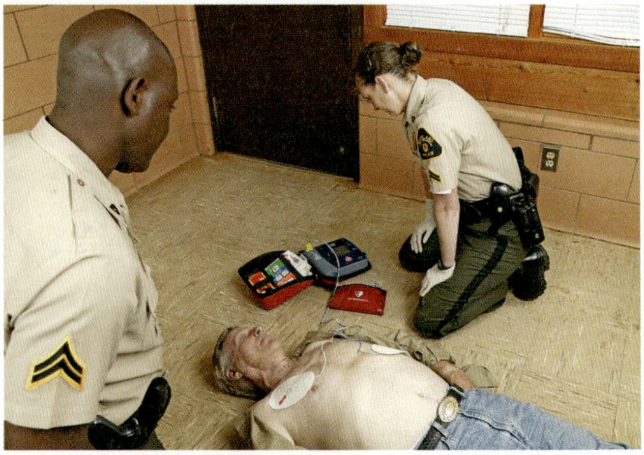

자동제세동기는 앞으로 점점 더 많은 장소에 비치될 것이다. 단 몇 시간만 교육을 받으면 응급상황에서 자동제세동기를 사용하는 법을 배울 수 있다. 이를 통해 심장발작이 나타난 사람을 구할 수 있다.

상혈류에서 방사선 조영제(radiopaque)가 배출되고, 혈관조영상(angiograms)이라 불리는 엑스레이 필름은 동맥차단 부위를 쉽게 식별할 수 있도록 관상동맥을 통해 염색약(조영제)이 퍼지는 것을 촬영한다.

우회수술(bypass surgery) 일단 손상 정도를 알게 되면 전문의로 구성된 팀이 치료를 결정할 수 있다. 현재 대중적인 치료로는 관상동맥우회수술(coronary artery bypass surgery)이라 불리는 외과수술이다. 이러한 수술의 목적은 환자의 가슴(유방 내부 동맥)에서 동맥 일부분을 잘라내고 그것을 이용해 대동맥에서 폐쇄된 관상동맥 부분에 우회로를 만드는 것이다. 폐쇄된 부분이 많은 경우 이중, 삼중, 사중으로 우회해야 한다.

경피적 관상동맥 중재술(percutaneous coronary intervention, PCI) 우회수술의 대안으로 경피적 관상동맥중재술을 이용할 수 있다. 좁아진 관상동맥에 도넛 모양의

주요 용어

칼슘채널 차단제(calcium channel blocker): 동맥경련을 예방하는 약물, 협심증의 장기적인 관리에 사용

베타 차단제(beta blocker): 협심증을 유발하는 심장의 과잉 활동을 예방하고 혈압조절을 도와주는 약물

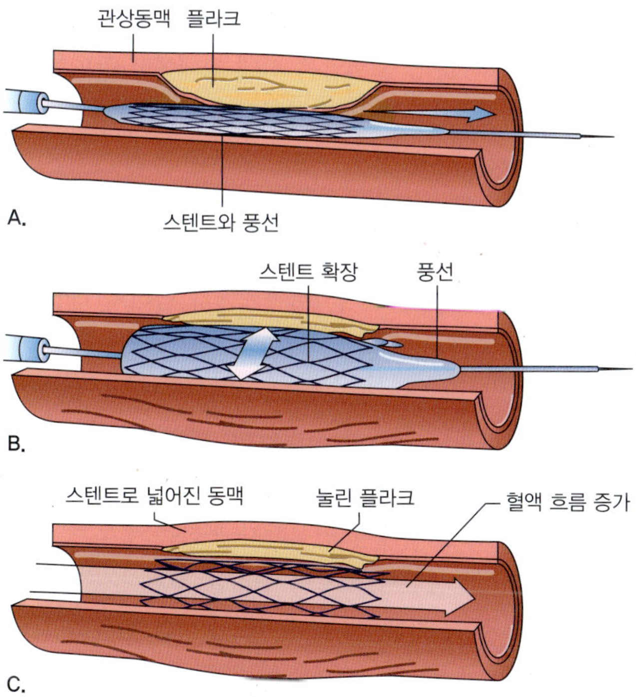

[그림 9-4] 경피적 관상동맥 중재술. A. 좁아진 관상동맥에 수술적 방법으로 풍선을 삽입 **B.** 풍선을 부풀려 플라크과 지방 축적물을 동맥벽으로 누른다. **C.** 스텐트는 동맥이 다시 좁아지지 않게 그 공간에 남아 있게 된다.

출처: Adapted from National Heart, Lung, and Blood Institute, What is coronary angioplasty? www.nhlbi.nih.gov/health/dci/Diseases/Angioplasty/Angioplasty_WhatIs.html, May 15, 2007.

풍선을 삽입한다(**그림 9-4**). 풍선이 팽창하면 플라크와 쌓여 있는 지방축적물이 동맥벽으로 밀려 눌리게 되어 혈액이 통과할 수 있는 공간이 확대된다. 기구는 주로 1분 미만 동안 동맥에 있게 된다. PCI를 받은 환자 중 약 1/4은 다시 혈관이 좁아진다. 혈관확장수술은 심장, 신장, 팔 그리고 다리 안 동맥의 차단 치료에 사용할 수 있다.

식품의약청(FDA)는 다리의 동맥과 심장을 깨끗하게 하는 동력 스크레이퍼(motorized scraper)라고 불리는 장치의 사용을 승인했다. 이것은 다리 동맥을 통해 삽입하여 팽창된 작은 풍선에 의해 유지되며, 모터로 움직이는 이 절단기는 동맥 내의 플라크를 깎아낸다. 스크레이퍼 안에 있는 원추 모양의 앞부분에 깎인 플라크가 축적된다.

동맥을 막고 있는 플라크를 용해하는 레이저 빔은 더디게 진보해왔다. FDA는 혈전이 생긴 다리 동맥의 치료에 세 가지 레이저 장치 사용을 승인했다.

보편적으로 PCI에서 확장된 동맥을 유지시키기 위해 스텐트(혈관폐색을 막기 위해 혈관에 주입하는 작은 철망 같은 기구)를 사용한다.

심장이식과 인공심장 약 40년 동안 외과의사들은 사람의 손상된 심장을 다른 사람의 심장으로 대체하는 수술을 해왔다. 이것은 아주 위험하지만 심장이식을 통해 많은 환자의 목숨을 수 년 동안 연장시켰다.

인공심장도 개발되어 사람에게 이식되었다. 이러한 심장은 많은 환자의 생명을 연장시켰지만 커다란 동력공급 기계들에 이어진 전선과 관은 환자를 불편하게 만든다. 그러나 2001년 7월 획기적인 돌파구가 나왔다. 세계 최초로 자급식 소지용(self contained) 인공심장이 59세 환자에게 성공적으로 이식된 것이다.

아스피린 10여 년 전의 연구들은 이전에 심장발작이 전혀 없던 사람의 심장발작 위험을 줄이는 데 있어 아스피린의 역할을 강조했다. 특히 고혈압이 있는 사람, 콜레스테롤 수치가 높은 사람 혹은 양쪽에 해당하는 사람의 경우 하루에 한 알씩 아스피린을 복용하면 심장발작이 줄어든다는 결론을 내렸다. 아스피린은 혈액이 덜 응고하게 만드는 작용을 하는데, 이는 혈관이 차단되는 가능성을 줄인다. 현재 이 예방조치가 시작되는 연령에 관한 다른 의견이 제시되었다. 가장 안전한 충고는 아스피린 요법을 시작하기 전에 담당의사와 상담하는 것이다. 현재 최근의 연구는 아스피린 요법이 여성에게도 효과가 있다고 보고하고 있다.

술 수년 동안 과학자들은 술의 소비가 심장질환의 위험을 줄이는 것과 어느 정도 관계가 있는지 확실히 알지 못했다. 현재는 가벼운 음주(남성의 경우 하루에 2잔 이하, 여성의 경우 1잔 이하)는 심장질환 위험을 낮추는 것과 관계가 있다고 생각한다. 그러나 그 장점은 금연, 콜레스테롤 수치를 줄이고 혈압을 낮추고 신체활동을 증가시키는 것 같이 위험을 줄이는 행동에서 증명된 것보다 훨씬 더 낮다. 전문가들은 과음이 심장질환 위험을 증가시키며 술을 마시지 않는 사람은 심장질환 위험을 줄이기 위해 술을 마시기 시작해서는 안 된다고 경고했다.

고혈압

자동차의 물 펌프가 물을 재순환시키고 수압을 유지하는 것처럼 심장은 혈액을 재순환하게 하고 혈압을 유지시킨다. 심장이 수축할 때 혈액은 동맥과 정맥으로 들어간다. 혈압은 순환하는 혈액이 동맥과 정맥의 내벽에 가하는 힘을 측정한 것이다.

혈압측정 혈압은 혈압계로 측정하는데, 팔 윗부분의 동맥 흐름을 일시적으로 멈추게 하기 위해 팔에 두른 cuff 장치에 부착한다. 이 동맥은 아래팔로 가는 혈액의 주요 공급원으로 이두근과 삼두근 사이에 있다.

혈압계를 사용하는 전문가는 cuff 안에서 압력이 배출되는 동안 혈류 소리를 듣게 되며 수치들이 기록된다. 수축기(최대) 혈압(systolic pressure)은 심장이 수축할 때 혈관벽에 가해지는 압력이며, 확장기 혈압(최저혈압)(diastolic pressure)은 심장이 이완할 때 혈관벽에 가해지는 압력이다. 혈압계에 부착된 수은의 millimeter로 표시된다. 예를 들어 116/82mmHg로 표시된다. 심장이 이완할 때 혈압은 떨어지기 때문에 최저혈압은 최대혈압보다 항상 낮다.

사람들은 120/80을 정상적인 안전한 혈압으로 알고 있지만 이 수치와 차이가 난다고 해서 반드시 의학적 문제가 있는 것은 아니다. 실제로 평균체중의 많은 여대생은 혈압이 비교적 낮은(예를 들어 100/60) 것으로 나타나지만 이는 그들에게 아주 정상이다.

고혈압의 정의 고혈압은 혈압이 지속적으로 상승된 상태를 말한다. 일반적으로 최대혈압이 140 또는 그 이상 되거나 최저혈압이 90 또는 그 이상일 때를 말한다. 고혈압 전단계 사람은 더 이상 혈압이 높아지지 않게 하기 위해 건강한 생활습관을 유지하도록 권고받아야 한다.

고혈압의 원인 고혈압의 원인 중 90~95%가 알려져 있지 않지만 통제하지 않은 고혈압으로 인한 건강위험은 확실하게 알려져 있다. 고혈압은 신체 전체에서 동맥과 소동맥의 탄력성을 떨어뜨리고 과중한 부하로 혈관의 확장을 불가능하게 한다. 쉽게 부서지기 쉬운 굳은 혈관은 갑자기 파열되고 심각한 뇌졸중, 신부전증, 눈의 손상(망막출혈)을 일으킬 수 있다. 또한 혈액과 지방이 쉽게 응고되어 고혈압의 영향을 받은 혈관계에서 떨어져 나간다. 따라서 고혈압은 심장발작의 원인이며 잠재적인 살인자이다.

아이러니하게도 이러한 고혈압의 치명적인 성질에도 불구하고 침묵의 살인자로 지칭할 수 있다. 고혈압이 있는 사람은 이러한 상태를 인식하지 못하는 경우가 종종 있기 때문이다. 사람이 의료적 위기를 경험하지 않으면 고혈압은 현기증, 두통, 또는 기억손상 같은 현상을 일으키지 않는다. 고혈압인 사람 중 약 20% 정도는 고혈압이라는 사실을 인식하지 못하는 것으로 추정한다. 고혈압인 사람 중 절반 이하의 사람이 일반적으로 식이조절, 운동, 이완훈련과 약물치료로 조절한다.

예방과 치료 고혈압은 치료할 수 있는 병으로 생각되지 않으나 조절 가능한 질환이다. 일단 치료가 중단되면 고혈압 상태가 다시 돌아온다. 따라서 지각 있는 성인이라면 혈압을 정기적으로 측정해야 한다.

체중감량, 신체활동, 적당한 음주 및 염분섭취 제한은 고혈압을 줄이는 데 사용되는 방법이다. 과체중이나 비만인 사람이 체중감량을 하게 되면 혈압 저하가 현저하게

주요 용어

수축기 혈압(systolic pressure): 심장이 수축할 때 혈관벽에 가해지는 혈압

확장기 혈압(diastolic pressure): 심장이 이완할 때 혈관벽에 가해지는 혈압

표 9–5 혈압 분류

혈압 (mmHg)	정상	고혈압 전단계	고혈압
수축기(최대)	120 이하	120 – 139	140 또는 더 높음
확장기(최저)	80 이하	80 – 89	90 또는 더 높음

Note: 고혈압은 성인의 경우 최대혈압 140mmHg 이상, 또는 최저혈압 90mmHg 이상일 때로 정의된다. 혈압은 mmHg로 측정한다.

출처: National Heart, Lung, and Blood Institute, The Seventh Report of the Joint National Committee on Prevention, Detection, Evaluation, and Treatment of High Blood Pressure. NIH Publication No. 03-5233, December 2003. (Note: A revised report is scheduled to be released in the spring of 2012.)

나타나는 것을 알 수 있다. 신체활동은 열량을 소비하고 전반적인 순환을 개선하여 혈압을 낮추는 데 도움이 된다. 하루에 1~2잔 이하로 술을 줄이는 것도 혈압을 낮추는 데 도움이 된다.

식단에서 나트륨(소금)의 섭취를 제한하는 것도 고혈압을 개선하는 데 도움이 된다. 흥미롭게도 이는 소금 민감성(salt sensitive)인 사람(약 25% 정도)에게만 효과가 있다. 소금 섭취를 줄이는 것은 그 밖의 나머지 사람에게는 영향을 거의 미치지 않는다. 그럼에도 불구하고 대부분의 사람은 1일 소금 섭취량이 필요량에 비해 과도하기 때문에 소금 섭취를 줄이라는 권고는 타당하다.

스트레스를 줄이는 것도 고혈압을 줄이는 데 도움이 된다. 명상, 바이오피드백, 호흡조절, 근육이완 운동이 고혈압을 줄이는 데 성공적이었다고 행동과학자들은 주장하고 있다. 이러한 분야에 대한 더욱 자세한 연구결과들은 향후 몇 년 사이에 더 알 수 있게 될 것이다.

고혈압인 사람이 이용할 수 있는 많은 약물이 있으나 많은 환자는 약물을 지속적으로 복용하기를 거부한다. 그 이유는 아마 '환자라면 아프다는 것을 느껴야만 한다'는 오해 때문일 것이다. 칼슘, 마그네슘, 칼륨 및 생선기름 같은 영양보조제가 혈압을 효과를 낮추는 데 효과가 있다는 것은 아직 증명되지 않고 있다.

뇌졸중

뇌졸중은 뇌의 혈관손상으로 다양한 위기[때로 뇌혈관사고(CVAs) 뇌발작(brain attacks)이라고 불리는 것)]를 표현하는 일반용어이다. 심장근육에 충분한 혈액공급이 필요한 것처럼 뇌 역시 충분한 혈액이 필요하다. 뇌로 가는 적정량의 산소와 영양분 공급에 대한 방해는 뇌에 위협이 된다.

가장 흔한 뇌졸중 형태인 뇌동맥의 차단으로 생기는 뇌혈관 폐색(cerebrovascular occlusion)은 혈전이라고 불리는 동맥 내 혈액응고로 인해 또는 색전이라고 하는 신체 다른 부분에서 뇌로 가는 혈관에 생긴 혈액응고 덩어리에 의해 발생한다(그림 9-5 A, B). 이러한 병(뇌혈전증 또는 뇌색전증)은 모든 뇌졸중 중 87% 이상을 차지한다. 산소와 영양분 공급이 중단된 뇌 부분은 말 그대로 사망할 수 있다.

뇌졸중의 두 번째 형태는 뇌출혈(cerebral hemorrhage)이다. 손상되고 터지기 쉬운 혈관은 특히 고혈압인 경우 뇌출혈이 될 가능이 높다.

세 번째 형태는 뇌동맥류(cerebral aneurysm)이다. 동맥류는 약해진 동맥의 한 부분이 풍선 주머니처럼 밖으로 부푸는 것이다. 동맥류는 혈관의 다양한 위치에서 발생할 수 있으며 언제나 생명을 위협하는 것은 아니다. 동맥류의 진행에 대해 완전히 밝혀진 것은 아니지만 동맥류와 고혈압 사이에 어떤 관계가 있는 것처럼 보인다. 많은 동맥류는 선천성 기형으로, 뇌동맥류가 터지면 뇌졸중이 발생한다. 어떤 경우이든 뇌동맥류가 터지면 뇌졸중이 발생한다.

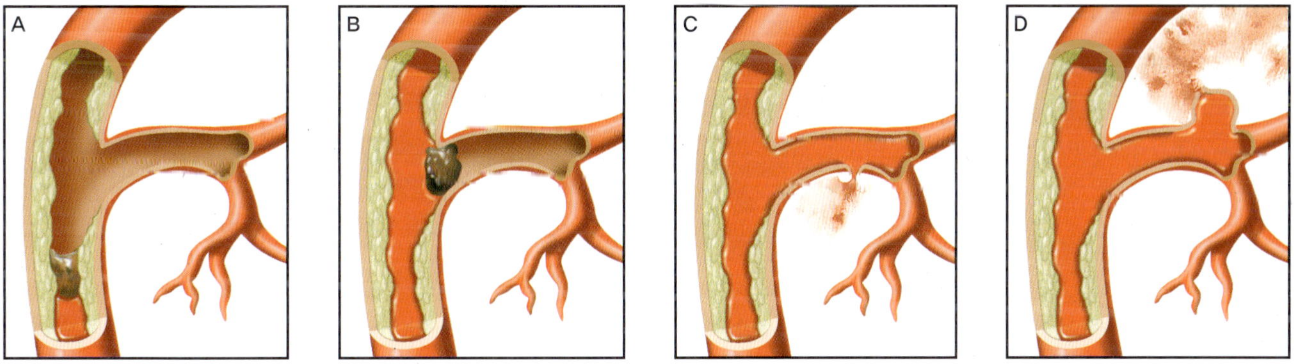

혈전
혈관의 좁아진 부분에 하나의 혈액 덩어리가 형성되어 남아있는 것

색전
순환계를 따라 혈액 덩어리가 움직여 좁아진 혈관 한 부분에 남는 것

출혈
혈관이 갑자기 터지는 현상

동맥류
혈관의 한 부분이 얇아지고 부풀 때 형성된 주머니, 주머니의 약한 벽은 터지거나 파열할 수 있음

[그림 9-5] 뇌졸중의 원인

표 9-6 뇌졸중 경고 신호

미국 심장협회가 알려주는 뇌졸중의 경고

- 얼굴, 팔, 다리 한 쪽 부분이 가바지기 일시적으로 무력해지거나 무감각해진다.
- 갑작스런 혼돈, 말하는 것이 어렵거나 이해되지 않는다.
- 일시적으로 한쪽 눈 혹은 양쪽 눈이 보이지 않거나 시야가 흐려진다.
- 갑작스럽게 걸음걸이에 문제가 생기거나 어지럽고 균형감각을 잃는다.
- 갑작스럽게 알 수 없는 심각한 두통이 생긴다.

만약 이들 증상 중 한 개 혹은 그 이상이 나타나면 지체없이 119에 전화해 도움을 요청하며, 이러한 증상이 나타나면 즉각적인 행동이 가장 중요하다. 증상이 시작된 후 3시간 이내에 혈전용해제를 투여하면 뇌졸중의 가장 흔한 형태인 반신불수의 가능성을 예방할 수 있다.

출처: 2010 미국심장협회 심장발작, 뇌졸중, 심장질환 경고 신호

주요 용어

망막출혈(retinal hemorrhage): 눈의 망막에 있는 동맥혈관에서 통제되지 못하는 출혈

식염감수성(salt senstive): 체액을 보유하여 나트륨의 존재에 대해 과민반응을 보이며 이에 따라 혈압이 증가되는 경험을 하는 사람들을 묘사하기 위해 사용하는 용어

뇌혈관폐색(cerebrovascular occlusions): 뇌의 대뇌피질에 혈액을 공급하는 동맥의 차단; 뇌졸중

일과성 허혈 발작(transient ischemic attack TIA): 대뇌혈관의 일시적인 수축으로 발생하는 뇌졸중 같은 증세

컴퓨터단층촬영[computed axial tomography(CT) scan]: 일반 엑스레이 촬영으로 보이지 않는 신체 내부가 보이도록 설계된 특수 엑스레이 촬영

자기공명영상촬영[magnetic resonance imaging(MRI) scan]: 신체조직의 영상을 보기 위해 거대한 자석을 이용하는 영상촬영

일과성 허혈 발작(transient ischemic attack, TIA)이라고 불리는 뇌졸중의 작은 경고신호를 보이는 사람은 신체검사, 뇌종양검사, 뇌손상 부위식별검사, 뇌전도 검사 뇌동맥 촬영, 컴퓨터 단층촬영(cumputed tomography scan, CT) 또는 자기공명영상촬영(magnetic resonance imaging scan, MRI scan) 등을 받아야 하며, 많은 추가 검사가 이루어질 수 있다.

뇌졸중 환자에 대한 치료는 손상 특성과 정도에 달려 있다. 어떤 환자는 손상된 혈관을 복구하고 압력을 줄이기 위해 수술이 필요하며 병원에 입원할 필요가 있다. 어떤 사람은 약물치료제인 아스피린과 혈전용해제인 조직 플라스미노겐 활성인자(tissue plasminogen activator, TPA)와 같은 혈전방지 약물을 사용할 수 있다.

뇌졸중 환자를 위한 재활치료의 발전은 매우 놀라우며, 비록 심각한 환자는 개선될 가망이 거의 없지만 언어치료와 물리치료 같은 치료요법에 컴퓨터 기술을 적용한 치료법은 환자와 가족에게 격려가 될 것이다.

다른 심혈관계 질환

많은 흔치 않은 상황들도 심혈관계에 영향을 미칠 수 있다. 이러한 것에는 선천성 심장질환, 류마티스성 심장질환, 울혈성 심부전, 말초동맥질환 등이 있다.

선천성 심장질환 선천성 기형은 출생 시 나타난다. 선천성 심장질환에 의해 다양한 기형이 발생할 수 있으며, 이 중에는 판막손상, 격막에 구멍이 나는 것, 혈관 위치가 바뀌는 것 및 심장 왼쪽 부분의 미발달 등이 있다. 이러한 문제는 모두 궁극적으로 신생아의 신체 전 조직에 충분한 산소를 공급하는 것을 막는다. 푸른 피부색[청색증(cyanosis)]은 그런 선천성 심장질환을 가진 유아 일부에게서 볼 수 있다. 이러한 아기는 '푸른 아기(blue baby)'라고 부르기도 한다.

선천성 심장 기형의 원인은 확실히 알려져 있지 않으나 한 가지 원인은 풍진으로 알려져 있다. 임신 첫 3개월 동안 풍진바이러스에 접촉했던 임신부의 태아는 선천성 풍진증후군(congenital rubella syndrome, CRS)이 발현될 수 있다. 선천성 풍진증후군은 심장 결함, 청각장애, 백내장과 지적장애를 포함해 다양한 선천성 장애를 통칭하는 용어이다. 선천성 심장질환 발현에 대한 다른 가설에는 환경오염이 포함된다. 예를 들어 임신기간 동안 음주를 포함한 약물 사용 외에도 알려져 있지 않는 유전인자가 많이 있다.

선천성 기형의 치료는 주로 외과수술이 필요하다. 그러나 일부 상태는 약물치료로도 좋은 효과를 볼 수 있다. 결함을 가진 혈관과 심장의 일부 기형은 외과수술로 치료

할 수 있다. 이 수술은 아주 성공적이어 많은 아동은 수술 후 증가된 순환과 산소에 빨리 반응하여 정상적이고 활동적인 생활을 할 수 있다.

류머티스성 심장질환 류머티스성 심장질환(rheumatic heart disease)은 인후(목구멍)의 연쇄상구균 감염에 의해 시작된 합병증의 최종단계이다.

- 갑작스러운 인후의 통증, 특히 삼킬 때 통증을 느낄 때
- 열
- 이하선 부분이 부풀고 짓누르는 느낌
- 두통
- 오심과 구토
- 노란 혹은 하얀 고름이나 분비물로 덮인 편도선

이 박테리아 감염은 치료하지 않을 경우 류머티스성 열이라고 불리는 염증질환(성홍열과 비슷한 증상)이 될 수 있다. 류머티스성 열은 전신반응으로 관절통, 피부발진, 심장과 뇌손상을 일으킬 수 있다. 류머티스성 열을 앓았던 사람은 이후 같은 질환에 매우 취약하며 가족력이 되는 경향이 있다.

류머티스성 열로 인한 손상은 심장판막에 일어나는데, 왜냐하면 이 박테리아는 심장 판막에서 증식하는 경향이 있기 때문이다. 손상된 심장판막은 완전히 열리거나 완전히 닫히는 기능부전이 되어 기능을 하지 못할 수 있다. 판막손상에 대한 진단은 의사가 혈액의 역류소리를 들을 때 알 수 있다(심장 잡음, murmur), 흉부 엑스레이 촬영, 심장카테터법 및 초음파 심장검진법 같은 자세한 검사는 판막손상 정도를 밝혀낼 수 있다. 심장판막이상이 파악되면 잘못된 판막은 금속 혹은 플라스틱 인공판막이나 동물의 심장에서 떼어낸 판막으로 대체하는 외과수술을 한다.

울혈성 심부전 울혈성 심부전(congestive heart disease)은 심장이 전신으로 혈액을 순환시키는 힘이 결여된 경우를 말한다. 울혈성 심부전인 경우 심장은 계속 일을 하지만 적절한 순환을 유지할 만큼 충분하게 기능하지 못해 정맥혈이 역류하기 시작하고 부종이 일어난다. 특히 다리와 발목에서 부종이 심하게 나타난다. 체액은 폐에서 모이게 되며 따라서 호흡하기 어려워 숨을 가쁘게 쉬며 신장 기능도 손상된다.

울혈성 심부전은 선천성 심장결함, 폐질환, 류머티스성 열, 심장발작, 죽상동맥경화증 또는 고혈압에 의해 발생할 수 있다. 일반적으로 울혈성 심부전증은 휴식, 적절한 식사, 1일 신체활동의 조절, 적합한 약물사용이 결합된 치료를 한다. 울혈성 심부전증 환자가 적절한 의학적 치료를 받지 않으면 치명적일 수 있다.

동맥질환 말초동맥질환(peri-pheral vascular disease PVD)이라고도 하는 동맥질환(diseases of the arteris)은 사지 부위(주로 다리와 발, 손)의 동맥과 정맥의 병리적 변화가 특징인 질환이다. 이 변화는 수 년간에 걸친 말초혈관 손상에서 일어나며 원인으로는 흡연, 고지방식사, 비만과 좌식생활이다. PAD 상태는 당뇨로 인한 혈관변화에 의해 더욱 악화된다.

PAD는 사지(팔과 다리) 부분의 혈액흐름이 제한된다. 혈류감소는 운동하는 동안 다리 통증 혹은 꽉 조이는 듯한 통증, 무감각함, 욱신거림, 차가워지나 사지(limb) 부분의 털이 빠지는 원인이 된다. PAD의 가장 심각한 결과는 궤양 진행과 조직이 괴사되는 가능성이 증가되는 것이다. 이는 괴저로 이어질 수 있으며 결국에는 절단하게 된다.

PAD의 치료는 혈액지질 수준(식단, 운동 또는 약물치료를 통해)을 낮추고, 혈압과 체중을 감소시키며 금연하는 노력이 포함되는 복합적인 접근방법으로 구성되어 있다. 혈관수술도 가능한 치료방법이다.

이미 논의했던 심장혈관질환뿐 아니라 심장과 혈관은 또 다른 병리상태로 진행될 수 있다. 드물지만 심장종양

주요 용어

류마티스성 심장질환(rheumatic heart disease): 심장 내 연쇄상구균 감염으로 인한 심장(특히 심장 판막)의 만성적인 손상, 류머티스성 열과 관련한 합병증

심장잡음(murmur): 심장의 심장이나 심실에로의 혈액의 역류를 의미하는 불규칙한 심장의 소리

울혈성 심부전(congestive heart failure): 심장으로 돌아오는 모든 혈액을 펌프해서 밖으로 내보내는 심장의 기능이 결여되어 정맥이나 폐, 신장에서 체액이 축적되는 현상을 일으킬 수 있는 심장질환

말초동맥질환(pheripheral artery disease): 사지 특히 다리와 발로 가는 혈액의 흐름이 제한되어 일어나는 손상

이 발생할 수 있으며 심장을 둘러싼 심장주머니층이 포함된 감염증(심장막염, pericarditis)과 심장의 가장 안쪽에 발생하는 감염(심장내막염, endocaritis)이 가장 흔히 볼 수 있는 질환이다. 정맥의 염증(정맥염, phlebitis)도 사람들을 괴롭히는 심장질환이다.

심혈관 건강의 목표

미국심장협회는 "이상적인 심혈관건강"은 건강행동(제지방량-BMI를 의미함, 금연, 신체활동 참여, 건강한 식사)과 건강요소(총 콜레스테롤, 혈압, 공복 시 혈당)의 7개 요소가 동시에 적정한 수준을 유지할 때 심혈관계 질환이 사라진다고 하고 있다.

요약

- 심혈관장애는 다른 어떤 질환보다도 더 많은 장애와 사망을 유발할 수 있다.
- 심혈관계는 심장, 혈액, 혈관으로 구성되어 있으며, 이 계통은 많은 기능을 수행한다.
- 개인의 건강은 심혈관계의 건강에 달려 있다.
- 심혈관계 질환의 위험인자는 심장질환 발현의 가능성을 증가시키거나 위험에 노출시키는 요인이다.
- 6개의 위험인자에는 흡연, 신체활동 부족, 고콜레스테롤혈증, 고혈압, 당뇨병, 비정상적인 비만이며, 이들 인자들은 교정할 수 있다.
- 연령 증가, 남성, 유전은 교정할 수 없는 위험요소이다.
- 심장질환을 유발하는 4가지 인자에는 스트레스에 대한 반응, 피임약, 성 호르몬, 과음이다.
- 심장질환의 주요 종류에는 관상동맥질환, 뇌졸중, 고혈압, 울혈성 심부전증, 류머티스성 심장질환, 선천성 심장질환 등이 있다. 이러한 질환은 특정한 방식으로 진행되므로 전문화된 치료가 필요하다.
- 뇌졸중과 심장발작의 경고 신호를 인지하는 것은 매우 중요하다.

복습 문제

1. 심혈관계를 구성하는 주요 구성요소를 나열하고 심장과 심혈관계를 통해 이동하는 혈액의 통로를 추적해 보시오.
2. 혈액의 기능은 무엇인가?
3. 심혈관계 질환의 위험요소를 정의하고 이들이 심장혈관계 질환과 어떤 관계가 있는지 설명하시오.
4. 변화시킬 수 없는 심혈관계 질환의 위험인자와 변화시킬 수 있는 위험인자에는 어떠한 것이 있는가? 또한 심혈관계 질환을 유발할 수 있는 기타 위험인자에 대해 설명하시오.
5. 심혈관질환의 종류 6가지에는 무엇이 있으며, 각각의 경우 그 질환이 무엇이며 원인과 치료방법에 대해 설명하시오.
6. 고밀도 지단백과 저밀도 지단백에 대해 설명하시오.
7. 죽상동맥경화증은 어떤 문제를 발생시키는가?
8. 왜 고혈압을 침묵의 살인자라 하는가?
9. 뇌졸중의 경고 신호에는 어떠한 것이 있는가?
10. 말초동맥질환이란 무엇인가?

"심장 건강을 지키는 것에 대해 얼마나 잘 알고 있나요?" 퀴즈의 정답

1. 참 2. 참 3. 거짓 4. 거짓 5. 거짓 6. 참 7. 참

SOURCE NOTES

1. American Heart Association. Heart disease and stroke statistics—2011 update, Circulation, 123, e18–e209, 2011.
2. Thibodeau GA, Patton KT. Structure and Function of the Human Body (11th ed.). St. Louis, MO: Mosby-Year Book, 2000.
3. Brubaker PH, Kaminsky LA, Whaley MH. Coronary Artery Disease. Champaign, IL: Human Kinetics, 2002.
4. American Heart Association. Risk factors and coronary heart disease. www.heart.org/HEARTORG/Conditions/HeartAttack/Understand-Your-Risk-of-Heart-Attack_UCM_002040_Article.jsp.
5. American Diabetes Association. Standards of medical care in diabetes. Diabetes Care, 33, S11–S61, 2010.
6 National Cholesterol Education Program. The Third Report of the Expert Panel on Detection, Education, and Treatment of High Blood Cholesterol in Adults. NIH Publication No. 02-5215, 2002.
7. U.S. Preventative Services Task Force. Aspirin for the primary prevention of cardiovascular events. Annals of Internal Medicine, 150, 405–410, 2009.
8. National Heart, Lung, and Blood Institute. www.nhlbi.nih.gov/guidelines/hypertension/index.htm. July 21, 2003.

CHAPTER

10

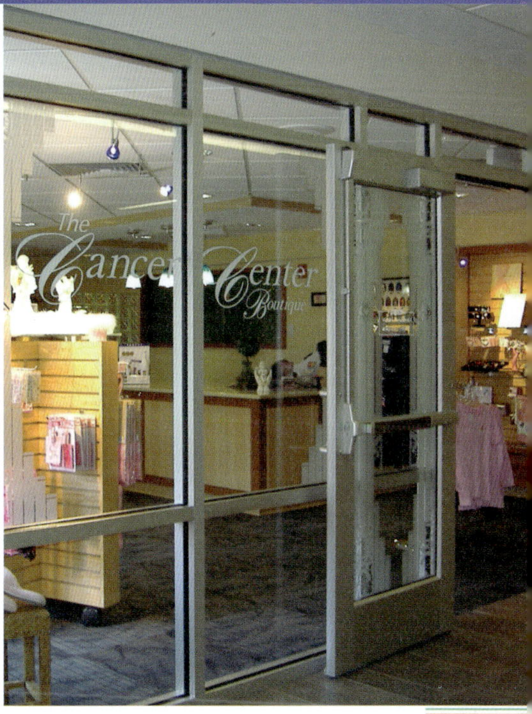

암과 건강

Living with Cancer

암에 대해 얼마나 잘 알고 있나요?

1. 암 발생은 어릴 때가 가장 많고 나이가 들수록 점점 감소한다.
   참 혹은 거짓?
2. 폐암은 성인 남성과 여성 모두에게 암 사망의 원인이 된다.
   참 혹은 거짓?
3. 삶의 방식을 바꾸는 것을 기본으로 하는 것은 거의 모든 암 예방을 가능하게 한다.
   참 혹은 거짓?

정답은 이 장의 마지막 부분에 있습니다.

대부분의 사람은 질환에 의해 일상활동이 영향을 받으며 방해가 되기도 한다. 병이 나면 학교, 직장, 여가활동은 줄어들고 때로 병원에 입원하기도 한다. 특히 이러한 질환이 만성적일 경우 그 영향은 장기적으로 이어지며, 평생 이어질 수도 있다. 따라서 만성 질환이 있는 사람은 일상적인 활동과 만성 질환 사이에서 균형을 찾아야만 한다. 암은 대개 만성 질환이다.

암: 세포조절의 문제

회사가 다양한 부서의 개개인에 따라 달라지듯이, 신체는 기능의 기본 구성단위인 세포에 따라 달라진다. 세포는 근육조직과 같이 조직으로 서로 연결되어 있어서 지정된 기능을 수행한다. 조직은 심장과 같은 장기의 형태로 차례차례 연결되어 있고, 장기는 심장혈관계 같은 기관계를 이루어야 제대로 기능을 하게 된다. 이러한 것을 몸의 '협력 구조체(corporate structure)'라고 한다. 만약 세포가 각 조직 기능의 기본 단위인 경우, 이들이 지정된 업무를 수행하는 데 실패했다면, 연속적으로 연결되어 있는 전체 조직에 영향을 미쳐 더 이상 작용할 수 없는 정도에 이를 수 있다. 80세 이하 성인의 사망원인 중 하나인 암은 가장 심각한 형태의 세포 기능장애 형태이다. 암은 세포의 정상적인 기능을 중단시킨다.

세포조절

신체조직의 대부분은 시간이 지남에 따라 세포를 잃게 된다. 이는 미성숙하고 덜 전문화된 세포로 대체된다. 덜 분화된 세포가 성숙한 세포로 변해가는 분화과정은 세포 안의 유전자에 의해 조절된다. 분화된 후에 이 새로운 세포는 스스로를 복사하거나 복제한다. 이 두 과정은 세포의 조절유전자(regulatory gene)에 의해서 철저하게 통제된다. 분화와 복제 조절에 실패한 세포는 비정상적이 되거나 잠재적인 암세포가 된다.

정기적으로 분화 · 복제된 유전자와 세포는 잘못 복제된 것(mistakes)이 수정되도록 짜여 있는 유전자(교정유전자, repair genes; 복제의 기초)와 비정상적인 세포가 발생되어 성장하는 것을 억제하는 유전자(억제유전자, suppressor genes)를 가지고 있다. 그러므로 p53 유전자와 같은 교정유전자와 억제유전자도 역시 비정상적인 세포의 성장을 막는 조절유전자(regulatory gene)로 본다. 이러한 유전자가 기능을 제대로 수행하지 못하면 악성(암)세포가 발달하고, 면역체계는 악성세포의 존재를 이상적으로 인식하며, 암으로 발달하기 전에 교정유전자(repair gene, suppressor gene)를 제거할 것이다. 왜냐하면 유전자가 적절히 기능을 수행하지 않을 때, 복제 · 전문화 · 수리 · 억제 유전자(비정상적 세포)는 유전자로 인해 암세포나 종양유전자(oncogene)가 될 수 있으며, 이 네 가지 유전자 역시 원종양유전자(proto-oncogene)나 잠재적인 종양유전자이기 때문이다.

언급된 조절유전자의 개입 이외에도, 비조절유전자도 암을 자극하는 잠재적인 종양유전자를 보유하고 있다. 요즘은 200가지가 넘는 다른 종류의 잠재적인 종양형성유전자가 확인되고 있으며, 앞으로도 상당히 많이 발견될 예정이다. 게다가 여러 종양형성유전자는 암의 특정한 형태발달에 참여하고, 종양형성유전자 안의 변화는 특정한 악성 종양에서 확인할 수 있다. 정상적인 유전자가 종양형성유전자로 변하는 과정은 아직까지 완벽하게 설명할 수 없다. 비정상적인 세포가 비정상적인 단백질을 생산하는 것과 관계없이, 정상적인 단백질의 부재는 분자에서 장기계통 수준까지 신체 기능이 적절히 수행하는 것에 영향을 미친다.

주요 용어

조절유전자(regulatory genes): 세포 특성화, 복제, DNA 복구, 종양억제를 조절하는 유전자

종양유전자 형성

암의 원인이 될 수 있는 중요한 조절유전자를 포함한 모든 세포는 원종양유전자를 가지고 있는데, 어떠한 상황에서는 일반적인 유전자로 변한다. 원종양유전자에서 종양유전자로 변하는 세 가지 메커니즘인 1. 유전적 돌연변이, 2. 바이러스성의 감염, 3. 발암물질(carcinogens)은 많은 관심을 받아왔다.

1. 유전적 돌연변이는 분화되는 세포가 잘못 복제된 유전적 정보를 복제할 때 생긴다. 만약 잘못 복제된 유전자

가 원종양유전자라면 종양유전자는 암세포를 형성시키는 결과를 초래할 것이다. 이렇게 암을 방지하려는 암억제유전자와 여러 복잡한 유전정보를 잘못 복제하는 것과 관계가 있는 요소는 노화나 유리기 형성, 방사선과 같이 다양하다. 기술적인 요소인 방사선은 암의 발달에 점점 더 큰 역할을 하고 있는데, 특히 병의 치료와 진단에 매우 중요한 방사성 동위원소와 의학적 이미지 기술이 큰 역할을 하고 있다. 그중 특히 관심을 받고 있는 것은 CAT(컴퓨터 보조 단층촬영, computer-aided tomography) 스캔에 의해 발생하는 높은 함량의 방사선이다.

고양이 백혈병 바이러스나 HIV(인간면역결핍바이러스), HPV(인간유두종) 같은 바이러스는 동물이나 인간 모두에게 암을 유발하는 바이러스로 알려져 있다. 이러한 바이러스는 면역체계나 자궁경관의 내부 같은 특정한 타입의 세포를 찾아내어 유전물질을 변화시키고 그들을 바이러스를 생산하는 세포로 전환시킨다. 이렇게 함으로써, 그들은 원종양형성유전자에서 종양형성유전자로 전환된다. 일단 종양원으로 바뀌게 되면, 전환된 유전자는 세포분열을 계속 이어간다.

원종양형성유전자가 종양형성유전자로 발달 가능한 세 번째 설명은 발암물질로 알려진 환경물질이다. 담배연기나 오염된 공기와 물, 유독성 폐기물, 심지어 지방함량이 높은 식품에 들어 있는 화학물질 같은 발암물질(carcinogen)이다. 이러한 물질은 세포 안의 조절유전자를 포함한 유전적 물질을 바꾸기 위해서 단독 또는 발암성 촉진물과 함께 협동으로 작용한다. 그러므로 오랫동안 발암물질에 복합적으로 노출되는 경우에만 폐암에 걸리게 된다.

다른 분야에도 특정한 위험요소가 있다. 돌연변이 발달을 유발하는 방사선, 성전파성 바이러스, 폐암을 유발시키는 발암원으로 소개된 담배 등은 건강에 좋은 행동을 함으로써 완화시킬 수 있다.

암세포

비암세포와 비교해볼 때, 암세포는 비암세포와 기능 면에서 유사한 점과 차이점을 동시에 가지고 있다. 비암세포와의 다른 측면은 예측이 거의 불가능하고 관리하기가 까다롭다는 점이다.

하지만 암세포의 가장 독특하고 다른 측면은 아마 무한한 생명일 것이다. 분명히 암세포는 효소를 생산할 수 있다. 암세포가 생산하는 효소는 텔로머라아제(telomerase)인데, 텔로머라아제는 정상 세포가 죽어야 할 시간을 알려주는 세포의 생물학적 시계를 차단한다. 암세포는 영원한 생명력에도 불구하고 반드시 정상 세포보다 꼭 더 빨리 증식하지는 않는다. 사실 암세포는 정상 세포와 동일한 속도로 분열하고, 심지어 가끔은 느린 속도로도 증식할 수 있다. 암세포는 정상 세포에서의 접촉억제(contect inhibition; 제한된 공간 안에 있을 수 있는 세포의 수를 조절하는 기전) 기능을 가지고 있지 않기 때문에 암세포가 축적되거나 신체기관의 구조를 바꾸고 근접 기관의 기관벽을 뚫고 들어가기도 한다. 게다가 세포의 응집력(cellular cohesiveness; 정상 세포가 원래 위치하는 기관에서 이탈하지 않고 머물러 있는 특징) 부재는 혈액순환이나 림프계를 통해 멀리 있는 지점까지 암세포가 퍼지도록 한다. 흥미롭게도 일단 암세포가 몸의 새로운 곳으로 이동하면, 암세포는 자신의 세포결합 능력을 재발견한다. 암세포의 퍼지는 능력은 조직침투병변을 통해 악성세포를 초기에 이동시킨다. 마지막으로 암세포의 독특한 특징은 암세포의 대사작용이 가능하도록 하고 전이를 위한 경로로 쓰일 수 있는 여분의 혈액공급을 명령할 수 있는 능력이 있다는 것이다. 암세포의 혈관형성능력은 정상 세포에 비해 매우 강하다. 암은 규모나 정도에 따라 일반적으로 네 가지 범주로 단계를 구성할 수 있다.

- 상피내암(in situ cancers): 오직 암 초기의 조직층 세포에만 존재
- 국소적 암(localized cancers): 암이 시작된 곳의 장기에 한정되어 있다(유방암 같은 것).
- 지역적 암(regional cancers): 종양의 초기 부분을 넘어서 림프절이나 장기, 조직 구체에 퍼진다
- 원거리 암(distant cancer): 초기 부분으로부터 먼 거리의 장기나 림프계로 퍼진다.

암의 생존능력은 강력하다고 알려져 있다. 일반적으로, 상피내암과 국소성 암은 지역적 암이나 원거리 암보다 생존율이 높다. 준비는 치료결정에 영향을 미친다. 예를 들어서, 결장 상피내암(in situ)은 일반적으로 결장

조직의 작은 부분을 수술로 제거하여 치료하고, 반면 결장암이 좀 더 진행된 경우에는 멀리 퍼진 부분을 더 대규모수술로 치료한다. 결장뿐만 아니라 몸의 다른 부분의 종양도 화학요법이나 방사선을 이용하여 전체 부분을 제거한다.

주요 용어

종양유전자(oncogenes): 암의 진행을 활성화시키는 것으로 생각되는 잘못된(결함) 조절유전자

원종양원 유전자(proto-oncogenes): 종양원 유전자가 될 수 있는 정상적인 조절 유전자

전이(metastasis): 암세포가 원래 발생 부위에서 신체 다른 부위 퍼지는 것

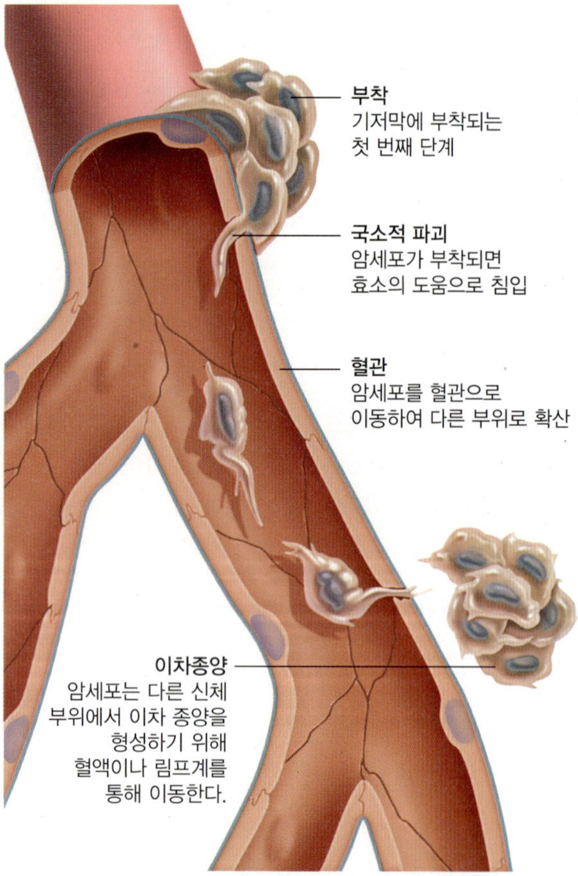

[그림 10-1] 암의 전이. 암세포 전이과정에서 이동은 필수적이다. 과학자들은 암세포로 하여금 팔(위족 pseudopodia)을 발생시켜서 신체의 다른 부위로 퍼지는 것을 가능하게 하는 단백질을 발견했다. 출처: 미국 국립암연구소(National Cancer Institute, Horizons of Cancer Research, NIH Pub, No 89-3011, 1989)

양성 종양

비암성 또는 양성 종양 역시 발생할 수 있다. 이러한 종양은 보통 섬유성 막으로 덮여 있고 암처럼 다른 곳으로 퍼지지는 않는다. 그러나 양성 종양이 한정된 공간을 차지해 정상적인 조직을 밀어내면 양성 종양도 위험하다.

암의 종류

암은 세포나 조직 기원의 형태에 따라 이름이 붙는다. 의사들이 이러한 이름을 일상적으로 사용하지만 다른 한편으로는, 비전문가에게는 후에 서술된 이름이 더 친근하다.

- 상피성암(carcinoma): 주로 피부, 코, 입, 목, 위, 장관, 분비선, 신경, 유방, 비뇨기와 생식기 구조, 폐, 신장, 간에서 발견된다. 모든 악성 종양의 85%가 대략 상피성암으로 분류된다.
- 육종(sarcoma): 신체의 결합조직에서 형성된다. 뼈, 연골, 힘줄은 육종이 발견되는 위치이다. 모든 악성 종양 중 단 2%만이 이러한 유형이다.
- 흑색종(melanoma): 피부의 멜라닌을 함유하는 세포에서 발생한다. 과도하게 태양에 노출되는 사람, 특히 매우 깊이 투과된 일광화상의 경우에 가장 많이 발견된다. 비록 드물게 발생하지만 흑색종의 발생 정도는 최근 두드러지게 증가하고 있다. 여전히 가장 치명적인 암으로 남겨져 있다.
- 신경모세포종(neuroblastoma): 중추신경계의 미성숙한 세포에서 발생한다. 신경모세포종은 주로 아동에게서 발견된다.
- 선암(adenocarcimona): 내분비샘(endocrine glands)의 세포에서 생긴다.
- 간암(hepatoma): 간세포에서 유래된다. 비록 알코올 섭취에 의해 직접적으로 발생한다고 생각지는 않으나, 간암은 주로 간에서 경화가 진행된 사람에게서 더 자주 발생한다.
- 백혈병(leukemia): 혈액을 생성하는 세포에서 발견된다. 비정상적이고 미성숙한 백혈구로 특정되어 있다. 아동이나 어른 모두에서 다양하게 발견된다.

- 림프종(lymphoma): 림프조직이나 다른 면역계 조직 세포에서 발생한다. 림프육종(lymphosarcoma), 비정상적인 백혈구 생산과 저항력 감소가 특징인 호킨스병이 포함된다.

주요 용어

양성(benignstress): 비암성, 섬유막 내에 들어 있는 비악성 종양으로 전이되지 않음.

종양(tumor): 세포 덩어리: 암화(악성)될 수 있거나 비암성(양성)이 아닌 것

경화(sclerotic changes): 조직이 두꺼워지거나 딱딱해지는 것

신체 각 부위에서 발생하는 암

암을 지칭하는 데 있어서 두 번째로 친숙한 방법은 발생하는 기관에 따르는 것이다. 다음의 논의는 이러한 신체의 각 조직에서 발생하는 암 중 일부에 대해 초점을 맞추고 있다. 정기적인 암 검사는 이런 부위에서 발생한 암을 초기에 발견할 수 있다.

피부암

미국암학회(american cancer society, ACS)에서 피부암의 2~3형태와 피부암의 가장 흔한 형태이지만 가장 심각한 세 가지 형태의 피부암인 흑색종만을 위한 통계를 제시하고 있다(**그림 10-2**). 하지만 세 가지 형태(흑색종, 기저세포, 편평상피세포) 모두를 고려할 때, 피부암은 암의

남성	추정 새 발생 수*	추정 사망 수
전립선암	217,730	32,050
폐와 기관지암	116,750	86,220
결장과 직장암	72,090	26,580
방광암	52,760	10,410
피부암	38,870	n/a
비호지킨 림프종	35,380	10,710
신장암	35,370	8,210
구강암	25,420	n/a
백혈병	24,690	12,660
췌장암	21,370	18,770
식도암	n/a	11,650
합계	789,620	299,200

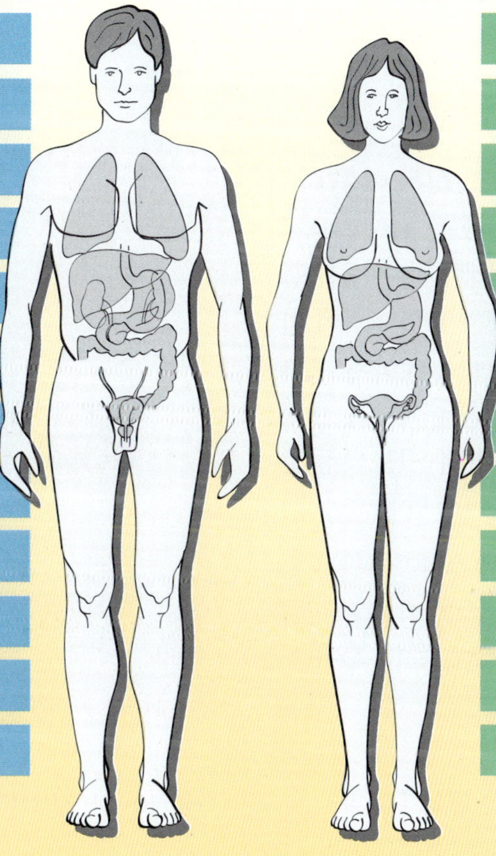

여성	추정 새 발생 수*	추정 사망 수
유방암	207,090	39,840
폐와 기관지암	105,770	71,080
결장과 직장암	70,480	24,790
자궁암	43,470	7,950
난소암	21,880	13,850
비호지킨 림프종	30,160	9,500
피부암	29,260	n/a
갑상선암	33,930	n/a
백혈병	n/a	9,180
췌장암	21,770	18,030
뇌종양	n/a	5,720
합계	739,940	270,290

*기저 · 편평 세포 피부암 및 방광상피내암을 제외한 암종

n/a = 데이터 없음

[그림 10-2] 암 발생과 사망률. 2010년 암 발생과 사망률은 남성과 여성 사이에 유사한 점이 있다. 남성과 여성 모두 폐암으로 인한 사망률이 가장 높은 것을 주목해야 한다. 출처: American Cancer Society, Cancer Facts and Figures 2010, Atlanta: American Cancer Society, Inc.

가장 흔한 형태이다.

피부를 구리빛으로 태우는 유행 때문에 많은 청소년과 성인이 피부가 견딜 수 없을 만큼 많은 시간을 햇빛과 인공 태닝기계에서 보내고 있다. 그 결과 한때 햇빛 아래에서 일했던 사람에게만 흔했던 피부암이 놀랄 정도로 빈번하게 발생하고 있다.

위험요인 어린 시절의 심각한 일광화상과 청장년기 동안의 만성 태양 노출은 피부암 발생률을 높인다. 현재 피부암에서 강조되는 점은, 보고된 바에 의하면 초기 단계의 암 발생 증가라고 할 수 있다. 탄화수소화합물의 직업적 방사선 피폭 역시 피부암의 발생원인이 될 수 있다.

예방 피부암의 예방은 실외에서 일해야 하는 사람이나 태양을 즐기는 사람에게 아주 중요한 사항이다. SPF(sun protection factor) 15나 그 이상인 자외선차단제의 사용은 매우 중요하다. 또한, 부모는 오전 11시부터 오후 2시까지는 아동의 실외활동을 규제하여 피부암을 예방하도록 도울 수 있다. 아동의 화상이나 과한 태닝은 우려할 만한 것이라는 것을 주의해야 한다. 아동을 태양으로부터 보호하기 위해 고급 선글라스, 자외선차단기능이 있는 여름 옷, 수영복, 유모차 커버, SPF가 70 이상인 스프레이식 자외선차단제 등의 상품이 시판되고 있다. 하지만 자외선차단제 사용자는 자외선차단지수가 두 배라고 해서 두 배의 보호를 제공하지 않음을 유의해야 한다. 예를 들어, SPF가 30인 자외선차단제는 SPF가 15인 제품에 비해 두 배의 보호효과를 제공하지 않는다는 것이다. 오늘날 SPF가 50 이상인 것은 불필요하다고 여겨지고, 미국 식품의약국(FDA)은 SPF 50+을 사용할 수 있는 가장 높은 SPF로 자외선차단제의 표준함량을 바꾸었다.

조기발견 비록 많은 의사가 이 점을 충분히 강조하지 않지만, 피부암의 성공적 치료 열쇠는 초기발견이다. 기저세포암이나 편평세포암은 창백하고, 밀납 같이 하얗거나, 진주 같은 혹이나 붉은 비늘 모양의 큰 점이 초기 증상일 수 있다. 피부암의 다른 형태는 기존의 점 모양이 서서히 변화가 나타나는 것이다. 만약 이러한 변화가 나타날 경우 의사에게 상담을 받아야 한다. 흑색종은 작고, 점 같이 생기기 시작하여 크기와 모양, 색이 계속해서 커지고 궤양이 생기고, 출혈이 쉽게 발생한다. 흑색종의 진단을 위해 미국암학회는 가이드라인을 따를 것을 추천한다.

A: 비대칭, 불규칙
B: 고르지 못한 경계선
C: 색의 변화
D: 지름이 6mm보다 큼

그림 10-3은 인체에 무해한 점과 악성 흑색종이다. 자가 "흑색종의 자가진단"을 참고한다.

치료 비흑색종 피부암은 치료 성공률이 거의 100%에 이른다. 이러한 피부암의 치료에는 일반적인 외과수술, 파괴해서 태우고 얼리는 레이저 치료, X-ray 치료가 있다. 좀 더 심각한 흑색종이 초기에 발견되었을 때 같은 치료방법을 이용해도 성공률이 매우 높다(99%). 하지만 악성 흑색종이 더 진행된 경우에는, 집중적인 외과수술과 화학요법이 필요하다. 이 병의 형태에 따라 지난 5년간의 생존율은 63%로 떨어졌으며, 불행하게도 병의 회복은 어렵다(15%). 피부암, 악성 흑색종과 더불어 매우 치명적인 피부암의 두 번째 형태인 '메르켈세포 상피성 암(Merkel cell carcinoma)이 주목을 받기 시작했다. 이 암은 암의 첫 번째 증상으로 드물게 보이는 형태인 통증이 없는 낭

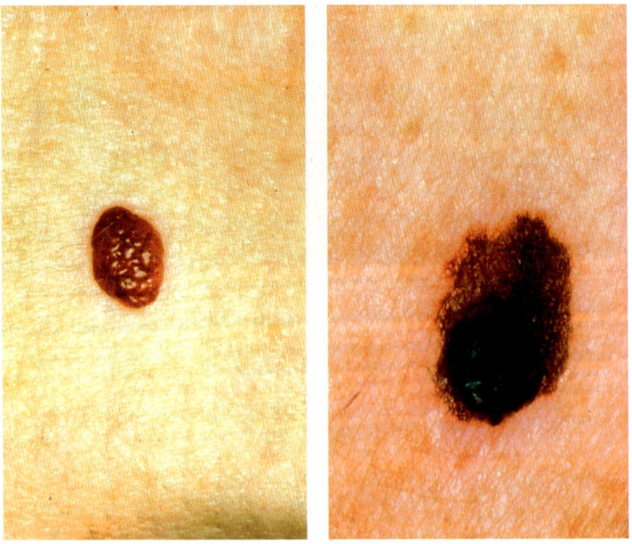

A B

[그림 10-3] 정상적인 점과 악성 흑색종. A: 정상적인 점. 이 형태의 점은 신체 전신에서 흔히 볼 수 있다. 이 점의 대칭적 모양과 규칙적인 경계선, 통일된 색깔과 비교적 작은 크기(지름 6mm 미만)이다. **B:** 악성 흑색종. 비대칭적인 형태, 불규칙한 경계선, 고르지 못한 색깔과 비교적 큰 크기(약 2cm 정도)를 보인다.

종으로 오진할 수 있다. 초기 단계에 절제하지 않을 경우 매우 위험하고, 조직검사를 실시하여 방사선 치료를 해야 한다. 이 악성종양은 사망률이 매우 높다.

폐암

폐암은 암 중에서 자주 발생하는 것으로, 가장 치명적인 암 중 하나이다. 주로 병의 첫 번째 증상이 나타날 때는 병이 이미 진행된 상태이기 때문에, 폐암 진단 이후 생존율은 14%에 불과하다. 계속되는 기침과 연속적인 피가 섞인 가래, 가슴통증에 대해 인식하기 시작했을 때는 치료효과를 보기에는 너무 늦은 경우가 많다. 하지만 초기 단계에 폐암진단을 했었더라면 결과는 바뀔 것이다. 현재 미국 국립암센터(the national cancer institute)는 일반적인 가슴 X-ray보다 더 일찍 폐종양을 검출하는 나선형 CT스캔의 효과를 연구 중이다. 비록 이 기술이 대중에게는 너무 앞선다 할지라도, 나선형 CT기술로 인해 생존에 약간의 개선이 나타난 것으로 보아 직접적으로 CT기술의 결과로 볼 수 있다. 국가폐암검진연구(national Lung screening trial)의 종적인 연구에서는, 2010년에 완성된 것이지만 관례적인 가슴 X-ray를 찍은 사람에 비해 CT촬영을 한 사람은 사망률이 일반적으로 낮았다. 현재 보험과 노인의료보험제도에 폐암 검사가 포함되어 있다.

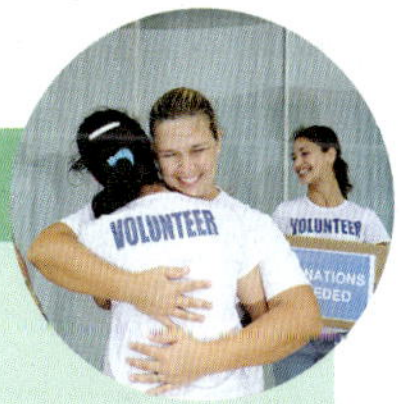

보다 건강한 삶을 위하여

흑색종의 자가진단

정기적으로 신체검사를 하여 흑색종을 알아내는 방법

정기적으로 신체검사를 하여 흑색종을 알아내는 방법

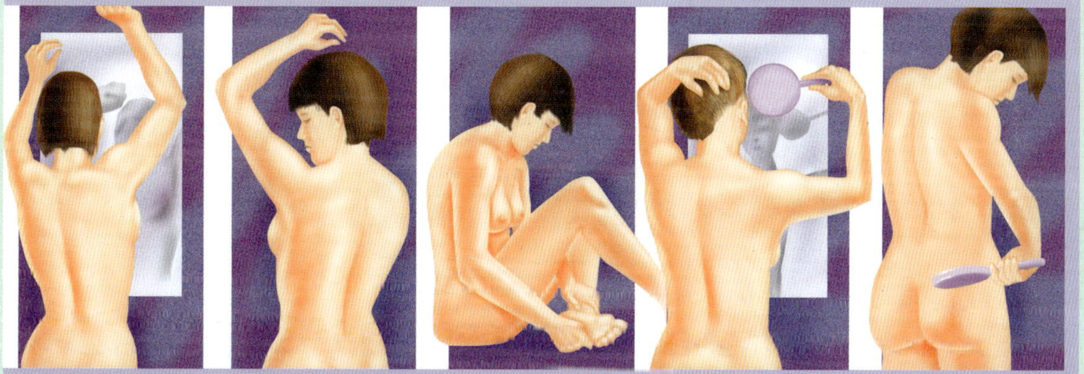

1. 거울 앞에서 뒤에서 몸을 비춰보고 팔을 머리 위로 들고 오른쪽 옆구리와 왼쪽 옆구리를 살핀다.
2. 팔꿈치를 구부리고 손바닥, 팔 그리고 겨드랑이를 주의 깊게 살핀다.
3. 종아리 뒷부분과 발, 발가락 사이의 부분을 살펴보고 발바닥을 살핀다.
4. 손거울을 들고 목 뒷부분과 두피를 살핀다.
5. 마지막으로 거울늘 이용해 등과 엉덩이 부분을 살핀다.

찾아볼 것

검은 점 또는 착색된 점의 악성 여부를 암시하는 신호들

비대칭

점의 반쪽이 다른 반쪽과 다르게 생김.

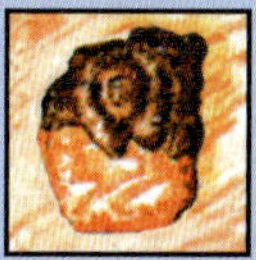

불규칙

경계가 불규칙하여 알아보기 힘듦.

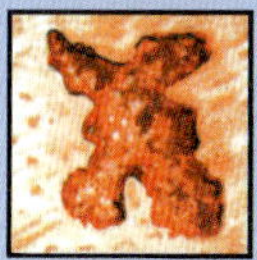

색깔

같은 점 안에서도 색깔이 다양함. 짙은 갈색, 갈색 또는 검은색.

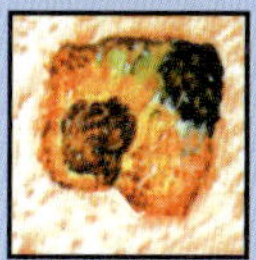

크기

지름이 6mm 보다 큼.

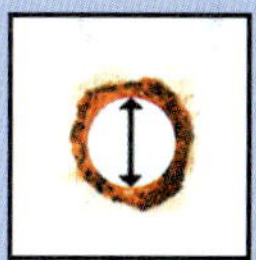

위험요인 오늘날 폐암 진행의 중요한 요소로 유전적인 소인이 알려져 있다. 사실은 아마도, 이 형태의 암이 발생하는 사람의 대부분은 일찍부터 유전된다. 유전적으로 위험이 있는 사람이 흡연을 한다면, 폐암발생의 위험이 비흡연자에 비해 현저히 높아질 것이다. 여기서 특히 흥미로운 것은 복합적인 유전자인 염색체 3번이다. 이 염색체에서 three tumor suppressor의 손상은 거의 모든 소세포 폐암과 비소형 세포폐암의 90%에서 발견된다. 잔류폐암의 경우 대부분은 흡연자에게 발견되고 유전적인 성향은 없다.

흡연은 의심할 바 없이 폐암 발현의 가장 중요한 행동요소 중 하나이다. 남성 흡연자 경우, 폐암의 발생률은 비흡연 남성보다 23%나 높다. 여성 흡연자의 경우 비흡연 여성에 비해 13%가 높게 나타난다. 폐암 환자의 87%가 흡연자였으며, 또 폐암은 암으로 인한 모든 사망의 30%를 차지하고 있다.

1987년 이래로, 매년 폐암보다 유방암의 발생이 많음에도 불구하고, 폐암이 여성의 암 발생으로 인한 주요 사망원인이었던 유방암을 앞섰다. 남성의 경우 담배의 사용을 줄인 것과 비례하여 지난 몇 년에 걸쳐 폐암의 발생 정도가 점차 줄어드는 경향을 보인다. 남성과는 대조적으로, 여성의 폐암 발생률은 지난 몇 년간 비교적 변함없는 모습이 나타났다. 여성의 경우는, 흡연하는 남성과는 완전히 다르게 독소를 흡수하여 다른 형태의 폐암으로 발달하는 경향이 있다. 비록 최근 연구가 이 결론에 이의를 제기할지라도, 역시 비흡연자 여성 중에서도 폐암이 발생하는 경향이 있다. 이 종양의 형태는 흡연에 의해 폐암이 발달하는 남성의 주된 원인과는 다르게, 에스트로겐 감수성(estrogen-sensitive) 여성에게, 유방암의 형태로 발견되는 것으로 보인다. 2011년 3월에 작성된 주의사항은 2003~2007년의 기간 동안 작성된 것이다. 여성의 폐암 발생으로 인한 사망은 연구기간에 앞서 몇 년간 1.6% 떨어졌는데, 이는 매우 작지만 긍정적인 감소 형태이다.

라돈가스, 석면, 베릴륨, 우라늄, 공기오염과 같은 환경요인도 폐암에 적지만 영향을 끼치고 있다. 라돈가스는 비흡연자에게 발생하는 폐암의 주된 요인이 될 수 있다.

예방 폐암 예방의 가장 중요한 요인은 비흡연자와 흡연하다 끊은 사람, 간접흡연을 피하는 사람이라는 것은 명백하다. 게다가 공기오염이 심한 지역도 폐암 발생의 위험요인이다. 흡연자와 함께 살거나 간접적인 흡연 지역에서 일하는 비흡연자는 폐암 발현 위험을 신중하게 고려해야 한다. 하지만 최근 연구에서는 적당한 음주가 폐암 발생 위험을 줄인다는 보고가 있다.

치료 폐암의 생존 예측은 매우 신중해야 한다. 폐암의 크기, 환자의 모든 건강상태와 관련된 요소, 수술, 방사선, 화학요법, 폐암의 형태에 따라 주된 치료방법이 결정된다. 오늘날에는 폐암이 초기 단계인 경우 화학치료요법, 외과 수술로 생존 가능성이 조금 높아졌다. 또한 종양을 줄어들게 하는 새로운 약이 개발되고 있다. 최근 초기 단계 테스트에서 실험적 백신은 폐암의 가장 흔한 형태인 비소형세포폐암의 환자에게 좋은 결과를 나타내었다.

게다가 백신기술이 발달함에 따라, 폐암말기 치료를 위해, 새로운 약인 크리조티닙(crizotinib)을 포함해 여러 약이 임상실험 단계에 있다. 이 약을 복용하는 환자는 60%의 종양 감소가 분명하게 나타났다. 종양의 감소가 삶을 연장시키는 것인지 아닌지는 아직 밝혀지지는 않았다. 새로운 백신과 약, 전통적인 치료법인 외과수술, 방사선, 화학치료요법의 조합에도 불구하고 폐암의 생존 가능성은 거의 변함이 없다. 전문가는 흡연, 특히 여성이 적극적으로 줄이지 않는다면 많은 진전이 나타나기는 어렵다고 말하고 있다.

대장암

대장암은 여성과 남성 모두에게 세 번째로 나타나는 가장 흔한 암 중 하나이고(피부암을 포함해서), 남성의 암으로 인한 사망원인 중 2위이며(폐암 다음으로), 여성의 암으로 인한 사망원인 중 세 번째인 암이다(폐암, 유방암 다음으로). 다행스럽게도, 대장암이 국부적인 상태로 진단되면 생존율이 비교적 높다(국부적인 경우는 91%이고, 전체적으로 퍼진 상태에서는 70%).

위험요인 대장암 발현 원인에는 최소 두 가지 잠재적인 위험요소가 있다. 유전적 민감성과 식습관 패턴이다. 최근에 대장암과 폴립증(암으로 형태를 갖추기 전에 발생하는 비정상적 조직의 성장)의 가족 내 유전성향을 발현하는 유전자가 발견되어 대장암의 유전적 성향은 이 유전자 때문이라고 여겨지고 있다.

식이 위험인자에는 포화지방산 함량이 많은 육류의 섭취와 항산화제인 비타민과 식이섬유가 포함된 과일과 채소를 적게 섭취하는 식습관이 포함된다. 하지만 식이섬유소가 대장암을 예방할 수 있다는 것에 대해서는 이의를 제기하고 있다. 가족력과 식이요법은 대장암의 위험을 증가시키는 요소이며, 음주와 흡연은 특히 젊은 나이에 관계가 있다. 정기적으로 음주와 흡연을 하는 사람은 음주와 흡연을 하지 않는 사람에 비해 일찍 대장암이 나타날 것이다. 이러한 경향은 특히 남성에게 나타난다.

예방 폴립이라 부르는 장관벽의 작은 외낭(outpouching)은 대장암을 유발하는 요인으로 중요하다. 폴립의 즉각적인 제거는 대장암의 위험을 줄일 수 있음을 보여준다. 대장암은 규칙적인 운동과 식이요법을 통한 칼슘 섭취, 엽산의 꾸준한 섭취로 예방하거나 늦출 수 있다.

최근에는 소량의 아스피린(81mg)을 지속적으로 섭취하면 폴립 형성이 줄어들 수 있다는 의견에 이의가 제기되어 미국암협회에서는 더 이상 폴립의 형성을 줄이기 위해 아스피린의 복용을 더 이상 추천하지 않는다(비록 소량의 아스피린이 심장혈관계 질환을 예방하고 치료하기 위해 추천받는다고 해도). 대장암과 아스피린과의 관계는, 5개의 영국 연구의 2010년 메타분석은 주목할 만하다. 20년간 1,400명의 인원이 6년에 걸쳐 복용한 소량의 아스피린(81mg)은 대장암을 예방하는 효과가 있다고 하였다.

전립선암에는 PSA검사를, 유방암 검사에 유방조영술을 사용하고 있는 것처럼, 대장암을 위한 정기검사가 예방을 위해 고려되어야 한다.

조기발견 대장암과 관련된 증상으로는 장의 출혈, 혈변, 배변습관의 변화가 나타난다. 폴립 형태나 대장암과 같은 장 염증 질병이 있는 가족력 등도 관련이 있다. 50세 이상 사람에게 배변 변화가 10일 이상 지속될 때에는 검사를 받아보아야 한다. 미국암학회는 50대 초반에 대변잠혈반응검사, S상결장경(sigmoidoscopy) 검사, 이중대조 대장조영촬영검사, 결장경검사 등을 할 것을 추천하며, 이 검사들은 **표 10-1**에 상세히 나와 있다. 하지만 최근 연구에서 기본적으로 흡연자와 알코올을 정기적으로 섭취하는 음주자는 검사를 일반인보다 좀 더 이른 45살 초반에 하는 것을 추천한다.

2008년에, 다른 의료기관에 의해 도입된 추가적인 대장암 검사는 미국암학회에 의해 발간되어 기본 가이드라인이 확대되었다. 이들 중 주된 것은 미국예방서비스테스크포스(U.S Preventive Services Task Force)에 의해 추천된 다음과 같은 것이 있다.

1. 76~85세에는 일반적으로 진행한 대장암 검사를 하지 않는다(비록 증상이 나타난다 할지라도).
2. 85살이 넘으면 모든 검사를 하지 않는다.

결장과 대장암 진단기술의 두 번째 대안은 장관의 컴퓨터단층촬영(CT)이다. 그러나 CT촬영이 충분히 효과적임에도 불구하고, 많은 사람이 대장암검사를 위해 필요하다고 느끼고 있지 않기 때문에 우려되고 있다. CT는 촬영중에 발생하는 방사선 물질의 위험성뿐만 아니라, 몇 가지 제한점이 알려져 있다. 가상대장내시경(컴퓨터단층촬영 대장조영술, CTC)은 고체 물질을 포함한 대장 외의(장밖) 기형 감별도 가능하게 하는 것이 긍정적인 측면이다.

일반적으로 대변검사로만 사용하는 디지털 대변샘플 검사뿐만 아니라 대변 안에서 암세포 DNA를 추적하여 대장암을 발견하는 새로운 방법은 생각보다 진단효과가 적었다.

치료 이러한 검사를 하나 이상 시행할 때에는 하부장관 안에 질병이 존재할 가능성이 있으므로 장 전체를 주의 깊게 검사할 것이다. 내시경을 하는 동안, 우려했던 부분은 조직검사를 하게 되고 악성 종양을 감지한다. 진단 중, 국부적이고 비침투성 악성 종양은 외과수술로 제거할 것이다. 침투성 종양으로 확인되면, 방사선치료나 화학치료가 필요하다. 전이성 암은 화학치료가 필요하다.

주요 용어

S상결장검사법(sigmoidoscopy): S상결장(대장의 가장 밑의 부분)을 짧고 유연한 내시경으로 검사하는 것

결장경검사(colonoscopy): 전체 대장을 내시경으로 대장 내 구조를 검사하는 것

유방암

미국의 경우 폐암으로 인한 사망이 유방암보다 많아지기는 했지만, 유방암은 여성에게 암으로 인한 사망원인 중 2위이다. 유방암은 전체 암 사망 중에서 세 번째이다. 여성은 연령 증가에 따라 유방암의 발생위험이 증가한다. 조기진단은 회복의 중요한 요소이다. 요즘에는 국부적 유방암에 걸린 98% 여성이 생존하고 있으며, 5년 전에 비해 더 높은 생존율을 보이고 있다.

가장 최근에, 유방암의 실제적인 발병률은 줄어들고 있는 것으로 보고되었다. 2006년의 기록에 따르면 새로 발병되는 유방암 사례가 매년 2% 정도 줄어들고 있다고 한다. 이러한 극적인 변화는 호르몬 대체요법(hormone replacement therapy, HRT)의 급격한 감소와 유방조영상 사용의 장애요소 감소와 관련이 있다고 설명할 수 있다.

위험요인 모든 남성과 여성에게 유방암 발달 위험요소가 몇 가지 있는데, 다음의 여성은 위험성이 매우 높다.

- 초경을 일찍 시작한 여성이나, 폐경이 늦은 여성(후자보다 선자가 더 중요할지라도)
- 출산한 적이 없는 여성, 고령의 초산부, 모유수유를 하지 않은 여성
- 호르몬 대체요법(HRT)을 사용한 여성, 특히 에스트로겐과 프로게스틴의 조합이나 에스트로겐과 테스토스테론의 조합
- 유방의 밀도가 높은 여성(지방과 연결된 선조직이 높은 수준)이나 조직검사 시 세포 수가 증가한 경우
- 포화지방산을 많이 섭취하는 여성, 주로 앉아서 생활하는 여성이나, 폐경이 이후에 비만인 여성(특히 복부비만)
- 돌연변이 유전자인 BRCA1(1기 유방암)이나 BRCA2(2기 유방암)를 가진 여성, 유방암의 가족력이 강한 여성

앞서 언급하였듯이, 호르몬 대체요법과 폐경 후 여성의 유방암 발달에 관해서는 상당한 우려가 있다. 요즘은 많은 의사가 폐경기 증상을 완화시키기 위한 호르몬대체요법(HRT)을 오랜 기간 동안 사용하는 것보다는 아주 짧은 기간에만 사용하여야 한다고 제안하고 있다.

폐경기 여성의 유방암의 위험에 대한 우려와 함께, 에스트로겐과 프로게스테론을 조합한 HRT약의 사용이 논란의 중심에 있었다. 최근 관심은 에스트로겐과 테스토스테론이 조합된 HRT를 사용하는 사람이다. 이러한 약은 대개 의사의 지시에 따른 약사에게 제조되고, 이에 따라 유방암의 위험은 더 급속히 증가할 것이다.

환경오염과 지역적인 영향 역시 유방암 발생의 원인요소로 조사되었다. 환경오염은 각 지역별로 다르고, 특정한 지역의 산업적 · 농업적 형태 등 수많은 요소에 의해 영향을 받는다. 지역적 요소에는 식습관과 알코올 섭취, 운동형태 등을 통한 서로 다른 삶의 방식, 정해진 지역 안의 유전적 배경이 있다.

유방암 발달에서 유전적 소인의 역할 역시 주목할 만한 관심을 받고 있다. 예를 들어, 일부 유방암 여성(5%)의 경우 하나 또는 두 개의 종양억제유전자가 돌연변이가 되거나(BRCA1, BRCA2) 유전적이었다. BRCA1과 2는 각각 1994년과 1995년에 발견되었는데, 현재 이들 유전자에 대해 200가지 이상의 돌연변이에 대한 광범위한 연구가 진행되고 있다.

워싱턴에 살고 있는 아시케나지 유대인 5,000명을 대상으로 한 연구에서(유럽인 후손) BRCA1유전자 돌연변이는 70세에 56%의 유방암 발병 확률을 보여주었다(유전자 돌연변이가 없는 사람들의 13%와 비교했을 때). 이러한 유전자를 발견한 이후 몇 년 동안, BRCA1과 BRCA2 돌연변이 하나 또는 두 개 모두 가지고 있는 여성의 유방암 발생 위험률을 인종이나 민족성의 다른 요소에 구애받지 않고 좀 더 정확하게 정의하기 위한 시도가 진행 중에 있다. 이 유전자 둘 모두 여성에게는 난소암, 남성에게는 전립선암의 위험 증가와 관련이 있다.

유방암과 관련된 다른 유전적 요소도 알려졌다. 예를 들어, 흑인여성은 유방암 발생 위험이 높다. 아직 확인되지 않은 유전자인 BPI가 차단되면, 암세포가 세포 영속성을 갖게 된다. 추가적인 두 가지 유전자 돌연변이인 p53의 종양억제유전자와 HER-2유전자는 유방암의 발생에 중요한 역할을 하고, 이 암의 치료방향을 제공해준다. 그밖에 다른 돌연변이 유전자도 유방암을 자극하는 호르몬인 에스트로겐 합성에 영향을 미치며, 역시 암을 촉진하는 역할을 한다.

표 10-1 암의 조기진단을 위한 지침

암의 위치	인구	검사 또는 절차	빈도
유방	20세 이상의 여성	유방자가검사	여성은 20대 초반에 유방자가검사의 장점과 제한점에 대해 논의해야 한다. 여성은 유방이 정상 상태인지 확인하고 어떠한 유방의 변화라도 건강관리자에게 즉시 알려야 한다.
		유방암검사	20~30대 여성은 유방암검사를 3년마다 정기적으로 받아야 하며, 40세 이상은 매년 검사해야 한다.
		유방조영술	40세에 유방조영술을 시작할 것을 권고한다.
대장과 직장	50세 이상의 남녀	S상결장 내시경검사	50세에 시작해 5년마다
		대장내시경	검사 50세에 시작해 10년마다 검사한다.
		이중대조바륨 관장검사 (double contrast barium enema, DCBE)	50세 시작해 5년마다
		CT	50세에 시작해 5년마다
		배실물 출혈검사	50세에 시작해 매년
		대변 DNA 검사	50세 시작해 의사와 의논
전립선	50세 이상 남자	전립선 특이 항원검사를 디지털 직장검사와 함께 하거나 혹은 디지털 직장검사는 없이	남성의 경우 적어도 기대수명 10년을 가지고 있는 50세에 검사를 시작하며, 위험이 더 높은 경우 좀 더 일찍 40세에 검사를 시작하는 것이 좋다.
자궁경부	18세 이상의 여성	pap test	자궁암검사는 성관계를 시작한 지 3년 이내 21세 이상의 여성은 검사를 받는다.
자궁내막	폐경기 여성	폐경기 여성은 자궁내막암 발생위험이 평균적으로 높으므로 예기치 않은 출혈 등은 의사와 상의해야 한다.	
암 관련 검사	20세 이상 남녀	흡연, 햇볕에의 노출, 식사와 영양 뿐 아니라 위험요소, 성경험, 환경과 직업적이 노출과 관련된 갑상선, 고환암, 난소암, 림프암, 구강암, 피부암 등 암 관련 검사는 주기적으로 건강검진을 통해 검사한다.	

출처: Based on information in American Cancer Society. Cancer Facts and Figures 2010. Atlanta: American Cancer Society.

예방 앞서 토론하였듯이, 유방암 발생에 중요한 위험요소는 다양하다 이와 함께 예방을 위해서는 식습관, 알코올 사용, 신체활동 수준, 피임, 임신, 모유수유에 대한 결정, 독성의 직업적 노출, 거주지 등과 같은 요소를 모두 고려하여야 한다.

기본적으로 유방암 가족력이 있는 여성과(질병이 있는 자매, 어머니, 할머니) BRCA유전자를 하나 또는 두 개 모두 가지고 있는 것으로 발견된 여성은 예방적 유방절제술(prophylactic mastectomy)을 받음으로써 예방이 가능하다. 이 수술적 절차는 비암화 유방 모두를 제거하며, 후에 암 발달의 가능성을 제거해버리는 시도이다.

요즘에는 약학적인 예방으로 유방암 발생을 줄이는 새로운 접근법이 나타났다. 유방암 발생 위험이 높은 여성을 위해 만들어신, 에스드로겐과 관련된 두 가지 접근법이 곧 시행될 것이다. 첫 번째는 후에 악성으로 진행되어 에스트로겐 접촉에 의해 유방암의 촉진제 역할을 하는 잠재적인 악성 유방세포를 에스트로겐과 함께 묶어서 에스트로겐의 능력을 차단시키는데, 약물 중 한 가지를 사용하는 것이다(에스트로겐 수용체 조절체).

첫 번째 약은 tamoxifen(Nolvadex)이고, 두 번째는 raloxifene(Evista)이다. 두 가지 약 모두 비교적 비슷한 부작용이 있어, 혈전, 자궁암, 백내장, 뇌졸중과 같은 잠재적으로 심각한 현상을 유발할 수 있다. 화학적 예방을 고려하는 생체의학적으로 자신과 가장 잘 반응하는 특정한 약을 선택하기 위해 선별검사를 신중하게 받아야 한다.

유방암의 화학적 예방에 사용되는 세 번째 약은 일반적으로 방향화호르몬 억제제(aromatase inhibitors)로 알려져 있고, 유방세포의 가능성을 차단하는 것보다 체내에서 생산된 에스트로겐의 양을 줄이는 기능을 한다. 폐경 전 여성의 사용에서는 증명되지 않을지 몰라도, 폐경 후 여성의 방향화효소 억제제는 유방암의 치료와 화학적 예방에 있어서 둘 다 사용된다. 이 약 사용에 있어서 주된 위험은 골절과 골다공증의 진행이다.

유방자가검사(breast self examination, BSE)는 수십 년 동안 유방암 조기 치료의 기본이 되어 왔다. 일반적으로 20살 이상의 여성에게 추천되며, 에스트로겐 함량이 가장 적고 유방조직의 낭(cystic) 활동이 적은 월경기간이나 월경 직후에 한다(폐경 여성의 경우, 매달 같은 날에). 유방자가진단을 하는 방법은 "유방자가진단" 박스에 나타냈다. 비록 유방자가검사가 배우기 쉬운 기술이지만, 최근에는 유방암을 진단하는 가장 기본적이고 주된 방법으로 임상적 유방검사(clinical breast examination, CBE)인 유선 조영술과 이미지 기술을 이용하고 있다. 하지만 CBE도 방법에 있어 임상학자 사이에 이견이 있다. 미국암학회는 조기 유방암 치료로 자가유방진단을 추천하고 있다. 덧붙여서, 의료유방검사(CBE) 후 의사를 방문할 시, 미국암학회에서는 유방자가검사(BSE) 방법에 대해 의사와 함께 의논할 것을 추천한다. 어떤 경우 유방자가진단은, 의사에 의해 수행되고(CBE) 통상적인 조영술을 이용한 정기적인 유방암 검사의 부가적인 방법으로 본다.

조기발견; 유방조영술 '유방조영술을 정기적으로 시작해야 하는 시기'와 '치밀한 유방조직에 있는 덩어리(몽우리)를 발견하는 데 있어 유방조영술이 효과적이다'라는 정도에 관하여 한때 연구자들이 의견을 달리했음에도 불구하고, 오늘날 유방조영상(mammogram)은 유방암의 조기발견을 위한 내과 의사의 가장 좋은 진단장비이다. 따라서 미국암학회는 40세에는 유방조영술을 시작할 것을 권장하고 있다.

미국암학회에서 권고한 것처럼 40세에 정기적인 유방조영술을 시작하거나 사전에 특히 유방질환의 전조증상 혹은 가족력을 가진 여성은 매년 이 검사를 지속적으로 받아야 한다. 그러나 나이 든 여성(65세 그 이상의 나이든 여성)을 위한 유방조영술에 관한 권고는 좀 더 보다 더 세부적으로 결정되어야 하고, 내과 의사와 논의하여야 한다.

정기적인 유방조영술은 유방 병변 질환의 조기진단에 중요한 역할을 하기 때문에 유방조영술 품질 표준법(mammography quality standards act, MQSA)은 유방조영술에 대해 경험자가 시행하여야 하는 중요한 단계이고, 이를 위해서는 제대로 갖추어진 장비를 올바로 사용하면서 숙련된 방사선 전문의 판독이 이루어져야 한다고 하였다. 유방조영술은 MQSA 인증시설기관에서 제대로 시행되어야 한다. **표 10-1**에 유방과 다른 암 질환까지도 검증된 지표를 제공하고 있다.

2011년 2월, 미국 식품의약국은 3차원(3D) 유방조영술(alka digital breast tomosynthesis)의 승인을 공표하였다. 초기 연구에서 2차원 디지털 유방조영술을 통한 유방암 종양을 식별하는 데 7%의 개선을 나타냈기 때문이다.

치료 유방암은 질병의 종류와 단계에 맞는 가장 효과적인 치료를 하기 위해서 여러 내과전문의와 환자(와 환자의 가족)의 상호역할을 준수하여야 한다(전문의 역할과 환자의 역할에 있어 서로 잘 따를 것). 또한 다른 전문의나 학자, 방사선 전문의, 일반적인 외과 전문의, 병리학자, 성형외과 전문의, 방사선 종양학자(암연구자), 항암화학요법 연구자, 기술적 보조직원이 환자 치료에 지속적으로 투입되어야 한다.

만약 유방암의 '전형적인' 사례로 추정되었다면, 수술, 방사선 치료요법, 항암화학요법, 복원 수술(선출된) 등의 주된 관리치료가 최우선으로 이루어져야 할 것이다. 회복 후 사회복귀기간에는 물리적인 치료요법이나 힘을 유지하고 어깨끈을 찬 상태에서의 유연성을 위한 맞춤 운동 프로그램을 병행하여야 한다. 어떤 경우에는, 항암화학요법이 예상했던 치료기간보다 더 오래 지속될 수도 있다.

항암화학요법은 종양의 부분을 없애는 목적(하나 그 이상의 방법)으로, 정맥주사로 혹은 알약의 형태로 시행되는 의약품을 사용한 치료인데, 이는 수술로 해결할 수

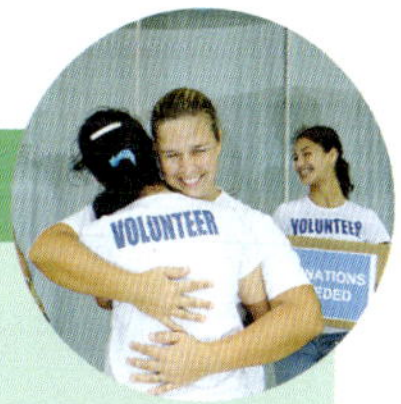

보다 건강한 삶을 위하여

자가유방검사

자가유방검사를 하면서 한 번도 확신을 가져보지 못했다. 적절한 방법은 무엇인가?

- 누워서 오른팔로 머리 뒤를 받친다. 이 검사는 누워서 해야 한다. 왜냐하면 누우면 유방조직이 가능한 한 얇게 가슴 위에 편평하게 배치되어 유방조직을 쉽게 느낄 수 있기 때문이다.
- 왼손의 세 번째 손가락을 사용하여 오른쪽 가슴에 응어리가 있는지 만져본다. 손가락으로 원을 그리면서 유방조직을 느껴본다.
- 유방조직을 느끼기 위해 세 단계로 압력을 가해본다. 적은 압력은 피부에 근접한 조직을 느끼는 데 필요하고, 중간 정도의 압력은 조금 더 깊게 느끼게 하며, 강한 압력은 가슴과 갈비뼈 사이 가까운 조직을 느끼게 한다. 양쪽 유방의 아래쪽 곡선 부위부터 단단한 조직의 봉우리가 정상이다. 만약 강하게 압력을 주었는지에 대한 확신이 서지 않는다면 의사나 간호사에게 이야기한다. 다음 위치로 움직이기 전에 압력을 조절하여 유방조직을 느껴본다.
- 유방의 위아래로 움직이면서 팔 아래에서부터 가슴으로 움직여가면서 흉곽의 중간까지 움직여 만져본다. 전체 가슴 부위를 검사해보고 갈비뼈와 목 혹은 쇄골 부위까지 움직이면서 검사해본다. 이러한 수직적인 검사는 유방조직을 놓치지 않고 전체적으로 모두 검사할 수 있는 가장 효과적인 방법이다.
- 왼쪽 유방에 오른손 손가락을 사용하여 같은 과정을 반복한다.
- 거울 앞에 서 있을 때 손을 엉덩이에 얹고 유방 크기의 변화, 형태, 유방의 곡선, 유방조직이나 유두가 붉거나 잔물결, 혹은 파인 곳이 있는지 확인한다. 엉덩이에 손바닥을 대고 가슴근육이 수축되도록 아래로 밀어 내린다. 들어 올린 팔 아래를 손바닥으로 누르면서 변화를 찾아본다.
- 서 있거나 앉아서 팔을 약간 들어 올린 다음 양팔 아래를 검사하면 쉽게 느낄 수 있다. 팔을 똑바로 들어 올려 유방 부위의 조직을 팽팽하게 하면 검사하기가 어렵다.

출처: 미국암학회 "자가유방검사 방법"

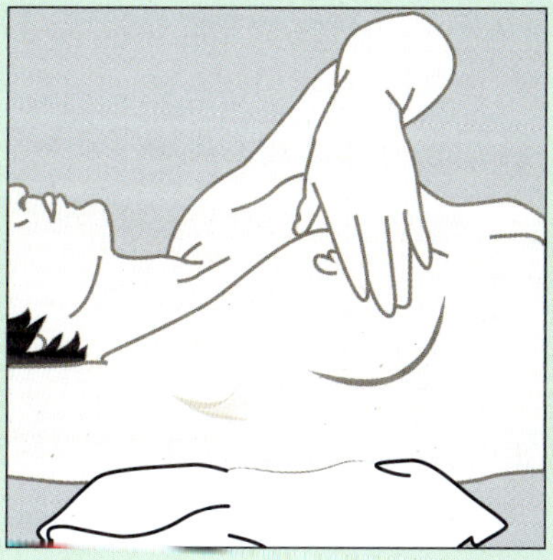

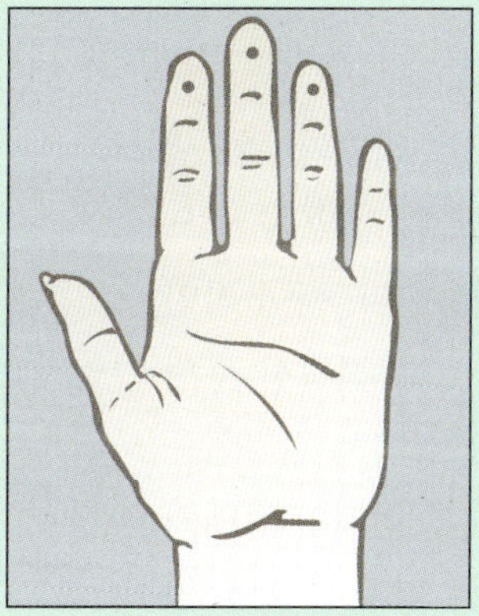

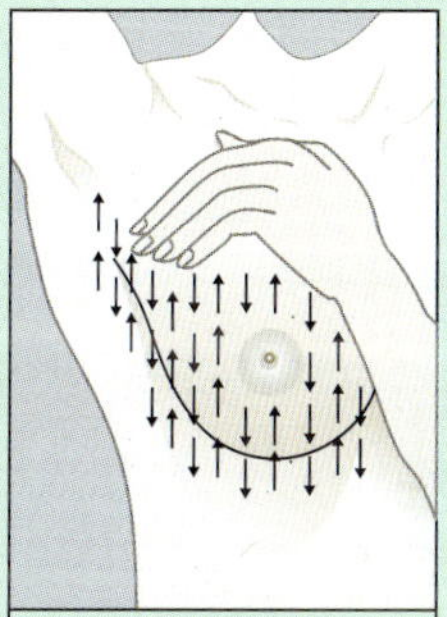

유방자가검사
유방의 위아래로 움직이면서 팔 아래부터 가슴으로 움직여가면서 흉곽의 중간까지 움직여 만져본다.

없거나 주요 종양 부위 이외의 위치로 이동하는 세포(암세포)의 경우에 사용하는 것이다.

방사선 치료는 근접 치료(방사선물질 주입 암치료법), 감마 나이프 치료(뇌종양 절제 방사선장비), 정위적 방사선 수술(고용량의 방사선을 정교하게 투여하여 수술과 같은 효과를 내는 방사선 치료방식으로, 이를 방사선 수술이라고 함)을 포함한 다양한 형태로, 방사선 효과에 특별히 취약한 유전형질의 특정한 세포분화 단계에서 악성 세포를 죽이기 위한 의도로 사용된다. 암세포의 급속한 복제의 경우, 인접한 노출된 세포의 위, 아래, 그리고 피부, 선상조직, 혈관조직, 신경조직, 근육조직과 같은 부위의 치료 분야뿐만 아니라 암세포를 죽이는 데 있어서 방사선 치료가 보다 효과적으로 사용된다.

호르본 치료는 이름처럼 암세포에 필요한 혹은 암세포 표면의 수용체 능력을 변경시켜 체내에서 정상 수치의 에스트로겐이나 드물게 프로게스테론 같은 호르몬을 감소시키는 치료로서, 항암화학요법과 비슷하다.

표적 치료는 유방암 환자 자신의 암세포에 의해 만들어지는 특수한 단백질로 제조된 의약품 제제를 사용한다. 2011년 1월까지 암치료의 선구자로 대표되는 헤르셉틴(Herceptin), 글리벡(Gleevec), 아바스틴(Avastin)이 보고되고 있다. 미국 식품의약국은 아바스틴의 승인을

(Taxol이 혼합되어 사용) 철회하기도 했는데, 이는 이 제품을 사용했을 때 심혈관계 질환을 유발하는 몇 가지 부정적인 사례를 제조업자가 해명할 수 없었고, 생명연장을 충분히 할 수 있음을 증명해낼 수 없었기 때문이다. 또한 심장급사, 뇌졸중, 심각한 고혈압을 포함한 심장 이외의 질환을 유발하는 부작용도 있기 때문이다.

> **주요 용어**
>
> **유방절제술(prophylactic mastectomy):** 유방암으로 진행될 위험이 높은 여성이 유방을 예방하기 위해 유방을 미리 절제하는 것
>
> **게일 스코어(gail score):** 여성이 유방암에 걸릴 위험이 있는지를 여러 가지 변수(초경나이, 첫 번째 출산 나이, 조직검사, 유방암의 가족력) 등을 관찰하여 수치로 표현한 것. 게일 스코어가 1.66%이면 유방암 발현 위험이 높은 것이다.

전립선암

여성의 경우와 달리, 남성은 해부학적으로 비뇨기계와 생식기계가 분리되어 있다. 소변과 사정 모두 각각 몸 밖으로 배출시키는 통로로 요도를 같이 이용한다. 구조적인 관점에서 전립선은 생식기계의 부속샘이고, 전립선 부위는 요도의 중요한 부분이다. 기능적인 관점에서 전립선은 사정할 때 만들어지는 우유빛 유백색 액체 형태인 정액의 거의 30% 가까이를 공급한다. 정액에는 정자 생존에 필요한 주요 분비물이 풍부하다.

미국에서 전립선암은 남성에게 가장 흔한 암이며, 암으로 인한 사망에서 2위를 차지한다. 오늘날에도 암은 예방, 진단, 치료와 관련하여 상당히 많은 것이 불확실하며, 치료 관련 부작용을 줄여야 한다.

고환암

고환암은 암 중에 가장 흔치 않은 형태이면서 15~34세의 남성에게서 볼 수 있는 가장 흔한 고형 종양이다. 이 암에 대한 경고는 1994년, 1997년에 제기되었다. 프랑스 사이클 대회에서 7번이나 우승한 랜스 암스트롱(Lance Amstrong)이 고환암으로 진단을 받았다. 암스트롱에게는 만성적인 피로, 복부 불편함이 첫 번째 증상이었다.

위험요인 고환암의 위험요인은 가족력에서 환경적인 요인에 이르기까지 변수가 다양하다. 고환암은 아동기에 고환이 하강하지 않던(고환이 음낭으로 내려오지 않은 상태) 미국 백인 남성에게서 더 자주 나타난다. 또 다른 위험요인은 어머니의 힘든 임신기간, 어린 시절 서혜부(사타구니)의 체온 상승, 이하선염, 고환염 등이 관계가 있는 것으로 보인다. 이 암의 발생률은 최근 10년간 증가되어 왔고, 정자 수는 이에 상응해 떨어지고 있다. 농약 살충제의 독성과 같은 환경적인 요인이 이러한 변화와 관련이 있는 것으로 보인다. 농약은 임신기간 동안 체내조직에 축적되어 에스트로겐처럼 된다. 이는 고환발육부전증후군을 유발할 수 있으며, 고환이 정상적으로 성장할 수 없게 된다. 정관절제 수술도 고환암과 관련될 수도 있다는 우려도 있다.

예방 고환암의 위험요인은 매우 가변적이기 때문에, 예방은 고환의 정기적인 자가진단으로 제한되어 있다. 피로, 복부 불편함, 고환의 비대 같은 증상은 의사에게 알려야 한다. 다른 질병의 발생으로 이어질 수도 있기 때문이다. 고환이 하강하지 않은(텅빈 음낭) 부위에 하나 혹은 두 개의 고환을 가진 남아는 의사에게 즉시 알려주어 올바른 치료를 할 수 있게 해야 한다.

조기발견 피로와 복부 통증 외에 추가적으로, 고환 가장자리에 작고, 통증이 없는 덩어리(몽우리), 붓고 비대해진 고환, 서혜부나 음낭에 묵직하거나 쓸리는 듯한 고환암의 증상은 암스트롱에 의해 알려졌다. 조기발견과 신속한 치료가 필요한 만큼 고환자가진단의 중요성을 15~34세 연령대에게 강조해야 한다. 이는 올바른 검사방법을 위한 "자가고환검사"에서 볼 수 있다.

치료 치료는 고환, 정액 꼬리와 국부 림프절을 제거하는 외과수술, 국부적인 종양 형태나 단계에 따라 다르다. 항암화학치료요법과 방사선도 같이 사용할 수 있다. 랜스 암스트롱의 극복 사례는 널리 알려져 "에인혼 식이요법(Einhorn Regimen; 3개의 항암화학요법의 조합)을 만들게 된 계기가 되었으며, 항암화학요법 중 하나로서 일반 대중에게 가장 널리 알려지게 되었다. 오늘날에는 이러한 관리치료로 고환암 환자의 5년 생존율이 95%가 되었으며, 국부적인 발병으로 진단되었을 경우, 5년 생존율

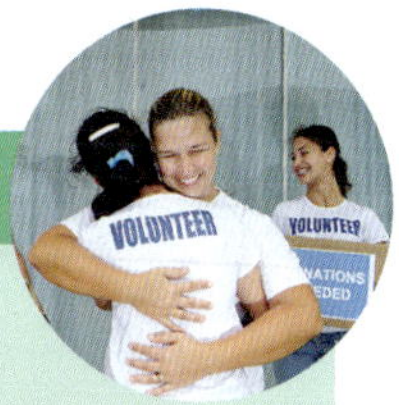

보다 건강한 삶을 위하여

고환자가검사

자가검사 방법을 잘 알지 못한다. 올바른 방법은 무엇일까?

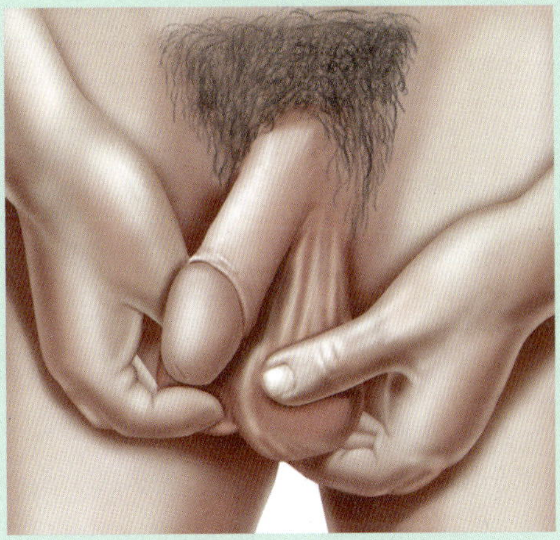

고환암의 조기발견을 위한 바람직한 방법은 매달 3분간 간단한 자가검사를 하는 것이다. 지침에 따라 고환의 자가검사를 한다. 가장 적절한 때는 따뜻한 목욕이나 샤워 후, 음낭의 피부가 가장 이완되어 있을 때이다.

- 각 고환은 두 손의 손가락과 엄지로 부드럽게 만져본다.
- 만약 어떤 딱딱한 덩어리나 혹이 발견된다면 바로 의사를 찾아야 한다. 악성 종양이 아닐 수도 있으나, 이는 의사만이 진단할 수 있다.

신체검사 후 의사는 가능한 한 가장 정확한 진단을 하기 위해서 확실한 x-ray 촬영을 실시할 수도 있다.

남성이 매달 고환자가검사를 하는 것은 여성이 유방자가검사를 하는 것만큼 중요하다.

이 99%가 될 수 있게 해준 매우 효과적인 치료이다.

자궁경부암

자궁경부암의 사망률은 Pap test(박리세포 염색에 의한 자궁암 조기검사법) 덕분에 1950년 이래로 눈에 띄게 줄어들었다. 이 검사법은 자궁경부에서 채취한 세포에서 암 발생 전 변화(자궁경부 상피내종양, CIN-cervical intraepithelial neoplasia)를 찾는 것이다. 만약 악성세포가 발견되었다면, 질병이 급속하게 퍼지는 단계로 진전되기 전에 방사선자동사진법(in situ-in situauto-radiography)을 이용한 암만이라도 발견해야 할 것이다. 그러나 불행하게도, 이러한 간단하고 비교적 비싸지 않은 검사를 여전히 이용하지 않는 여성이 있고, 특히 60세 이상 그룹의 여성에게서 자궁경부암은 가장 빈번하게 발생하고 있다.

오늘날, 연구 기술과 컴퓨터기술의 발전으로 Pap test를 정확하게 진단할 수 있게 되었다. 자궁암액성검사(ThinPrep)가 대표적으로 사용되며, PapNet (neuromedical systems, suffern, NY)과 Focalpoint는 비정상적인 세포를 찾아내기 위한 기술적 능력도 발전되고 있다.

위험요소 성적 접촉 감염과 자궁경부암 사이에는 명확한 관련성이 있고, 이른 나이의 첫 성경험, 많은 섹스 파트너, 불임이력(만성적인 자궁염증질환을 나타낼 수도 있음)과 인유두종 바이러스(human papillomavirus, HPV) 등이 위험요인이다. HPV 감염 환자 혹은 이러한 환자와 성관계를 가진 사람은 HPV에 노출될 위험성이 높다. Pap-plus(액상 Pap과 HPV test의 결합) test는 Pap test로서 사용하기 쉬우면서, 암 발병의 원인으로 알려진 네 가지 HPV에서 DNA를 발견하는 데 효과적인 것으로 나타났다. 이 테스트는 HPV 감염을 식별하는 데 승인되었을 뿐만 아니라, 클라미디아(성병의 일종)와 임질 모두 발견할 수 있는 테스트이다. 첫 번째 효과적인 백신은 2006년에 사용된 자궁경부암과 관련된 HPV 변종도 예방할 수 있다. 백신(Gardasil)과 HPV 종류를 예방하고, 보호하는 것에 대한 내용은 12장에 자세히 기술되어 있다. 2008년 미국 식품의약국은 질과 외음부의(질의 개구되어 있는 외부와 인접해 있는 부위)의 암을 예방하기 위한 가다실(Gardasil) 백신의 사용을 승인하였다. 2009년 두 번째 백신 서바릭스(Cervarix)는 자궁경부암과 관련된 HPV 종류에 의한 감염을 예방할 수 있도록 만들어졌고, 10~25세의 여성에게도 사용하도록 미국 식품의약국에서 승인하였다.

이 밖에도 성경험, 흡연과 사회경제적인 요인은 자궁경부암에 위험요인 인자로 작용한다. Pap test를 포함하여 의료적인 검사를 자주 하지 않거나 검사를 하지 않는 것은 자궁경부암 발생의 매우 위험한 요인이다.

예방 성적인 절제는 자궁경부암(예를 들어 수녀는 자궁경부암의 발병률이 낮다) 발생 위험성 낮추는 가장 효과적인 방법이다. 그러나 성적인 자제는 대부분의 여성이 선택하지 않을 것이다. 다른 대안으로 적은 성관계 파트너, 파트너와 위험성이 높은 부위의 접촉을 최소화하고, 콘돔 사용과 살정제의 선택을 주의 깊게 하는 것이 있다. 추가로 정기적인 의료적인 평가, 매년의 Pap test(그리고 Pap-plus Test)는 조기발견을 통한 예방을 가능하게 해준다. HPV 백신은 자궁경부암 예방을 증가시킬 것이다.

조기발견 자궁경부암 발견을 위해 정기적으로 Pap test를 받는 것은 매우 중요하다. 그러나 자궁경부의 검사 관리는 조정 과정을 거치게 된다. 어릴 때 성경험을 한 여성의 경우 Pap test(가급적 Pap-plus 시설을 갖춘 연합)를 사용한 첫 진단은 처음 노출된 지 3년 안에 검사해야 한다. 자궁절제수술을 받은 여성 혹은 성적으로 위험하지 않았던 젊은 여성의 Pap test를 통한 첫 진단은 건강관리제공기관과의 상담으로 결정한다. 한번 하게 되면 1년에 한 번씩 3번 연속 시행하고, 검사 중간에 건강관리제공기관과의 상담에 따라 늘릴 수도 있다.

검사 권유와 함께, 세포를 기본으로 하는 Pap test와 비교하여 제시된 란셋 종양학(Lancet oncology)에 보고된 연구는, 자궁세포에서 암 전 단계 병변의 증거를 찾기를 제안한다. HPV의 DNA 검사는 자궁암의 전이와 관련이 있으며, 이는 자궁암에 걸리기 쉬운 민감도를 알아내는 조기검사로 증명할 수도 있다. Pap test는 완벽하지는 않고, 7% 정도 틀릴 수 있지만 결과적으로 93%의 적중률을 나타낸다.

복부 Pap test를 받는 많은 여성은 자궁의 외관검사(질 검사)를 받게 될 것이다. 질 검사는 가끔 부정적 판단을 초래할 수 있다. 보다 새로운 기술인 Luma cervical imaging system은 조직 변화의 징후를 외관적으로 식별하는 데 도움이 된다.

게다가 Pap test를 통해 확인된 병변과 주기적이고 잦은 질 출혈 등의 잠재적인 증상은 자궁경부암 가능성을 나타낸다.

치료 암 전 단계의 병변(CIN)이 확인되면 몇 가지 대체요법 중 하나를 치료에 포함시킬 수 있다. 저온요법(freezing), 전기응고법, 레이저 제거술, 복부조직의 외과적 제거수술을 통하여, 비정상적인 세포병변 부위를 제거할 수 있다. 급속도로 진전된 자궁암은 암 전문의와 협조하여 자궁절제술을 한다. 방사선치료와 항암화학요법을 조합한 치료법이 자궁경부암에 가장 효과적이다.

자궁(자궁내막) 암

위험요인 자궁암이 바이러스와 밀접하게 관련되어 있는 것과 달리 자궁내막암의 진전과 관련된 주요 위험요인은 높은 에스트로겐 수치이다. 따라서 높은 에스트로겐 수치는 자궁내막암으로 진행된다.

- 이른 초경(이른 월경)
- 늦은 폐경(장기적인 에스트로겐의 노출)
- 배란의 부족(불임)
- 출산경험이 없는 경우
- 에스트로겐 대체요법(부족한 프로게스테론을 이용한 ERT)
- 비만
- 타목시펜의 사용(유방암 치료에 사용되는 약)
- 다낭성 난소증후군의 병력
- 유전적 비용종증 대장암

자궁내막암은 당뇨와 고혈압 혹은 담낭질환을 앓고 있는 사람에게 더 나타난다.

예방 자궁검사와 함께 정기적인 산부인과 진료는 자궁암의 위험도를 최소할 수 있으며, 임신과 경구피임약의 사용은 자궁내막암 예방에 도움이 된다. 최근에 에스트로겐 수치를 조절해 자궁암을 예방하기 위해서, 콩, 커피, 오렌지주스와 같은 피토에스트로겐이 풍부한 음식에 대한 관심이 급증하고 있다. 그러나 최근, 피토에스트로겐 식이요법의 주요 형태인 엔테로락톤(enterolactone; 유기화합물)의 대사에 대한 평가에서는 자궁암을 예방하는 역할이 있다는 것을 입증하는 데 실패했다.

조기발견 자궁암은 정기적인 Pap test를 통해 알아낼 수 있다. 자궁내막의 암은 생체조직 검사와 기본적인 증상(불규칙하고 폐경 후 출혈)으로 의심할 수 있다. 급속도로 퍼지는 자궁암이라면 자궁암 판별에는 생체조직검사가 초음파검사보다 효과적이다. 식염수주입검사는 자궁내벽의 초음파검사, 외관검사에 같이 사용하는데, 이는 생체조직검사를 하여 정확하게 진단하는 진척도를 향상시킨다.

치료 국부적인 자궁내막암의 조기치료방법은 일반적으로 자궁제거수술(자궁절제술)이다. 방사선치료, 항암화학요법, 호르몬치료와 같은 치료요법과 식이요법 치료가 추가될 수 있다. 그러나 호르몬 대체요법(hormone replacement therapy, HRT)의 치료기간에 합성 프로게스테론과 조합한 에스트로겐을 이용하게 되는데, 미국 식품의약국, 미국 국립노화연구소(national institute on aging, NIA)와 다양한 의료적인 연합기관은 무손상 자궁을 가진 65세 혹은 그 이상의 노인 여성에게는 자궁내막암의 위험성을 증가시킬 수도 있는 몇 가지 관련된 사례 때문에 호르몬 대체요법을 사용하지 않도록 주의를 주고 있다. 폐경기의 여성에게는 밤에 식은땀과 전신 열감과 같은 고질적인 증상이 나타나는데, 호르몬 대체요법은 될 수록 적은 양을 사용하여야 하며, 가능한 한 가장 짧은 기간만 이용하여야 한다.

주요 용어

전립선 특이항원검사(prostate specific antigen, PSA test): 전립선암을 알아내기 위해 혈액에서 전립선 특이항원 수치를 검사하는 전립선암 조기진단 검사방법

팝검사(Pap test): 암 전 단계의 변화를 조사하기 위해 자궁경부에서 채취한 세포를 이용한 암 선별검사

난소암

난소암 환자의 대부분은 40대 이상의 출산경험이 없는 여성이었고, 이른 나이에 월경을 시작하였다. 난소암은 60세 이상의 여성에서 발병률이 가장 높았다. 오늘날 난소암은 여성의 생식기계 암의 또 다른 형태로, 사망률을 높이고 있다.

여성의 10%에서 존재하는 BRCA1 혹은 BRCA2 종양억제유전자의 돌연변이는 난소암 진행의 위험성을 증가시킨다. 오늘날 난소암의 20%는 유전자 돌연변이에서 유래된 것이다. 많은 연구에서 폐경 후 심장질환을 예방하고 골질량을 유지하기 호르몬 대체요법을 사용하였는데, 이러한 호르몬치료는 난소암의 원인이 될 수 있다. 자궁내막암으로의 합병증도 제시함으로써 최근에는 호르몬 대체요법은 최소한 짧게 사용하게 되어 있다.

예방 난소암 예방법은 유방암에서 권장한 내용과 매우 유사하다. 경구피임약, 출산, 수유(최소한 3개월), 지방 섭취를 줄인 식이요법, 알코올 사용의 절제, 규칙적인 신체 운동 등이 그 예방법이다.

난소암 가족력이 있는 소규모의 여성 그룹은 난소절제술이 심각하게 고려되며, 수술 과정에서 양쪽 난소를 제거한다. 심혈관건강과 골밀도를 유지하는 데 사용되는 에스트로겐과 호르몬 대체요법은 주의 깊게 관찰해야 한다.

조기발견 증상이 모호하기 때문에 난소암은 침묵의 암(silent cancer)으로 언급되어 왔다. 난소암을 앓고 있는 여성은 소화장애, 가스, 요실금, 위장 팽창과 몇 주간의 복부경련을 동반한 통증으로 나타나는 증상이 종종 있어 이를 보고 난소암으로 진단하였다. 앞으로는 즉각적인 의료로 평가받을 수 있어야 할 것이다.

난소암 검사는 세 가지로, 이는 조기발견에 사용되고 있고, 치료과정에도 사용되고 있다. OvaSure는 암이 급속도로 퍼지기 전에 몇 달 혹은 몇 년간 난소에 종양이 진전되는지 알 수 있는 새로운 검사방법이다. 미국 식품의약국에서 승인되었음에도 불구하고 OvaSure는 예측된 기능에 대한 수준을 기초로 하여 평가를 시행하고 있다.

나머지 두 가지 테스트는 CA125와 HE4인데, 이 검사방법은 후속조치와 치료과정에 있어 다양한 관점에서 난소암 세포에 대한 항체 수준을 측정함으로써 효과적인 치료과정을 관리한다. 난소암 가족력이 있는 여성(50세 이전에 두 번 혹은 그 이상 발병한 유방암 혹은 난소암을 앓은 1차 가족구성원) 혹은 아시케나지 유대인 계통(Ashkenazi Jewish descent; p250)의 여성은 유전검사와 질경의 초음파검사를 권장한다. 이러한 여성은 현재 진행 중인 몇 가지 예방시험 중 하나에 참가하도록 제안받을 수도 있다.

치료 난소암은 난관 튜브나 난소, 자궁을 제거하는 수술이 필요하고, 항암화학요법으로 치료한다. 화학요법치료약인 탁솔(Taxol)을 19개월 동안 사용하는 치료법은 50% 생존율을 보이고 있다. 가장 최근에 실험적으로 복강으로

3가지 약물을 병용하거나 2가지 약물을 병용하는 치료법은 10년 전보다 생존율을 더 높일 수 있다.

주요 용어

예방난소절제술(prophylactic oophorectomy): 난소암 발현 위험률이 높은 여성이 미리 난소암을 예방하기 위해 난소를 제거하는 것

췌장암

췌장암은 치명적인 암 중 하나로, 진단 후 5년 생존율이 단 6%이다. 소화기계이면서 내분비선의 중요한 기능을 하기 때문에 신진대사 과정에서 포도당의 이용과 관련이 있다.

위험요인 췌장암은 여성보다 남성에게 더 흔한 질병이다. 아프리카계 미국인 남성에게 가장 많이 발병하며, 나이가 들어감에 따라 더 빈번하게 발생한다. 흡연은 확실한 위험요인이다. 흡연자가 췌장암으로 진전될 가능성은 비흡연자보다 2배 높다. 다른 위험요인은 췌장(췌장염)의 만성적인 염증, 진성 당뇨병, 알코올로 인한 간의 악화(간경변), 비만, 고지방식사가 있다. 메타분석(초기 연구의 재연구)으로 비스테로이드성 항염제의 장기 사용이 췌장암으로 발전하게 하는 위험요인이 되는지를 평가하는데, 아스피린과 같은 약의 사용은 명확하게 연관된 점이 발견되지 않았으나 췌장암의 위험성을 높였다.

예방 비흡연자 혹은 담배를 덜 피고 음주를 하지 않는 것은 췌장암을 예방하는 가장 효과적인 방법이다. 체중 감량과 운동을 통하여 제2형 진성 당뇨병의 위험을 줄이는 것은 예방의 중요한 요인으로 작용한다. 전반적인 암 예방과 관련된 검사를 매년 하는 것도 췌장암을 예방할 수 있다.

최근 식이요법과 건강보조제인 비타민 D 섭취의 역할이 평가되었는데, 시험연구인 약 120,000명의 남녀 모두를 포함한 그룹에서의 예비시험에서는 췌장암 예방에 있어서 비타민 D의 긍정적인 역할을 제안하였다. 두 번째 연구는 자외선 B와 몇 가지의 암 사이의 관련성을 평가하였는데, 췌장암을 포함하여 몇 가지 암의 발생 정도와 태양광선 조사의 정도 사이에서 정반대의 관련성을 발견하였다. UV 광선은 비타민 D_3의 전환을 촉진하여 암으로 진행되는 것을 최소화하는 보호역할을 할 수 있다. 혈청의 비타민 D 수치를 기초로 한 최근 연구에서는 췌장암의 발생 정도와 혈청 비타민 D 사이에서의 미세하지만 정반대의 관련성을 발견하였다. 그러나 췌장암을 예방하는 차원에서 비타민 D 섭취 증가를 권장할 수는 없다.

조기발견 췌장암의 조기발견은 어려운데, 이는 그 발생 과정에 있어서 증상이 늦게 나타나기 때문이다. 아마 만성적인 췌장염의 병력을 가진 사람은 컴퓨터 시스템화되어 있는 단층촬영스캔(CT) 혹은 초음파검사를 정기적으로 하는 것을 고려할 수도 있다. 일단 증상이 나타나면, 생체조직검사는 시행되게 되어 있다.

치료 췌장암을 위한 효과적인 치료는 없다. 일반적으로 내분비선에 악성 부위 제거수술, 방사선, 항암화학요법 치료를 시도해왔다. 췌장암 환자를 임상적 시험에 참여시키는 것은 고려할 만한 가치가 있을 것이다.

림프구암

미국에서 호지킨병의 발병률은 지난 40년 동안 감소되어 왔다. 반면 비호지킨병의 발병률은 거의 두 배가 되었지만, 현재는 정체된 상태이다.

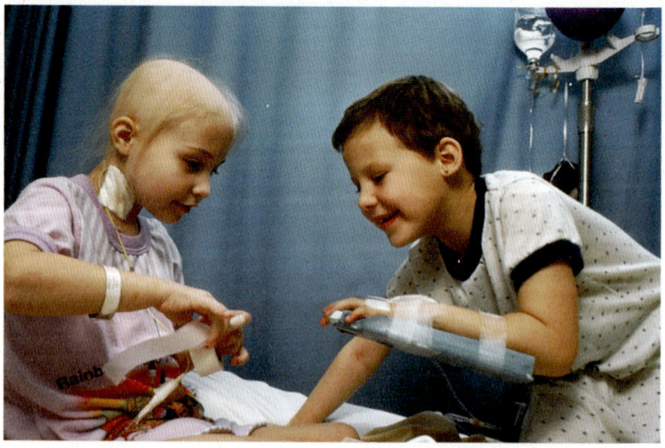

화학요법은 암을 조절하거나 치료하기 위해 경구 또는 주사를 통해 화학작용제를 사용하는 것이다. 화학요법은 일반적으로 암세포뿐만 아니라 위장관의 내층, 혈액, 머리카락의 건강한 세포에도 영향을 미친다. 건강한 세포가 손상될 경우 메스꺼움, 구토 및 탈모의 부작용이 발생할 수 있다.

위험요인 림프종의 위험요인은 가늠하기 어렵다. 몇 가지 가능한 요인은 면역기능 저하, 살충제와 제초제 같은 환경 독성물질에의 노출, 자가면역질환의 치료에 있어서 몇 가지 생물의약품(biologics) 사용, 바이러스 감염에 대한 노출이 위험요인이 될 수 있다. AIDS(HIV)의 원인 바이러스는 처음에 HTLV-Ⅲ(인간 T세포 백혈병/림프종 바이러스 타입 Ⅲ)라 부르던 백혈병/림프종 바이러스이다. 백혈병/림프종 바이러스, HTLV-1이 림프구암으로 진행되는 것에는 의심스러운 부분이 있다. 엡스타인바 바이러스(Epstein-Barr virus, EBV)는 C형 간염 바이러스만큼 림프구암으로 진행될 가능성이 있다.

예방 독성 화학물질과 성 접촉으로 전염된 바이러스에 대한 노출은 예방차원에서 몇 가지 권고사항을 제안한다. 조기 발견과 진단은 예방의 한 형태일 수 있으며, 초기 단계의 암은 진행된 암보다 생존할 가능성이 높다.

조기발견 다른 암과 달리 림프종의 초기 증상은 다양하고, 다른 병의 증상과 비슷하다. 그러나 대부분이 심각하지는 않다. 림프절(면역계가 싸우고 있는 것은 감염의 신호)의 확장, 고열, 가려움, 체중감소, 빈혈증 등의 증상이 나타날 수 있다.

치료 수술(생체조직검사)은 보통 림프종의 치료와 관계가 없지만, 다양한 다른 치료는 적용할 수 있다. 림프종의 단계와 형태에 따라 치료는 비호지킨 림프종같이 국소적인 림프절의 방사선치료를 할 수 있다. 최근에는 보다 공격적인 항암화학요법, 단일클론 항체치료와 골수와 줄기세포의 이식수술, 방사선을 대량 조사하거나 소량으로 조사하는 등의 치료를 비호지킨 림프종에 적용해왔다.

치료 완료 후, 호지킨병의 1년 생존율은 거의 92%에 달하고, 비호지킨병 림프종은 80%에 달한다. 5년 말기에는 생존율이 각각 81%와 56%로 떨어졌다. 10년 사이에는 생존율이 낮게 나타났다.

"암과의 전쟁"의 그 현실

건강하지 않은 삶의 방식과 알맞은 방식의 폭넓은 서비스를 제공하기 위한 포괄적인 국가의료관리제도의 부재에 따라, 암과의 전쟁에서 이기기 위한 우리의 노력에 부정적인 영향을 미치는 요인으로는 경제불황(2010년에 끝남)의 지속과 같은 요인을 들 수 있다.

위험요인의 감소를 통한 예방

암은 80대의 이하 성인의 주요 사망원인이므로 암이 진행될 위험을 줄이는 방법을 찾는 것은 중요하다. 암에 취약하게 만드는 다음 위험인자를 통제하거나 최소한 인식할 수 있어야 한다.

- **가족병력을 알아본다.** 모든 인간은 생물학적 부모와 친척에게 유전적으로 강점과 약점을 물려받는다. 만약 가족병력에 암이 포함되어 있다면 이 사실을 간과해서는 안 된다. 가족 중에 젊은 나이에 발병하거나 자주 발병한 암 종류에 대해 검사를 받는 것이 적절하다. 가족 병력의 중요성은 BRCA1/BRCA2의 유전적인 형태에서 확실히 알 수 있으며, 이러한 경우 유방절제수술과 난소절제수술을 결정하는 데 관련이 있다.
- **직업을 신중하게 선택한다.** 최근 발암인자에 노출될 수 있는 작업환경과 발암률 사이의 상관관계가 밝혀졌기 때문에 특정 직업이나 작업장에서의 위험을 인식하여야 한다. 강한 용매제, 휘발성 탄화수소 및 섬유가 날리는 작업에 노출되는 것은 급여는 많을지 몰라도 생명은 단축시킨다. 실내공기, 오염물질(흡연, 조리용 기름), 먼지(면, 곡물, 플라스틱, 나무), 유기용매(benzene, carbon tetrachloride, toluene, xylene, chlordano), 유기 인산화합물(diazinon, dichlorvos, malathion, triazines, cyaniazinc), 폴리브롬화 비페닐, 폴리염화비페닐, 훈증제(ethylene), 수질오염물질(chloride, phosphene, fluoride), 석유물질(diesel fuel, gasoline, jet fuel), 방사선(radon, 중성자 치료-원자로에서 인출한 중성자 종양치료, 원자로 사고), 생물학 제제(chlamydia, HIV/HPV, helicobactor, B형 간염, C형 간염), 방사선동위원소(iodine, radium)에 초점을 맞춘 연구가 진행되고 있다.
- **담배제품을 사용하지 않는다.** 모든 형태의 담배제품(무연담배 포함) 사용과 암 진행과의 관계를 나타내는 확실한 증거는 8장에서 확인할 수 있다. 흡연은 건강에 너무나 치명적이기 때문에 최고의 예방 가능한 사

망원인으로 간주된다.

- **발암물질에 대한 환경적인 노출을 관리한다.** 환경에 관련된 발암물질도 고려하여야 한다. 오존층 파괴로 인한 태양 방사선에 노출 증가, 환경 담배연기, 고용 유형과 관련된 발암 우려, 주거 라돈 수준 등을 고려하면, 환경은 발암성 노출의 원인이 될 수 있는 큰 잠재력을 보유하고 있음을 알 수 있다. 거주하고, 일을 하고, 즐길 수 있는 환경을 선택함에 있어서, 발암이 될 가능성이 낮은 환경을 선택한다.
- **올바른 식단을 따른다.** 엽산과 직장암, 고지방 식사와 전립선암과 같이 암을 유발하거나 방지해주는 식품의 역할과 작용이 알려져 있다. 5장에는 식습관과 관련된 정보와 암을 포함해 다양한 질환 발병에 관한 정보가 있다. 또한 5장에서는 암을 예방하는 과일과 채소의 역할뿐 아니라 피토케미컬로 알려진 암 예방 화합물의 중요성에 대해서도 언급하고 있다.

  영양소나 화학예방요법의 명확한 역할에 대한 연구들이 입증되면 암 예방요법이 보다 많이 실행될 수 있을 것이다. 화학예방요법은 식품과 식이보조제에만 국한되지 않고, 아스피린과 같이 에스트로겐 대체치료와 호르몬 대체치료도 포함된다.
- **체중을 관리한다.** 특히 여성의 경우 비만은 높은 에스트로겐 수치와의 상관성 때문에, 자궁암, 난소암, 유방암의 높은 발병빈도와 관련이 있다. 적절한 체중을 유지하는 것은 전반적으로 건강을 향상시킬 수 있고, 만약 암이 진행된다면 성공적인 관리를 하도록 도와준다. 예를 들면 비만은 생체조직검사와 외과수술 후 회복기로의 진행을 어렵게 하며, 항암화학요법의 치료효과가 줄어들게 할 수도 있다.
- **규칙적으로 운동한다.** 4장에서 만성적인 질환의 위험을 줄이는 것을 포함해 건강의 모든 측면에서 적당한 운동의 중요성을 상세히 설명하고 있다. 적당한 운동은 신체조직에 산소를 전달하는 신체의 능력을 증가시켜 영양소의 불완전 산화 시 생성되어 암의 발병을 촉진하는 유리기의 형성을 줄일 수 있다. 적당한 운동은 또한 유리기를 제거하는 효소의 분비를 촉진한다.
- **햇빛에의 노출을 제한한다.** 아무리 야외활동을 즐긴다 해도 명심하여야 할 것이 있다. 특히 피부가 얇은 사람(밝은 혈색)의 경우 햇빛에 장기 노출되면 신체가 받은 자외선이 피부암을 유발할 수 있다. 물론 태닝기계의 사용은 흑색종 등의 피부암을 유발할 수 있다.
- **알코올은 적당량 마신다.** 많은 양의 알코올을 마시는 사람은 구강암, 후두암, 식도암 등 여러 종류의 암에 걸릴 가능성이 증가한다. 술에 발암성이 있다는 것에 대한 결론이나 알코올을 마시는 사람이 흡연과 관련되어 있다는 것에 대한 결론은 아직 없다.

주요 용어

화학암예방요법(chemoprevention): 면역계를 강화하고 발암물질에 의한 손상을 감소시키기 위해 하는 치료와 암 예방을 위해 음식, 식이보충제를 사용하는 것

자가면역(autoimmune): 자신의 신체조직에 대해 면역반응이 일어나는 것

요약

- 암은 신체가 세포의 성장과 분화 복제를 통제하지 못해 비정상적인 세포를 형성하는 것이다.
- 유전적 변이, 바이러스, 발암물질을 포함해 다양한 요인이 조절유전자가 종양원으로 바뀌는 것을 자극한다.
- 흡연은 모든 암 발현의 약 30%를 차지한다.
- 자가검사 및 선별검사가 기본이 된 조기검사는 여러 암을 조기에 발견하는 데 기본이 된다.

복습 문제

1. 암의 진행에서 조절유전자와 종양억제유전자의 관계는 무엇인가? 조절유전자가 원종양원 혹은 종양원으로 불리는 이유는 무엇 때문인가?
2. 정상 세포에는 없는 암세포의 성질은 무엇인가?
3. 폐암과 유방암의 진행에 기여하는 주요 원인은 무엇인가? 유방조영술은 언제부터 정기적으로 받는 것이 좋은가? 또한 어떤 여성이 조기검진을 받는 것이 좋은가?
4. 유방과 고환을 효과적으로 자가검사하는 방법은 무엇인가? 유방자가검사의 새로운 방법은 무엇인가?
5. 피부손상이 암으로 발전할 수도 있는 징후는 무엇인가?

"암에 대해 얼마나 잘 알고 있나요?" 퀴즈의 정답

1. 거짓 2. 참 3. 거짓

SOURCE NOTES

1. World Health Organization. Boyle P, Levin B. World Cancer Report—2008, February 2009.
2. American Cancer Society. Cancer Facts & Figures—2010.
3. DeNavas-Walt C, Proctor B, Smith J. Income, Poverty, and Health Insurance Coverage in the United States: 2007. U.S. Census Bureau, August 2008.
4. Mukherjee S. The Emperor of All Maladies: A Biography of Cancer. New 5. Jemal A, et al. Trends in the Leading Causes of Death in the United States, 1997–2002. Journal of the American Medical Association, 294(10), 1255–59, September 14, 2008.
6. Zhao Y, Epstein RJ. Unexpected functional similarities between gatekeeper tumour suppressor genes and proto-oncogenes revealed by systems biology. Journal of Human Genetics, March 3, 2011 (Epub ahead of print).
7. Buonaguro FM, Lewis GK, Pelicci P. Introducing infectious agents and cancer. Infectious Agents and Cancer, 1, 1, September 14, 2006.
8. Neumann R, Bluemke D. Tracking radiation exposure from diagnostic devices at the NIH. Journal of the American College of Radiology, 7(2), 87–89, 2010.
9. Schwad M (ed.). Encyclopedia of Cancer (Vols. 1–4, 2nd ed.). New York: Springer, 2008.
10. Harrington CR, Beswick C, Leitenberger J, et al. Addictive-like behaviors to ultraviolet light among frequent indoor tanners. Clinical and Experimental Dermatology, 36(l), 33–38, 2011.
11. Louafi A, et al. Merkel Cell Carcinoma: study of 24 cases and review of the literature. Annales de chirurgie plastique et esthétique, February 2009 (Epub ahead of print).
12. Berle DR, Berg CD, Bloack WC, et al. The National Lung Screening Trial: overview and study design. Radiology, 258(l), 243–253, 2011.
13. Henschke CI, et al. Survival of patients with stage 1 lung cancer detected on CT screening. New England Journal of Medicine, 355(17), 1763–71, October 26, 2006.
14. Ou SH, Bazhenova L, Camidge DR, et al. Rapid and dramatic radiographic and clinical response to an ALK inhibitor (crizotinib, PF02341066) in an ALK translocation-positve patients with non-small cell lung cancer. Journal of Thoracic Oncology, 5(12), 2044–46, 2010.
15. Jemal A, et al. Annual report to the nation of the status of cancer, 1975–2005, featuring trends in lung cancer, tobacco use, and tobacco control. Journal of the National Cancer Institute, 100(23), 1672–98, December 3, 2008.
16. Acott AA, et al. Association of tobacco and alcohol use with earlier development of colorectal cancer: Should we modify screening guidelines? American Journal of Surgery, 196(6), 915–919, December 2008.
17. Rothwell PM, Wilson M, Elwin CE, et al. Long-term effect of aspirin on colorectal cancer incidence and mortality: 20-year follow-up of five randomized trials. Lancet, 376(9754), 1741–50, 2010.
18. Whitlock EP, et al. Screening for colorectal cancer: a targeted, updated systematic review for the U.S. preventive services task force. Annals of Internal Medicine, 149(9), 638–656, November 4, 2008.
19. Veerappan GR, Ally MR, Choi JH, et al. Extracolonic findings on CT colonography increases yield of colorectal cancer screening. American Journal of Roentgenology, 195(3), 677–686, 2010.
20. Krainer M, et al. Differential contributions of BRCA1 and BRCA2 to early-onset breast cancer. New England Journal of Medicine, 336(20), 1416–21, 1997.
21. Hansen TO, Jonson L, Albrechtsen A, et al. Large BRCA1 and BRCA2 genomic rearrangement in Danish high risk breast-ovarian cancer families. Breast Cancer Research and Treatment, 115, 315–323, 2009.
22. Breast Cancer Chemoprevention: Medicines That Reduce Breast Cancer Risk. Updated January 2009. Mayo Foundation. www.mayoclinic.com/health/breast-cancer/WO00092.
23. D'Orsi CJ, Newell MS. On the frontline of screening for breast cancer. Seminars in Oncology, 38(1), 119–127, 2011.
24. Breast Cancer Treatment. Updated January 2011. Mayo Foundation. www.mayoclinic.org/breast-cancer/treatment.html.
25. Lawrentschuk N, Daljeet N, Trottier G. An analysis of world media reporting of two recent large randomized prospective trials investigating screening for prostate cancer. March 29, 2011 (Epub ahead of print).
26. American Cancer Society. Survival rates for testicular cancer. British Journal of Urology, 2011. www.cancer.org/cancer/testicularcancer/overviewguide/testicular-cancer-overview.
27. U.S. Food and Drug Administration. FDA News. FDA approves expanded use of Gardasil to include preventing certain vulvar and vaginal cancers. September 12, 2008. www.fda.gov/bbs/topics/NEWS/2008/NEW01885.html.
28. Giorgi Rossi P, Ronco G. HPV types in early-onset cervical cancer. Lancet Oncology, 12(2), 1048–56, 2010.
29. Zeleniuch-Jacquotte A, et al. Circulating enterolactone and risk of endometrial cancer. International Journal of Cancer, 119(10), 2376–81, November 15, 2006.
30. Moschos E, Ashfaq R, Mclntire D, et al. Saline-infusion sonography endometrial sampling compared with endometrial biopsy in diagnosing endometrial pathology. Obstetrics and Gynecology, 113(4), 881–887, 2009.
31. Larsson SC, et al. Aspirin and nonsteroidal anti-inflammatory drug use and risk of pancreatic cancer: a meta-analysis. Cancer Epidemiology Biomarkers Prevention, 15 (12), 2561–64, 2006.
32. Skinner HG, et al. Vitamin D intake and the risk of pancreatic cancer in two cohort studies. Epidemiology, Biomarkers and Prevention, 15(9), 1688–95, September 2006.
33. Boscoe FP, Schymura MJ. Solar Ultraviolet-B exposure and cancer incidence and mortality in the United States, 1993–2002. BMC Cancer, 6, 264, November 10, 2006.
34. Bulathsinghala P, Syrigos KN, Saif MW. Role of vitamin D in the prevention of pancreatic cancer. Journal of Nutrition and Metabolism. Epub January 9, 2011.
35. Kasper, et al. Harrison's Principles of Internal Medicine (17th ed.). New York: McGraw-Hill, 2008.
36. Compeyrot-Lacassagne S, et al. Prevalence and etiology of low bone mineral density in juvenile systemic lupus erythematosus. Arthritis and Rheumatism, 56(6), 1966–73, June 2007.
37. Information for Healthcare Professionals. Cimzia (Certolizumab Pegol), Embrel (Etanercept), Humira (Adalimumab), and Remicade (Infliximab). U.S. Food and Drug Administration. Center for Drug Evaluation and Research, September 4, 2008. www.fda.gov/CDER/drug/InfoSheets/HCP/TNF_blockersHCP.htm.
38. Ordonez G, Martinez-Palomo A, Corona T. Varicella zoster virus in progressive forms of multiple sclerosis. Clinical Neurology and Neurosurgery, 112(8), 653–657, 2010.
39. Burk RK, et al. Autologous non-myeloablative haemopoietic stem cell transplantation in relapsing-remitting multiple sclerosis: a phase I/II study. Lancet Neurology, 8(3), 244–253, March 2009. Epub January 29, 2009.
40. Goodman AD, Brown TR, Edwards KR. A phase 3 trial of extended release dalfampridine in multiple sclerosis. Annals of Neurology, 68(4), 494–502, 2010.
41. Clinical Practice Recommendations 2010. Standards of Medical Care in Diabetes 2010. American Diabetes Association. Diabetes Care, 33, Supp. 1, 2010.
42. Libman IM, Becker JD. Coexistence of type 1 and type 2 diabetes mellitus: "double" diabetes? Pediatric Diabetes, 4(2), 110–113, June 2006.
43. Xu W, et al. Mid- and late-life diabetes in relation to the risk of dementia: a population-based twin study. Diabetes, 58(1), 71–77, January 2009. Epub October 2008.
44. Clark CM, Schneider JA, Bedell BJ, et al. Use of florbetapir-PET for imaging beta-amyloid pathology. Journal of the American Medical Association, 305(3), 275–283, 2011.

CHAPTER

11

당뇨병과 만성질환

Diabetes Mellitus and Chronic Conditions

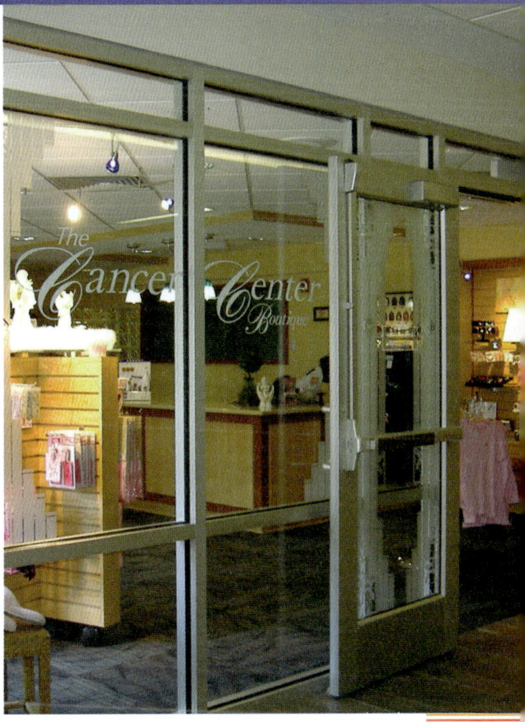

당뇨와 만성질환에 대해 얼마나 잘 알고 있나요?

1. 인슐린(신체 밖으로부터) 사용이 필요한 것을 제외하고는 제1형 당뇨병과 제2형 당뇨병은 정확히 같은 질환이다.
   참 혹은 거짓?
2. 과민성 대장증후군은 매년 한 번 또는 그 이상의 치료를 하는 것이 아니라면 민감성 장질환으로 정의할 수 있다.
   참 혹은 거짓?
3. 다발성 경화증(multiple sclerosis, MS)은 면역계의 비정상적 기능이 원인이며, 신경계의 만성적인 질환 중 하나이다.
   참 혹은 거짓?
4. 알츠하이머 질환은 일반적으로 신경전달물질을 이용하는 뇌 능력에 변화를 초래하는 질환이다.
   참 혹은 거짓?

정답은 이 장의 마지막 부분에 있습니다.

성인기에는 가장 널리 인식된 질환인 심혈관질환과 암뿐 아니라 다양한 만성질환에 걸릴 위험이 있다. 모든 만성 질환은 공통적으로 환자뿐 아니라 그 가족 및 주변 친구의 생활방식에 큰 영향을 미친다. 이러한 만성질환 중 낭창과 크론병(입에서 항문까지 소화관에 걸쳐 어느 부위든 발생할 수 있는 염증성 질환)과 같은 일부 질환은 성인기 초반에 나타난다. 제2형 당뇨병과 같은 질환은 일반적으로 중년기까지는 나타나지는 않지만, 최근에는 젊은이에게도 많이 나타나고 있다. 그러나 성인기에 나타나는 일부 만성질환은 제1형 당뇨병과 같이 그들의 유년기에 원인이 있다.

전신 홍반성 낭창

전신 홍반성 낭창(systemic lupus erythematosus, SLE), 혹은 간단히 낭창이라 하는 질환은 보통 자가면역질환 또는 결합조직질환으로 분류한다. 전신 홍반성 낭창(SLE)의 병명은 '섬유성 결합조직과 다른 조직의 전반적인 파괴가 널리 퍼진다'라는 의미에서(systemic 혹은 systemwide) 영향을 받았으며, 일부 환자에게서 나타나는 특징적인 얼굴의 홍반(붉은 반점) 때문에 특유의 마스크를 띠게 되어 명명된 것이다. 낭창은 대개 여성에게 가장 자주 나타나고 성인기에 질환으로 진전될 수 있지만, SLE 증상이 처음 나타나기 10년 전쯤에 자가항체가 혈액 속에서 처음 나타날 수 있는 것으로 알려져 있다. 이 질환은 염증, 뻣뻣함, 피로감, 늑막염(흉부통증), 그리고 신체의 불편한 부위에 걸쳐 나타나는 근육, 관절, 피부 등의 부위에서 점진적으로 진행된다. 심장과 신경계 신장조직에서도 비슷한 변화가 발생할 수 있다. 진단은 이러한 증상 및 검사를 바탕으로 내려진다.

면역계가 자신의 신체를 공격하는 이유에 대해서는 아직 완전히 밝혀지지 못한 상태이다. 그러나 유전적 성향과 생후 초기 바이러스 감염 또는 환경적 위해요소에 대한 노출 등이 결합해서 영향을 미치는 것으로 생각된다. 홍반이라고 불리는 낭창의 증상은 햇빛에 노출된 후 피곤한 기간이 오래 지속된 후 또는 염증을 앓을 때 나타날 수 있으므로 이러한 요소는 가능한 한 피해야 한다.

낭창관리에는 일반적으로 부신피질의 코티손을 억제하는 프레드니손(prednisone, 코리티코스테로이드)의 장기적(소량 복용) 사용이나 혹은 하이드록시클로르퀴닌(hydroxyxhloroquine)과 아자티오피린(azathioprine) 같은 새로운 치료제를 이용할 수 있다.

과민성 대장 증후군과 염증성 장질환

이 두 가지 질병은 비슷하기는 해도 여러 면에서 다르다. 과민성 대장증후군(irritable bowel syndrome, IBS)은 특정한 한군데로 한정할 수 없는 곳에서 증상이 나타나는 경우이며, 염증성 장질환(inflammatory bowel disease, IBD)은 좀 더 확실하게 구별할 수 있는 불편한 증상이 나타난다. 남녀 모두에게서 흔하며, 한 사람에게 공존할 수도 있다.

과민성 대장증후군은 통증이 따르는 경련, 설사, 결장이나 대장에 국한되어 나타나는 변비와 같은 매우 불편한 종류의 질환이다. 안타깝게도 많은 사람이 과민성 대장증후군으로 진단을 받았고, 젤놈(zelnorm)이란 약은 결장의 근육활동과 신경계를 조정하는 데 도움이 됨으로써 증상을 감소시키는 데 효과적이라고 입증되었다. 그러나 최근에는 약에 대한 안전성에 대해서 의문이 제기되고 있다. 과민성 대장증후군은 스트레스를 받지 않은 상태에서는 진행이 빠르지 않다는 점이 중요하다. 스트레스를 받지 않은 상태에서는 결장에 손상이 없고, 급속도로 퍼지는 증상도 없고, 결코 치명적이지도 않다. 식이요법, 스트레스 조절, 약물은 과민성 대장증후군과 관련한 증상을 완화시키는 데 도움이 될 수 있다.

과민성 대장증후군과 비교할 때 염증성 장질환은 보다 확실한 병리적인 증상이 있다. 염증성 장질환은 과민성 대장증후군에 비해 위장관에 급속히 퍼지고, 염증성의 변이를 동반하는 보다 확실하게 병리적으로 진행되는 질환이다. 염증성 장질환에는 두 가지 질환이 있는데, 궤양성 대장염(ulcerative colitis, UC)과 크론병(Crohn's disease, CD)이 있다.

궤양성 대장염의 치료는 증상이 나타나는 정도에 따라 다르며, 즉각적인 진단, 치료의 개시, 합병증의 최소화(빈혈증과 영양의 흡수불량), 정상적인 성장 유지(아동), 병의 차도에 있어서 증상과 질병의 진행을 최소화한다. 식이요법과 장관영양, "장 휴식", 항설사약물, 코르티코스테로이드 사용은 증상이 장기간 동안 진행될 때 사용한다. 질환 개선을 위한 "치료(cure)"는 결장을 제거하는 것이다. 궤양성 대장염을 앓고 있는 환자는 결장암으로 진행할 수 있는 위험성이 높다.

궤양성 대장염과 달리 크론병은 위장관(소장 말단에서 대장 시작부분까지)은 물론, 입과 입술에서 항문까지 소환기관을 따라 어느 부위에서도 나타날 수 있다. 질환 증상은 위장관 안에 확실한 병리적인 변화가 동반되고, 궤양성 대장암과 달리 염증성 장질환은 위장관 벽을 투과할 수 있다. 때로 크론병을 앓고 있으면 누공(상처로 인한 인체에 구멍이 생기는 것)으로 진행될 수도 있으며, 위장관 벽, 방광, 질과 같은 근처의 기관 사이에 구멍이 생겨 질병에 노출될 수도 있다.

크론병의 경우 면역억제제를 이용한 치료가 점점 증가하고 있다. 이러한 약은 종양괴사인자(TNF-tumor necrosis factor)에 대해 항체를 생산하여 장벽의 면역계에 좋지 않은 성분을 파괴하기 위해 사용하고 있다. 이러한 강력한 약물은 면역계를 약화시키므로 환자를 주의 깊게 관찰하여 감기나 다른 감염에의 노출을 피해야 한다. 또한 TNF 약물은 치료하지 않으면 치명적일 수 있는 히스토플라즈마증을 포함하여 진균 감염을 유발할 수 있는 가능성이 있으므로 매우 주의해야 한다. 염증이 식이요법과 약물로 치료되지 않았을 때, 수술을 통한 결장과 소장 부위의 제거가 필요하다.

염증성 장질환 환자는 소장 이외에도 눈, 피부 연결부위 등 장 외의 기관에도 감염이 일어날 수 있다. 이러한 질환은 치료에 다른 부작용으로 나타날 수도 있다.

염증성 장질환의 역학적인 면은 잘 알려져 있지 않지만, 질환 진행은 유전적 돌연변이일 가능성이 제시되고 있으며, 위장관 안에 단백질에 대한 자가면역반응이 생기게 할 수 있다. 그러나 일반적으로 과민성 대장증후군, 염증성 장질환, 다른 근접한 기관의 질환은 치명적일 수 있는데, 치유법은 알려져 있지 않다.

다발성 경화증

뇌와 척수에서 일어나는 고유의 신경전도 작용을 위해 미엘린이라는 절연체가 신경을 둘러싸고 있다. 다발성 경화증(MS)은 점진적인 질환으로, 미엘린(myelin)을 생산하는 세포가 파괴되어 미엘린 생산이 중단되어 신체에서의 필수적인 기능들을 수행할 수 없게 된다. 다발성 경화증(multiple sclerosis)의 원인은 아직까지 완전히 알 수는 없지만 T 세포가 바이러스에 감염된 미엘린 분비세포를 공격하는 것으로 보아 바이러스에 유도된 자가면역기전에 초점을 맞추고 있다. 다발성 경화증을 앓고 있는 사람의 뇌척수액(CSF)에서 발견되는 수많은 바이러스와 신경학적 질환은 이러한 질환을 가지고 있지 않은 사람에게서는 일반적으로 발견되지 않는다. 가상 활동적으로 접근하는 바이러스는 단순포진 바이러스 1(HSV-1), 단순포진 바이러스 2(HSV-2), 엡스타인-바 바이러스(Epstein-Barr virus, EBV), 수두대상포진 바이러스(VZV), 사람세포거대바이러스(HCMV), 인간헤르페스 바이러스(Human herpes virus 6, HHV-6)와 JC 바이러스(JCV)가 있다. 많은 바이러스가 다발성 경화증의 형태에 따라 다르게 발견된다. 그러나 가장 흔하게 발견되는 바이러스는 다발성 경화증 형태에 상관없이 척수에서 발견되며, 척수질환을 유발하는 수두대상포진 바이러스를 역학적으로 의심할 수 있다.

대개의 경우 다발성 경화증은 어릴 때 처음 나타나며, 4가지 중 하나의 형태로 나타날 수 있다. 안정화(remitting; 완화), 악화(renewed deterioration, relapsing; 재발), 지속적 악화(점진적 악화), 혹은 혼합형인 형태 중 한 가지 형태를 취하고 있다. 처음 증상은 시각장애, 손발 끝 부분이 따끔거리고 불에 덴 듯 화끈거리거나 걸음걸이(gait)의 변화 등이 나타날 수 있다. 다발성 경화증이 진행되는 동안 다양한 형태로 신경계 기능이 악화되는데, 다발성 경화증이 심해지면 행동을 심각하게 제약할 수 있으며, 정신기능의 이상도 초래될 수 있다. 다발성 경화증은 10세 이하의 아동에게는 소리 없는 전염병으로 알려져 있다. 다발성 경화증의 진단을 제때 쉽게 하기 위해서는 아동이 떨림을 보이거나 간헐적으로 시야가 흐려지거나 하는 증상을 보이면 소아신경과의사에게 진료를 받아야 한다.

다발성 경화증의 치료는 증세 경감과 일시적 완화기간을 연장시키는 것이다. 현재 면역약, 스테로이드 약물, 근육경련을 경감시키는 약, 신경차단약물 투여 및 물리치료를 포함해 다양한 치료법이 사용되고 있다.

최근에는 1993년 이래 개발된 여러 가지 생물학적 물질이 다발성 경화증 치료에 사용되고 있다. 이들 중 면역학적인 물질인 아보넥스(Avonex), 베타세론(Betaseron), 엑스타리아(Extaria), 레비프(Rebif; 인터페론 알파와 베타 주입), 면역계의 활성을 증진해주는 코팍손(Copaxon)과 티사브리(Tysabri), 혹은 면역억제물질인 노반트론(Nobantrone 초기에는 암 치료를 위해 개발되었으며 1년에 4번 주입한다)을 사용하여 치료한다. 길레니아(Gilenya)는 다발성 경화증 치료에서는 처음으로 경구로 섭취하는 것이 승인되었다. 이들 치료의 목표는 증상의 빈도를 줄이고, 뇌와 척수의 병소를 줄이며, 질병의 진행을 늦추는 데 있다. 노스웨스턴(Northwestern) 대학의 연구진이 보고한 내용에 의하면 화학요법에 의해 면역계가 약화되는 다발성 경화증 환자에게 골수 줄기세포를 이식하면 호전될 수 있다고 한다.

다발성 경화증의 환자에게서 복합적으로 나타나는 경련은 추가적으로 치료할 수 있다. 특히 걸음걸이(걷는 것과 균형감) 통제의 악화는 다발성 경화증 환자에게 심각한 문제이다. 최근에 승인된 치료제인 암피라(Ampyra)는 이러한 증상을 치료할 수 있다.

추가적인 약물치료, 정신심리요법도 다발성 경화증 치료에 중요하다. 다발성 경화증 초기 진단 시에 매우 심한 우울증이 발생할 수 있는데, 정신적인 지원은 질환을 빨리 회복하는 데 도움을 줄 수 있다.

주요 용어

누공(fistula): 크론병으로 인해 소장 벽과 다른 기관 사이의 통로가 열리는 것

걸음걸이(gait): 걷는 모양

당뇨병

현재 젊은이들에게서 제2형 당뇨병이 급속하게 증가하고 있으며, 이는 심장질환 및 다른 건강상의 문제와 관련이 있다. 미국 질병통제센터의 연구에서는 젊은이의 당뇨, 유년기와 청소년기에 당뇨병전증이 있는 것은 대사장애(metabolic syndrome)라고 언급하였다. 대사장애는 유년기에 잘못된 식습관이 원인이 되며, 총 활동량, 당뇨병의 유전적인 성향이 합해져서 나타난다.

제2형 당뇨병 당뇨병이 없는 정상인의 경우 포도당(혈당)을 세포 안에서 연소함으로써 에너지를 얻는다. 포도당은 소화관을 통해 흡수되어 혈관을 통해 세포로 운반되고, 세포막을 가로지르는 포도당 수송체계를 통해 세포 안으로 들어가게 된다. 이 포도당 수송체계를 활성화하기 위해서 인슐린이라는 호르몬이 필요하다. 인슐린에 대한 특정한 수용체는 세포막에 존재한다. 인슐린은 인슐린에 반응하는 세포 안으로 포도당을 수송하는 역할뿐 아니라, 간에서 포도당을 글리코겐으로 전환하고 지방세포에서 지방산을 합성하는 데도 필요하다. 인슐린은 췌장에 있는 랑게르한스섬의 세포에서 분비된다. 췌장에서의 인슐린의 분비는 혈액 안에 있는 포도당 변화에 달려 있다.

인슐린 비의존형 당뇨병(제2형 당뇨병)이 발병하는 유전적 성향을 가진 성인에서는 정상적인(혹은 다소 정상보다 더 많은) 양의 인슐린이 췌장에서 분비됨에도 불구하고 비만과 같이 어떤 촉발인자가 있게 되면 체세포가 인슐린에 점차 둔감해진다. 그러면 포도당을 세포 내에 운반하는 인슐린의 작용이 점점 약해지며, 그 결과 혈당치는 상승한다. 혈당치 상승은 인슐린 비의존형 당뇨병의 특징적 증상 중 하나인 고혈당증으로 이어진다.

혈당치 증가에 대한 반응으로 신장은 혈액에서 포도당을 정상보다 많이 여과하게 된다. 따라서 과도한 포도당은 소변을 통해 체외로 나가게 된다. 소변을 통한 이런 포도당 제거를 위해서는 많은 양의 수분이 필요하며, 인슐린 비의존형 당뇨병의 두 번째 중요한 증상인 다뇨증이 나타난다. 당뇨병의 세 번째 전형적인 증상인 갈증은 세포외액이 순환계로 이동함으로써 항상성을 유지하려고 한다.

당뇨병이나 혹은 당뇨병전증이 있는 성인은 당내응성, 혹은 인슐린 저항이 있으므로 식이개선(설탕의 섭취량뿐 아니라 탄수화물의 총 섭취량을 줄이고 조절할 것을 강조함), 체중감소, 규칙적인 운동은 혈당을 유지하기 위해 필요한 유일한 치료법이다. 체중감량은 인슐린 수용체 분비를 개선할 수 있으며, 운동은 인슐린 수용체 수를 증가시킨다. 인슐린에 대한 인식이 더 잘 될수록 혈당조절은 더 잘 이루어진다.

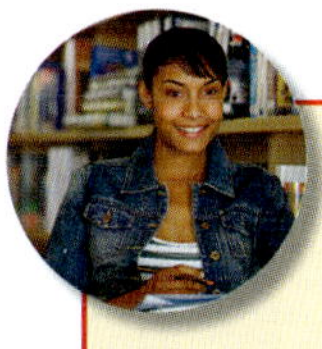

당뇨병의 일반적인 합병증

- 백내장
- 녹내장
- 실명
- 충치
- 사산/기형아
- 사산아
- 선천적 결함
- 심혈관계 질환
- 신장질환
- 괴저
- 임포
- 인지력 감소(65세 이전)

주요 용어

인슐린(insulin): 췌장에서 분비되는 호르몬으로, 포도당의 효과적인 대사를 위해 신체에 필요함

유전적 성향(genetic predisposition): 필수적인 환경인자가 존재하면 어떤 질병과정이 발생될 수도 있는 유전적 성향

당뇨병이 있는 사람이 상태가 악화되어 식이개선과 체중감량만으로는 충분하지 않아지면 혈당강하제를 복용해야 한다. 혈당강하제와 인슐린의 적극적인 사용의 증가는 당뇨병과 관련된 질환의 위험을 크게 감소시켰다.

유전적 성향과 비만뿐만 아니라 지속적인 스트레스 또한 고혈당 상태로 진행되는 데 관여하는 것으로 보인다. 스트레스 하나만으로는 당뇨병이 되지는 않겠지만 스트레스가 고혈당 상태가 될 수 있는 일련의 내분비선 변화를 일으킬 가능성은 높다. 또한 당뇨병은 체내 여러 중요한 구조, 특히 심혈관계, 신경계, 신장에 심각한 손상을 입힐 수 있다.

앞에 언급하였듯이 혈당의 자가관리는 당뇨병 관리에 매우 중요하다. 혈당측정계를 사용할 때 성인을 위한 혈당수치 지침은 다음과 같다.

- 식전 90~130mg/dL, 취침 시 110~150mg/dL
- 식후 2시간 180mg/dL 미만

아동의 혈당수치는 신경계 발달과 관련이 있으며, 임신부의 임신성 당뇨는 나중에 제2형 당뇨병 형태로 나타날 수도 있지만, 임신성 당뇨 형태로 일시적인 것일 수도 있다.

두 번째 당뇨 관찰 지표는 당화혈색소의 양이다(HbA1C; 당이 결합되어 있는 헤모글로빈). 이는 2~3개월 동안 혈당의 평균변화를 나타내는 결과이다. 미국 내분비학회에서는 6.5mg/dL 이하가 정상이라고 하며, 당뇨병학회에서는 7mg/dL 이하를 정상이라고 한다. 7mg/dL 이상인 경우 인슐린 민감도나 당내성을 반영하는 것이다.

아동, 특히 과체중 부모의 자녀는 대부분 과체중, 비만인 경우가 많은데, 이러한 아동이 가장 큰 문제이다. 이들 중 많은 아동이 대사증후군의 5가지 증상 중 2~3개를 가지고 있다. 이들 아동은 성인기에 과체중 당뇨병으로 진행되며, 제2형 당뇨병으로 진행되어 21세기 중반에는 약 5,000만 명으로 증가할 것이다.

제1형 당뇨병 두 번째 형태의 당뇨병은 인슐린 의존형 당뇨병 혹은 제1형 당뇨병이다. 이 병은 일반적으로 35세 이전에 발병하며, 대부분 아동기에 나타난다. 인슐린은 생산되지만 세포가 제대로 반응을 하지 않아 생기는 제2형 당뇨병과 달리 제1형 당뇨병은 체내에서 인슐린을 전혀 생산하지 못한다. 당뇨병을 앓는 사람의 면역계가 췌장의 인슐린을 생산하는 세포를 파괴(유전적 성향과 결합되어 일어나는 듯함)하여 갑작스럽고 돌이킬 수 없는 인슐린 생산불능의 원인이 된다.

인슐린 의존형 당뇨병은 인슐린을 체외로부터 공급받아야 한다는 점을 제외하고는 대부분이 인슐린 비의존형 당뇨병과 비슷하다. 반면에 제2형 당뇨병은 인슐린에 대한 비민감성을 충분히 극복하기 위해서 보조제인 인슐린이 필요할 수도 있다. 오늘날 인슐린은 주사로 하루에 1~4회 맞게 되는데, 신체에 인슐린을 지속적으로 공급하는 인슐린 펌프를 사용하기도 하고 경피 패치, 혹은 코를 통한 흡입을 통하여 이루어진다. 현재 개발 중인 인슐린 알약은 아직 시판되지 않았지만 앞으로 몇 년 안에 이용할 수 있을 것으로 기대해본다. 혈당의 양을 측정하는 매우 정밀한 장치인 혈당계의 사용은 당뇨병의 적절한 관리를 가능하게 하며, 또한 기대수명이 정상 수명만큼 될 수 있도록 해준다. 합리적인 식습관, 체중조절, 계획된 활동 및 스트레스 통제는 두 가지 당뇨병 모두에서 혈당수치를 정상적으로 유지하는 데 필수적이다. 당뇨병을 제대로 관리하지 않으면 실명, 손가락과 발가락 절단, 신장질환과 심장발작 등을 포함해 여러 가지 심각한 문제가 발생할 수 있다. 이 밖에 흔한 당뇨 합병증은 "당뇨병의 일반적인 합병증"에 제시되어 있다. 최근 알려진 바에 의하면 당뇨병인 사람은 65세 이전에 인지능력이 감소되어 알츠하이머병 같은 질환에 걸릴 위험이 높아진다고 한다. 적절한 관리를 하지 않는 사람은 제대로 관리하는 사람보다 대체로 수명이 더 짧을 수 있다.

이중당뇨 또는 제3형 당뇨병 최근에 '제3형(Type 3 Diabets)'의 당뇨병을 의학보고서에서 보고했다. 이 형태는 제1형 당뇨를 앓고 있는 아동에게서 보이는 형태로, 통상 인슐린 수용체를 가지고 있다. 그러나 외인성의 인슐린을 맞아야 한다. 아동에게 대사장애는 신체의 외인성 인슐린을 인식할 수 있는 능력을 잃었기 때문에 제2형 당뇨병으로 진전되게 만든다. 이 두 가지의 당뇨병이 공존하게 되면, 아동은 이중당뇨(double diabetes), 즉 제3형 당뇨병에 걸리게 된다.

겸상적혈구 형성 소질과 겸상적혈구 질환

수많은 질환 중에서 유독 특정 인종 또는 민족에게만 발견되는 질환이 있다. 그중에는 유전되는 겸상(낫 모양)적혈구 형성 소질/겸상적혈구 질환이 있다. 미국에서 이 적혈구 이상 질환은 아프리카계 미국인에게만 나타난다.

신체에서 발견되는 모든 화학성분 중에서 적혈구와 산소의 결합을 돕는 헤모글로빈같이 다양한 형태로 발생하는 것은 거의 없다. 그중 헤모글로빈의 두 가지 형태가 겸상적혈구 형성 소질과 겸상적혈구 질환과 관계가 있다. 인체는 미세 모세혈관을 빨리 제거함으로써 비정상적인 적혈구에게 반응을 나타내게 되는데, 이때 빈혈이 발생한다. 이러한 증상은 겸상세포적혈구 빈혈 소질이라 부르기도 한다. 아프리카계 미국인에게는 이 비정상적 헤모글로빈의 두 형태 중 하나가 유전되는 것으로 추정된다. 이 특정 형태가 유전되는 사람은 질환으로 곧바로 진행되지는 않지만 그들의 자녀에게 비정상적인 헤모글로빈의 유전자를 전달한다. 과거에 이 질환이 유전된 사람은 오랜 기간 동안의 통증과 손상이 특징이며 수명을 단축시키는 상황에 직면해야 했다. 그러나 오늘날은 효과적인 검사와 새로운 치료법으로 수명이 늘어나게 되었다. 또한 골수이식은 기대수명을 거의 정상 범위까지 연장시킨다. 이러한 발전으로 젊은 겸상적혈구 빈혈환자에게 성공적으로 골수를 이식했다고 한다. 과학기술이 더 발전해 배아줄기세포의 사용이 허용되는 미래에는 공여자로부터 줄기세포를 받을 수 있을 것이다.

아프리카 미국인의 8%가 겸상적혈구 질환 유전자를 가지고 있지만 대부분 손상이 거의 나타나지는 않는다. 그러나 자녀에게 비정상적인 유전자를 물려줄 가능성이 있다. 아프리카계 미국인 중 1.5%는 겸상적혈구 질환으로 고통을 받고 수명이 단축되고 있다.

이 질환은 적혈구 세포가 길쭉한 초승달 모양(sickled)으로, 이들은 신체의 가는 모세혈관 속을 통과할 수 없다. 신체는 이러한 비정상적인 적혈구를 빠르게 제거하는 것으로 대응하는데, 이 때문에 빈혈이 시작된다. 따라서 이 질환은 겸상적혈구 빈혈증이라고 부르기도 한다. 빈혈뿐만 아니라 폐기능 손상, 울혈성 심부전, 담낭의 염증, 골격계의 변화 및 눈과 피부의 비정상적인 상태를 포함해 여러 심각한 의료적 문제를 초래할 수 있다.

겸상적혈구 질환을 예방하기 위해서는 임신 전에 유전자검사를 하거나 또는 태아가 착상하기 전에 태아의 유전자검사를 실시하여야 한다. 현재 이 두 가지 예방법은 매우 비싸며 이용이 제한적이다. 앞으로 더 많은 연구와 평가가 이루어져 이 방법이 더욱 저렴해진다면 위험이 높은 사람이 많이 이용할 수 있을 것이다.

알츠하이머 질환

알츠하이머(AD)는 노인의 2% 정도도 되지 않지만, 이 질환은 노인을 무력화시키고 감정적으로 고통스럽게 하며 매우 큰 고통이 있다. 이 질환은 나이와 관련이 있다. 최근에 연구가 완전히 되지 않았지만 치매전증의 개념이 알려졌다. 약 100만 명의 중년기 사람을 치매전증으로 평가할 수 있다.

알츠하이머의 첫 번째 증상은 경미한 우울증이다. 초기에 오늘이 무슨 요일인가요? 같은 질문에 대답을 하기 어려우며, 몇 개월이 지나면 기억력이 손실되고 운전하기가 어려워지고, 혼돈, 그리고 치매(정상적인 사고력을 잃어버림)가 발현한다. 알츠하이머가 좀 더 진행되면 요실금이 나타나고, 어린아이와 같은 행동을 하며, 결국에는 무능력해지며 뇌조직이 파괴된다. 알츠하이머 질환이 진행되면 시설에서 관리를 받아야 할 필요가 있다.

알츠하이머를 분류하면 초기 알츠하이머(65세 이전에 발병)와 후기 알츠하이머(65세 이후)의 두 가지 형태가 있다. 초기 알츠하이머는 1, 3, 4형으로 알츠하이머 환자의 약 25%를 차지하며, 질환의 형태로 유전된다. 염색체 1, 14, 21번 이상을 확인할 수 있다. 후기 알츠하이머는 2형으로 염색체 19번에 이상이 있으며, 가장 빈번하게 발생한다. 염색체 9, 10, 12번도 주의하여야 한다. 최근의 가설에 의하면 20번 유전자도 관련이 있는 것으로 알려졌다.

알츠하이머는 진단하기는 어려운데, 이는 치매의 다른 형태와 증상이 비슷하기 때문이다. 인간이 사망한 후에야 알 수 있고, 부검을 시행할 때 확인되는 뇌의 특정한 변이로 진단을 확인할 수 있다. 새로운 의학적 이미징 기술을 갖춘 MRI을 이용하면 사망하기 전에 알츠하이머 질환의 진단이 가능하다. 예를 들어 최근 새로이 개발된 이중조영방법으로 PET 스캔을 하면 아밀로이드 플라크를 밝혀낼 수 있다. 이 기술은 사망 전에 정확한 진단이 가능할 뿐 아니라 질환의 진행 정도를 좀 더 정확하게 알 수 있다.

알츠하이머 질환에 대한 치료약물은 현재 존재하지 않지만, 라자딘[Razadyne(Galatamine)], 엑셀론[Exelon(rivastigmine)], 아리셉트[Aricept(donepezil)]와 같은 세 약물은 아세틸콜린의 분해를 저해함으로써 질병의 조기 단계에서 지적 기능의 향상을 제공하며, 질병의 근원이 되는 가능성을 감소시켜준다. 새로운 치료약 메만틴(memantine)은 알츠하이머 진행 정도가 중간 정도인 사람에게 사용하는 것으로, 신경을 손상시킬 수 있는 물질인 글루타메이트(glutamate)를 차단하는 기능이 있다. 도네페질(donepezil)은 알츠하이머 치료약 중 가장 많이 사용되며, 갈란타민(galantamine)은 질환에 영향을 미치는 니코틴 수용체뿐 아니라 신경전달물질 수용체에 영향을 미친다.

노화에 따른 인지기능 저하를 예방하기 위한 광범위한 행동연구 연구 시도가 있었다. 이러한 연구, 특히 지방산의 역할(특히 n-3지방산)에 관한 연구에서 n-3 지방산이 노인의 인지능력 감소를 예방하고 운동(특히 걷는 것)은 인지능력을 개선시켰으며, 규칙적인 가벼운 술도 인지능력 개선에 영향을 미쳤다고 한다. 추가적인 연구에서는 비스테로이드성 항염증약(NSAISs)도 인지능력의 감소를 억제했다고 한다. 항산화 비타민인 비타민 C, 카로틴, 비타민 E도 치매를 예방하며, 지방을 감소키는 식사와 지중해성 식사도 치매를 예방했다고 한다.

요약

- 홍반성 낭창은 자신의 조직을 자신으로 인식하지 못해 생기는 면역계 질환이다.
- 과민성 대상질환과 염증성 장질환은 위장관조직에 나타나는 면역계의 과민반응이다.
- 다발성 경화증은 뇌와 척수의 절연기능을 하는 신경계 내의 미엘린을 생산하는 면역세포에 의한 지속적인 공격 때문에 생긴다.
- 제1형과 제2형 당뇨병은 대사증후군으로 인슐린을 생산하기 어렵거나 인슐린에 대한 인식의 차이로 체내의 정상적인 혈당이용 조절능력이 상실된 것이다. 제3형 당뇨병은 동일인에게서 제1형 2형의 당뇨병이 공존하는 것이다.
- 겸상세포 질환은 비정상적인 열성유전자가 유전된 것으로, 비정상적인 헤모글로빈이 생성되어 산소운반능력이 감소된 것이다. 겸상세포 소질은 하나의 열성 유전자가 있어 나타나는 질환이다.
- 알츠하이머 질환은 시간의 경과에 따라 인지기능에 가장 중요한 뇌의 신경전달물질을 생산하는 것이 어려워지는 치매상태이다.

복습 문제

1. 전신홍반성 낭창을 일으키는 문제는 무엇이며, 이 자가면역질환을 어떻게 관리해야 하는가?
2. 다발성 경화증에서 면역계 접합부에서 손상되는 중요한 물질은 무엇인가? 이 물질을 생산하는 능력을 잃게 되면 어떤 결과가 따르게 되는가?
3. 제1형 당뇨병과 제2형 당뇨병은 어떤 것이 비슷하며 어떤 것이 명백하게 다른가? 대사증후군이란 무엇이며 제2형 당뇨병과 어떠한 관련이 있는가?
4. 겸상적혈구 소질/겸상적혈구 질환은 어떤 민족에서 가장 민감한가? 겸상적혈구 형성 소질과 질환은 무엇인가? 이 질환을 예방하기 위해 유전관련 상담은 어떻게 하는가?
5. 알츠하이머에서 인지능력의 감소는 어떤 요인 때문인가? 현재 알츠하이머 치료는 어떻게 하는 것이 효과적인 치료인가?

"당뇨와 만성질환에 대해 얼마나 잘 알고 있나요?" 퀴즈의 정답

1. 거짓 2. 거짓 3. 참 4. 참

SOURCE NOTES

1. World Health Organization. Boyle P, Levin B. World Cancer Report—2008, February 2009.
2. American Cancer Society. Cancer Facts & Figures—2010.
3. DeNavas-Walt C, Proctor B, Smith J. Income, Poverty, and Health Insurance Coverage in the United States: 2007. U.S. Census Bureau, August 2008.
4. Mukherjee S. The Emperor of All Maladies: A Biography of Cancer. New 5. Jemal A, et al. Trends in the Leading Causes of Death in the United States, 1997–2002. Journal of the American Medical Association, 294(10), 1255–59, September 14, 2008.
6. Zhao Y, Epstein RJ. Unexpected functional similarities between gatekeeper tumour suppressor genes and proto-oncogenes revealed by systems biology. Journal of Human Genetics, March 3, 2011 (Epub ahead of print).
7. Buonaguro FM, Lewis GK, Pelicci P. Introducing infectious agents and cancer. Infectious Agents and Cancer, 1, 1, September 14, 2006.
8. Neumann R, Bluemke D. Tracking radiation exposure from diagnostic devices at the NIH. Journal of the American College of Radiology, 7(2), 87–89, 2010.
9. Schwad M (ed.). Encyclopedia of Cancer (Vols. 1–4, 2nd ed.). New York: Springer, 2008.
10. Harrington CR, Beswick C, Leitenberger J, et al. Addictive-like behaviors to ultraviolet light among frequent indoor tanners. Clinical and Experimental Dermatology, 36(l), 33–38, 2011.
11. Louafi A, et al. Merkel Cell Carcinoma: study of 24 cases and review of the literature. Annales de chirurgie plastique et esthétique, February 2009 (Epub ahead of print).
12. Berle DR, Berg CD, Bloack WC, et al. The National Lung Screening Trial: overview and study design. Radiology, 258(l), 243–253, 2011.
13. Henschke CI, et al. Survival of patients with stage 1 lung cancer detected on CT screening. New England Journal of Medicine, 355(17), 1763–71, October 26, 2006.
14. Ou SH, Bazhenova L, Camidge DR, et al. Rapid and dramatic radiographic and clinical response to an ALK inhibitor (crizotinib, PF02341066) in an ALK translocation-positve patients with non-small cell lung cancer. Journal of Thoracic Oncology, 5(12), 2044–46, 2010.
15. Jemal A, et al. Annual report to the nation of the status of cancer, 1975–2005, featuring trends in lung cancer, tobacco use, and tobacco control. Journal of the National Cancer Institute, 100(23), 1672–98, December 3, 2008.
16. Acott AA, et al. Association of tobacco and alcohol use with earlier development of colorectal cancer: Should we modify screening guidelines? American Journal of Surgery, 196(6), 915–919, December 2008.
17. Rothwell PM, Wilson M, Elwin CE, et al. Long-term effect of aspirin on colorectal cancer incidence and mortality: 20-year follow-up of five randomized trials. Lancet, 376(9754), 1741–50, 2010.
18. Whitlock EP, et al. Screening for colorectal cancer: a targeted, updated systematic review for the U.S. preventive services task force. Annals of Internal Medicine, 149(9), 638–656, November 4, 2008.
19. Veerappan GR, Ally MR, Choi JH, et al. Extracolonic findings on CT colonography increases yield of colorectal cancer screening. American Journal of Roentgenology, 195(3), 677–686, 2010.
20. Krainer M, et al. Differential contributions of BRCA1 and BRCA2 to early-onset breast cancer. New England Journal of Medicine, 336(20), 1416–21, 1997.
21. Hansen TO, Jonson L, Albrechtsen A, et al. Large BRCA1 and BRCA2 genomic rearrangement in Danish high risk breast-ovarian cancer families. Breast Cancer Research and Treatment, 115, 315–323, 2009.
22. Breast Cancer Chemoprevention: Medicines That Reduce Breast Cancer Risk. Updated January 2009. Mayo Foundation. www.mayoclinic.com/health/breast-cancer/WO00092.
23. D'Orsi CJ, Newell MS. On the frontline of screening for breast cancer. Seminars in Oncology, 38(1), 119–127, 2011.
24. Breast Cancer Treatment. Updated January 2011. Mayo Foundation. www.mayoclinic.org/breast-cancer/treatment.html.
25. Lawrentschuk N, Daljeet N, Trottier G. An analysis of world media reporting of two recent large randomized prospective trials investigating screening for prostate cancer. March 29, 2011 (Epub ahead of print).
26. American Cancer Society. Survival rates for testicular cancer. British Journal of Urology, 2011. www.cancer.org/cancer/testicularcancer/overviewguide/testicular-cancer-overview.
27. U.S. Food and Drug Administration. FDA News. FDA approves expanded use of Gardasil to include preventing certain vulvar and vaginal cancers. September 12, 2008. www.fda.gov/bbs/topics/NEWS/2008/NEW01885.html.
28. Giorgi Rossi P, Ronco G. HPV types in early-onset cervical cancer. Lancet Oncology, 12(2), 1048–56, 2010.

29. Zeleniuch-Jacquotte A, et al. Circulating enterolactone and risk of endometrial cancer. International Journal of Cancer, 119(10), 2376–81, November 15, 2006.
30. Moschos E, Ashfaq R, McIntire D, et al. Saline-infusion sonography endometrial sampling compared with endometrial biopsy in diagnosing endometrial pathology. Obstetrics and Gynecology, 113(4), 881–887, 2009.
31. Larsson SC, et al. Aspirin and nonsteroidal anti-inflammatory drug use and risk of pancreatic cancer: a meta-analysis. Cancer Epidemiology Biomarkers Prevention, 15 (12), 2561–64, 2006.
32. Skinner HG, et al. Vitamin D intake and the risk of pancreatic cancer in two cohort studies. Epidemiology, Biomarkers and Prevention, 15(9), 1688–95, September 2006.
33. Boscoe FP, Schymura MJ. Solar Ultraviolet-B exposure and cancer incidence and mortality in the United States, 1993–2002. BMC Cancer, 6, 264, November 10, 2006.
34. Bulathsinghala P, Syrigos KN, Saif MW. Role of vitamin D in the prevention of pancreatic cancer. Journal of Nutrition and Metabolism. Epub January 9, 2011.
35. Kasper, et al. Harrison's Principles of Internal Medicine (17th ed.). New York: McGraw-Hill, 2008.
36. Compeyrot-Lacassagne S, et al. Prevalence and etiology of low bone mineral density in juvenile systemic lupus erythematosus. Arthritis and Rheumatism, 56(6), 1966–73, June 2007.
37. Information for Healthcare Professionals. Cimzia (Certolizumab Pegol), Embrel (Etanercept), Humira (Adalimumab), and Remicade (Infliximab). U.S. Food and Drug Administration. Center for Drug Evaluation and Research, September 4, 2008. www.fda.gov/CDER/drug/InfoSheets/HCP/TNF_blockersHCP.htm.
38. Ordonez G, Martinez-Palomo A, Corona T. Varicella zoster virus in progressive forms of multiple sclerosis. Clinical Neurology and Neurosurgery, 112(8), 653–657, 2010.
39. Burk RK, et al. Autologous non-myeloablative haemopoietic stem cell transplantation in relapsing-remitting multiple sclerosis: a phase I/II study. Lancet Neurology, 8(3), 244–253, March 2009. Epub January 29, 2009.
40. Goodman AD, Brown TR, Edwards KR. A phase 3 trial of extended release dalfampridine in multiple sclerosis. Annals of Neurology, 68(4), 494–502, 2010.
41. Clinical Practice Recommendations 2010. Standards of Medical Care in Diabetes 2010. American Diabetes Association. Diabetes Care, 33, Supp. 1, 2010.
42. Libman IM, Becker JD. Coexistence of type 1 and type 2 diabetes mellitus: "double" diabetes? Pediatric Diabetes, 4(2), 110–113, June 2006.
43. Xu W, et al. Mid- and late-life diabetes in relation to the risk of dementia: a population-based twin study. Diabetes, 58(1), 71–77, January 2009. Epub October 2008.
44. Clark CM, Schneider JA, Bedell BJ, et al. Use of florbetapir-PET for imaging beta-amyloid pathology. Journal of the American Medical Association, 305(3), 275–283, 2011.

CHAPTER

12

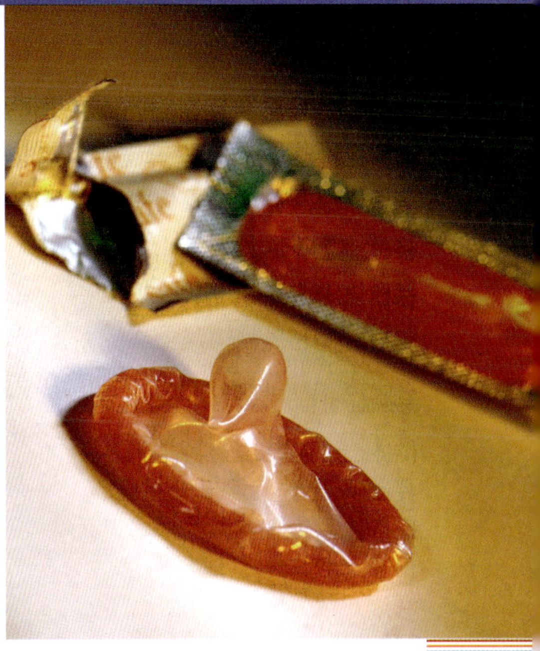

감염성 질환의 예방

Preventing Infectious Diseases

감염성 질환에 대해 얼마나 잘 알고 있나요?

1. 감염성 질환은 감염된 사람에서 곧 감염될 사람에게 전염될 때 예측 가능한 경로를 따른다.
   참 혹은 거짓?
2. 면역계는 감염성 질환에 대해 한 가지 경로, '특정 질환에 걸린 후 회복'만으로 대응한다.
   참 혹은 거짓?
3. 병원감염(nosocomial infection)은 실내 운동경기장과 같이 대중이 많이 모이는 곳에서 일어난다.
   참 혹은 거짓?
4. 대학 캠퍼스에서 세균성 뇌막염에 가장 걸리기 쉬운 학생군은 대학원생이다.
   참 혹은 거짓?
5. 탐폰 오용에 대한 우려 때문에 보건관리자들은 여성의 탐폰 사용 중지를 권고하고 있다.
   참 혹은 거짓?
6. 최근 미국 대중은 HIV/AIDS의 전 세계적 유행에 대하여 과거보다 관심이 적다.
   참 혹은 거짓?
7. 성병(STD) 감염을 피하는 가장 효과적인 방법은 성생활을 절제하는 것이다.
   참 혹은 거짓?

정답은 이 장의 마지막 부분에 있습니다.

19세기에는 감염성 질환이 가장 큰 사망원인이었다. 감염성 질환에 의한 사망은 천연두, 결핵, 독감, 백일해, 장티푸스, 디프테리아, 파상풍 등을 유발하는 미생물에 노출되어 발생하는 것이었다. 그러나 1900년 초반에 공중위생의 개선, 광범위한 항생제 사용과 백신에 의해서 감염성 질환으로 사망하는 사람은 상당히 감소하였으며, 현대에는 만성질환이 더 흔한 사방원인이 되고 있다.

오늘날 감염성 질환은 새로운 양상을 보인다. 2009년 말, 3,330만 명의 사람이 HIV/AIDS에 감염된 채 살고 있으며,[1] 효과적 예방 프로그램이 없다면 장기적으로 그 수는 7,000만 명으로 늘어날 것으로 예측된다. 또한 결핵이 다시 유행하고 있고, 골반감염은 불임의 원인이 되고 있으며, 아동에게 필요한 예방접종을 하지 않는다면, 백일해, 홍역, 소아마비와 기타 심각한 소아질환이 다시 발생할 것이다. 사실 일부 전문가는 HIV/AIDS와 감염성 질환의 출현 또는 재출현으로 인해, 오늘날의 젊은 성인은 바로 전 세대보다 수명이 더 감소할 수 있다고 생각한다.

NDM-1 박테리아(뉴델리에서 처음 발견)와 KPC 박테리아(효과적이었던 여러 항생제를 불활성화시키는 효소를 생산)와 같은 새로운 형태의 박테리아에 의한 감염 질환도 출현하였다.

감염성 질환의 전파

감염성 질환은, 전파가 늘 직접적이지는 않지만, 일반적으로 사람에서 사람으로 전파된다. 감염성 질환은 다수의 사람에서 전염되어 유행(epidemic) 또는 범유행(pandemic)이 될 수 있으므로 특히 위험하다.

표 12-1 병원균과 흔한 감염성 질환

병원균	설명	대표적 질환
바이러스	가장 작은 흔한 병원균; 외피단백질로 둘러싸인 유전물질(DNA) 입자; 성장과 복제에 숙주세포가 필요함.	홍역(rubeola), 볼거리(mumps), 수두(chicken pox), 풍진(rubella), 독감, 사마귀, 감기, 구강 및 성기 포진(herpes), 대상포진, AIDS, 성기의 사마귀
프리온(prion)	잠재적으로 스스로 복제 가능한 단백질; DNA와 RNA가 모두 없음; 바이러스와 유사한 크기	크로이츠펠트-야콥병(Creutzfeldt-Jakob disease), 게르스트만-슈트로이슬러-샤인커 증후군(Gerstmann-Straussler-Scheinker Syndrome, GSS), 광우병(mad cow disease, bovine spongiform encephalitis)
세균	견고하고 명확한 세포벽이 있는 단세포 미생물; 원형, 막대형, 나선형의 세 가지 형태	파상풍(tetanus), 패혈증 인두염(strep throat), 성홍열(scarlet fever), 임질(gonorrhea), 매독(syphilis), 클라미디아(chlamydia), 독소쇼크증후군(toxic shock syndrome), 레지오넬라병(Legionnaires' disease), 세균성 폐렴, 수막염, 디프테리아, 라임병(Lyme disease)
곰팡이	식물 같은 미생물; 곰팡이(molds)와 효모(yeasts)	무좀, 윤선(백선, ringworm), 히스토플라스마증(histoplasmosis), 산-조아퀸계곡열(San Joaquin valley fever), 칸디다증
원생동물(protozoa)	원시적인 유핵 단세포; 기생충 같은 생물, 운동 가능	말라리아, 아메바성 이질(amebic dysentery), 트리코모나스증(trichomoniasis), 질염
리케차	성장과 복제에 숙주세포를 필요로 하는 바이러스 같은 특성을 가지는 박테리아의 한 형태	발진티푸스(typhus), 록키산 홍반열(Rocky mountain spotted fever), 리케차폭스(Rickettsial pox)
기생충	다세포의 비교적 단순한 동물; 촌충, 회충, 거머리 등	개사상충(dirofilariasis, dog heartworm), 코끼리피부병(elephantiasis), 회선사상충증(onchocerciasis)

출처: Barbara Humann, Disease: Identification, Prevention and Control, 3/e. © 2007 The McGraw-Hill Companies, Inc. Used with permission

병원균

질환이 전파되려면, 질환을 유발하는 병원균(즉, 바이러스, 세균 또는 곰팡이 등)에 사람이 접촉하여야 한다. 병원균(pathogens)이 체내에 침입하면, 때로는 우리 몸의 방어기전에 저항하며 크게 증식함으로써 질환을 유발한다. 이를 감염(infection)이라고 한다. 병원균은 크기가 작아서 미생물(microorganism 또는 microbe)이라고도 부른다. **표 12-1**에 감염성 질환을 유발하는 병원균과 이들이 유발하는 질환의 일부를 정리하였다.

주요 용어

유행(epidemic): 특정 지리적 지역에서 동시에 발생하는 감염 질환의 심각한 증가

범유행(pandemic): 특정 국가의 국경을 넘어서 국제적 상태가 된 유행(HIV/AIDS는 범유행이다).

병원균(pathogen): 질환을 유발하는 감염원

병독력(virulence): 미생물이 질환을 유발하는 능력

감염사슬

그림 12-1은 병원균이 감염사슬(감염을 초래하는 일련의 사건)에서 다양한 경로로 이동하여 질환이 퍼질 수 있다는 것을 설명해준다. 감염사슬에서 각 사건의 연결고리는 여러 곳에서 끊어질 수 있으므로 모든 병원균이 감염사슬 전체를 이동하지는 않는다. 그러므로 병원균이 있다는 것은 질환이 유발될 수 있다는 잠재적 가능성이 있다는 것일 뿐이다.

감염원 감염사슬의 첫 번째 연결고리는 질환을 유발하는 감염원(agent)이다. AIDS를 유발하는 HIV 같은 일부 감염원은 병독력(virulence)이 높아서 심각한 감염질환을 유발한다. 반면 다른 감염원은 감기같이 훨씬 가벼운 감염을 초래한다. 특히 바이러스 같은 일부 병원성 감염원은 돌연변이를 통하여 병독성이 훨씬 더 커질 수 있다.

병원소 병원균이 살아남기 위해서는 병원균을 지지하고 보호해줄 수 있는 우호적 환경이 필요하다. 이러한 환경이 감염사슬의 두 번째 연결고리이며, 병원소(reservoir)라고 한다. 가장 흔한 감염성 질환 중 다수에서 병원소는 감염된 사람의 체내가 된다. 여기서 감염원은 활발히 증식하여 다른 사람에 전파된다. 그러므로 감염된 사람은 특정 질병 원인균에 대한 숙주(host)이다. 일부 감염질환에서는 환자가 감염질환에서 회복된 이후에 다시 병원소 상태가 될 수 있는데, 이는 특히 바이러스의 경우

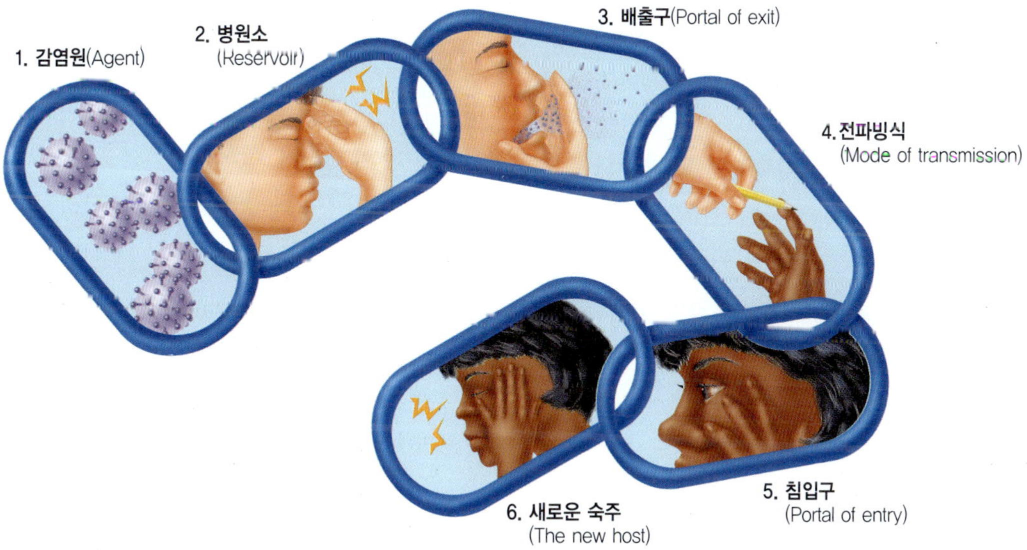

[그림 12-1] 감염사슬. 위에서는 한 사람에서 다른 사람으로 전파되며 감기를 유발하는 리노바이러스의 예를 보여주고 있다. (1) 병원균은 리노바이러스이다; (2) 병원소는 감염된 사람이다; (3) 배출구는 호흡기이다(기침); (4) 전파방식은 간접적 손 접촉이다; (5) 침입구는 감염되지 않은 사람 눈의 점막이다; (6) 바이러스는 이제 새로운 숙주를 가졌다.

에 병원균이 숨어 있다가 이후 다시 출현하여 다시 감염 질환을 초래할 수 있기 때문이다. 단순헤르페스 바이러스(herpes virus)가 흔히 숨어 있는 바이러스이다.

일부 감염질환에서는 동물이 병원소이다. 조류독감(avian flu)은 동물이 병원소인 질환으로 널리 알려져 있다. 감염된 동물이 항상 병에 걸리거나, 감염된 사람과 유사한 증상을 보이는 것은 아니다.

병원균이 살 수 있는 세 번째 유형의 병원소는 흙과 같은 생명체가 아닌 환경이다. 예를 들면, 파상풍 박테리아의 포자는 인체의 상처 부위로 침입하기까지 흙에서 50년까지도 살 수 있다.

배출구 다른 사람에서 질환을 유발하기 위해서는 병원균이 병원소를 떠나야 한다. 그러므로 감염사슬의 세 번째 연결고리는 감염원이 병원소를 떠나는 지점인 배출구(portal of exit)이다.

특히 사람의 감염성 질환에서 주된 출구는 우리에게 친숙한 소화기, 비뇨기, 호흡기 및 생식기계와 혈액이다.

전파방식 감염사슬에서 네 번째 연결고리는 전파방식(mode of transmission), 즉 병원균이 감염될 수 있는 숙주로 이동하는 방식이다. 두 가지 주된 전파방식은 직접전파와 간접전파이다.

사람에서 사람으로 전파되는 직접전파는 다시 다음 세 가지로 나누어볼 수 있다. 이는 체표면 접촉(키스, 접촉, 성관계 등에 의한 확산), 비말전파(droplet spread; 오염된 비말을 포함하는 공기 흡입하여 확산) 및 대변-경구 전파(감염된 아기의 기저귀를 갈 때와 같이 숙주의 손에 묻은 대변이 새로운 숙주의 입에 접촉하여 확산)이다.

감염된 사람과 감염되지 않은 사람 간의 간접전파는 감염원이 사람이 아닌 물질을 통하여 이동하는 것이다. 전파 매개체는 물, 음식, 흙, 수건, 옷, 식기나 수저 등 생명이 없는 물질(매개물, fomite)이다.

감염원은 또한 생명이 있는 매개체(벡터, vector)를 통해서도 간접적으로 전파될 수 있다. 벡터는 곤충, 새 또는 다른 동물 등의 살아 있는 생명체로, 사람에서 사람으로 질병을 옮긴다. 벡터의 예로는 라임병을 옮기는 사슴진드기(deer tick)가 있다.

공기를 통해 전파하는 공기 매개성 간접전파는 장기간 공기에 부유되어 있는 감염된 입자를 흡입하는 등의 방식을 말한다. 비말전파가 감염된 사람과 감염되지 않은 사람이 가까이 있어야 하는 것과는 달리, 공기 매개성 전파에서는 감염된 사람이 수 시간 전에 있던 방에 감염되지 않은 사람이 들어가서 그 방의 공기를 흡입함으로써도 감염될 수 있다. 풍진(german measles)과 같은 바이러스 감염이 이러한 방식으로 전파된다.

침입구 감염사슬의 다섯 번째 연결고리는 침입구(portal of entry)이다. 배출구와 같이 침입구도 병원균이 감염되지 않은 사람의 체내로 들어가는 일차적 방법이 세 가지 있는데, 이는 소화기, 호흡기, 생식기계를 통한 침입이다. 이에 더하여 피부의 열상도 또 다른 침입구가 될 수 있다. 대부분의 감염에서는 침입구는 감염된 사람에서 병원균이 나가는 배출구 기관과 동일한 기관이 된다. 그러나 HIV에서는 기관 간 전파(cross-system transmission)가 일어날 수 있는데, 구강성교와 항문성교에서는 감염원이 생식기계와 소화기계의 따뜻하고 촉촉한 조직을 통과하게 된다.

새로운 숙주 이론적으로는 모든 사람이 감염성 질환에 걸릴 수 있으므로, 모든 사람이 감수성 숙주(susceptible host)가 된다. 그러나 실제로는 전반적인 건강상태, 면역력, 보건의료서비스, 건강과 관련한 행동방식 등의 인자가 감염성 질환에 대한 감수성에 영향을 미치게 된다.

감염 단계

병원균이 새로운 숙주를 공격할 때 비교적 예측 가능한 사건이 순차적으로 일어난다. 즉, 질병은 5단계를 통해 이동하는데, 감기에 걸릴 때마다 이러한 감염 단계들을 인지할 수 있다.

1. **잠복기(incubation stage)** 이 단계는 병원균이 체내에 들어온 시점부터 질병의 징후와 증상을 나타내기에 충분한 정도로 증식할 때까지의 기간이며, 미생물의 병독성, 미생물의 수, 숙주의 면역 반응성 및 다른 건강 상태 등에 따라 수 시간에서부터 수 개월까지 지속될 수 있다. 이 단계는 무증상기(silent stage)라고 부르며, 병원균은 이 단계에서 새로운 숙주에게로 전파될 수도 있으나, 그런 일은 잘 일어나지 않는다. 즉, 이

단계에 숙주는 감염되어 있지만, 아직 감염성은 없다. 그에 대한 예외가 HIV 감염이다.

2. **전구기**(prodromal stage) 잠복기 다음에 숙주는 눈물, 콧물, 미열, 피로감 등과 같은 다양한 일반적 징후와 증상이 단기간 나타날 수 있다. 이러한 증상은 비특이적이고, 감염된 숙주가 쉬어야 할 만큼 심하지 않을 수 있다. 이 단계 동안 병원균은 계속 증식하여, 숙주는 드디어 병원균을 새로운 숙주에게로 옮길 수 있게 되지만, 아직 감염성이 가장 높은 단계는 아니다. 감염된 환자는 이 단계에 다른 사람을 보호하기 위하여 스스로를 격리하여야 한다. 역시 HIV 감염은 이 단계에서도 다르다.

3. **임상기**(clinical stage) 이 단계는 급성기(acute stage) 또는 절정기(acme state)라고도 하며, 숙주에게는 가장 힘든 단계이다. 이 시점에 질병은 발달의 정점에 있게 되며, 검사소견으로 특정 질병의 모든 임상 징후와 증상을 확인할 수 있다. 다른 사람에게 질병을 전파할 가능성도 이 단계에 가장 높다. 우리 몸의 모든 사용 가능한 방어기전은 병원균에 의한 더 이상의 손상을 막기 위한 과정을 진행하는 중이다.

4. **쇠퇴기**(decline stage) 회복의 전 징후가 이 단계에 나타난다. 감염은 종료되거나, 일부의 경우에는 무증상 수준으로 감소한다. 이 단계에 과로하는 경우에는 재발할 수도 있다.

5. **회복기**(recovery stage) 이 단계는 convalescence stage라고도 하며, 침입한 병원균으로부터 명백히게 회복하는 것이 특징이다. 질병은 이 단계에도 다른 사람에게 전파될 수 있으나, 그런 일은 흔하지 않다. 환자의 전반적인 건강이 좋아질 때까지 환자는(아마도 다른 질환의) 병원균에 감염되기가 매우 쉽다. 다행히 회복기가 지나면 그 특정 병원균에 대한 감수성은 더 낮은데, 이는 환자의 몸에서 면역성이 형성되었기 때문이다. 그러나 이 면역성이 항상 영구적인 것은 아니다. 예를 들면, 많은 성병은 반복적으로 감염될 수 있다.

HIV/AIDS에 대해서는 이 장의 뒷부분에서 다시 논할 것이다. 그러나 지금은 이 매우 중요한 범유행성 감염 질환이 방금 서술한 5단계 감염 모델에 잘 맞지 않는다는 것만을 지적하고자 한다. HIV에 감염된 경우에는, 초기에 무증상 잠복기가 있고, 이후 면역계의 이상에 대한 일반적 징후가 나타나는 전구기가 뒤따른다. 그러나 일단 면역계의 특정 세포가 감소하여 더 이상 기회감염(opportunistic infection)에 대한 보호기능을 할 수 없게 되면, AIDS라는 이름을 붙이게 된다. 그러므로 감염 질환의 5단계 모델은 AIDS에는 잘 적용되지 않는다.

신체방어: 기계적, 세포-화학적 면역계

일련의 방어배열이 군사기지를 보호하는 것처럼, 신체도 일련의 방어기전에 의해서 보호받는다. 이들 방어기전은 기계적인 것과 세포-화학적인 것으로 분류해볼 수 있다. 기계적 방어는 이들이 신체 내부와 외부 환경을 물리적으로 분리하므로 일차 방어선이 된다. 기계적 방어의 예는 피부, 호흡기와 소화기관을 덮는 섬막, 귀지, 흡입하는 공기를 걸러주는 작은 솜털과 섬모 및 눈물 등이다. 이 방어기전은 일차적으로 병원균이 있을지도 모르는 외부 물질에 대해 방패로 작용한다. 그러나 이러한 방어는 해제될 수 있는데, 예를 들면 담배연기에 의해서 기도를 보호하는 섬모가 죽어서 만성 기관지염이 발생하거나, 콘택트렌즈가 눈물을 감소시켜 눈을 자극하고 눈 감염을 초래하

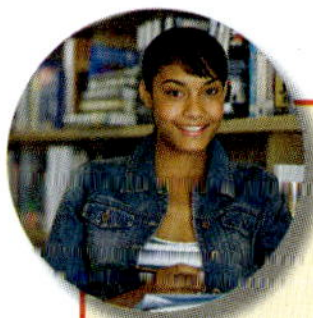

현대인은 지나치게 청결한가?

감염성 질환 전문가들은 항균제 상품들이 광범위하고 대중적으로 사용됨에 따라, 이들이 항생제에 저항성을 가진 항생제 내성균(super-bug)이 발생하는 데 기여할 가능성에 대해 점점 더 많은 우려를 표명하고 있다. 실세로 약 75%의 액체 손세정제와 거의 30%에 달하는 고제 비누가 triclocarban이나 triclosan 같은 항균성 약품을 포함하고 있는데, 병원균들은 벌써 이들에 대한 저항성을 보이고 있다.

항균제 상품에 대한 의존성이 증가하는 데 대한 우려가 커짐에 따라, 아동기부터 집과 학교에서 배웠던 첫 번째 위생 수칙("비누와 뜨거운 물로 손을 깨끗이 씻어라")이 다시 강조되고 있다. 오늘날에도 미생물학자들은 우리 몸과 우리 집, 우리 직장을 청결하게 하는 데 '옛날 방식'의 비누와 뜨거운 물보다 더 효과적인 것은 없다는 것을 상기시켜준다.

주요 용어

면역계(immune system): 외부에서 침입한 병원균과 단백질 및 체내의 비정상적 세포로부터 우리 몸을 보호하는 세포와 화학적 인자로 구성된 체계

는 경우이다.

우리 몸을 보호하는 두 번째 방어기전은 면역계로 알려진 세포-화학적 체계이다. 면역계는 기계적 방어보다 훨씬 더 특이적이다. 면역계의 일차적 임무는 미생물, 외부 단백질과 우리 몸의 비정상적 세포를 제거하는 것이다. 건강한 영양섭취, 효과적인 스트레스 관리, 규칙적인 운동과 같은 건강 친화적 생활방식은 면역계의 이러한 기능을 지지해준다. 면역계 세포를 활성화시키는 미생물, 외부 단백질, 비정상적 세포를 총괄하여 항원(antigen)이라고 한다.

면역계의 분류

면역계 또는 세포-화학적 방어를 자세히 보면 두 종류의 서로 다른, 그러나 매우 협력적인 세포군이 존재한다는 것을 알 수 있다. 첫 번째 세포군은 태아의 흉선에서 발달하며, T 세포 매개성 면역 또는, 좀 더 간단히 표현해서, 세포성 면역을 형성한다. 면역계의 두 번째 세포군은 B 세포(bursa of Fabricius)로 체액성 면역을 형성한다.[5] 세포성 면역과 채액성 면역의 세포들은 혈액, 림프조직(소화기계의 림프조직 포함) 및 체세포 주변의 체액에서 발견된다. 면역계의 두 가지 주된 세포군 외에도 다양한 항체, 자연살해(NK) 세포, 단핵세포(monocyte)와 대식세포(macrophage), 과립구(granulocyte) 등의 백혈구 및 보체(complement)라고 하는 일군의 중요한 단백질들이 면역계의 주된 두 가지 체계, 즉, 세포-매개성 면역과 체액성 면역과 협력하거나 또는 독립적으로 기능한다. 총괄적으로 본다면 이들 구성인자들은 항원을 직접 잡아먹고(포식작용), 항원을 분해하는 화학물질을 분비하며, 세포성 또는 체액성 면역반응을 도와주는 화학적 전달물질(chemical messenger)을 내보낸다.

우리가 세포성 및 체액성 면역의 구성요소를 가지고 태어나지만, 항원을 성공적으로 방어하기 위해서는 이들 세포가 특이적 항원을 만나서 면역반응을 일으켜야 한다. 한 번 면역반응을 일으키고 나면, 면역계는 대개 동일한 항원이 다시 나타났을 때 더 빠르고, 더 효과적으로 반응하게 된다. 이와 같이 항원을 처음 만나서 반응함으로써 획득면역(acquired immunity, AI) 상태가 된다. 획득면역은 여러 방식으로 얻을 수 있다.

- **자연획득면역**(naturally acquired immunity, NAI)은 우리 몸이 감염원에 노출되었을 때 생긴다. 우리가 감염성 질환에 걸리면 우리 몸은 감염과 싸우고, 이 과정에서 인체는 이 감염균이 다시 침입해도 질병이 발생하지 않도록 면역력을 가지게 된다.
- **인공획득면역**(artificially acquired immunity, AAI)은 백신 또는 면역접종에 의해서 노출된 약화되었거나 죽은 감염원에 우리 몸이 노출되었을 때 생긴다. 자연획득면역에서와 같이 우리 몸은 감염균과 싸우고, 싸운 방식을 기억한다. 아동이나 노인, 고위험 직업에 종사하는 성인은 면역접종을 받는 것에 대해서 의사와 상의하여야 한다.
- **수동획득면역**(passively acquired immunity, PAI)은

주요 용어

세포-매개성 면역(cell-mediated immunity): 주로 면역계의 T 세포(혼자서 또는 특화된 B 세포와 함께)에 의해서 면역이 제공된다. T 세포-매개성 면역이라고도 한다.

체액성 면역(humoral immunity): 면역계의 매우 중요한 요소인 항체(antibody)를 생산하는 면역. B 세포-매개성 면역이라고도 한다.

획득면역(acquired immunity): 외부 단백질(흔히 변형되지 않거나, 약화되거나, 죽은 병원균)에 노출되어서 생기는 면역 형태.

자연획득면역(naturally acquired immunity, NAI): 자연적으로 존재하는 병원균에 대한 신체반응으로 생기는 획득면역의 한 형태

수동획득면역(passively acquired immunity, PAI): 특정 병원균에 노출된 사람의 항체를 제공하여 얻어지는 일시적 면역

항체(antibody): 면역계가 병원균이나 그 독소 등의 항원을 파괴하기 위하여 생산하는 화학적 요소

세 번째 형태의 면역으로, 외부에서 항체가 들어왔을 때 생긴다. 이들 항체는 다양한 특정 감염에 대한 것으로 몸 밖에서(동물이나 유전조작된 미생물에서) 생산된 것이다. 이들 항체는 인체에 투여되면, 정상적인 면역반응이 일어나기 전에 우리 몸을 즉각 보호할 수 있다. 응급실에서 파상풍-변성독소(tetanus-toxoid) 치료 촉진제를 투여하는 것은 단기간의 즉각적 보호를 제공하기 위해서이다. 수동획득면역에서는 실질적인 병원균을 투여하는 것이 아니라, 질병을 유발하는 원인균에 대한 항체만을 투여하는 것임을 유의하여야 한다.

어떻게 감염균에 노출되었든, 그 결과로 면역계는 자연획득면역이나 인공획득면역을 통하여 무장하게 된다. 이 과정을 흔히 능동면역(active immunity)이라고 한다. 이는 자신의 면역계는 실제로 관여하지 않고 다른 개체의 면역요소를 빌리는 수동면역과 대조된다.

방금 기술한 면역 형태에 더하여, 어머니의 면역계 요소가 태어나기 전 태아에서는 태반을 통과함으로써, 태어난 후에는 모유를 통하여 전달됨으로써 단기간의 면역이 제공된다. 이러한 모성면역(maternal immunity)은 점차 사라지고, 기능을 하게 되는 신생아 자신의 면역계로 점차 대체된다.

총괄적으로 이러한 형태의 면역이 감염질환에 대한 중요한 보호기전을 제공할 수 있다.

면역반응

면역계의 기능을 충분히 이해하기 위해서는 이 책의 범위를 벗어나는 수준의 인체 생물학적 이해가 필요하다. **그림 12-2**는 면역반응을 간단하게 보여주고 있다.

항원(미생물, 외부 단백질, 또는 비정상적 세포)이 체내에서 발견되면, 여러 형태의 백혈구가 항원과 싸워서 항원을 일부 파괴한다. 혈액세포 중 중요한 것이 대식세포(매우 큰 백혈구)로 이들은 항원을 만나면 항원을 '잡아먹기' 시작한다. 항원을 잡아먹은 대식세포는 항원에 특이적인 단백질 조각을 세포막에 전시한다. 이제 대식세포는 항원의 표지가 되는 포획한 항원조각을 대식세포/항원의 복합체 형태로 T 세포에 전달한다. T 세포는 항원을 인지하면, 전면적 세포-매개성 면역반응을 개시한다. 이 과정에서 '기본' T 세포는 T-보조세포(T-helper cells), T-살해세포(T-killer cells), T-억제세포(T-suppresser cells), T-기억세포(T-memory cells)의 네 가지 형태로 분화된다.

일단 대식세포/항원 복합체를 인지한 기본 T 세포로부터 T-보조세포가 분화되면, 이들은 세포 면역의 두 번째 구성요소가 되는 T-살해세포에 항원의 침입을 알리고, T-살해세포는 강력한 화학전달물질을 생산하여 특정 백혈구를 활성화시키는데, 이들은 세포독소(cytotoxin 또는 cell poison)라고 하는 화학물질을 생산함으로써 항원

[그림 12-2] 면역반응. 세포와 화학 요소들은 같이 작용하여 병원균과 바이러스에 감염된 세포(V)를 파괴하고 재감염으로부터 지킨다.

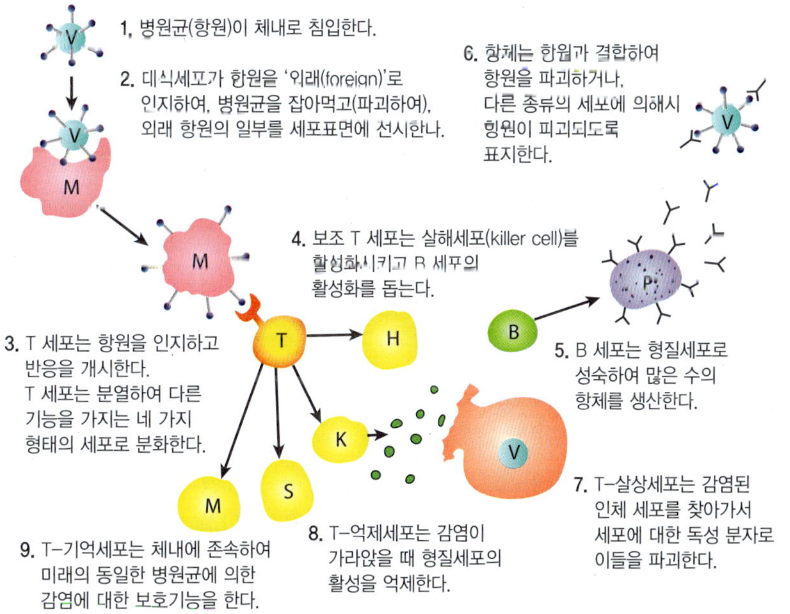

을 파괴한다. T-보조세포는 T-살해세포를 활성화시키는 외에, 체액성 면역반응에 중심적 역할을 하는 B 세포의 활성화에도 필수적이다.

전체 면역반응 중 체액성 면역반응의 구성요소가 활성화되기 위해서는 T-보조세포가 대식세포/항원 복합체(앞에서 언급함) 및 작은(미감작) B 세포와 기능적 관련성을 확립해야 한다. 일단 이 세 가지 요소 간의 작업 단위가 형성되면, B 세포는 형질세포(plasma cell)로 변형된다. 형질세포는 항원의 정체에 대한 정보를 이용하여 엄청난 수의 항체분자를 생산한다. 형질세포로부터 분비된 항체는 몸 전체를 순환하며 항원을 포획하여 항원/항체 복합체를 형성한다. 감염균 등의 항원이 항체에 의해서 '포획'되면, 이들을 잡아먹거나 화학적으로 파괴하는 다양한 백혈구에 의해서 훨씬 더 쉽게 처리될 수 있다.

항원에 대한 반응을 적절히 조절하기 위하여, 세 번째 종류의 T 세포, T-억제세포가 체액성 면역반응의 결과(항체 생산)를 감시하여 생산된 항체의 양이 적당해지면 형질세포의 활성을 종료시킨다. 네 번째의 특화된 T-세포, T-기억세포는 항원 침입에 대한 전투전략을 기억하여, 이후 유사한 침입에 빠르게 대처할 수 있게 한다.

앞서 기술한 T 세포/B 세포와 독립적으로 작용하는 또 다른 종류의 세포는 자연살해(natural killer, NK) 세포이다. 이들 면역세포는 암세포와 바이러스에 감염된 비정상적 세포를 찾아서 혈액과 조직액을 계속적으로 돌며 순찰한다. 비적상적 세포가 발견되면 NK 세포는 파괴적 세포독소로 이들을 공격하는데, 이를 용해(lysing)이라고 한다.

세포성 및 체액성 요소를 모두 이용하는 정상적 면역계가 없다면, 우리는 심각하고 생명을 위협하는 감염과 악성 종양에 희생되기 쉬울 것이다. 나중에 보게 되겠지만, 정확하게 이러한 현상이 HIV에 감염된 많은 사람에게서 나타난다.

새롭게 출현된 의료기술은 손상된 면역계를 복구할 수 있다는 희망을 준다. 멀지 않은 미래에, 면역력이 저하된 사람의 신체 다른 부위나 조직형이 맞는 공여자에서 얻은 성체 줄기세포(adult stem cell)를 이용하여, 손상된 면역계가 정상적 수준으로 기능할 수 있도록 되돌릴 수 있을 것이다. 두 번째 형태의 면역계 복구는 출생시 채취하여 은행에 저장한[7] 제대혈(umbilical cord blood)에서 얻은 제대혈(줄기)세포를 이용하는 것이다. 조직형을 잘 맞추어준다면, 손상을 입거나 질병에 걸린 면역계에 필요한 세포로 분화될 수 있도록 이들 세포를 필요한 환자에게 이식(transplantation)할 수도 있다. 그러나 현재 배아나 태아조직에서 얻은 줄기세포를 사용하는 것에 관해서는 상당한 논란이 있다. 조시 부시 대통령 임기 8년간은 새로운 줄기세포주를 만드는 데 연방기금을 사용하는 것이 금지되었었으나, 버락 오바마 대통령이 2009년에 취임한 직후 연방기금 사용에 관한 제한은 해제되었다. 1996년도에 제정된 Dickey-Wicker Amendment(DWA)에 의한 배아줄기세포 연구에 관한 제한이 해제되었음에도 불구하고, 연방정부나 주정부의 사법체계에서 다양한 수준의 법적인 문제가 남아 있다. 또한 DWA의 흥미있는 내용 중 하나는 반수성개체(parthenote, 수정되지 않은 채 발생과정을 시작하도록 한 난자)로부터 줄기세포를 얻는 데 관한 것이다. 반수성개체는 23개 염색체(22X)만을 지니고 있기 때문에 이들을 사람으로 볼 수 없다는 것이며, 따라서 줄기세포 연구자들은 반수성개체를 원래의 DWA 제한에 포함시키는 것에 대해 회의적이다.

면역접종

아동의 여러 전염성 질병의 발생빈도는 역사적으로 가장 낮은 수준이지만, 홍역, 소아마비, 디프테리아, 풍진 등의 질병은 다시 유행할 위험이 있다. 아동의 감염성 질환이 증가할 위험이 있다는 것은, 2005년까지 미국 미취학 아동의 81%만이 적절한 면역접종(immunization)을 받았으며, 이것이 주로 부모가 아동의 면역접종 프로그램을 완수하지 못했기 때문이라는 사실에 기초한 것이다. National Immunization Survey(NIS)가 보고한 2009년 자료에 따르면, 19~35개월 된 아동의 약 90%가 예정된 면역접종을 받았으며, 99%는 예정된 면역접종을 1회 이상 받았다.

백신이 있고, 반드시 접종하여야 하는 심각한 감염질환은 다음과 같다.

- **디프테리아(diphtheria):** 잠재적으로 치명적인 질환으로, 기도를 덮는 막의 염증, 림프절의 비후, 심장부전과 신부전을 초래한다.

- **백일해**(whooping cough): 기도와 폐의 세균성 감염으로, 깊고 소리나게 숨을 쉬며, 기침을 한다.
- **B형 간염**(hepatitis B): 바이러스성 감염으로 성관계나 혈액이나 체액을 통하여 전염된다. 간을 심하게 손상시킨다.
- **A형 간염**(hepatitis A): 바이러스성 감염으로 오염된 음식이나 물을 먹거나, 대변으로 오염된 손을 통하여 감염된다.
- **B형 인플루엔자**(haemophilus influenzae type B): 세균성 감염으로 심장과 뇌를 손상시키며, 뇌막염을 유발하고, 심각한 청력손상을 초래할 수 있다.
- **파상풍**(tetanus): 중추신경계를 손상시키는 치명적인 감염으로, 흙에서 발견되는 세균에 의해서 유발된다.
- **풍진**(rubella, german measles): 상기도의 바이러스성 감염으로, 임산부가 임신 첫 3개월에 감염되었을 때는 태아에 손상을 입힐 수 있다.
- **홍역**(measles, red measles): 전염성이 높은 바이러스성 감염으로, 발진, 고열과 상기도 증상을 유발한다.
- **소아마비**(polio): 바이러스성 감염으로 사지의 큰 근육에 마비를 초래할 수 있다.
- **볼거리**(mumps): 침샘의 바이러스성 감염
- **수두**(chicken pox): varicella zoster 바이러스가 공기중의 비말로 전파되어, 인후염, 발진과 물이 찬 수포가 생기는 등의 증상을 나타낸다.
- **수막염균 감염**(meningococcal infection): 뇌를 싸는 막의 세균성 감염으로, 감기 같은 증상으로 시작한다.
- **폐렴균 감염**(pneumococcal infection): 세균성 감염으로 폐, 심장, 신장과 중이 등의 감염을 초래한다.
- **소아 설사**(childhood diarrhea): rotavirus에 의해 발생하며, 이에 의해 해마다 55,000~70,000명이 유아와 어린이가 입원하고, 20~60명이 사망한다.

신생아의 부모는 아기를 그들의 가정의나 소아과 의사 또는 지역 보건과에서 운영하는 육아상담소에 데려가서 면역접종 계획을 시작하여야 한다. 미국 소아과학회와 가정의학과학회, 질병관리예방본부에서 권장하는 0~6세 및 7~18세 소아에 대한 면역접종 일정이 온라인 학습센터에 게시되어 있다(www.mhhe.com/hahn11e). 오늘날 대부분의 면역접종은 주사로 이루어진다. 면역접종 주사에 대한 순응도를 개선하기 위하여(일부 부모는 어릴 때의 경험 때문에 주사에 대한 두려움을 가지고 있고, 그래서 면역접종 계획을 완료하는 것을 피하기도 한다), 연구자들은 여러 가지 개별적 백신을 종합한 하나의 백신을 개발하려고 시도하고 있으며, 추가적으로 피부에 붙이는 패치, 코에 분무하는 스프레이, 백신을 포함한 감자 등의 식품과 같은 새로운 접종방법에 대한 연구가 수행되고 있다.

최근 제1형 당뇨병, 천식, 자폐증, 영아돌연사 증후군(sudden infant death syndrome, SIDS) 등 심각한 아동의 물리적 또는 정서적 건강 문제 발생과 관련하여 아동기 면역접종 대한 우려가 일어나고 있다. 현재까지 권장 면역접종과 위에서 언급한 질병 간의 관련성에 관한 연구에서 입증할 수 있는 인과관계는 발견되지 않았다. 면역접종과 관련된 부작용과 금기에 대해서 더 심도 있는 정보를 얻고 싶다면, 미국 식품의약청(FDA)과 질병관리본부(CDC)에서 운영하는 백신 부작용 보고 시스템(vaccine adverse effect reporting system, VAERS)을 참조할 수 있다. 다른 보고체계와 같이 VAERS도 한계가 있으나, 그래도 이 시스템을 통해 다수의 연구에서 나온 정보를 쉽게 얻을 수 있다.

면역접종은 보편적으로 유아와 어린이에 중요하다고 생각되지만, 성인에서도 필요한 면역접종이 이루어지지 않는 경우가 있다. 따라서 미국 질병관리본부(CDC)의 국가면역접종 프로그램(national immunization program)은 성인을 위한 면역접종 계획(adult immunization schedule)을 제공하고 있다. 이 계획은 재접종하여야 하는 면역접종과 어른이 되어서 처음 받아야 하는 면역접종을 권장하고 있다(**그림 12-3**). (성인 면역접종 계획에 관한 더 자세한 정보를 얻으려면 온라인 학습센터를 참조한다). 성인은 특히 디프테리아와 파상풍에 취약하다.

마지막으로, 위에서 언급한 바와 같이 일부 사람은 소아의 MMR 면역접종과 자폐증 발병 간의 인과관계에 대해서 우려하고 있다. 이러한 우려의 진정성과 무관하게, 10년 이상의 연구 결과는 일관성 있게 소아 면역접종 방법, 특히 MMRP(현재는 MMP) 백신과 자폐증 발생 간

백신▼ 연령별 그룹▶	19~26세	27~49세	50~59세	60~64세	≥65세
파상풍, 디프테리아, 백일해(Td/Tdap)*	1회의 Tdap 접종을 Td 대신 시행; 이후 10년마다 Td 추가접종				10년마다 Td 추가접종
인유두종 바이러스*	3회 접종(여성)				
수두*	2회 접종				
대상포진				1회 접종	
홍역, 볼거리, 풍진*	1회 또는 2회 접종		1회 접종		
독감*	매해 1회 접종				
폐렴(탄수화물)	1회 또는 2회 접종				1회 접종
A형 간염*	2회 접종				
B형 간염*	3회 접종				
수막구균수막염*	1회 이상 접종				

* 백신 손상 보상 프로그램에 의해 보상됨.

면역이 있다는 증거가 없는(즉, 면역접종을 받은 서류상의 증거가 없거나 전에 감염되었던 증거가 없는) 해당 범주 나이의 모든 사람에 대해 권고됨.

(의학적, 직업적, 생활양식 등의) 다른 위험 요소가 있는 경우 권장됨.

권장되지 않음.

[그림 12-3] 성인에 대한 권장 면역접종. 추가적인 정보는 www.cdc.gov/nip에 있음. 출처: Centers for Disease Control and Prevention, Recommended Adult Immunization Schedule?United States, January 2010: MMWR Quick Guide.

의 인과관계에 대한 아무런 증거를 발견하지 못하고 있다. 이러한 맥락에서, 2009년에 미국 청구재판소(U.S. Court of Claims)는 정부의 백신 피해 보상 프로그램으로부터 보상을 청구하는 부모에게 패소 판결을 하였고, 2011년 2월에는 미국 대법원은 백신 제조업체로부터 보상을 청구하는 자폐증 아동의 부모에게 패소 판결을 하였다. 두 가지 판결 모두 인과관계를 지지해주는 증거가 없다는 데 기초한 것이다.

감염질환의 원인과 관리

이 부분은 몇몇 흔한 감염질환과 흔하지는 않지만 심각한 감염질환에 중점을 두고 있다. 이 정보를 기초로 자신의 질병에 대한 감수성을 판단할 수 있다.

병원감염

교실, 학교 기숙사, 집, 직장 및 여러 사람이 인접해서 모이는 장소는 어디나 감염질환에 걸릴 수 있는 '이상적인' 장소로 보이지만, 놀랍게도 병원이 감염질환에 더 잘 걸릴 수 있는 곳이다. 병원감염(nosocomial infection)은 보건의료서비스의 전달과 연계되어(가장 흔하게는 보건의료제공자로부터 환자에게 또는 환자에서 다른 환자에게) 전파되는 감염이다. 입원한 사람은 치명적인 병원감염에 특히 더 취약하다. 이들 병원 감염원에 대한 최근의 예로는 입원하여 항생제 치료를 받는 환자가 흔히 감염되는 클로스트리듐 디피실레(*Clostridium difficile*, C-diff), 살을 파먹는 세균으로 불리우는 메티실린-저항성 황색포도알균(methicillin-resistant *Staphylococcus aureus*, MRSA), 비도덕적인 조직은행에서 병원에 공급한 검사받지 않은 '훔친' 인체 조직의 사용에 따라 함께 이식되는 감염균(HIV, C형 간염, 매독) 등이 있다. MRSA를 간단히 살펴보면, 병원에서 걸리는 감염 비율은 2007년 이후 점차 감소하였으나, 지역사회에서 걸리는 MRSA 감염 비율은 해마다 증가하고 있다는 것에 주의하여야 한다. MRSA 감염은 경기자의 몸과 몸이 서로 닿는 접촉 스포츠를 하는 운동선수에게서 가장 흔하게 나타나는데, 이는 탈의실이나 연습장이 이 세균이 살기 적합한 환경을 제공한다는 것을 시사한다.

해마다 수술과 관련된 감염이 발생하는 78만 명을 포함하여, 대략 220만 명에서 보건의료체계와 직접적으로 관련이 있는 감염이 발생한다. 감염균과의 접촉은 검사를 시행하기 전 의료진이 적절히 손을 씻고 장갑을 끼는 것을 소홀히 하거나, 오염된 내시경이나 도관(catheter) 같은 의료기구를 사용하거나, 외과수술 중 수술장소를 무균상태로 유지하지 못하거나, 중앙선(쇄골 근처의 큰 정맥에 직접 심은 도관)들을 광범위하게 사용하거나, 제조과정에서 오염된 정맥주사용 약물을 사용하거나, 심지어는 의사나 다른 의료진의 옷 등 다양한 경로를 통하여 일어난다. 병원감염의 위험에 대처하기 위하여 병원들은 임상 의료진들을 따라다니며 모니터하는 감염예방자(germ cops)의 사용을 점차 늘려서, 치료과정에서 사소한 실수로 감염균이 환자를 감염시키는 일이 없도록 하고 있다.

두 가지 요인이 오늘날의 병원 감염을 특히 심각하게 만든다. 첫째는 물론 이들 감염이 보호시설에 있는 건강하지 못한 사람을 공격한다는 것이다. 두 번째는 병원감염을 초래하는 균이 우리가 접촉하는 것 중 가장 병원성이 높은 균이라는 사실이다.

병원감염의 잠재적위험성 때문에 보건의료기관에 들어오는 사람은 의사와 감염 관리에 대해서 상의하여야 한다.

감기

감기는 급성 상기도 감염으로 인류에서 가장 흔한 감염 질환이다. 감기(common cold)는 급성 비염이라고도 하며 매우 전염성이 높은 바이러스 감염으로 리노바이러스(rhinovirus)(가장 흔한 감기의 원인임), 호흡기 세포융합 바이러스(respiratory syncytial virus), 파라인플루엔자 바이러스(para-influenza virus), 인체 메타뉴모바이러스(human metapneumovirus), 아데노바이러스 등의 여러 바이러스에 의해 유발될 수 있다. 감기는 교실같이 군중이 밀집된 실내에서 지낼 때 특히 더 흔하다. 감기는 미국에서 매해 10억 건 이상 발병할 정도로 흔하게 발생한다. 평균적인 미국인 성인은 해마다 2~4회, 아동은 6~10회 감기에 걸린다.

감기의 징후와 증상은 대개 예측 가능하다. 콧물, 눈물, 전신적인 통증, 무기력감, 미열이 모두 감기 초기에 동반될 수 있으며, 이후 비강이 붓고, 염증이 목까지 번진다. 코막힘, 인후염, 기침이 뒤따를 수 있다(**표 12-2**). 미각과 후각이 둔해지고, 식욕도 감소한다.

증상이 시작되는 것을 인지하면, 즉시 감기를 관리하기 시작하여야 한다. 수 일이 지나면 대부분의 감기 증상은 가라앉는다. 그동안 감기 환자는 스스로 다른 사람과 격리되어 있어야 하며, 수분을 충분히 섭취하고, 적당히 먹고 쉬어야 한다.

현재로는 감기를 예방할 수 있는 효과적인 방법은 없다. 처방없이 구입할 수 있는(OTC) 여러 감기약이 감기를 관리하는 데 도움이 될 수 있다. 이러한 요법들은 감기를 치료하지는 못하지만, 그에 따르는 불편함을 줄여줄 수 있다. 코막힘 완화제, 거담제, 기침약과 아스피린 또는 아세트아미노펜 등은 증상을 일시적으로 경감시켜준다. **표 12-2**에서 보여주는 또는 앞에서 논의한 바와 같은 감기 치료에 관한 정보에 비추어볼 때, 미국 FDA는 OTC 감기약이 2세 이하의 아동에게는 부적절하다고(또한 잠재적으로 치명적일 수도 있다고) 결론지었음을 인지하는 것이 중요하다. 더 큰 아동에 대한 권고사항은 현재 검토 중이다. 특히 감기약을 사용할 경우에는 다음 사항을 반드시 따라야 한다.

- 약의 성분표시나 설명서에서 '유효성분'을 확인한다.
- 아동에게 OTC 기침 감기약을 한 가지 이상 줄 때는 특히 주의한다.
- 약의 라벨이나 설명서의 지시사항을 주의 깊게 따른다.
- 약에 따라오거나 또는 약용으로 만든 계량스푼이나 컵만을 사용한다.
- 아동이 약 뚜껑을 열지 못하게 안전뚜껑을 선택하고, 약을 아동의 손이 닫지 않는 곳에 보관한다.
- 기침 또는 감기약을 아동에게 진정제로 사용하거나 졸리게 하기 위해서 사용해서는 절대 안 된다.

아동에게 수분을 공급하고, 다정하게 보살피며, 시간이 지나도록 하는 것이 보다 안전한 대안이 될 수 있으며, 병원 응급실로 갈 가능성을 줄이는 방법이다.

오한이 지속되거나, 열이 39.4℃ 이상이거나, 가슴이 답답하거나 통증이 있거나, 숨이 차거나, 기침에서 적갈색의 점액질을 뱉거나, 인후염이나 목쉰 것이 계속되는 등으로 알 수 있듯이, 만약 감기가 지속된다면 진료를 받

주요 용어

급성 비염(acute rhinitis): 감기; 갑작스럽게 시작되는 코의 염증

표 12-2 이것은 감기일까, 독감일까?

증상	감기	독감
열	드물다	대체로 있다; 고열(38~39℃); 특히 아동에서는 가끔 더 높음; 3~4일간 지속
두통	드물다	흔하다
전신통증, 통증	약간 있다	대체로 있다; 흔히 심하다
피로, 허약감	가끔 있다	대체로 있다; 2~3주 지속할 수 있다
심한 탈진	전혀 없다	대체로 있다; 질환 초기에
코막힘	흔하다	가끔 있다
재채기	대체로 있다	가끔 있다
인두통	흔하다	가끔 있다
가슴통증, 기침	약하거나 중증도; 마른기침	흔하다; 심해질 수 있다
합병증	동 울혈(Sinus congestion), 중이염, 천식	폐렴, 기관지염; 생명에 위협이 될 수 있다
예방	손을 자주 씻는다; 감기에 걸린 사람과의 가까운 접촉을 피한다.	해마다 예방접종; 항바이러스제-진료를 받는다
치료	항히스타민제, 코 막힘 완화제(decongestant), 비스테로이드성 항염증제	항바이러스치료-진료를 받는다

Note: The need to consult a physician as the result of complications that might arise during the course of a cold or flu is not unknown. During the course of a cold, any of the following should be called to the attention of a physician: (1) when a cold fails to resolve within 5 to 7 days, (2) when an elevated temperature develops (above 1038F), or (3) when a "deep chest" cough develops that produces either a brownish-tinged sputum or does not respond to OTC cough medication. Similar complications can occur in conjunction with the flu and require consultation with a physician. In addition, prolonged vomiting and diarrhea also should be called to the attention of a physician. Upon contracting the flu, children, older adults, pregnant women, and all persons with chronic conditions such as diabetes mellitus, cardiovascular diseases, and malignancies should be carefully monitored and complications should be promptly reported to a physician.
Source: National Institute of Allergy and Infectious Diseases, Is it a cold or the flu? 2008.

아야 한다. 이제는 감기가 손 접촉에 의해서 가장 쉽게 전파된다는 것을 알고 있으므로, 손을 자주 씻는 것이 중요하다.

계절성 독감(인플루엔자)

독감도 바이러스에 의해 유발되는 급성 전염성 질환이다. 일부 독감 유행, 예를 들면 1889~1890, 1918~1919, 1957, 2003~2004년도의 독감 범유행(pandemic)은 수천 심지어는 수백만의 사람을 죽게 하였다. 독감을 유발하는 바이러스는 일반 감기를 유발하는 바이러스보다 더 심한 후유증을 유발할 수 있다. 독감균은 호흡기를 통하여 체내에 들어온다. 짧은 잠복기와 전구기 후에는 상기도뿐 아니라 전신적인 징후와 증상이 나타난다. 증상은 열과 오한, 기침, 인후염, 두통, 소화장애, 근육통 등이 나타난다(**표 12-2**).

환자가 이차 세균 감염에 걸렸을 가능성이 있는 경우를 제외하면, 일반적으로 독감환자에게는 항생제가 처방되지 않으며, 의사들은 단지 아스피린, 수분 섭취 및 휴식만을 권장할 것이다. 아동에게는 라이증후군(Reye's syndrome)의 위험이 있으므로 아스피린을 주지 않도록 해야 한다. 라이증후군은 아스피린에 의해서 증가하는 독감 후유증으로, 뇌부종 등의 중추신경계 변화가 발생할 수 있다. 독감의 쇠약증상을 피하고자 하는 사람들을 위해서는, 현재 FDA에서 허가 받은 타미플루, 릴렌자, 시메트렐 및 플루마딘의 4가지 항바이러스 약이 있다. 불행하게도, 과거 기준으로 보면 약하였던, 2008~2009 독감철에 A-H1N1 바이러스가 타미플루에 대한 저항성을 빠르게 획득한다는 것이 알려졌다. 천식이나 호흡기 문제로 흡입제 사용이 불가능한 환자를 제외하고는 릴렌자(코 흡입용만 있음)가 타미플루에 효과적인 대체제가 될 수 있다. 이러한 사람에게는 나머지 두 가지 약만이 선택 가능하다. 희망적인 것은, 새로운 항바이러스제가 임상시험 중에 있다는 것이다. 독감 백신은 그것이 사용될 독감철보다 한 해 먼저 만들어지므로, 그 조성은 전 해에 아시아에서 나타났던 독감 바이러스형에 따라서 결정된다.

대부분의 젊은 성인은 매해 겨울이나 봄에 나타나는 비교적 병독성이 높지 않은 종류의 계절성 독감 바이러스에 대해서는 잘 대처한다. 그러나 임신부나 노인, 특히 심장병, 신장병, 폐기종(emphysema), 만성 기관지염 등의 추가적인 건강문제가 있는 노인은 이들 바이러스의 공격에 잘 대처하지 못할 수 있다. 교사와 같이 정기적으로 일반 대중과 접촉하는 사람은 매해 독감 예방접종을 하는 것에 대해 고려해보아야 한다.

오늘날에는 계절성 독감 백신을 맞을 수 있는 사람에 거의 모두가 포함된다. 2006년과 2010년의 개정 권고안은 6개월 이상 나이의 사람 모두에 대해서 독감 백신을 승인하고 있다. 백신은 독감에 걸렸을 때 후유증이 생길 수 있는 사람과 "단순히 독감에 걸릴 처지가 못 되는" 사람에게 특히 중요하다. 후자의 규모가 큰 그룹은 한때는 특정 만성질환자와 교사, 공공서비스 분야 종사자, 의료종사자, 군인이 포함되었으나, 오늘날에는 6개월 이하의 유아를 제외하고는 모든 사람이 그 해에 맞추어 제조된 백신을 맞을 것을 강력하게 권장하고 있다. 그러나 2009-2010 독감철 초기부터의 자료에 따르면, 내략 33%는 백신을 맞았고, 15%는 백신을 맞을 의사가 충분히 있으나 아직 맞지 못하였으며, 25%는 아마도 맞을 것이라고 하였다. 그러므로 독감 백신을 맞을 수 있는 사람들의 1/4은 독감 백신을 맞지 않을 가능성이 높고, 따라서 다수가 '위험군'으로 남아 있다.

2011~2012 독감철 자료는 아직 분석되지 않았다. 사용된 백신은 두 개의 A 바이러스 균주(california와 perth)와 하나의 B 바이러스 균주(brisbane)로 구성된 3가(trivalent) 백신이다.

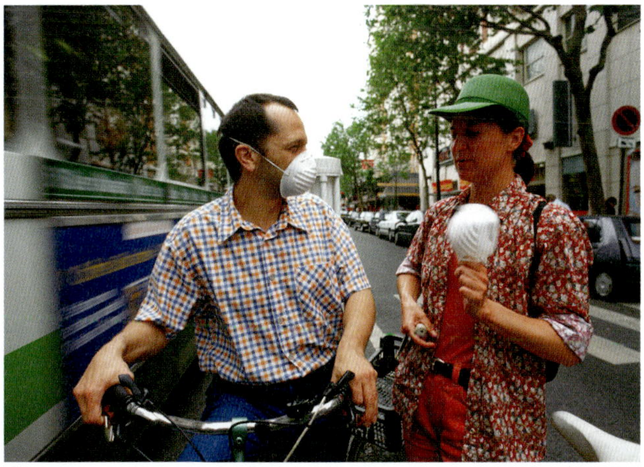

2009년 돼지독감 범유행 중 질병 전파를 최소화하기 위하여 마스크를 사용하는 것의 효과에 대해서는 논란이 있었다. 위에서 보여주는 남녀는 독감 바이러스 확산을 예방하는 데 마스크가 얼마나 효과적일 것인지에 대한 불확실성을 반영한다.

2003년 6월에 FDA는 독감 백신으로 비강 스프레이 흡입 전달체제의 플루미스트 판매를 허가하였다. 플루미스트의 사용은 2~49세 사이의 사람에게 허가되었다. 현재는 이것의 사용은 가장 높은 수준의 보호가 필요한 사람에게는 추천되지 않고 있다. (독감백신을 포함한) 백신의 또 다른 전달체계가 개발 중에 있다. 미세침(microneedle) 체계는 밴드에이드 같은 피부 패치에 수백 개의 작은 침이 박혀서 각각의 침이 표피층 아래로 소량의 백신을 방출하는 방식이다. 침은 백신이 방출되고 나면 용해된다.

조류 독감과 신종-H1N1 독감 (돼지독감 또는 신종플루)

2003년도에 세계보건기구(WHO)는 계절성 인체 독감 바이러스를 구성하는 예측 가능한 바이러스 균주에 속하지 않는 바이러스의 존재에 대해 인지하였다. 아마도 이전에는 (주로 동쪽 국가의) 조류에 국한되었던 바이러스의 변종이, 이제 닭과 오리의 배설물과의 접촉을 통해 사람에게 퍼지기 시작하였다. A-H5N1 바이러스 전염을 저지하기 위하여, 주로 중국, 한국, 일본, 베트남과 인도네시아에서 수백만 마리의 닭과 오리가 말살되었다.

조류 독감 바이러스가 세계 다른 지역으로 이동하기

시작함에 따라, 근동, 중동, 아시아, 유럽, 아프리카와 매우 제한적으로 북미에서도 조류독감 발생이 보고되었다. 2009년 8월에 이르러서는 438건이 보고되었으며, 262건의 사망이 발생하였다. 사람에서의 몇몇 산발적 A-H5N1 인플루엔자 발병사건은 바이러스가 인간 대 인간 전염 능력을 획득하였을 가능성을 시사하지만, 그 능력은 제한적으로 보인다.

그러나 오늘날 조류 독감 범유행에 대한 우려는 2009년 3월에 멕시코에서 시작된 신종-H1N1 (돼지)독감의 6단계 범유행(Stage 6 pandemic)에 대한 우려로 대부분 대체되었다. H1N1 바이러스는 북미에서는 돼지에서 일상적으로 발견되지만, 이 바이러스가 분명하게 다른 점은 유럽과 아시아 돼지에 흔한 돼지 바이러스, 조류 바이러스(H5N1) 또는 하나 이상의 사람 독감 바이러스 등의 다른 바이러스로부터 유전물질을 획득하였다는 점이며, 그래서 신종-H1N1 바이러스로 알려졌다.

신종-H1N1 바이러스는 감염된 사람으로부터 다른 사람(새로운 숙주)에게로 쉽게 전염되는데, 이는 호흡기계 흡입(기침과 재채기)을 통해서나 수건 등의 오염된 물건을 만진 후 다시 코나 입을 만짐으로써 쉽게 전염된다. 신종-H1N1 감염은 기침, 열, 인후염, 콧물, 오한, 몸살과 무기력증 등의 다양한 증상을 유발한다. 증상은 미미한 데서부터 심한 정도까지 차이가 있다. 계절성 독감과 마찬가지로 사망이 발생하기는 하지만, 다행히 감염된 사람의 대다수는 회복한다. 현재의 항바이러스 약은 증상의 기간을 줄이고, 불편함을 감소시키지만, 감염을 예방하지는 못한다.

신종-H1N1 바이러스의 독성과 북미와 세계 전역으로 퍼지는 속도 때문에 세계 보건계는 즉시 예방백신을 조합하여 생산하기 시작하고, 다양한 인구집단에 대한 예방접종과 감염된 사람이 집에서 격리되어 있어야 할 기간에 대한 권고안을 만들었다. 2009년 8월까지 18만 건 이상의 돼지독감 건수와 1,799건의 사망이 보고되었으며, WHO는 정보수집상의 문제로 이 숫자가 사실보다 축소된 것일 수 있음을 인정하였다.

10년 간 두 개의 인플루엔자가 범유행하였다. 2003년의 조류독감과 2009년의 신종-H1N1 (돼지)독감은 바이러스가 돌연변이를 통해 그들의 저장소를 유지하는 능력과 세계의 인구집단의 상당 부분이 서로 광범위하게 연결되어 있다는 점을 우리에게 상기시킨다. 오늘날 어떤 범유행도 대중매체에 의해 보도되지 않는다. 이는 무사안일이 바이러스 질환에 대해서는 중요한 실책이 될 수 있음을 말해준다. 반면에 전염병 발생을 너무 성급하게 범유행으로 간주하는 것도 일반 대중과 학계 모두에 과도한 반응을 유발할 위험성이 있다.

결핵

1980년대 중반까지 전문가들은 결핵(tuberculosis, TB)(만성 기침, 체중감소, 때로는 사망을 유발하는 폐의 세균성 감염)이 미국에서 잘 조절되고 있다고 생각했다. 그러나 결핵 건수는 치솟아서 1992년에는 26,283건으로 정점을 기록했다. 그 이후로 결핵은 감소해서 2008년에는 1992년보다 49% 감소한 12,898건이 보고되었다.[12] 2009년에는 11,540건이 보고되었으며, 이 중 60%는 주로 멕시코, 인도, 베트남과 필리핀에서 새로 입국한 이민자에게서 발견된 것이다. 이에 따라 2009년에 연방기관은 미국에서 결핵을 더 잘 감시하고 관리하기 위한 포괄적 방안을 개발하기 시작하였다.

오늘날 세 가지 형태의 약제내성 결핵이 출현하였는데, 이는 단일약제내성 결핵, 약 50%만이 회복 가능한 복수약제내성(multiple drug-resistant, MDR) 결핵, 그리고 가장 최근 발생한 광범위 약제내성(extensively drug-resistant, XDR) 결핵이다. XDR 결핵의 사망률은 실질적으로 100%에 달한다. 세계 각지로부터의 보고에 대한 최근 평가에서 미국 질병관리본부(CDC)는 산업화된 국가에서 MDR 결핵의 6~7%가 XDR 결핵 형태라고 보고하였다. 미국에서는 XDR 결핵 감염 속도는 비교적 낮게 유지되고 있다. 그러나 아프리카, 전 소비에트 연방, 아시아 일부에서 거의 180,000건의 XDR 결핵이 있다고 추정된다. 세계적으로 결핵은, 모든 형태를 포함하여, 9백만 건으로 추정되며, 매해 2백만 명이 사망한다.

결핵은 기침으로 감염되기 때문에, 감염된 사람이 계속적으로 다른 사람과 접촉하는 복잡한 장소에서 번성한다. 여기에는 감옥, 병원, 공공주택과 대학 기숙사까지도 포함된다. 이러한 곳에서는 한 명의 감염자가 많은 다른 사람에게 결핵균을 퍼뜨릴 수 있다.

건강한 사람이 결핵균에 노출되었을 때는 대개 면역계가 세균을 잘 억제하여 증상의 출현을 예방하며, 다른 사람을 감염시킬 가능성도 낮춘다. 그러나 일부 노인, 영양실조인 사람, HIV 감염자 등에서와 같이 면역계가 손상되었을 때는 질병이 확립되어, 결국 다른 위험요인이 있는 사람에게 전파된다.

또한 국제적으로 결핵에 의한 사망을 낮추는 데 도움이 되는 것은 더 빠르고 더 민감한 진단검사인데, 이 점에서도 발전이 있다. CDC는 QuntiFERON-TB Gold test(QFT Gold)를 권고하였다. 이 검사는 BCG 접종을 받은 적이 있는 사람에서 활성 결핵을 검출하는 데 전통적인 투베르쿨린 피부 검사보다 비싸지만, 단 한 번의 혈액 채취만이 필요하고, 평가를 위해서 병원에 다시 와야 하는 번거로움이 없으며, 검사결과도 더 정확하다(위양성이 적다).

폐렴

폐렴(pneumonia)은 다양한 호흡기 감염을 기술하는 일반적 용어로, 세균성, 바이러스성, 진균성, 리케차(*rickettsia*)성, 미코플라스마(*mycoplasma*)성, 기생충성 폐렴이 있다. 그러나 세균성 폐렴이 가장 흔한 형태이며, 면역계를 약화시키는 모든 질환에서 함께 나타난다.

5세 이하의 아동에서 폐렴구균(*pneumococcus*)에 의한 질환은 폐렴 외에도, 해마다 490만 건의 중이염, 700건의 뇌막염, 1,7000건의 세균성 혈액감염과 200건의 사망 등 다른 많은 감염질환을 초래한다.[17]

어린 아동에서 폐렴구균 질환의 유병률과 잠재적 심각성이 존재하지만, 2000년도에 다가성 면역접종(polyvalent immunization, PVC-7), 더 최근에는 PVC-13이 어린이 면역접종 계획에 포함되어 대다수의 아동이 이들 면역접종을 받게 되면서 폐렴구균 감염의 발생은 감소하기 시작하고 있다. 아동이 부모의 흡연에 노출되는 것이 감소하고, 더 많은 아동이 모유수유를 받는 등의 다른 요인도 분명히 관여하기는 하지만, 세균성 폐렴에 대한 아동의 면역접종은 아동 중이염의 30% 감소와 그에 따른 응급실 내원 감소에 중요한 인자이다.

만성폐쇄성폐질환(chronic obstuctive lung disease), 심혈관실환, 당뇨병이나 알코올중독 병력이 있는 노인은 흔히 급성 지역사회 획득 폐렴(acute community-acquired pneumonia)으로 알려진 잠재적으로 위험한 한겨울 폐렴에 걸린다. 이 질환의 특징은 갑작스러운 오한, 흉통과 가래를 동반한 기침이다.

미국인에서 노인의 수가 증가함에 따라, 폐렴구균에 의한 폐렴에 대한 면역접종에 대한 권고가 확립되었고, 백신 프로그램이 시행되고 있다. 오늘날 최초의 성인 폐렴백신 권고나이는 65세이며, 특정 건강 문제가 있는 사람이나, 고위험 조건에서 일하는 사람에서는 19세에서도 백신 접종을 시작할 수 있다. 특히 소수인종 집단의 노인에서, 폐렴 면역접종의 비용-효율성은 잘 확립되어 있다.

약제 내성 폐렴균종은 미국에서 처음 알려졌다. 그 결과 일부 전문가는 노인에 대한 더욱 종합적인 면역접종 계획을 요구하고 있다.

단핵구증

단핵구증(mononucleosis, mono)에 걸린 대학생은 할 수만 있다면 학기 중에라도 장기요양을 하도록 하는 것이 좋다. 다른 흔한 질환은 장기요양 없이 관리할 수 있지만 단핵구증 환자의 다수가 전반적인 쇠약과 피로를 겪기 때문에 이들에게는 때로는 한두 달의 휴식과 회복이 필요하다.

단핵구증은 체내에서 지나치게 많은 단핵 백혈구(백혈구의 일종)가 생산되는 바이러스 감염이다. 불확실하고 비교적 긴 잠복기와 전구기 후에 쇠약감, 두통, 미열, 인후염과 (특히 목의) 림프선 비대와 같은 단핵구증의 급성 증상이 나타난다. 때로 단핵구증의 부작용으로 정신서 비로감과 우울증도 나타날 수 있다. 급성 증상이 사라지고 난 후에는 대체로 쇠약과 피로가 수 개월간 지속된다.

단핵구증은 그 특징적인 증상으로 진단한다. 단일점 혈액도말(monospot blood smear)을 비정상적 백혈구 비율을 확인하기 위하여 사용할 수도 있으며, 항체검사로 이 질환에 특징적인 면역계 활성을 검사할 수도 있다.

이 질병은 가장 흔히 엡스타인바 바이러스(Epstein-Barr virus, EBV)에 의해서 발생하기 때문에 항생제 사용은 권장하지 않는다. 치료는 대개 절대안정과 처방 없이 구입할 수 있는 해열제(아스피린이나 아세트아미노펜)와 인후염 치료제(인후염용 트로키제, logenges)이다. 심한 경우에는 코르티코스테로이드 약제도 사용할 수 있다. 비장 파열은 드물지만 이 질환의 심각한 합병증으로, 특히 회복기에 신체적 활동이 너무 심한 경우에 발생한다. 단핵구증의 회복기에는 적당한 수분 섭취와 균형 잡힌 식사 또한 중요하다. 다행히 대개 단핵구 바이러스에 대한 면역이 생기므로, 단핵구증의 재발생은 흔하지 않다. 그러나 면역억세제를 사용하는 사람은 단핵구증이나 다른 EBV-관련 감염이 재발생할 가능성이 더 높다.

가장 좋은 예방법은 대부분의 감염질환에 대한 저항성을 키우기 위해 할 수 있는 조치들이다. (1) 균형 잡힌 식사를 하고, (2) 규칙적으로 운동하고, (3) 충분한 수면을 취하고, (4) 적절하게 의료서비스를 이용하고, (5) 적당히 건강한 환경에서 생활하고, (6) 감염된 사람과의 직접적 접촉을 피한다.

만성피로증후군

만성피로증후군(chronic fatigue syndrome, CFS)은 의사들이 만나는 가장 난처한 감염질환이다. 1985년에 처음 발견된 이 단핵구증과 유사한 질환은 40~50대의 여성에 가장 흔히 나타난다. 처음 발견된 CFS 환자의 검사에서 엡스타인바 바이러스에 대한 항체가 발견되었으므로, 사람들은 CFS가 감염성 바이러스 질환이라고 추정했다(처음에는 만성 엡스타인바 증후군이라고 불렀다). 처음 발견된 이래 이 질환은 정확한 본질이 무엇인지에 대해 많은 관심을 받았다. 오늘날, CFS가 특이적인 바이러스 감염인지, 바이러스 감염과 비바이러스성 요소가 같이 관여하는 질환인지, 아니면 다른 질환인지에 대해서 견해가 크게 갈린다. 아마도 CFS의 원인으로 더 복잡한 설명이 가장 믿을 만할 것이다. 이 모델에서는 유전적 소인과 함께 스트레스 반응에 영향을 미치는 감정적 · 환경적 및 감염 인자가 같이 관여(제3장 참조)하는 것으로 생각한다. 원인과 관계없이 CFS는 환자에게 극도로 불유쾌하다. CSF에 대한 확실한 진단(또는 치료)이 없기 때문에, 운동 후의 피로 또는 권태감, 개운치 않은 수면, 기억력 저하, 근육통, 복수의 관절통, 비정상적 두통, 인후염, 목의 압통이나 겨드랑이의 림프절 비대를 특징으로 하는 병력에 기초해서 CSF를 진단한다. 이러한 CSF의 특징적 증상은 같이 나타나면 만성적이고 확실히 무기력화되는 장애를 초래할 것이다.

최근 CFS와 전립선암의 원인으로 친이종 마우스 백혈병 바이러스(xenotropic murine leukemia virus, XMRV)의 역할에 관심이 증가하였다. 일부 연구에서는 CFS 환자의 척수에서 이 바이러스에 대한 증거가 일관성 있게 발견되어, 이 바이러스 감염이 CFS의 원인인지 아니면 후유증인지에 대해 의문이 제기되었다. 그러나 반대로 다른 연구에서는 CFS나 전립선암 환자에서 XMRV를 발견하지 못하였다.

최근 또 다른 만성 증상인 섬유근육통(fibromyalgia)이 CFS와 유사한 방식으로 나타나는 것이 알려졌다. CFS에서와 같이 섬유근육통 환자는 피로, 비효율적인 수면양상, 국소적인 압통과 통증, 아침 경직(morning stiffness), 그리고 두통을 호소한다. 이러한 증상의 시작은 CFS에서와 같이 스트레스, 감염질환, 낙상과 같은 신체적 외상, 갑상선 기능이상, 또는 결합조직 질환(connective tissue disorder) 후에 나타날 수 있다.

세균성 수막염

이전에는 드물었지만 치명적 감염질환인 수막구균 수막염(meningococcal meningitis)이 대략 1995년 이후 미국 대학 캠퍼스에 나타났다. 이는 대학생이 대학에 다니지 않는 동년배에 비하여 이 질병에 걸릴 위험이 현재 더 크다는 것을 의미한다. 특히 흥미로운 것은 캠퍼스에서 이 질병에 걸릴 위험은 대학생 중에서도 기숙사에 사는 학생에서 가장 높은데, 이는 다른 나라에서 온 학생과 숙소가 가깝고 이들과 접촉할 때 이 세균에 더 쉽게 감염된다는 것을 의미한다. 많은 대학에서 1학년 학생을 기숙사에 거주하도록 하고 있기 때문에, 1학년 학생에서 수막구균 수막염의 발생이 가장 높다. 추가로, 이 그룹의 학생이 대형 강의실에서 수업을 받거나 큰 식당시설에서 식사를 할 가능성이 가장 높다. 해마다 약 150건의 수막구균 수막염이 미국 대학 캠퍼스에서 발생하여, 연간 15건의 사망을 초래한다. 당연하지만, 점점 더 많은 대학이 입학조건으로 세균성 수막염에 대한 면역접종 증명을 요구하고 있다. 하지만 어떤 사람은 모든 입학생에게 면역접종을 하는 것에 대해 비용 대비 효과면에서 의문을 제기한다. 비용 대비 효과에 대한 회의론을 접어두고, 위험성이

주요 용어

단핵구증(mononucleosis, "mono"): 쇠약감, 피로, 림프선 비대, 인후염과 미열이 특징적인 바이러스 감염

만성피로증후군(chronic fatigue syndrome, CFS): 심한 탈진, 피로, 통증과 우울증을 초래하는 질환; 대개 40~50대의 여성이 이환됨.

라임병(Lyme disease): 사슴 진드기에 의해서 전파되는 세균성 감염

높은 나이에서 10년간 최대의 보호를 받을 수 있도록, 현재 NIH는 14세 또는 15세에 일차 단일 접종을 하고, 16세에 이차 부스터 접종을 받을 것을 권고하고 있다. 이 연령 그룹의 거의 90%가 면역접종을 받고 있고, 면역접종을 받지 않은 소수도 '군집효과(herding effect)'에 의해 보호받을 것이다. 2011년 4월 FDA는 더 광범위하게 청년층 집단을 보호할 수 있는 개정된 세균성 수막염 백신 계획을 승인하였다. 새 계획에 따르면 첫 번째 면역접종을 생후 9~23개월에 하여야 한다.

수막구균 수막염은 뇌를 싸고 있는 얇은 막의 세균성 감염이다. 아주 초기에는 이 질병은 감기와 쉽게 혼동될 수 있다. 증상은 대개 고열, 심한 두통, 뻣뻣한 목, 메스꺼움과 구토, 심한 압통과 진행성의 발진 형성 등이다. 이 질병이 발생한 사람의 약 10%가 흔히 24시간 이내에 사망하므로, 위에서 기술한 증상만 있더라도 즉각적인 진료를 받아야 한다는 신호가 된다. 신속하게 치료하면 치료는 매우 효과적이다.

라임병

라임병(Lyme disease)은 미국 동부, 동남부, 중서부의 북부, 서부 해안 주에서 2007년도에 27,444건이 발생하여 심각한 건강 문제가 된 감염질환이다. 이 질병의 유행과 전파를 더 잘 기술하기 위하여, 2009년에 라임병은 '가능성 있는'과 '확실한'의 두 가지 진단 범주로 구별하여 그 해에 29,959건의 확진건과 8,509건의 가능성 있는 라임병 건이 CDC에 보고되었다. 이러한 증가는 이 질병의 지역적 분포가 더 넓어지고, 일반 대중이 이 질병의 증상에 대해서 더 많이 알게 되고, 의사들이 더 일관성 있게 보고한 것을 반영하였을 것이다. 10개 주(이 중 8개는 북동부 주이다)에서는 진드기 철에 일상적으로 라임병을 평가하는데, 이 질병 건수의 대다수가 계속적으로 이 지역에서 발생하기 때문이다. 이 세균성 질환은 감염된 검은 다리 진드기(black-legged tick) [사슴 진드기(deer tick)라고도 부름]가 대체로 약충(nymph)(미성숙) 단계에 숙주의 피부에 붙어 혈액을 빨아먹을 때 감염원을 주입함으로써 발생한다. 사슴 진드기는 유충 때 흰발생쥐(white-footed mice)의 피를 빨아먹으면서 감염된다.

라임병의 증상은 다양하지만 전형적으로 30일 이내 물린 자리에 붉은 원형의 발진으로 둘러싸인 작고 붉은 돌출 덩어리로 나타난다. 붉은 발진은 "소의 눈(bull's eye)" 모양(창백한 중심부가 붉은 가장자리에 둘러싸임)이라고 기술된다. 그러나 이 특징적인 발진이 나타나지 않는 경우도 있다. 그러므로 진단이 늦어지지 않으려면 다른 증상을 확인하여야 한다. 오한, 두통 근육과 관절 통증 및 미열을 포함하는 감기 같은 증상이 급성기에 동반될 수 있다. 치료받지 않은 감염자의 약 20%에서 만성 단계가 발생한다. 이 단계는 신경계, 심장 또는 관절의 질병을 초래할 수 있다. 다행히 라임병은 항생제로 치료할 수 있다. 그러나 불행히도 면역이 생기지 않으므로 감염이 재발생할 수 있다.

라임병 치료를 받았으나 여러 증상 또는 단순한 무기력증이 계속되는 일부 환자는 만성 라임병에 걸린 것이다. 이들은 흔히 부작용에 대한 설명 없이 예방적 항생제 치료를 받은 사람들이다.

다른 의사들은 예방적 항생제 치료를 시작하기 전에 혈중 원인균(*B. burgdorferi*)에 대한 항체가 있는지와 그 수준을 결정하기 위한 혈액검사를 먼저 하고, 만일 항체 역가가 매우 낮거나 없으면, 환자에게 라임병이 없다는 것을 재확인시키고, 치료는 증상에 대한 대증치료로 제한한다. 급성과 만성 라임병 모두에서 이상적인 것은 다시는 감염된 사슴 진드기의 새로운 숙주가 되지 않는 것이다.

소도시나 도시 가까이의 숲과 같이 진드기가 많은 지역에 살고 야외활동에 참여하는 사람들은 잘 보이지 않는 진드기 약충을 만날 수 있다. 이 사람들은 자신에게 진드기가 없다는 것을 자주 확인하여야 한다. 이들은 가능하다면 셔츠를 바지 속으로, 바지는 양말 속으로 넣고, 모자와 장갑을 끼어야 한다. 야외에서 돌아오면 샤워를 하

여야 하며, 옷에 진드기의 증거가 있는지 검사해야 한다. 특히 개와 같이 밖에서 놀다가 실내로 다시 돌아오는 애완동물은 감염된 진드기를 집으로 운반할 수 있다.

만일 진드기를 발견하면 조심스럽게 피부에서 진드기를 핀셋으로 제거하고 그 부위를 씻는다. 예방은 매우 중요하다. 진드기 퇴치에는 DEET나 퍼메트린(permethrin)과 같은 퇴치제가 매우 효과적이며, 설명서에 표시된 사용방법에 따라서 사용하여야 한다. 라임병에 대한 백신은 2002년에 시장에서 철수하였다.

한타바이러스 폐증후군

1993년 이래 혈청이 폐로 누출되어 심한 호흡곤란증후군으로 죽는 사람의 수가 적지만 빠르게 증가하였다. 남서부에 살던 사람에서 발생한 초기 건에서는, 이전에 건강하던 사람에서 감기 같은 증상이 발생하기 시작하고, 1~2일 후 빠르게 호흡곤란을 경험하다가 수 시간 만에 사망하였다. 역학자들은 즉시 아시아와 좀 더 적게는 유럽에도 존재하는 것으로 알려진 한타바이러스(Hantavirus)와 같은 바이러스 균을 의심하였는데, 이러한 지역에서 이 감염은 출혈에 의한 사망을 초래하였다. 결국 바이러스 배양에 이른 철저한 검사로 이 모든 환자가 미국형 한타바이러스에 감염된 것으로 확인되었다.

오늘날 한타바이러스 폐증후군(Hantavirus pulmonary syndrome)은 서남부 이외의 지역, 대부분의 서부 주와 일부 동부 주를 포함하는 지역에서도 보고되었다. 이 모든 지역의 공통점은 흰발생쥐(deer mice)가 있다는 것이다. 지금은 이 흔한 설치류가 이 바이러스에 대한 병원소(resevoir) 역할을 하는 것이 알려져 있다. 이 생쥐는 아주 흔해서 2000년에 국립공원관리소는 등산객, 캠핑객과 길 밖에서 자전거를 타는 사람(off-road biker)에게 한타바이러스가 모든 국립공원에 있을 수 있으므로 위험도가 높은 곳을 피하도록 주의하여야 한다고 경고하기 시작하였다. 2001~2008년 사이에 16건의 한타바이러스가 캘리포니아에서 보고되었으며, 4명은 폐에 액체가 너무 빠르게 축적[폐울혈(pulmonary congestion)]되어 사망하였다.[24]

바이러스가 많은 마른 쥐 소변이나 타액으로 오염된 둥지 같은 물질로 오염된 먼지를 흡입할 때 바이러스가 흰발생쥐에서 사람으로 이동한다. 만약 쥐 둥지를 집이나 헛간, 오두막에서 제거하여야 한다면, 고무장갑을 끼고 소독약이나 표백제를 둥지에 뿌려서 충분히 적신 후, 둥지를 삽으로 들어내서 태우거나 수 피트(feet) 깊게 구멍을 파서 묻어야 한다. 이는 예방이 둥지를 제거하는 것보다 더 좋은 방법이라는 것을 뜻하며, 예방은 벽 등 구조물의 구멍을 막고, 효과적인 방법으로 흰발생쥐를 잡아서 없애고, 쥐를 끌어들일 수 있는 음식물을 치우는 것이다.

한타바이러스 폐증후군에 대한 백신은 없기 때문에 흰발생쥐의 감염된 배설물에 노출되었을 가능성이 있는 사람은 감기 같은 증상이 있을 때 빨리 검사를 받아보아야 한다.

서부 나일강 바이러스

1999년 뉴욕 시에서 처음 발견된 서부 나일강 바이러스(West Nile Virus)는 2000년 여름에는 6개의 동부 주에서 확인되었다. 2007년 CDC는 총 3,630건의 서부 나일강 바이러스를 보고하였으며, 그중 1,227건은 신경계를 침범하였고(WNND), 2,350건은 주로 열을 일차적 증상으로 보고하였다(WNF). 서부 나일강 바이러스 감염으로 117명이 사망하였는데, 주로 노인과 만성질환을 앓는 사람이었으며, 모두가 WNND 형태의 질환이었다. 2008년에는 처음에 1,370건으로 보고가 되었는데, 이는 2007년 총 발생건수보다 상당히 감소한 것이었다. 다수의 변수가 이러한 감소를 초래한 것으로 밝혀졌으며, 여기에는 건조한 날씨, 가정에 대한 건강검진의 개선, 모기 방제의 개선, 일반 대중이 상시 모기퇴치제를 사용한 것 등이 포함된다. 불행히도, 2009년 초 2008년 보고가 광범위하게 사용된 검사키트의 결함 때문에 과소 보고된 것이라는 것이 알려졌다. 2010년에 이르러서는 새로운 발병 건수가 981건으로 떨어졌으며(601건의 WNND와 380건의 WNF), 45명의 사망이 보고되었다.

이 매개체 감염 바이러스는 병원소, 가장 흔하게는 새로부터 전파된다. CDC가 감염된 조직 이식과 연계된 극소수의 바이러스 전파를 보고하였지만, (모기를 통한) 인간 대 인간 전파는 일어나지 않는다. 서부 나일 바이러스 감염은 열, 두통, 근육통, 피로, 관절통 등의 감기와 같은 증상을 보인다. 어린 아동, HIV로 면역계가 약해진 사람,

노인에서 서부 나일 바이러스 감염은 뇌의 치명적 염증인 뇌염(WNND)을 유발할 수 있다. 의사들은 특이한 신경 증상은 무엇이든 서부 나일 감염일 가능성을 고려할 것을 권고한다.

이 질병과 관련하여 추가적으로 CDC에 보고된 것은 수혈 혈액 내 바이러스이다(현재, 임상적으로 회복된 환자는 퇴원 후 60일간 수혈할 수 없다). 서부 나일 바이러스는 모유에서도 분리되었으며, 산전 전파도 확인된 바 있다. 현재 백신을 개발 중이기는 하지만 사용할 수 있도록 허가된 인체 백신은 없다.

탐폰 관련 독소쇼크증후군

독소쇼크증후군(toxic shock syndrome, TSS)은 1980년에 CDC가 탐폰 사용과 연관된 질(vagina) 내 특정 세균(staphylococcus aureus)의 존재와 TSS의 관련성을 보고하였을 때, 일면 헤드라인 기사가 되었다. 오늘날, TSS는 두 가지 범주, 유사 독성쇼크증후군(toxic shock-like syndrome, TSLS)과 탐폰 사용과 관련된 형태의 TSS인 포도상구균 독성쇼크증후군(staphylococcal toxic shock syndrome, STSS)으로 보다 명확하게 분류된다. TSLS는 수술, 화상, 독감, 곤충에 물렸거나 다른 형태의 상처를 통하여 감염되는 다른 감염원에 의하여 발생한다.

흡수력이 강력한 탐폰은 일반 탐폰보다 세 배나 더 빠르게 질 내막을 자극할 수 있다. 이러한 질 자극은 탐폰이 장시간(5시간 이상) 질 내에 남아 있을 때 악화된다. 자극이 시작되면, 평소 질 내에 존재하는 포도상구균이 비교적 쉽게 혈류로 들어간다. 이들 세균이 순환계에서 증식하면, 그에 따라 생산되는 독소는 열(38.9℃ 이상), 두통, 메스꺼움, 인후통, 근육통, 일광화상과 같은 발진, 핏발 선 눈, 소변량의 감소, 손과 발바닥의 피부박리 등의 증상을 보이는 독성쇼크증후군을 유발한다. 치료하지 않으면 STSS 환자는 심혈관계 부전으로 사망할 수 있다. 다행히, 탐폰 사용과 관련된 STSS로 진단받은 여성의 10% 이하만이 사망한다.

STSS 위험을 최소화하기 위하여, 모든 폐경 전 여성, 특히 탐폰을 사용하는 여성은 안전한 탐폰 사용을 위한 권고를 따라야 한다: (1) 탐폰이 유일한 생리 보호 수단이어서는 안 되며, (2) 탐폰을 너무 오래 착용하여도 안된다. 탐폰은 수 시간마다 교체하여야 하며, 가끔씩은 생리대를 사용하여야 한다. 또한 잘 때는 탐폰을 사용해서는 안 된다. 일부 의사들은 STSS에서 특별히 안전하고 싶다면 탐폰을 전혀 사용하지 말도록 권고한다.

> **주요 용어**
>
> **독성쇼크증후군(toxic shock syndrome, TSS):** 특정 질내 세균이 혈류로 들어가서 증식하여 발생하는 치명적 증후군

간염

간염(hepatitis)은 여러 바이러스에 의해 유발될 수 있는 간의 염증성 질환이다. A, B, C(한때 비-A, 비-B로 불림), D와 E형이 알려졌다. 간염은 알코올과 다른 약물 남용에 의해 간접적으로 유발될 수 있다. 간염의 일반적 증상은 열, 메스꺼움, 식욕부진, 복통, 피로, 황달(피부와 눈의 황색 변화) 등이다.

A형 간염은 흔히 대변으로 오염된 물에서 기른 날 조개, 대변으로 오렴된 물로 세척한 생야채나 오염된 식수 등의 대변에 오염된 음식을 먹는 것과 관련되어 있다. 특히 음식을 다루고 기저귀를 교체하는 활동 등에서의 열악한 위생이 보육원의 간염 발생을 초래하였다. 전문가들은 한해 최대 200,000명이 이 바이러스에 감염되는 것으로 예측하였다. 그러나 이 숫자는 2005년에 어린이 백신 프로그램이 도입된 이래 감소하고 있으며, 증상이 없는 아동 병원소가 사라지고 있다. 해마다 200,000건의 새로운 발병 건수가 보고된다고 하면, 감염된 인구집단은 아직도 상당히 크다고 추정되며, 예방접종을 받은 인구집단이 훨씬 더 커질 때까지 그러할 것이다. 그때까지는 백신을 맞지 않은 아동은 한번 감염되면 6살 이후까지 증상이 없는 채로 있을 것이다. 2005년에는 1~2세의 모든 아동이 A형 간염 예방접종을 받을 것을 권고하였으며, 현재는 12개월에 첫 예방접종을 받고, 18개월에 두 번째 예방접종을 받는 것으로 그 권고가 이어지고 있다. A형 간염에 걸린 환자는 일반적으로 획득면역이 생겨서 재발이 방지된다.

B형 간염(HBV)은 성적 접촉이나, 약물의 정맥주사,

문신, 보디 피어싱, 심지어는 전기면도기를 같이 사용하는 것 등의 여러 가지 방법으로 전파된다. 이러한 전파 방식에 기초해서 대학생은 그들도 HBV 감염의 보균자일 잠재적 위험성에 대해서 인지하여야 한다. 방금 기술한 위험인자 외에도 의학적 · 치과적 치료가 환자에서 의사 또는 의사에서 환자로 바이러스를 전파하는 수단이 될 수 있다. 만성 HBV 감염은 간경화와 관련이 있으며, 간암의 주된 원인이다. 현재 HBV에 대한 효과적인 면역접종이 있기 때문에, 어린이와 청소년기의 HBV 발생건수가 1999년 이래 1/5로 감소하였다. 그러나 19세 이상에서는 발생이 증가하였다. 예방접종은 아동기에 받지만, 백신을 맞지 않은 더 나이가 많은 사람과 대학생도 심각하게 백신접종을 고려하여야 한다. 2002년도에 미국 소아과학회는 모든 신생아가 퇴원하기 전에 예방접종을 받을 것을 권장하였다. 성인, 특히 성관계 상대가 다수인 경우, 성관계 대상자가 B형 간염 고위험군인 경우 및 감염된 환자를 돌보는 사람도 B형 간염에 대한 예방접종을 심각하게 고려하여야 한다. 자신이 감염되었을지도 모른다고 생각하는 사람은 급성 감염(감염 후 6개월까지)이나 만성 형태의 HBV에 대해서도 사용할 수 있는 진단 검사와 치료 프로토콜을 따를 수 있다. 치료되지 않은 만성 간염에 의해서 발생하는 간암 등의 간질환으로 연간 약 3,000명이 사망한다.

C형 간염도 B형 간염과 유사한 방법(성적 접촉, 오염된 혈액, 주사바늘을 공동사용하거나, 문신 및 피어싱과 관련하여)으로 걸린다. C형 간염은 예방접종이 없어서, 감염된 사람이 410만이 넘고, 사망률도 증가할 것으로 추정된다. 최근에는 여러 형태의 인터페론을 리바비린(ribavirin)과 함께 사용하는 이중 약물치료가 선호되는 HCV에 대한 치료이다. 그러나 2011년 4월에 FDA가 보세프레비르(boceprevir)와 텔라프레비르(telaprevir) 두 개의 새로운 약을 승인하였다. 이 중 하나를 기존의 하나 또는 두 개의 약물과 함께 사용하는 것이 HCV에 의한 간세포 손상을 막기 위하여 고안된 두 가지 최신 프로토콜이다. 많은 감염된 사람이 집단검진을 하지 않고, 따라서 치료도 되지 않은 채 수십 년간 증상 없이 있을 수 있지만, 결국은 간 부전이나 간암까지 발생해서 치료해야 할 수도 있다. 2010년 6월에 FDA는 감염 초기 증상을 보이는 사람에게 사용할 수 있는 HCV에 대한 빠른 진단 검사를 승인하였으나, 이 검사가 집단 검진에 승인되지는 않았다.

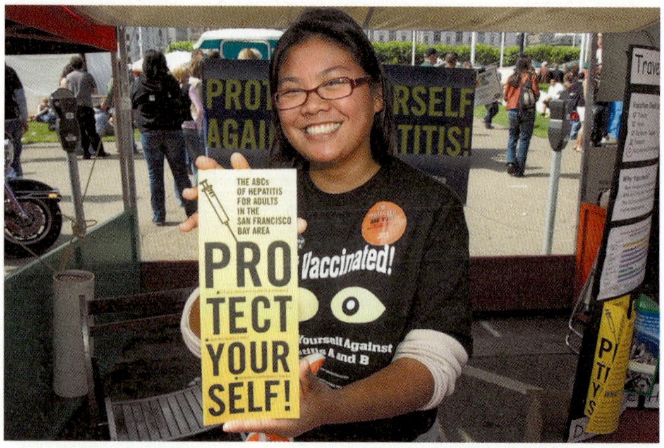

A형 간염과 B형 간염 모두에 대하여 이용가능한 효과적인 백신이 있다.

새로이 확인된 D(delta)형 간염은 치료가 매우 어렵고, D형 간염 바이러스가 완전한 병원성(pathogenecity)을 획득하기 위해서는 B형 간염 바이러스가 필요하기 때문에, D형 간염은 거의 항상 B형 간염을 이미 앓고 있는 사람에게서만 발견된다. 이 바이러스도 B형 간염이나 HIV와 같이, 항문성교나 구강성교 등의 보호되지 않은 성적 접촉이 매우 위험한 이유가 된다. 수질 오염과 관련된 E형 간염은, E형 간염이 풍토병인 지역에서 돌아온 사람을 제외하면, 미국에서는 드물다.

흔히 간과되는 사실은 미국에서 진단받지 않은 B형 및 C형 간염에 감염된 사람 수를 합하면 HIV에 감염된 사람보다 5배 더 많다는 사실이다.

AIDS

후천성 면역결핍증후군(acquired immunodeficiency syndrome, AIDS)은 근래 역사상 가장 파괴적인 감염 질환이며, 조만간 치료방법이 개발되지 않는다면, 실제로 역사상 가장 파괴적인 질병 중 하나임이 확실하다. HIV/AIDS 유행에 대한 국제적 통계를 제쳐놓고, 미국 통계만으로도 매우 우울한 그림이 그려진다. 2006~2009년 사이에 (비밀리에 이름을 기반으로 하는 보고체계를 진행하는 40개 주에서), 42,011명이 새롭게 HIV 양성으로 진단

받았고, 1980년대 초기에 처음 인지한 이래 878,366명이 HIV 양성에서 AIDS 환자로 이행하였으며, 594,496명이 HIV/AIDS로 사망하였다.

AIDS의 원인 AIDS는 면역계의 T-보조세포를 공격하는 바이러스인 HIV에 의해서 유발되는 질병이다. HIV가 T-보조세포를 공격하면 사람들은 정상적으로는 쉽게 제어할 수 있는 다양한 감염과 맞서 싸울 능력을 잃는다. 취약한 사람에서 이러한 감염이 발생하기 때문에, 이들을 총괄하여 기회감염(opportunistic infection)이라고 부른다. HIV-감염(HIV 양성) 환자는 세균, 원생동물(protozoa), 곰팡이와 여러 바이러스에 의한 감염에 점점 더 취약해진다. 이렇게 면역계가 취약해진 기간 동안에 여러 가지 악성 종양도 발생한다.

오늘날, 전문가들은 HIV에 감염된 사람이 CD4 T-보조세포 수준이 혈액 μL당 200개 이하로 떨어지면 특정 증상이 있는 것과 무관하게, HIV 양성의 AIDS라는 표지를 붙인다(CD4 세포는 HIV에 의해서 가장 흔히 감염되고 파괴되는 세포형이다). 그렇지만, 2010년에 보고된 치료 임상시험에서는 CD4 세포를 μL당 50에서부터 350~500까지와 μL당 500~799로 나누는 범주가 적용되었다. 이것은 새로운 치료 프로토콜이 전통적인 임상 기준에 매여있지 않다는 것을 의미한다.

HIV 전파 HIV는 쉽게 걸리지 않는다. 직장, 학교 또는 집에서 HIV에 감염된 사람과의 일상적인 접촉에 의해서 HIV에 걸릴 가능성은 지극히 낮거나 없다. HIV는 체액(혈액, 정액과 질 분비물 등)을 교환하는 직접적인 성적 접촉, 피하주사바늘 공유, 감염된 혈액이나 혈액산물의 수혈, 출생 전후 전파(감염된 엄마에서 태아나 신생아에게)에 의해서만 전염된다. HIV가 전파되려면, 바늘이나 직장, 입, 생식기 표면 조직의 열상(tear)을 통하여 바이러스가 감염되지 않은 사람의 혈류로 들어가야 한다. 현재 연구는 HIV가 땀, 침, 눈물 또는 소변 중에 매우 낮은 농도로 있을 수는 있으나 이를 통해 전파되지 않는다는 것을 보여준다. 바이러스는 소화효소에 의해서 파괴되기 때문에 소화기계를 통해서는 체내로 들어올 수 없다. 그러나 모유수유를 하는 유아에게는 전파될 수 있으며, 두 번째 예외는 감염된 사람과 감염되지 않은 성적 배우자 간의 전파로, 감염되지 않은 사람이 잇몸 염증이나 출혈이 있는 경우에 구강성교를 통해서 일어난다. 2010년에는 한 환자가 감염된 신장의 이식으로 HIV에 감염되었다.

정액 속의 림프구 농도(±1,000만 lymphocytes/tsp)가 질 분비액 내(±120만 lymphocytes/tsp)보다 높기 때문에, 이성 간의 성 접촉에 의한 HIV 감염 위험은 여자가 남자에 비해서 훨씬 더 높다. 이러한 민감성은 이성 간의 성적 접촉을 통하여 AIDS를 가진 여성의 비율이 증가(1981년 8%에서 1993년 19%, 2007년 72%로)하는 데에서도 부분적으로 증명이 된다. 25세 이하의 여성은 주로 이성 간의 접촉을 통하여 바이러스에 감염된다.

세계 무대에서의 HIV/AIDS 15년간 일차적으로 미국의 HIV/AIDS에 대중매체의 관심에 향했던 데 비하여, 1990년대 후반 이후에는 점차 세계의 다른 지역에서 일어나고 있는 'AIDS 위기'로 관심이 향했다. 이 중 중요한 지역은 아프리카, 인도 소대륙과 아시아 및 라틴아메리카 지역이다. **그림 12-4**는 세계의 다른 지역에 비하여 사하라 남쪽 아프리카 지역의 HIV/AIDS 건수가 놀라울 정도로 높은 것을 보여준다. 이것이 자선단체와 유명인사는 물론, 선진국, 세계구호단체와 제약업계를 포함한 국제사회 쪽에서 표명하는 긴급성을 설명해준다. 국제적인

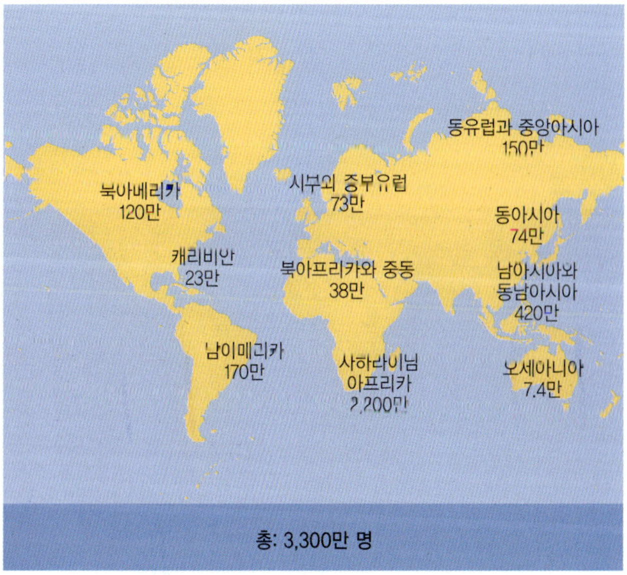

[그림 12-4] HIV/AIDS의 전세계적 통계: 2007년 말에 HIV/AIDS를 가지고 살고 있는 것으로 추정되는 성인과 아동. 이 통계들에 포함된 모든 사람들이 얼굴과 이야기를 가지고 있다. 당신은 HIV/AIDS로부터 스스로를 보호하기 위하여 무엇을 하고 있는가?

HIV/AIDS 위기가 완화될 가능성은 희망적으로 보아도 매우 불분명하다. HIV에 대한 예방백신이 없는 상태에서, 사용할 수 있는 효과적 예방 프로그램은 제한적이고, 쇠퇴하는 건강을 유지하는 데 필요한 항레트로바이러스 약에 대한 비용이 너무 높아서, 현재 감염되었거나 곧 감염될 것 같은 사람을 위한 시간이 거의 없다.

2008년의 AIDS의 날에 세계적 AIDS 유행의 두 가지 측면에 도전하는 작은 토론이 있었다. 첫 번째 도전은 최근 수년간의 치료와 예방적 노력을 감안하면 세계적 유행의 정도를 보여주는 데이터가 과장되었다는 우려이다. 두 번째 우려는 매해 UNAIDS(WHO 산하 기구)가 사용하는 2억 달러가, 해마다 AIDS, 홍역, 말라리아를 합한 것보다 더 많은 아동을 사망하게 하는 폐렴의 예방과 치료를 무시하고 잘못 사용되고 있다는 것이다. 2010년과 2011년, 공공의 관심이 말라리아와 소아마비 박멸로 향하였을 때, 정부와 사적인 기금 모두의 사용 방향이 바뀌었다는 증거가 있다. 소아마비는 효과적인 백신이 개발된 1950년대 말 이후 미국과 다른 선진국에서는 자취를 감추었었다.

HIV 감염의 진단 HIV 감염은 진찰, 동반 감염에 대한 검사실 검사, 초기 선별검사(screening test)를 통하여 진단한다. 초기 선별검사가 음성이면, 감염 위험이 있는 사람은 3~6개월 후에 다시 선별검사를 받아야 한다. 의료기관에서의 선별검사를 받고 싶지 않은 사람을 위해 집에서 하는 선별검사도 있다. 어느 경우든, 초기 선별검사가 일단 시행되면, 위양성의 작은 가능성도 확인하기 위해서, ELISA(enzyme-linked immunosorbent assay)와 웨스턴 블롯 검사와 같은 더 민감한 검사를 시행하여야 한다. 비싸고 완전히 믿을 만한 것은 아니지만, 더 최근에 개발된 검사도 있다. 이 검사 중 하나는 약제 내성을 초래하는 바이러스 돌연변이를 검출하고, 또 다른 검사는 감염된 바이러스 균주를 억제할 수 있는 약을 결정하는 데 도움을 준다. 이러한 정보는 의사가 치료 프로토콜을 짜는 데 도움을 준다.

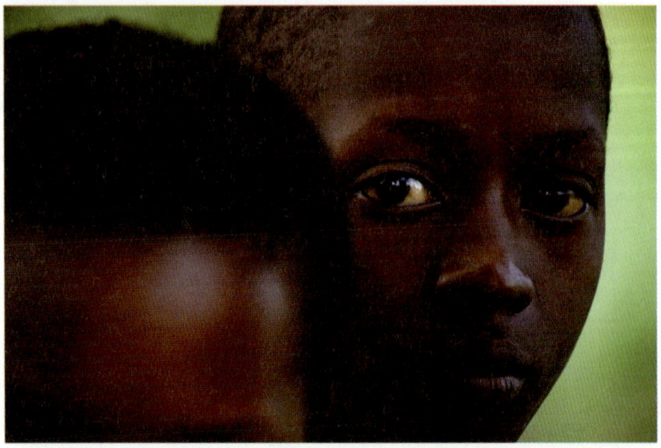

수천 명의 아프리카 아이들이 부모가 AIDS로 사망한 후 고아가 되어 스스로 생활을 꾸려가고 있다.

HIV 감염의 경과 일부 새로이 감염된 사람들은 HIV에 노출된지 1~2개월 이내에 감기 같은 증상을 경험한다. 증상은 대개 수 주 후에 사라지고, 흔히 또 다른 질환으로 오인된다. 이 기간 동안에는 혈중 HIV 바이러스 수준이 높으며, 감염성이 매우 높다. 면역계가 싸우게 되면 체내 HIV 수준이 감소한다. 검사를 통하여 검출될 수 있는 항체가 이 면역반응으로 생산된다. 그러나 대부분의 감염과 달리, 강한 면역반응에도 불구하고 면역계는 HIV를 체내에서 제거하지 못한다.

HIV 감염의 다음 단계(무증상기)는 수 개월에서 12년 이상까지 지속될 수 있다. 치료받지 않은 사람에서 감염 증상이 나타날 때까지의 평균 시간은 서구 국가에서 10~12년이다. 무증상기의 기간은 나이, 성별, 전반적 건강상태, 의료에 대한 접근성, 감염을 유발한 특정 HIV의 바이러스 주(virus strain) 등에 의해서 영향을 받는다. 이 기간 동안 바이러스는 활발하게 증식하고 면역계의 세포를 죽이며, HIV 양성인 사람은 감염을 전파할 수 있다. 긴 잠복기는 광범위한 HIV 검사가 권고되는 중요한 이유 중 하나이다. 만약 자신이 감염된 것을 안다면, 그들은 HIV를 다른 사람에게 전파하는 것을 피하기 위한 조치를 취할 수 있다. 긴 잠복기라는 현실에 대처하기 위해서, 미국 의사협회는 현재 13세 이상의 모든 환자가 HIV에 대한 선별검사를 받고, 경우에 따라 재선별검사를 시행할 것을 강력하게 권장하고 있다.

면역계의 상태가 악화되면, 림프절 비대, 탈진, 잦은 열과 진땀, 계속적인 감염과 같은 증상이 나타나기 시작한다. 앞에서 기술한 바와 같이, AIDS를 규정하는 조건 중 하나가 발생하거나 혈중 CD4 T-보조세포가 μL당 200 이하로 떨어질 때(건강한 사람은 보통 CD4 T세포

수가 1,000 이상) AIDS 진단을 내린다. AIDS인 사람은 많은 기회감염에 걸리기 쉽고, 많이 아플 수 있다.

HIV 감염의 치료 HIV 감염을 낫게 하는 치료는 현재 존재하지 않지만, 체내 HIV 수준을 낮추고, 기회감염을 예방하고, 생존 기회를 높이는 것을 돕는 약들은 개발되었다. 치료에 대한 결정은 혈액검사와 증상을 기초로 하여 내린다. CDC 지침에서는 AIDS를 규정하는 조건을 채우거나, CD4 세포 수가 적고 바이러스 수치가 높을 때 치료를 권장한다. 현재, CD4-보조 T 세포 수치가 350/μL 또는 심지어는 800/μL 수준이 될 때, 항바이러스 치료를 시작하는 것에 대하여 상당한 논의가 있다. 이전에는 초기 치료를 250/μL와 심지어 200/μL 수준까지 늦추는 것을 권장하였었다. 오늘날 초기 또는 수정된 항바이러스 치료는 바이러스 양과 그것의 상대적 증가 속도에 따라, CD4-보조 T 세포 수 기준을 변경시킬 수 있다.

현재 HIV에 감염된 사람을 치료하기 위하여 여러 종류의 약이 사용되고 있다. 주된 약 종류 중 하나는 바이러스가 감염된 CD4-T 세포 내에서 증식하는 것을 방지한다. 두 번째 주된 종류는 HIV가 세포 내로 들어가는 것을 막는다. 약을 병용하는 매우 적극적인 항바이러스 치료(highly active antiretroviral therapy) 또는 HAART라고 하는 방법의 사용으로, 치료요법을 잘 지키고 약의 부작용을 참아낼 수 있는 환자의 AIDS로 인한 사망이 감소하였다.

HIV 감염의 악세 내성 세균이나 바이러스를 모두 포함한 다른 병원균과 마찬가지로, HIV 바이러스도 HIV/AIDS 치료 과정 중 약제에 대한 내성을 개발할 수 있는 능력이 있으며, 감염 당시 이미 약제에 대한 내성을 가지고 있을 수도 있다.

명백하게 돌연변이가 없는 '야생형'의 약제 내성 바이러스에 비해서, 치료를 받고 있는 환자의 10~20%에서는 그들을 감염하고 있는 바이러스의 일부에서 내성 관련 돌연변이가 발생하는 것이 알려지고 있다. 이러한 약제 내성 바이러스는 CD4 세포 수준을 어느 정도 유지하고, 바이러스 양을 가능한 한 최저 수준으로 유지하기 위한 항레트로 바이러스 치료의 효과를 감소시킨다. 불행히도, 항레트로 바이러스 저항성 상태가 발생하는 사람의 비율이 증가하고 있다.

오늘날 새로운 기술을 이용하여, 이전의 검사보다 훨씬 더 빨리 돌연변이 바이러스를 검출하는 검사를 개발하는 시도가 이루어지고 있다. 또한 사용하고 있는 항바이러스 치료의 장기적 성공을 정확하게 예측하기 위하여 머리카락에서 항바이러스 약의 수준을 측정하는 새로 승인된 검사를 이용할 수 있다.

HIV 감염의 예방 HIV 감염을 예방할 수 있을까? 그 답은 확실히 '그렇다'이다. 대학생의 HIV 감염률은 낮다고 생각되지만(약 0.2%), 그래도 위험은 있다. 모든 사람은 감염되거나 다른 사람에 HIV를 전파하지 않도록 몇 가지 조치를 취할 수 있다. 이 모든 조치는 자신의 행동과 HIV가 전파되는 방법을 이해하여야 한다. 대학생 나이의 사람들에게 적절한 조치는 금욕, 안전한 성, 절주, 잠재적 성관계 상대와의 의사소통이다. HIV로부터 가장 잘 보호받기 위해서는 성적 활동에 대한 금욕이 필요하다.

토론해 봅시다.

큰 제약회사 대표와의 면접에서, 제3세계 국가에서의 HIV/AIDS 약의 비용적 접근성에 대한 자신의 생각을 묻는 질문을 받았다. 당신의 대답은 무엇이겠는가?

성병

성병(sexually transmitted diseases, STD)은 한때(사랑의 여신인 비너스의 이름을 따서) 비너스 병(venereal disease)이라고 불렸으나, 오늘날은 더 광범위한 용어인 STD로 대체되었다. 전문가들은 현재 성생활의 도덕성보다는 STD의 성공적인 예방과 치료를 강조한다. 그러므로 다음을 고려하여야 한다. (1) 25세에는 대략 모든 성인의 1/3이 성병에 걸린다. (2) 한 사람은 한 번에 한 가지 이상의 STD를 가질 수 있다. (3) STD의 증상은 시간이 지남에 따라, 그리고 사람에 따라 다를 수 있다. (4) STD에 대해서는 거의 면역성이 생기지 않는다. (5) STD 환자에서는 불임과 아동의 선천성 기형, 암, 장기간의 장애 등의 다른 건강 문제가 발생하기 쉽다. 이에 더하여, 섹스 파트너도 역시 STD에 감염되었을 때 HIV 감염 위험이 더 높다.

대부분의 성병은 여러 항생제, 항바이러스제, 항진균제 처방약으로 치료한다. 특정 STD의 치료에 대해 더 많은 정보를 얻으려면, 온라인 학습센터를 방문하기 바란다. 이 온라인 정보는 CDC가 2010년에 발표한 가장 최근의 치료 지침을 바탕으로 한다.

본문은 대학생에서 가장 흔하게 진단되는 STD(클라미디아, 임질, 인체 유두종 바이러스 감염, 단순포진, 매독, 일반대중의 이)에 초점을 맞추었다. STD에 걸릴 위험성을 검사하기 위해서 이 장의 끝에 있는 개인적 평가를 해보자.

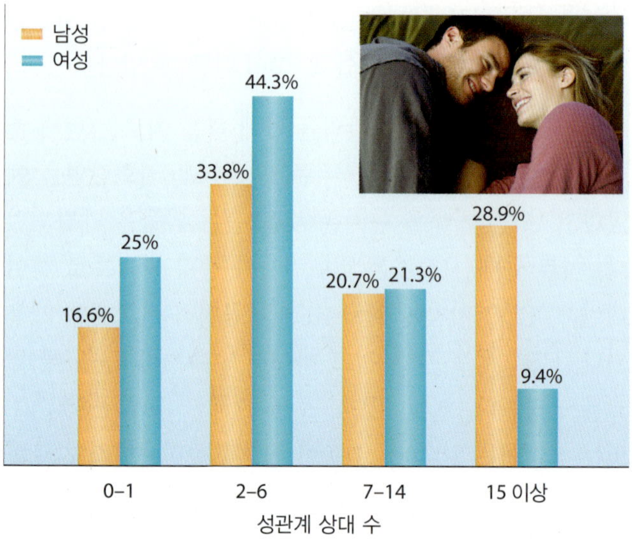

[그림 12–5] 20~59세 성인의 생애간 성관계 상대의 수. 상대 수가 적을수록 HIV나 다른 STD에 걸릴 위험은 낮아진다. 당신은 얼마나 많은 상대를 만났으며 당신이 센 수는 얼마나 정확한가? 사람들은 민감한 질문에 대해서 답할 때 진실하지 않을 수 있다. 또한 연구자들은 남성과 여성이 성관계 상대의 수를 세거나 추정할 때 사용하는 방법이 여성에서는 과소, 남성에서는 과대 추정하게 하는 경향이 있다는 것을 발견하였다.

클라미디아(비특이적 요도염)

클라미디아는 오늘날 미국에서 가장 흔한 STD로 생각된다. 클라미디아는 임질보다 3배 더 자주, 그리고 매독보다는 무려 10배까지 더 자주 일어나는 것으로 추정된다. 성적으로 왕성한 시기에 유병률이 높기 때문에, 증상이 없더라도 이들은 1년에 두 번씩 클라미디아 선별검사를 받아야 한다. 클라미디아는 흔히 임질 감염과 같이 발생하기 때문에 임질이 발견되었을 때는 두 가지를 모두 치료하는 이중 치료가 적절하다. 15~24세의 성적으로 왕성한 사람은, 특히 성관계 상대가 여러 명인 경력이 있거나, 차단식 피임수단을 사용하지 않은 경우, 정기적 선별검사를 받는 것을 고려하여야 한다(**그림 11–5**).

클라미디아 트라코마티스(*Chlamydia trachomatis*)는 클라미디아 감염을 유발하는 세균으로, 비특이적 요도염(nonspecific urethritis, NSU)의 가장 흔한 원인이다. NSU는 임질균에 의한 것이 아닌 요도와 그 주변 조직의 감염이다. 클라미디아에 감염된 약 80%의 남자가 배뇨통증, 음경의 흰색 고름 분비물 등 임질과 유사한 증상을 보인다. 반면 대부분의 여성에서는 임질 감염이나 다른 많은 성병에서와 같이, 뚜렷한 증상이 없다. 다만 일부 여성에서는 약간의 요도 분비물, 배뇨 통증, 외음부 조직의 부기가 나타날 수 있다. 클라미디아에 대해서 권장되는 치료는 항생제이다. 감염된 사람은 성교를 금하라는 지시를 주의 깊게 따라야 한다.

핑퐁 효과(한쪽만 치료를 받는 커플에서 앞뒤로 오가며 일어나는 재감염)를 피하려면, 성관계 상대 양쪽이 모두 치료를 받아야 한다. 더욱이 다른 성병과 마찬가지로, 클라미디아에 한 번 걸렸다고 해서 효과적 면역이 생기지 않는다.

클라미디아가 치료되지 않으면 치료받지 않은 임질과 같이 건강상의 나쁜 결과를 초래할 수 있다. 남자에서는 병원균이 생식기 조직(전립선, 정낭, 쿠퍼샘)으로 더 깊게 침입할 수 있다. 불임도 생길 수 있다. 병원균은 더 퍼져서 관절 문제(관절염)나 심장 합병증(심장 판막, 혈관, 심근조직의 손상)을 유발할 수 있다.

여성에서 병원균은 요도나 자궁경부를 통해서 체내로 침입할 수 있다. 침입한 균을 적절히 치료하지 않으면, 균은 더 깊게 골반구조에 도달하여 골반염(pelvic inflammatory disease, PID)이라고 하는 증후군을 유발한다. 자궁내벽(endometrium), 난관 및 그 주변 조직이 감염되면 이 고통스러운 골반염이 유발되며, 불임, 자궁외(난관) 임신, 복막염과 같은 다양한 합병증도 발생할 수 있다. 감염된 여성은 질분만 시 신생아의 눈과 폐에 클라미디아 감염을 옮길 수 있다. 남녀 모두에서 클라미디아와 다른 NSU를 조기에 검출하는 것이 최고의 관심사이다.

인유두종 바이러스

또 다른 STD인 인유두종 바이러스(human papillomavirus, HPV)는 반갑지 않은 뉴스이다. HPV 감염은 일반적으로 증상이 없기 때문에, 이 질병의 정확한 확산 정도는 모른다. 광범위한 연령층의 여성을 대상으로 한 최근의 연구는 20~24세 여성의 거의 45%가 HPV에 감염되었고, 이 연구의 전체 연령 범위(14~59세)의 여성에서는 27%가 하나 또는 그 이상의 HPV형에 감염되었다. HPV와 관련된 자궁경부 세포의 변화가 30세 이하 여성에서 시행된 Pap 검사(파파니콜로 검사)의 거의 5%에서 발견되었다. 연구자들은 현재 HPV 감염의 위험인자가 다음과 같다고 생각한다.

(1) 20세 이전의 성활동
(2) 35세 이전에 3명 또는 그 이상의 상대와의 성관계
(3) 3명 또는 그 이상의 상대를 가졌던 사람과의 성관계

남자에서의 HPV 감염 정도는 더 잘 알려져 있지 않다. 그러나 아마도 광범위할 것이다. 실질적으로 모든 성활동이 있는 사람은 일생 중 HPV에 감염될 것이라고 제시된 바 있다.

거의 100종에 HPV 바이러스 균주 중 일부는 자궁경부 세포의 전암 병변과 깊게 관련되어 있기 때문에 HPV 감염은 중요한 문제이며, 이로써 새로운 바이러스 팹-플러스 테스트의 중요성을 알 수 있다(10장 참조). 추가로 눈에 보이는 생식기 사마귀(콜리플라워 모양의 융기된 분홍색-흰색 병변)는 6형, 11형 바이러스와 관련이 있고, 16, 18, 31, 33, 35형 바이러스는 다른 부위의 변화를 일으킨다(**그림 12-6**). 음경, 음낭, 음순, 자궁경부와 항문 주변에서 가장 흔하게 발견되는 이러한 병변들은 미국에서 가장 흔한 증상 있는 바이러스 성병이다. 생식기 사마귀 군집은 작지만, 이들은 매우 커질 수 있어서 항문이나 임신 중 산도를 막을 수 있다.

생식기 사마귀를 포함한 HPV 치료는 환자가 바르는 젤이나 크림, 또는 의사가 시술하는 냉동요법, 국소 약제나 수술이다. HPV 전파를 막기 위해서는 콘돔을 사용하여야 한다.

10장에서 자궁경부암과 관련해서 언급한 바와 같이, HPV 6형과 11형(생식기 사마귀)과 16형과 18형(자궁경부암)에 효과적인 백신인 가다실(Gardasil)과 서바릭스(Cervarix)의 사용이 FDA에 의해서 승인되었다. 9~26세 사이의 젊은 여성과 더 나이가 많더라도 막 성활동을 시작한 여성이 접종받을 것을 권고하는데, 건강관리기관에서 이를 적극 장려하고 있다. CDC는 최초로 백신을 맞는 나이로 가장 합리적인 나이가 11~12세 사이라고 권고한다. 학교기반의 필수 면역접종의 하나로 의무적 접종을 고려하는 주에서는 반론이 많지만 13세에는 성활동이 있

주요 용어

성병(sexually transmitted diseases, STDs): 일차적으로 밀접한 성적 접촉을 통해서 전파되는 감염 질환

클라미디아(chlamydia): 가장 흔한 성병; 비임균성(nongonococcal) 세균에 의해 유발됨.

요도(urethra): 방광에서 배출된 소변이 통과하는 관

골반염 질환(pelvic inflammatory disease): 복강이나 복강-골반강을 싸는 막과 난관(fallopian tube)의 급성 또는 만성 감염; 다양한 증상을 보이거나 증상이 전혀 없을 수 있고, 불임의 원인이 될 수 있음.

복강염(peritonitis): 복강이나 복강-골반강을 싸는 막의 염증

인유두종 바이러스(human papilloma virus, HPV): 성적으로 전파되는(sexually transmitted) 바이러스, 일부는 자궁경부에 전암 변화(precancerous change)를 유발할 수 있음; 생식기 사마귀의 원인인자

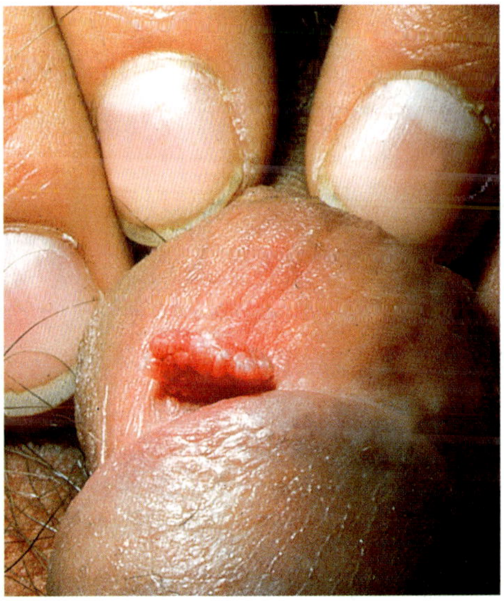

[그림 12-6] 인유두종 바이러스 감염(생식기 사마귀)

는 어린이가 약 7%이고, 15세에는 거의 25%인데, 언제가 너무 어린 것인가? 일부 전문가는 소녀들이 월경이 시작되는 것을 포함하여 성적 성숙의 징후를 분명히 보일 때 접종하는 것이 적합하다고 하였다. 궁극적인 추가접종의 필요성은 아직 결정된 바 없지만, 현재는 효과적인 보호 수준을 유지하기 위하여 추가접종이 최초 면역접종 약 10년 후에 필요할 수 있다고 권고한다. 2009년 중반까지, 13~17세 젊은 여성의 30%(이 연령 범위에 있는 1천만 소녀 중 3백만)가 백신을 맞았다.

추가적인 백신이 개발 중에 있으며, 이 중 일부는 새로이 감염된 환자에게 사용하기 위한 것이고, 일부는 장기간 감염이 확립되어 있었으나, 자궁경부를 싸는 세포에 아직 분명한 변화가 일어나기 전 환자에, 또 다른 것은 더 진행된 자궁경부암에 사용하기 위한 것이다. 마지막 두 종류의 백신의 대부분은 HPV 감염의 예방보다는 치료를 위한 것이다.

임질

또 다른 아주 흔한 STD인 임질(gonorrhea)은 박테리아(*N. gonorrhoeae*)에 의해서 유발된다. 1997년에서 2001년까지 임질의 발생 건수는 18% 증가하였는데, 이는 아마도 부분적으로는 그 당시 널리 보고되고 있던 단백분해 효소 억제제의 치료효과로 인하여 HIV/AIDS에 대한 공포가 감소하였기 때문일 것이다. 그렇지만 2001년도 이래로 임질의 보고 건수는 감소하였다. 그러나 2005년에는 2004년 수준을 넘어서는 현저한 상승이 보고되었으며, 2007년까지는 2005년 수준보다 4.9%가 넘는 수준으로 증가하였지만, 2007년에서 2009년 사이에는 감소하였다.

이 박테리아균은 남자에게서 배뇨 통증과 음경에서 우유빛의 분비물 생산을 동반할 수 있다. 임질에 걸린 약 80%의 남성에서 다양한 정도의 이러한 증상을 호소하지만 여성에서는 이 수치가 반대이다. 20%의 여성에서만 증상이 있고, 이들에서는 빈뇨와 배뇨 통증, 질이나 요도에서 분비되는 점액질의 녹색 분비물을 다양한 수준으로 호소한다. 감염된 파트너와의 구강성교는 목의 임질 감염을 유발할 수 있다(인두 임질). 임질은 남성과 여성 모두에서 직장 부위로 전파될 수 있다. 사춘기 임질에 관하여 흥미로운 조사결과는 사춘기 인구집단에서의 임질 발병이 맥주 소비와 밀접한 관련이 있다는 것인데, 이는 알코올 소비가 성활동의 조기 개시, 성관계 상대의 수 증가, 상대 선택에 있어서 선별성 감소 등 고위험의 성적 행동과 밀접한 관련이 있음을 시사한다. 많은 대학 캠퍼스에서 맥주의 대량 소비가 있음을 감안하면, 이 결과는 증상이 없는 여성 집단에 대해서 좋은 징조는 아니다.

약제 내성을 가진 임질균 균주가 세계의 다른 지역에서는 널리 퍼져 있지만, 미국에서는 광범위하게 퍼져 있지 않다. 그러나 하와이나 다른 태평양 섬과 같은 여러 태평양 지역, 아시아, 미국의 서해안 지역을 따라서는 약제 내성 균주가 분명하게 증가하고 있다는 보고가 있다. 이들 지역에 머무르는 동안 임질에 걸렸을 가능성이 있는 사람은 이를 의사에게 알려야 한다.

임질 검사는 산모의 감염이 출산 전에 치료될 수 있도록 산전 건강관리에 포함되어 있다. 만일 산도가 감염되어 있다면, 신생아 눈의 점액성 막이 쉽게 감염될 수 있다.

단순헤르페스

공중보건관계자들은 성관계에 의해 전파되는 생식기 헤르페스 바이러스가 가장 흔한 성병으로 클라미디아에 필적한다고 생각한다. 현재까지 미국에서 진단된 건수는 4,500만 건이며, 증상이 없는(그래서 진단되지 않은) 건수는 이 수치를 현저히 넘어설 수 있다. 헤르페스(herpes)는 실제로 50개 이상의 바이러스 군이며, 이중 일부는 사람에서 질병(수두, 대상포진, 단핵구증과 기타)을 유발한다. 이 중, 제1형 단순헤르페스 바이러스(herpes simplex 1 virus, HSV-1)라고 하는 한 소그룹은 입술헤르페스(구강포진 또는 구순포진)라는 감염을 유발한다. 입술헤르페스는 입술이나 구강 주변에 열성수포 또는 입술물집을 만든다. 제2형 단순헤르페스 바이러스(herpes simplex 2 virus, HSV-2)는 다른 균주로 생식기 부위에 유사한 수포 군집 같은 병변을 초래한다(**그림 12-7**). 일반인들은 이 헤르페스의 두 번째 형을 STD형이라고 부르지만, 헤르페스의 두 가지형이 모두 동일한 임상양상을 보인다. 약 5~30%가 HSV-1에 의해서 유발된다. 이러한 교차감염은 구강-생식기 성행위로 가장 잘 설명할 수 있다.

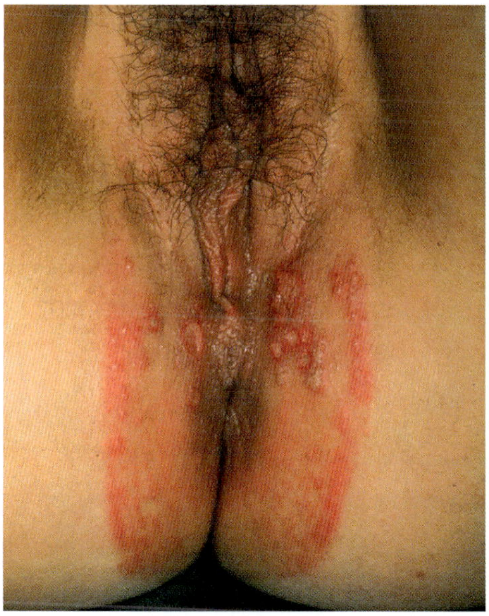

[그림 12-7] 심한 헤르페스 감염

헤르페스는 단일 궤양 또는 군집된 물집 같은 궤양으로 나타난다. 이러한 궤양은 아프고 가렵고, 일부에서는 매우 고통스럽다. 감염된 사람은 또한 림프절 비대, 근육통, 열을 호소할 수 있다. 일부 환자는 수포가 있을 때 기운이 없고, 졸립다고 느낀다. 병변은 수 일에서 수 주까지 지속된다. 바이러스는 평균 일주일간 생산되고, 수포는 딱지가 생기기 시작하며, 새로운 피부가 형성된다. 환자가 증상이 없어졌을 때에도 바이러스 전파는 가능하다.

헤르페스는 여러 가지 이유에서 흥미로운 바이러스이다. 헤르페스는 오랫동안 잠복상태로 있을 수 있다. 이유는 잘 모르지만, 아마도 스트레스, 유식 또는 전반적 건강상태와 관련된 이유로 비이러스가 자극을 받으면 신경을 따라 피부로 이동하여 활성감염을 초래한다. 그러므로 헤르페스는 재발성 감염으로 간주된다. 다행히 대부분의 사람에서 재발성 감염은 첫 감염보다 덜 심하며, 그만큼 오래 지속하지도 않는다. HSV-1과 HSV-2에 대한 항바이러스 약제를 사용하는 치료에 대해서는 온라인 학습센터에서 찾아볼 수 있다. 헤르페스는 초기 치료 후 주기적으로 일어날 수 있어서, 효과면에서 동등한 두 가지 치료 방법을 사용할 수 있다. 하나는 재발이 있을 때마다 매번 치료하는 것이고(재발 에피소드 치료), 두 번째는 계속적으로 약물을 사용하여 재발을 억제하도록 시도하는 것이다(지속적 억제 치료). 이에 더하여, 의사들은 여러 증상을 완화하기 위한 다른 약을 권할 수 있다. 생식기 헤르페스는 대개 진찰을 통해서 진단할 수 있다.

현재, 헤르페스 감염을 예방하는 가장 좋은 방법은 활성 감염을 가지고 있는 사람과의 모든 직접 접촉을 피하는 것이다. 단순헤르페스를 가진 사람이 만약 활성 병변을 가지고 있다면, 그러한 사람을 키스하거나, 그들이 자신(또는 당신의 아동)에게 키스하도록 하지 말고, 음료수잔이나 식기를 함께 사용하지 않아야 한다. 콘돔은 단지 미미하게 도움이 될 뿐이며, 여성의 외음부나 남성의 하복부 병변으로부터는 보호하지 못한다. 수포를 만진 후 신체의 다른 부위를 만짐으로써 스스로를 감염시키지 않도록 주의하여야 한다.

생식기 헤르페스에 대해서 현재 아무런 치료방법도 없지만, 항바이러스 약제가 효과적으로 사용될 수 있다. 이러한 항바이러스 약제는 예방 약제로 사용하면(매일 먹어야 함) 생산된 바이러스의 수와 바이러스 생산기간을 줄일 수 있다. HSV-2에 감염된 사람의 성관계 상대는 이 성병의 감염 관리에 대하여 알고 이를 시행하여야 한다. 감염된 사람은 자신의 상태에 대해서 교육받고, 파트너와의 관계에서 중요한 정보를 알려줄 적당한 시점을 결정하고, 새로운 파트너가 묻는 질문에 정직하게 대답하여야 한다. 마지막으로, 질병을 전파할 수 있는 기간 동안 성관계의 모든 면에 대하여 상호 약정된 계획을 짬으로써 이러한 의사소통을 가장 잘 할 수 있다.

> **주요 용어**
>
> **대상포진(shingles):** 한때 발병했다가 숨어있던 대상포진 바이러스(herpes zoster, chickin pox)의 재활성화에 의하여 감각신경 경로를 따라서 발생하는 통증이 심한 피부발진

매독

임질처럼, 매독(syphilis)도 박테리아(*Treponema pallidum*)에 의해서 유발되며, 거의 전부 성관계에 의해서만 전파된다. 감염된 상대와 한 번의 성관계 동안 매독에 걸릴 확률은 30%이다. 매독은 감염된 후 잘 알려진 경과를 거친다. 생식관, 요로, 소화관의 내벽과 같은 습하고, 따뜻한 조직은 이 병원균에게 이상적인 환경을 제공

한다.

만약 비보호 성교에 의해서 감염되면, 매독은 증상없이 10~90일간 잠복한 후, 1~5주간 지속되는 특징적인 1단계가 시작된다. 작고 융기되고 아프지 않은 굳은 궤양(chancre)이라고 부르는 궤양이 형성된다. 이 감염성이 매우 높은 병변은 90%의 여자와 50%의 남자에서는 쉽게 확인되지 않아서, 이들은 치료받지 못한다. 굳은 궤양은 4~8주 후에는 치유된다.

극도로 전염성이 높은 이 질병의 2단계는 처음 감염 후 6~12주에 발생한다. 감염균은 이제 전신적으로 퍼져 전신적 발진, 인후염 또는 군데 군데의 탈모 같은 증상이 나타난다. 혈액검사(VDRL)는 양성으로 나오며, 이때는 효과적으로 치료할 수 있다. 치료하지 않으면, 2단계는 2~6주 사이에 가라앉는다. 임신부는 이 기간 중 매독을 태아에 쉽게 전파할 수 있다. 선천성 매독은 흔히 사산이나 유아의 생명을 위협하는 여러 합병증을 초래한다. 감염된 임신부를 조기 치료하면 선천성 매독을 예방할 수 있다.

2단계가 가라앉고 나면 장기간의 비감염성 기간이 시작된다. 감염원은 체내 세포에 잠복하고 있고, 감염된 사람은 이 기간 동안 임상 증상을 거의 보이지 않는다. 이 15~30년간의 잠복기가 과거에는 거의 인지되지 않아서, 이 질병의 감염 및 초기 임상 단계와 이후 치료되지 않은 질병의 말기 징후 간의 관련성을 연결하기 어렵게 하였다. 후기 단계에는 조직손상이 심각하고 회복이 불가능하다. 이 단계에는 심혈관계, 중추신경계, 눈과 피부에 손상을 입게 되고, 이 질병으로 인하여 사망할 수도 있다.

CDC에 보고하는 질병인 매독의 빈도는 임질보다 훨씬 낮다. 1950년에 미국 내 매독 최고 기록인 217,558건이 보고되었다. 매독 건수는 꾸준히 감소하여 1980년에는 80,000건 이하가 되었으나 1980년에서 1990년까지는 매독 발생률이 증가하여, 1990년에는 거의 140,000건에 도달하였다. 다시 매독 발생이 감소하기 시작하여, 1993년에는 101,259건으로 떨어졌으며, 2000년에 CDC는 매독이 42년만에 가장 낮은 수준(5,972)으로 떨어졌다고 보고하였다. 그러나 2005년에는 일차 매독 건수가 8,724건으로 증가하였고, 2009년 CDC는 13,997건의 새로운 매독 건수를 보고하였다. 다만 매독 검사를 받는 사람들의 약 20%가 검사의 과도한 민감성이나 검사 결과의 부적절한 평가로 인하여 위양성 보고를 받는다는 것을 주의하여야 한다. 이는 최근 보고된 것보다 증가의 폭이 사실은 더 작다는 것을 의미한다.

일차 매독의 보고된 건수가 증가하는 경향이 계속될 것인지는 두고 보아야 한다. 지난 수십 년의 대부분 기간처럼, 상당비율의 매독 발생 건수는 여러 대도시의 대부분 동성애자 간의 HIV 감염과 연관되어 있다. 엄마가 마약을 하고 성활동을 통하여 이를 유지하는 경우, 그 아동에서 유아 매독의 놀라운 증가가 관찰되었다.

매독의 치료에 사용하는 항생제에 관한 정보는 온라인 학습센터의 STD 치료에 관한 부분에서 찾을 수 있다. 1990년대 말부터 미국의 일부 지역에서 항생제-저항성 매독의 유행이 증가함에 따라, 목록에 나열된 약제들이 효과적이지 않을 수 있다는 것에 유의하는 것이 중요하다.

사면발이

세 가지 형의 이가 사람에게 감염된다. 머릿니, 몸니, 그리고 사면발이가 그것이며, 이들 모두 숙주의 피를 먹고 산다. 비교적 드문 몸니를 제외하면, 이들 작은 곤충은 질병을 운반하지는 않는다. 그러나 그들은 매우 성가시다.

사면발이(pubic lice 또는 crab이라고도 부름)는 음모의 기저부에 붙어서 살며 알(서캐)을 낳는다. 이들 알은 1주일 후 유충기로 들어가고, 2주가 더 지난 후에는 성숙한 이(crab lice)로 발달한다.

사람들은 대개 생식기 부위에 심한 가려움증이 있을 때 그들이 사면발이에 감염된 것을 알게 된다. 처방되는 또는 처방없이 파는(OTC) 크림, 로션, 샴푸가 이와 알을 모두 죽이는 데 대개 효과적이지만, 일부 보고에 따르면 이가 OTC 치료제에 저항성을 가지기 시작했다고 한다.

아래는 사면발이를 박멸하기 위해서 취해야 하는 조치의 단계이다.

- 감염부위를 씻고 수건으로 말린다.
- 이에 대한 약을 사용할 때 표시된 지시를 따른다. 깨끗한 수건으로 말린다.
- 이 약을 바르고, 손톱으로 털의 줄기에서 알을 제거한다.
- 치료 후에 깨끗한 속옷과 옷을 입는다.

- 치료 전 2~3일 동안 감염된 사람이 사용한 옷과 침구는 세탁기로 세탁한다(적어도 20분간 뜨거운 물로 세탁한다).
- 세탁할 수 없는 옷은 드라이클리닝하고, 비닐봉지에 넣어 2주간 보관한다.
- 성관계 상대에게 감염될 위험이 있다는 것과 그들도 검사와 치료를 받아야 한다는 것을 알린다.
- 치료가 끝날 때까지는 성관계를 가지지 않는다.
- 만일 그때도 이가 발견된다면, 7~10일 후 치료를 반복한다.

빈대

과거에는 빈대(bed bugs)가 별 것이 아니었지만, 과거 아동들은 침대에 들기 전에 "잘 자라, 빈대가 물지 않게 해라"라는 주의를 들었을 것이다. 그러나 빈대는 오늘날에도 현실이다.

사면발이와 모양이 유사하고, 생물학적으로도 관련이 있지만, 빈대는 EPA가 발암성 때문에 승인된 실내 살충제 목록에서 프로폭서(propoxur)를 퇴출한 이래 맹렬하게 되돌아왔다. 현재 호텔, 모텔, 극장, 캠핑장, 비행기, 철도, 택시와 대학 기숙사들은 빈대를 제거하기 위해 고투하고 있다. 빈대가 숨는 장소는 침구의 접힌 부분, 카페트의 가장자리, 휘장, 코트 옷장, 옷 솔기 등이다. 빈대는 짐가방, 백팩, 핸드백과 자동차 좌석의 천 등에 옮아올 것이다. 빈대는 생명을 유지하기 위해 피를 빨아 먹을 수 있는 사람 피부를 원한다.

빈대는 어떠한 감염질환의 매개체도 아니기 때문에, 물려도 병원성 생물체를 전파하지는 않는다. 그렇기는 하지만, 물린 지국 주변의 약간 염증이 있는 부분은 가려울 것이고, 이 부위를 긁음으로써 스스로 병원균을 감염시킬 수 있다. 만일 빈대에 물리면, 손을 깨끗하게 유지하고, 물린 부위에 손 대지 않도록 한다. 감염의 분명한 증거가 나타나면 진료를 받고, 빈대가 있다고 의심되는 장소와 관련이 있는 사람에게 자신이 물린 것을 알려야 한다. 전문 해충구제인은 곧 효과적이고 승인된 살충제를 사용할 수 있게 될 것이라고 희망적 전망을 하지만, 자신의 거처와 소지품에서 이 새로운 룸메이트를 제거하기 위해서 상당한 시간과 돈을 소비할 것을 각오해야 한다.

질 감염

세 가지 흔한 병원균이 불편한 질 감염(vaginal infection)을 유발한다. 첫째는 효모 또는 곰팡이 병원균인 *Candida(Monilia) albicans*로, 흔히 아구창(thrush)이라고 부르는 효모 감염을 초래한다. 이 생물체는 보통 질에서 발견되며, 비정상적인 스트레스(임신, 피임약이나 항생제 사용, 당뇨)가 여성의 몸에 영향을 미칠 때 빠르게 증식한다. 현재 외음부-질 칸디다증(vulvovaginal candidiasis, VVC)이라고 부르는 이 감염은 코티지 치즈 같은 흰색 또는 크림색의 질 분비물이 특징이다. 질의 가려움증과 외음부 부종은 흔한 증상이다. 현재 치료의 기본은 처방에 의한 또는 OTC로 판매하는 여러 아졸(azol) 약제 중 하나를 사용하는 것이다. VVC가 재발하는 여성은 칸디다증의 예방적 억제를 어느 정도 시행하는 것이 가능해보인다. 여기서 다룬 모든 STD에서와 같이, 온라인 학습센터에서는 권고하는 또는 대체 처방 약제의 광범위한 목록을 제공하고 있다. 질 감염 치료에 사용하는 것과 같이, 성병 치료에 사용하는 OTC 약제가 있는 경우에는 그것들도 역시 목록에 있을 것이다.

이들 새로운 약제를 처음 사용하기 전에는 의사와 상의하여야 한다. 남성은 거의 이 모닐리아 감염을 보고하지 않지만, 일부에서는 소변 시 약간의 고통이나 요도구 또는 음경꺼풀 아래의 거의 잘 눈에 띄지 않는 분비물을 호소한다.

성적으로 전파되는 질 감염의 두 번째 유형은 명확히게 정의된 병원균은 아니다. 세균성 질증(bacterial vaginosis, BV)은 모든 질내 균무리(vaginal flora) 간의 정상적 균형이 깨져서, 일부 세균이 비정상적 증상을 유발하기에 충분할 정도의 병원성 수준을 획득하게 된 것이다. 이러한 미생물 불균형의 징후로는 비정상적 실내 분비물, 강한 생선 같은 냄새(가장 흔히는 성교 후에), 따끔따끔한 배뇨 통증 및 의사의 육안검사와 임상병리검사 결과에 의해서 확인할 수 있는 임상적 지표가 있다.

BV는 결혼하지 않은 또는 성관계 상대의 수가 제한적인 여성에게서는 거의 관찰되지 않기 때문에 STD로 간주된다. 위험성은 새로운 성관계 상대를 가지는 것, 다수의 성관계 상대를 가지는 것, 자궁 내 피임기구(intrauterine device, IUD)를 사용하는 것, 잦은 질 세척과 관련되어 있다. 직·간접적으로 BV가 있다는 것은 HIV와 다른 STD에 걸릴 위험과 골반염이 발생할 위험을 증가시킨다. 세균성 질염은 대개 항생제로 치료한다. 어떤 경우에는 성행위의 변화에 의해서 BV가 저절로 해소되기도 한다.

원생동물인 *Trichomonas vaginalis*가 질 감염을 유발하는 세 번째 STD 관련 병원균이다. 이 기생충은 성교나 오염된 (흔히 습한) 수건, 옷, 변기의 변좌와 같은 질 분비물이 묻어 있을 수 있는 물건과의 접촉을 통해서 전파될 수 있다. 여성에서 트리코모나스증(trichomoniasis 또는 trich)이라고 하는 이 감염은 거품이 나고, 황녹색의 나쁜 냄새가 나는 분비물을 초래하며, 가려움증, 부종 및 배뇨 통증을 수반할 수 있다. 트리코모나스증에 대해 국소적으로 바르는 치료제가 있지만, 이들의 효과는 제한적이다. 현재 시장에는 효과가 매우 좋은 한 가지의 경구투여 약제가 있다. 남성은 트리코모나스증에 잘 걸리지 않지만, 알지 못하는 사이 이 미생물을 지니고 있을 수 있다. 그러므로 남성도 파트너의 재감염을 최소화하기 위해서 치료받아야 한다.

질 내는 따뜻하고 어둡고 습해서 여러 생물체가 배양하기에 이상적인 환경이다. 불행히도 일부 많이 팔리는 상품은 질 감염의 발생을 증가시키는 것 같다. 예를 들어 질 온도를 높이는 경향이 있는 꽉 조이는 팬티스타킹(면 패널이 없는)과 질의 산도를 변화시키는 판매되는 질 세척제 등이 있다. 이 두 가지 상품 모두 감염을 촉진할 수 있다. 가능하면 공중 목욕탕을 피하는 것도 좋다. 물론 어떤 비정상적 질 분비물이 관찰되면 의사의 진료를 받아야 한다.

방광염과 요도염

방광염(cystitis)은 방광의 감염이고, 요도염(urethritis)은 요도의 감염이며, 이들은 때로 성적으로 전파되는 미생물에 의해서 유발된다. 이러한 감염은 질염을 유발하는 미생물이나 소화기 장관 내에서 발견되는 미생물에 의해서 유발될 수도 있다. 특정 건의 방광염과 요도염을 유발한 특정 병원균을 확인하기 위해서는 배양이 필요하다. 증상은 소변 시의 통증, 빈뇨, 치골 윗부분의 둔한 통증, 피가 섞인 소변이다.

의사는 특정 미생물이 확인되면 항생제로 방광염과 요도염을 쉽게 치료할 수 있다. 한 번만 투여하면 되는 모누롤(monurol)이라는 약은 효과적인 것으로 증명되었다. 빠르게 치료하면 감염의 합병증은 거의 없다. 만일 방광염이나 요도염을 치료하지 않으면 감염균은 비뇨기계를 거슬러 올라가 요관과 신장을 감염시킨다. 이 상부 비뇨기계 감염은 더 심각하며, 더 광범위한 진단적 평가와 적극적 치료가 필요하다. 그러므로 증상이 나타나면 즉시 진료를 받아야 한다.

남성에서 임질균과 관련없는 요로 감염은 매우 흔하다. 비임질성 요도염(nongonorrheal urethritis, NGU)은 예측 가능한 방식으로 성적으로 전파되며, 음경의 분비물과 남성이 치료를 받으러 오는 이유인 배뇨 통증이 나타난다. 근래에 NGU가 구강성교에 의해서도, 음경이 파트너의 입 속 감염원에 노출되었을 때 전파되는 것이 확인되었다.

방광염과 요도염을 예방하는 것은 어느 정도는 감염원에 따라 다르다. 일반적으로는 방광을 완전히 비우도록 소변을 완전히 보고, 요도를 씻어 내리도록 수분을 충분히 섭취하는 것으로 감염 빈도를 낮출 수 있다. 크랜베리 주스를 마시면 요로 감염을 줄이는 것으로 알려졌다. 요로 감염의 예방은 의학적으로나 비용 면에서 무시할 수 없다. 언급한 바와 같이 치료하지 않은 방광염과 요도염은 심각한 신장 손상의 원인이 될 수 있다. 이 두 감염을 합하면, 비싸고 효과도 점차 소실되는 항생제 사용의 두 번째로 큰 원인이 된다.

토론해 봅시다.

성관계를 갖을 것인지의 결정에서 핵심적인 사안은 과거의 성경험에 대해서 정직한 것이다. 다른 사람이 어떤 질문을 물으면 편안하게 느낄 것이며, 그 사람에게 대답할 준비가 되어 있는 질문은 무엇일까?

성병, 건강, 역할의 성취와 행복감

건강에 대한 일반적인 인식을 묘사한 **그림 1-1, 1-2**와 **1-3**을 생각해 보면, (급성 또는 만성) 성병이 역할기대에 대한 만족스러운 성취를 방해할 수 있다는 것이 쉽게 이해될 것이다. 특히 파트너의 수와 유형 면에서 '한계를 초월'하고자 하는 사람에게는 다양한 종류와 수준의 장애가 여러 역할이 요구하는 일상적 과제를 수행하는 데 방해가 될 수 있으며, 궁극적으로는 자아정체성, 감정적 독립성, 사회적 연결성 및 자신과 다른 사람의 행복에 대한 책임 수행의 성취 정도를 약화시킬 수 있다. 본문에서 주장하는 것처럼 건강이 잘 살기 위한 자원이라면, STD가 그 목록에 기여하는 것은 아무 것도 없다.

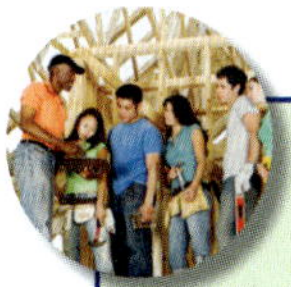

내 건강 돌보기

- 미생물이 항생제에 내성을 획득하기 때문에, 감염의 증상이 완화되었더라도, 완전히 사라질 때까지 그 약들을 계속 사용한다.
- 예방 가능한 감염질환에 대해 확실히 보호받기 위해서, 현재의 면역접종 상태를 확인한다.
- 부모는 아동이 권고된 면역접종을 받도록 보건의료기관에 데리고 간다.
- HIV/AIDS와 성병에 걸릴 가능성이 있으므로, 모든 성활동에 질병예방 수단을 포함시킨다.
- 성병에 걸릴 위험성을 검사하기 위하여, 이 장의 끝에 있는 '개인 평가'를 작성해본다.
- 고위험도의 성행위를 한 경우에는 HIV 검사를 받는다.

요약

- 여러 가지 병원균이 감염질환을 유발한다.
- 모든 감염질환은 여섯 개의 가능성 있는 연결고리로 된 감염사슬로 설명할 수 있다.
- 일부 질병에 대한 면역은 자연적인 방법과 인공적인 방법 모두를 통해서 얻을 수 있다. 아동과 성인은 계획대로 면역접종을 받아야 한다.
- 감기와 독감은 유사한 증상을 유발하지만, 감염원, 잠복기, 예방과 치료가 다르다.
- 결핵과 폐렴은 호흡기의 치명적 감염이다.
- 뇌를 싸는 막의 치명적 감염인 세균성 뇌막염에 대한 대학 캠퍼스의 우려가 증가하고 있다.
- 한타바이러스 폐증후군은 흰발생쥐가 운반하는 바이러스에 의해서 유발된다. 인간 대 인간 전파도 보고되었다.
- B형 간염 바이러스(혈청 간염)은 심각한 간 손상을 유발하는 바이러스 감염질환이다. 그 외 A, C, D 및 E형의 다양한 간염이 있다.
- HIV/AIDS는 광범위하게 퍼져 있고 치료할 수 없는 바이러스 질병으로, 성활동, 정맥주사 마약 사용, 감염된 혈액산물, 또는 임신 중 태반을 통해서 전파된다.
- 다양한 성병이 있으며, 이 중 다수는 대부분의 감염된 여성과 많은 남성에서 증상을 유발하지 않는다.

복습 문제

1. 감염사슬의 여섯 개 연결고리를 설명하시오.
2. 면역계의 두 가지 주요 화학-세포 요소는 무엇이며, 이것들이 신체를 감염원, 외부 단백질 또는 비정상적 세포로부터 보호하기 위하여 어떻게 협력하는가?
3. 병원감염이란 무엇이며, 어떠한 조건에서 이러한 감염이 가장 잘 발생할 수 있는가?
4. 감기와 독감은 어떻게 유사한가? 원인균, 잠복기, 예방, 치료에서 이들은 어떻게 다른가?
5. 왜 세균성 뇌막염이 다른 곳보다 대학 캠퍼스에서 더 우려되는가?
6. 왜 야외활동이 라임병에 대한 위험인자인가?
7. 서부 나일 바이러스의 전파에 새가 무슨 역할을 하는가? 어떤 곤충이 매개체인가?
8. B형 간염이 어떻게 전파되며, 어떤 직업군이 이 감염에 걸릴 위험이 가장 큰가? A, C, D, E형은 B형 간염과 비교하여 어떠한가?
9. HIV는 어떻게 전파되는가? HIV/AIDS는 현재 어떻게 치료되며, 이 치료는 얼마나 효과적인가? HIV/AIDS 유행이 세계의 어떤 지역에서 거의 장애 없이 퍼지고 있는가? STD 예방 면에서 성행위가 더 안전하려면 어떻게 해야 하는가?
10. 왜 여성이 남성보다 STD 때 더 흔히 증상이 없는가?

"감염성 질환에 대해 얼마나 잘 알고 있나요?" 퀴즈의 정답

1. 참 2. 거짓 3. 거짓 4. 거짓 5. 거짓 6. 참 7. 참

SOURCE NOTES

1. Worldwide HIV and AIDS Statistics. UNAIDS: Report on the Global AIDS Epidemic. 2010. (Overview brochure on 2011 high-level meeting on AIDS). www.unaids.org/en/aboutunaids/unitednationsdeclarationsandgoals/2011highlevelmeetingonaids/.
2. Walsh TR, Weeks J, Livermore DM, et al. Dissemination of NDM-1 positive bacteria in the New Delhi environment and its implications for human health: an environmental point prevalence study. Lancet Journal of Infectious Disease, April 6 (Epub ahead of print).
3. Hamann B. Disease Identification, Prevention, and Control (3rd ed.) New York: McGraw-Hill, 2007.
4. Saladin KS. Anatomy and Physiology: Unity of Form and Function (6th ed.). New York: McGraw-Hill, 2012.
5. Understanding the Immune System: How It Works. National Institute of Allergy and Infectious Disease, National Cancer Institute. NIH Publication No. 07-5423, September 2007. www.niaid.nih.gov/. immunesystem/documents/immune/theimmunesystem.pdf.
6. Widmaier E, Raff H, Strang K. Vander's Human Physiology: The Mechanisms of Body Function (12th ed.). New York: McGraw-Hill, 2011.
7. Thornley I, et al. Private cord blood banking: experiences and views of pediatric hematopoietic cell transplantation physicians. Pediatrics, 123(3), 1011–17, March 2009.
8. Rodriquez S, Campo-Engelsteon, Tingen C, et al. An obscure rider obstructing science: the conflation of parthenotes with embryos in the Dickey-Wicker amendment. American Journal of Bioethics, 11(3), 20–28, 2011.
9. Vaccine Adverse Event Reporting System (VAERS). 2011. Department of Health and Human Services, Food and Drug Administration, Centers for Disease Control and Prevention, 2011 www.vaers.hhs.gov.
10. Montgomery K, Ryan TJ, Krause A. Assessment of athletic health care facility surfaces for MRSA in the secondary school setting. Journal of Environmental Health, 72(6), 8–11, 2010.
11. FDA Recommends the Over-the-Counter Cough and Cold Products Not Be Used for Infants and Children Under 2 Years of Age. Public Health Advisory, U.S. Food and Drug Administration. Department of Health and Human Services, January 17, 2008 (updated, October 10).
12. Centers for Disease Control and Prevention. Trends in tuberculosis—United States. Morbidity and Mortality Weekly Report, 60(11), 333–337, 2011.
13. Centers for Disease Control and Prevention. Plan to combat extensively drug-resistant tuberculosis recommendations of the Federal Tuberculosis Task Force. Morbidity and Mortality Weekly Report, 58(RR-03), 1–43, 2009.
14. Extensively drug-resistant tuberculosis—United States, 1993–2006. Morbidity and Mortality Weekly Report, 56(11), 250–253, March 23, 2007.
15. Kariminia A, et al. Comparison of QuantiFERON TB-G to TST for detecting latent tuberculosis infection in a high-incidence area containing BCG-vaccinated population. Journal of Evaluation in Clinical Practice, 15(1), 148–151, February 2009.
16. Centers for Disease Control and Prevention. Updated recommendations for prevention of invasive pneumococcal disease among adults using the 23-valent pneumococcal polysaccharide vaccine (PPSV23). Morbidity and Mortality Weekly Report, 59(34), 1102–06, 2010.
17. Streptococcus Pneumoniae Disease. Division of Bacterial and Mycotic Diseases, CDC, August 11, 2005. www.cdc.gov.silibrary.org/ncidod/dbmd/diseaseinfo/streppneum_t.htm.
18. Centers for Disease Control and Prevention. Invasive pneumococcal disease in children before licensure of 13-valent pneumococcal conjugate vaccine—United States.
19. Wainberg MA, Jeang KT. XMRV as a human pathogen? Cell Host & Microbe, 9(4), 260–262, 2011.
20. FDANEWS. Advisory committee unanimously recommends Merck's Boceprevir. Drug Industry Daily, 10(84), 2010. www.fdanews.com/new-sletter/article?issueId514687&articleId5136332; FDANEWS. Committee unanimously recommends Vertex's Telaprevir. Drug Industry Daily, 10(85), 2010. www.fdanews.com/newsletter/article?issueId514683&articleId5136302.
21. Centers for Disease Control. Division of vector-borne diseases. Morbidity and Mortality Weekly Report, 59(33), 1076–89, 2010.
22. Centers for Disease Control. Lyme disease—United States, 2003–2005. Morbidity and Mortality Weekly Report, 56(23), 573, 2007.
23. Rasmuson J, Andersson C, Norrman E, et al. Time to revise the paradigm of hantavirus syndromes? Hantavirus pulmonary syndrome caused by European hantavirus. European Journal of Clinical Microbiology and Infectious Disease, 30(5), 685–690, 2011.
24. Tabnak F, Cummings K. Center for Infectious Disease. Division of Communicable Disease Control Infectious Diseases, Epidemiologic Branch, the California Department of Public Health (CDPH). Summary of Hantavirus Pulmonary Syndrome (HPS) in California, 2001–2008, September 22, 2009.
25. Centers for Disease Control and Prevention. 2010 West Nile Virus Human Infections in the United States, December 28, 2010. ww.cdc.gov/ncidod/dvbid/westnile/surv&CaseCount10_detailed.htm.
26. Centers for Disease Control and Prevention. Division of viral hepatitis. Viral Hepatitis, April 21, 2011. www.cdc.gov/hepatitis/.
27. FDANEWS. Advisory committee unanimously recommends Merck's Boceprevir. Drug Industry Daily, 10(84), 2011. www.fdanews.com/new-sletter/article?issueId514687&articleId5136332; FDANEWS. Committee unanimously recommends Vertex's Telaprevir. Drug Industry Daily, 10(85), 2011. www.fdanews.com/newsletter/article?issueId514683&articleId5136302.
28. Institute of Medicine. Report. Hepatitis and liver cancer: a national strategy for prevention and control of hepatitis B and C, January 11, 2010. www.iom.edu/Reports/2010/Hepatitis-and-Liver-Cancer-A-National-Strategy-for-Pr. . .
29. Centers for Disease Control and Prevention, National Center for HIV/AIDS, Viral Hepatitis, STD, and TB Prevention. HIV Surveillance Report, 21, Tables la, 3a, 12a, 2009.
30. Eron JJ. HIV: Patients with highest CD4 counts fail to gain benefit from potent antiretroviral therapy. Abstract THLBB201. Presented at 18th International AIDS Conference, Vienna, July, 27, 2010.
31. Workowski KA, Berman S. Centers for Disease Control and Prevention. Sexually Transmitted Disease Guidelines. Morbidity and Mortality Weekly Report, 59(RR-12), 1–110, 2010.
32. Centers for Disease Control and Prevention. Discordant results from reverse sequence syphilis screening—five laboratories, United States, 2006–2011. Morbidity and Mortality Weekly Report, 60(05), 133–137, 2011.
33. Centers for Disease Control and Prevention. Fact Sheet: Lice. Division of Parasitic Diseases, May 2008. www.cdc.gov/lice.html.
34. Fact Sheet: Bacterial Vaginosis. Division of STD Prevention, CDC, 2007. www.cdc.gov/std/healthcomm/fact_sheets.htm.

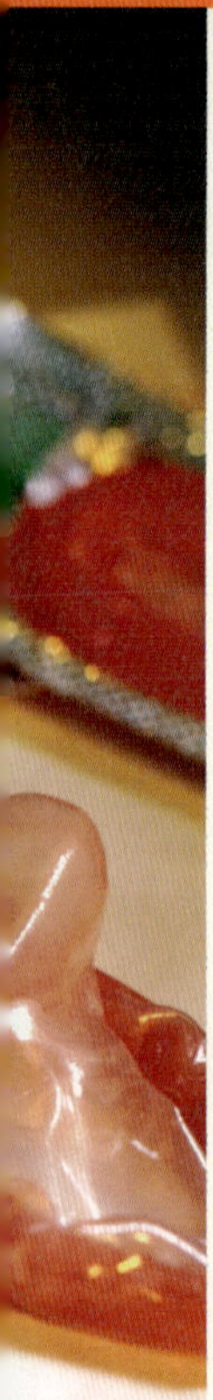

개인 평가

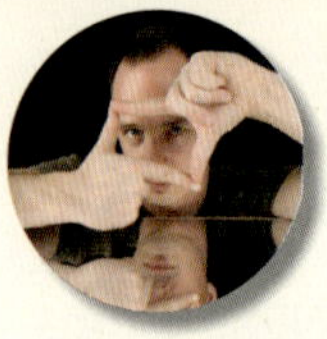

당신이 성병에 감염될 위험도는 얼마인가?

다양한 인자가 상호작용하여 당신이 성병에 감염될 위험도를 결정한다. 다음 문항은 스스로 자신의 위험 수준을 예측할 수 있도록 고안되었다.

각각의 행에서 자신에게 가장 잘 맞는 항목의 숫자에 동그라미를 하고, 그 숫자를 그 행의 끝에 있는 선 위에 표시한다. 각각의 행에 숫자를 표시한 후 점수열에 있는 숫자를 모두 더하면, 총점으로 자신이 성병에 걸릴 위험 수준을 알 수 있다.

나이

1	3	4	5	3	2	점수
0-9	10-14	15-19	20-29	30-34	351	______

성적 관행

0	1	2	4	6	8	
전혀 성관계가 없음	성관계 상대가 한명	성관계 상대는 1명이지만 상대가 여러 명의 상대를 가짐	2~5명의 성관계 상대	5~10명의 성관계 상대	10명 또는 그 이상의 성관계 상대	______

성적 태도

0	1	8	1	7	8	
혼전 성생활은 하지 않을 것임	혼전 성생활을 할 수 있지만 미래의 배우자여야 함	어떤 형태의 혼전 성생활도 가능	혼외 성생활은 하지 않음	혼외 성생활도 할 수 있음	완전한 성적 자유를 신봉함	______

피임에 대한 태도

1	1	6	5	4	8	
임신을 방지하기 위하여 콘돔을 사용할 것임	성병을 예방하기 위하여 콘돔을 사용할 것임	콘돔을 절대 사용하지 않을 것임	피임약을 사용할 것임	다른 피임 방법을 사용할 것임	아무것도 사용하지 않을 것임	______

성병에 대한 태도

3	3	4	6	6	6	
성생활을 하지 않으므로 걱정하지 않음	상대와 성병에 대해 말할 수 있음	확실히 하기 위하여 감염에 대한 검사를 할 것임	감염에 대한 검사를 하기가 두려울 것임	감염에 대해서는 말도 할 수 없을 것임	성병은 문제가 되지 않음–쉽게 치료됨	______

총점 ______

해석

5~8: 평균에 매우 못미치는 위험도

9~13: 평균 이하의 위험도

14~17: 평균 정도의 위험도

18~21: 약간 높은 위험도

22+: 높은 위험도

더 나아가…

이 개인평가를 수행하고 나서 자신의 위험 수준에 놀랐는가? 이러한 위험 수준의 일차적 원인은 무엇인가? 자신과 주변 동급생, 친구는 성병에 걸리는 것에 대해 얼마나 우려하고 있는가?

출처: 질병관리예방본부

CHAPTER

13

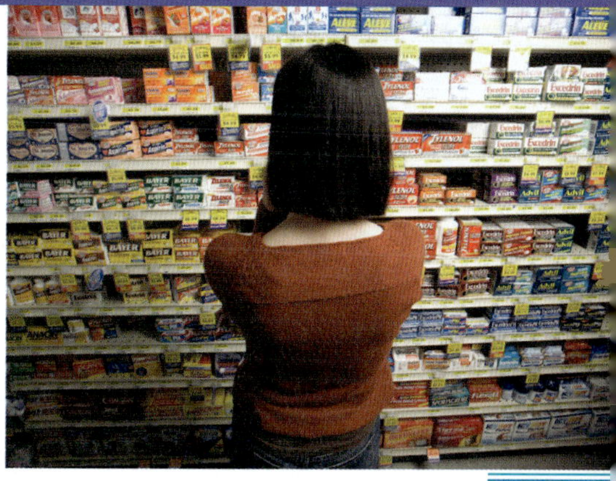

지적인 헬스케어 소비자 되기

Becoming an Informed Health Care Consumer

헬스케어에 대해서 얼마나 잘 알고 있나요?

1. 건강 관련 광고들의 정직성을 평가하는 측면에서 보자면, 근거 자료는 가장 신뢰성이 높은 광고이다.
   참 혹은 거짓?
2. 간호사는 의사의 감독하에 환자의 치료와 진단을 허가 받은 초기 간호제공자이다.
   참 혹은 거짓?
3. 비생물학적 또는 혼합된 처방약의 제네릭(복제약) 의약품은 브랜드 의약품의 특허보호기간이 만료되자마자 허용된다.
   참 혹은 거짓?
4. 당신이 운전면허증을 획득한 국가를 제외한 다른 국가에서 비처방의약품(O.T.C)을 사기 위해서는 처방전이 꼭 필요하다.
   참 혹은 거짓?
5. 건강보조식품의 안전성과 유효성은 KFDA에 의해서 평가되고 신중히 모니터링된다.
   참 혹은 거짓?

정답은 이 장의 마지막 부분에 있습니다.

이번 장에 들어가기에 앞서, 먼저 1장에서 보여준 역할수행 정의와 함께, 사실상 메디컬케어 시스템으로 정의하는 게 보다 정확하지만, 사람들에게는 헬스케어 시스템으로 보다 더 잘 알려졌다는 사실을 상기하는게 좋겠다. 그러나 본문에서는 익숙하지만 이름이 잘못된 헬스케어 시스템을 자주 사용하게 될 것이다.

'헬스케어' 제공자(의료인)는 종종 그들의 전문분야의 영역에서 당신을 평가한다. 영양학자는 당신이 먹는 음식을 통해 당신을 알아가고, 체력전문가는 당신의 체형과 활동 정도로 당신을 알 수 있다. 헬스케어전문가의 눈으로 봤을 때, 당신은 당신이 믿는 건강정보를 지닌 상품, 당신이 사용하는 건강서비스, 그리고 당신이 소비하는 제품인 셈이다. 만약 당신이 신중히 살펴보고 건강정보, 서비스, 제품을 선택할 때, 당신의 건강은 더 좋아지게 될 것이다. 그러나 통찰력이 부족한 상태에서 선택을 한다면, 당신의 지갑뿐만 아니라 당신의 건강도 고통받게 된다.

건강관리서비스의 전달(주로 의료서비스의 형태)은 이용 가능성, 전달방법 그리고 적당한 가격 등에 따라 달라질 것이고, 이 시점에서 아직 결정되지 않은 변화의 필요에 따라 이 장의 여러 측면을 구성할 것이다. 이 책은 전통적인 방식인 진료마다 지불하는 방식이 더 이상 우리에게 제공되지 않을 뿐 아니라, 변화에 대한 요구가 점차 커지고 있고, 커져야만 한다는 현실을 깨닫게 할 것이다. 이 글을 쓰는 시점에서 미국과 남아프리카 공화국은 국가 혹은 지역에서 관리하는 의료관리시스템을 도입하지 않은 유일한 초산업화 국가이다. 미국의 최근 건강관리시스템 개혁에 대한 진행 상황에 대해서는 온라인 학습센터(www.mhhe.com/hahn11e)에서 확인할 수 있다.

건강 정보

정보를 갖춘 소비자

퓨(Pew) 연구센터의 연구 결과에 따르면 건강에 관하여 인터넷 검색을 하는 9,500만의 미국인 중에서, 66%는 특별한 질환이나 문제에 대한 정보를 검색하고, 51%는 치료법이나 관리에 대한 정보를 검색하였으며, 51%는 영양과 식생활, 42%는 운동과 건강, 40%는 약처방과 비처방 의약품(O.T.C) 제품 그리고 30%는 대체요법에 대해 검색하였다.

또한 31%는 건강보험과 관련된 정보를, 18%는 환경보건문제, 11%는 성에 관련된 건강정보를 검색하였다. 16개 분야로 조사된 내용 중에 단 8%만이 약물과 알코올섭취에 대해 검색하였으며, 금연에 관한 정보는 7%만 검색하여, 가장 적게 검색한 분야였다.

동일한 프로젝트의 최근 연구(2008년)에서는 인터넷 사용자의 75~80%가 건강 관련 정보를 검색한다고 제시한다. 퓨 연구센터 연구의 보다 최근의 연구는 2004년 결과에서 약간 업데이트되었지만 8가지 구체적인 분야를 추가하였다. 최근 식품의 안정성과 회수조치(29%), 약물의 안정성과 회수조치(24%), 임신과 출산(19%), 치매와 알츠하이머(17%), 건강검진(16%), 만성통증 관리(14%), 장기요양(12%), 임종 결정(7%)을 추가하였다. 모든 데이터를 취합하였을 때 미국인의 80% 이상이 인터넷을 통한 건강 관련 정보를 활용하고 있다.

이러한 관심 분야의 다양성과 상호연관되어 있는 복잡성에 비추어 보면, 대부분의 사람은 다양한 정보 출처에 의존할 것임을 알 수 있다. 다음 단락에서 건강 관련된 몇 가지 정보출처를 제시할 것이다. 건강 관련 정보, 제품 및 서비스의 소비자로서 자신의 능력을 평가하기 위하여 이 장 끝에 개인 평가를 완성해보자.

정보 출처

건강 주제에 관한 정보 출처는 우리가 알고 있는 많은 사람들과 우리가 읽은 출판물, 우리가 보고 들은 전문가 정보만큼이나 다양하다. 어떠한 단일 기관이나 전문기관에서도 우리가 받은 건강 관련 정보의 양적 · 질적인 내용을 조절하지는 않는다. 우리는 다음의 정보 출처에 대해서 익숙할 것이며, 이중 일부는 더 정확하고 정직한 정보를 제공한다는 것을 빨리 알아차릴 것이다.

가족과 친구 친구나 가족로부터 얻는 정보의 정확성은 의심해볼 여지가 있다. 가족과 친구는 '상식'에 근거하여 정보를 제공해주지만 이것은 잘못된 것일 수도 있다. 게다가 가족과 친구는 상대에게 나쁜 영향을 끼칠지도 모른다는 사실보다는 상대의 최대 관심사라고 믿는 정보를 주기 때문이다.

상업적 광고와 매체 많은 사람은 TV를 보거나, 라디오를 듣고, 신문이나 잡지를 읽는 것으로 하루를 보낸다. 많은 광고가 건강지향적이기 때문에, 이들은 중요한 정보 출처이다. 그러나 광고의 주된 목적은 제품이나 서비스를 판매하는 것이다. 마케팅과 건강정보가 뒤섞인 새로운 예로 '인포머셜(informercial)'이 있는데, 스튜디오의 청중은 제품이나 서비스의 장점을 자랑하는 정교하게 제작된 프로그램을 보게 된다. 이러한 인포머셜은 꽤 그럴 듯하지만, 이들 정보의 객관성은 의심해볼 여지가 있다.

광고나 상업과는 반대로 대중매체는 통신위원회에서 위임받아 정기적으로 대중서비스 메세지를 제공하며, 가치 있는 건강 관련 정보를 제공한다. 예를 들어, 질병 조절과 예방을 위한 센터로 전문지식을 갖춘 연방통신위원회(federal communication commission, FCC)는 2009~2010년 세계적인 유행병인 신종독감(H1N1 Flu)을 다양한 측면에서 미디어를 통해 대중에게 정보를 적시에 전파하였다.

표시사항과 사용설명서 법적으로 모든 의약품과 많은 종류의 식품은 특별한 정보가 포함된 소비자 표시사항을 부착하여야 한다. 예를 들어, 약사가 처방된 약을 분배할 때 약에 관한 상세한 정보가 기술된 자료를 제공하도록 하였다. 많은 건강관리제공자 및 기관은 소비자에게 건강 문제에 도움이 되는 정보와 절차를 준비하기 위한 인쇄물을 제공한다. 일반적으로 이러한 정보원은 정확하고 최신의 정보이며, 그리고 소비자에게 가장 중요한 건강 정보를 제공한다.

전통의학 대대로 전해지는 건강에 대한 전통의학은 일부 사람을 위해서 건강과 관련된 주요 정보 출처가 된다. 가족과 이웃, 동료로부터 얻은 건강 관련 정보는 정확성을 평가하기가 어렵다. 일반적으로 사람들은 전통의학의 과학적인 건전성에 주의를 기울여야 하지만, 다 버릴 수 없는 것은 전통의 지혜가 과학적인 근거를 지지해주기도 하기 때문이다.

또한, 전통의학이 제공하는 정서적 지원은 어떤 사람에게는 가장 좋은 약이 될 수 있다. 사실, 어떤 민족에서는 토착적인 건강관리가 전반적인 건강관리의 핵심이 된다.

성공사례 사람들은 그들에게 도움이 되는 정보를 공유하고 싶어 한다. 다른 사람의 '성공사례'를 자신의 의사결정에 기초로 삼는다. 그러나 결코, 상업적 판매 목적으로 나오는 의료 '전문가' 또는 광고나 인포머셜에 나오는 제품에 '만족'한 소비자가 말하는 과장된 성공 사례를 타당한 보증서로 해석해서는 안 된다.

특히 체중 감량과 관련해서, "이러한 결과가 일반적이지는 않습니다"라고 (상당히 작은 글씨로) 적힌 화면 또는 광고 하단의 고지사항에 대해 염두에 두어야 한다.

비록 현재는 건강 관련에 대해서는 많이 알려지지 않았지만, 소셜미디어, 페이스북, 트위터, 관련 기술 기반 서비스는 표시사항 이상의 정보를 제공하고 있고, 점차 정보를 제공하는 역할이 커질 것이다. 사실상, 이러한 것들이 21세기의 성공사례와 전통의학에 대한 전달수단인 것이다.

케이블 및 위성 텔레비전 방송국 건강 프로그램, 신문의 생활면, 전국 네트워크 뉴스 쇼에 나오는 의료 특파원, 점차 증가하는 건강잡지는 대중매체로서의 건강 정보 출처이다.

건강 정보에 대한 대중매체의 선호는 점진적으로 발전했다. 최근 1999년도에는 텔레비전, 잡지와 신문이 성인을 위한 건강 관련 뉴스의 세 가지 주요 정보원이었다. 이제, 이러한 기존의 정보원은 인터넷으로 인해 빠른 속도로 인기를 잃고 있다. 대부분 이러한 추세는 새로운 정보 공유기술이 주류가 될 때까지 계속될 것이다.

대중매체에서의 건강 관련 정보는 일반적으로 정확하지만, 그것은 때로는 너무 빠르고 피상적이어서, 그 유용성이 제한된다.

의사 헬스케어 소비자는 개인 주치의와 전문협회에서 많은 정보를 받는다. 사실, 오늘날의 의사들은 환자 교육을 매우 강조하기 때문에, 정보를 제공하지 않는 의사를 찾기 어렵다. 교육은 환자의 건강관리지침 준수도를 향상시키고, 이는 의사와 환자에게 매우 중요한 일이다("환자와 헬스케어제공자의 의사소통" 참조).

온라인 컴퓨터 서비스 우리는 이미 건강 관련 정보 출처로서 인터넷의 급성장을 논의했다. 어떤 의미에서는 우리도 이러한 사용자 중 하나라고 말할 수 있다. 오늘날의 헬스케어 시스템이 질병 및 상처를 진단하고 치료하는 컴퓨터 기술에 의존한다는 사실에도 불구하고, 아마도 의료전문가는 그들의 고객에 응대하기 위해 인터넷을 사용하는 것을 좋아하지 않는 직업군일 가능성이 높다. 광범위한 분야의 의사에 대한 연구에서 단지 16%만이 이제까지 환자와 응대하는 데 전자메일을 사용했으며, 이는 다른 빈도보다 3% 적다.

2011년 국립의학도서관(national library of medicine, NLM)의 열람 기록에 따르면, 포털사이트(Pub Med), 키워드 소셜미디어, 인터넷, 그리고 의사/환자 통신을 사용한 출판물은 10개 미만으로 확인되었다. 특히 한 문서에 따르면, 인터넷 기반의 사용에 관해서는 의사가 '이중적인 의미'를 만든다고 주장한다. 헬스케어에 전문성을 가지고 협력하거나, 의학적으로 관계가 있는 정보를 제공할 때에는 '전문가적인' 인격이고, 비록 '다른 사람'이 환자일 경우에도 '개인적인' 인격일 수도 있는 것이다. 후자의 경우, 의사는 의사가 아니라고 인식될 것이다. 따라서 이러한 인격도 모든 것에 대한 기밀을 보호해야 할 것이다.

2010년 USA Today 기사에서는 일차 진료의사인 Kevin Pho는 다른 이유로 "자신을 위험에 빠트리는 인터넷을 무시합시다"라고 제안하였다. 이러한 요인으로는 인터넷 사용에 대한 전문적인 기준 미흡, 잠재적인 의존성, 기밀성 미흡, IT 인력에 대한 비용, 그리고 의사를 위한 진료청구 시스템의 미흡 등이 있었다.

건강 참조문헌 상당히 많은 가정에서 건강 참고문헌, 예를 들어 백과사전이나 의사의 참고문헌(Physicians' Desk Reference, PDR) 등을 가지고 있거나 뉴스레터, 예를 들어 미국인은 하버드 의과대학 건강편지(Harvard Medical School Health Letter) 또는 존스홉킨스 의학편지(Johns Hopkins Medical Letter), 50세 이후 건강(Health After 50.) 등을 구독한다. 일부 소비자는 컴퓨터 프로그램이나 건강 관련 정보를 담은 DVD를 이용한다.

공공도서관이나 대학도서관은 건강 관련 정보에 대한 인기 있는 정보 출처이다. 사람들은 참조자료를 가지고 협의할 수 있고, 시청각 자료 및 인쇄 자료를 확인할 수 있다. 사람들은 점차 집에 있는 컴퓨터 또는 태블릿 컴퓨

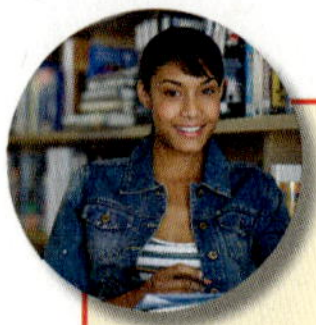

환자와 헬스케어제공자의 의사소통

복잡한 현대사회에서, 환자가 중요한 정보를 헬스케어제공자와 의사소통하고, 이들이 제공한 정보를 최대한 이해하는 것은 매우 중요하다. 아래는 헬스케어 인증기관(accreditaion of healthcare organizations, JCAHO)의 협동 위원회와, 미국 정부기관인 헬스케어 연구 및 품질청(agency for healthcare research and quality, AHRQ)에서 제안한 10가지 방법이다.

- 자신의 건강관리에 대한 모든 결정에 참여한다.
- 만약 자신이 자신을 대변하여 질문을 할 준비가 되어있지 않다면 가족이나 친구에게 그 역할을 해달라고 요청한다.
- 자신이 먹고 있는 약이나 처방약, 비처방약, 비타민, 보조제, 허브제품 등에 대해서, 매번 주치의나 약사에게 그 약들을 가져가 물어본다.
- 그들이 말하는 의미가 무엇인지 이해하고 모든 검사 결과를 확실히 얻는다.
- 만약 검사 결과를 듣지 못했다면 모든 것이 좋을 것이라고 가정하지 않는다. 주치의에게 전화하여 질문한다.
- 가능하다면 자신이 받는 과정과 동일한 치료를 받는 환자가 많은 병원을 선택한다. 자신의 의사에게 또는 병원에 실제 내원 수치를 물어본다.
- 그들이 자신과 접촉하기 전에 손을 씻는지 병원직원에게 물어본다.
- 만약 수술을 받는다면, 자신과, 자신의 주치의를 포함하여 수술에 참여하는 모든 의사가 수술과정에 대해서 모두 동의를 했는지 확인한다.
- 외과 의사가 서명을 하고, 수술 받을 신체의 부위에 "예" 또는 "이쪽" 같은 단어를 작성하도록 요청한다. 신체의 반대 부분에 대해 "아니오"를 기록하도록 한다.
- 자신이 퇴원할 때 약물이 바뀌었는지, 활동이 제한되는지, 혹은 자신에게 필요한 추가적인 치료가 있는지 등 자신에 대한 치료계획에 대해서 들을 수 있도록 주치의에게 질문을 한다.

의학적인 치료를 포함하는 여러 가지 상황에서 제공자와 환자사이에 주의 깊게 의사소통을 하고 질문을 하는 것은 불필요한 지연, 통증, 불편함, 심지어 사망에 대비하고 건강문제를 해결하는 데 기본이 될 수 있다.

Source: Ellis L. How You Can Help Guard Against Errors, June 28, 2002. Copyright 1996–2009. Reprinted with permission from Aetna InteliHealth (www.intelihealth.com).

터 및 스마트폰 애플리케이션을 통해서, 이러한 자료에 접근할 수 있게 되었다.

토론해 봅시다.

가족구성원 중 한 명이 자신이 건강문제를 진단하는 것을 잘 한다고 간주한다. 그녀는 현재까지 문제가 없었기 때문에 더 이상 의사에게 의존하지 않는다. 나는 그녀가 취하는 방법의 위험성을 지적하기 위해 그녀에게 어떤 질문을 할 수 있을까?

소비자 권익단체 많은 비영리 소비자단체는 헬스케어 시장을 감시하고 있다. 이 단체들은 소비자가 의심의 여지가 있는 서비스나 제품을 무엇인지 알 수 있도록 정보를 제공한다. 국가 소비자 연맹과 소비자 연합(national consumers' league and consumers union)과 같이 크고 잘 조직된 단체들과, 지방 수준의 작은 그룹들은 건강관리제품과 서비스에 대한 정확하고 신뢰할 수 있는 정보를 받을 수 있는 소비자의 권리를 옹호하는 단체이다.

봉사 건강단체 자원봉사와 헬스케어 및 건강 증진에 대한 전통적인 접근은 사실상 불가분의 관계이다. 미국 말고는 연구, 서비스, 공공교육을 통해 건강을 개선하기 위해 노력하는 국립 혹은 주 및 지역의 자원봉사단체가 이렇게 많은 국가는 없다. 미국 암협회(american cancer society, ACS), 미국 적십자(american red cross, ARC), 및 미국 심장협회(american heatr association, AHA)는 봉사(비영리) 건강단체이다. 사실상 소비자는 거의 모든 건강문제에 대한 건강 봉사단체를 찾을 것으로 예상할 수 있다.

정부기관 정부기관 또한 대중을 위한 효과적인 정보 출처로, 대중매체에 정보를 공개하거나 회의를 통해 공개하기도 한다. 식품 의약품 안전처(food and drug administration, FDA), 농림수산부, 거래위원회, 우편국, 그리고 환경보호청과 같은 국가기관이 건강문제를 공표한다.

정부기관은 특히 표시사항, 광고, 우편물을 통해 구매하는 사람들에게 전송되는 정보의 품질을 관리할 수 있다. 국립보건원(national institutes of health, NIH)의 다양한 부서는 임상시험 결과와 임상시험자를 위한 권고안을 발표하며, 이는 의사들을 통해 소비자에게 전달된다.

지방자치정부도 또한 대중에게 건강 관련 정보를 배부한다. 국가기관은 특히 공중보건 및 환경보호 분야 등의 기본적인 정보 출처이다.

자격을 갖춘 건강교육자 건강교육은 다양한 상황에서 이루어지고 다양한 단체에 그들의 서비스를 제공한다. 지역 사회건강교육자들은 사실상 이 장에서 언급된 모든 기관과 함께 일하고 있다. 환자교육자는 일차진료소에서 일하고, 학교건강교육자는 모든 단계의 교육기관에서 찾을 수 있다. 건강교육자는 지역사회, 병원, 기업 및 학교에서 수행되는 다양한 프로그램에 고용되어 있다.

헬스케어제공자

위에서 논의한 건강 정보 출처는 우리가 정보를 갖춘 소비자로서 결정을 내리는데 크게 도움이 될 것이다. 우리가 의료서비스, 의료지불계획에 대에서 내린 선택은, 현재의 건강에 대한 의무와, 건강을 유지하도록 훈련을 받은 특정한 사람들에 대한 우리의 믿음을 반영할 것이다.

왜 우리는 헬스케어제공자에게 자문을 구해야 하는가?

우리는 특별한 문제가 있을 때 의료 및 건강 실무자로부터의 관심과 조언을 구하려고 한다.

지독한 감기에 걸리거나, 뼈가 부러지거나, 또는 새로운 종양이 발견되면 건강관리전문가와 상담하도록 동기부여를 할 수 있다. 진단과 치료는 우리가 건강관리제공자의 서비스를 필요로 하는 유일한 두 가지 이유이다.

우리는 검사를 받아야 할 때 의료종사자와 직면할 수도 있다. 검사는 대부분 성별, 연령, 인종, 또는 이전의 병력에 근거해서, 기준과 빠르게 비교하는 피상적인 과정을 거친다. 검사에 대한 어린 시절의 경험은 초등학교에

주요 용어

준수(compliance): 명령, 요구 등을 따르는 의지

서의 검사일 것이고, 의사, 간호사, 청력 과학자, 그리고 치과 의사가 정상적인 성장과 발달양상을 검사했을 것이다. 성인이 된 이후에 검사는 신장, 체중, 혈압 측정과 같은 기본 정보를 수집할 때이며, 이는 정기적으로 회사를 방문하는 의사와 직원에 의해 개별적으로 수행될 가능성이 높다. 비록 검사는 실제 진단에 비해서 덜 정확하다고 간주되지만, 검사는 추후의 진료가 필요한 사람을 찾는 데 필요하다.

상담은 지식이 있는 소비자가 건강관리제공자를 찾는 또 다른 이유이다. 상담은 사람의 특별한 건강 문제나 상태를 확인하기 위해 둘 또는 그 이상의 전문가를 이용하는 것이다. 상담은 특히 1차 헬스케어 관리자, 예를 들어 가정의학과, 산부인과, 소아과, 내과, 일반의 등의 전문의의 의견이 필요할 때 특별히 도움이 된다.

예방은 우리가 건강관리제공자를 찾는 5번째 이유이다. 최근에는 문제가 발생하기 전에 막는 것에 강조하고 있어, 예방을 위해 건강관리제공자를 이용하는 것은 점차 일반화되고 있다. 사람들은 불필요한 위험을 방지하고 건강을 증진하는 방법에 대한 정보를 원하고 있으며, 의사, 간호사, 치과 의사, 운동생리학자, 환자교육자 및 기타 건강 증진 전문가로부터 조언을 구하고자 한다.

예방이 개인건강관리를 위하여 일상적인 방안이 되면서, 당신은 매년 신장, 체중, 혈압, 혈액분석, 지질 프로파일 및 심전도 등과 같은 보다 심도 있는 평가를 추가로 받게 될 것이다. 여성은 또한 Pap test나 유방검진, 유방촬영, 골반 검사 등을 받을 것이고, 반면 남성은 전립선 특정 항원검사[prostate-specific antigen(PSA) Test]와 직장수지검사와 고환검사를 받게 될 것이다.

의사들과 그들의 훈련

모든 도시와 많은 지역사회의 전화번호부에는 다양한 의학전문 분야의 의사목록이 있다. 이러한 건강관리제공자는 의학박사(MD) 또는 도수치료박사(DO) 학위를 보유하고 있다.

한때 대증요법과 도수치료요법은 의학적인 관점에서 보자면, 치유철학과 실행방식에 확실한 차이가 있었다. 그럼에도 불구하고, 오늘날 MD와 DO는 유사한 교육을 받고 유사한 형태로 업무를 보고 있다. 양쪽 모두 1차 진료나 전문의 기능을 수행할 수 있다. 이들의 차이점은 도수치료의사가 건강문제의 치료에 촉진(palpation)을 더 많이 사용하는 경향이 있다. 또한, DO는 자신이 MD보다 더 총체적인 곳에 중점을 두었다고 여기기도 한다.

MD 및 DO는 긴 훈련 과정을 거친다. 그들은 전문학교에 입학 후, 일반적으로 임상의학 및 임상실험에 고등과정을 포함하여 집중적인 훈련을 하는 데 4년 이상 보낸다. 그들이 훈련과정을 마치면, 학생은 MD 또는 DO 학위를 받고 국가의료면허시험을 본다. 그들의 기본적인 의료교육이 완료되면, 그 의사는 자신의 전문분야를 정하기 위해, 다양한 분야에서 일해보는 1년간의 수련의 과정을 거친다. 수련 프로그램을 마치고 나면, 보다 전문적인 분야에서 추가적으로 약 3~4년간의 레지던트 과정을 거친다.

전부는 아니지만 많은 전문의는 각 전문분과에서 추가적으로 몇 년을 훈련한다. 2010년 3월 현재, 미국은 147개 분야의 의료 전문의를 인정한다. 예를 들어, 새로 졸업한 의사는 수술 기반의 훈련 프로그램을 이수한 다음, 소아 심장 수술에서 심장(특수분과)에 특화한 프로그램을 이수할 수 있다. 이러한 일련의 과정은 의학 학위 과정을 마치고 추가적으로 10년 이상의 훈련이 필요하다. 주와 특정 위원회에서 발행한 면허를 넘어선, 통합적인 국가면허에 대한 논쟁이 있다. 현재는 국가적이고, 모든 포괄적인 인증이 포함된 면허가 요구되지 않는다.

지난 10년간 미국은 의사, 특히 1차 진료 분야의 의사가 부족한 상태이다. 이러한 부족으로 인해 미국은 외국에서 교육받은 의사에 크게 의존하고 있다. 미국 의학대학협회(association of american medical colleges,

주요 용어

1차건강관리자(primary care health providers): 특히 예방 관리를 목적으로, 정기적으로 환자를 돌보는 의료인

대증요법(allopathy): 특정 치료가 (종종 의약품) 질병이나 부상에 의한 것과 다른 효과를 내기 위해 사용되는 의료 시스템

도수치료요법(osteopathy): 대응요법의 원칙은 몸의 체형 기전과 관련하여 특별한 주의와 결합한 의료 행위의 시스템

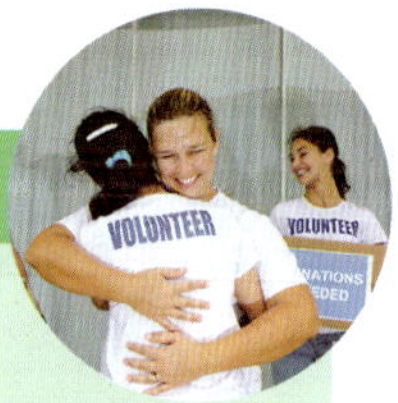

보다 건강한 삶을 위하여

의사 선택

우리는 여름이 시작되면 새로운 동네로 이사를 간다. 새로운 의사를 선택할 때 부모님과 내가 알아야 할 사항은 무엇일까?

먼저 추천을 받는다.

- 주변사람에게 그들의 보건 의료진에 대한 이야기를 듣는다. 대부분 그들이 추천하거나 비추천하는 몇몇 곳을 구분 지어줄 것이다.
- 보건의료 분야의 사람들과 이야기를 한다. 그들은 일반적으로 직업행동기준을 위반하지 않고 실무자를 '제안'하는 방법을 찾을 수 있다.
- 지역 병원에 문의하여 추천을 받는다. 그들은 새로운 환자를 받는 몇 명의 의사들을 알려줄 것이다.

다음으로, 의사의 사무실에 전화를 걸어 다음에 관해 알아본다.

- 근무시간은?(그 의사의 진료가 가능한 시간과 직원과 대화가 가능한 시간)
- 의사 또는 사무실에 다른 사람이 당신이 가장 편히 말하는 언어를 사용하는가?
- 그 의사의 진료가 안 될 때 얼마나 많은 의사가 대신 '보충'하는가? 그들은 누구인가?
- 보통의 진료약속을 얻는 데 얼마의 시간이 걸리는가?
- 의사를 보기 전 얼마나 대기하는가?
- 당신이 약속을 취소해야 할 경우 어떻게 해야 하는가? 어떤 상황이던 그 비용을 지불해야 하는가?
- 예방 검사에 대한 정보를 알려 주는가? (예: 자궁암 검사)
- 당신이 긴급한 치료를 필요로 하거나 응급상황일 때 어떻게 해야 하는가?
- 의사가 (또는 간호사 또는 의사 조수는) 일반적인 의료 문제에 대해 전화로 조언을 제공하는가?

다음 단계는 당신이 우선적으로 생각하는 곳에 예약을 하는 것이다. 첫 방문 시, 당신은 의사와 상담하기가 쉬운지 알게 된다. 의사가 당신의 의료 욕구를 얼마나 잘 충족시키는지도 알 수 있다. 첫 방문 후, 스스로에게 다음과 같은 질문을 한다.

- 내게 질문할 기회를 주는가?
- 내 질문을 경청하는가?
- 내가 이해되도록 답하는가?
- 나에 대한 존중을 보여주는가?
- 나에게 질문을 하는가?
- 나를 편안하게 해주는가?
- 나의 건강상의 문제(들)에 집중해주는가?
- 다양한 종류의 치료법에 대한 나의 선호도를 물어보는가?
- 나와 함께 충분한 시간을 보내는가?

당신이 대부분의 질문에 '예'라고 대답하면, 아마도 당신이 편안하게 느끼고 함께 할 의사를 찾은 것이다. 이 의사가 당신에게 맞을지 여부를 결정할 때 자신의 반응을 신뢰한다. 하지만 당신은 또한 관계를 개선하는 데 약간의 시간을 주는 것이 좋다. 당신과 의사가 서로를 알아가는 데는 한 번 이상의 방문이 필요하다.

출처: 미국 보건복지부, 건강관리 연구 및 품질청(Agency for Healthcare Research and Quality.) 품질높은 건강관리 선택을 위한 가이드.

AAMC)에 따르면 미국은 2025년까지 750,000명의 의사가 배출되지만, 추가적으로 159,000명의 의사가 더 필요하다.

현재 많은 응용 프로그램이 허용되고, 학생 수가 확대되고, 추가 학교가 건설되고 있지만, 그것으로 의사 부족 사태가 곧 해결될지는 의문이다.

보완대체 및 통합실무 관리자

의료 및 도수치료 의사 진료에 더하여, 넓은 의료시장 범위에는 몇 가지 다른 형태의 대체요법도 제공된다. 이 그룹에 속하는 보완대체요법으로는 척추교정 지압요법, 침술, 동종요법, 자연요법, 약초, 반사요법 및 아유르베다가 있다. 전통 의학계에서는 오랫동안 이 분야의 임상효과와 비과학성 대해 신뢰하고 있지 않지만 많은 사람이 이러한 형태의 건강관리를 이용하고 있고 대중과 도수치료요법의 효과만큼이나 강하게 믿고 있다. 이러한 결과로 인하여 오늘날 많은 의사는 그들의 환자에게 보완요법에 대한 정보를 제공하고 있으며, 더 나은 상호보완적인 치료방법에 대해 논의를 하고 있다. 다음은 대체요법 분야에서 인기 있는 일부 분야에 대한 간략한 설명이다.

카이로프랙틱 역사적으로(오늘날 여러 가지 면에서) 카이로프랙틱의 기본 전제는 척추(척추)의 틀어짐과 또는 탈구가 병의 주요 원인이라는 것이며, 이에 따라 척추의 교정으로 병을 치료한다. 따라서 카이로프랙틱은 주로 척추의 교정에 제한되어 있고 수기요법으로 척추를 교정한다. 미국에서 카이로프랙틱은 약 5만 명의 의사가 있고, 15~20만 명이 이용하는 세 번째로 큰 의료 직업군이다. 일부 카이로프랙틱 의사는 척추 지압만 시술하는 반면 다른 쪽에서는 식이요법을 포함하여 물리치료나 마사지와 운동트레이너와 같은 다양한 비침습적인 시술을 추가적으로 사용하기도 한다.

카이로프랙틱 의사들이 초기 의학과정과 거의 동일한 기간(학부과정 및 MD 4년)을 거치고, 의사와 거의 유사한 과정을 거친다는 사실에도 불구하고, 현재의 법률은 "질병에는 하나의 원인과 하나의 치료법이 있다"라는 카이로프랙틱의 원래의 이론적인 원칙에 근거하여, 척추교정지압요법 의사의 의료범위를 비침습적인 의료행위로 제한하고 있다. 1998년 국립 보완 및 대체의학 센터(national center for complementary and alternative medicine, NCCAM)는 카이로프랙틱의 효과 연구를 위한 과학적인 기준을 확립하기 위해 카이로프랙틱 연구 종합센터(comprehensive center for chiropractic research)를 설립하였다.

만약 카이로프랙틱에 대한 신중한 연구에서 일부 효과만 증명된다면, 카이로프랙틱은 사람들이 좋아하고, 매우 인기가 있음에도 불구하고, 건강관리로서는 매우 제약을 받게 될 것이다.

침술 침술은 미국인에게 3000년 중국의 의료 시스템 중 가장 친숙한 방법이다. 이 시스템은 환자의 몸의 기 또는 삶의 활력을 강화하기 위해서 능동적이고 수동적인 힘들 사이에 균형을 맞추는 것에 근거하고 있다. 이 시스템은 또한, 허브, 음식, 다이어트, 마사지, 운동을 포함한다. 침술은 환자의 기를 자극하기 위해 신체의 특정 지점에 가느다란 바늘을 놓는다. 이 포인트들은 각각의 장기와 신체 기능에 대응하며, 이 포인트들이 자극을 받았을 때 질병에 대한 몸의 방어력을 돕는 것으로 알려져 있다. 모든 중국 치료 중에서 침술 치료는 서양에서 가장 널리 받아들여지고 있다.

연구진은 요통, 성인 수술 후 통증, 메스꺼움, 화학 요법과 관련된 구토, 치과수술 후 통증 치료에 대해서 침술의 효과에 대해 설득력 있는 증거를 입증하였다. 침술 매트는 중독, 두통, 생리통, 섬유 근육통, 관절염, 테니스 엘보(tennis elbow) 등 다른 분야에서도 효과적이다.

그러나 침술은 바늘의 삽입으로 인해 이중맹검법 실험이 어렵고 이 때문에 실험 디자인에 대해 이의를 제기하고 있어 보완대체요법으로 남아 있다. 그러나, 이는 일단 피부에 침을 삽입한 후 제거하는 '가짜 침술법'을 통해 문제점을 해결한다면, 이중맹검 실험법이 가능할 것이다.

수기요법 카이로프랙틱, 도수치료, 물리치료는 모두 수기요법에 포함되지만, 여기서는 마사지 요법, 반사 요법, 그리고 혈관 및 림프절 아래의 근육, 뼈, 관절, 연부 조직을 누르는 다른 치료법 등 덜 활용되는 수기요법에 대해서 설명한다. 압력을 주는 위치, 깊이, 그리고 간격 등은 각 수기요법에 따라 다르고, 서로 비교하기 어렵다. 이러한 수기요법은 기본적으로 몸은 자가치유력이 있고 모든 몸의 부분은 상호의존적이라는 점을 기반으로 한다.

비록 카이로프랙틱, 도수치료, 물리치료에 대한 연구가 의학 문헌으로 나타나지만(국립의학도서관에서 검색되기 때문에), 다른 요법들의 대부분은 거의 연구되지 않고 있으며, 연구는 환자들의 관찰과 자가보고 등의 형태로 제한되어 있다. 결과적으로 이러한 치료법은 '매우 보완적'이며, 건강 보험이 적용되지 않는다. 긍정적인 측면으로는 상대적으로 특히 의사들도 경험적으로도, 치료에 따른 위험이 거의 보고되지 않고 있다.

동종요법 유럽에서 널리 알려진 동종요법은 프랑스의 대표적인 대체요법이다. 동종요법은 허브, 미네랄, 또는 독조차도 미량으로 복용함으로써 몸의 치유력을 회복한다. 동종요법의 기반이 되는 이론은 유사법칙으로, 물질의 과다가 문제를 일으킬 수 있다면, 작은 복용량은 치료를 일

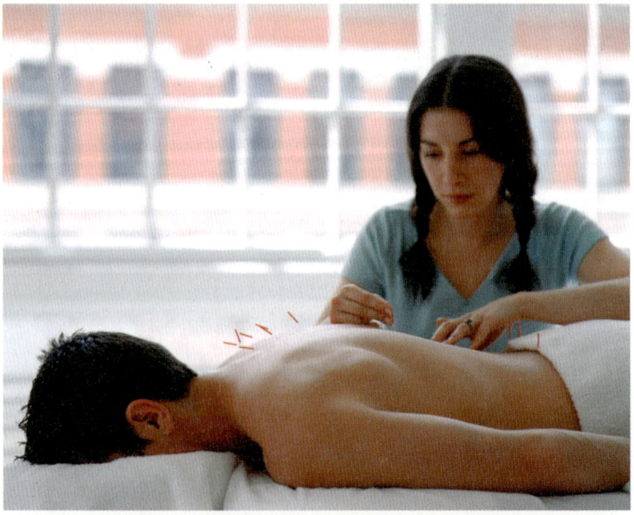

서양의학에서 침술을 채택하는 경우가 늘어나고 있다.

으킬 수 있다는 것을 주장한다. 몇 가지 작은 연구에 따르면, 꽃가루 알레르기, 설사, 독감 증상 치료에는 동종요법이 적어도 어느 정도 효과를 나타냈지만, 과학계는 그 연구들은 결함이 있으며 위약 효과에 의한 것이라고 주장한다. 또한 이러한 연구를 기반으로 결론 내린 것은, 기존의 치료법에 비해 동종요법을 지지할 강력한 증거는 없다는 것이다. 국립 보완 및 대체 의학 센터(NCCAM)는 더 규모가 크고, 신중하게 통제된 연구를 진행할 것을 권고하였다. NCCAM의 동종요법 의약품에 대한 보고 이후, 연구는 주로 작은 피험자 수로 인한 방법적인 어려움을 겪고 있다.

자연요법 자연치료 의학의 핵심은 히포크라테스가 말한 medicatrix naturae 또는 자연 치유력이라는 것이다. 자연요법 시지자들은 심신의 균형과 건강한 식단, 충분한 휴식 그리고 최소한의 스트레스에서 적절한 치료를 받고 있을 때, 그 몸은 질병 치유에 충분한 힘이 있다고 생각한다. 자연요법 주의자는 병을 고치는 첫 번째 단계는 오직 기본적인 불균형을 교정하는 것이라 믿는다. 불균형을 교정하는 것은 특정 영양소의 부족을 조절하는 것처럼 간단하거나, 과도한 업무시간을 줄이고, 약해진 면역체계를 강화하며, 소화력이 떨어지는 음식을 구별하는 것처럼 복잡할 수 있다.

약초학 허브학, 식물치료 및 약초학은 의심의 여지 없이 의료의 가장 오래된 형태의 치료법이다. 오래 전인 네안데르탈인 시대(60,000년 전)부터 식물은 음식과 의약품 모두에 사용되었다는 증거가 있다. 오늘날 약초학은 세계의 개발도상지역에서 의료치료의 원칙일 뿐만 아니라, 선진국에서도 강력하게 지지받고 있다. 미국에서 식물은 많은 처방약을 위한 분자 모델을 제공하고, 건강보조식품에서도 주요한 역할을 한다. 만약 기도를 제외한다면, 약초학은 미국에서 가장 인기 있는 보완대체의학이다.

식물이 생화학적인 시스템을 가지고 있기 때문에, 그들은 다양한 화합물 및 생리활성 물질 그리고 대사산물을 생성한다고 알려져 있다. 경험이 풍부한 약초학자가 생리활성물질을 제조할 수 있지만, 치료 대신 독성 반응을 일으킬 위험도 있다.

약초와 보충제는 차, 커피, 팅크, 액체 및 고체 추출물, 습포제(고약), 연고, 기름, 알약, 캡슐 및 분말 등 다양한 형태로 사용될 수 있다. 많은 처방약이 식물학적인 것임에도 불구하고, 약초학의 안전성과 유효성에 대한 엄격한 검사를 하고 있지 않기 때문에, FDA는 약초를 영양보조식품으로서 분류한다. 소비자는 그 안전성과 효능, 가공법, 배합법, 포장/표시사항에 대해 비교적 잘 모르고 사용하고 있다. 이러한 위험은 특히 대량으로 섭취하거나 또는 처방약과 함께 허브보충제를 사용하는 사람에게 각별한 주의가 필요하다. 관심 있는 독자를 위하여, NCCAM의 센터 홈페이지(http://nccam.nih.gov/)에서 약초에 관한 내용을 이해하기 쉽게 제공하고 있다.

아유르베다 중국의학보다 더 오래된, 인도의 아유르베다는 몸과 마음, 정신의 상호 작용에 초점을 맞추고 이를 통한 예방적 접근을 하고 있으며, 아마도 세계의 건강관리의 주요한 방법 중 가장 통합적인 것이다. 인도에서 이것은 대중을 위한 의료이다.

아유르베다 의학에서 중요한 것은 각 개인에게 적합한 균형잡힌 체질이다. 이 체질은 개인이 생리적 과정을 표현하는 방법에서 중요한 역할을 하고, 웰빙에 필요한 내부 및 외부의 균형을 유지한다. 체질 자체는 세 가지 도샤(dosha)로 구성되어 있고, 이들 각각 다섯 가지 기본 생활 요소인 공간, 공기, 불, 물, 그리고 땅의 조합을 반영한다. 각 도샤 내, 그리고 세 가지 도샤 사이의 균형은 법칙이나 균형 잡힌 체질의 성격이나, 체질 그 자체에 영향

주요 용어

카이로프랙틱(Chiropractic): 부정합을 완화하고 질병을 치료하는 척추 교정

침술(acupuncture): 몸에 미세한 바늘을 삽입하여 전기에너지(기) 흐름을 변경하여 질병을 치료

동종요법(homeopathy): 허브, 미네랄, 또는 다른 물질의 미세한 용량을 사용하여 치유를 자극

자연요법(naturopathy): 약물과 수술을 하지 않고 근본적인 불균형을 해결하기 위해, 햇빛 등 자연 요소의 사용을 강조하는 치료 시스템

약초학(herbalism): 약초를 질병 및 질환을 치료하는 데 사용하는 고대의 치유 방식

미디어 리터러시 기술

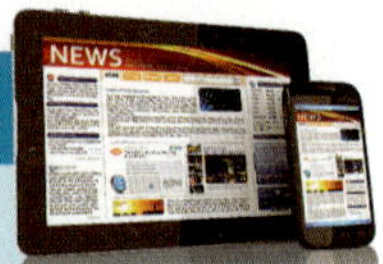

CAM 의사에 대한 조사와 평가

교내 전단지에 알레르기 증상을 완화하는 침술을 홍보하고 있다. 친한 친구가 그녀의 신발에 내장된 자석이 다리의 통증을 완화한다고 확신한다. 지역의 마사지 치료사를 위한 웹사이트에서 편두통을 예방하는 특별한 마사지에 대해 광고한다. 당신은 보완대체의학(CAM)에 대한 모든 마사지에 대해서 무엇을 해야 하는가?

CAM 치료와 의사에 대한 정보는 다양한 매체를 통해 제공되며, 평가하기 어렵다. 전통적인 형태의 의료에 비해, CAM에는 유용한 과학적 정보가 부족하고 CAM 제품과 의사에 대한 규제가 약하다. 그러므로 CAM 요법을 고려할 때는 의료 소비자가 적극적인 역할을 하는 것이 중요하다. 정보의 주요 출처로 광고와 성공사례에 의존하지 않아야 한다. 국립 보완 및 대체 의학센터(NCCAM)는 다음과 같은 전략을 제시한다.

정보 수집

- CAM 의사를 찾고 있다면, 관심 있는 치료에 대한 1차 헬스케어 제공자와 상담한다. 의사가 치료에 대해 알고 안전성, 사용 및 효과 또는 현재 약물의 가능한 상호 작용에 대하여 조언할 것이다.
- CAM 의사의 목록을 확인하고 각각에 대한 정보를 수집한다. 그들이 어디에서 교육을 받았는가? 그들은 어떤 면허 또는 자격을 가지고 있는가? 원하는 의사의 유형에 대해 전문기관에 문의한다. 국립의학도서관(ational Library of Medicine's Directory)의 정보출처(dirline.nlm.nih.gov)에 많은 관련 단체에 대한 정보가 담겨 있다. 또한 여러 주에는 특정 의사 유형에 대한 규제기관 또는 면허기관이 있다.
- 치료 비용이 얼마나 드는지 문의한다. 보험처리가 되는지 보험회사에 문의한다.
- 처음 방문할 때, 자신의 건강기록 및 모든 약, 비타민과 다른 보충제들에 대한 질문에 답변할 수 있도록 준비한다.

성공적인 첫 방문하기

다음은 처음 방문할 때 물어보고 싶을 것 같은 몇 가지 질문이다.

- 이 치료에서 어떤 장점을 기대할 수 있는가? 이 치료에 따른 위험은 무엇인가? 질병 또는 건강 상태에 대한 위험요인에도 불구하고 치료로 인한 이익 요인이 있는가?
- 어떤 부작용이 예측되는가? 치료는 나의 일상생활에 방해가 되지 는 않는가?
- 얼마나 오랫동안 치료를 지속할 것인가? 얼마나 자주 치료과정과 계획을 평가하는가?
- 어떤 장비 또는 물품을 구입해야 하는가?
- 치료 비용은 얼마나 되는가?
- 내 상태에 대한 치료를 과학적인 참고문헌을 가지고 있는가?
- 기존의 치료와 상호 작용할 수 있는가?
- 이 치료는 하면 안 되는 조건이 있는가?

결정

첫 번째 방문을 평가하고 의사가 자신에게 맞는다면 결정한다.

- 의사와 쉽게 대화할 수 있었는가? 편안하게 묻고, 의사는 당신이 만족하게 답했는가?
- 당신을 위해 어떻게 CAM 치료와 기존의 의학을 병행하는지 알려주었는가?
- 치료 계획과 관련 비용은 합리적이고 받아들일 만한가?

출처: National Center for Complementary and Alternative Medicine, Selecting a CAM practitioner, NCCAM Publication No. D346, February 2007. http://nccam.nih.gov/health/practitioner/index.htm.

을 미친다. 이 개념은 균형이 존재하는 경우, 각각의 도사에 고유하게 작용하는 질병은 발달하지 않는다는 것이다. 도사의 불균형은 생활양식, 스트레스 등의 정서적 요인, 그리고 날씨와 주변의 세균과 같은 환경요인에서 발생할 수 있다.

아유르베다 의사는 식이 변화, 금식, 대장청소, 스프레이를 통한 비강 청소 등을 통해서 몸에서 불순물을 제거하는 치료를 지시한다. 또한, 요가, 명상, 운동, 태양아래 휴식 등의 활동을 통해 불균형의 증상을 줄인다. 그리고 운동, 요가 및 명상 중의 평화로운 생각을 실천하여 생활에 조화를 증진시킨다. 아유르베다 의학의 네 번째 측면은 삶의 에너지가 몸에 저장되는 107개의 위치를 직접 마사지함으로써, 기존의 물리적 · 심리적 불편함을 제거하는 것이다.

지금까지 미국인의 1% 미만이 아유르베다를 이용하고 있으며, 이중 일부만이 이들을 정기적인 건강관리의 형태로 이용해왔다. 대부분의 독자는 아유르베다에 대해 처음 접할 것이며, 이러한 제한된 인식에도 불구하고, 아유르베다는 고대로부터 그러나 점차 활성화되는 보완대체요법으로서, 철학적 관점이나 비침술적인 방법이라는 점에서 매력적으로 보일 수 있다. 그러나 아유르베다의 제제는 중금속, 납, 수은, 비소 등 독성을 함유하고 있어, 독성이 심각한 수준으로 이어질 수 있다는 점과 대증요법의 약물 효과를 감소시킬 수 있다는 점을 이해하는 것이 중요하다.

대체의학자와 상담하고 싶지만 어디서부터 시작해야 하는지 모를 경우, "CAM 의사에 대한 조사와 평가"를 참고한다.

국립 보완 및 대체 의학 센터(NCCAM) 의료 및 보완의료 분야에서 많은 사람들의 요청으로, 국립보건원(national institutes of health, NIH)은 대체의학 연구를 위한 과학적인 센터를 설립하기 위해 연방정부의 보조금을 요청했다. 오늘날 NCCAM은 의료에 대한 대체요법에 대한 정보를 조합하고, 각 치료법의 효과를 연구하기 위한 잘 설계된 연구방법을 제공한다.

플라시보 효과 이 용어는 신약의 시험에 적용되는 것으로, 대부분의 성인이 '설탕 알약'에 긍정적인 효과를 가진다는 것을 알고 있다고 가정한다. 사실, 일부 경우 사람들은 이러한 '모조' 작업에 대한 것뿐만 아니라, 때때로 약물치료보다 더 나은 효과를 보였다는 평가를 듣게 된다. 후자를 알고 나면 일부 사람은 의사가 어떻게 이것을 알고, 여전히 실제로 치료에 이러한 '약물'을 사용하는지에 물을 수 있다. 이 추측에 대한 이 책의 응답은 간단하다. '사실'과 '인식'에 대한 위약의 개념은 수십 년 동안 알려져 왔지만, 사실 신경생리학적 관점과 사회환경적 관점 모두에서 완전히 이해되고 있지는 않다.

첫 번째 관점의 경우, 기본적으로 비활성물질이, 생리활성물질이 관여할 수 있는 감정적인 기대감과 조합한다면, 중추신경계에서 생산되는 신경전달물질의 종류나 양의 변화, 또는 대뇌피질 내의 신경전달물질의 '감수성' 수준의 조절에 의해서, '효과'에 대한 인지적 기초를 자극할 수 있다. 이것이 '진정한' 위약 효과인 것이다.

두 번째 관점(사회 환경)은 더 어렵고 제어가 불가능한데, 이는 치료하는 동안 환자의 사고방식에는 의사와 환자 관계의 본질과 환자가 살아온 복잡한 사회환경의 여러 가지 영향 등이 상호작용을 필요로 하기 때문이다. 지금까지 이러한 변수의 제어는 평가가 쉽지 않고 아직 설정되지 않았다.

'전체 위약 효과'에 대한 두 가지 관점이 복잡함에도 불구하고, 위약에 대한 윤리적인 적용에 대한 지침을 개발하기 위한 연구는 계속되고 있다.

> **주요 용어**
>
> **아유르베다(ayurveda):** 약초요법에 기반을 둔 전통 인도 의학

제한된 헬스케어제공자

우리는 의사에게서 헬스케어를 많이 받는다. 그러나 우리 대다수는 또한 대학원 수준의 교육을 받은 다양한 의료전문가의 서비스를 이용하고 있다. 이 전문가들에는 치과의사, 심리학자, 족부정형의사 및 안과가 있다.

간호사 간호사는 다양한 업무를 보는 건강전문가의 큰 직업군이다. 그들의 책임은 일반적으로 학위과정에 따라 달라진다. 간호사(registered nurses)는 학문적으로 두 가지 수준이 있다.

(1) 일반 간호사

(2) 전문 간호사

일반 간호사는 3~4년제 학위 프로그램에서 교육된다. 전문 간호사 교육은 학사학위를 받은 후 대학원이나 시험에 의해 자격을 취득하게 된다.

오늘날 의료 시스템에서 간호사의 활동이 중요한 역할을 한다는 점을 고려하면, 간호사의 부족은 중요한 문제이다. 미국의 경우 국가에 등록된 간호 프로그램 데이터와, 여러 가지 이유로 일을 하지 않는 간호사의 수를 기준으로 보면, 현재 부족한 간호사 수는 11만 명으로 추정된다. 2012년의 경우에 비추어볼 때, 미국에는 현재 110만 신규 및 교체 간호사를 위한 일자리가 존재하고, 대부분 아직 채워지지 않았다. 불행하게도, 최근 간호학교 졸업생 및 고용시장에 복귀하고자 하는 간호사를 위한 일자리는 2009년에 시작된 경기 침체, 회복 지연 및 전반적으로 높은 실업률에 의해 크게 감소하였다. 오늘날 간호사 고용은, 특히 병원이나 많은 그룹의 진료소에서 정체 상태를 보이고 있다. 그러나 요양원은 고용 가능한 분야로 남아 있다. 그래서 간호사 부족 사태가 아직 남아 있는지 여부는 좀 더 두고 봐야 한다.

많은 간호사는 교육을 계속하여, 간호 또는 다른 건강관련 분야에서 석사 또는 박사 학위를 취득한다. 일부 간호사는 임상 영역(예: 소아과, 노인학, 공중 위생 또는 학

교 보건 등)에 특화되어, 전문 간호사(APN)로 인증된다. 현재 한국은 미국과 달리 의료법에서 마취, 보건, 정신 전문 등 13개의 전문 간호 영역을 인정하고 있다. 향후 종양 전문, 응급 전문, 모유수유 전문 간호사 등의 영역을 추가로 지정하려는 정책적 움직임이 활발하다.

통합의료전문가 우리의 주요 헬스케어서비스 제공자는 고도의 기술 서비스 및 절차에 대한 종종 책임을 지는 통합의료전문가라는 큰 그룹에 의해 지원받는다. 이러한 전문가에는 호흡 및 흡입 치료사, 방사선 기술자, 핵 의학 기술자, 병리 기술자, 일반 의료 기술자, 일반 의료 기술자, 수술실 기술자, 응급의료 기술자, 물리치료사, 작업치료사, 심장재활치료사, 치과 기술자, 치과위생사 등이 있다. 특정 분야에 따라 이러한 전문적 지원영역에 대한 교육은 특성화 고등학교 1학년부터 5~6년 정도 걸릴 수 있다. 대부분의 통합의료전문가는 국가면허시험을 통과해야 한다.

셀프케어/홈 케어

셀프케어(self-care)의 출현은 많은 사람이 자신의 건강을 유지하기 위해 더 많은 책임이 있다는 것을 시사하고 있다. 그들은 많은 종류의 질병, 상해 및 컨디션을 예방하거나 관리하는 전문지식을 공부한다. 그들은 한때는 의사 또는 의료전문가를 통해서만 가능하다고 생각되었던 건강상태 평가, 치료, 경과 확인 및 회복에 대해 공부한다. 이러한 변화의 장점은 셀프케어는 (1) 의료비를 절감하고 (2) 특정 상태를 위한 효과적인 관리가 가능하며, (3) 다른 환자와 함께 무료 의사 및 의료전문가와 시간을 보낼 수 있고 (4) 건강 관련 활동에 대한 관심을 높일 수 있다는 것이다.

적절한 셀프케어 셀프케어는 세 분야에서 전문적인 치료에 대한 적절한 대안이다. 첫째, 셀프케어는 친숙한 증상을 가지고 있고, 그 기간과 심각성이 적은, 일부 급성 상태에는 적합할 수 있다. 일반적인 감기와 독감, 많은 가정에서의 부상, 인후통 및 비알레르기성 벌레 물린 데는 대개 쉽게 자가치료로 해결되고 있다. 그러나 익숙한 증상인 것 같으나 셀프케어로 해결할 수 없고, 바로 의사에게 확인해야 하는 증상이 몇 가지 있다. 이들은 중압감이나 협심증, 갑작스러운 심한 두통, 현저하게 떨어진 시력, 대화나 걷는 것의 어려움, 현기증과 혼란, 소변이나 대변에 혈액, 깊은 우울증, 기침과 황록색 가래 등의 증세이다.

셀프케어로 적절한 두 번째 영역은 관리(therapy) 이다. 예를 들어, 많은 사람이 당뇨병, 다발성 경화증, 알레르기, 편두통 두통에 대해 가정에서 물리적 치료 프로그램으로 주사요법을 한다.

셀프케어의 적절한 응용 프로그램의 세 번째 영역은 건강 증진이다. 체중감소 프로그램, 신체적 활동, 금연, 스트레스 감소 프로그램은 특히 자기 관리에 적합하다.

홈케어의 잠재적인 4번째 영역으로 셀프케어가 새롭게 떠오르고 있고 다소 염려되는 점이 없는 것은 아니다. 아마도 온도계로 시작해 가정 임신테스트와 우편-HIV진단 키트, 당일 홈 유전자 검사로 넘어가는 것이 가능할 것이다.

이러한 소비자 직접 거래(direct to consumer) 형태의 유전자 검사는 뺨 안쪽의 세포를 긁은 조각들을 얻기 위해 사용되는 면봉과 봉투에 넣은 편지로 이뤄진다. 그들의 DNA검사를 위한 세포들이 처리되면 사람들은 특정 질환 소인과 관련된 유전 프로필을 얻을 수 있다. 이러한 검사와 관련된 주요 문제는 일차진료 의사의 지도(일부 브랜드들이 의사의 동의를 필요로 함에도 불구하고)와 검사 결과를 받은 후 고객과 이야기할 유전 전문 상담사의 부재이다. 현재 가정 유전자검사 비용은 200~400달러이고, 인터넷을 통해 쉽게 이용할 수 있다.

1,000개가 넘는 질환들은 이제 유전자 검사를 통해 밝힐 수 있다. 그러나 유전물질의 자가수집된 표본에 따라 검사결과가 반드시 신뢰할 수 있는 것은 아니다. 예를 들어, 이러한 자료들을 처리하는 연구소들은 지속적으로 분석적인 유효성(제출된 조직 샘플로부터 옳은 과학적 결과를 얻는)과 의학적 유효성(DNA결과가 의학적으로 인정

주요 용어

셀프케어활동(self-care movement): 자기주도적 건강관리 및 예방을 추구하는 경향

된 조건에 관련되어 있음을 확인하는)을 설명하지 않는다. 오늘날 셀프케어의 성장속도를 따라잡지 못해, 정부의 관리가 매우 미흡한 실정이다.

홈헬스케어 사람들의 연령대가 높아짐에 따라, 나이 많은 가족에게 홈케어를 제공하는 것이 점차 일반화되고 있다. 홈케어 또한 홈헬스케어 전문가에 의해 받을 수 있다. 사실 이러한 관리형태가 비용 대비 매우 효과적이라는 것이 미국의 경우 메디케어(Medicare)와 메디케이드(Medicaid) 등 노인을 위한 홈헬스케어에 대한 비용을 보조하는 일부 보험 프로그램에 의해서 입증되고 있다. 그러나 불행하게도 2009년 경기침체에 대한 느린 회복세로 인해, 주 차원에서 참여했던 메디케이드는 점차 어려워졌고, 비용절감 전략에 따라 홈헬스케어 서비스에 대한 자금지원이 줄어들었다. 이러한 비용 절감 조치에 따라 가정환경에서 전문적인 지식의 활용이 줄어들면서, 많은 경우 나이가 많고 또는 환자 간호 기술이 부족한 간병인의 스트레스 수준을 증가시켰다.

이에 따라 특히 나이가 많은 경우 가족 기반의 홈케어를 하겠다는 결정을 내리는데, 이는 간호가 필요한 친척들에 대한 사랑이 있다는 점과, 전문 홈케어와 시설보호의 비용이 매우 높다는 점 등 충분히 이해할 만한 이유에 의한 결정이다. 이 결정을 하는 수백만의 가족을 위해, 홈헬스케어를 제공하는 것은 매우 보람된 일이 될 수 있다. 그러나 간호가 필요한 사람들의 요구와 제약에 대해 시, 간병인이 타협을 해야 하는 부담이 있을 수 있다.

재정의된 완화치료

대부분의 사람들의 마음에는 '완화치료(palliative care)'라는 용어는 호스피스 시설에 있는 말기질환 환자 같은 시한부 환자와 관련 있거나, 주로 통증과 여러 불편함을 최소화하기 위한 약물치료로 인식된다. 그러나 오늘날 완화치료는 불치 진단 후 곧 시작되는 치료로, 치료의 모든 단계에서 계속되며, 간호와 간병의 광범위한 기본 형태과 밀접하게 연관된 의미로 정의되고 있다. 이 재정의된 완화치료의 목적는 기능을 유지하고, 지속적인 의료간호 지원과 삶의 질을 향상시키고 웰빙의 감각을 최상으로 유지하기 위해 다양한 서비스를 제공하는 것이다. 보험과 공공보조 프로그램을 통해 지원되는 새로운 완화치료가 호스피스의 필요성을 대체하는 것은 아니지만, 그 시작을 연기하게 될 것이다.

건강관리시설

우리의 대부분은 병원이 무엇인지에 대해 일반적인 생각을 갖고 있다. 그러나 모든 병원이 비슷하지 않다. 그들은 보통 4개의 카테고리(개인, 공공자금, 봉사단체, 자선) 중 하나에 속한다. 개인병원은 세금을 지원받지 않고 보통 그들의 모든 비용을 낼 수 있는 고객들만 허용한다. 몇 가지 예외가 있지만, 이 병원들은 세금으로 지원하는 공공병원보다 일반적으로 작다. 일반적으로 사업투자자, 대형 병원법인 또는 의사 그룹이 소유하는 병원으로서, 보통 일부 특정 질환에 대한 의료서비스로 제한을 둔다.

공공병원은 주로 세금을 지원받는다. 그들은 정부기관이나(시립 정신병원과 같은), 국가 단위로 운영되는 국립암센터나, 군인을 대상으로 하는 육군병원 등과 같이 정부기관을 통해 운영될 수 있다. 대형 시, 군 병원도 보통 공공병원이다. 이러한 병원들은 주로 저소득층을 지원한다.

병원의 또 다른 유형은 봉사단체에 의한 병원이다. 이 병원은 비영리 공공기관으로서 유지된다. 대개 종교단체, 친목단체나 자원단체로부터 지원받고, 이 병원들은 일반적으로 민간병원들이 하는 것보다 포괄적인 서비스의 넓은 범위를 제공한다.

병원의 네 번째 유형인 자선병원은 잘 설립되지 않으며, 오늘날의 의료비용 문제에 직면하여 중단되기도 한다. 역사적으로 이러한 자선기관들은 특정 시점에 존재히여 최저생활제도에서도 '열외된' 사람들을 위해 무료 간호를 제공했었다. 대부분은 종교단체 또는 시, 군 정부에 의해 설립되어 운영되었고, 그들은 그들이 받을 수 있는 상대적으로 적은 자금을 가지고 최선의 간호를 제공했다. 사실 19세기와 20세기 초반의 상당 기간 동안, 그들은 공립 및 사립 의학학교를 위한 '교육병원'으로서 역할을 하였다. 오늘날 남아 있는 자선병원들은 한때 제공했던 전체서비스보다는 양로원 또는 단독 응급부서와 더 유사한 기능을 한다.

지난 10년간 병원, 특히 사립 및 기부운영 병원들은 그들의 서비스 범위를 확장해왔다. 오늘날 병원은 종종 웰니스센터, 스트레스센터, 심장재활센터, 약물중독 프로그램, 건강 교육센터, 그리고 영유아 보육과 노숙자 돌봄을 위한 위성 센터들을 운영하고 있다. 1990년대 병원조직과 소유권 면에서 두 가지 경향이 관찰되었다.

(1) 큰 지역병원의 작은 병원 인수(군립병원이나 더 작은 지역병원 같은)

(2) 기부제 병원의 영리병원으로의 개편

두 경향은 이익 중심, 비용 효율 그리고 제3자 관리체계에 의해 건강관리서비스에 기업 전략을 응용하는 방향으로의 빠른 변화를 반영한다. 지난 10년 동안 통합 추세는 관리비용 효율과 더 새롭고 더 큰 병원, 그리고 신기술 비용에 따른 수입 증가에 의한 것으로, 기관으로서의 생존을 위한 병원들의 욕구에 그 근원을 두고 있다.

오늘날 통합 경향은 경기침체, 보험 미가입 및 충분한 보험을 들지 않은 사람의 증가, 더 저렴한 의료서비스에 대한 공공수요 그리고 모든 정부 단위에서 '의료서비스의 위기' 쟁점화 등 재정곤란과 밀접한 관련이 있다. 이러한 새로운 의료서비스 전달체계가 전통적인 병원들이 직면하는 동일한 도전들에 직면함으로써 현재 재정침체 동안 의료서비스 전달의 혁신적인 형태의 일부가 유지될 수 있을지 없을지는 두고 볼 일이다.

또 다른 의료서비스 시설로는 클리닉(사설 및 세금지원형 모두), 요양원(대부분이 민간 기업) 그리고 재활센터들이 있다. 재활센터는 대개 만성질환이나 장애인, 정형외과적 질환자 또는 화상 피해자를 지원하는 자선기관에서 지원을 받는다. 점점 병원은 교외지역으로 서비스들을 분산시키고 있다.

최근 몇 년 동안, 많은 개인전용, 24시간 이용 가능한 응급실과 수술센터가 생겨났다. 이러한 클리닉들은 의사, 간호사, 관련 건강 전문가 같은 전문진을 갖추고 있다.

의료기관 유형에 관계없이 환자와 기관 모두는 상호관계를 규정하는 법적 구속력이 있는 권리가 있다. **표 13-1**은 환자로서의 권리와 허가 의료시설로서의 그들의 권리에 대한 세부사항이다.

미국의 건강(의료)관리: 좋건 나쁘건

가장 최근의 (가장 마지막으로 알려진) WHO 보건 시스템 순위는 미국판 충격그림으로 그려졌다.

3가지 출처(WHO, 세계은행, CIA)에서 얻은 2000가지 정보에 근거하여, 미국 시스템은 수집기관에 따라 191 혹은 226개 다른 국가와 비교했을 때, 37위로 선정되었다. 다섯 가지 정량화 지표의 데이터는 WHO에 의해 보고된 복합 순위의 기준이다: (1) 기대수명(31위), (2) 건강보정 기대여명(또는 HALE) (24위), (3) 영아(1세)/유아(1~5세) 기대수명(33위), (4) 의료서비스 지출 GDP 백분율(미국인이 만든 상품 및 서비스의 가치) (1위) (16%), 그리고 (5) 의료서비스 분야 연간지출(1위) (2.7조 달러).

우리는 대다수의 미국인에게 적용되는 문제이며 국가의 리더십으로부터 동의를 얻을 수 있는 진정한 해결이 없는 한 위태로운 경제적 손실 지점에 도달했다. 공정한 해결책을 찾을 수 있다면, 국립과학아카데미의 의학 연구소의 눈으로 볼 때, 다음과 같은 특징을 나타낼 것이다.

- 건강(의학)보험은 보편적인 것이다.
- 건강(의학)보험은 지속될 것이다.
- 건강(의학)보험은 개인과 가족에게 적합할 것이다.
- 건강(의학)보험은 사회 경제적인 것이다.
- 건강(의학)보험이 효과적이고 안전하고, 환자중심적, 공평한 고품질로 접근할 수 있게 함으로써 건강 및 웰빙을 향상시킬 것이다.

건강보험

건강보험은 의료비용 지불을 위한 개인 또는 그룹과 보험사 간의 금융계약이다. 보험회사에 보험료를 지불한 후, 보험계약자는 특혜가 적용된다. 각 정책은 질병과 부상의 범위에 따라 차이가 있다. 단지 보험규정이 있는 것은 모든 의료비용에 적응되는 의미가 아니다. 대부분의 건강보험 정책은 고용주, 공제금액, 고정 보상혜택, 공공보험, 공동보험 그리고 제외되는 것과 함께 보험료의 비용분담을 포함한 다양한 지불 형태를 보험계약자에게 요구한다.

공제금액은 서비스에 대한 보험사 배상 전에 보험가입자가 내야 하는 설정금액이다. 예를 들어, 개인이나 가족

표 13-1 환자의 제도적 권리

환자는 환자로 있는 기관의 유형에 관계없이 다양한 권리가 있다. 이것들은 불필요한 피해와 재정 손실로부터 환자를 보호하기 위한 것이다. 병원들 역시 환자의 협력을 기대할 수 있다.

환자는 기관으로부터 다음의 모든 것을 기대할 수 있다.

- 존경과 품위 있는 대우를 받는다.
- 연방 및 주 법률, 제도적 정책과 보험업자의 요구사항과 일치하게 개인정보 및 비밀이 지켜져야 한다.
- 그들이 합리적이고 적절한 범위 내에서 요구하는 서비스를 받을 수 있다.
- 간호를 제공하는 의사와 종사자의 신원을 확실히 알아야 한다.
- 회복을 위한 관리 및 예후를 포함하여 환자의 상태에 대해 수시로 보고를 받아야 한다.
- 치료에 활용될 수 있거나 이러한 치료를 거부할 수 있는 어떤 실험적 또는 다른 연구/교육적 프로젝트들을 알아야 한다.
- 의료서비스 결심을 촉진하기 위한 사전의료 의향서(사망선택 유언, 인생초기 진술서 또는 의료 서비스 대리인 보증서)를 명시할 수 있는 기회를 갖는다.
- 비용 지불자 누구인지와 관계없이, 서비스에 대한 자신의 청구서에 관한 설명을 들을 수 있다.
- 치료와 진료의 어떠한 사항에 대해서도 불만을 제기할 수 있고 답변을 들을 수 있으며, 환자의 불만을 심각하게 받아들이도록 할 수 있다.
- 치료과정에서 발생하는 윤리적 고려사항에 관여해야 한다.

기관은 환자에게 기대할 수 있다.

- 모든 약속을 이행한다.
- 환자의 상태와 관련된 모든 배경정보를 제공한다.
- 병원 직원들을 존중한다.
- 환자에게 영향을 주는 문제에 대해 질문을 하고 해명을 구한다.
- 의사가 처방한 치료를 따른다.
- 반드시 방문객들을 배려하고 존중할 뿐만 아니라 다른 환자들도 배려하고 존중한다.
- 보험정보와 해당 신용의 제공을 통해 의료서비스 공급자에게 재정적 책임을 다한다.

환자는 언제든지 할 수 있다.

- 치료 거부
- 대안 선택
- 자가퇴원

상기와 같이 '보편적인' 환자/기관의 권리를 넘어선 다수의 보다 전문화된 권리가, 언어기반 필요, 감각인식 결여(통신기반 기술로의 접근을 포함), 선택된 입원환자들의 동지애 가능성과 연관하여 존재한다. 이러한 요구에 관한 정보는 "병원 및 효과적인 의사소통(Hospitals and effective Communication)" (2007년 3월 7일 미국 보건복지부, 시민권사무소 발행)에서 확인할 수 있다.

은 어떤 보험을 제공하는 보험을 제공하기 전에 연간 보험비용의 1,000달러를 처음에 지불해야 할 수도 있다.

고정된 배상 혜택 보험은 특정 절차 또는 서비스를 위한 지정금액만 지불하게 된다. 만약 그 보험이 맹장수술을 위한 보장액은 단지 1,000달러고, 맹장수술의 실제 원가는 1,500달러일 경우, 그 보험계약자는 의료공급자에게 500달러 빚을 지게 되는 것이다. 특정 절차 또는 서비스의 전체 비용을 지불하는 전체 서비스 혜택에 대한 보험은 추가 비용이 발생할 수 있다.

공동보험 특성을 가지는 보험은 보험계약자와 보험사가 대개 백분율을 기준으로 일부 보험적용 서비스의 비용을 함께 부담하길 요구한다. 하나의 표준 공동보험 계획은 보험계약자가 공제금액보다 높은 금액의 20%를 지불하고 회사는 나머지 80%를 지불하려고 한다.

예외는 보험에 적용되지 못하는 서비스 또는 비용을 말한다. 선택적 또는 미용수술, 비정상적 치료 프로토콜, 처방약 그리고 특정 종류의 상담이 일반적인 예외이다. 지불 당시에 이미 발생한 질병과 부상(기존병력)은 대개

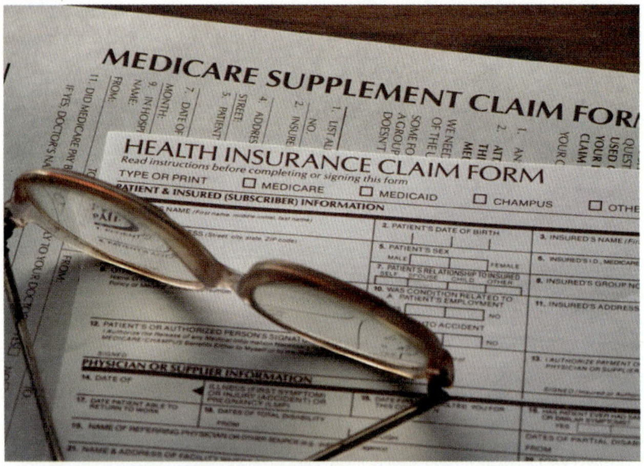

건강보험은 소비자가 질 건강 관리 접근에 도움을 주지만 수백만 명의 미국인은 보험이 없거나 불충분한 보험이 있다.

제외된다. 오늘날 격변하는 의료서비스 분위기에서 갑작스러운 정부의 개입에 따라, 보험산업은 한때 강력한 제약규정을 두었으나 최근 제약규정을 줄이는 데서 '가치를 보고' 있다. 게다가 위험도가 높은 활동(아이스 하키, 행글라이딩, 등산, 교내 스포츠)을 하는 동안 발생한 상해는 보험이 적용되지 않을 수 있다.

단체 대 개인 보험 의료보험은 개인보험 또는 단체보험을 통해 얻을 수 있다. 단체건강보험은 다양한 범위의 보험을 낮은 가격으로 제공한다. 그리고 회사와 고용인이 협력하여 지불한다. 2010년 기업이 직원 한 사람당 가족건강보험을 위해 지불한 평균 13,770달러 중 9,723달러를 기업의 가족건강보험 정책에서 지불하고, 나머지 3,997달러를 직원이 지불하였다. 가족이 없는 개인직원의 경우 고용주가 4,181달러, 직원이 865달러를 지불하여 총 5,046달러가 지불되었다. 가족보험과 개인보험에 더하여 개인 더하기 1인 보험이 가능하며, 부부가족에게 유용하고 유동적(낮은 비용)이다. 다행히도 어떤 직원도 단체보험 프로그램의 항목을 거부하지 않는다. 그러나 직원이 회사를 떠날 때, 단체보험은 보통 퇴사 후 18~24개월의 규정된 기간만 적용된다. 많은 대형 미국 기업은 직원을 계속 해고하고 있고, 궁극적으로 건강보험의 손실이 심각한 개인 그리고 가족의 문제가 되고 있다. 다행히도 직장을 잃었을 때 20명 또는 그 이상의 직원을 고용한 회사에 고용된 사람을 위해 연방정부는 미래 18개월 동안 그들의 단체의료보험을 적용하는 것을 허가하였다. 그러나 COBRA(continuation of health coverage) 비용은 전직 직원으로부터 전체 보험료의 102% 이상을 전적으로 받는다.

개별 보험(비고용주 제공)은 보험회사의 한 사람(또는 가족)으로 구입할 수 있다. 이러한 보험은 보통 단체보험보다 훨씬 비싸고, 훨씬 적은 범위를 제공하기도 한다. 단체보험에 적용되지 못한 사람은 여전히 개별보험을 확보하려고 시도해야 한다. 왜냐하면 건강보험의 일부 형태에 의해 보호되지 못하는 심각한 사고나 질병으로 인한 경제적 부담이 심각할 수 있기 때문이다. 많은 대학은 학생이 구입할 수 있는 연간 갱신 건강보험을 제공한다.

건강보험에 가입하기 전에 고려해야 할 몇 가지 질문이 있다.

- 고려하는 의료보험 회사가 Best's Insurance Reports 또는 당신의 국가보험 부서에서 호의적으로 평가를 받고 있는가?
- 적어도 2개의 다른 회사의 의료보험을 비교했는가?
- 이 보험을 감당할 형편이 되는가?
- 보험료가 인상될 수 있는 항목을 파악했는가?
- 어떤 건강상태가 보험적용을 받는지 그리고 못 받는지 정확하게 이해했는가?
- 이 보험의 공제금을 정확하게 이해했는가?
- 제외사항과 기존 병력에 관한 보험의 모든 정보를 정확하게 파악했는가?

건강보험의 필요성은 대부분의 독자가 이미 직면했음에도 불구하고 미국인의 상당수 소집단들은 해당되지 않았다. 사실 50만 7천 명의 미국인에 대한 미국인구조사국(Census Bureau)에 따르면, 2010년은 보험료를 전혀 낼수 없건, 연중 일정 기간 동안만 보장되거나, 보장이 크게 결여된 보험을 가진 것으로 나타났다. 이 우울한 현실은 세계 선진국 중 미국이 거의 유일무이하다.

전통적인 고용주/고용인 의료보험의 개정 오늘날 의료서비스 환경의 불확실성에 비추어, 관리를 위한 보장 및 지불에 대한 혁신이 나타나고 있다. 세 가지 이러한 혁신들은 (1) 오픈 마켓 보험: 직원들이 온라인 오픈 마켓에 필요한 진료를 공개하고, 제공자가 고용주에게 가격 정보를 제공하고, 직원/고용주들이 의료보험 제공자들에게 가격 분담 계획을 제출한다. (2) 개별 교환 보험: 직원 선택한 보험에 따라, 고용주가 지불 금액이 적인 바우처를 발행한다. (3) 컨시어지 서비스: 의료보험 제공자로부터 "특별 관심"을 구입할 수 있는 개인을 위한 보험이다. 일반적으로 환불되지 않는 연간 고정 비용(1,000달러)을 추가적으로 지불하는 경우, 지불인은 의료진에게 즉시 접근할 수 있고, 의료인을 찾을 때 추가 시간을 받으며, 기본적으로 제공되는 것 이상의 연간 건강 평가 및 상담을 받으며, 보통 의료보험으로 보장받을 수 없거나 일부만 받는 서비스에 대해서도 상호 동의한 경우 서비스를 받을 수 있다.

건강저축예금 같은 공제비율이 높은 건강 보험 건강보험의 비교적 새로운 분야인 세 공제전 이익인 HDHP/HSA 계좌는 의료보험과 보험 보장이 되지 않는 비용의 등록을 포함해 오직 의료보험 관련비 지불을 위해 사용할 수 있는 "의료저축예금"(HSA)를 확보해둔다. HDHP 구성요소는 대개 의료보험에서 요구하는 것보다 상당히 더 높은 공제금액을 요구한다. 일반적으로 개인보험을 위해 1,000달러 이하, 가족보험을 위해 2,000달러 이하이며, 다만, 개인보험은 5,259달러, 가족보험은 10,500달러를 초과하지 않는다. 긍정적인 측면을 보자면, 월 단위로 따로 배정해 놓은 돈은 세금이 붙지 않고, 보험료는 높은 세금공제 때문에 더 낮고, 계좌는 변경된 직장으로 이전할 수 있다. 이 보험은 또한 예방 치료의 보장을 강조하고, 이 특징은 보통 전통적인 의료보험에 포함하지 않는 것이다. HDHP/HAS 보험의 아쉬운 점은 높은 세금공제와 관련하여, 이 세금으로 지출한 돈은 처음 의도한 것 이외에는 사용할 수 없다는 점이다.

메디케어(Medicare)

1965년에 설립된 이래, 메디케어는 국가의 장년층에 대한 의료서비스를 제공하는 데 주요한 역할을 했다. 메디케어는 특정한 장애 또는 영구적 신장 질환을 가진 사람뿐만 아니라 65세 이상의 노인에게 의료보험을 제공하는 연방 프로그램이다. 메디케어의 재정지원은 연방 지불 급여세(FICA)에서 충당되며 미국 보건사회복지부 산하 의료서비스 재정관리부에서 지원된다.

현재 메디케어는 두 부분으로 분리된다. Part A(입원 보험 부분)는 숙련된 간호시설 및 호스피스, 그리고 가정에서의 치료뿐만 아니라 병원에서 시행되는 의료서비스에 대해 지불하는 것에 도움을 준다. 일하는 동안 메디케어 비용을 지불했다면, 65세가 지나게 되면 Part A의 범위에 해당될 수 있다. 메디케어 Part A는 연간 1,132달러(의료서비스의 최초 3일분과 동등한 것으로 간주됨)에 해당하는 금액 공제가 필요하다.

Part B는 Part A의 조건에 맞지 않는 때에 선택할 수 있는 메디케어의 선택적 프로그램이다. Part A와는 다르게, Part B에서는 월별 납부금액이 있다. 현재, 월별 납부 금액은 개인의 1년 소득 85,000달러 이하 또는 부부의 1년 소득 170,000달러 이하일 경우 96.40달러로, 이는 매년 조정된다.

상기 금액보다 더 많은 수입을 버는 사람들은 2011년에 월별 115.40달러를 지불하였다. Part B는 의사 진료, 외래 환자 진료, 물리 및 작업 요법, 의료장비, 가정 치료와 같이 Part A에서 보장받지 못하는 가정 치료에 대한 지불을 돕고 있다. 정기적인 치아 치료 및 시력 관리는 이에 해당하지 않는다. Part A와 같이, Part B는 162달러의 공제금이 있다.

Part A의 보편성과 Part B의 월별 가격 적정성 덕분에, 은퇴를 앞둔 많은 사람이 속한 단체 의료보험은 메디케어를 서비스에 대한 '제1차 서류'로 요구하며, 따라서 단체 의료보험이 메디케어가 담당하지 않는 건강 관련 부분에 대해서만 책임을 지게 된다.

2003년의 메디케어 처방 의약품 향상 현대화법(현재 Part D로 일컬어짐)은 메디케어 수혜자에 대한 새로운 처방 범위의 선택권을 제공한다. 2011년 현재, 제3사의 제공자를 통해서 처방 범위를 매월 32.34달러의 보험료 수준으로 제공한다. 310달러의 공제금을 충족시킨 후, 메디케어는 매년 2,840달러 정도까지 처방의약품 비용의 75%를 지불하고 있다. 그 결과, 메디케어 다시금 효과를 나타내기 시작하고 그 해의 잔여일에 대한 비용의 95%를 지불하는 지점에서, 한 해 일시불 비용이 4,550달러를 도달하기까지, 범위의 공백이 발생한다(donut hole). 2011년에 'donut hole'에 있었던 개인은 그들이 필요한 약을 구입하는 데 도움을 주기 위한 250달러의 일시불을 받았다. 메디케어 처방의약품 프로그램은 설립 후 첫 10년간 7,240억 달러의 비용이 들 것으로 예상된다.

2006년 처음으로 수행된 후, Part D는 몇 가지의 이유로 노인들에게 혼란을 일으키고 있다. 그러나 이 혜택에 해당하는 많은 사람은 Part D를 받아들였고, 첫 해의 비용은 초기에 예측된 금액보다 약간 낮았다. 메디케어를 기반으로 한 의약품 범위에 대한 향후 개선은 시간에 따라 이루어질 것이다.

메디갭 및 메디케어 보험의 이점 Part A 및 B가 해당되지 않는 부분과 함께 공제 금액 및 고용인의 부담이 있기 때문에, 대부분의 메디케어 수혜자는 Part A와 B와 연관된 일시불 지출을 보장하기 위해 추가적인 보험을 선택한다. 다양한 수준의 범위 및 민간 부문의 보험회사들에 의해 판매된 이러한 프로그램들은 주로 메디갭(Medigap) 정책으로 일컬어진다.

개별 정책의 비용은 좀 더 저렴한 정책에서의 제한되는 부분, 그리고 값이 더 비싸면서 더 많은 범위를 다루는 정책에 따라 다양하다.

메디케어 수혜자들을 위해 보충할 수 있는 다른 형태는 우대(advantage) 프로그램이다. 이러한 프로그램은 다양한 가격과 형태로 제공되지만, 의약품의 범위 및 메디갭 또는 Part A와 B의 공제금 및 혜택의 범위에서 벗어난 서비스와 관련된 보충의 범위 모두의 측면을 지니고 있다.

메디케이드(Medicaid)

메디케어와 다르게, 신부전증 말기 및 ALS(루게릭 병)과 같은 특정한 상황 및 장애를 가진 사람뿐만 아니라 65세 이상의 사람에게 특별하게 제공되는 프로그램인 메디케이드(Medicaid)는 나이와 상관없이 검증된 사람에게 진료를 받을 수 있도록 설계되었다. 또한, 메디케어에 대한 세금(Part A) 및 사용자에 의해 지불되는 비용(Part B)을 통해 전적인 재정 지원을 받는 메디케어와 다르게, 메디케이드는 연방 및 각 주에 의해 재정을 제공받는다.

메디케이드의 도움을 받는 자격은 복잡할 수 있다. 연방 메디케이드에 관한 법안은 필수 자격을 명시하고 있으며, 선택적인 필수 자격 기준은 각 주에게 특별한 필요를 맞추기 위해 프로그램의 다양한 측면을 수정할 수 있도록 한다. 연방 권한의 자격 기준의 중심이 되는 것은 현재의 연방 빈곤선(FPL) 뿐만 아니라 아동부양 세대보조(Aid to Families with Dependent Children, AFDC) 프로그램과 빈곤가구 임시지원(Temporary Assistance to Needy Families, TANF) 프로그램과 관련된 기준이다. 선택적 필수 자격 기준은 각 주가 임산부, 장애아, 특정 작업에 장애가 있는 자 및 의료서비스가 필요한 자들과 관련된 측면을 고려할 수 있도록 한다.

연방 권한의 메디케이드 서비스는 그 범위가 다양하며, 병원서비스, 의사서비스, 실험/X-ray 절차, 면역, 가족계획서비스, 가정의료서비스, 의료서비스를 위한 운송수단 및 가정에서의 간호서비스가 포함된다. 이러한 최종 서비스는 노인들에게 본 연령대에 요구되는 가정에서의 간호서비스 비용 대부분을 지불한다는 점에서 매우 중요하다. 주의 관할하에 있는 선택적 서비스는 몇 가지 예를 들면 처방의약품, 회복 및 물리 치료 서비스, 치과검진서비스 등을 꼽을 수 있다.

건강관리기구

건강관리기구(HMO)는 의료서비스 제공자가 이미 지불된 금액에 대해, 이용자들의 의료적 필요를 충족시킬 것을 동의한 의료서비스 제공 계획이다. 일정하게 정해진 월별 금액에 따라, 등록자는 예방을 위한 의료서비스에 집중을 한 포괄적인 의료서비스를 제공받는다. 이용자는 의사, 전문의, 보건 전문가, 또는 HMO에 의해 고용된(단체 모델) 혹은 계약된(네트워크 모델) 교육자로부터 서비스를 제공받는다.

관리 의료 및 HMO는 특별히 1980년대 시작된 의료서비스의 치솟는 비용에 대한 대책이었다. 종업원 급부제도를 통해 의료서비스의 대부분을 지불하는 기업은 의료서비스에 종사하는 사람 중 어느 누구도 가격을 제어하는 기능이 없다는 점을 항의하였다. 기업이 지적한 것은, 소비자는 환급받거나 비용의 일부만 지급하기 때문에 그들이 지급하는 비용에 관심이 적고, 의사는 재정적인 면을 간과하고 있으며, 보험회사는 잘 살펴보지도 않고 인가한다는 점이다.

HMO가 대안으로 제시되었을 때, 고용주는 기존의 의료 서비스별 비용을 지불하는 방식을 대신하여, 노동자에게 HMO 선택권을 제공하기 시작했고, 그로 인해 의료서비스에 대한 통제력을 쥐기 위해 노력하였다. 현재 HMO는 거의 6,680만 명의 미국인을 담당하고 있다. 2009년 각 주별 기준으로 살펴보면, HMO 등록에 있어서 선두에 올라와 있는 주는 캘리포니아로 1,560만 명이 회원이며, 뉴욕주는 590만 명, 플로리다는 360만 명, 그리고 펜실베니아는 320만 명이다.

HMO는 가장 저렴하지만 관리 의료의 가장 제한적인 종류이다. 보험료는 기존의 프로그램보다 약 8%에서 10%가량 낮으며, 공제 금액 및 공동 보험료가 없고 고용주 부담은 방문당 15~20달러이다. 그러나 이용할 시 HMO의 네트워크 내의 의사와 병원만 이용할 수 있으며, 치료 및 소개를 위한 승인이 있어야 한다.

이론상에서는, HMO는 의료서비스와 건강 증진의 이상적인 혼합으로 간주되었다. 그러나 오늘날, 많은 사람은 의사가 환자에게 전문의를 소개하지 않음으로써 보너스를 받게 되는 HMO의 구조 때문에 HMO가 너무 엄격하게 관리된다는 것을 지적하고 있으며, HMO 지불 비용의 범위 내에서 비용을 정하려고 특정 치료를 환자와 논의하지 않는 '함구령'이 내려지는 점을 지적하고 있다.

이렇게 언급한 문제에도 불구하고, 이론상으로 HMO는 기존의 포괄수가제 의료서비스 모델보다 가격적인 측면에서 훨씬 효율적이다. HMO 단체 모델 내의 대부분의 의료서비스가 중앙에 집중되어 있고, 시설, 장비 또는 직원의 중복이 적기 때문에 어느 정도의 비용 절감이 있다.

보건 비용을 줄이는 다른 새로운 접근은 독립형 개업 이사회(IPA)와 지정시혜기구(PPO)이다. IPA는 HMO의 변형된 형태로, 그들의 의원 밖에서, 그리고 중앙 HMO 시설에서 벗어나 사전 납입 서비스를 제공하는 의사들의 그룹이다. IPA는 '벽이 없는 HMOs'로 일컬어진다. PPO는 보험회사보다 더 저렴한 가격으로 서비스를 제공하는 개인 개업자 그룹이다. 보험계약자가 PPO 네트워크로 이동하게 되면, 보험회사는 공제금액 및 공동 금액을 제외한 의료비용 전액을 지불한다. 보험계약자가 PPO 네트워크가 아닌 의사를 선택하면, 그 의료비용의 적은 부분만 지불한다. 오늘날, 의료보험의 혜택을 받는 미국인들의 80%가 이러한 관리의료(HMO, IPA 또는 PPO)에 가입되어 있다.

확대된 또는 장기의료보험

인구의 고령화와 양로원에 대한 필요성의 증가로(2011년 준특실의 중간 가격은 77,747달러), 보험회사는 확대된 의료서비스 보험을 개발했다. 더 이른 시기에(50대 중반까지) 구입하면, 이러한 보험은 배우자 또는 가족구성원이 시설 보호가 필요하게 되었을 때 구입하는 것보다 비용의 측면에서 훨씬 더 적합하다. 그러나 모든 노인이 이렇게 확대된 양로원 서비스를 필요로 하는 것은 아니므로, 확대된 또는 장기적인 보험은 불필요한 지출이 될 가능성이 있다.

건강 관련 상품

당신이 상상한 것처럼 처방약과 비처방의약품(OTC)은 건강 관련 상품 논의의 중요한 부분을 구성하고 있다.

처방약

'주의: 법률에 의해 처방전 없이 조제를 금지한다' 이 KFDA의 경고는 모든 의약품의 약 3/4(사분의 삼)의 표시사항에 표시되고 있다. 처방약은 면허가 있는 (전문)의사가 환자를 위해 조제해야 한다. 이들 화합물은 법적으로 통제 및 특별한 기술을 필요로 할지도 모르기 때문에 관리하는 데 있어 일반대중의 접근은 제한되어 있다.

의사의 참고문헌(physicians' desk reference, PDR)에 의하면, 2,500가지 이상의 화합물이 처방될 수 있지만, 2008년에 오직 260개 약이 온라인, 슈퍼마켓, 대중시장, 기업 및 독립적인 약국에 판매되었다. 2009년 총 소매 처방의 매출은 2170억 달러로, 2007년 매출에 비해 1.3%의 증가를 나타낸다. 이 기간 동안 의약품 매출 성장은 지난 몇 년간 안정적이었던 연간 6~9%에 훨씬 못 미쳤으며 향후 침체를 시사하고 있다.

제약산업에 대한 운명의 반전(역전)에는 시장에 들어오는 신약 수의 감소, 상당수의 특허보호를 받던 브랜드 의약품의 기간 만료 및 제네릭 의약품 판매, 그리고 금융상황이 처방약을 받는 많은 사람의 재정능력에 미친 부정적인 영향 등 많은 요인이 반영된다. 그것은 2015년까지 약 4460억 달러가 처방약에 지출되는 것으로 예측되고 있다.

신약 연구개발

약이 KFDA의 승인을 획득하는 과정은 매우 엄격하여, 2008년에는 몇 년 동안 가장 적은 개수인 불과 약 21개 신약이 승인받았고, 2009년 25개 승인 그리고 2010년 21개가 새로운 승인받았다. 과거에는 연간 평균 30개 가까운 신약이 승인되었지만, 그들이 처음 생각했던 것보다 덜 안전한 일부 의약품이 장기 사용 후 퇴출된 일이 발생한 이후, 새로운 FDA의 자세(품질 우선)를 반영하는 것으로 생각되고 있다.

제약회사는 원하는 유형과 생물학적 활성 수준을 가진 중요하고 새로운 화합물을 발견하기 위하여, 다양한 화합물의 분자 구조를 끊임없이 탐색한다. 이러한 새로운 화합물이 확인되면 기업은 인간에게 임상시험을 해도 되는지 여부를 확인하기 위해 연구실 내 연구인 컴퓨터 시뮬레이션과 동물실험을 시작한다. 매년 125,000가지 이상의 화합물이 연구 중이며, 오직 몇천 개만 광범위한 전임상평가를 진행한다. 인상시험 승인을 얻기 위해 필요한 평가 절차를 시작하기 위해 KFDA에 가는 경우는 이중에서도 극히 일부일 뿐이다. FDA가 약에 대한 임상 시험을 승인하면, 제약회사는 다음 17년간 다른 기업에서 그 약품을 제조하는 것을 방지하는 특허를 취득 할 수 있다.

만약 시장에 신약을 가져오는데 소요되는 7년간 잘 진행될 경우, 제약 회사는 법적으로 보호된 소매 매출의 나머지 10년을 보장받을 수 있다. 오늘날 KFDA는 새로운 '신속처리' 승인 절차는 특히 에이즈를 치료제와 같이 절망적인 치료에 대한 획기적인 약물을 개발하는 기간을 점차적으로 줄일 수 있다. 2000년에는 이러한 '성급한 승인'은 FDA로 하여금 독립적인 평가자들의 서비스를 활용하도록 하는데, 이들은 대부분 의약품 평가에 영향을 미칠 가능성이 있는 제약업계와의 관계를 가지고 있다는 우려가 제기되었다. 평가위원회 및 제약산업 사이의 금전적인 관계에 따른 이해 상충의 문제는 오늘날에도 존재하고 있으며, 신약과 생물학적 제제의 개발 및 마케팅에 필요한 승인을 저해하는 요소로 성장할 가능성이 있다.

그림 13-1은 최신 처방약으로 판매 승인을 받기 위해 오래 걸리고 고되며 비싼 과정으로서, 식물 유래의 수십 혹은 수천 개의 화합물을 검사하고 검토하는 데 약 7년이 걸린 후에 신약으로서 시장에 판매를 할 수 있도록 승인받는다. 신중한 모니터링 단계에서 제약회사는 컴퓨터 모델링을 통한 생물활성분자, 합성, in vitro 시험, 동물시험 및 임상시험 그리고 판매 승인의 과정을 거친다.

이 예제에서는 먼저 5,000개 화합물에서부터 1개의 시장성 있는 처방약이 성공적으로 승인받는 과정을 보여준다. 의약품 승인 절차에 대한 자세한 내용은 의약품 평가 연구를 위한 FDA의 센터(FDA center for drug evaluation and research)를 위한 웹 사이트(www.fda.gov./CDER/핸드북)를 참조한다.

수십 년 동안 새로운 처방약 테스트 및 검토 과정에서는 오직 성인 남성(의대생, 죄수, 그리고 환자)에 관한 임상실험이 이루어졌다. 20세기 후반의 수십 년 동안, 여성, 아동과 노인 그리고 임산부에 대한 우려가 제기되었다. 오늘날 새로운 약물의 최적 사용량을 추정할 때 이 그룹들은 임상시험 프로토콜에 포함되어 있다. 이제 새로운 약이 시장에 나올 때, 여성, 아동과 노인에게 안전하고 효과적인 사용량을 결정하기 위해서, 더 이상 성인 남성 복용량에서 추정할 필요가 없다.

오늘날 현대적인 의약품과 생물학적 제제의 중요성에도 불구하고, 미국 국민은 의약품 제조 산업에 대해 만족할 수가 없다. 하버드공중보건학교(Harvard School of Public Health), 카이저 가족 재단(Kaiser Family Foundation), USA 투데이(USA Today) 공동 조사에 따르면, 조사 대상자의 79%는 처방전 비용이 불합리하다고 믿으며, 79%가 용납할 수 없을 정도로 높은 비용은 주로 제약회사의 잘못이라고 생각하고 있으며, 74%가 이들 기업은 과도한 이윤을 남기고 있다고 느끼고, 51%와 60%는 너무 많은 비용이 각각 의사 대상의 마케팅 비용과, 공공광고에 지출되어 있다고 느꼈다. 의회의 강한 재촉으로 인해서, 마지막의 두 문제점인 퇴임 의사 무료 펜과 메모장, 열대 섬에서 개최되는 전문가 회의 출장비 지불, 제약회사 로고로 장식된 무료 컴퓨터 가방, 그리고 의대생이 지켜보는 가운데 존경하는 임상의가 특정 회사의 약을 사용하는 회진 등은 앞으로 몇 년 안에 급격하게 축소될 것이다.

생물제제와 바이오시밀러 의약품

지난 20년 동안 치료의 새로운 형태로서 주로 유전자 변

			임상실험						
	사전 테스트		Phase I	Phase II	Phase III		FDA		Phase IV
기간	3.5		1	2	3		2.5	12 Total	
실험 대상	실험실과 동물 연구	File IND at FDA	20~80명의 건강한 지원자들	100~300명의 환자 지원자들	1,000~3,000명의 환지 지원자들	File NDA at FDA	프로세스 검토/승인		FDA에서 정해진 마케팅 승인
목적	안정성과 생물학적 반응 적용		안정성과 복용량 결정	효과 평가, 부작용 확인	효과검증, 장기복용 했을 시 거부반응 모니터링				
성공 확률	5,000 화합물 평가		5개의 실험				1 approved		

[그림 13-1] 신약개발과 승인. 5,000개의 조사된 화합물 중 5개만이 임상실험에 사용될 수 있으며, 그 5개의 임상실험 중 1개만이 승인된다. FDA는 신약개발에서 크게 두 가지 과정에 관여한다. 첫 번째로는 IND(investigational new drug application)라는 과정으로, 사람에게 신약을 실험해도 되는지를 평가하여 승인하는 과정이다. 다른 한 과정으로는, 만약 신약의 임상실험이 안전하고 효과적이며 성공적으로 통과됐을 때의 과정인 NDA(new drug application)가 있으며, 의사가 환자에게 처방할 수 있도록 승인을 받는 것이다. 모든 과정 후, 추가적으로 해야 할 과정은 사후 승인 과정으로 신약을 장기적으로 복용했을 시 효과를 검증하는 것이다.

형 면역계 단백질 형태 등의 생체 재료가 떠오르고 있다. 이 비화합물 처방약 또는 생물학제제는 '최첨단' 치료제로서, 암, 류마티스성 관절염, 다발성 경화증, 및 크론병 같은 과민성 대장질환 등 대상 수가 증가하고 있다. 이들 약물은 매우 효과적이지만, 기존의 처방약에 비해 매우 비싸다. 또한 이러한 제제의 개발 · 제조 과정의 독특성 때문에, FDA는 배합 약물에 적용되는 특허 보호기간에 대한 법률을 따로 만들었다. 향후 제네릭 의약품이 없이 생물학적 제제는 영원히 '톱 달러' 양상이 될 운명이었다. 그러나 최근에는 경쟁자들이 바이오시밀러의 형태로 원래 생물제재의 법적 보호의 독점에 도전하기 위해, 보다 경쟁력 있는 가격을 내세우며 국내외 제약업계 내에서 부상하고 있다.

복제약 대 브랜드 약

신약이 시장에 나왔을 때는 화학명, 일반명, 상품명의 3개 이름을 가지고 있다. 17년의 특허가 유효한 동안 동일한 화학조성을 가진 다른 약을 판매할 수 없다. 특허가 만료되면 다른 기업이 유사한 화학성분의 약을 제조하고 브랜드 의약품의 원래 일반명으로 그것을 판매할 수 있다. 광범위한 연구 개발이 필요한 시점에서 제네릭(일반명) 의약품 생산은 원래의 브랜드 의약품을 개발하는 것보다 훨씬 저렴하다. 거의 모든 주에서는 약사가 처방 의사의 승인으로 브랜드 의약품을 제네릭(복제약) 의약품으로 대체할 수 있으며, 현재 승인된 제네릭 의약품에 관심이 있는 모든 사람을 위해 FDA는 매일 제네릭 의약품 승인 목록(Generic Drug Approvals list.)을 업데이트한다.

오늘날 새로운 제네릭 마케팅을 위해 FDA에 의해 유지되는 상당한 백 로그 응용 프로그램이 있다. 승인 과정을 촉진하기 위해서, 제네릭 의약품 제조사는 FDA가 추

> **주요 용어**
>
> **화학명(chemical name):** 약의 분자구조를 설명하기 위해 사용하는 이름
>
> **일반명(generic name):** 약의 일반적인 이름
>
> **상품명(brand name):** 제조사에 의해 특허 받은 이름

가 자금지원을 지원하여, 제네릭 사용자 수수료를 설치할 것을 제안하였다. 이 돈은 더 많은 평가 전문위원을 구성하고, 거의 모든 미국의 처방약 제조에 사용되는 유효성분의 양호한 품질 관리를 위해 많은 FDA 해외 검사관을 채용하기 위해 사용할 수 있다.

토론해 봅시다.

부모님이 의사가 최근 사용이 가능해진 제네릭 의약품을 처방했음에도 불구하고, 그녀의 관절염 통증을 제어하는 데 오랜 사용된 브랜드 의약품을 사용할 것을 주장하고 있다. 부모님이 더 저렴한 선택을 고려하는 것을 돕기 위해 어떻게 설명할까?

비처방의약품

사람들에게 가장 최근에 섭취한 약품이 무엇이냐고 묻는 경우, 많은 사람이 "나는 오늘 아침(또는 감기약 또는 설사약) 아스피린을 복용했다"라고 대답한다. 이렇게 사람들이 자가 진단하고, 자신의 의지로 치료 과정을 결정하고 관리하며, 다른 사람보다 심각할 수 있는 질병을 가진 사람들도 의사에게 보이지 않고 결정하는데, 이러한 행태는 생각보다 심각했다. 이는 쉽게 사용할 수 있고, 저렴하고 효과적인 비처방 의약품 없이는 불가능했을 것이다.

미국에서는 2,500개의 처방약이 사용될 수 있지만, 현재 미국에서는 여드름 약, 설사약, 피부 미백제, 감기 나 기침 억제제, 암모니아 피부염 연고 그리고 사마귀 제거약 등 80개 범주 중 하나 이상에 속하는 약 10만 개의 비처방 의약품이 있다. 통합된 수천 개의 제품은 하나 또는 800개 이상 유효성분(안전하고 효과적인)으로 FDA로부터 승인받았다. 처방약과 마찬가지로 비처방약은 FDA에 의해 규제되고 있다. 그러나 비처방의약품에게는 시장에서의 성공이 더 강력한 요인이다.

비처방의약품의 규제는 1938 식품 의약품 화장품법의 1972 개정판 규정을 따르고 있다. 그 결과로 비처방의약품은 유효성분의 안전성과 효능에 따라 다음의 3가지 범주(I, II 및 III)에 넣는다. 오늘날 안전하고 효과적이고 정직하게 분류한 범주 I 비처방의약품은 처방전 없이 판매된다. FDA의 약물 분류 과정은 일부 처방약의 효능을 줄임으로써 비처방약이 되게 할 수도 있으며, 더 강력하게 만들 수도 있도록 허용하고 있다.

그림 13-2에 나타내는 표시사항과 마찬가지로, 비처방의약품은 현재 FDA의 표시사항 요구를 반영하고 있다. 표시사항에는 분명하게 유효성분의 종류와 함량, 알코올 함량, 부작용, 적합한 사용 설명서, 부적절한 사용에 대해 경고 및 다른 약물과 사용에서의 위험(복합 약물 사용) 등을 기재해야 한다. 제품의 광고에 근거 없는 주장은 신중하게 피해야 한다. 또한, 새로운 표시사항 법에 따르면, '블랙 박스'는 특히 다른 약물과 함께 사용하는 경우에 위험이 알려진 비처방의약품에서 필요하다.

2008년 비처방 기침 치료제를 유아에게 사용할 때 효과적이지 않으며, 위험할 수도 있다는 것을 발견한 일례가 있다. 소아과회의 우려에 부응하여, 비처방의약품 제조사들은 4세 이하 어린이를 위한 대중적인 제품에는 '블랙박스'를 기재할 것을 합의했다. 한편 2011년 특히 2살 이하의 유아를 위해 액체 감기약 사용에 대한 적절한 정보(블랙박스)를 기재하였다. 정기적으로 비처방의약품을 사용

Drug Facts

유효성분 (1정당) — 용도
클로르페니라민 말레산염 2mg — 항히스타민

효능 · 효과 알레르기성 비염 또는 상부 호흡기 알레르기로 인한 증상의 일시적 완화
■ 재채기 ■ 콧물 ■ 가려움, 충혈된 눈 ■ 인후통

경고
아래의 질환들은 의사와 상의하세요.
■ 글루코마 ■ 기종 또는 만성 기관지염 같은 호흡기 질병
■ 전립선 확대로 인한 배뇨장애

안정제나 진정제를 복용하시는 분은 사용 전 의사나 약사와 상의하세요.

이 제품을 사용하시면,
■ 졸릴 수 있습니다. ■ 알코올은 피해주세요.
■ 알코올, 진정제, 안정제는 졸음을 유발할 수 있습니다.
■ 운전 시 주의해주세요.
■ 아동에게는 민감하게 반응할 수 있습니다.

임신 중이시거나 모유수유 중이신 경우, 전문가와 상의하세요.
아동의 손에 닿지 않게 주의해주세요. 과다 복용할 경우,
의료적인 도움이 시급하게 필요합니다.

복용방법

성인 또는 12세 이상	4~6시간 간격으로 2정 복용/ 단, 24시간 이내 12정 이상 복용금지
6세–12세 미만	4~6시간 간격으로 1정 복용/ 단, 24시간 이내 6정 이상 복용금지
6세 미만	의사와 상의하세요.

주의사항
■ 20~25℃의 서늘한 곳에서 보관해주세요.

비활성성분 D&C yellow no.10, 락토오스, 마그네슘 스테아린산, 마이크로크리스텔린 셀루로스, 전호화분녹말

[그림 13-2] 일반 의약품 표시. FDA는 일반의약품에 위와 같은 사항을 표시하도록 정하고 있다.

하는 경우 신중하게 의사 또는 약사와 논의하여야 한다.

건강보조식품

현재 미국 성인의 50% 이상이 건강을 개선하기 위해 비타민, 미네랄, 허브 제품, 호르몬, 아미노산, 그리고 부신 추출물 등을 사용하고 있다. 사람들은 5장에서 논의된 것과 같이 많은 이유로 식생활 권고(dietary recommendation)보다는 건강보조식품에 의지하고 있으며, 이러한 이유로는 자신의 건강상태과 오늘날 인간미 없는 건강 의료 시스템, 식량 안전에 불신의 우려, 그리고 식량공급의 안전성 증가, 그리고 삶의 다른 측면에 대한 제어 불가능 등이 있다. 그 결과 우리는 불필요하고 안전하지 않고 그 중 일부는 효과가 없을지도 모르는 건강보조식품에 연간 추정 270억 달러 지출하고 있다. 건강보조식품 제조업체는 처방약 수준의 혹은 그보다 덜한 비처방의약품 수준의 안전성 및 유효성 근거를 미국 FDA에 제출할 필요가 없다는 것을 기억해야 한다.

안전성과 유효성에 대한 데이터의 부족에도 불구하고, 전통의학계에서는 건강보조식품의 잠재적인 이익에 대해서 관심을 보이고 있다. 많은 교육 병원은 점차 보완대체 의료부문을 세우고 있으며, 의대생은 이러한 건강보조식품의 건강증진에 효과에(알려진 범위에서) 대해 배우고 있다.

그러나 국립 보완 및 대체 의학 센터(국립보건원 내의)에서는 아직 그 효과가 불확실한 건강보조식품에 대한 대조 연구를 신중하게 실시하고 있다.

현재 건강보조식품으로 정의되는 제품의 여러 요인에 대한 신중한 연구를 수행하지 못하는 NCCAM의 무능력과, 안전성과 효능에 대한 유의한 규제를 못하고 있는 FDA의 무능력으로 인해, 건강보조식품 업계는 현재 자기 규제를 하고 있다. 오직 광고만 연방 법률에 의해 규제받고 있다.

1994 건강보조식품 및 건강교육법(Dietary Supplement Health and education Act)에서는 건강보조식품에 대한 광고 규제는 연방무역위원회(FTC)에 할당했다. 그러나 FTC 책임 범위가 넓어, 비평가들은 FTC가 자사 제품을 홍보하는 건강보조식품업체에서 제공하는 정보를 감시하는 것이 아닐까 의심하고 있다. 하지만 FTC는 이 광고에서 미심쩍은 광고문구(calim)에 대한 몇 가지 지침서을 발표하였고, 우려하는 소비자들은 FTC에 직접 연락해줄 것을 촉구하고 있다. 다음은 이 같은 보고의 기초가 되는 광고문구의 예시이다.

- 제품이 효과적인 만병통치약이거나, 건강문제를 진단하는 기능이 있다는 주장
- 제품은 특정 질병이나 상태를 치료하거나 치료할 수 있다는 주장
- '과학적인 혁신제품', '기적적 치유' 또는 '고대 치료법'이라는 문구
- 열 발생(thermo-genesis), 시상하부의 식욕센터(hypothalamic appetite center) 또는 대사체(metabolic substrates) 등 기술적으로 생소한 단어
- 뛰어난 결과를 주장하는 환자와 진료의 문서화되지 않은 개인적인 체험담
- 유용성이 제한되었다거나, '지주 예금'이 필요하다는 주장
- 위험이 없다는 보장

건강보조식품에 관한 정확한 정보를 찾는 사람은 국립보건원의 건강보조식품 사무소(the office of dietary supplements of national institutes of health, NIH)에서 제공하는 데이터베이스인 IBIDS(http://grande.nal.usda)를 참고한다.

헬스케어 소비자 현혹

정확하지 않은 건강 정보의, 믿을 수 없는 헬스케어, 또는 비효과적인 건강상품 파는 사람을 사기꾼이라고 부른다. 소비자들은 1800년대 후반의 의학의 구식 쇼에 의해 기만 당했다. 불행하게도, 소비자는 여전히 많이 사기를 당한다. 당신은 더 이상 실명 치료 또는 체중감소 제품이 의심스러운 광고를 보기 위하여 대도시의 신문을 더 이상 찾을 필요가 없다. 사기꾼은 건강과 질병에서 돌팔이짓을 하기 가장 완벽한 방법[최소의 노력으로 최대의 효과(사기)를 얻을 수 있는]을 찾는다. 사기는 심지어 사후에도 일어날 수 있다("현대 '무덤 강탈'" 참조).

사람들은 건강이 안 좋을 경우, 불구 또는 죽음을 두

려워할지 모른다. 사람들의 생존과 고통을 피하고자 하는 욕구는 매우 강력해서, 건강개선이나 치료에 대한 약속에 취약하다. 많은 사람이 그들의 의사에 큰 믿음을 가지고 있음에도 불구하고, 그들은 현재 이용 가능한 치료법보다 우수하다고 광고하는 실험적 치료 및 제품을 사용하고 싶어 한다. 이러한 약속에 현혹되면 사람들은 때로는 전통적인 기존의 의학을 포기한다. 물론 사기꾼들은 이러한 취약점을 인식하고 있으며, 그들의 도움을 찾는 사람들에게 다양한 '이유'를 소개한다. 용이성, 맹신, 초조, 미신, 무지, 또는 적대감으로 인해 결국 그들은 이기게 된다. 모든 수준의 여러 기관에서 최선의 노력을 다함에도 불구하고, 어떠한 정부 부처도 그렇게 쉽게 사기꾼과 허풍선이의 손에 놀아나는 소비자의 오류를 보호해 줄 수 없다.

소비자 사기로 사람들을 몰아가는 동기가 무엇인지와 관계없이 그 결과는 동일하다. 첫째, 소비자는 돈을 잃는다. 서비스 또는 제품이 현저하게 고가이고, 소비자는 그들의 돈을 되찾을 방법이 거의 없다. 둘째, 소비자는 그들이 부주의함에 실망하고, 죄책감을 가지며 화가 나게 된다.

주요 용어

의료사기꾼(quack): 잘못된 의료정보나 허위 건강제품을 팔아서 돈을 버는 사람

소비자 사기(consumer fraud): 질병완화와 건강증진에 효과가 없는 제품, 서비스, 정보를 허위로 광고하는 행위

사기의료(quackery): 다른 사람을 사취하려는 목적으로 올바르지 않고 불법적인 의료행위, 정보, 서비스로 진료하는 행위

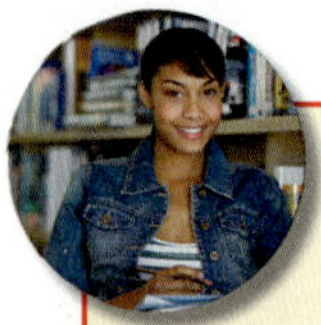

현대 "무덤 강탈"

아마 2006년에 건강 관련 소비자 사기 중 가장 끔찍한 사례 중 하나가 의학 연구 및 병원에서 이식을 위한 판매 목적으로 인체장기를 구하기 위해 묘지직원(또는 개별 영안실 직원)이 함께 작업하는 것이 발견된 것이다. 현대의 "무덤 강탈"은 물론 불법이다. 모든 장기기증은 의사 또는 고인의 직계 가족에 의해 승인되어야 한다. 사기꾼들은 신체 부위를 훔쳐 판매하고 나서, 영안실 시체가 매장 또는 화장되기 전에 보여주기 위한 준비과정에서는 적절하게 처리되었다고 믿도록 고인의 유족을 속였다. 이 사건 조사자는 X-ray 조사에서 시신의 모양을 정상화하기 위해 불법적으로 PVC 파이프와 다른 '필러'를 삽입하는 사실을 밝혀냈고 이 사진에 대한 대중적 관심이 지대했다.

높은 수요, 그리고 현대 의학 교육, 의학 연구, 의료 과정에서 사용하는 인체의 부분의 한정된 공급의 관점에서는 시체는 수천 달러의 가치가 있다. 물론, 조직, 개별 본체 부품, 해부학적 영역 (골반, 다리 손상, 머리 등) 및 거의 모든 종류로, 몸을 그대로 사용할 수 있다. 문제는 어떻게 가족들이 그러한 불법적인 수확이 발생하지 않았는지 확인할 수 있는가 하는 것이다. 유일한 답은 지역 영안실 서비스를 '신뢰' 하는 것 밖에 없다. 화장 전 신체를 소독하고 각종 처리를 하기 전에 사체를 보기를 요구하는 것이다 (가족구성원이 불편해 할 많은 일들이 발생하지 않도록).

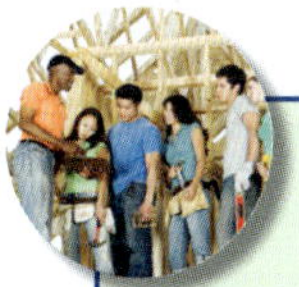

내 건강 돌보기

- 스스로 현재의 건강 문제와 치료법의 발전에 대해 사전에 확인한다.
- 운동과정 전에 자신이 받는 건강 정보의 신뢰성을 분석한다.
- 균형된 기준표를 사용하여 건강관리서비스 공급자를 선택한다.
- 대체 건강관리 형태가 무엇인지 확인하고, 전통적인 의학을 보완하는 방법으로 사용할 것을 고려한다.
- 건강보험을 선택할 때 몇 가지 중요한 요소에 따라 다양한 상품을 비교하며, 단순히 비용으로 비교하지 않는다.
- 가능한 한 빨리 개인/가족 병력을 전부 확인해본다. 오래된 가족의 정보를 포함할 수 있도록 한다.
- 처방 및 비처방 의약품의 적절한 사용과 관련된 모든 지시사항을 따른다.

요약

- 의사는 의학박사(MD) 및 도수치료박사(DO) 중 하나가 될 수 있다. 그들은 유사한 훈련을 받으며 유사한 형태로 수행한다.
- 도수치료요법, 자연 요법, 약초와 침술을 포함한 대체의학 종사자들은 많은 사람의 건강관리 요구를 만족시키지만, 이러한 형태의 직업군에 대한 체계적인 교육과정은 아직 만들어지는 중이다.
- 모든 수준의 간호사는 중요한 건강 관리 전문가이다. 숙련된 간호사는 간호 부분에서 최고 수준의 교육을 대표한다.
- 자기관리는 수시로 질병을 예방하고 의료종사자의 시용을 줄이기 위해 가능한 적극방법이다.
- 미국 내 의료서비스를 감당할 수 없는 정도가 커지고 있어 위기에 도달했다.
- 건강보험은 현대 건강관리 서비스를 구입하는 데 매우 중요하다.
- 메디케어와 메디케이드 의료서비스에 대한 지불을 위해 정부가 계획하였다.
- 처방약의 개발은 제약회사에게 길고 비싼 과정이며, 처방약 비용은 의료 부분에서 가장 빠르게 증가하는 부분이다.
- 비처방의약품은 질병을 관리하는 역할을 가지고 있지만, 제품 표시사항에 따라 사용해야 안전할 수 있다.
- 잘못된(엉터리) 치료를 피하는 것 등이 건강 소비에서 중요하며, 건강 관련 정보, 제품, 서비스를 신중하게 선택해야 한다.

복습 문제

1. 이 장에서 건강 관련 정보의 출처를 나열하시오. 이러한 정보를 사용할 때 고려해야 할 점은 무엇인가?
2. 대증요법사와 도수치료요법사의 공통점을 설명하시오. 대체요법사는 무엇을 하는가? 대체요법사의 예를 나열하시오.
3. 침술과 아유르베다의 근거가 되는 이론은 무엇인가?
4. 셀프케어의 경향으로는 어떠한 방법이 있는가? 또, 어떠한 이유로 셀프케어를 추구하는가?
5. 개인병원, 공공병원, 봉사단체에 의한 병원, 자선병원의 차이점은 무엇인가?
6. 건강보험이란 무엇인가? 건강보험과 관련하여 공제금액, 고정 보상혜택, 공공보험, 공동보험 그리고 제외되는 것과 함께 보험료의 비용분담에 대해 설명하시오.
7. 건강관리기구란 무엇인가? 건강관리기구는 건강관리비용을 어떻게 줄여주는가? IPAs와 PPOs란 무엇인가?
8. 미국 사회에서 메디케어와 메디케이드는 어떠한 역할을 하는가? 메디케어의 어떤 조건이 보편적인가? 메디케어는 어떤 옵션을 제공하는가?
9. 생물제제는 무엇이며, 일반적으로 처방된 약과 다른 점은 무엇인가?
10. 비처방약품의 세 가지 범주는 무엇인가?
11. 사기의료란 무엇인가? 소비자가 소비자 사기를 피하려면 어떻게 해야 하는가?

"헬스케어에 대해 얼마나 잘 알고 있나요?" 퀴즈의 정답

1. 거짓　2. 참　3. 거짓　4. 참　5. 참　6. 거짓　7. 거짓

SOURCE NOTES

1. Health Information Online. Pew Internet & American Life Project, May 17, 2005. www.pewinternet.org/PPF/r/156/report_display.asp.
2. The Engaged E-Patient Population. Pew Internet & American Life Project, August 26, 2008. www.ihealthbeat/org/.
3. Health topics: 80% of Internet users look for health information online. Pew Internet & American Life Project, February 1, 2011. www.pewinternet.org/Reports/2011/HealthTopics.aspx.
4. Physicians' use of email with patients: factors influencing electronic communication and adherence to best practices. Journal of Medical Internet Research, 8(1), e2, 2006. www.jmir.org/2006/1/e2.
5. Mostgaghimi A, Crotty BH. Professionalism in the digital age. Annals of Internal Medicine, 154(8), 560–562, 2011.
6. Pho K. Doctors ignore Internet at their own peril. USA Today, A11, January 27, 2010.
7. National Center for Complementary and Alternative Medicine (NCCAM), National Institutes of Health, Health and Human Services, March 24, 2011. www.info@nccam.nih.gov.
8. BackGround: Manipulative and Body-Based Practices: An Overview. National Center for Complementary and Alternative Medicine, National Institutes of Health, U.S. Department of Health and Human Services, January 23, 2007. www.nccam.nih.gov/health/backgrounds/manipulative.htm.
9. National Center for Complementary and Alternative Medicine (NCCAM). Homeopathy: an introduction, August 2010 (update). www.nccam.nih.gov/health/homeopathy/.
10. Lee JS. Medicinal plants: a powerful health aid? Science Creative Quarterly, (2), 1–7, 2007. www.scq.ubs.ca/?p549.
11. Herbs at a Glance. National Center for Complementary and Alternative Medicine (NCCAM), National Institutes of Health, Health and Human Services, April 9, 2009.
12. Saper RB, Phillips RS, Sehgal A, et al. Lead, mercury, and arsenic in U.S. and Indian-manufactured Ayurvedic medication sold via the Internet. Journal of the American Medical Association, 300(8), 915–923, 2008.
13. Ernst E, Resch KL. Concept of true and perceived placebo effect. British Medical Journal, 311(7004), 551–553, 1995.
14. Ernst E. Placebo: new insights into an old enigma. Drug Discoveries Today, 12(9–10), 413–418, 2007.
15. Manchikanti L, Giordano J, Fellows, et al. Placebo and nocebo in interventional pain management: a friend or a foe—or simply foes? Pain Physician, 14(2), 157–175, 2011.
16. Department for Professional Employees. Nurse: vital signs. AFL-CIO, 2004. www.dpeaflcio.org/policy/factsheets/fs_2004nurses.htm.
17. National Institute of Nursing Research, National Institutes of Health (NIH). Palliative Care: The Relief You Need When You're Experiencing the Symptoms of Serious Illness, June 2009, NIH Publication No. 08-6415.
18. Press release WHO/44. World Health Organization Assesses the World's Health Systems, June 21, 2000. www.photius.com/rankings/who_health_ranks.html.
19. Draft document—2010.
20. Central Intelligence Agency. The World Factbook (updated weekly). www.cia.gov/library/publications/the-world-factbook/index.html.
21. 111th Congress, 1st session. H.R. 1495: Comprehensive Health Care Reform Act of 2009. www.thomas.loc.gov/cgi/query/z?c111:H.R.1495.IH.
22. Henry J. Kaiser Family Foundation, Health Research and Education Trust Survey of employer health benefits 2010, Slide 2 and Exhibit 5, September 2, 2010. www.ehbs.kff.org/.
23. Continuation of Health Coverage—COBRA. U.S. Department of Labor, Centers for Medicare & Medicaid Services, 2009 CMS Publication No. 10050-53. 2008.
24. Medicare & You 2011. Centers for Medicare and Medicaid Services. CMS publication No. 10050-53, 2010.
25. Henry J. Kaiser Family Foundation. Total HMO Enrollment—Kaiser State Health Facts, July 2009. www.statehealthfacts.org/comparemaptabloe.jsp?cat57ind5348.
26. Genworth. Executive Summary Genworth 2011 Cost of Care Survey. www.genworth.com/content/products/long_term_care/long_term_care/cost_care.html.
27. Henry J. Kaiser Family Foundation, Health Costs and Budgets. United States: Prescription Drugs, 2010. May 15, 2011. www.statehealthfacts.org/profileind.jsp?66&rgn5l&cat55.
28. USA Today/Kaiser Family Foundation/Harvard School of Public Health. The Public on Prescription Drugs and Pharmaceutical Companies (conducted January 3–23), March 4, 2008. www.kff.org/-kaiserpolls/pomr030408pkg.cfm.
29. Approved Drug Products with Therapeutic Equivalence Evaluations: Orange Book. Center for Drug Evaluation and Research. Food and Drug Administration, U.S. Department of Health and Human Services, 2011. www.accessdata.fda.gov/scripts/cder/ob/default.cfm. Accessed May 16, 2011 (Updated daily by the FDA).
30. "Miracle" health claims: Add a dose of skepticism. Federal Trade Commission, September 2001. www.ftc.gov/bcp/conline/pubs/health/frdheal.htm.
31. International Bibliographic Information on Dietary Supplements (IBIDS) Database. Office of Dietary Supplements, National Institutes of Health, 2009. www.ods.od.nih/gov/Health_Information/IBIDS.aspx

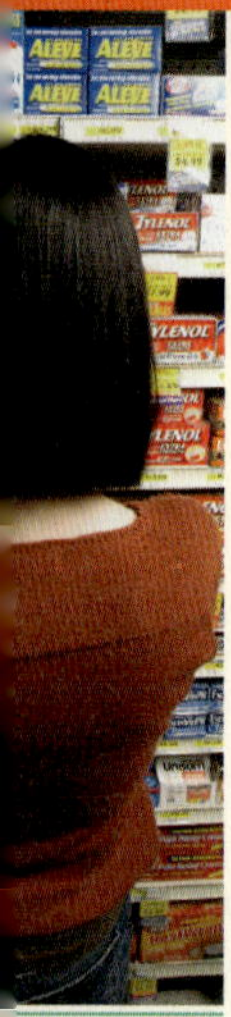

개인 평가

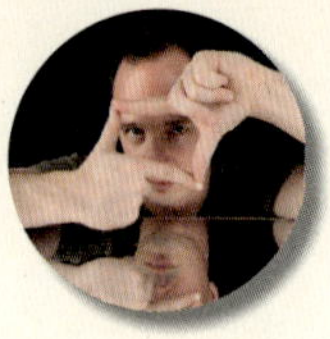

당신은 현명한 헬스케어 소비자인가요?

해당되는 부분에 동그라미를 치세요. 마지막에 점수를 모두 합산하여 자신이 어떠한 헬스케어 소비자인지 확인하세요.

1 = 절대 그렇지 않다.
2 = 때때로 그러하다.
3 = 대부분 그러하다.
4 = 항상 그렇다.

1. 모든 보증서를 다 읽고 모아둔다.
   1 2 3 4

2. 음식의 모든 영양소가 적혀 있는 표시를 모두 읽는다.
   1 2 3 4

3. 가능하면 쇼핑할 때 가격을 비교하고 구매한다.
   1 2 3 4

4. 건강 관련 정보들은 유심히 꼼꼼하게 평가한다.
   1 2 3 4

5. 새로운 건강 장비들은 모든 클레임을 요구한다.
   1 2 3 4

6. 나는 적절한 의료 셀프케어 검사를 한다.
   1 2 3 4

7. 나는 특정한 의사를 계속 찾는 편이다.
   1 2 3 4

8. 진료를 받기 전에 먼저 의료비를 계산해본다.
   1 2 3 4

9. 나는 적절한 건강보험을 가지고 있다.
   1 2 3 4

10. 나는 의사를 찾을 때 그 분야에 유명한 사람을 주로 찾는 편이다.
    1 2 3 4

11. 내가 가지고 있는 확실하지 않은 의료정보는 헬스케어 제공자에게 계속 묻는 편이다.
    1 2 3 4

12. 만약 내가 의심이 드는 치료를 받았거나 진단을 받았을 경우에는 다른 선택사항들도 생각한다.
    1 2 3 4

13. 약의 처방전에 잘 따르는 편이다.
    1 2 3 4

14. 난 가능하다면 복제약품도 잘 사는 편이다.
    1 2 3 4

15. 비처방의약품도 잘 따라서 먹는다.
    1 2 3 4

16. 난 다양한 상비약을 늘 가지고 있다.
    1 2 3 4

TOTAL POINTS ________

결과

16 to 24 points: 매우 서툰 헬스케어 소비자

25 to 40 points: 적절하지 못한 헬스케어 소비자

41 to 56 points: 적절한 헬스케어 소비자

57 to 64 points: 매우 현명한 헬스케어 소비자

더 나아가…

소비자사기에 당해본 적 있는가? 현명한 소비자가 되기 위해서 어떻게 해야 하는가?

CHAPTER

14

죽음과 임종

Accepting Dying and Death

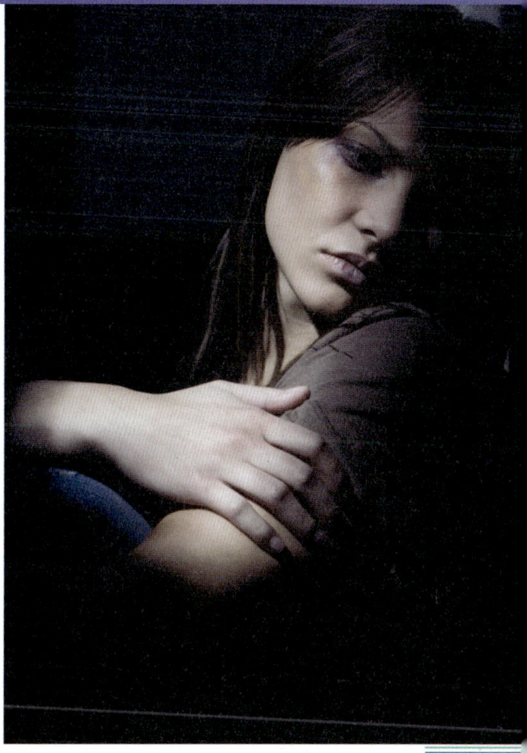

죽음과 임종에 대해 얼마나 잘 알고 있나요?

1. 장기기증자 카드를 만들거나 운전면허증에 장기기증자 표시를 하는 것은 사망 시에 장기기증을 보장한다.
   참 혹은 거짓?
2. 죽음을 심장박동 혹은 호흡의 중단이라고 정의할 수 있다.
   참 혹은 거짓?
3. 미국에서는 두 개의 주(州)에서 의사조력자살(physician-assisted suicide)을 법적으로 허용하고 있다.
   참 혹은 거짓?
4. 아동을 장례식에 데려가는 것은 아이가 죽음을 이해하고 받아들이는 데에 도움을 줄 수 있기 때문에 충분히 권장할 만한 일이다.
   참 혹은 거짓?
5. 호스피스케어는 주로 환자의 집에서 제공된다.
   참 혹은 거짓?
6. 평균적으로 장례식 서비스에 소요되는 비용은 750만 원 정도이다.
   참 혹은 거짓?
7. 예전에 비해 시신을 화장하기를 선택하는 사람이 줄어들었다.
   참 혹은 거짓?

   정답은 이 장의 마지막 부분에 있습니다.

임종에 대한 경험

이 장의 목표는 죽음을 직시하는 것이 보다 건강하고 즐거운 삶을 가져다줄 뿐 아니라, 생산적이고 공헌하는 삶을 살아가게 만든다는 사실을 알려주는 데 있다. 사람이란 언젠가는 죽는 존재라는 사실을 온전히 받아들일 때 우리의 일상에 의미가 더 생기는 법이며, 매일을 충만하게 살아갈 수 있다.

각자가 가지는 죽음에 대한 인식은 곧 삶을 어떻게 이해하고 살아나갈 것인가에 대한 사고의 기본적인 틀을 제공한다. 이는 자신의 행위에 대한 우선순위를 정할 수 있도록 하며, 이를 통해 우리는 살아가는 동안 학업, 관계, 여가 등에 관한 삶의 목표를 이루어낼 수 있다. 즉, 죽음은 우리가 진정으로 삶의 가치를 느낄 수 있도록 도와준다.

현대 사회에서의 임종

20세기에 들어서고 얼마 지나지 않아, 죽음을 맞이하는 사람들의 방식이 눈에 띄게 달라지기 시작했다. 이전에는 대부분의 사람이 자신의 집에서 가족과 친구에게 둘러싸여 죽음을 맞이하였다. 어린 자녀가 할아버지, 할머니와 함께 한 집에 사는 일이 흔했기 때문에 조부모님이 늙어가고 결국에는 세상을 떠나는 모습까지 자연스럽게 지켜볼 수 있었다. 삶의 연장선상에서 죽음은 지극히 자연스러운 것으로 받아들여졌다. 자녀들은 죽음이 무엇을 의미하는지에 대한 예리한 감각을 가지고 있었으며, 죽음을 맞이하는 사람뿐만 아니라 남아서 비통해하는 사람까지도 이해할 수 있었다.

그러나 오늘날에는 시대가 변하여 약 80%의 사람들이 집이 아닌 병원, 요양원, 케어센터에서 죽음을 맞이하고 있다. 이제는 임종(dying)을 맞이하는 사람의 곁에서 가만히 지켜보고만 있는 가족들을 찾아보기가 힘들다. 온갖 방법을 동원해서 죽어가는 사람의 삶을 연장하고자 애쓰는 모습이 더 일반적이다. 오늘날의 의학기술은 눈부신 성장을 이루어왔음에도 불구하고 발전된 의학기술이 오히려 죽음을 맞이하는 것을 막는다고 생각하는 이들도 있다. 어떤 사람은 죽음을 품위 있게 맞이하는 우리의 방식이 예전에 비해 인위적이고 부자연스러운 모습을 갖추게 되었다고 생각한다. 현대 시대에 죽음에 대해 반응하는 이러한 일반적인 방식에 반하여, 호스피스케어라는 새로운 추세는 긍정적이라고 볼 수 있다.

베이비부머 세대의 나이가 들어가면서 향후 30년 이내에 85세 이상의 인구 수는 지금의 두 배가 될 것이다. 이는 죽음과 임종에 대한 주제가 더 보편적이고 중요한 문제로 다가올 것을 의미한다. 우리는 언젠가 우리의 부모, 조부모, 친구, 형제 및 친척을 떠나보내게 될 것이기 때문이다.

죽음의 정의

지난 30년 동안 과학기술이 발전하기 이전에는 비교적 죽음에 대한 정의를 내리기 쉬웠다. 즉, 심장이 뛰지 않거나 호흡이 멈추는 것을 죽음이라고 생각했다. 그러나 이제는 눈부신 의학 기술의 진보, 특히 응급의학의 발전으로 인해 심장박동이나 호흡의 중단과 같은 죽음의 상태를 보이는 환자도 너무 늦지만 않는다면 소생시킬 수 있게 되고, 튜브를 통해 영양을 공급받고 인공호흡기를 착용하는 등 의학적인 힘을 빌린다면, 혼수상태에 있는 환자도 신체적 기능을 유지하면서 몇 년이고 더 살 수 있게 되었다.

이로써 이제 죽음은 정의 내리기 어려운 개념이 되었다. 많은 전문가 집단과 임시 다학제위원회(ad hoc interdisciplinary committees)는 사망을 정의하는 데 어려움을 겪어 왔으며, 사망을 진단하기 위한 기준을 규정하기에 이르렀다. 일반적으로 죽음을 정의할 때에는 1981년에 규명된 동일사망판정법안(the Uniform Determination of Death)을 따르고 있다. 이 법안에 따르면 다음과 같은 상태를 유지하는 것을 사망이라고 정의한다.

(1) 순환기능 및 호흡기능의 회생 불가능한 정지 또는
(2) 뇌간(brain stem)을 포함한 뇌기능 전반의 회생 불가능한 정지

죽음을 임상적으로 결정하는 요인(clinical determinant)은 신체기능 측정을 통해 확인된다. 사망선고는 보통 의사가 내리는데, 사망진단서(medical death certificate)라고 하는 법적 효력을 지닌 서류에 서명을 함으로써 사망이 선고된다. 이때 사망을 판정하기 위한

임상적 기준은 다음과 같다.

- 심장박동 및 호흡 정지
- 반사작용 및 환경적 감응성(environmental responsiveness)과 같은 중추신경계 기능의 마비. 보통 이와 같은 상태는 뇌파전위기록장치(electroencephalograph)를 통해 확인이 가능하다. 최초 측정과 24시간 이내 이루어지는 재측정을 통해서 뇌파가 감지되지 않는 경우, 해당 환자에게 뇌사 판정을 내릴 수 있다.
- 사후경직의 발견. 즉 신체조직 및 신체기관이 세포 수준에서 더 이상 기능하지 않음. 이를 세포적 사망(cellular death)이라고 한다.

정부기관에서 사용하는 법적 사망에 대한 결정요인은 주법(state law)으로 명시해 놓았다. 의사, 검시관 또는 의료기관 관련자가 사망진단서에 서명하지 않는 이상 법적 사망은 인정되지 않는다. 그러나 어떤 사람들은 의식이 돌아오지 않거나, (뇌간이 기능할지라도) 사고를 담당하는 기능이 마비된 상태 역시 사망으로 정의해야 한다고 주장한다. 만약 이러한 주장이 수용된다면 심장 등의 신체기관 장기이식이 좀 더 신속하게 이루어질 수 있을 것이다.

죽음에 대한 심리적 단계

불치병을 가지고 있는 환자에게서 죽음을 수용하는 자기 순응의 과정을 지켜볼 수 있다. 이 과정은 죽음에 대한 교육이 필요하다는 현대의 새로운 반향을 불러일으키는 데 도움을 주었다. 우리는 이 단계별 과정을 살펴보면서 사람들이 자신의 삶 가운데 겪게 되는 큰 상실을 어떻게 경험하고 적응해 나가는지 배울 수 있다.

죽음에 대한 교육 부문에서 가장 널리 알려진 사람은 엘리자베스 퀴블러로스 박사(Dr. Elisabeth Kubler-Ross)일 것이다. 퀴블러로스 박사는 시카고 대학의 빌링스(Billings) 병원에서 불치병을 앓고 있는 환자들을 대면하면서, 그들의 감정적인 반응을 관찰하였다. 박사의 대표작인 'On Death and Dying'에는 죽음을 맞이하는 사람이 경험하는 심리적 단계에 대해 잘 정리되어 있다.

- **부정.** 이 단계는 불신의 단계이다. 환자는 자신이 정말 죽을 것이라고 믿지 않는다. 부정은 일시적인 방어기제로 작용할 수 있으며, 이 단계는 환자로 하여금 앞으로 남은 기간 동안 일어날 일들을 받아들이는 시간을 제공해준다.
- **분노.** 부정 이후에 나타나는 일반적인 감정반응은 분노이다. 환자는 억울함을 토로하고, 자신이 속고 있다고 느낀다. 환자는 분노 표현을 통해 자신의 두려움, 시기심, 불안, 좌절과 같은 감정을 내뿜을 수 있게 된다.
- **타협.** 사망을 선고받은 환자는 분노를 경험한 이후에 타협의 단계를 거치게 된다. 피할 수 없는 죽음이라는 사실에서 벗어나기 위해 타협을 시도하게 되는데, 보통 신이나 교회의 리더십을 찾게 되는 경우가 많다. 어떤 사람은 신앙을 갖거나 개종하기도 한다. 이전에 행한 잘못을 뉘우치거나 자신의 인생을 재조정하고 헌신을 약속하기도 하며, 종교심을 바탕으로 큰 액수의 돈을 기부하기도 한다. 이러한 행위의 목적은 대부분 시간을 벌고자 하는 데 있다.
- **절망.** 타협이 자신에게 주어진 죽음을 기껏해야 조금 미룰 수 있는 정도라는 것을 깨닫게 될 때쯤, 환자에게는 깊은 절망감이 찾아온다. 환자는 이 단계에서 자신에게 예정된 죽음에 대해 슬퍼하기 시작한다. 이들은 매사에 소극적으로 변하여 가까운 친척이나 친구의 방문을 거절하기도 한다. 일반적으로 이 기간에는 침묵 또는 눈물로 오랜 시간을 보내게 되기 때문에, 환자가 너무 크게 낙담하지 않도록 해야 한다.
- **수용.** 수용 단계에서 환자는 자신이 죽어가고 있다는 것을 완전히 인식하게 된다. 수용의 단계를 거치는 대부분의 사람에게는 분노, 화, 우울과 같은 감정은 사라지고, 상대적으로 평안한 감정이 생긴다. 퀴블러로스 박사는 이 단계를 '환자가 그렇다 할 감정이 없는 상태를 경험하는 과정'이라고 묘사하였다. 환자는 행복감도, 슬픔도 느끼지 않게 된다. 많은 이들이 차분한 태도를 갖추고 자신을 돌아보게 되며 혼자 있거나 소수의 친한 친지나 친구와 있기를 선호한다.

죽음에 대한 심리적 단계에 대하여 추가적으로 언급해야 할 몇 가지 중요한 내용이 있다. 각 사람의 삶이 저마다 독특하듯이 각 사람의 죽음 또한 그러하다. 삶의 모습처럼 죽음의 모습도 다양한 것이다. 퀴블러로스 박사가 말한 죽음을 받아들이는 단계를 한 단계 한 단계 거치는 사람이 있는가 하면, 그렇지 않은 사람도 있다. 죽음을 맞이하는 사람이 전체 단계 중 하나 또는 그 이상을 경험하지 않거나, 이미 경험한 단계로 회귀하는 일이 자주 발생한다.

두 번째 짚고 넘어가야 할 중요한 내용은 죽음을 직접 맞는 환자뿐만 아니라 그들 옆을 지키고 있는 대다수의 가족과 친구 또한 퀴블러로스 박사가 말한 죽음의 수용 단계를 경험한다는 것이다. 친한 친구나 가족이 죽어가고 있다는 사실을 접했을 때, 많은 사람이 정도는 다르지만 부정, 분노, 타협, 절망, 수용과 같은 경험을 하게 된다. 그렇기 때문에 임종을 앞둔 당사자뿐만 아니라, 환자를 보살피는 사람에게도 감정적인 필요를 충족시켜주어야 한다.

임사체험

밥(Bob)은 심장마비로 체육관 바닥에 쓰러져 있는 동안 자신에게 심폐소생술을 시행하고 있는 팀 트레이너와 코치 위에서 모든 것을 지켜보고 있었다. 그는 바닥에 누워 소생술을 받고 있는 자신을 지켜본 뒤, 삼촌의 목소리가 들리는 쪽으로 걸어가기 시작했다. 사실 밥이 삼촌의 목소리를 마지막으로 들었던 시기는 4년 전, 삼촌이 돌아가시기 며칠 전이었다. 삼촌은 갑자기 밥에게 자신에게 오는 것을 멈추고 뒤돌아가라고 하면서 아직 여기로 오기에는 이르다고 다그쳤다. 24시간 후에 밥은 오하이오 주립대학 병원의 중환자실에서 의식을 되찾았다.

임사체험(near-death experiences)에 대해서 많은 연구가 이루어지고 있다. 임사체험은 사람이 거의 죽은 상태이거나, 임상적으로 사망이라고 선고가 내려졌음에도 불구하고 소생하는 경우를 의미한다. 이 같은 체험을 하는 사람들은 무려 60분까지도 호흡이나 맥박이 잡히지 않다가 다시 소생한다. 8백만 정도의 인구, 즉 미국 성인의 5% 정도가 임사체험을 한 것으로 추정된다. 이유를 설명하기는 어렵지만 이러한 사람에게는 어떠한 뇌손상도 발견되지 않는다. 임사체험을 경험한 사람을 대상으로 연구를 실시한 레이몬드 무디(Raymond Moody)는 그의 대표적인 연구에서 죽음은 우리가 생각하는 것보다 훨씬 두려운 것이 아닐 수 있다고 언급했다.

케네스 링(Kenneth Ring)은 임사체험을 한 100명이 넘는 사람들을 종합적으로 연구하여 임사체험의 공통점을 정리해낸 바 있다. 임사체험은 다음의 모든 단계 혹은 몇 가지 단계를 경험하는 것을 의미한다.

1. 죽음이 선고되는 것을 들음
2. 자신의 시신 위로 떠올라 당시 일어나고 있는 일들을 목격하는 등의 유체이탈 경험
3. 어두운 터널로 들어가는 경험
4. 이미 세상을 떠난 사랑하는 사람을 만남
5. 자신을 위로 이끌거나, 멀리서 비치는 강한 빛 줄기를 목격함
6. 행복 또는 평안한 느낌을 경험함
7. 삶을 되돌아봄
8. 경계선 또는 한계선에 다다름
9. 자신의 육체로 되돌아 옴, 때로는 마지못해 돌아오기도 함
10. 육체로 돌아올 때 따스함을 느낌

의사, 간호사, 가족 및 친구를 통해 환자가 사망했을 당시 일어난 일들에 대한 확인이 이루어지고 있다. 즉, 환자가 죽은 뒤에 어떠한 일이 일어났는지, 가족이 어떻게 말하고 반응했는지, 사망선고가 떨어진 사람의 몸에 어떤 일이 일어났는지에 대해서 질문한다.

전문가들 사이에서도 임사체험이 죽음과 정말 관련되어 있는 것인지, 아니면 어떤 사람들이 극도로 두려운 상황에서 경험하게 되는 이인화(depersonalization) 현상과 관련된 것인지 의견이 분분하다. 과학적으로 이러한 임사체험을 증명하기란 불가능하다. 그러나 관련 연구를 통해 산소가 부족할 경우에 임사체험이 유발될 수 있다는 내용이 제기되기도 했다. 이러한 임사체험은 과학적으로 증명해낼 수도, 아예 부정할 수도 없는 상황에 있다.

임사체험을 겪은 대부분의 사람은 그 경험이 자신의 인생을 변화시켰다고 말하곤 한다. 어떤 이는 이와 같은 경험을 하게 된 것이 매우 감사하고 특별한 일이라고 말하면서 자신의 경험을 듣고 싶어하는 사람이 있다면 나누고 싶어 한다. 반면에 임사체험을 한 사람 중에는 자신이 육체로 돌아오게 된 것에 대해 실망하거나 우울함을 느끼는 등 부정적인 반응을 보이는 경우도 있다. 임사체험을

경험한 사람의 다수가 직업을 바꾸거나 새로운 인생관을 가지게 되었다.

죽어가는 사람과의 상호작용

죽음이 임박한 친구, 가족, 사랑하는 사람을 마주하는 것은 매우 어려운 일이다. 지금까지는 이런 경험을 하지 못했다 하더라도, 나이가 들어가면서 자연스럽게 죽음을 마주하게 될 것이다. 이것이 바로 삶의 모습이다.

상담사, 의사, 간호사, 목사와 같은 이들이 삶의 마지막 시간을 보내고 있는 불치병 환자와 소통하고 교류할 때, 진솔함과 존중, 그리고 공감의 마음을 갖는 것이 중요하다. 어쩌면 임종을 앞둔 사람과 대화를 나눈다는 것 자체가 부담스럽고 불편한 일로 다가올 수도 있다. 어떤 때는 불안이나 우울을 떨쳐버리기 위해, 우리는 우리 곁에 있는 사람이 죽어가고 있다는 사실을 부정하기도 한다. 우리가 하는 말이나 행동 속에서 죽음이라는 진실을 마주하기 꺼려하는 인간의 본성이 드러나기도 한다. 우리가 죽음에 대한 사실들을 은근슬쩍 넘기고 그저 죽어가는 친구와 우리 자신을 북돋아주려고 애쓸 때 우리의 말과 행동은 부자연스러워진다. 이러한 태도는 우리에게나 당사자에게나 도움이 되지 않고 좋을 게 없는 모습이라고 할 수 있다.

사람들은 죽어가는 사람과 함께 있을 때, 무엇을 어떻게 말해야 할지 또 어떤 태도를 보여야 할지 모르겠다고 자주 말한다. 그럴 때는 진솔한 태도로 정서적인 지원을 해주는 것이 도움이 된다. 어떤 사람은 죽음이나 환자가 앓고 있는 심각한 병에 대한 이야기를 피하려 하기도 하는데, 이것은 정직하거나 진솔한 모습이 아니다. 불치병을 앓고 있는 환자에게는 그들에게 지금 상태는 어떤지, 그들의 생각이나 감정, 그리고 앞으로 있을 장례식 절차와 준비에 대해 회피하지 않고 이야기하는 것이 오히려 더 위로가 될 수 있다. 환자의 상황이 실제보다 덜 심각한 것처럼 꾸며 말하는 것도 스트레스가 될 수가 있다. 그렇게 되면 환자는 용감하고 의연한 표정을 일부러 지어 보이며 사람들을 안심시키면서, 도리어 환자가 주변 사람들을 편하게 해주기 위해 노력하게 된다. 그날 그날 있었던 일에 대해서 이야기하기, 신문이나 책을 읽어주기, 손 잡아주기, 등마사지 해주기, 음악 들려주기 등은 삶이 얼마

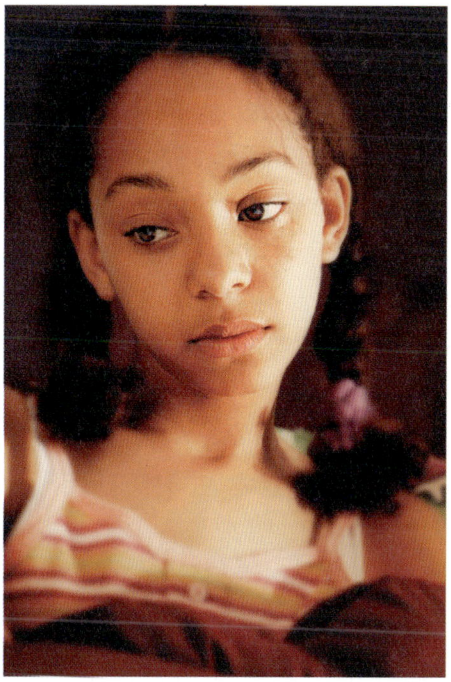

아동의 물음에 답하고, 성실하게 밀해주며, 지지해줌으로써 아동이 겪는 상실감을 잘 대처하도록 돕는다.

남지 않은 사람과 교류할 수 있는 좋은 방법이다.

아동과 죽음에 대해서 이야기하기

아동은 삶의 거의 모든 부분에 대해 호기심을 가지고 있기 때문에, 아동이 죽음에 대해 큰 관심을 갖는 것은 자연스러운 일이다. 아동은 어렸을 때부터 대중매체(만화, 신문이나 잡지의 사진, 뉴스)나 어른이 나누는 대화 ("오늘 이모가 돌아가셨다", "삼촌이 매우 아프시다"), 그리고 그들이 직접 맞닥뜨리게 되는 죽음(죽은 새나 뭉개진 벌레 등을 발견하는 일, 반려동물이 죽는 일) 등을 통해서 죽음이라는 주제에 노출된다. 아동이 죽음에 대해 배우게 되는 방식은 훗날 언젠가 자신이 죽게 될 것이라는 사실을 받아들이고 인식하는 데에 영향을 미칠 뿐 아니라 타인의 죽음에 대응하는 방식에도 영향을 미치게 된다.

심리학자들은 부모나 어른이 아동에게 죽음에 대해 감추려 들거나, 틀린 이야기를 하는 것은 옳지 못하다고 말한다. 어린 아동은 죽음이 잠시 보지 못하는 것이거나, 잠을 자는 것과 다르다는 것을 알아야 할 필요가 있다. 부모는 반드시 자녀에게 죽음이 무엇인지 대답하기 이전에, 죽음에 대해 가지는 아동의 궁금증이나 질문을 충분히 이

해해야 한다. 아동이 듣고 싶어하는 대답은, 너무 길고 자세해서 헷갈릴 정도의 설명이 아니라 그들의 질문에 답이 되는 단순하고 직접적인 설명이다. 예를 들면, 4살짜리 여자아이가 자신의 아빠에게 물어본다. “왜 토미의 강아지가 죽었어요?” 이에 대한 적절한 대답은 “그 강아지가 너무 너무 아파서 결국에는 심장이 멈추고 말았단다”가 될 수 있다. 개들이 천국에 간다든지, 개가 걸린 전염병에 대해서 너무 장황하게 설명하는 것은 오히려 부적절하며 불필요하다.

부모는 아동의 질문에 답을 해주도록 하고 항상 솔직하고 정직하게 임해야 한다. 이러한 태도로 아동에게 죽음에 대해 알려주어야 아동도 죽음이 삶의 일부임을 배울 수 있고 사랑하는 사람이 죽었을 때 슬픈 감정이 드는 것은 자연스러운 것으로, 죽음을 받아들이는 과정이라 여기게 된다.

죽음의 선택권과 결정권

가족은 죽음과 관련하여 많은 결정과 논의를 하게 된다. 삶의 끝자락에 당신이 받고 싶은 돌봄(care)의 종류나 장기를 기증할 것인지의 여부에 대한 결정이 이에 속한다.

고통완화 돌봄

고통완화 돌봄(palliative care)은 환자가 자신의 병환 가운데 언제든지 원할 때에 의사, 간호사, 상담사 등의 의료인으로부터 고통을 완화하는 돌봄을 받는 것을 말한다. 여기서 말하는 병환이란 굳이 불치병과 같은 것이 아니어도 된다. 보통 이러한 돌봄은 병원이나, 요양원 또는 장기적인 돌봄을 제공하는 곳에서 이루어진다. 고통완화 돌봄을 받은 환자는 그렇지 못한 환자에 비해 좀 더 오래 생존하며 삶의 질이 더 높게 나타난다는 연구결과가 이를 뒷받침한다.

호스피스 돌봄

대부분의 사람은 병원 침대에 누워 의료장비에 둘러싸인 채로, 엄격한 면회시간 때문에 사람들도 만나지 못하는 상태로 죽어가는 임종의 모습을 바라지 않는다. 이러한 생각에서 호스피스 돌봄(hospice care)의 개념이 비롯되었을 것이다. 호스피스 돌봄은 말기환자와 가족에게 제공되는 돌봄으로, 죽음을 맞이하는 방법의 새로운 대안이라고 할 수 있다. 2008년에 사망한 환자들의 3분의 1 이상이 호스피스 돌봄을 받았고, 평균적으로 3개월이 조금 넘는 기간 동안 서비스를 이용했다. 호스피스 돌봄은 불치병 선고를 받은 환자 또는 앞으로 남은 수명이 6개월에서 12개월인 환자에게 제공된다. 호스피스 돌봄의 목적은 죽음을 맞이하는 사람과 가족의 삶의 질을 극대화시켜주는 데 있다. 호스피스는 1960년대 영국에서 성행하기도 하였는데, 편안하고 품위 있게 생을 마감할 수 있도록 다음과 같은 방법을 사용한다.

- **통증조절(pain control).** 말기 환자는 병의 통증으로 인해 지나치게 고통을 받아서는 안 된다. 적절한 약물처방을 통해 병으로 인한 통증, 위협, 의사의 통제로부터 해방되어야 한다. 여기서 약물의존의 가능성에 대한 우려는 중요하게 다뤄지지 않기에(of little concern) 환자가 필요로 할 때 통증을 완화시키는 약물을 처방 받을 수 있다.
- **가족참여(family involvement).** 가족과 친구는 환자와 그리고 서로간에 친밀하게 지내며 교류하도록 격려와 훈련을 받는다. 가족은 임종을 앞둔 사람을 집에서 돌보기도 한다. 만약 호스피스가 병원의 호스피스병동이나 독립적인 건물에서 이루어질 경우에도 가족은 환자를 방문하는 데 아무런 제재를 받지 않는다.
- **다학제적 접근(multidisciplinary approach).** 호스피스는 팀 접근 방식이다. 특별히 훈련 받은 의사, 간호사, 사회복지사, 상담사, 자원봉사자가 팀이 되어 환자와 가족의 중요한 필요를 채워준다. 가족의 필요를 채워주는 일은 환자의 필요를 채워주는 것만큼이나 중요하다.
- **환자의 결정(patient decisions).** 대부분의 병원에서 이루어지는 치료 방식과는 달리, 호스피스 프로그램은 환자가 스스로 의사결정을 하도록 돕는다. 언제 식사를 하고, 잠자리에 들며, 산책을 하고, 혼자 시간을 보낼지에 대해서 환자 스스로가 결정한다. 자신의 일과를 일정하게 유지하면서, 환자는 비록 삶의 마지막 순간이 다가오고 있지만 자신의 인생을 자기가 통제하고 있음을 느낄 수 있다.

호스피스가 여타의 병원 치료와 다른 점이 있다면, 호스피스는 환자의 죽음 뒤에 남겨진 사람에 대한 돌봄을 제공한다는 것이다. 가족은 환자의 죽음 이후 1년까지 애도서비스를 받을 수 있다. 호스피스팀에게 가족의 슬픔을 위로하고 도와주는 일은 중요한 임무 중 하나이다.

안락사

안락사에는 소극적(간접적) 안락사와 적극적(직접적) 안락사 두 가지 종류가 있다:

소극적 안락사 소극적 안락사 또는 간접적 안락사는 생명유지장치 사용과 같은 생명을 보존하기 위한 어떠한 노력도 하지 않고, 그저 자연스럽게 죽음을 맞이할 수 있도록 하는 것을 말한다. 의사가 내리는 'DNR(do not resuscitate: 억지로 생명을 유지할 필요 없음)'이나 'CMO(comfort measures only: 부담 없는 측정만 가능)', 등의 진단이 소극적 안락사에 해당한다.

많은 병원과 요양원, 의료센터가 소극적 안락사를 시행하고 있으며, 이러한 추세는 점점 늘어나고 있다. 생명을 걸어야 할 만큼 위험한 수술을 감행하는 것을 반기지 않는 의사나, 약물치료를 거부하는 의사, 그리고 생명유지장치를 사용하지 않는 의사 등이 여기에 해당한다. 어떤 이는 소극적 안락사가 비단 살인과 다르지 않다고 생각하지만 소생 가능성이 없는 환자(말기 암환자, 뇌사판정자, 소생 가망이 없는 신생아)를 위해서 소극적 안락사는 법적으로도, 대중적으로도 점점 수용되고 있는 추세이다.

적극적 안락사 적극적 안락사 또는 직접적 안락사는 의도적으로 사람을 죽음에 이르게 하는 것이다. 보통 내랑의 신체기능억제제를 투약하는 방법으로 이루어지는데, 이 약물을 통해 모든 중추신경계의 기능이 멈추게 되며 결과적으로 죽음에 이르게 된다. 이러한 적극적 안락사는 반려동물이나 실험동물을 대상으로 흔하게 이루어져왔으나, 사람을 대상으로 시행하는 것은 미국, 캐나다 등 여러 선진국에서 불법이다. 그러나 1992년에 네덜란드가 선진국으로서는 처음으로 안락사를 법적으로 허용하였고, 엄격한 가이드라인에 따라서 안락사를 시행할 수 있도록 하였다. 벨기에, 독일, 스위스도 이와 비슷한 법을 제정하였다.

사망선택유언서와 그 밖에 관련 사전지시 사항들은 주법을 구체적으로 따라야 한다. 위와 같은 해당 주의 사망선택유언서는 "National Hospice and Palliative Care Organization(www.caringinfo.org)"의 홈페이지를 통해 얻을 수 있다.

토론해 봅시다.

수업시간에 안락사에 대한 논의를 해보자. 안락사를 살인으로 볼 것인가, 아니면 자비로운 행위로 볼 것인가?

의사조력자살

최근 몇 년 사이에 의사조력자살(physician-assisted suicide)에 대한 문제가 화두로 떠오르게 되었다. 1997년, 미국 대법원에서는 만장일치로 죽음을 앞둔 사람에게는 의사조력자살을 선택할 수 있는 기본적인 법적 권리가 없다는 판결을 내렸다. 이는 사실상 의사조력자살의 허용 여부를 각 주에서 개별적으로 결정할 수 있도록 한 것이다.

1999년 4월까지는 30개가 넘는 주에서 의사조력자살을 금지하는 법을 제정해왔고, 이 밖에 많은 주에서도 기본적인 관습법을 통해 이를 금지해왔다. 단 3개의 주가 의사조력자살을 허용하고 있는데, 오레곤 주에서는 1994년에 의사조력자살을 법적으로 허용하는 'Death with Dignity Act'를 통과시켰다. 이를 이어, 2008년 11월에는 워싱턴 주에서도 'Washington Initiative 1000'라는 이름하에 의사조력자살을 합법화하였다. 이로써 의사는 수명이 6개월 미만으로 예상되며, 정상적인 정신기능을 유지하고 있는 성인에게 치사량의 신경안정제나 기타 약물을 처방할 수 있게 되었다. 의사조력자살이 가능한 환자는 18세 이상 성인으로 정상적인 정신기능을 유지해야 하며, 두 번의 구두요청과 한 번의 서면요청을 통해 약물을 요구할 수 있다. 이때 첫 번째 요청과 마지막 요청은 15일 이내에 모두 이루어져야 하며, 두 명의 의사와 상의해야 하고, 의사조력자살을 진행하기 전에 약사와 보건당국에 알려야 한다. 약물이 처방이 되면 환자는 의사의 참석 여부와 관계없이 약물을 직접 경구투여하여 자살을 시도할 수 있다. 의사를 통해 주사를 투여받는 것은 법으로 금지되어 있다. 2009년 오레곤 주에서 집계된 의사조력자살은 총 59회에 이르렀으며, 그 해 몬타나 주도 세 번째로 의사조력자살을 법적으로 허용하였다.

의사조력자살이 오레곤, 워싱턴, 몬타나 주에서 합법적이라고 하지만, 많은 의사는 죽음을 유발하는 약물을 처방하기를 꺼려하고 있다. 대도시에서 멀리 떨어진 지역에서 병석에 누워 이러한 원조를 기꺼이 제공해줄 의사를 찾는 일은 쉽지 않으며, 또한 법적인 절차를 사망 전에 완료하는 일, 그리고 의사조력자살에 반대하는 가족이나 친구의 마음을 돌이키는 데에도 많은 시간과 노력이 필요하다. 이러한 이유 때문에 많은 말기환자는 마지막 단계인 죽음을 유발하는 약을 복용하는 데까지 이르지 못하고 생을 마감하게 된다.

주요 용어

호스피스케어(hospice care): 말기 불치병 환자의 삶의 질을 극대화하고 품위 있게 죽음을 맞이할 수 있도록 하는 돌봄

소극적 안락사(indirect(passive) euthanasia): 환자에게 생명유지장치를 사용하지 않음으로써 죽음을 맞이하도록 하는 것

적극적 안락사(direct(active) euthanasia): 의도적인 죽음을 유발

흥미로운 사실은, 대부분의 의사가 환자에게 그들의 병이 불치병인지 아닌지에 대해서 이야기해주지 않는다는 것이다. 최근의 연구에서는 3명 중 1명의 의사만이 불

New York Living Will — Page 1 of 2

INSTRUCTIONS

This Living Will has been prepared to conform to the law in the State of New York, as set forth in the case In re Westchester County Medical Center, 72 N.Y.2d 517 (1988). In that case the Court established the need for "clear and convincing" evidence of a patient's wishes and stated that the "ideal situation is one in which the patient's wishes were expressed in some form of writing, perhaps a 'living will.'"

PRINT YOUR NAME

I, ______________________________, being of sound mind, make this statement as a directive to be followed if I become permanently unable to participate in decisions regarding my medical care. These instructions reflect my firm and settled commitment to decline medical treatment under the circumstances indicated below:

I direct my attending physician to withhold or withdraw treatment that merely prolongs my dying, if I should be in an **incurable or irreversible mental or physical condition with no reasonable expectation of recovery**, including but not limited to: (a) **a terminal condition;** (b) **a permanently unconscious condition;** or (c) **a minimally conscious condition in which I am permanently unable to make decisions or express my wishes**.

I direct that my treatment be limited to measures to keep me comfortable and to relieve pain, including any pain that might occur by withholding or withdrawing treatment.

CROSS OUT ANY STATEMENTS THAT DO NOT REFLECT YOUR WISHES

While I understand that I am not legally required to be specific about future treatments **if I am in the condition(s) described above I feel especially strongly about the following forms of treatment**:

[ ] I do not want cardiac resuscitation.
[ ] I do not want mechanical respiration.
[ ] I do not want artificial nutrition and hydration.
[ ] I do not want antibiotics.

However, **I do want** maximum pain relief, even if it may hasten my death.

New York Living Will - Page 2 of 2

ADD PERSONAL INSTRUCTIONS (IF ANY)

Other directions:

SIGN AND DATE THE DOCUMENT AND PRINT YOUR ADDRESS

These directions express my legal right to refuse treatment, under the law of New York. I intend my instructions to be carried out, unless I have rescinded them in a new writing or by clearly indicating that I have changed my mind.

Signed ______________________________ Date ________

Address ______________________________

WITNESSING PROCEDURE

I declare that the person who signed this document appeared to execute the living will willingly and free from duress. He or she signed (or asked another to sign for him or her) this document in my presence.

YOUR WITNESSES MUST SIGN AND PRINT THEIR ADDRESS

Witness 1 ______________________________

Address ______________________________

Witness 2 ______________________________

Address ______________________________

Courtesy of Caring Connections
1700 Diagonal Road, Suite 625, Alexandria, VA 22314
www.caringinfo.org, 800/658-8898

[그림 14-1] 사망선택유언 예시. 사망선택 유언과 그 밖의 사전결정은 해당 주법에 부합해야 함. 해당 주의 사망선택유언 복사본을 얻고자 한다면 www.caringinfo.org 방문. 출처:

치병을 가지고 회복 가능성이 없는 환자에게 관례적으로 시한부 통보를 한다고 보고하고 있다.

토론해 봅시다.

만약 의사가 진료를 통해 자신이 불치병에 걸려 곧 죽게 된다는 것을 알게 되었다면, 그 사실을 알게 되는 편이 낫다고 생각하는가 모르는 편이 낫다고 생각하나요? 시한부 판정을 알게 되는 것이 얼마 남지 않은 자신의 삶의 방식과 향후 결정에 어떠한 영향을 미칠 것이라고 생각하나요?

사전의사결정

몇몇 의사나 가족이 소극적 안락사를 실제로 시행하기가 까다로운 것을 깨닫게 되면서, 그 대안으로 '사전의사결정(advance health care directives)'이라는 법률문서를 사용하기 시작하였다. 이러한 사전의사결정 중에 하나로 사망선택유언(living will)이라는 것이 있다. 사망선택유언은 환자가 작성할 수 있는 법률문서로서, 환자가 생명유지장치, 삽입튜브 및 기타 의사나 보호자를 통해 제공받을 수 있는 의료장비나 치료를 받을 것인지의 여부를 사전 지시할 수 있는 문서이다. 이 문서의 내용은 오로지 환자의 상태가 치료를 받을 것인지 말 것인지를 결정할 수 없을 정도로 나빠졌을 때만 적용된다. 이 사망선택유언은 굉장히 구체적일 수도 있고 개괄적일 수도 있다. 사망선택유언에 기록되는 내용의 예로는 "만일 내가 고칠 수 없는 병에 걸리거나 회복불능의 상태가 되고 주치의 또한 시한부 판정을 내린다면, 오로지 죽어가는 과정을 지연시킬 뿐인 생명유지조치 등을 거부하겠나(**그림 14–1**)"와 같은 내용을 들 수 있다. 사망선택유언에 관련한 법령은 미국의 모든 50개의 주와 워싱턴 D.C.에서 채택하고 있다. 사망선택유언은 의사와 환자의 가족이 생명유지조치 없이 사인사하기를 원하는 환자의 결정에 따라 수행할 수 있도록 한다. 미국 성인의 약 40%가 이 사망선택유언에 서명한 것으로 추정된다.

사망선택유언과 관련한 문제로는 크게 두 가지가 있다. 첫째로 의사, 가족, 친구가 미쳐 환자가 이 서류에 서명하였다는 사실을 몰라 유언을 따르지 못하는 경우이다. 또 다른 문제는 이 환자가 작성한 사망선택유언의 내용이 때로는 의학적인 쟁점이나 의문점, 즉 표준 의료행위와 갈등을 유발하는 부분이 있을 수 있다는 점이다. 이런 이유로 사전의사결정의 다른 방식인 건강관리를 위한 위임장(durable power of attorney for health care 또는 medical power of attorney 또는 health care proxy appointment)이 등장하게 되었다. 이 법률문서는 환자가 정상적인 생활이 불가능하고 스스로 의료적인 판단을 내릴 수 없을 경우에 다른 사람으로 하여금 건강에 관련한 결정을 내릴 수 있도록 허용한다. 이 문서는 환자에 관하여 중요한 의료적 결정을 내리는 권한을 위임 받은 사람이 누구인지를 병원 측과 의사에게 알려주는 역할을 한다. 따라서 의료 관련 서류를 작성할 때는 사망선택유언과 더불어 건강관리를 위한 위임장을 함께 작성할 것을 권유한다.

사전의사결정의 세 번째 유형은 '5개 소망서(Five Wishes directive)'인데, 아직까지 미국의 8개 주에서는 유효한 문서로 받아들여지지 않고 있다. 이는 1997년 로버트우드존슨재단에서 소개되어 품위 있는 노년(Aging with Dignity)이라는 단체를 통해 배포되었다. 이 문서는 앞서 언급한 사망선택유언과 위임장 대신에 사용할 수 있는 목적으로 개발되었다. 환자는 이 문서에 자신의 소망(wishes)을 작성하게 되는데, 혹자는 이를 소망으로 명시하는 것이 지시(directives)보다 강제력이 약하다는 점을 지목하며 비판하기도 한다. 또한 미국 의학협회(American Medical Association)는 이 문서가 통증관리 부분에 있어 협회가 고수하는 규준에 부합하지 않는다고 밝혔다. '5개 소망서'가 비판을 받는 또 다른 내용으로는 건강관리담당자가 자신의 역할을 다하지 않아도 되는 여지를 만들어 준다는 것, 그리고 환자와 이혼이나 별거를 한 배우자가 의료적 결정권자로 지목된 경우에 문서 자체의 법적 효력에도 불구하고 그 배우자에게는 의료적 결정권이 주어지지 않는다는 점이 포함된다.

장기기증

신체조직이나 장기를 기증하기로 결정하는 것은 보람 있고 의미 있는 일이다. 장기기증자는 자신의 작은 희생이 다른 사람에게 생명을 주거나 삶의 질을 향상시키는 데 도움을 준다는 것을 알고 있다. 이러한 면에서 죽음이란 다른 이에게 새로운 생명을 줄 수 있는 일이기도 하다.

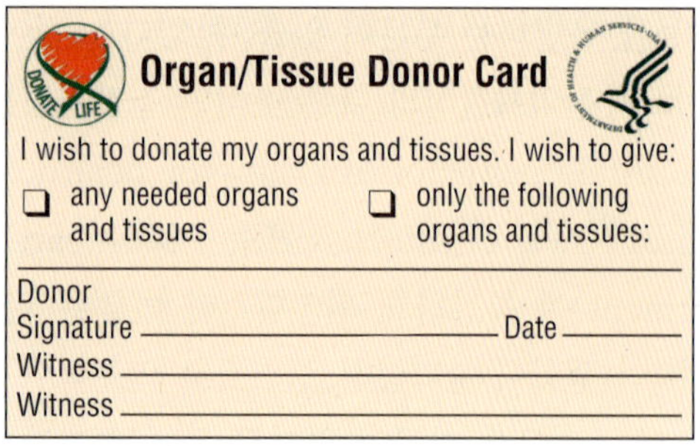
Organ/Tissue Donor Card

I wish to donate my organs and tissues. I wish to give:

❑ any needed organs and tissues ❑ only the following organs and tissues:

Donor Signature ________ Date ________
Witness ________
Witness ________

위와 같은 장기기증(organ donation) 카드를 다음의 사이트, www.organdonor.gov에서 요청할 수 있다. 또한 United Network for Organ Sharing(UNOS)에서도 장기기증에 관한 업무를 맡고 있다(www.unos.org).

주요 용어

사망선택유언(living will): 환자가 작성하는 법률문서로, 환자가 연명치료를 받지 않고 자연사하고자 한다면 의사와 가족이 이를 수행해야 하는 효력을 갖는 문서

건강관리를 위한 위임장(durable power of attorney for health care): 건강에 관련한 결정을 당사자가 직접 내릴 수 없을 때, 다른 이를 지정하여 결정할 수 있도록 법적 권한을 주는 문서

많은 주에서는 자신의 장기를 기증하고자 하는 사람에게 운전면허증에 장기기증 의사를 표시할 수 있도록 허용하고 있다. 비영리기관인 미국 생명기부재단(Donate Life America)의 웹페이지(www.donatelife.net)를 통해서 좀 더 편하고 신속한 장기기증 등록이 가능하다. 대부분의 주에서 이러한 온라인 등록을 허용하고 있다. 그러나 당사자가 장기기증을 위한 등록을 했다고 하더라도, 사망 시에 가족의 동의(최근친의 동의가 필요)가 있어야만 장기기증이 진행될 수 있다. 최근 미국 연방법에서는 환자가 사망했을 때에 병원에서 환자의 가족에게 장기기증에 대한 고지를 하도록 규정하고 있다. 그렇기 때문에 사망 시에 자신의 장기를 기증하고자 한다면, 이에 대해서 가족과 가능한 한 빠른 시일 안에 논의해서 사망 후에 그 뜻이 잘 이루어질 수 있도록 해야 한다. 장기기증에 대

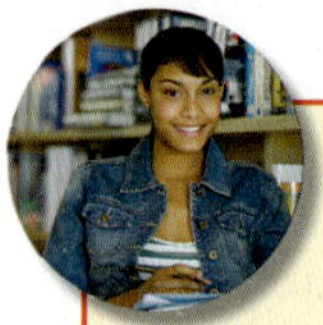

5개 소망서(The Five Wishes)

5개 소망서는 1997년에 로버트우드존슨재단이 만들었고, 품위 있는 노년(Aging with Dignity Organization)이 보급하였다. 이는 사망선택유언 또는 건강관리를 위한 위임장을 작성할 수 있도록 제작되었다. 미국의 알라바마, 인디애나, 캔자스, 뉴햄프셔, 오하이오, 오레곤, 텍사스, 유타주에서는 이 문서의 법적 효력을 인정하지 않는다. 이 문서는 26개의 다른 언어로 번역되었으며, 점자로도 만들어졌다. 5개 소망서는 다음과 같은 내용을 포함한다.

1. 당신이 건강에 관련한 결정을 내릴 수 없을 때, 누가 그것을 대신하기를 바라나요?
2. 당신이 받기 원하는 의료적 처치와 원하지 않는 의료적 처치를 말씀해 주십시오.
3. 어떤 식의 편안함을 원하나요?
4. 사람들이 당신에게 어떻게 대해주기를 원하나요?
5. 당신이 사랑하는 사람에게 알리고 싶은 것은 무엇인가요?

이 문서는 별거하고 있거나 이혼한 예전 배우자나 파트너 또는 환자가 권한을 주지 않겠다고 명시한 사람에게는 환자의 건강에 관한 결정을 내릴 수 없도록 하고 있다. 결정권을 갖게 되는 사람은 환자의 치료, 장기기증, 소원, 의료진, 의료시설에 관한 결정 및 입원, 의료기록 관리, 의료보험 가입, 치료와 관련한 법적 소송 등을 결정할 수 있다. 그 밖에 생명유지장치 사용, 튜브 삽입, 수술, 수혈, 항생제 사용, 투석, 심폐소생술 등에 관련한 결정도 내릴 수 있다. 계속적으로 소생시킬 것인지, 환자가 혼수상태일 때는 어떻게 처치를 할 것인지, 고통에 대해서 어떻게 대응할 것인지에 대한 결정도 대리인의 몫이 된다. 이 문서에서는 환자 당사자가 어떤 대우를 받고 싶어하는지를 질문하는 부분이 있는데, 여기에는 환자가 자신의 옆을 지켜주기를 원하는 종교 리더와 친구와 가족의 선정, 환자가 머무르게 될 방을 꾸미는 방식, 그림이나 음악에 대한 선호에 관한 질문이 포함된다. 다섯 번째 주변 사람들에게 어떤 말을 전해 주기를 원하는지에 관한 것인데, 환자의 마음을 표현하는 말이나 용서나 화해를 구하는 말이 될 수도 있고, 죽음에 앞두고 드는 생각이나 장례식 때 바라는 바 등을 남길 수 있다. 5개 소망서는 www.agingwithdignity.org에서 찾아볼 수 있으며, 온라인을 통해 작성할 수 있으며 수기 작성도 가능하다.

출처: Five Wishes: An Easy Advance Directive Promotes Dialogue at End of Life Care, Robert Wood Johnson Foundation, 2010.

한 필요는 지금 그 어느 때보다 절실하다.

이식이 가능한 유형의 수술이 늘어나고 있는데, 이에 대한 예로 지난 2008년 미국에서 최초로 실시된 안면이식 수술이 있다. 이는 2005년 안면이식 수술이 전 세계에 처음 등장한 이래로 4번째로 시행된 수술이다. 어떤 이는 장기를 기증하기로 서명을 하지 않았어도, 명확한 거부 의사를 밝히지 않는 한 자동적으로 모든 사람이 장기 기증을 할 수 있도록 해야 한다고 말한다. 이렇게 되면 장기 기증자의 숫자가 눈에 띄게 증가할 것이다. 뉴욕 주, 펜실베이니아 주, 델라웨어 주에서는 이와 같은 정책 추진을 위해 검토 중에 있다. 뉴욕에서 실시된 한 연구에서는 흥미롭게도 연구참여자의 67%가 장기기증에 대해 지지하고 있으면서도, 단지 13%만이 장기기증을 위해 서명하였다고 보고한다.

슬픔과 대응

친구나 친지의 죽음 뒤에 경험하는 감정을 통틀어 슬픔(grief)이라고 부른다. 애도(mourning)는 이러한 감정을 경험하는 과정을 일컫는데, 이는 문화에 따라 다른 양상을 보인다.

슬픔 그리고 슬픔의 해소

슬픔을 표현하는 것은 죽은 이의 빈자리를 점진적으로 받아들일 수 있게 하는 중요한 과정이라고 할 수 있다. 그렇기 때문에 슬픔을 표현하는 것은 정상적이고 건강한 모습이다. 사람들은 제각각 눈에 띄게 다른 방법으로 슬픔을 경험하지만, 대부분의 사람은 다음과 같은 감각 또는 감정을 경험한다.

- **신체 통증:** 사랑하는 이의 죽음 직후 애도의 과정을 거치는 사람들 대부분은 유사한 형태의 신체적인 불편감이나 통증을 경험하게 된다. 이러한 증상은 20분에서 1시간 정도 지속되는 신체적인 고통으로, 목구멍이 막히는 느낌이 들거나, 숨이 잘 쉬어지지 않아 숨이 막힌다거나, 호흡을 가다듬어야 한다던가, 복부가 텅 비어 있는 느낌이 들기도 하며, 근육에 힘이 하나도 없는 듯하고, 긴장이나 정신적 고통을 느낄 만큼 극심한 주관적인 스트레스를 호소하기도 한다. 이들은 위와 같은 증상이 죽은 이에 대해서 이야기하거나 주변의 동정을 받게 될 때 촉발된다는 것을 이내 깨닫게 된다.
- **마비증상(sense of numbness):** 애도 중에 있는 사람은 자신이 무감각하거나 마비된 느낌 혹은 충격상태에 있는 것처럼 느낀다. 이들은 자신이 사랑하는 사람이 죽었다는 사실을 부정하기도 한다.
- **주변 사람들과 단절된 느낌(feelings of detachment from others):** 애도의 과정을 거치는 사람은 주변 사람과 정서적으로 단절된 느낌을 많이 받는다. 이러한 감정은 주변 사람이 자신처럼 가까운 사람을 잃은 상실을 경험하고 있지 않다는 것을 인지하는 데에 기인하는 듯하다. 애도 중인 사람은 커다란 외로움을 느끼는데, 이는 자연스럽고 흔한 반응이다.
- **죽은 사람의 이미지에 사로잡힘(preoccupation with the image of the deceased):** 애도 중의 사람은 죽은 이에 대한 생각이 계속 떠올라 일상적인 일을 해내는 데에 많은 어려움을 느낀다.
- **죄책감(guilt):** 죽은 이 뒤에 남겨진 사람은 죄책감에 휩싸일 수가 있다. 사망한 사람에게 자신이 잘못한 일들이나 더 신경 쓰지 못한 부분을 다시금 생각한다. 예민한 사람의 경우에는 자신이 여전히 살아 있는 것에 대해 죄책감을 느끼기도 한다. 이러한 죄책감 또한 일반적으로 많이 느끼는 감정이다.
- **적대감(hostility):** 어떤 사람은 내면의 상실감이나 후회를 다른 가족, 의사, 변호사 등에 대한 적대감으로 표현하기도 한다.
- **일상생활의 붕괴(disruption in daily schedule):** 애도 중의 사람은 일상생활을 수행하는 데 있어서 어려움을 느끼기도 한다. 이들은 우울증에서 비롯되는 불안감 때문에 고생하기도 한다. 걸부기에는 쉬운 일을 하는 데에도 엄청난 노력이 요구된다. 새로운 활동이나 관계를 시작하는 데에도 어려움을 느낄 수 있고, 사람들과의 상호작용능력을 일시적으로 상실할 수 있다.
- **애도의 지연(delayed grief):** 어떤 사람에게는 애도의 패턴이 바로 나타나지 않고 몇 주 또는 몇 달, 흔치는 않지만 몇 년 동안 지연됐다가 나타나는 경우도 있다.

미디어 리터러시 기술

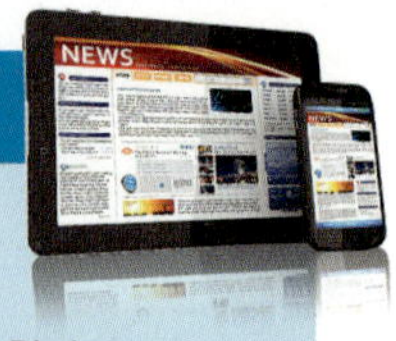

장기기증: 진실 혹은 거짓?

사람이 완전히 죽지 않은 상태에서 장기를 적출한다는 이야기에서부터 의사들이 더 많은 장기들을 얻기 위해서 사람의 생명을 살리는데 최선을 다하지 않는다는 이야기까지 장기기증에 관련한 근거 없는 소문들이 수없이 많다. 아마도 이런 이유 때문에 장기 이식 받기를 기다리는 사람은 많지만 장기를 기증하는 사람들은 적은 것일지도 모른다. 여기에서는 장기기증에 관련한 진실과 거짓을 파헤쳐 보도록 한다.

오해 or 거짓: 장기기증자가 되고 싶다면 내가 할 일은 장기기증카드에 서명하거나, 운전면허증에 장기기증을 하겠다고 표시하는 것이다.
진실: 당신이 장기기증카드에 서명하는 것은 장기기증을 하기 원한다는 것을 표현하는 일이다. 하지만, 사망 시에 당신의 가장 가까운 가족이 장기기증을 진행할 것인가에 대한 최종 결정을 내릴 수 있고 그 사람의 동의 서명 또한 필요하다. 그렇기 때문에 장기를 기증하기 원한다면 그 결정에 대해 당신의 가족들에게 이야기 하는 것이 중요하다. 그래야만 장기기증에 대한 당신의 결정이 사망 시에도 이행될 수 있다. 생전에 장기기증을 서명한 사람의 약 35퍼센트는 가족들이 동의하지 않아 결국 장기를 기증하지 못하고 있다.

거짓: 장기를 기증하는 데에도 돈이 든다.
진실: 당신의 유가족들은 의료비용, 장례비용을 지불해야 하나 당신의 장기기증을 위해 돈을 지불할 필요는 없다. 장기기증에 대한 비용은 장기를 이식 받는 수혜자의 몫이다. 보통 이 비용도 개인보험이나 Medicare, Medicaid를 통해 지불된다.

거짓: 내가 장기기증을 하면 오직 한 명의 수혜자에게만 도움을 줄 수 있다.
진실: 장기기증자가 기증하는 신체장기 및 조직들로 50명정도의 많은 사람을 살리거나 그들의 삶을 향상시킬 수 있다.

거짓: 장기기증을 하게 되면 장례식에서 사람들이 마지막으로 나를 볼 수 있도록 관을 열어놓는(open-casket) 장례식을 치를 수가 없다.
진실: 장기기증을 하는 것은 관을 열어 놓는 장례식을 치르는데 아무런 지장을 주지 않는다. 외과수술을 통해서 절개부분은 다시 봉합하고 장기와 조직들을 수습한다.

거짓: 장기를 기증하기 위해서는 18세 이상이 되어야 한다.
진실: 모든 사람은 스스로 장기기증에 대한 의사를 결정할 수 있으나, 18세 미만의 청소년 및 어린이의 경우에는 부모나 법적후견인의 동의를 얻어야 한다. 신생아나 노인들도 장기기증자가 될 수 있다.

거짓: 장기기증자가 되기 위해서는 이전 질병 기록이 없어야 한다.
진실: 장기이식 전문가들은 당신이 사망한 시기에 당신의 장기가 기증이 가능한 상태인지를 점검하고 판단한다. 그렇기 때문에 자신의 장기나 조직을 이식하고 싶다면 반드시 자신의 의사를 표시하도록 한다. 운전면허증에 표기가 가능하고 장기기증카드나 주(州)의 관할 부서에 직접 장기기증 등록을 할 수 있다. 장기기증에 대한 당신의 결정을 가족들과 나누도록 한다.

거짓: 장기기증을 하는 것은 나의 종교적 신념을 저버리는 것이다.
진실: 대다수의 종교, 종파에서는 신체 장기 및 조직의 기증을 가장 높은 수준의 인도주의적 이상향이자 궁극의 자선행위로 인정하고 있다.

거짓: 모든 민족들은 장기이식에 대하여 동일한 수준의 필요를 가지고 있다.
진실: 장기이식에 대한 필요는 특히 소수민족에서 더 높다. 이는 소수인종 및 소수민족 중에서 신장, 심장, 폐, 췌장과 관련된 질병 발생률이 일반인구에서 보다 더 높게 나타나기 때문이다. 예를 들어, 아프리카계 미국인, 아시아인, 태평양 제도민, 히스패닉의 말기 신장병 유병률은 백인에 비해 약 3배 정도 높다. 또한 장기이식은 장기기증자와 장기수혜자의 혈액형이 동일해야 가능한데, 특정 소수민족에게서는 특정한 유형의 혈액형이 더 많이 발견된다. 그렇기 때문에 소수민족의 장기기증이 증가해야, 이 민족을 위한 장기이식의 필요를 보다 충족할 수 있다.

사람들이 장기기증에 대한 진실을 통해 장기기증에 대한 오해를 불식하고 충분한 정보를 기반으로 생명을 살리는 장기기증에 대한 결정을 해나갈 수 있기를 희망한다.

출처: U.S Department of Health and Human Services, Health Resources and Services Administration

애도의 과정은 사별을 경험한 사람이 이제는 새로운 사람과 관계를 쌓아갈 수 있거나, 다른 사람과 함께 있는 것을 편하게 느끼게 되거나, 세상을 떠난 이와의 추억을 좋은 감정을 가지고 떠올릴 수 있게 될 때까지 지속된다. 세상을 떠난 사람과의 정서적인 애착의 정도에 따라 애도의 기간이 매우 다양하지만, 보통 18개월 정도 지속된다. 애도의 양상이 계속되는 죄책감, 극심한 분노, 신체적인 질병, 심각한 우울증으로 나타날 때에는 전문적인 도움을 받아야 한다. 숙련된 상담자, 의사, 호스피스 전문가가 애도의 과정을 지나고 있는 사람을 돕는 데에 중요한 역할을 감당할 수 있다.

특수한 원인으로 인한 죽음에 대처하기

불치병으로 인한 죽음에 대처하기 가족이나 친구가 천

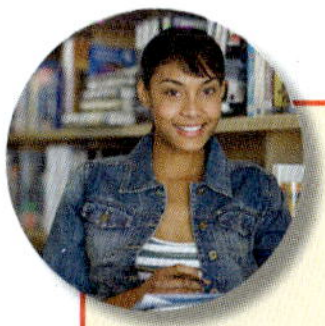

애도과정

애도과정은 4단계로 이루어지며, 그 기간과 형식은 개인별로 다양하게 나타난다.

1. **죽은 사람에 대한 이미지 내면화.** 사망한 사람에 대한 이상화된 이미지를 계속해서 생각하면서, 죽음을 현실로 대면하지 않는다.
2. **죽음의 인지적 수용.** 애도과정에 있는 사람은 생각을 통해서 그리고 주변에 일어나는 일들을 통해서 소중한 사람이 실제로 죽었음을 인식하게 된다.
3. **죽음의 감정적 수용.** 많은 사람들이 이 단계에서 많은 시간을 지체하게 된다. 애도 과정을 거치는 사람은 죽음에 대해 동시다발적으로 경험되는 감정들과 사고의 갈등을 표현하게 되며, 결국에는 죽음을 수용하며 이 갈등을 조정하게 된다.
4. **행동조정.** 마지막 단계로서 애도 과정에 있는 사람은 죽음과 관련한 모든 조정을 마치고 평온하게 자신의 삶으로 돌아가게 된다. 예전의 일상생활을 다시 꾸리면서 새로운 삶의 방식을 찾아나간다. 이로써 애도 중인 사람들은 회복의 단계 막바지에 이르게 된다.

애도 과정을 보내고 있는 사람의 주변 친구들은 그 사람이 예전의 일상으로 복귀하기를 성급하게 권하기도 하는데, 이는 바람직하지 않다. 즉 바로 직장으로 돌아가도록 종용하거나, 새로운 친구를 사귀라고 하며, 시간 소비가 많은 일들에 뛰어들도록 하는 일들은 어쩌면 애도 과정 중에 필수적으로 거쳐야 할 단계들을 놓치게 만들 수 있다. 자신의 사랑하는 사람, 배우자, 친구 또는 아이를 떠나 보내는 일은 결코 쉬운 일이 아니라는 것을 명심해야 한다.

천히 죽어가는 것을 지켜보는 일은 여러 가지 생각과 감정을 불러 일으킨다. 당장 죽는 것이 아니기에 시간이 허락하는 한 그 사람을 지켜볼 수 있어 마음이 놓이기도 하지만, 다른 한편으로는 사랑하는 사람이 고통스럽게 죽어갈까 봐 노심초사하게 된다. 자신의 곁에 있던 사람의 생명이 점점 사그라지는 과정을 보는 것은 가슴 아픈 일일 것이다. 더구나 그 사람이 내가 모르는 사람처럼 변해가고, 나를 알아보지 못하거나 내 존재조차 모르게 된다고 생각해보자. 어떤 사람은 그래도 아파서 죽어가고 있는 이의 곁에서 시간을 함께 보내고, 작별인사를 할 수 있는 기회에 감사함을 느끼기도 한다. 그러나 다른 어떤 이는 희망고문과 같은 시간에 힘들어할 수 있다. 즉, 병이 빠른 속도로 진행되어 갈 때에도 지금 환자가 병과 싸워 이기고 있는 중이기 때문에 약간의 쇼크를 경험하는 것이라고 생각하며 헛된 희망을 품을 수 있다. 관련 연구들은 사람들이 자신에게 닥쳐올 상실이 문제에 대해 예견하고 있거나, 상실에 대처하기 위해 필요한 행동을 취할 때 그리고 이러한 시간이 주어졌을 때에 상실에 보다 잘 대처할 수 있다고 주장한다. 그렇기 때문에 길고 긴 투병기간 뒤에 죽음이 닥쳐오는 경우가 사고사나 재해로 인한 죽음 또는 자살, 살해 등으로 갑작스럽게 사람을 잃는 경우보다 상실에 대처할 수 있는 능력을 가지게 된다.

사고, 자연재해, 테러, 전쟁으로 인한 죽음에 대응하기

자연재해 또는 사고로 인해 죽음을 당하는 경우에는 여타의 경우와는 다른 특유의 어려운 점이 발생하게 된다. 사고사는 15~34세의 사망원인 1위로, 특히 대학생에게는 불치병으로 인한 죽음보다 사고로 인한 죽음이 훨씬 많다. 외상이나 사고가 예기치 않게 일어나게 될 때, 그중에도 특별히 사고로 인한 사망일 경우에는 대처가 어려워진다. 왜냐하면 전혀 예상하지 못한 사고로 인한 사망소식을 전해 듣는 사람은 준비되지 않은 상태에서 바로 충격을 받게 되기 때문이다. 그래서 사고로 인한 비보를 듣게 되는 많은 사람이 심각한 어려움을 겪게 된다. 전혀 예기치 못한 일이었고 그래서 너무도 비현실적으로 느껴지기 때문이다.

자연재해로 인한 죽음은 주변에서 빈번하게 일어나지 않는다. 그렇기 때문에 그 죽음을 받아들이고 이해하기는 더욱 힘들다. 일반적으로 설명 가능하거나 이해가 되는 상황, 사건 때문에 일어난 일에 대해서는 더 쉽게 받아들이거나 대처할 수 있다. 그러나 원인불명의 사고나 교통사고로 인한 사고사를 겪었을 때는 상황이 좀 달라진다. 이러한 경우 우리는 부정적인 결과에 대해 책임이 있다고 여겨지는 누군가를 비난하면서, 죽음까지 이르게 된 경위를 설명하려고 한다. 예를 들어, “그 사람이 너무 피곤해서 운전하기 무리였다는 걸 내가 알아차렸어야 했는

데……" 라고 하면서 자신을 탓하기도 한다. 사람들은 사고나 재해로 사랑하는 사람을 잃게 된 이후에 신체적 · 정신적으로 취약해지고 두려움이 커지게 된다. 그리고 하루하루를 살아가면서 수행하는 활동조차 조심스러워진다. 전에는 그렇지 않았는데, 친구가 익사한 이후로 수영하는 것을 위험하게 생각하거나, 교통사고를 당한 이후 운전하는 것이 두려워지는 경우가 이와 같다.

9.11테러가 일어나기 전에는, 미국인에게 테러로 인한 죽음이 피부로 와닿지 않았다. 9.11 이후로 미국인은 미국 내 그리고 다른 나라에서 발생하는 테러 사건에 대해 불안감을 가지게 되었다. 이로 인해 미국인의 생활양식에 많은 변화가 일어났다. 여행을 떠나는 방식이 바뀌었을 뿐만 아니라, 집안에 구명장비를 구비해 놓거나 비상식량과 물을 비축해 놓게 되었으며, 엄격한 보안 시스템도 갖추게 되었다. 여러 단체 및 기구, 병원, 정부 기관들은 생화학 무기를 이용한 테러를 비롯해 여러 종류의 테러 공격에 대한 대비책을 세우고 있다.

우리는 지인이 군인이 되어 전투에 참여하게 될 때 그 사람이 죽게 될까 봐 몹시 두려워하게 된다. 사실 군인이 된다는 것은 이같은 위험을 감수하는 일이지만, 실제로 사망소식을 접하고 받아들이는 일은 무척 어려운 일이다. 특별히 아주 젊은 청년 군인이 사망하게 되는 일은 더욱 마음을 힘들게 한다. 전쟁을 통해 사랑하는 사람을 잃게 된 사람은 복잡한 감정에 휩싸일 수 있다. 전사한 군인의 용기, 영웅스러운 면모, 희생에 대한 자랑스러운 마음이 들 수도 있고, 또는 적이나 정부에 대한 분노를 가질 수도 있다. 특히 군인이 행방불명된 경우에는 유가족이나 가까운 사람들이 실종자의 죽음을 인정하기 어려워할 수 있다. 행방불명된 군인이 생존해서 잘 살고 있기를, 언젠가 재회하기를 희망한 채로 계속 머물게 되는 것이다. 또한 어떤 군인이 먼 지역에서 발발한 전쟁에 참여했다가 안타깝게 그곳에서 사망하게 된 경우에 유가족들과 친지들은 그 죽음이 실제가 아니라는 기분에 사로잡힐 수 있다. 왜냐하면 그들의 삶의 자리가 거리상으로 너무도 멀리 떨어져 있을 뿐만 아니라 너무 다른 세계처럼 경험되기 때문이다.

자살로 인한 죽음에 대처하기 자살로 사랑하는 사람을 잃은 사람의 반응은 사고로 인해 사람을 잃은 경우와 비슷하다. 왜냐하면 두 가지 경우 모두 예고 없이 갑작스럽게 일어나는 일이기 때문이다. 자살로 인한 죽음을 받아들이는 일은 어렵기에 자살을 시도한 사람이 실제로 사망한 경우, 그 죽음 뒤에 숨겨진 동기와 이유를 알고 받아들이는 과정에는 많은 노력이 필요하다. 또한 종교적인 이유로 자살이 죄라고 생각하는 사람이 있다면 이것은 또 다른 오해와 분노를 유발할 수 있다. 살인에 의한 죽음과 같이 이 또한 범죄이기에, 자신의 인생을 앗아가 버린 그 사람의 행동과 결정에 대하여 법적 · 종교적 · 도덕적 의미를 묻게 된다.

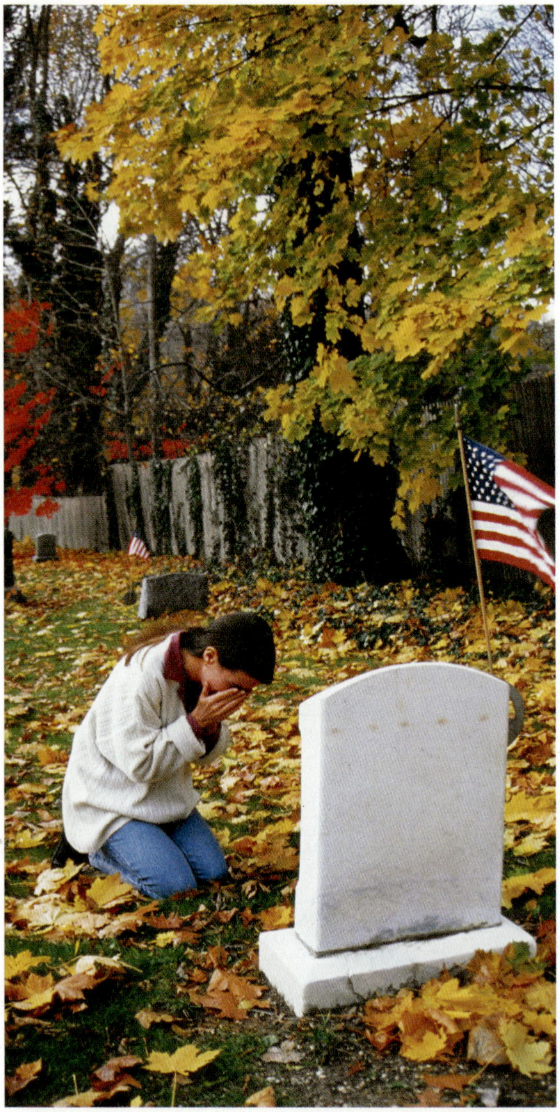

죽은 사람의 사망원인과 방식은 애도의 과정에 영향을 미칠 수 있다. 전쟁에서 사망한 젊은 군인의 경우에 유가족들은 그 죽음을 받아들이기 더 어려울 수 있으며, 자랑스러움(pride), 분노, 깊은 상실감 등의 복합적인 감정을 경험하게 된다.

자살로 가족을 잃은 유가족은 자신의 가족 중에 자살을 시도한 사람이 있다는 것 때문에 자주 수치심과 곤란함을 경험하게 된다고 말한다. 유가족은 다른 사람이 자신이나 가족을 제정신이 아니라고 생각할까 봐 염려한다. 이러한 현상은 다른 종류의 죽음보다 자살로 인한 사망에 대처할 때 더 오랜기간이 걸린다는 것을 말해준다. 이러한 경우에는 사망한 사람이 스스로 목숨을 끊을 수 밖에 없었던 사건에 대해서 잘 이야기해주고 이해시키면서 그 죽음을 받아들일 수 있도록 해야 한다.

제2장에서 자살 전 혹은 자살을 고려하고 있는 사람이 보이는 징후나 징조, 또는 요인들에 대해서 논의하였다. 가까운 이의 자살 징조를 눈치채지 못하였거나, 징조를 보았어도 아무런 조치를 취하지 못한 사람은 자신을 자주 비난하게 된다. 반대로 자신이 힘들고 어려운 상황 가운데 있는데도 주변사람이 알아봐주지 않았기 때문에 자신이 중요한 사람이 아니며 사랑 받고 있지 않다고 생각하는 경우도 있다. "만약 저 사람이 정말로 나를 신경 쓰고 있다면, 내 곁을 떠나지 않고 머물러 있기 위해 애썼을 거야"라고 혼잣말을 하면서 말이다. 자살시도 후에 생존한 사람은 주변사람들로부터 버려진 느낌을 빈번히 경험한다. 만약 자살시도를 한 사람과 친분이 있었지만 관계가 소원해졌던 사람이나, 안면이 있기는 하지만 깊은 이야기를 나누지 않았다거나, 최근에 말다툼을 벌였던 사람은 그 사람이 자살을 시도했다는 소식에 죄책감을 갖게 될 수 있다 "만일 내가 좀 더 친절하게 대했다면, 또는 전화를 자주 했더라면, 그 사람이 자살시도를 하지 않았을 텐데……" 라고 생각하면서 말이다.

살해로 인한 죽음에 대처하기 가까운 사람이 살해낭했다는 소식을 접하게 된 사람은 충격, 분노, 죄책감, 혼란, 취약함 등의 감정을 가지게 된다. 자신의 주변에서 살해당하는 사람이 있을 것이라고는 예상하기조차 어렵기 때문에, 누군가가 다른 누군가를 해하고 죽일 수 있다는 사실을 받아들이기가 어려울 수 있다. 이러한 상실을 누가 받아들일 수 있겠는가. 어떤 방법으로든지 희생자를 보호하거나 그런 일이 일어나지 않도록 아무것도 하지 못했다는 사실에, 희생자의 주변사람은 스스로를 비난할 수도 있을 것이다. 살해를 감행한 범죄자가 체포되지 않았을 경우에 희생자 주변의 사람은 속수무책인 경찰에 대해 분노할 수 있으며, 한편으로는 살해가 일어날 만큼 무서운 세상에 살고 있다는 것이 갑자기 불안전하고 끔찍하게 다가올 수 있다. 살해범이 체포된 경우에는 관련 재판이 끝나기까지 수 년이 걸릴 수도 있는데, 이러한 경우에 유가족이나 친지는 사망한 사람의 죽음을 인정하기 어려워진다.

아동의 죽음에 대처하기

성인이 대면하게 되는 죽음은 부모나 주변 친구의 죽음뿐만이 아니다. 어떤 경우에는 자녀의 죽음을 직면하게 될 수도 있다. 아동의 죽음이 유아돌연사증후군(sudden infant death syndrome, SIDS)이나 만성질환 혹은 사고 또는 자살 등에 기인할 수 있겠지만, 어떤 이유에서라도 어린아이의 죽음은 성인에게 막대한 상실감을 준다. "너무 어린 존재가 세상을 떠났다"는 느낌은 어른들에게 커다란 슬픔을 가져나준다.

아동의 죽음을 경험한 사람이 이에 대처하기란 너무나 힘든 일이다. 왜냐하면 아이가 부모보다 먼저 세상을 떠나는 일은 너무도 부자연스럽고 옳지 않은 일로 여겨지기 때문이다. 어린 자녀의 죽음은 부모가 경험할 수 있는 가장 고통스럽고 힘겨운 상실감을 가져다 줄 수 있다. 많은 사람이 말하기를, 자녀가 사망하게 되면 그 자녀와 함께 부모도 자신의 일부가 죽는 것처럼 느껴진다고 한다. 전문가들은 애도의 과정을 거치는 어른, 특히 죽은 자녀의 부모가 슬픔을 충분히 표현할 수 있도록 해야 하며, 조심스럽게 자신의 일상으로 돌아갈 수 있도록 해야 한다고 말한다. 애도의 과정에 쉽게 일어날 수 있는 문제나 상황을 잘 피해갈 수 있도록 도와야 한다. 사망한 자녀로 인해 애도의 과정을 지나고 있는 성인은 다음의 내용을 반드시 행해야 한다.

- 알코올이나 약물에 의지하여 슬픔을 이겨내려고 하지 않는다.
- 인생의 중요한 변화를 시도하지 않는다. 다른 곳으로 이사를 가거나, 집을 옮기거나, 이직을 하거나 하는 일은 아이를 잃은 부모가 겪는 애도에 도움이 되지 않는다.
- 자신의 감정을 다른 사람과 나눈다. 애도 중인 성인은 자신의 감정을 특히 비슷한 상실을 경험한 사람과 나

보다 건강한 삶을 위하여

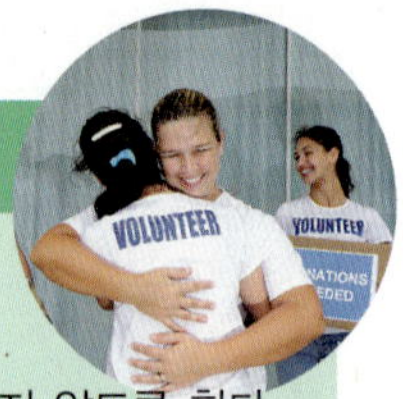

유족들을 돕기

최근에 형제를 떠나 보낸 친구 한 명이 있어요. 이 어려운 시기를 잘 이겨낼 수 있도록 방해가 되지 않는 선에서 친구를 돕고 싶은데 어떤 방법이 좋을까요?

Leming과 Dickson에 의하면, 유족들에게 가장 힘든 시간은 장례식을 마치고 나서부터 시작된다고 한다. 유족들을 돕는 확실한 공식이 있는 것은 아니지만 다음과 같은 방법으로 도와줄 수 있다.

- 유족에게 무언가를 하도록 요구하는 일을 최소화하도록 한다. 그저 그들이 충분히 애도의 시간을 가질 수 있도록 하라.
- 집안일을 도우라.
- 애도 중인 사람은 분노나 화를 표현할 수 있다는 것을 인식하고, 그러한 감정을 직접 받아주게 되는 경우도 발생함을 명심하라.
- 유족들은 모든 것을 받아들이고 극복하기에 굉장히 고통스럽고 어려운 과정을 겪고 있음을 명심하고, 이러한 과정들을 급히 서두르거나 피할 수 없음을 인식하라.
- 죽은 이에 대해서 이야기 나누는 것을 두려워하지 않도록 한다. 이러한 모습은 유족들에게 당신이 죽은 이를 신경 쓰고 그리워하고 있음을 알려줄 수 있다.
- 당신의 슬픈 감정을 진솔하게 표현하도록 한다. 하지만 연민은 피하도록 한다. 진심을 다해 말하라.
- 애도 중의 사람들이 겪는 감정의 소용돌이와 그 강도가 굉장히 자연스러운 것임을 명심하라.
- 애도 중의 사람이 신체적, 정서적으로 심각한 수준의 스트레스를 경험한다면 전문적인 도움을 받을 것을 조언하라.
- 정기적으로 계속 연락을 취하라. 당신이 애도 중에 있는 사람을 계속 신경 쓰고 있음을 알도록 하라.

출처: Based on information in Leming MR, Dickinson GE, Understanding Dying, Death, and Bereavement (5th ed.). Fort Worth: Harcourt College Publishers. Copyright © Thomson Learning, Inc., 2002.

누도록 해야 한다. 많은 지역사회에서 집단을 통해 도움을 제공하고 있다.

- 죽음을 없었던 일처럼 만들려고 하지 않는다. 죽은 아이의 옷이나 소지품 등을 남에게 준다고 해서 부모가 가지고 있는 자녀에 대한 기억이 사라지는 것은 아니다.
- 애도를 위한 시간과 장소를 허용한다. 죽은 아이의 기일이나 생일이 돌아오면, 부모는 애도를 위한 그들만의 시간을 따로 가지도록 한다.
- 죽은 아이를 대신하는 무언가를 만들려고 하지 않는다. 너무 빨리 다른 아이를 가지려고 하거나 죽은 아이의 이름을 다른 아이에게 붙여주지 않는다.

대부분의 부모에게는 아이를 잃은 슬픔을 해소하고 처리하는 데 많은 시간이 필요하다. 하지만 그들의 인생도 결국에는 예전처럼 정상으로 돌아갈 수 있다.

부모, 배우자, 형제자매의 죽음에 대처하기

부모, 배우자, 형제자매의 죽음에 대처하는 일은 자녀의 죽음에 대한 대처와 어느 정도 유사하다. 아이를 비롯한 부모, 배우자, 형제자매의 죽음은 모두 가족의 일원을 잃는 일이기 때문에 유가족은 크나큰 상실감을 마주하게 되고, 일정한 수준의 감정적인 트라우마를 겪으며 애도기간을 갖게 된다. 그러면서 유가족들은 점차 가족의 죽음으로 인한 상실을 인정하고 받아들이면서, 다시금 계속해서 삶을 살아나갈 수 있게 된다. 이러한 유사점에도 불구하고 부모, 배우자, 형제자매의 죽음 대처에는 각각의 특징과 차이점이 있다.

부모의 죽음 대부분의 자녀에게 부모는 인생의 근본과 같은 존재이기에, 그러한 부모를 떠나 보내게 되었을 때 자녀는 특히 힘들어할 수 있다. 부모가 언제나 자기 곁에 있어주었기에 부모가 죽었을 때에는 어린 자신을 지켜주던 부모의 보호를 상실한 느낌이 들 수 있다. 마치 커다란 보호막을 잃은 느낌을 가지게 되는 것이다. 어쩌면 성인이 된 자녀가 처음으로 진정 자신이 정말로 나이를 먹어가고 있고, 어른이 되었구나 하는 생각을 하게 되는 때가 될지도 모른다. 부모가 죽었을 때 자녀는 자신이 새로운 가장이요, 가족의 리더가 되었음을 깨닫게 된다.

또한 부모가 죽게 되면, 성인 자녀는 자신도 언젠가 세상을 떠나게 될 것이라는 사실을 떠올리게 된다. 이러한 깨달음은 자녀로 하여금 자신의 삶을 진지하게 뒤돌아보도록 하며 자신의 삶을 처음으로 평가해보면서, 자신이 청년일 때에 꿈꿨던 일을 이루었는지 생각해보게 할 것이다. 이를 통해 중년의 성인이 인생의 진정한 우선순위를 재평가하고 궁극적인 목표에 정진할 수 있게 된다면, 이러한 기회는 긍정적인 자극이자, 경험으로 작용할 수 있다.

배우자의 죽음 배우자의 죽음 이후에 보여지는 배우자의 대처양상은 결혼(또는 관계)의 지속기간, 배우자 사망 당시 남겨진 배우자의 나이, 결혼관계를 통해 얻은 자녀, 경제적인 여건, 결혼 관계의 질, 배우자가 사망한 방식, 남겨진 배우자의 건강 상태 등의 요인에 따라 매우 다르게 나타난다.

아주 친밀한 관계를 유지해온 커플에게 한쪽 배우자의 죽음은 남겨진 배우자에게 자신의 반쪽이 사라진 것과 같은 깊은 외로움을 안겨준다. 배우자의 죽음으로 한부모 가족이 생겨나기도 하는데, 배우자가 부재한 상태에서 일상을 혼자서 감당하기란 쉬운 일이 아니다. 어떤 사람은 익숙하지 않은 일, 일례로 가계를 돌본다든지 집안 수리를 하는 등의 일들을 맞닥뜨리게 된다.

뿐만 아니라, 배우자의 죽음은 상대 배우자가 사회적으로 상호작용을 하는 가장 가까운 자원을 잃게 되었다는 의미가 된다. 그렇기 때문에 남은 배우자는 사회적 상호작용과 사회적 지원의 끈을 놓지 않기 위해서, 가족이나 친구와 친분을 잘 쌓아나가는 것이 매우 중요하다("에프터케어" 박스 참조). 이러한 사회적 지지는 남겨진 사람이 새로운 상황에 적응하는 수준을 결정짓는 매우 중요한 요소 중 하나이다. 다행스럽게도 최근에 사별한 배우자 및 가족구성원을 위한 지지모임이 존재한다. 교회나 사회지원단체를 통해 지역사회 안에서 이와 같은 모임을 찾아볼 수 있을 것이다. 인터넷을 통해서도 도움과 지지가 필요한 사람을 위한 지원 모임을 찾아볼 수 있다.

형제/자매의 죽음 형제 또는 자매의 죽음은 남겨진 형제, 자매들에게 매우 힘든 일일 수 있다. 특히 어린아이는 자신이 죽은 형제나 자매보다 더 오래 사는 것에 대해 큰 죄책감을 느끼는 일이 많다. 어째서 자신이 아닌 다른 형제, 자매가 죽어야 했는지에 대해 의구심을 품을 수 있다. 이러한 아동은 자신의 죽음에 대한 궁금증과 질문을 갖게 되며, 자신에게도 죽음이 닥쳐올 수 있다는 두려움을 느끼기 십상이다. 남겨진 사람은 죄책감에 휩싸여 괴로워할 수 있으며, 의아하게도 자신이 어떤 방식으로든지 그 죽음의 원인을 제공하였다고 믿게 된다. 예를 들면, 자신의 형제나 자매를 떠나 보낸 아동은 이전에 단순한 경쟁심리로 "동생 또는 언니/오빠가 죽었으면 좋겠어"라고 바랐던 것 때문에 자신의 형제/자매가 교통사고로 죽게 되었다고 믿을 수 있다.

부모의 태도, 즉 의사소통과 대처방식은 남은 아동이 자신의 형제의 죽음을 받아들이는 데 영향을 미친다. 부모는 아동이 언제든지 다가와 이야기할 수 있도록 대화의

내 안의 영성 찾기

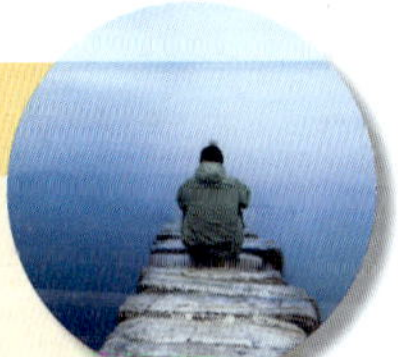

에프터케어: 애도 중인 유가족과 친구를 위한 영적인 지원/지지/도움 제공

몇 년 전에 장례식 서비스 제공자들은 사망한 사람을 위한 서비스뿐 아니라 유가족들을 위한 포괄적인 서비스까지 제공하고 있음을 대중들에게 알린 적이 있다. 이를 통해 "에프터케어"라는 개념이 나오게 되었는데, 이는 장례식 이후에도 힘든 시간을 보내고 있을 유가족들과 친구들에게 제공하는 서비스를 일컫는다. 현재 장례식장에서는 사별한 배우자들을 위한 집단상담을 제공하고 있으며, 특히 명절이나 추도 기간에 서로 모여 힘든 점을 나눌 수 있도록 하고 있다. 또한 장례식장에서는 묘지에서 진행할 특별 서비스를 조직하거나, 추도일이나 어버이 날과 같은 기념일에 가까운 사람들과 목사를 초대하여 함께 예배를 드릴 수 있도록 준비한다.

어떤 장례식장은 유가족들을 대상으로 재정관리, 요리, 자동차와 집수리, 자녀양육과 같은 주제를 가지고 세미나를 열기도 한다. 어린이들에게는 상실에 대한 감정들을 표현할 수 있도록 집단 놀이치료의 장을 제공해주기도 하며, 어떤 장례식장은 유가족들을 위해 생명보험 혜택이나, 사회보장제도, 연금관련 부분에 대해서도 도움을 제공한다고 광고하고 있다. 또한 지역사회 위탁이라든지 장례 이후 일년 동안 유가족의 삶의 조정 및 안정에 필요한 자원을 제공하는 자원연결단체로서의 역할을 감당하기도 한다. 즉, 장례지도사와 장례식장의 역할은 단순히 세상을 떠난 이들을 위할 뿐만 아니라, 유가족과 친구들이 삶을 행복하고 보람 있게 살아갈 수 있도록 도우며 그 역할을 확장하고 있다.

끈을 놓아서는 안 되며, 아동의 고민에 귀를 기울이고, 아동을 너무 과보호하지 않아야 하며, 죽은 아동이 가지고 있던 어떤 특성이나 특징을 살아 있는 아동에게 강요하지 않아야 한다. 부모는 반드시 아동이 자신의 감정이나 느낌을 표현할 수 있도록 도와주어야 한다. 아동이 애도 및 사별 분야의 정신건강 전문가를 만나도록 해주는 것도 특별히 도움이 될 수 있다. 대부분의 지역사회에서는 이와 관련한 개인상담과 집단상담 등을 제공하고 있다.

죽음과 관련된 의례/의식

우리가 살아가고 있는 이 사회에는 누군가가 사망했을 때 치르게 되는 여러 가지 의례나 의식이 있다. 이는 유족을 비롯한 주변 사람이 죽음을 받아들일 수 있도록 하며, 애도과정 중에 경험하는 여러 고통과 슬픔을 줄여주기도 하고, 또 시신을 안전하게 처리할 수 있도록 해준다. 이러한 의식은 떠나간 사람에게 격식을 갖추어 작별인사를 할 수 있는 기회를 마련해주고, 가족과 친구에게 감정적인 위로와 도움, 그리고 힘을 얻게 한다("장례의식에서의 문화적 차이" 박스 참조). 최근 미국에서는 사망한 사람의 삶을 되돌아보며 기념하는 의식이 많이 행해지고 있다. 장례식장(또는 빈소)은 특화된 사업으로 자리를 잡아, 유가족과 친구에게 다양한 서비스를 제공하고 있다. 장례서비스를 제공할 수 있도록 주(州)정부 허가를 받은 장의사가 이 서비스들을 수행하고 있다. 대부분의 장의사는 시신을 잘 안치시켜 유가족들과 친구들이 마지막으로 시신을 볼 수 있도록 준비시키고, 사망진단서를 제출하며, 부고를 준비하고, 추모시간을 정하기도 한다. 또한 장례식과 관련한 크고 작은 일들을 준비하며, 시신을 위한 관을 선택하고, 묘지로 사람들을 이동시키며, 유가족들과 상담을 진행하기도 한다. 미국에서 장의사 자격을 취득하는 과정은 주에 따라 다양하지만, 최근의 추세를 보면 학부 1년 과정과 장례 관련 학교 1년, 그리고 장례식장에서 1년 동안 인턴십을 마친 뒤 자격증 취득을 위한 시험을 통과해야 한다.

장례 포괄서비스

도덕적으로 올바른 장의사는 유가족의 뜻에 따라 요구하는 수준의 적절한 서비스를 제공하고자 할 것이다. 대부분의 가족은 전통적인 장례 포괄서비스을 원하는 경우가 많다. 이러한 장례 포괄서비스(full funeral service)의 중요한 요소들은 다음과 같다.

시신방부처리 시신방부처리(embalming)는 시신의 혈액성분을 포름알데히드를 사용한 용액으로 대체하는 과정을 말한다. 시신방부처리는 시신을 보존할 수 있게 해주며 자연스럽게 보이도록 만들어준다. 이 과정은 시신의 부패로 인한 악취가 없을 경우에 친구나 가족에게 시신을 보여주는 것을 가능하게 한다. 사망원인이 전염성을 가진 특정한 질병이거나, 시신처리가 특별히 늦은 경우가 아니라면 시신방부처리를 선택적으로 진행할 수 있다.

주요 용어

장례 포괄서비스(full funeral service): 장의사가 제공하는 전문적인 모든 서비스

추모 시간 경야(經夜, wake)라고도 불리는 추모 시간(calling hours)은 유가족과 친구가 한자리에 모여 죽은 사람에 대한 감정 그리고 생전에 함께 했던 시간에 대해 함께 나누기 위해 마련한 시간이다. 일반적으로 관 뚜껑을 덮지 않은 채로 두어 같은 공간에 있는 사람이 안치된 시신을 볼 수 있도록 한다. 어떤 사람은 관 속에 누워있는 시신을 보고 실제로 그 사람이 세상을 떠났다는 것을 마음 깊이 확인하게 된다. 어떤 가족은 이러한 추모 시간을 가지는 것을 좋아하지 않기도 한다. 이러한 추모의 시간을 visiting hour이라고 부르기도 한다.

영결식/장례식 장례식은 종교적인 선호와 정서적인 필요에 따라 다양하다. 교회에서 열리는 영결식도 있으나, 요즘에는 영결예배를 위한 특별공간을 갖춘 장례식장에서도 영결식을 가지는 경우가 대부분이다. 묘지 옆에서 이러한 예배를 드리기도 한다.

추도식

유가족들은 장례 이후에 추도 주간이나 추도의 달을 정하여 시간을 보내기도 한다. 이장의 마지막 부분에서는 어

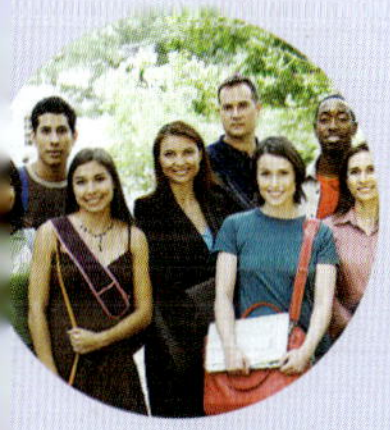

다양성을 통한 학습

죽음에 관련한 예식에서 찾아볼 수 있는 문화적 차이

죽음에 대한 예식은 민족과 종교에 따라 매우 다양하게 나타난다. 또 민족, 인종, 종교라는 각각의 큰 범주 안에서도 시신을 다루는 방식에서 차이를 보인다. 일례로, 정통 유대교와 보수 유대교의 장례 예식은 다르다. 또한 미국에 거주하고 있는 특정한 사람들은 자신들만의 장례 전통이 있음에도 불구하고 자원이나 지역사회의 지원이 불충분하여 그 전통에 따라 장례식을 진행하지 못하는 경우가 많다. 다음은 문화에 따른 장례 예식 전반의 차이에 관한 예들이다.

아미쉬 장례식은 사망한 사람의 집에서 치러진다. 교회 공동체에서 장례식에 오는 손님들을 접대하기 때문에 유가족들은 이러한 부분에 신경을 덜 써도 된다. 어떤 아미쉬 공동체에에서는 상을 당한 가족 옆에서 친구들이 자리를 지키며 함께 밤을 새워주기도 한다. 장례식 자체는 매우 소박하게 치러지는데 시신이 담긴 아무런 장식이 없는 관–보통 그 지역의 아미쉬 목수가 만든다– 을 땅에 묻는다. 이 공동체의 아이들은 어른들의 죽음이란 더 나은 삶으로 가는 변화이자 통로라고 배운다. 아미쉬 사람들은 죽음으로 인한 상실의 고통을 느끼기는 하지만 그 슬픔을 터 놓고 나누지 않는다.

무슬림 장례식은 '죽음 또한 신의 뜻이다'라는 종교적 신념에 바탕을 둔다. 즉 죽음은 미리 정해진 운명인 것이다. 무슬림은 (다른 많은 종교에서도) 이 땅에서의 삶이란 영원한 삶을 위한 준비과정이라고 믿는다. 어떤 사람이 죽으면 그의 침대 맡을 신성한 도시라고 여기는 메카를 향하게 하고, 코란에 나오는 희망과 수용에 대한 구절을 읽는다. 죽은 이와 동일한 성별의 사람이 세 번에 걸쳐 그 시신을 닦고, 하얀 천으로 싸서 가능한 한 빨리 묻는다. 보통 무덤은 메카를 향하고 벽돌이나 시멘트를 입힌다. 묘지나 교회 또는 집에서 죽은 자를 위한 기도가 드려진다. 죽은 사람이 남편 또는 친족인 경우를 제외하고, 여성은 보통 장례식에 참석하지 않는다. 모슬렘들은 시신을 화장하지 않는다.

유대교에서는 죽음을 삶의 주기의 일부로 본다. 전통적인 유대교인들은 죽음 이후에도 영혼이 영원히 살 것이라는 내세에 대한 믿음을 가지고 있다. 그리고 내세에서는 생전에 행했던 일을 바탕으로 심판을 받을 것이라고 믿는다. 옳고 정당한 삶을 산 사람은 내세에서 보상을 누릴 것이라고 생각한다. 유대교에서는 종부성사(last rites)와 같은 형식은 찾아볼 수 없다. 유대교인 누구라도 하나님께 직접 용서를 구할 수 있다.

흔치 않게 시신매장이 지연되는 경우를 제외하고, 정통 유대인들의 장례식에서는 시신을 방부처리 하지 않는다. 사망 이후에 빠른 시간 내에 시신을 매장한다. 시신에 화장이나 어떤 처리를 하는 것을 최소화하며, 시신을 수의로 싸고 장식이 없는 관에 담는다. 전통적으로 장례식이나 묘지를 꽃으로 장식하지 않는다. 장례 예배는 신을 찬양하고 참석한 사람들의 믿음을 재차 확인하면서 죽은 사람에 대한 존경을 표하는 것에 초점을 맞춘다. 전통적으로 시신을 묻은 이후 칠일 동안 곧바로 애도기간(shiva)을 가지며, 이후에는 상황에 따라 정해진 대로 애도의 기간을 갖는다. 친척이 죽었을 경우에는 보통 30일동안 그리고 부모가 사망한 경우에는 일년에 걸쳐 애도기간을 갖는다.

출처: Labar S, Youngblunt J, Brooton D. Cross-cultural beliefs, ceremonies, and rituals surrounding death of a loved one. Pediatric Nursing, 32(1), 44-50, 2006

띤 종류의 장례 절차가 적합한지 알아볼 수 있는 자기진단표를 제시하고 있다.

시신 처리

토지에 매장 시신을 처리하는 네 가지 방식 중의 첫 번째 방식이다. 묘지를 정해 땅에 묻는 것은 가장 일반적인 방식이다. 약 63%의 시신이 묘지에 매장된다. 대부분의 관은 금속이나 콘크리트로 친 벽(vault) 안에 놓이게 되는데, 이러한 벽은 관이 부패하면서 묘지 지반이 무너지는 것을 막고 시신을 보호하기 위함이다. 대부분의 공동묘지에서 이러한 벽을 사용할 것을 필수사항으로 요구하고 있다.

교회 지하에 매장(cntombmcnt) 시신 처리의 두 번째 방법은 cntombmcnt이다. 이 방법은 땅 속이 아닌 사당/묘당(mausoleum)이라고 불리는 구조물에 시신을 매장하는 것을 뜻한다. 사당/묘당은 관을 벽으로 봉인할 수 있는 공간, 즉 벽감(niches)이라고 부르는 여러 선반을 가지고 있다. Entombment는 건물의 지하에도 만들기도 하는데, 보통 오래된 건축물에서 찾아볼 수 있다. 유명한 교회의 리더의 경우에 크립트라고 부르는 금고의 역할을 하는 공간에 놓여 교회 지하에 묻히기도 한다.

화장 시신 처리의 세 번째 방법으로 화장(cremation)이 있다. 미국에서는 시신의 37% 정도가 화장 처리되며, 계속적으로 증가 추세에 있다. 일반적으로 시신과 관(또는 화장용 보관상자)을 함께 소각하게 되면 뼛가루만 남게

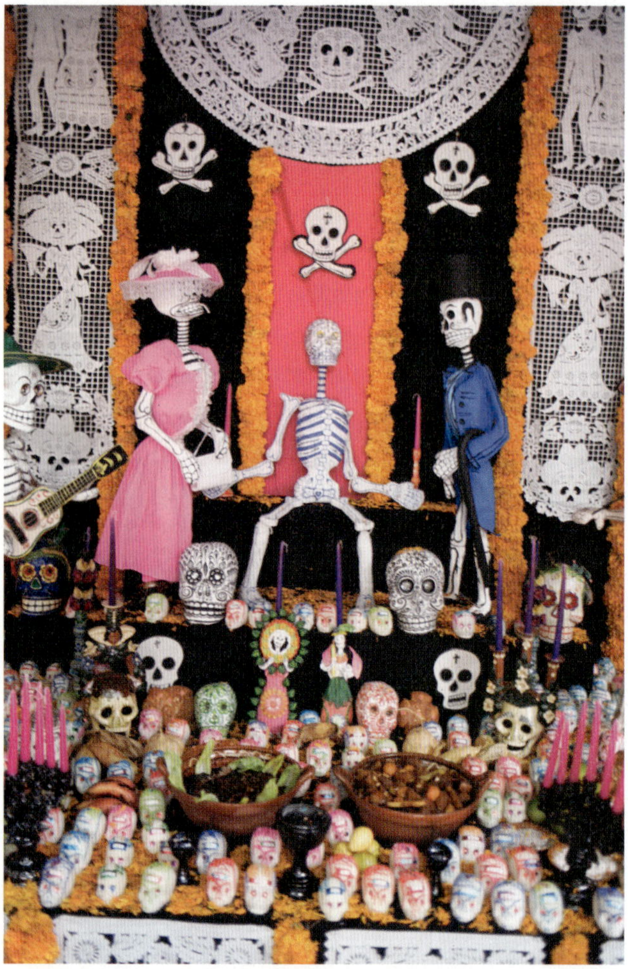

죽음과 관련된 의식은 문화에 따라 차이가 있다. 멕시코에서 시작된 "죽은 자들의 날(Day of the Dead)"은 죽은 자들과 살아남아 있는 자들의 삶을 기념하는 날로, 죽음과 삶에 대한 슬픔과 기쁨이 공존하는 축제이다. 무덤을 꽃으로 장식하고, 죽은 이가 좋아했던 음식과 해골 모양의 과자와 장식품 등을 무덤가에 놓아둔다.

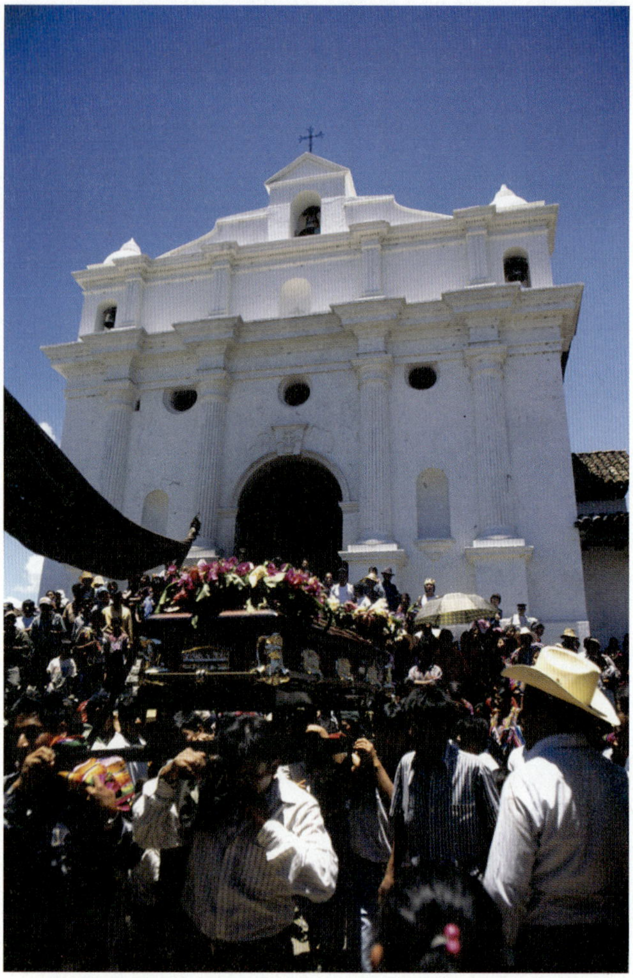

과테말라의 장례식. 전통과 문화에 따라 장례의식의 모습은 차이가 있다.

되는데, 보통 성인의 몸에서는 약 2~3kg 정도의 유골이 나온다. 이러한 유골은 유골함에 담겨 땅 속에 묻히거나 납골당에 안치된다. 또한 법적으로 허용될 경우에는 유골을 특정 장소에 뿌리기도 한다. 유골함은 원하는 모양대로 만들 수 있어 오토바이 연료탱크, 바이올린, 하트, 자동차 모양 등 다양한 종류가 가능하다. 유골을 압축하여 장식용 다이아몬드를 만들기도 하는데, 이것은 펜던트나, 반지, 귀걸이 등을 만드는 데 사용될 수 있다. 유골을 넣은 열쇠고리도 있으며, 유골을 구슬처럼 만들어 바다 속에 던져 놓기도 한다. 화장하는 데 드는 평균적인 비용은 땅 속에 매장하는 것보다 훨씬 저렴하다. 어떤 유가족은 모든 장례의식을 다 치른 후에 화장을 하기도 한다.

해부용 시신기증 네 번째 시신처리의 방법은 해부용으로 사용할 수 있도록 시신을 기증하는 것이다. 각막, 신장, 심장 등의 개별적인 장기를 의과대학이나, 연구소, 장기기증 네트워크에 기증할 수도 있다.

어떤 사람은 자신의 신체 전부를 의학용으로 기증하고 싶어한다. 이러한 경우는 의과대학에 연락하여 신체 기증을 미리 준비할 수 있다. 이와 같은 목적으로 신체를 기증하는 경우에도 시신에 대한 방부처리가 필요하다. 기증된 시신들은 연구된 이후에 가족의 요청에 따라 보통 화장되어 가족들에게 되돌아간다.

비용

장례식장이나 장례업체에 장례절차의 전반적인 진행을

> **주요 용어**
>
> **사당/묘당(mausoleum):** 땅 위에 짓는 건축물로서, 규모가 작은 석조 집 모양으로 그 안에 관을 안치 할 수 있도록 지어지는 경우가 대부분이다.
>
> **크립트(crypts):** 일반적으로 교회의 지하에 배치한 묘

요청한 경우에 미화로 7,500달러(한화로 약 800만원) 이상의 비용이 소요되며, 이 밖에 추가적인 비용이 요구되기도 한다.

관의 가격은 아주 다양한데, 평균적으로 미화로 1,500달러에서 2,500달러 정도이다. 관(casket)의 종류, 장례식, 그 밖의 처리방식에 따라 비용이 달라진다. 어떤 사람은 장례식용 성형수술을 하기도 하는데, 이 경우에는 장례비용이 상당히 증가하게 된다. 일반적인 장례에 드는 비용을 계산해보면 평균 7,500달러 정도이다.

자신의 장례 예식을 어떤 방식으로 치를 것인지에 대한 구체적인 결정 이전에 장례에 관한 전반적인 계획을 세우는 것이 바람직하다. 자신이 바라는 바를 기록으로 남김으로써 사후에 남겨진 사람이 여러 가지를 결정하며 짊어질 부담을 덜어줄 수 있다. 장례 선 준비작업은 사망 후에 반드시 처리되어야 하는 세부적인 일을 어느 정도 준비하고 결정해 놓음으로써 유가족의 부담을 줄인다. 부고를 어떻게 내보낼 것인지, 시신을 어떻게 처리할 것인지에 대한 정보를 모아 둘 수 있다. 이러한 선준비작업은 장례지도사, 가족 또는 변호사와 함께 진행할 수 있다. 많은 사람이 장례비용을 미리 지불해 놓기도 한다. 이러한 준비작업을 통해 망자는 마음의 평안을 얻을 수 있다. 최근에는 약 30~40%의 장례절차가 선순비 또는 선지불을 통해 진행되고 있다. 그러나 장례비용을 선지불하는 데에는 몇 가지 위험요소가 있는데, 장례서비스업체가 없어지는 경우, 사업주가 바뀌어 이전에 예약했던 장례서비스를 충분하게 이용할 수 없게 되거나 변경되거나 아예 이용하지 못하게 되는 경우가 발생하기도 한다.

죽음에 대한 개인적인 준비

이번 장의 목표는 죽음에 대한 이해를 새롭게 하고, 죽음과 임종에 대한 자신만의 관점을 정리하는 데 두었다. 죽음에 대해 배우는 것은 우리의 삶에 긍정적인 기여를 하는데, 죽음에 대해 이해함으로써 사람들은 자신의 삶에 보다 최선으로 임하고 매순간을 감사로 임할 수 있게 된다. 죽음을 통해 인간의 유한함을 알고 받아들이게 될 때 우리는 삶에 최선을 다할 수 있게 될 것이다. 이번 장에서 다룬 죽음의 과정, 사별의 슬픔, 죽음에 관련한 예식들에 대한 내용을 배우면서 언젠가 자신이 죽게 되리라는 사실을 받아들이는 데 도움이 되었을 것이다.

죽음을 준비할 수 있는 여러 가지 방법이 있다. 유언장을 작성하거나, 생명보험에 가입할 수 있으며, 장례를 미리 준비하거나, 사망선택유언 작성 및 장기기증을 고려해볼 수 있을 것이다. 이러한 방법들은 우리에게 죽음을 준비할 수 있도록 도와준다. 우리는 적절한 시기에 가족이나 친구들에게 죽음에 대해서 이야기를 나누어볼 수 있을 것이다. 죽음에 대해서 긍정적으로 이야기를 나누다 보면 죽음에 대한 두려움이나 불안 등을 경감시킬 수 있다.

죽음에 대한 공포나 두려움을 줄일 수 있는 또 다른 방법으로, 자신의 부고기사나 추모연설(eulogy)을 작성하는 것이 있다. 자신이 죽었을 때 언급되었으면 하는 자신에 대한 이야기와 삶을 빠짐없이 다 적어본다. 그리고 그 내용을 지금 현재 자신이 걸어가고 있는 삶의 방향성과 비교해본다. 나중에 사람들에게 기억되었으면 하는 모습에 이르기 위해 자신은 지금 그와 관련된 활동을 하고 있는가? 그렇다면 아주 바람직한 것이다. 만약 그렇지 않다면, 잠시 멈춰서서 지금 자신의 삶이 자신이 기억되고자 하는 바람과 일치하지 않은 이유를 생각해본다. 삶의 목표를 좀 더 자신이 원하는 바에 맞추고 의미 있는 삶을 살아갈 수 있도록 재조정할 필요가 있는지를 살펴본다.

자신의 죽음을 인식해보는 다른 방법으로는 자신의 묘비명(epitaph)을 작성해보는 것이다. 먼저 묘지에 들러 다른 사람의 묘비명을 둘러본다면 자신의 묘비명을 정하는 데 도움이 될 것이다.

다음 질문에 답해 보는 것도 자신의 죽음을 인식하는 데 도움이 될 것이다. (1) 나에게 앞으로 주어진 시간이 단 하루가 있다면, 그 하루를 어떻게 보낼 것인가? (2) 죽기 전에 꼭 이것만큼은 성취하고 싶은 것이 있다면? (3) 만약 내가 죽게 된다면 사람들이 나에 대해서 가장 그리워하게

될 점 두세 가지를 생각해본다면? 이 질문에 대답해보면서 언젠가는 찾아올 자신의 죽음을 수용하게 될 것이며, 그리고 끝이 있기에 더 소중한 자신의 삶의 가치를 발견하게 될 것이다.

주요 용어

추모연설(eulogy): 어떤 사람을 찬송하고 칭찬하는 글이나 연설. 주로 장례식이나 추모식에서 행해짐

묘비명(epitaph): 묘비나 기념물 등에 새겨진 글

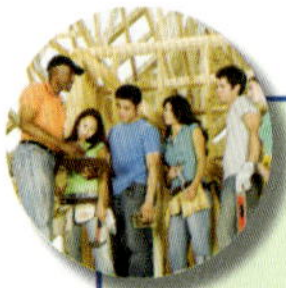

내 건강 돌보기

- 이 장의 마지막에 소개된 자가진단을 통해 자신의 장례식을 어떻게 진행하고 싶은지 계획을 세워본다.
- 사망선택유언(living will)을 작성해보고, 건강관리를 맡아줄 기관이나 대리인을 지정해보자. 자신이 희망하는 바를 가족과 친구들과 함께 나누어본다.
- 장기기증카드 작성에 대해 생각해 보고, 생명보험에 가입하거나 유언장을 준비해본다.
- 마지막 순간에 어떠한 바람들이 이루어졌으면 하는지를 가족들과 이야기 나누어본다.
- 자신에 대한 추모 글이나 묘비명, 부고기사를 직접 써본다.
- 가까운 사람의 죽음 등 상실을 경험한 적이 있다면, 현재 자신이 애도의 심리적 단계의 어디쯤에 와 있는지를 생각해본다. 신뢰할 수 있는 친구나, 가족, 영적 지도자, 상담자와 상실에 대하여 어느 정도 수용하고 있는지 탐색해본다.

요약

- 죽음은 우선적으로 임상적 · 법적 결정요인에 근거하여 선고된다.
- 안락사는 적극적인 방법과 소극적 방법 두 가지가 있다.
- 최근에 등장한 사전의사결정(advance health care directives) 방식으로 사망선택유언(living will)과 건강관리를 위한 위임장(durable power of attorney for health care)이 있으며, 이 문서들은 투병 중에 있는 사람(특별히 의사소통 할 수 없는 사람들)이 품위있게 세상을 떠날 수 있도록 돕는다.
- 퀴블러로스 박사는 일반적으로 사람들이 자신에게 다가온 죽음 앞에서 부정, 분노, 타협, 절망, 수용의 심리적 5단계를 거치게 된다고 밝혔다.
- 가족이나 친구가 죽었을 때 남겨진 사람들은 흔히 슬픔을 표현하며 애도의 단계를 거치게 된다. 이러한 애도의 과정은 그 강도와 기간에 있어 차이가 있다.
- 우리 사회에는 죽음과 관련하여 여러 가지의 장례 예식이 있으며, 이는 유족이 사랑하는 사람을 잃은 상실감을 잘 극복하고 대응할 수 있도록 도와준다. 또한, 시신을 적절하게 처리할 수 있도록 도와준다.
- 과거에는 대부분의 사람이 자신의 집에서 죽음을 맞이했으나, 최근에는 병원이나 요양원, 생활지원시설에서 삶의 마지막 시간을 보내는 경우가 많다.
- 장기기증자의 부족은 장기이식을 기다리는 많은 환자들이 당면한 가장 큰 문제이다.
- 호스피스케어는 시한부 선고를 받은 환자와 가족이 선택할 수 있는 새로운 대안으로, 생의 마지막 순간을 위한 건강관리를 제공한다.
- 시신을 처리하는 네 가지 방법으로, 토지에 매장, 교회 지하에 매장, 화장, 해부학용 시신기부가 있다.

확인 질문

1. 오늘날 죽음을 맞이하는 방식은 1900년대 초반의 방식과는 어떻게 다른가?
2. 사망을 선고하는 임상적·법적 요인들에 대해 설명하시오. 누가 이러한 결정을 내리는가?
3. 적극적 안락사와 소극적 안락사의 차이점을 설명하시오.
4. 사망선택유언과 건강관리를 위한 위임장이 어떻게 다른지를 설명하시오. 이러한 사전의사결정문서들을 사용하는 사람이 왜 점점 많아지는가?
5. 죽음을 당면한 사람들이 경험하게 되는 심리적 5단계에 대해서 설명하시오.
6. 호스피스케어에서 사람들이 편안하고 품위 있게 생을 마감할 수 있도록 돕기 위해 채택한 네 가지 방법을 설명하시오.
7. 애도라는 단어가 가지는 의미를 설명하시오. 대부분의 사람들이 느끼는 감정이나 정서에 대해서 기술하시오. 이러한 애도과정은 언제 끝나는가?
8. 죽음과 관련한 예식은 어떠한 목적을 갖는가? 포괄적 장례서비스(full funeral service)가 포함하고 있어야 하는 네 가지 요소에 대해서 설명하시오.
9. 시신을 처리하는 네 가지 방법에는 무엇이 있는가?
10. 인생이 유한하다는 것을 깨닫기 위해 우리는 무슨 일을 할 수 있는가?

"죽음과 임종에 대해 얼마나 잘 알고 있나요?" 퀴즈의 정답

1. 거짓 2. 거짓 3. 거짓 4. 참 5. 참 6. 참 7. 거짓

SOURCE NOTES

1. Leming MR, Dickinson GE. Understanding Dying, Death, and Bereavement (7th ed.). New York: Harcourt, 2011.
2. Kastenbaum RJ. Death, Society, and Human Experience (10th ed.). Boston: Allyn & Bacon, 2008.
3. DeSpelder L, Strickland A. The Last Dance: Encountering Death and Dying (8th ed.). New York: McGraw Hill, 2008.
4. Kübler-Ross E. On Death and Dying (reprint ed.). New York: Collier Books, 1997.
5. Kübler-Ross E. To Live Until We Say Goodbye (reprint ed.). Upper Saddle River, NJ: Prentice-Hall, 1997.
6. Atwater P. The Big Book of Near Death Experiences: The Ultimate Guide to What Happens When We Die. Charlottesville, VA: Hampton Roads, 2007.
7. Staudacher C. Beyond Grief. Oakland, CA: New Harbinger Publications, 2000.
8. Palliative care focuses on life. USA Today, February 23, 2011.
9. National Hospice and Palliative Care Organization. NHPCO Facts and Figures. www.nhpco.org, 2009.
10. Montana 3rd state to allow doctor-assisted suicide. USA Today, January 2, 2010.
11. Oregon Department of Human Services. Annual Report 2010, Oregon's Death with Dignity Act.
12. Choice in Dying (now: Partnership in Caring). Choice in Dying: An historical perspective. CID 1035 30th Street, NW, Washington, DC, 2007.
13. Jones C. With living wills gaining in popularity, push grows for more extensive directive. Crain's Cleveland Business, August 20, 2007.
14. Organ donation: an opt-out policy? USA Today, June 30, 2010.
15. Cremation Association of North America. 2008 statistics and projections to the year 2025: 2009 Preliminary Data, August 2010.
16. Cremation Association of North America. 2008 statistics and projections to the year 2025: 2009 Preliminary Data, August 2010.
17. Plan funeral now to make sure you have the final word. USA Today, July 28, 2006.

개인 평가

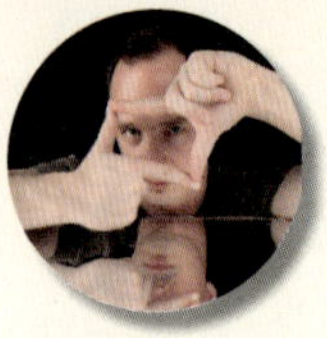

당신의 장례식을 계획해보세요.

이 장에서 우리는 자신의 죽음을 인식하는 것이 매우 중요하며 긍정적인 의미를 갖는다는 것을 배웠다. 장례서비스 선택에 대한 자가진단을 통해 자신이 선호하는 장례방식을 알아볼 수 있다.

각각의 질문에 대답해보고, 그 결과를 친구나 친족과 나누어도 좋다.

1. 자신이 죽었을 때 자신의 신체를 특정한 방식으로 처리하고 싶다고 생각해 본 적 있나요?
   _____ 예 _____ 아니오
2. 자신의 장례식을 위해 미리 준비를 해 둔 것이 있나요?
   _____ 예 _____ 아니오
3. 장래에 자신의 장례를 위해 특정한 장례식장이나 영안실(또는 맥락에 맞게 상조서비스)을 생각해둔 곳이 있나요?
   _____ 예 _____ 아니오
4. 만약 오늘 죽게 된다면, 다음 중 어떤 방식을 택하겠나요?
   _____ 시신방부처리
   _____ 땅에 매장
   _____ 화장
   _____ Entombment
   _____ 의학용 기부
5. 시신을 화장하기를 원한다면, 어떻게 유골을 처리하고 싶은가요?
   _____ 매장
   _____ Entombed
   _____ 뿌려주기
   _____ 기타 ______________________________
6. 만약 자신의 장례식에서 관을 사용하고 싶다면, 다음 중 어떤 종류를 사용하고 싶은가요?
   _____ (천으로 싼) 합판
   _____ 원목 (오크, 체리, 마호가니, 단풍나무 등)
   _____ 스틸
   _____ 스테인레스스틸
   _____ 구리 또는 동
   _____ 기타________________
7. 장례식은 자신에게 얼마나 중요한가요?
   _____ 매우 중요함
   _____ 어느 정도 중요함
   _____ 그리 중요하지 않음
   _____ 매우 중요하지 않음
   _____ 의견 없음
8. 자신을 위해 어떤 종류의 장례식을 치러주기를 바라나요?
   _____ 장례식 없음.
   _____ 장례예배 이전에 방문시간(calling hours) 갖기
   교회나 장례식장에서 장례식 진행
   _____ 묘지 곁 장례예배(방문시간 없음)
   _____ 추모예배(시신처리 이후)
   _____기타 ______________________________________
9. 자신의 장례식이나 추모예배에 어느 정도 규모의 사람들이 참석하기를 원하나요?
   _____ 장례식이나 추모예배 원치 않음.
   _____ 1~10명
   _____ 11~25명
   _____ 26~50명
   _____ 50명 이상
   _____ 참석인원 상관없음.
10. 자신의 장례식이나 추모예배는 어떤 형식을 따르기를 원하나요? 다음 중에 표시하세요.

	예	아니오
종교적인 음악	_____	_____
비종교적인 음악	_____	_____
성직자 참석	_____	_____
꽃 장식	_____	_____
가족의 추모사	_____	_____
친구의 추모사	_____	_____
관 개방	_____	_____
종교적인 형식	_____	_____

기타 ____

11. 자신의 장례식에는 어느 정도의 비용이 소요되기를 원하나요? (현재의 시세에 따라)
   _____ 450만 이하
   _____ 450만~600만
   _____ 600만~750만
   _____ 750만~900만
   _____ 900만~1300만
   _____ 1300만 이상

더 나아가…

위의 문항 중, 어떤 문항이 지금껏 생각해보지 않았던 부분이었는가? 자신이 선택한 장례 예식 방식에 대해 어떻게 생각하는가? 자신이 선택한 장례 예식에 대해 다른 사람들과 나누어본다. 누구와 나누어볼 것인가?

찾아보기

INDEX